JN143556

RENAL REHABILITATION

腎臓リハビリテーション

［第2版］

MASAHIRO KOHZUKI
上月正博 編著

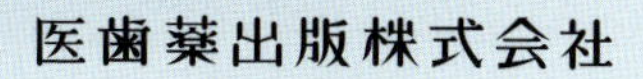

This book was originally published in Japanese
under the title of :

JINZŌ RIHABIRITĒSYON
(Renal Rehabilitation)

Editor :
KOHZUKI, Masahiro
Professor and Chairman,
Department of Internal Medicine and Rehabilitation Science,
Tohoku University Graduate School of Medicine

ISHIYAKU PUBLISHERS, INC.
7-10, Honkomagome 1 chome, Bunkyo-ku,
Tokyo 113-8612, Japan

第2版の序

腎臓リハビリテーション（以下リハビリ）は，腎疾患や透析医療に基づく身体的・精神的影響を軽減させ，症状を調整し，生命予後を改善し，心理社会的ならびに職業的な状況を改善することを目的として，運動療法，食事療法と水分管理，薬物療法，教育，精神・心理的サポートなどを行う，長期にわたる包括的なプログラムである．

『腎臓リハビリテーション』は腎臓機能障害に対するリハビリ医学・医療に関する世界で初めての書籍として2012年6月に発行した．幸い多くの支持を得て，臨床現場や教育現場で利用され，増刷を重ねてきた．2017年には中国語訳され「肾 脏康复」として北京の人民军医出版社から発刊された．

慢性腎臓病（CKD）は，体内塩分貯留，尿毒症，透析などによる酸化ストレスや炎症などにより，サルコペニア，フレイル，骨粗鬆症，心血管肥大，血管石灰化などを呈する「早期老化モデル」の代表の1つとして，その予防，治療，管理は大きな関心をよんでいる．中でも，CKDといえばかつて安静にすることが治療の1つだったが，最近では，透析患者も保存期CKD患者も「運動制限から運動療法へ」と運動に関する考え方がコペルニクス的転回をみせた．

また，ここ数年，保存期CKD患者の運動療法による腎機能改善効果のエビデンスが示され，ACSM（2014, 2017），KDIGO（2012），ESSA（2013）からCKDや末期腎不全患者への運動処方指針が出された．さらに日本腎臓リハビリテーション学会から，2016年に「腎臓リハビリテーションの手引き」が，2018年には「腎臓リハビリテーションガイドライン」が公開された．

2016年度の診療報酬改定では，糖尿病腎症の患者が重症化し透析導入となることを防ぐため，進行した糖尿病腎症の患者に対する質の高い運動指導を評価するために新たに腎不全期患者指導加算が設定され，続く2018年度の改定ではeGFR（m*l*/分/1.73 m^2）が30未満から45未満までに拡大された．日本腎臓リハビリテーション学会の存在やわが国の腎臓リハビリに対する診療報酬は世界初であり世界的に注目を集め，2017年のNature Reviews in Nephrology誌でも紹介された．

本書はこのような背景のもと，前版の優れた特長を生かしつつ，①腎臓病や透析医療の専門医やリハビリ科医のみならず，メディカルスタッフにも使いやすくする，②ガイドラインや診療報酬などの最新知見を盛り込む，③図表の多用や簡潔な表記を尽くす，④腎臓リハビリ医学・医療の基礎的内容も含む，の4点を心がけて改訂したものである．

本書は，この領域でトップランナーとしてご活躍されている日本腎臓リハビリテーション学会会員を中心に執筆した自信作である．本書は，腎臓リハビリ指導士試験，腎臓専門医試験などにも役立つ新たな必読書となるとともに，すでに腎臓リハビリを行っている方々の技術や考え方の再点検やブラッシュアップの役割も果たすと確信している．執筆者各位に深く感謝するとともに，企画・編集で何かと手を煩わせた医歯薬出版の綾野泰子氏にも感謝する．

本書により，医師やメディカルスタッフが自信をもって良質な腎臓リハビリ医療を供給できるようになり，1人でも多くの腎臓機能障害者やご家族の福音になれば，編者としてこれに勝る喜びはない．

2018年9月

上月正博

第 1 版の序

超高齢社会や動脈硬化性疾患患者数の増加を背景に内部障害者数が急増し，2006 年にはわが国の身体障害者数全体の 30％を突破した．内部障害者の中でも，腎臓機能障害者数は心臓機能障害者数に次いで 2 番目に多い．腎臓機能障害者の代表格は透析患者であるが，2011 年のわが国の透析人口は 30 万人を突破し，国民 400 人に 1 人の割合にまで高まった．わが国の透析医療の水準は世界一であり，42 年以上の生存例など長期延命に成功している．一方，新規導入透析患者の平均年齢は 67.8 歳，透析患者全体の平均年齢は 66.2 歳（2010 年）と年々高齢化しており，重複障害を有する場合が多い．また，透析患者の運動耐容能は心不全患者や COPD 患者と同程度まで低下しており，しかも運動習慣がない透析患者や運動耐容能の低い透析患者は生命予後が悪い．

腎臓リハビリテーション（以下リハビリ）は，腎臓機能障害者に対して，運動療法，食事療法と水分管理，薬物療法，教育，精神・心理的サポートなどを包括的に，かつ長期にわたり行う新たな内部障害リハビリである．リハビリの主要な構成要素である運動療法は，MIA（低栄養・炎症・動脈硬化複合）症候群改善，運動耐容能改善，生命予後改善，QOL 改善などをもたらすことから，透析患者に関するさまざまなガイドラインでも積極的に運動することが推奨されるようになってきた．最近では，透析に入る前の腎不全患者においても，適度な運動が腎機能には悪影響を及ぼさずに運動耐容能や QOL の向上，糖・脂質代謝の改善などのメリットをもたらすことや，低蛋白食摂取下でも運動が蛋白異化を防止することから，腎機能障害患者の活動を過度に制限すべきではないことが指摘されている．すなわち，運動が非透析腎機能障害者の有する問題に対する治療の選択肢の一つとしても期待を集めており，腎臓リハビリの対象者がさらに増加する可能性が高い．

しかし，腎臓リハビリに対する理解は医療者および患者の双方でいまだ十分でない．そこで，腎臓リハビリの一層の普及ならびに発展を目的として，医療関係者や研究者の職種を超えた学術団体である「日本腎臓リハビリテーション学会」が 2011 年に設立された．

本書は，このような背景のもと，この領域でトップランナーとして活躍されている日本腎臓リハビリテーション学会会員を中心に，腎臓機能障害の最新知識と腎臓リハビリの具体的進め方を執筆いただいた．また，脳卒中，心疾患，運動器疾患など重複障害を有する腎臓機能障害患者に対するリハビリの実際も執筆いただいた．

本書の企画，編集には医歯薬出版株式会社の綾野泰子さんの手を煩わせた．

本書は，わが国のみならず世界で初めての腎臓リハビリに関する成書である．本書が，質，量ともに優れた腎臓リハビリの普及と発展に貢献する一助となれば，編著者としてこれに勝る喜びはない．

2012年5月

上月正博

〈執筆者一覧〉

●編集

上月　正博　東北大学内部障害学／東北大学病院リハビリテーション部

●執筆（五十音順）

秋澤　忠男　昭和大学内科学講座腎臓内科学部門
秋葉　　隆　東京ネクスト内科・透析クリニック
阿部　高明　東北大学医工学研究科／医学系研究科
安保　雅博　東京慈恵会医科大学リハビリテーション科
天田　憲利　宮城県保健福祉部
安藤　康宏　国際医療福祉大学病院予防医学センター／腎臓内科
猪飼　哲夫　東京女子医科大学リハビリテーション科
池田こずえ　篠田総合病院循環器科
石橋　忠司　東北大学放射線技術学専攻画像診断学
市川　　匡　旭労災病院腎臓内科
伊藤　　修　東北医科薬科大学リハビリテーション学
伊藤　貞嘉　東北大学腎・高血圧・内分泌学
伊藤　大亮　東北大学健康維持増進医工学
伊東　春樹　榊原記念病院
今井　圓裕　中山寺いまいクリニック
岩津　好隆　自治医科大学内科学講座腎臓内科学部門
内田　明子　聖隷横浜病院看護部
内田　篤志　川崎医科大学腎臓・高血圧内科学
海老原　至　水戸済生会総合病院腎臓内科
海老原　覚　東邦大学大学院医学研究科リハビリテーション医学講座
大江　佑治　東北メディカル・メガバンク機構母児医科学
小川　佳子　帝京大学スポーツ医療学科
甲斐　平康　筑波大学医学医療系臨床医学域腎臓内科学
柏原　直樹　川崎医科大学腎臓・高血圧内科学
加藤　明彦　浜松医科大学附属病院血液浄化療法部
上出　杏里　国立障害者リハビリテーションセンター
栢森　良二　帝京平成大学理学療法学科
川住　祐介　東北大学放射線技術学専攻画像診断学
河村　孝幸　東北福祉大学医療経営管理学科
川村　哲也　東京慈恵会医科大学臨床研修センター腎臓・高血圧内科
北島　幸枝　東京医療保健大学医療栄養学科
木村玄次郎　前旭労災病院腎臓内科
木村　　健　兵庫医科大学病院薬剤部
草野　英二　地域医療機能推進機構うつのみや病院
熊谷　天哲　帝京大学地域医療支援講座
上月　正博　編集に同じ
小松　康宏　聖路加国際病院腎臓内科
根東　義明　日本大学医療管理学
斉藤　喬雄　三光クリニック
齊藤　正和　榊原記念病院リハビリテーション科
佐々木　環　川崎医科大学腎臓・高血圧内科学
佐藤恵美子　東北大学腎・高血圧・内分泌学
佐藤　浩司　東北大学腎・高血圧・内分泌学
佐藤　壽伸　地域医療機能推進機構仙台病院腎センター
佐藤　　博　東北大学薬学研究科
島田美智子　弘前大学医学部附属病院腎臓内科
庄司　哲雄　大阪市立大学大学院医学研究科血管制御学
杉山　育子　城西神経内科クリニック
鈴木　健弘　東北大学医工学研究科
鈴木　文歌　東北大学内部障害学
瀬戸　由美　永仁会病院栄養管理科
髙橋　和也　山梨大学第三内科
瀧　　史香　聖路加国際病院腎臓内科
武居　光雄　諏訪の杜病院
土屋　善慎　地域医療機能推進機構仙台病院腎センター
寺田　典生　高知大学内分泌代謝・腎臓内科
戸恒　和人　宏人会中央クリニック
永井　孝憲　永井医院
長坂　　誠　東北公済病院リハビリテーション科
中西　　健　兵庫医科大学内科学腎・透析科
中元　秀友　埼玉医科大学総合診療内科
中山　昌明　聖路加国際病院腎センター
永山　　寛　日本医科大学神経内科
蜂須賀研二　九州労災病院門司メディカルセンター
林　　義満　福島セントラルクリニック
原田　孝司　長崎腎病院
原田　　卓　東北大学内部障害学
平松　義博　古賀病院 21
廣瀬　卓男　東北医科薬科大学腎臓内分泌内科
福本　裕美　兵庫医科大学内科学腎・透析科

藤島　一郎　浜松市リハビリテーション病院
古川　暁子　仙台市立病院内科
星井　英里　東京女子医科東医療センター看護部
松浦　弓恵　昭和大学横浜市北部病院内科
丸子扶美枝　済生会山形済生病院リハビリテーションセンター
水野　真一　地域医療機能推進機構仙台病院腎センター
三ツ木加代　大阪市立大学代謝内分泌病態内科
三宅　勝久　福岡大学腎臓・膠原病内科
宮坂　康宣　地域医療機能推進機構仙台病院腎センター
宮崎真理子　東北大学腎・高血圧・内分泌学
森　　建文　東北医科薬科大学腎臓内分泌内科
山縣　邦弘　筑波大学医学医療系臨床医学域腎臓内科学
和田　　太　東京女子医科大学リハビリテーション科
渡辺　　毅　福島労災病院

もくじ

第Ⅳ章 腎臓リハビリテーションの実際 279

column

カバーデザイン：田中未来（MIKAN-DESIGN）
フォーマットデザイン：中田薫+田中未来（MIKAN-DESIGN）

略語集

ABI	ankle brachial pressure index	足関節/上腕血圧比
ACDK	acquired cystic disease of the kidney	後天性嚢胞性腎疾患
ACEI	angiotensin converting enzyme inhibitor	アンジオテンシン変換酵素阻害薬
ACSM	American College of Sports Medicine	米国スポーツ医学会
ADA	American Diabetes Association	米国糖尿病協会
ADH	antidiuretic hormone	抗利尿ホルモン
ADL	activities of daily living	日常生活動作
AKI	acute kidney injury	急性腎障害
ALI	acute lung injury	急性肺障害
APD	automated peritoneal dialysis	自動腹膜透析
ARB	angiotensin II type 1 receptor blocker	アンジオテンシンII受容体拮抗薬
ASO	arteriosclerosis obliterans	閉塞性動脈硬化症
AT	anaerobic threshold	嫌気性代謝閾値
BNP	B-type natriuretic peptide	脳性ナトリウム利尿ペプチド
CABG	coronary artery bypass grafting	冠動脈バイパス術
CAPD	continuous ambulatory peritoneal dialysis	持続携行式腹膜透析
CCPD	continuous cyclic peritoneal dialysis	持続性周期的腹膜透析
Ccr	creatinine clearance	クレアチニンクリアランス
CF	cryofiltration	血漿冷却濾過法
CHDF	continuous hemodiafiltration	持続的血液透析濾過
CHF	continuous hemofiltration	持続的血液濾過
CIDP	chronic inflammatory demyelinating polyneuropathy	慢性炎症性脱髄性多発ニューロパチー
Cin	inulin clearance	イヌリンクリアランス
CKD	chronic kidney disease	慢性腎臓病
CKD-MBD	chronic kidney disease-mineral and bone disorder	慢性腎臓病に伴う骨・ミネラル代謝異常
CNI	calcineurin inhibitor	カルシニューリン阻害薬
COPD	chronic obstructive pulmonary disease	慢性閉塞性肺疾患
CPX	cardio pulmonary exercise test	心肺運動負荷試験
CRA	cardio-renal-anemia	心腎貧血
CRRT	continuous renal replacement therapy	持続的腎代替療法
CTR	cardio thoracic ratio	心胸郭比
CVD	cardiovascular disease	心血管疾患
DFPP	double filtration plasmapheresis	二重膜濾過血漿交換法
DIC	disseminated intravascular coagulation	播種性血管内凝固症候群
DKD	diabetic kidney disease	糖尿病性腎臓病
DRI	direct renin inhibitor	直接的レニン阻害薬
DW	dry weight	ドライウエイト
DWI	diffusion weighted image	拡散強調画像
ECUM	extracorporeal ultrafiltration method	体外限外濾過法
eGFR	estimated glomerular filtration rate	推算糸球体濾過量
EPO	erythropoietin	エリスロポエチン
EPS	encapsulating peritoneal sclerosis	被嚢性腹膜硬化症
ESA	erythropoiesis stimulating agent	赤血球造血刺激因子製剤
ESKD	end-stage kidney disease	末期腎不全

FDA	Food and Drug Administration	米国食品医薬品局
FGF23	fibroblast growth factor 23	線維芽細胞増殖因子 23
fibrillary GN	fibrillary glomerulonephritis	細線維性糸球体腎炎
FSGS	focal segmental glomerulosclerosis	巣状分節性糸球体硬化症
GCAP	granulocytapheresis	顆粒球除去療法
GFR	glomerular filtration rate	糸球体濾過量
GPA	granulomatosis with polyangiitis	多発血管炎性肉芽腫症
HA	hemoadsorption	血液吸着法
HD	hemodialysis	血液透析
HDF	hemodiafiltration	血液濾過透析
HF	hemofiltration	血液濾過
HHD	home hemodialysis	在宅血液透析
HIT	heparin-induced thrombocytopenia	ヘパリン起因性血小板減少症
HLA	human leukocyte antigen	ヒト白血球抗原
HRS	hepatorenal syndrome	肝腎症候群
HSCT	hematopoietic stem cell transplantation	造血幹細胞移植
HUS	hemolytic uremic syndrome	溶血性尿毒症症候群
IADL	instrumental ADL	手段的 ADL
IDPN	intradialytic parenteral nutrition	経静脈的栄養補充療法
ISRNM	The International Society of Renal Nutrition and Metabolism	国際腎臓栄養代謝学会
ISWT	incremental SWT	漸増負荷シャトル・ウォーキング試験
KDIGO	Kidney Disease Improving Global Outcome	腎臓病予後対策国際機構
K/DOQI	Kidney Disease Outcomes Quality Initiative	腎臓病予後改善イニシアチブ
LCAP	filtrarion leukocytapheresis	白血球除去療法
LDL	low density lipoprotein	低比重リポ蛋白
LPG	lipoprotein glomerulopathy	リポ蛋白糸球体症
LPL	lipoprotein lipase	リポ蛋白リパーゼ
LRT	leukocyte removal therapy	白血球系細胞除去療法
LVEF	left ventricular ejection fraction	左室駆出率
MCNS	minimal change nephrotic syndrome	微小変化型ネフローゼ症候群
Mes PGN	mesangial proliferative glomerulonephritis	メサンギウム増殖性糸球体腎炎
METs	metabolic equivalents	代謝当量
Mets	metabolic syndrome	メタボリックシンドローム
MIA	malnutrition-inflammation-atherosclerosis（complex syndrome）	低栄養・炎症・動脈硬化（複合症候群）
MICS	malnutrition inflammation complex syndrome	低栄養・炎症複合症候群
MIS	malnutrition-inflammation score	栄養失調－炎症スコア
MN	membranous nephropathy	膜性腎症
MPA	microscopic polyangiitis	顕微鏡的多発血管炎
MPGN	membranoproliferative glomerulonephritis	膜性増殖性糸球体腎炎
NKF	National Kidney Foundation	米国腎臓財団
NOAC	non-vitamin K antagonist oral anticoagulants	非ビタミン K 阻害経口抗凝固薬
NPD	nocturnal peritoneal dialysis	夜間腹膜透析
NS	nephrotic syndrome	ネフローゼ症候群
NSAIDs	non-steroidal anti-inflammatory drugs	非ステロイド抗炎症薬
NSF	nephrogenic systemic fibrosing dermopathy	腎性全身性線維症
ORG	obesity-related glomerulopathy	肥満関連腎症

PA	plasma adsorption	血漿吸着法
PAH	para-aminohippuric asid	パラアミノ馬尿酸
PBUT	protein bound uremic toxin	蛋白結合型尿毒素
PCI	percutaneous coronary intervention	経皮的冠動脈形成術
PD	peritoneal dialysis	腹膜透析
PE	plasma exchange	単純血漿交換法
PET	peritoneal equilibration test	腹膜平衡試験
PEW	protein energy wasting	蛋白質エネルギー障害
PRS	pulmonary-renal syndrome	肺腎症候群
PTC	peritubular capillary	傍尿細管毛細血管
PTH	parathyroid hormone	副甲状腺ホルモン
QB	quantity of blood flow	透析血流量
RAAS	renin-angiotensin-aldosterone system	レニン・アンジオテンシン・アルドステロン系
RAS	renin-angiotensin system	レニン・アンジオテンシン系
RBF	renal blood flow	腎血流量
RLS	restless legs syndrome	レストレスレッグス症候群
RM	repetition maximum	最大反復回数
ROD	renal osteodystrophy	腎性骨異栄養症
ROM	range of motion	他動的関節可動域
RPC	renal progenitor cell	腎前駆細胞
RPE	rating of perceived exertion	自覚的運動強度
RPF	renal plasma flow	腎血漿流量
RT	resistance training	抵抗運動
RTA	renal tubular acidosis	尿細管性アシドーシス
SDHD	short daily hemodialysis	連日短時間透析
SGA	subjective global assessment	主観的包括的栄養評価
sHPT	secondary hyperparathy roidism	続発性副甲状腺機能亢進症
SIADH	syndrome of inappropriate secretion of antidiuretic hormone	抗利尿ホルモン不適切分泌症候群
SLE	systemic lupus erythematosus	全身性エリテマトーデス
SNRI	serotonin-norepinephrine reuptake inhibitors	セロトニン・ノルアドレナリン再取り込み阻害薬
SMAP	stepwise initiation of peritoneal dialysis using Moncrief and Popovich technique	段階的腹膜透析導入法
SpO_2	percutaneous oxygen saturation	経皮的動脈血酸素飽和度
SSRI	selective serotonin reuptake inhibitors	選択的セロトニン再取り込み阻害薬
SWT	shuttle walking test	シャトル・ウォーキング試験
TAE	transcatheter arterial embolization	肝動脈塞栓術
TGF	tubuloglomerular feedback	尿細管糸球体フィードバック
TIA	transient ischemic attack	一過性脳虚血発作
TMA	thrombotic microangioptahy	血栓性微小血管症
TmG	tubular transport maximum of glucose	ブドウ糖尿細管最大吸収量
TPD	tidal peritoneal dialysis	干満腹膜透析
TPN	total parenteral nutrition	完全静脈栄養
UN	uremic neuropathy	尿毒症性ニューロパチー
VUR	vesicoureteral reflux	膀胱尿管逆流
1-RM	1 repetition maximum	最大１回反復重量

第 I 章

腎臓リハビリテーション総論

1 腎臓機能障害の定義

腎臓機能障害とは

腎臓機能障害には2つの定義がある．1つは腎機能の低下や腎障害を慢性的に持続する慢性腎臓病（chronic kidney disease；CKD）としての定義である．もう1つは，わが国の身体障害者福祉法の内臓の機能障害「腎臓機能障害」としての定義である．

慢性腎臓病（CKD）の定義

1）CKDの定義

CKDは，糸球体濾過量（glomerular filtration rate；GFR）で表される腎機能の低下があるか，もしくは腎臓の障害を示唆する所見（代表的なものは蛋白尿をはじめとする尿異常，片腎や多発性嚢胞腎などの画像異常，血液異常，病理所見などの存在）が慢性的に持続するものすべてを包含する．具体的な診断基準は以下のごとくである[2]．

①GFRの値にかかわらず，腎障害を示唆する所見（尿異常，画像異常，血液異常，病理所見など）が3カ月以上存在すること．

②GFR 60 ml/分/1.73 m^2 未満が3カ月以上持続すること．

この片方または両方を満たす場合にCKDと診断される．

CKDは世界中で増え続ける末期腎不全（end-stage kidney disease；ESKD）の予備軍として注目されている．日本腎臓学会の調査によると，わが国の成人人口におけるCKD患者数は約1,330万人と推計される．その内訳は，GFRが60 ml/分/1.73 m^2 未満のCKDステージG3～5が約1,098万人，GFRは60 ml/分/1.73 m^2 以上だが蛋白尿が陽性となるCKDステージG1～2が232万人である（表1-1）[3]．

一般的に，CKDでは尿異常から始まり，徐々に腎機能が低下してESKDに進行する（図1-1）[1]．ハイリスク群のCKD患者では，心血管疾患（cardiovascular disease；CVD）の発症率は高くなるが，CKDの進行に伴ってCVDの発症率は加速的に高まる（図では合併症に向かう矢印の太さで

GFRステージ	GFR (ml/分/1.73 m^2)	尿蛋白 －～±	尿蛋白 1＋以上
G1	≧90	2,803万人	61万人（0.6%）
G2	60～89	6,187万人	171万人（1.7%）
G3a	45～59	886万人（8.6%）	58万人（0.6%）
G3b	30～44	106万人（1.0%）	24万人（0.2%）
G4	15～29	10万人（0.1%）	9万人（0.1%）
G5	＜15	1万人（0.01%）	4万人（0.03%）

■のところが，CKDに相当する．
G5には透析5D，腎移植5Tは含まれない．

［表1-1］ CKD患者数（20歳以上）　（今井 他，2011）[3]

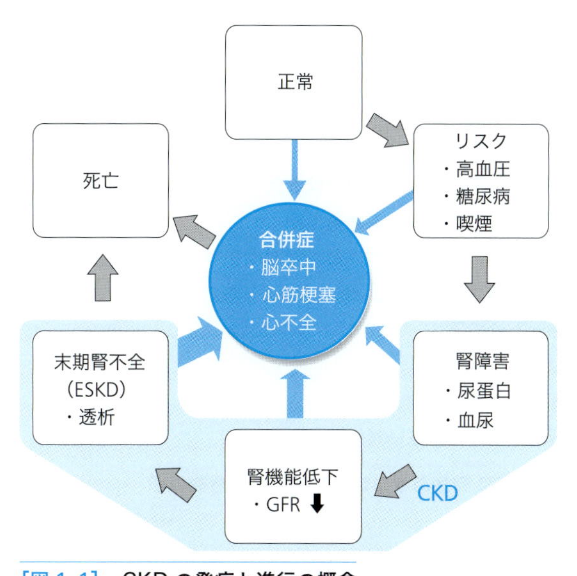

[図 1-1] CKD の発症と進行の概念

(日本腎臓学会，2009)[1]

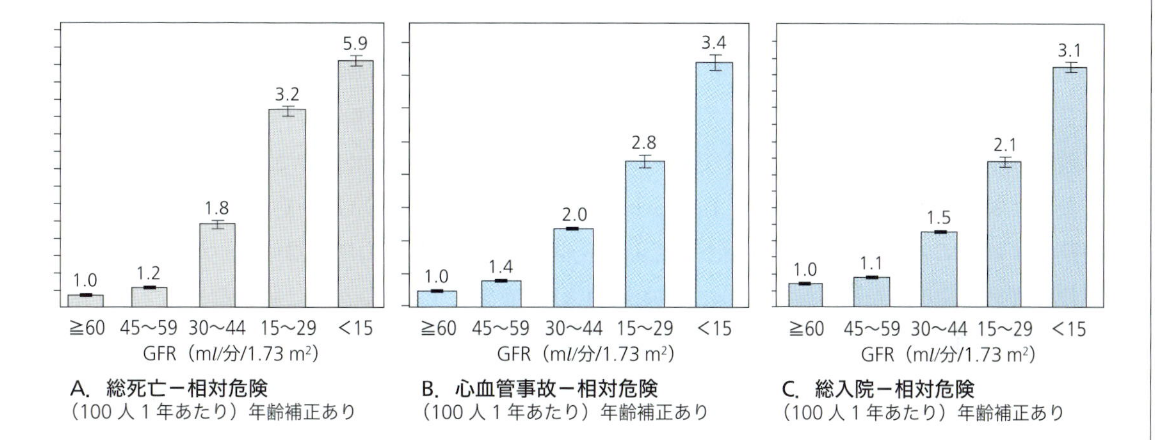

- HMO 保険 (Kaiser Permanente) の加入者を対象にした腎機能別の死亡，心血管事故，入院の発生頻度に関する疫学調査結果.
- 20 歳以上の 112 万人を対象にした調査 (平均観察期間 2.84 年，平均年齢 52 歳，男女比 9：11).

[図 1-2] 腎機能 (GFR) 別の死亡，心血管事故および入院の相対危険

(Go As, et al：Chronic Kidney disease and the risks of death, cardiovascular events, and hospitalization. *N Engl J Med* **51**：1296-1305, 2004 を改変)，(日本腎臓学会，2009)[1]

示されている)．ESKD に至るよりも心血管系の合併症で死亡する患者が多い．すなわち，腎機能障害は CVD の危険因子として重要である．腎機能の低下の程度に従って (CKD のステージが進むほど)，CVD の発症リスクが高まり，原因のいかんを問わない総死亡や総入院の相対危険も高くなることが報告されている (図 1-2)[1]．CKD 発症あるいは腎障害進行の危険因子を表 1-2[1]に示す．

2) CKD 重症度分類

わが国の新しい CKD 重症度分類を図 1-3 に示す[2]．CKD の重症度は，原因 (cause；C)，腎機能 (GFR；G)，蛋白尿 (アルブミン尿；A) による CGA 分類で評価することになっている．CKD

- 高血圧
- 耐糖能異常，糖尿病
- 肥満，脂質異常症，メタボリックシンドローム
- 膠原病，全身性感染症
- 尿路結石，尿路感染症，前立腺肥大
- 慢性腎臓病の家族歴・低体重出産
- 過去の健診での尿所見の異常や腎機能異常，腎の形態異常の指摘
- 常用薬（特に NSAIDs），サプリメントなどの服用歴
- 急性腎不全の既往
- 喫煙
- 高齢
- 片腎，萎縮した小さい腎臓

［表 1-2］ CKD 発症あるいは腎障害進行の危険因子
（日本腎臓学会，2009）[1]

の診断基準自体は変わっておらず，CKD と診断した時点でまず原疾患を明示し，次いで推算 GFR（eGFR）とアルブミン尿の程度からステージを分類する．GFR 区分では，従来のステージ 3 が 45 ml/分/1.73 m^2 を境に G3a と G3b の 2 区分に分けられた．新たに加わった蛋白尿区分は，糖尿病ではアルブミン尿（定量，尿クレアチニン補正値）で，そのほかの疾患では尿アルブミン測定が保険適応となっていないため蛋白尿（定量，尿クレアチニン補正値）で区分されている．なお，基になった KDIGO（Kidney Disease Improving Global Outcomes）の CKD 重症度分類は，すべての疾患においてアルブミン尿で区分されており，糖尿病以外では蛋白尿を用いるわが国の分類は，保険診療を反映したものである．アルブミン尿の A1 は正常アルブミン尿，A2 は微量アルブミン尿，A3 は顕性アルブミン尿に相当し，値も糖尿病腎症*の早期診断基準と同様である．従来「顕性蛋白尿」あるいは「持続性蛋白尿」ともよんでいた「macroalbuminuria」を，新しい CKD 重症度分類では文字通り「顕性アルブミン尿」とよぶようになった．

図 1-3 の分類中の色はリスクを示しており，A を基準にした場合，B・C・D となるにつれ，ESKD，心血管死のリスクが上昇することを示している．ただ，このリスクは，KDIGO が解析した検診データ（日本人も含まれている）を日本人用に改変したものであり，日本人だけを対象にして解析されたリスク表ではない．また，各疾患におけるリスクの違いも現時点では明らかにされていないという問題がある[4]．

身体障害者福祉法の腎臓機能障害の定義

わが国の身体障害者福祉法では，身体障害者を視覚障害，聴覚・言語障害，肢体不自由，内部障害に分類している．「腎臓機能障害」は内部障害に含まれている．身体障害者は障害の程度によって 1～7 級に区分されているが，「腎臓機能障害」は 1 級，3 級，4 級に区分されている[8]．

〈1 級に該当する障害〉

1 級に該当する障害は，腎機能検査において，内因性クレアチニンクリアランス（Ccr）値が 10 ml/分未満，または血清クレアチニン（Cr）濃度が 8.0 mg/dl 以上であって，かつ，自己の身

原疾患		蛋白尿区分		A1	A2	A3
糖尿病		尿アルブミン定量（mg/日） 尿アルブミン/Cr 比（mg/gCr）		正常	微量アルブミン尿	顕性アルブミン尿
				30 未満	30〜299	300 以上
高血圧 腎炎 多発性嚢胞腎 腎移植 不明 そのほか		尿蛋白定量（g/日） 尿蛋白/Cr 比（g/gCr）		正常	軽度蛋白尿	高度蛋白尿
				0.15 未満	0.15〜0.49	0.50 以上
GFR 区分（m*l*/分/1.73 m^2）	G1	正常または高値	≧90			
	G2	正常または軽度低下	60〜89			
	G3a	軽度〜中等度低下	45〜59			
	G3b	中等度〜高度低下	30〜44			
	G4	高度低下	15〜29			
	G5	末期腎不全（ESKD）	＜15			

重症度は原疾患・GFR 区分・蛋白尿区分を合わせたステージにより評価する．CKD の重症度は死亡，ESKD，心血管死亡発症のリスクを ■（A）のステージを基準に，■（B），■（C），■（D）の順にステージが上昇するほどリスクは上昇する．

[図 1-3]　**新しい CKD 重症度分類**

（原典 KDIGO CKD Guideline 2012 を日本人用に改変），（日本腎臓学会，2012）[2)]

side memo

＊1 ｜ 糖尿病性腎臓病（diabetic kidney disease；DKD）

糖尿病を有する腎不全患者で，蛋白尿が乏しい症例が存在する．これはほかの腎疾患，特に高血圧性腎硬化症を糖尿病に合併していると考えられるが，狭義の糖尿病腎症との鑑別はときに困難である．そこで 2007 年には米国腎臓財団の Kidney Disease Outcomes Quality Initiative が，病理所見を診断の必要条件とせず，臨床的に糖尿病がその発症や伸展に関与していると考えられる慢性腎臓病（chronic kidney disease；CKD）を糖尿病性腎臓病（diabetic kidney disease；DKD）と定義した[4)]（図）[5)]．

このような概念の変化を反映して，日本糖尿病学会，日本腎臓学会を中心とした糖尿病性腎症合同委員会は糖尿病腎症の病期分類を 2014 年に改変している[7)]．過去の病期分類では，糖尿病腎症の進行には尿蛋白を伴うことが前提であったが，現在は糖尿病に腎機能障害が合併する場合に尿蛋白の有無は問われない（p165，166 表 2-1，2 を参照）．

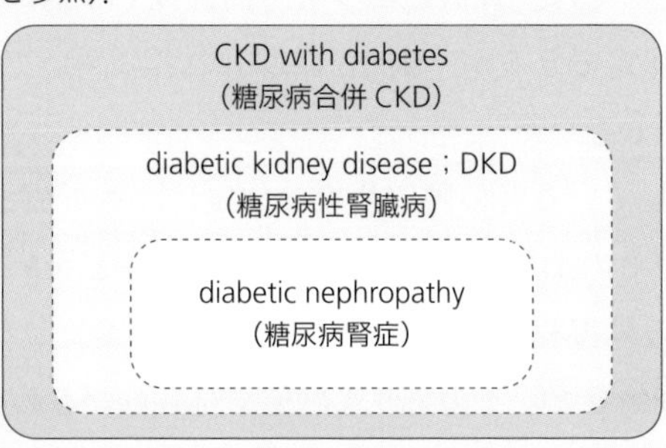

図　**DKD の概念図**

DKD は典型的な糖尿病腎症に加え，顕性アルブミン尿を伴わないまま GFR が低下する非典型的な糖尿病関連腎疾患を含む概念である．さらに糖尿病合併 CKD は，糖尿病と直接関連しない腎疾患（IgA 腎症，PKD など）患者が糖尿病を合併した場合を含む，より広い概念である（糖尿病腎症，DKD，糖尿病合併 CKD は現時点で厳密に鑑別することは必ずしも容易ではなく，境界は破線で示した）．

（日本腎臓学会，2018）[5)]

辺の日常生活動作（ADL）が著しく制限されるか，または血液浄化を目的とした治療を必要とするもの，もしくは極めて近い将来に治療が必要となるものをいう．

〈3 級に該当する障害〉

3 級に該当する障害は，腎機能検査において，内因性 Ccr 値が 10 m*l*/分以上，20 m*l*/分未満，または血清 Cr 濃度が 5.0 mg/d*l* 以上，8.0 mg/d*l* 未満であって，かつ，家庭内での極めて温和な ADL には支障はないが，それ以上の動作は著しく制限されるか，または次のいずれか 2 つ以上の所見があるものをいう．

①腎不全に基づく末梢神経症状

②腎不全に基づく消化器症状

③水分電解質異常

④腎不全に基づく精神異常

⑤ X 線写真所見における骨異栄養症

⑥腎性貧血

⑦代謝性アシドーシス

⑧重篤な高血圧症

⑨腎疾患に直接関連するそのほかの症状

〈4 級に該当する障害〉

4 級に該当する障害は，腎機能検査において，内因性 Ccr 値が 20 m*l*/分以上，30 m*l*/分未満，または血清 Cr 濃度が 3.0 mg/d*l* 以上，5.0 mg/d*l* 未満であって，かつ，家庭内での普通の ADL もしくは社会での極めて温和な ADL には支障はないが，それ以上の動作は著しく制限されるか，または上記の「①～⑨」までのうちいずれか 2 つ以上の所見があるものをいう．

〈障害程度の認定〉

障害程度の認定については，以下のような基準で行われる．

（1）腎臓機能障害の認定は，腎機能を基本とし，日常生活の制限の程度，または腎不全に基づく臨床症状，治療の状況によって行うものである．

（2）満 12 歳未満の者については，腎機能のうち，内因性 Ccr 値あるいは血清 Cr 濃度のいずれかが認定基準に該当すれば認定できるが，満 12 歳以上の者については，血清 Cr 濃度が認定基準に該当しなければ，認定はできない．

（3）慢性透析療法を実施している者の障害程度の認定は，透析療法実施直前の状態で行うものであるので，諸検査値などがそのような状態で得られたものかどうかを確認すること．

（4）腎移植術を行った者の障害程度の認定は抗免疫療法を実施しないと仮定した場合の状態で行うものであるので，諸検査値などがそのような状態で得られたものかどうかを確認すること．

（5）腎機能検査，臨床症状と日常生活の制限の程度との間に極端な不均衡が認められる場合には，慎重な取り扱いをして認定する必要がある．

内部障害とは

わが国の身体障害者福祉法では，現在のところ，「内部障害」を心臓機能障害，呼吸器機能障害，

（単位：千人）（括弧内は構成比．単位：%）

年次	総数	視覚障害	聴覚・言語障害	肢体不自由	内部障害	障害種別不詳	（再掲）重複障害
推計数（単位：千人）							
1951年	512	121（23.6）	100（19.5）	291（56.8）	—	—	—
1955年	785	179（22.8）	130（16.6）	476（60.6）	—	—	—
1960年	829	202（24.4）	141（17.0）	486（58.6）	—	—	44（5.3）
1965年	1,164	248（21.3）	230（19.8）	686（58.9）	—	—	256（22.0）
1970年	1,409	257（18.2）	259（18.4）	821（58.3）	72（5.1）	—	134（9.5）
1980年	1,977	336（17.0）	317（16.0）	1,127（57.0）	197（10.0）	—	150（7.6）
1987年	2,506	313（12.5）	368（14.7）	1,513（60.4）	312（12.5）	—	163（6.5）
1991年	2,804	357（12.7）	369（13.2）	1,602（57.1）	476（17.0）	—	127（4.5）
1996年	3,014	311（10.3）	366（12.1）	1,698（56.3）	639（21.2）	—	183（6.1）
2001年	3,327	306（9.2）	361（10.9）	1,797（54.0）	863（25.9）	—	181（5.4）
2006年	3,576	315（8.8）	360（10.1）	1,810（50.6）	1,091（30.5）	—	325（9.1）
2011年	3,864	316（8.2）	324（8.4）	1,709（44.2）	930（24.1）	585（15.1）	176（4.6）

［表 1-3］ 身体障害者手帳所持者数，身体障害の種類別年次推移　（厚生労働省，2013）[8]

腎臓機能障害，肝臓機能障害，膀胱・直腸機能障害，小腸機能障害，ヒト免疫不全ウイルスによる免疫機能障害の7つと規定している．

内部障害が身体障害者福祉法の中に組み込まれたのは，今から50年余り前の1967年が最初であり，その際は内部障害は心臓機能障害および呼吸器機能障害のみであった．その後，腎臓機能障害が1972年，膀胱または直腸機能障害が1984年，小腸機能障害が1986年，ヒト免疫不全ウイルスによる免疫機能障害が1998年に，最近では肝臓機能障害が2010年に新たに組み込まれた．

内部障害の統計

わが国の身体障害者の実態については，厚生労働省が5年ごとに調査を行っている．厚生労働省の2011（平成23）年生活のしづらさなどに関する調査（全国在宅障害児・者等実態調査）結果によると，障害者手帳所持者数は479万2千人と推計される[9]．障害者手帳の種類別などでみると，身体障害者手帳所持者が386万4千人，療育手帳所持者が62万2千人，精神障害者保健福祉手帳所持者が56万8千人，障害者手帳非所持でかつ障害者自立支援法に基づく自立支援給付などを受けている者（以下，手帳非所持かつ自立支援給付などを受けている者）が32万人となっている[8]．

年齢階級・障害者手帳の種類別の割合をみると身体障害者手帳所持者は，「70歳以上」が57.3%，療育手帳所持者は「30～39歳」が20.4%，精神障害者保健福祉手帳所持者は「40～49歳」が21.0%と最も多くなっている[8]．

2011年の調査は障害種別不詳が15.1%（58万5千人）も生じてしまった（表 1-3）[8]．そこでより正確な以前の2006年の調査では，全国の18歳以上の身体障害者数（在宅）は348万3千人と推計され，2001年の調査と比較して7.3%増加していた．2001～2006年の5年間での増加率は，視覚障害，聴覚・言語障害，肢体不自由がほぼ横ばいであるのに対して，内部障害は126.0%と非常に高い．障害全体に対して内部障害の占める割合は年々増加し，2006年にはついに30%を突破した（図 1-4）[10]．

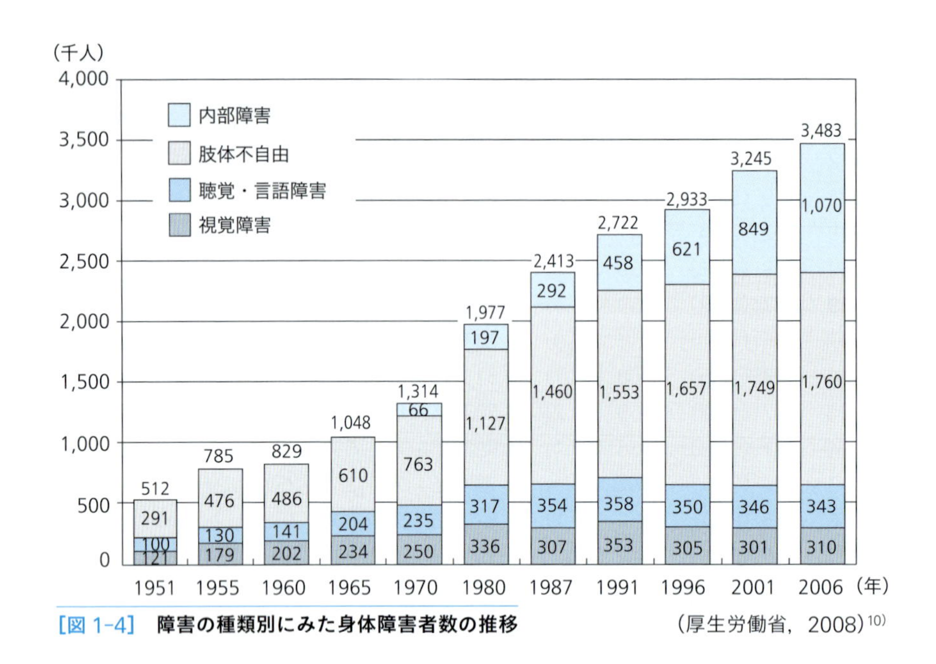

[図 1-4] **障害の種類別にみた身体障害者数の推移** (厚生労働省, 2008)[10]

2006年の内部障害者数は107万人であるが，その内訳は，心臓機能障害が59万5千人と過半数を占め，呼吸器機能障害が9万7千人，腎臓機能障害が23万4千人，膀胱または直腸機能障害が13万5千人，小腸機能障害が8千人，ヒト免疫不全ウイルスによる免疫機能障害が1千人である（表 1-4）[10]．

内部障害者の年齢階級別の分布をみると，高齢者が占める割合が非常に高く（図 1-5）[10]，わが国の人口高齢化の加速が内部障害者の増加の原因の1つと考えられる．さらに，これらの障害の危険因子となりうる糖尿病，脂質異常症罹患患者などの増加があり，今後も内部障害者増加の傾向は続くことが予想される[11]．また，2006年の調査では，複数の障害を有する重複障害者が2001年に比しプラス77.1%と急増し，その中でも内部障害と肢体不自由の重複障害が最多である．これも高齢化の加速や動脈硬化性疾患の増加によるものと考えられよう．

臨床的には内部障害者であるが，法律的には身体障害者の等級としては軽いため，あえて申請していない人々を加えれば，内部障害者数はさらに増えることになる．一方，障害により生活維持に支障が生じた場合に年金が支給される「障害年金」の支給対象疾患には心疾患，呼吸器疾患，腎疾患，肝疾患のほかに，高血圧，糖尿病，悪性新生物なども含まれている．今後はこのような疾患に由来する身体障害も内部障害の対象範囲として広げていくべきであると考えられる[11]．

腎臓機能障害の統計

わが国の身体障害者では「内部障害者」の増加が著しいが，その中でも透析患者を主体とする腎臓機能障害者は2006年で23万4千人であり，心臓機能障害者に次いで2番目に多い（表 1-4）[10]．さらに，2016年末には慢性透析患者数は約33万人に増加し，国民約400人に1人の割合にまで高まった（図 1-6）[12]．

	2001 年		2006 年		対前回比
総　数	3,245	(100.0)	3,483	(100.0)	107.3%
視覚障害	301	(9.3)	310	(8.9)	103.0%
聴覚・言語障害	346	(10.7)	343	(9.8)	99.1%
聴覚障害	305	(9.4)	276	(7.9)	90.5%
平衡機能障害	7	(0.2)	25	(0.7)	357.1%
音声・言語咀嚼機能障害	34	(1.0)	42	(1.2)	123.5%
肢体不自由	1,749	(53.9)	1,760	(50.5)	100.6%
上肢切断	98	(3.0)	82	(2.4)	83.7%
上肢機能障害	479	(14.8)	444	(12.7)	92.7%
下肢切断	49	(1.5)	60	(1.7)	122.4%
下肢機能障害	563	(17.4)	627	(18.0)	111.4%
体幹機能障害	167	(5.1)	153	(4.4)	91.6%
脳原性全身性運動機能障害	60	(1.8)	58	(1.7)	96.7%
全身性運動機能障害（多肢および体幹）	333	(10.3)	337	(9.7)	101.2%
内部障害	849	(26.2)	1,070	(30.7)	126.0%
心臓機能障害	463	(14.3)	595	(17.1)	128.5%
呼吸器機能障害	89	(2.7)	97	(2.8)	109.0%
腎臓機能障害	202	(6.2)	234	(6.7)	115.8%
膀胱・直腸機能障害	91	(2.8)	135	(3.9)	148.4%
小腸機能障害	3	(0.1)	8	(0.2)	266.7%
ヒト免疫不全ウイルスによる免疫機能障害	2	(0.1)	1	(0.1)	50.0%
（再掲）重複障害	175	(5.4)	310	(8.9)	177.1%

単位：千人，（　）内は構成比（%）

[表 1-4]　障害の種類別にみた身体障害者数　（厚生労働省，2008）[10]

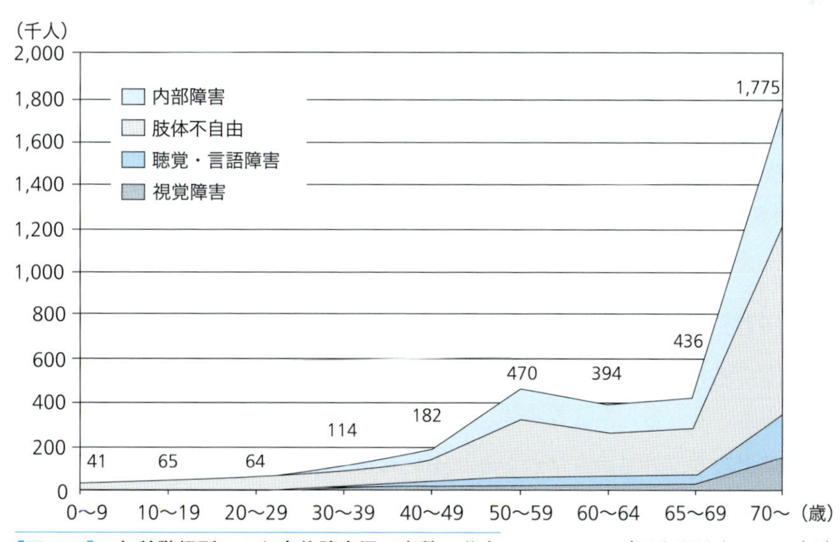

[図 1-5]　年齢階級別にみた身体障害児・者数の分布　（厚生労働省，2008）[10]

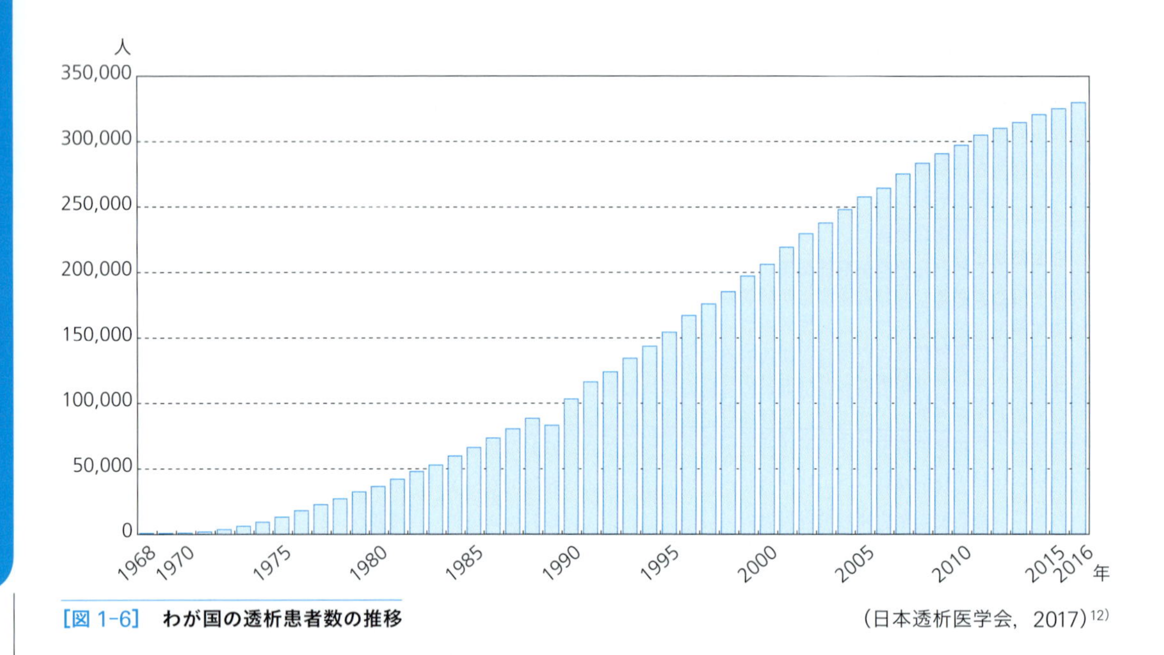

[図 1-6] **わが国の透析患者数の推移** (日本透析医学会，2017)[12)]

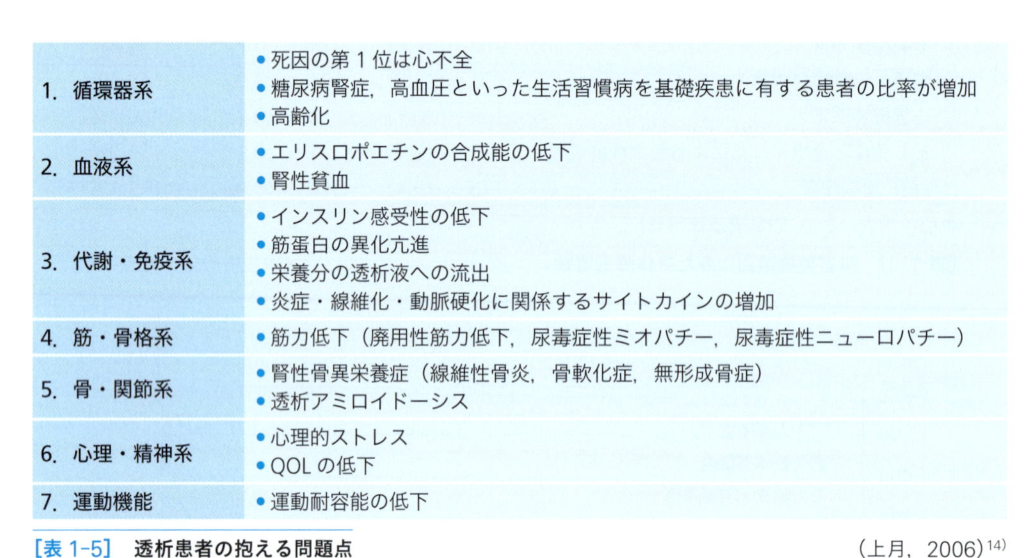

1. 循環器系	• 死因の第 1 位は心不全 • 糖尿病腎症，高血圧といった生活習慣病を基礎疾患に有する患者の比率が増加 • 高齢化
2. 血液系	• エリスロポエチンの合成能の低下 • 腎性貧血
3. 代謝・免疫系	• インスリン感受性の低下 • 筋蛋白の異化亢進 • 栄養分の透析液への流出 • 炎症・線維化・動脈硬化に関係するサイトカインの増加
4. 筋・骨格系	• 筋力低下（廃用性筋力低下，尿毒症性ミオパチー，尿毒症性ニューロパチー）
5. 骨・関節系	• 腎性骨異栄養症（線維性骨炎，骨軟化症，無形成骨症） • 透析アミロイドーシス
6. 心理・精神系	• 心理的ストレス • QOL の低下
7. 運動機能	• 運動耐容能の低下

[表 1-5] **透析患者の抱える問題点** (上月，2006)[14)]

腎臓機能障害の症状や社会問題

腎臓機能障害などの内部障害者の大半は，ADL を何とか自力でこなしており，一見，問題がないかのようにみえる．もちろん，疲れやすい，息切れするなどといった症状をもっているが，明らかな麻痺などとは異なり，外見からはわかりにくいため，周囲の人々に障害が理解されにくいという共通の切実な悩みがある．例えば，障害者用の優先席に座っていると非難されるといった具合である．また，塩分制限，水分制限，食事制限，排泄や電磁波の問題なども周囲には理解されにくい[13)]．

わが国の透析医療の水準は世界一であり，最長 40 年以上の生存例など長期延命に成功している．しかし，長期間透析を行っていると，心不全や低血圧などの合併症が発生し，それが透析患者の生活の質（quality of life；QOL）をいっそう低下させてしまうことが少なくない．透析患者の抱える問題点を表 1-5 にまとめた[14]．その詳細は本書の各項で述べるが，このようなさまざまな問題に対して取り組む腎臓リハビリテーションにかける期待は大きい[15]．（上月正博）

文献

1）日本腎臓学会編：CKD 診療ガイド 2009，東京医学社，2009
2）日本腎臓学会編：CKD 診療ガイド 2012，東京医学社，2012
3）今井圓裕，他：CKD の早期発見・予防・治療標準化・進展阻止に関する研究．厚生労働省，2011
4）羽田勝計：慢性腎臓病．日内会誌 **102**：875-881，2013
5）日本腎臓学会編：エビデンスに基づく CKD 診療ガイドライン 2018，東京医学社，2018
6）KDOQI：KDOQI clinical guidelines and clinical practice recommendations for diabetes and chronic kidney disease. *Am J Kidney Dis* **49**：S12-S154, 2007
7）糖尿病性腎症合同委員会：糖尿病性腎症病期分類 2014 の策定（糖尿病性腎症病期分類改訂）について．日腎会誌 **56**：547-552, 2014
8）厚生労働省：身体障害者手帳：http://www.mhlw.go.jp/seisakunitsuite/bunya/hukushi_kaigo/shougaishahukushi/shougaishatechou/
9）厚生労働省：平成 23 年生活のしづらさなどに関する調査（全国在宅障害児・者実態調査）結果，2013：http://www.mhlw.go.jp/toukei/list/dl/seikatsu_chousa_c_h23.pdf.
10）厚生労働省：平成 18 年身体障害児・者実態調査結果，2008：http://www.mhlw.go.jp/toukei/saikin/hw/shintai/06/dl/01.pdf（2012 年 4 月 1 日閲覧）
11）上月正博：新編 内部障害のリハビリテーション（上月正博編），医歯薬出版，2011
12）日本透析医学会：図説・わが国の慢性透析療法の現況：http://docs.jsdt.or.jp/overview/
13）上月正博：内部障害ってどんな障害？ 考える理学療法・内部障害編，評価からの治療手技の選択（丸山仁司，他編），文光堂，pp2-17，2008
14）上月正博：腎臓リハビリテーション―現況と将来展望．リハ医学 **43**：105-109，2006
15）上月正博：透析患者における障害とリハビリテーションの考え方．臨床リハ **19**：531-537，2010

2 腎臓リハビリテーションの定義とエビデンス

慢性腎臓病（CKD）と透析療法の現況

慢性腎臓病（CKD）は末期腎不全（ESKD）の予備軍として注目されている．日本腎臓学会の調査によると，成人人口における CKD 患者数は約 1,330 万人（12.9%）と推計される．慢性透析患者数は年々増加しており（p10 図 1-6），2016 年末のわが国の慢性透析患者数は 329,609 人，導入患者数は 39,344 人，死亡患者数は 31,790 人である[1]．人工腎臓 135,211 台が稼働し，夜間透析患者の割合は 9.8%，最長透析歴は 48 年 4 カ月である[1]．

わが国の超高齢社会を反映して，透析患者も年々高齢化している．2016 年末の透析人口全体の平均年齢は 68.15 歳，最も割合が高い年齢層は男女とも 65～69 歳であった．2016 年新規導入透析患者の平均年齢は 69.40 歳である．5 歳刻みで層別してみると，最も割合が高い年齢層は男性が 65～69 歳で，女性は 80～84 歳であった．女性の平均年齢が高いのは，75 歳以上が女性では 47.2% と約半数近くを占めている一方，男性では 37.3% と約 1/3 しかいないことの反映であろう（図 2-1）[1]．

新規透析導入患者の主要原疾患の割合の推移をみると，1997 年までは慢性糸球体腎炎を原疾患

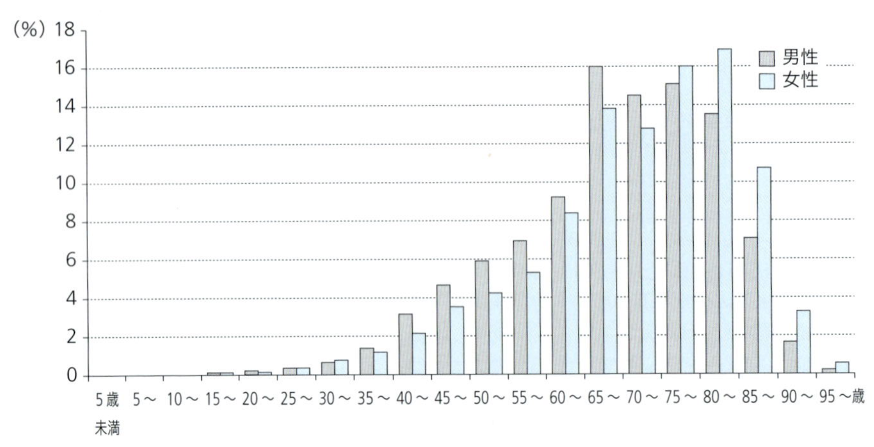

A. 新規導入透析患者の年齢分布

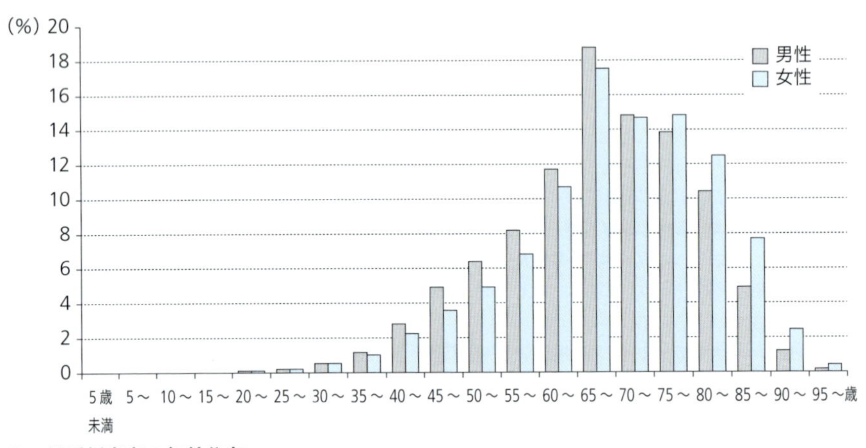

B. 総透析患者の年齢分布

[図 2-1] **新規導入透析患者と総透析患者の男女別年齢分布** (日本透析医学会, 2016)[1]

とする患者が最も多かったが, 1998 年に糖尿病腎症が最も多い原疾患となり, 2016 年には 43.2%に達している (図 2-2)[1]. 一方, 慢性糸球体腎炎の割合は年々減少しており, 2016 年には 16.6%であった. これらに次ぐ原疾患である腎硬化症 (14.2%) の割合も増加しており, これは導入患者の高齢化と関連していると考えられる.

透析人口全体の腎不全原疾患の割合においても, 慢性糸球体腎炎の減少, 糖尿病腎症の増加がみられ, 2011 年末から, 糖尿病腎症が第 1 位, 慢性糸球体腎炎が第 2 位となった (図 2-3)[1]. 2016 年末もその順位に変化はなく, 糖尿病腎症が 38.8%, 慢性糸球体腎炎は 28.8%とその差は年々拡大している. 第 3 位は腎硬化症 (9.9%, 31,650 人), 第 4 位は不明 (9.8%, 31,411 人) で, 両者とも増加傾向である.

透析患者の生命予後

透析人口全体の死亡原因としては心不全が最も多い (26.0%) (図 2-4)[1]. 次いで感染症 (21.9%), 不明 (11.0%), 悪性腫瘍 (9.7%), 脳血管障害 (6.5%) の順である. 心不全, 脳血管障害, 心筋梗塞を併せた心血管疾患の割合は 36.2%であった. 感染症死の背景には抵抗力の減弱した高齢者

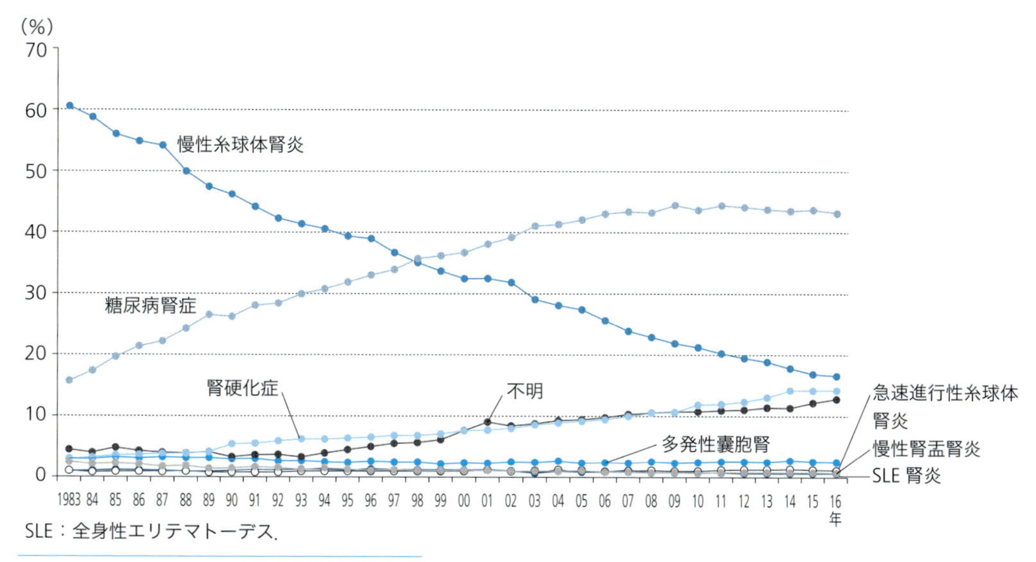

[図 2-2] **導入患者の主要原疾患の割合推移** (日本透析医学会，2016)[1]

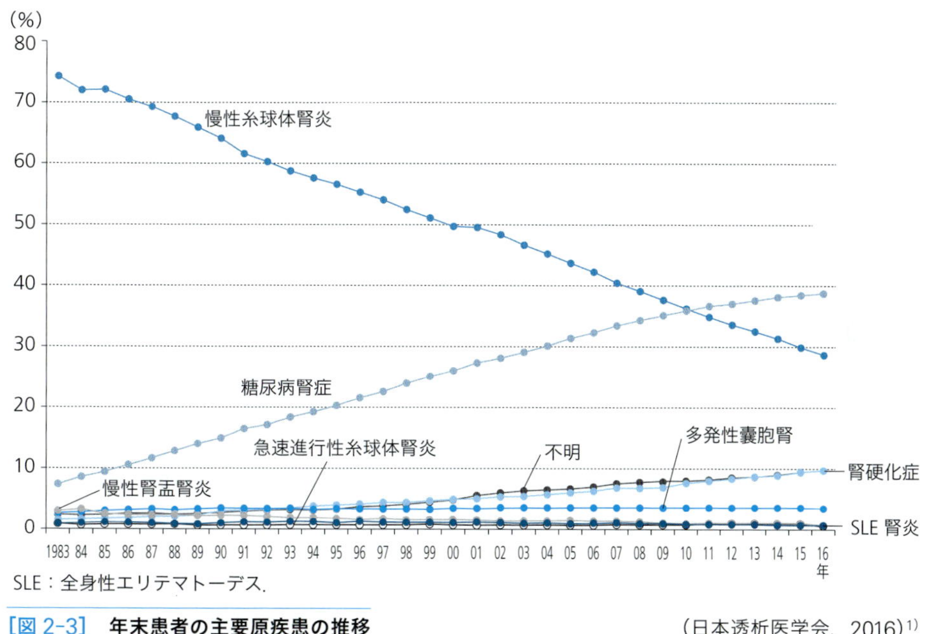

[図 2-3] **年末患者の主要原疾患の推移** (日本透析医学会，2016)[1]

や糖尿病患者の増加が関与していると考えられる[1].

2014 年導入患者の 1 年生存率は 89.9%と，1983 年の 81.9%に比べて明らかな改善がみられる．透析導入患者の高齢化や急激な糖尿病腎症患者の増加にもかかわらず，2010 年導入患者の 5 年生存率は 60.8 %，2005 年導入患者の 10 年生存率は 35.9 %，2000 年導入患者の 15 年生存率は 23.5%，1995 年導入患者の 20 年生存率は 15.4%，1990 年導入患者の 25 年生存率は 11.8%であった．1 年生存率は一貫して改善傾向にあり，5 年生存率は 1992 年以降に導入した患者では生存率が改善傾向にある[2].

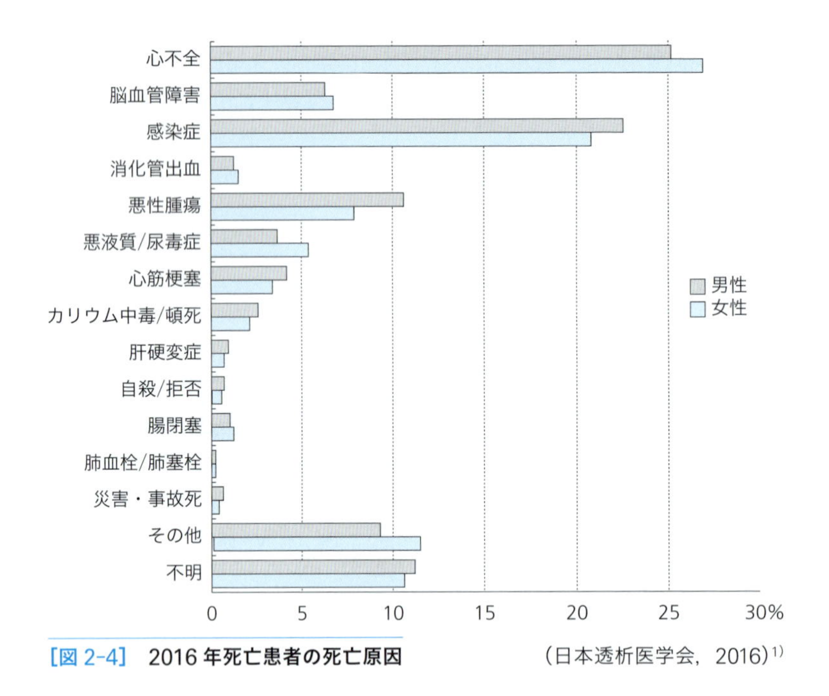

[図 2-4] 2016 年死亡患者の死亡原因 (日本透析医学会，2016)[1]

透析患者の特徴と障害

わが国の透析医療の水準は世界一であり，最長 40 年以上の生存例など長期延命に成功している．しかし，透析患者では，腎性貧血，尿毒症性低栄養（蛋白質経口摂取量の低下と透析に関連した蛋白異化の亢進による），骨格筋減少と機能異常，筋力低下，運動耐容能の低下，易疲労感，活動量減少，生活の質（QOL）低下が認められる．長期間透析を行っていると，心不全や低血圧などの合併症が発生し，それが透析患者の QOL をいっそう低下させてしまうことが少なくない[3]（p10 表 1-5）．このような背景のもと，透析患者の QOL を向上させたり，廃用症候群を防止・改善させたりするための方策が求められている．

透析患者の運動耐容能は，心不全患者や慢性閉塞性肺疾患（chronic obstructive pulmonary disease；COPD）患者のものと同レベルまで低下している[4]．しかし，全国腎臓病協議会の調査[5]によれば，基本的日常生活動作（activities of daily living；ADL）*である 300 m 歩行に介助を要する透析患者の割合は 4.9%，入浴で 3.2%，着替えで 1.8%，排便で 1.1% と，脳卒中患者などに比較して低い．Brodin ら[6]の腹膜透析（peritoneal dialysis；PD）患者での報告でも，同年代健常人

side memo

* | ADL（activities of daily living；日常生活動作）

1 人の人間が独立して生活するために基本的な，しかも各人ともに共通に繰り返される一連の身体的動作群．具体的には，食事，更衣，移動，排泄，整容，入浴などの基本的行動を指す．それぞれについて自立/一部介助/全介助のいずれかであるか評価することで，障害者や高齢者の生活自立度を表現する．

また，地域で生活を営むための手段として，電話の使用，買い物，食事の支度，洗濯などの項目をまとめた手段的 ADL（instrumental ADL；IADL）もある．

と比較して歩行速度が85%，heel-lifts（かかと上げ）が49%，身体活動レベルが56%に著明に減少しているが，自立度に関してみると，79%が患者のADL，手段的ADL（instrumental ADL；IADL）ともに自立していたことを報告している．

透析患者で運動耐容能の低下があるにもかかわらずADLが比較的保たれている要因として，透析患者は決して楽に動作を遂行しているわけではなく，ADL動作を不完全・不十分ながらも創意工夫して各々の方法で代償させ，何とか自立させているためと考えられる．この現象は，心不全やCOPDなど内部障害患者に共通にみられるものである．

透析患者の社会復帰・就労・雇用

1）留意点

透析患者であっても交替勤務は可能であるが，長期出張が多い職場は定期的な透析を可能にするための病院の手配が必要となる．鋭利な刃物などを扱う職場では，手首に装着された透析用のシャントを傷つけない配慮が必要である．

透析治療でも，PD治療とそれ以外の血液透析（hemodialysis；HD）は治療に要する時間が大きく異なる．PD以外の透析治療には，1回あたり5時間程度の治療を週に3回必要とする．これを反映して，腎臓機能障害の1級では，週2〜3回の治療のための早退や時間内通院，透析日の残業免除，フレックスタイム，短時間勤務，重労働を避ける，時間外労働や夜勤などを制限することなどの配慮が行われている．事業所内での産業医，産業保健師などの常駐，健康管理室，診察室などの設置や相談員などの配置を行っている企業もみられる．

一方，PD患者では腹部の屈伸や圧迫，腹筋の頻用を要する職種は適さないものの，時間的な制約は少ない．本人による1日に3〜4回短時間の操作が必要なだけである．PDを行っている者への配慮としては，昼休みなどに30〜40分程度，腹膜透析の処置を行う時間と場所の確保が必要となる．

2）現状

透析療法の発達に伴い，透析患者でも社会復帰が十分可能となっている．健常人と比べて体力的には劣る点はあっても，大きな合併症がなければ透析患者でも対等に仕事をすることができ，その人なりの社会生活を送ることもできる．それゆえ，透析患者の就労，雇用の確保は日常生活のうえで重要な課題である．

全国腎臓病協議会の調査[5]では，就労（収入のある仕事）者は，全年齢層の男性で41.0%，女性で17.3%である．男性の就労している割合は1986年から調査ごとに減少している（表2-1）．このうち，稼働年齢といわれる65歳未満の就労者は，男性で56.4%，女性で21.2%である．年齢別にみた就労率は男性が女性に比べて高いが，女性の場合は「家業専業・家事手伝い」が労働形態として多いのが特徴で，これを就労に含めればほぼ男性に近い就労率のレベルとなる．

透析患者の就労率は「1級の身体障害者」としては高いものの，その就労による年間の収入は非常に低い．国民の平均所得金額を下回る年収200万円以下の就労者は男性では35.5%，女性では65.1%である．一方，年収300万円以上の就労者は男性では35.4%，女性では9.3%である．透析患者のハンディキャップが表れており，特に女性の低収入が顕著である．

	調査年	1986	1991	1996	2001	2006
男性	収入のある仕事をしている	65.6	60.1	55.2	50.2	41.0
	学生	0.7	0.3	0.3	0.1	0.0
	家業専業・家事手伝い	0.4	0.9	2.4	1.6	1.9
	無職	30.4	35.9	38.8	40.8	48.7
	無回答	2.9	2.8	3.3	7.2	8.4
女性	収入のある仕事をしている	19.1	20.2	18.2	18.6	17.3
	学生	0.2	0.2	0.2	0.0	0.0
	家業専業・家事手伝い	59.3	48.1	48.2	39.4	39.4
	無職	19.0	29.2	29.3	28.1	28.3
	無回答	2.3	2.3	4.0	13.9	15.0

［表 2-1］ **就労状態の経時的変化**（単位％）　（全国腎臓病協議会，2006）[5]

非就労者が収入を伴う仕事をしていないおもな理由として，「仕事につきたいと思うが，仕事につけないでいる」と回答した割合は男性47.3％，女性37.7％であった．仕事につけないでいる最大の理由としては，65歳未満の男性では「体調が悪い」，「職を探しているが，自分に適した職場がない」が多く，65歳未満の女性では「体調が悪い」，「家庭の事情」が多い．65歳以上の男女では「高齢だから」，「体調が悪い」が多い．有職者の職業階層で比較的多くを占めていたのは，男性では「公務員以外の正規の勤め人」，「商工・サービス業の自営業者または家族従業員」で，女性では「パート・アルバイト」，「商工・サービス業の自営業者または家族従業員」であった．

3）影響する要因

就労，雇用に影響を与える要因は，社会的要因，身体的要因，精神的要因に分類される．

社会的要因としては，会社での解雇，再就職の困難さ，給与の減額，地位の凍結，経済的不安，通院や送迎などの問題がある．以前は，腎不全期の失職と透析を始めてからの就労困難の結果，無職者が多数を占めていた．しかし，今日では，職場の理解により，腎不全期の失職が比較的予防されていること，夜間透析が普及してきたこと，身体障害者雇用促進法の支援などによる離職率の低下が図られる一方で，不況そのものによるリストラといった新たな問題が起きている[7]．最も有効な就労の確保は，従来の就労を継続することであり，透析前腎不全保存療法期からの患者指導や支援体制が重要と考えられる[7]．

身体的要因としては，ブラッドアクセス，運動耐容能低下，高齢化，貧血，糖尿病合併症，透析療法合併症（心循環器系合併症，骨関節合併症，視力障害，感染症，栄養障害，消化器合併症，出血傾向，続発性副甲状腺機能亢進症，食事管理，悪性腫瘍）などがある[7]．

精神的要因としては，長期延命の不安，死の恐怖，合併症やシャントトラブルの心配，医療スタッフとの人間関係，家庭内や社会からの孤立感，家族に対する役割や責任への自信喪失，生き甲斐や意欲の喪失，通院に対する時間的・経済的・身体的不安，加齢に伴う要介護への不安などがある[7,8]．

透析患者と介護保険

透析患者では，医療費の減免や障害年金の受給などさまざまな補償がなされてきた．しかし，介護保険制度の適応後は，介護保険制度が利用できるサービスについては原則として介護保険が優先して適応されることになり，身体障害認定をもつ透析患者といえども，介護保険制度と無関係ではいられない状況となっている．

40歳以上65歳未満の第2号被保険者に相当する透析患者では，介護保険を取得している患者は6.5%に過ぎない[9]．これは，若年層では要介護や要支援状態に陥る患者が少ないこと，介護保険の受給が特定疾患15疾患に限定されていることなどが関与しているものと推測されている．一方，65歳以上の第1号被保険者に相当する透析患者では，介護保険を取得している患者は31.3%に上っていた[9]．

65歳以上の透析患者の社会復帰と介護保険取得状況との関係については，常勤職あるいは非常勤職に従事している患者では介護保険を取得している者は極めて少数であった．家事従事と回答した患者では要支援，要介護1，2の介護保険を取得している者は認められるものの，要介護3以上の介護保険を取得している者はごく少数にとどまっている．一方，就労・家事とも行っていない患者では，要介護3以上の高い介護度で介護保険を取得している者が比較的多く認められた[9]．

以上から，身体活動が低下した65歳以上の透析患者にとっては，家事従事を含めた社会復帰は困難な状況にあり，通院や家庭での日常生活の支援や透析患者の入所が可能である介護老人保健施設や長期療養型病床群の充実の必要性が増している．

腎臓リハビリテーションの定義

腎臓リハビリテーション（以下，リハビリ）（renal rehabilitation）という用語は以前より散発的に認められるが，体系づけたのは1994年のLife Options Rehabilitation Advisory Council（LORAC）が最初である[10]．LORACでは腎臓リハビリを5つのコア，すなわち，encouragement（励まし），education（教育），exercise（運動療法），employment（雇用促進），evaluation（評価）にまとめている．

筆者らは2011年に世界初の腎臓疾患に対するリハビリ学術団体である日本腎臓リハビリテーション学会を設立し[11]，2012年に本書の第一版を出版した[12]．そこで初めて腎臓リハビリの定義を定めた[12, 13]．その定義は，「腎臓リハビリテーションは，腎疾患や透析医療に基づく身体的・精神的影響を軽減させ，症状を調整し，生命予後を改善し，心理社会的ならびに職業的な状況を改善することを目的として，運動療法，食事療法と水分管理，薬物療法，教育，精神・心理的サポートなどを行う，長期にわたる包括的なプログラムである」というものである[12, 13]．今でいう包括的リハビリの1つであるということができよう[8]．

腎臓リハビリテーションのエビデンス

運動療法は，透析患者に対して運動耐容能改善，PEW（protein-energy wasting；蛋白質エネルギー障害）改善，蛋白異化抑制，QOL改善などをもたらすことが明らかにされている（表2-2）[8, 13]．「透析患者の心血管疾患に対するK/DOQI臨床ガイドライン2005年版」では，「医療関係者は透析患者の運動機能評価と運動の奨励を積極的に行う必要がある」と明記している（表2-3）[14]．また，最近のDOPPS研究では，定期的な運動習慣のある透析患者は，非運動患者に比較して明らかに生命予後がよいこと，週あたりの運動回数が多いほど生命予後がよいことが明らかになっている[15]．

- 最高酸素摂取量の増加
- 左心室収縮能の亢進（安静時・運動時）
- 心臓副交感神経系の活性化
- 心臓交感神経過緊張の改善
- PEW（protein-energy wasting）の改善
- 貧血の改善
- 睡眠の質の改善
- 不安・うつ・QOL の改善
- ADL の改善
- 前腕静脈サイズの増加（特に等張性運動による）
- 透析効率の改善
- 死亡率の低下

［表 2-2］ CKD 透析患者における運動療法の効果　（上月，2010）[8]，（Kohzuki，2013[13]）

14.1　すべての透析患者には，禁煙のカウンセリングおよび奨励を定期的に実施すべきである（A）．喫煙専門家への紹介が推奨される（C）．

14.1.a　運動能力が乏しい抑うつ状態にある患者では，禁煙を奨励する場合に特に注意を要する（C）．

14.2　すべての透析患者には，腎臓病・透析部門のスタッフが定期的にカウンセリングを実施して，その運動レベルを引き上げるように奨励すべきである（B）．

14.2.a　透析患者の運動に特に問題となる点を特定し，患者を適当な部門（理学療法や心臓リハビリ部門）に紹介して，患者が運動処方を守れるようにする必要がある．このような問題点には，整形外科的/筋骨格系の可動制限，心血管系さらには動機づけの問題がある（C）．

14.3　運動機能の測定：

14.3.a　運動機能の評価および運動プログラムの再評価を少なくとも 6 カ月ごとに実施すべきである（C）．

14.3.b　運動機能は運動能力検査や質問紙検査（SF-36 など）で測定することができる（C）．

14.3.c　運動の実行を妨げる可能性がある条件を各患者で評価する（C）．

14.4　運動に関する勧告：

14.4.a　多くの透析患者は体力が非常に低下しているため，推奨された運動レベルを受け入れられるように体力と持久力を高めるには，理学療法部門への紹介が必要なことがある．

14.4.a.i　心臓リハビリに適格な患者は，その専門家に紹介する必要がある（C）．

14.4.a.ii　運動の目標として，毎日でなくとも週の大部分で，強度が中程度の心血管運動を 1 日 30 分間実施すべきである．現在，運動を積極的にしていない患者では，非常に低レベルで短い運動から始め，徐々にこの勧告レベルまで引き上げる必要がある（C）．

14.4.b　フォローアップ：

14.4.b.i　患者の運動機能の評価および運動の奨励は，通常の患者ケアプランの一部とすべきである．定期的な再検討では，運動レベルおよび運動機能の変化の評価を含めなければならない（C）．

14.5　透析患者の抑うつ，不安および攻撃性，敵意（hostility）を発見して治療すべきである（B）．

14.5.a　透析ソーシャルワーカーが，透析開始時と以後は少なくとも年に 2 回，すべての透析患者に面接を実施し，抑うつ，不安および攻撃性，敵意の存在に特に注意して，患者の精神状態を評価する必要がある（C）．

14.5.b　透析患者に抑うつ，不安および攻撃性，敵意が存在する場合には，そのような精神状態を治療しなければならない（C）．

A：行うよう強く勧められる．
B：行うよう勧められる．
C：行うよう勧められるだけの根拠が明確でない．
D：行わないよう勧められる．

［表 2-3］ 透析患者の心血管疾患に対する K/DOQI 臨床ガイドライン　（NKF-K/DOQI, 2005）[14]

さらに，定期的な運動習慣をもつ透析患者の割合が多い施設ほど，施設あたりの患者死亡率が低いことも報告されている[15]．腎臓リハビリ，特にその中核である運動療法の必要性に関しては，従来のリハビリ医学や腎臓病，透析医学の教科書にはほとんど触れられることがなかった．今後は運

〈これまでの CKD 患者：運動制限〉

保存期 CKD 患者
　腎機能を悪化させないために安静が治療の 1 つ
CKD 透析患者
　透析前後は疲労が出やすく，安静にしがち

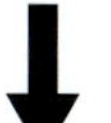

・医療・透析技術の進歩，超高齢社会の到来（患者の超高齢化）
・運動療法のエビデンス蓄積

〈これからの CKD 患者：運動療法〉

保存期 CKD 患者
・運動療法では腎機能は悪化しない，むしろ改善する．
・透析移行を防止するための治療法の 1 つとして運動療法が必要．
・運動療法は心血管疾患の予防に有効．
・サルコペニア，フレイル，protein-energy wasting（PEW）予防に有効．

CKD 透析患者
・運動療法では透析効率が改善する．
・ADL の改善，降圧薬・心不全治療費の減少のための治療法の 1 つとして運動療法が必要．
・運動療法は心血管疾患の予防に有効．
・サルコペニア，フレイル，protein-energy wasting（PEW）予防に有効．

［図 2-5］ CKD 患者における腎臓リハビリテーションの新しい考え方 （上月，2015）[16]

1. 運動耐容能：改善
2. 心臓への効果
　a）左室機能：安静時左室駆出率不変または軽度改善，運動時心拍出量増加反応改善，左室拡張早期機能改善
　b）冠循環：冠動脈内皮機能改善，運動時心筋灌流改善，冠側副血行路増加
　c）左室モデリング：悪化させない（むしろ抑制），BNP 低下
3. 末梢効果
　a）骨格筋：筋量増加，筋力増加，好気的代謝改善，抗酸化酵素発現増加
　b）呼吸筋：機能改善
　c）血管内皮：内皮依存性血管拡張反応改善，一酸化窒素合成酵素（eNOS）発現増加
4. 神経体液因子
　a）自律神経機能：交感神経活性抑制，副交感神経活性増大，心拍変動改善
　b）換気応答：改善，呼吸中枢 CO_2 感受性改善
　c）炎症マーカー：炎症性サイトカイン（TNF-α）低下，CRP 低下
5. QOL：健康関連 QOL 改善
6. 長期予後：心不全入院減少，無事故生存率改善，総死亡率低下（メタアナリシス）

BNP：脳性ナトリウム利尿ペプチド，TNF：腫瘍壊死因子，CRP：C 反応性蛋白．

［表 2-4］ 心不全に対する運動療法の効果
〔日本循環器学会 他，心血管疾患におけるリハビリテーションに関するガイドライン（2012 年改訂版）：http://www.j-circ.or.jp/guideline/pdf/JCS2012_nohara_pdf（2018 年 1 月 18 日閲覧）〕[17]

動療法が腎臓リハビリの主要な構成因子として重要視されていくものと期待される．腎臓病といえばかつては安静にすることが治療の 1 つだった．最近では，透析患者も保存期透析患者も運動制限から運動療法の推奨へと，運動療法に関する考え方がコペルニクス的転回をみたことは有名な事実である（図 2-5）[16]．

さらに，腎臓機能障害が合併しやすい心不全や心筋梗塞に対しては，近年，リハビリの驚くべきほどの有効性が示されてきている（表 2-4，2-5）[17]．この意味では腎臓リハビリについても今後さらに新たなエビデンスが生まれる可能性もあり，今後の研究の発展に期待が大きい．

医療者・患者双方の腎臓リハビリの必要性や有効性に対する理解はまだ十分でない．また，科学

項目	内容	ランク
運動耐容能	最高酸素摂取量増加 嫌気性代謝閾値増加	A A
症状	心筋虚血閾値の上昇による狭心症発作の軽減 同一労作時の心不全症状の軽減	A A
呼吸	最大下同一負荷強度での換気量減少	A
心臓	最大下同一負荷強度での心拍数減少 最大下同一負荷強度での心仕事量（心臓二重積）減少 左室リモデリングの抑制 左室収縮機能を増悪せず 左室拡張機能改善 心筋代謝改善	A A A A B B
冠動脈	冠狭窄病変の進展抑制 心筋灌流の改善 冠動脈血管内皮依存症，非依存性拡張反応の改善	A B B
中心循環	最大動静脈酸素較差の増大	B
末梢循環	安静時，運動時の総末梢血管抵抗減少 末梢動脈血管内皮機能の改善	B B
炎症性指標	CRP，炎症性サイトカインの減少	B
骨格筋	ミトコンドリアの増加 骨格筋酸化酵素活性の増大 骨格筋毛細管密度の増加 Ⅱ型からⅠ型への筋線維型の変換	B B B B
冠危険因子	収縮期血圧の低下 HDL-コレステロール増加，中性脂肪減少 喫煙率減少	A A A
自律神経	交感神経緊張の低下 副交感神経緊張亢進 圧受容体反射感受性の改善	A B B
血液	血小板凝集能低下 血液凝固能低下	B B
予後	冠動脈性事故発生率の減少 心不全増悪による入院の減少 生命予後の改善（全死亡，心臓死の減少）	A A（CAD） A（CAD）

A：証拠が十分であるもの，B：報告の質は高いが報告数が十分でないもの，CAD：冠動脈疾患

［表 2-5］ 心臓リハビリテーション運動療法の身体的効果
〔日本循環器学会 他，心血管疾患におけるリハビリテーションに関するガイドライン（2012 年改訂版）：http://www.j-circ.or.jp/guideline/pdf/JCS2012_nohara_pdf（2018 年 1 月 18 日閲覧）〕[17]

的かつ合理的な運動療法プログラムの開発などの研究も必要である．腎臓リハビリのいっそうの普及・発展を目的として，2011 年に職種を超えた学術団体である日本腎臓リハビリテーション学会が設立され，学術集会も充実している[11]．診療報酬に関して同学会が中心になって要求してきたが，2016 年度診療報酬改定では，糖尿病腎症の患者が重症化し，透析導入となることを防ぐため，進行した糖尿病腎症の患者に対する質の高い運動指導を評価するために，新たに腎不全期患者指導加算（月 1 回　100 点）が設定された[18]．同学会の存在やわが国の腎臓リハビリに対する診療報酬は世界的に注目され，2017 年の Nature Reviews in Nephrology 誌にも取り上げられた[19]．2016 年に「腎臓リハビリテーションの手引き」[20]が，2018 年には「腎臓リハビリテーションガイドラ

イン」[21]が策定された．今後の腎臓リハビリの普及・発展のために，そして多くの腎臓障害者の福音となることを期待したい．（上月正博）

文献

1）日本透析医学会：図説・わが国の慢性透析療法の現況（2016年 12月 31日現在）：http://docs.jsdt.or.jp/overview/（2018年4月2日閲覧）
2）日本透析医学会：図説・わが国の慢性透析療法の現況（2015年 12月 31日現在）：http://docs.jsdt.or.jp/overview/index2016.html（2018年4月14日閲覧）
3）上月正博：腎臓リハビリテーション―現況と将来展望．リハ医学 **43**：105-109，2006
4）Painter P：Physical functioning in end-stage renal disease patients：Update 2005. *Hemodial Int* **9**：218-235, 2005
5）全国腎臓病協議会：2006年度血液透析患者実態調査報告書，2006
6）Brodin E, et al：Physical activity, muscle performance and quality of life in patients treated with chronic peritoneal dialysis. *Scand J Urol Nephrol* **35**：71-78, 2001
7）伊藤 修：透析患者のリハビリテーション：就業，雇用の現状と課題．臨床リハ **15**：202-207, 2006
8）上月正博：透析患者における障害とリハビリテーションの考え方．臨床リハ **19**：531-537，2010
9）日本透析医学会統計調査委員会：わが国の慢性透析療法の現況（2002年12月31日現在）．日透析医学会誌 **37**：1-24，2004
10）Schatell D, et al：Life options patient opinion study identifies keys to a long life for dialysis patients. *Nephrol News Issues* **13**：24-26, 1999
11）日本腎臓リハビリテーション学会：http://jsrr.jimdo.com/
12）上月正博：腎臓リハビリテーション（上月正博編），医歯薬出版，2012
13）Kohzuki M：Renal rehabilitation：present and future perspectives. Hemodialysis（Suzuki H, eds.）Intech, pp 743-751, 2013
14）NKF-K/DOQI：K/DOQI clinical practice guidelines for cardiovascular disease in dialysis patients. *Am J Kid Dis* **45**（Suppl 3）：S1-S128, 2005（塚本雄介訳：K/DOQI透析患者における心血管病CVDガイドライン：http://www.jinzou.net/）
15）Tentori F, et al：Physical exercise among participants in the Dialysis Outcomes and Practice Patterns Study（DOPPS）：correlates and associated outcomes. *Nephrol Dial Transplant* **25**：3050-3062，2010
16）上月正博：高齢のCKD患者において，サルコペニア・フレイル・protein-energy wasting（PEW）対策をどうとるか．内科 **116**：941-945，2015
17）日本循環器学会，他：心血管疾患におけるリハビリテーションに関するガイドライン（2012年改訂版）．2012：http://www.j-circ.or.jp/guideline/pdf/JCS2012_nohara_h.pdf
18）厚生労働省：平成28年度診療報酬改定について：http://www.mhlw.go.jp/stf/seisakunitsuite/bunya/0000106421.html
19）Zelle DM, et al：a risk factor and target for intervention in renal care. *Nat Rev Nephrol* **13**：152-168, 2017
20）日本腎臓リハビリテーション学会：腎臓リハビリテーションの手引き，2016：https://jsrr.jimdo.com/
21）日本腎臓リハビリテーション学会編：腎臓リハビリテーションガイドライン，南江堂，2018

3 リハビリテーション医学・医療とは

リハビリテーション医学・医療の成り立ちと発展

リハビリ医療は障害者と深くかかわっているが，障害者の人権が世界的に認められたのは最近のことである．また，リハビリ医学が急速に進歩したのは第二次世界大戦後であり，米国のRuskが戦傷者について「リハビリを行うことによりtaxconsumer（税金の消費者）からtaxpayer（納税者）に変えることができる」と述べたことはよく知られている[1]．

第二次世界大戦後にはわが国にもリハビリ医学の概念が流入した．日本整形外科学会のリハビリテーション委員会，療育更生医学懇談会と内科・小児科・精神科の医師で結成された内科系リハビリテーション懇談会が母体となり，1963年9月29日に日本リハビリテーション医学会設立総会が開催され，1964年には第1回学術集会が開催され，以後毎年，学術集会が開催されている．1989年には任意団体であった日本リハビリテーション医学会が社団法人として認められた．また，わが国最初のリハビリ医学の講座が1974年に獨協医科大学に設けられた．1996年にはリハビリテーション科が標傍科名として認められた．また，リハビリ医学に関する研究は，科学研究費補助金の総合領域分野・人間医工学分科の細目「リハビリテーション科学・福祉工学」の範疇として2003年度から認められた．

日本リハビリテーション医学会の専門医，認定医制度については，1980年に専門医制度，1987年に認定臨床医制度の2本立てで始まった．一方，1980年に発足した学会認定医制協議会は2001年発展的に改組され，専門医認定制協議会と名称変更された．各学会の制度上の較差が大きいため，その後整備を行い，2018年より認定される資格を専門医に統一することとなった．

また，リハビリ関連専門職として，1966年に理学療法士法及び作業療法士法が制定され，1987年には義肢装具士法，1998年に言語聴覚士法が制定され，看護師も加えこれで必要最低限のリハビリ医療チームのメンバーが公認されたことになった．

リハビリテーションの理念

世界保健機関（WHO）のリハビリの定義によると，「リハビリは，能力低下および社会的不利をもたらすような状態の影響を軽減し，能力低下および社会的不利のある者の社会的統合を達成するためのあらゆる手段を包含している．リハビリは，能力低下および社会的不利のある者を環境に適応するように訓練するだけでなく，彼/彼女たちの社会的統合を促進するため，彼/彼女たちの直接的な環境や社会へ，全体として介入することを目標としている．能力低下および社会的不利のある者自身，彼/彼女たちの家族および生活しているコミュニティも，リハビリに関係する諸サービスの計画立案および実行に参加すべきである」とされている[2)]．

言い換えれば，リハビリとは，身体を元通りにするための機能回復訓練だけではなく，身体の健全な部分の能力を向上させたり，適切な道具（補助具）を用いての実用面での能力を向上させたり，住宅の改造や手すりの取り付けなどによって生活環境を改善させたり，さまざまな人的支援サービスを利用して，患者の「人間らしく生きる権利」を回復していくことである[3)]．すなわち，リハビリとは，患者が病気になって万一後遺症が残っても，安心して生活できるように，患者自身およびその周囲を整えていくことである[3)]．

リハビリテーションの4つの側面

リハビリには4つの側面がある．医療の観点からの医学的リハビリ，社会福祉の観点からの教育的リハビリ，職業的リハビリ，社会的リハビリの4つである（図3-1）[4)]．

1）医学的リハビリテーション

医学的リハビリは患者の心身機能の維持および向上を目的として，主として機能障害の回復，機

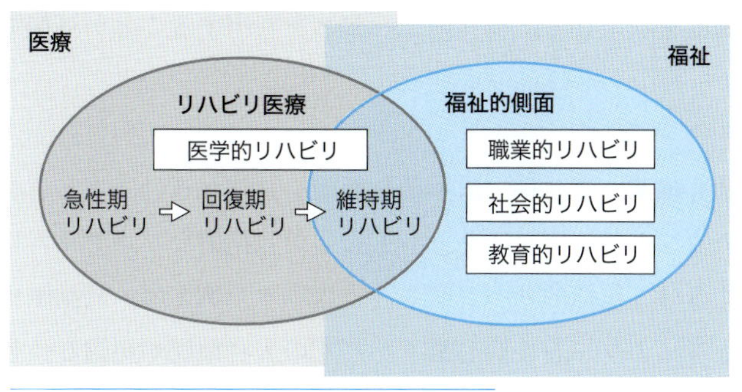

［図 3-1］ **リハビリテーションの４つの側面** （中村，2007）[4)]

能的制限の軽減を図り，適応能力の向上を促す．一般に急性期，回復期，生活期（維持期）に分けられている．急性期リハビリは発症早期から開始されるべきもので，安静によって引き起こされる二次的合併症（廃用症候群）の予防に重点が置かれている．回復期リハビリは病気の比較的安定した時期に集中的に機能回復を目指す過程をよぶ．機能が一定の状態に到達し，社会生活が開始されると生活期（維持期）となる．生活期（維持期）リハビリでは社会福祉の側面からの働きかけを行うと同時に，医療の面からの障害悪化と疾患の再発予防を行うことが重要である．

2）教育的リハビリテーション

教育的リハビリは障害児・者の教育などに関するもので，教育を受ける機会均等の立場を尊重するものである．障害児・者に対する教育関係者の人材育成や施設環境は，都道府県あるいは市町村の教育委員会や学校の努力によって徐々に整備されつつある．養護学校のみでなく，通常の学校での配慮も重要で，特別支援児学級や普通学級への入学も促進されている．障害児の教育に関する問題の解決には，教育関係者と医療者との対話や連携が重要となる[5)]．

3）職業的リハビリテーション

職業的リハビリは障害者の復職や就職に関するもので，職業リハビリセンターや障害者職業センター，身体障害者職業訓練校，授産施設，福祉工場などが重要な役割を担っている．職業能力を，その可能性も含めて把握する「職業評価」，障害者に実習や講習，指示，助言，情報提供などにより能力に適合する職業の選択を容易にさせ，その職業に対する適応性を増大させる「職業指導」，基本的な労働習慣を体得する「職業準備訓練」，体系的に職業に必要な技能や知識を習得する「職業訓練」，「職業講習」，適職をみつけるための助力，職場開拓，職場環境改善の指導および調整である「職業斡旋」，一般的就職が困難な障害者に部分的就業あるいは特別な配慮下の仕事を提供する「保護雇用」，職業指導，訓練，斡旋などの結果を評価し検討する「追跡指導」などがそのサービスのおもな内容である．

4）社会的リハビリテーション

社会的リハビリは，医学的，教育的，職業的リハビリの全過程が円滑に進行するように，経済的条件や社会的条件を調整するためのものである．介護サービスやデイケアなどの社会福祉サービス，住宅・地域環境整備，補装具の支給，スポーツやレクリエーションをはじめとする社会参加への援助などが含まれる．医療・福祉施設と保健所，地方自治体によって構成される連携システムならびに，居住地域の住民による積極的な援助を含む「地域リハビリ」の事業が重要となる．高齢障害者については介護保険制度を利用して，種々のサービスを利用することが可能である[5]．

包括的リハビリテーション

例えば最近の回復期心臓リハビリは，医学的な評価や適切な運動処方と運動療法，薬物療法，食事療法，患者教育，カウンセリングなどをセットにした包括的なプログラムに基づいて行われている．このような取り組みは「包括的リハビリ」とよばれる．例えば，冠動脈再灌流療法の進歩や急性冠症候群の管理の進歩により，急性期心臓リハビリの入院期間が短縮し，包括的ケアを行う回復期心臓リハビリの必要性がますます高まっている．多要素プログラムを擁する包括的回復期心臓リハビリにより，運動耐容能の増加，冠動脈硬化・冠循環の改善，冠危険因子の是正，生命予後の改善，QOL の改善など，目覚ましい効果が示されている[6]．

しかし，包括的リハビリにはこれらのリハビリプログラムの側面以外にも，①ライフステージ，②治療期ステージ，③障害内容，④リハビリプログラム，⑤チームメンバーという 5 つの側面があると考えられる[7]．

1）ライフステージ

ライフステージからみた場合は，前出の医学的リハビリ，教育的リハビリ，職業的リハビリ，社会的リハビリに分類できよう．この分類は，「そもそもリハビリは包括的に行われるべきものである」と主張するリハビリ医療関係者のイメージする「包括的リハビリ」に一番近いものであると考えられる．ライフステージからみたリハビリは非常に長期間かつ広範囲にわたるもので，まさにリハビリのリハビリたる所以である．この考え方は実に正しいわけだが，現実にリハビリを進めていくうえでは観念的・総花的で，ロードマップとして必ずしも具体的でないという問題がある．

2）治療期ステージ

治療期ステージからみた場合は，急性期リハビリ，回復期リハビリ，生活期（維持期）リハビリというように分類できよう．この分類も医学的リハビリとしてリハビリ医にはなじみのあるものである．ただし，急性期・回復期・生活期（維持期）リハビリの定義は疾患群により異なる．例えば，脳卒中リハビリにおいては，急性期リハビリは発症後ベッドサイドリハビリを開始してから車椅子に 20～30 分ほど座れるようになりリハビリ室での訓練が可能になるまで，回復期リハビリはリハビリ室での訓練が開始され在宅あるいは施設に入るようになるまで，生活期（維持期）リハビリは在宅あるいは施設に入ってからとされている．一方，心臓リハビリにおいては，急性期リハビリは入院してから退院するまで，回復期リハビリは退院して在宅生活をしてから復職するまで，あるいは発症後 5～6 カ月まで，生活期（維持期）リハビリは復職後，死亡するまでを指す場合が多い．このように疾患によって治療期ステージのリハビリ期間やリハビリ内容に違いがある[7]．

3）障害内容

2006 年時点で全国の 18 歳以上の身体障害者数（在宅）は，348 万 3 千人，18 歳未満の身体障害児数（在宅）は，9 万 3,100 人と推計される[8]．障害内容では 2 つの大きな特徴，すなわち，①高齢者や動脈硬化性疾患罹患者の増加を背景にした内部障害者の増加（5 年間の身体障害者増加数の 93％は内部障害者），②重複障害者（5 年間で 77％増加），特に肢体不自由と内部障害合併者の増加を考慮する必要がある．すなわち，臓器別リハビリや運動機能の回復のみのリハビリを行って安穏としているだけでは，リハビリ診療として不十分な時代に突入したのである[7]．

リハビリ医はこのような重複障害でのF〔frequency；運動の頻度〕，I〔intensity；運動の強度〕，T〔time（duration）；1回の運動時間，期間〕，T〔type；運動の種類〕，つまり“FITT”を臨機応変に処方する知識と経験を有する必要があり，多くのリハビリ関連職種や他分野との連携がますます重要になってきている．

4）リハビリテーションプログラム

主に呼吸・循環障害のリハビリに携わるリハビリ医療関係者のイメージする「包括的リハビリ」にあたると考えられる．リハビリプログラムの基本要素としては，リハビリ処方に基づいた理学療法，運動療法，作業療法，言語聴覚療法が一般的に考えられる．例えば，心臓リハビリでは運動療法がリハビリの中心的な役割を担っており，さまざまな身体効果が証明されている[9]．しかし，AHCPR（米国医療政策研究局）から発表された心臓リハビリテーションガイドライン[10]が指摘しているように，運動療法だけを行っても禁煙を守る効果はほとんどなく，また，脂質・肥満・血圧に対して効果が一定していないため，再発予防のための危険因子の軽減が十分とはいえない．このように，リハビリは運動療法や作業療法だけで成り立つのではなく，きちんとした薬物療法，食事療法，患者教育，カウンセリングなどをセットにしたメニューとして行われることで，その威力が倍増することが明白になっている．このようなメニューをセットにしたものが「包括的リハビリ」とよばれるようになった．すなわち「包括的心臓リハビリ」，「包括的呼吸リハビリ」といった具合である．

メニュー作成には患者の生活習慣の行動変容を促すよう，すなわちアドヒアランス（adherence）を高めるよう配慮することが必要である[11]．そのためには，行動変容の内容が患者の自己管理能力に合わせて計画される必要がある．すなわち，患者や医療者の願望に極端に左右されることなく，患者の状態や環境などを考慮した現実的なものでなければならない．入院中に行うリハビリメニューであっても，在宅でその効果を維持させるためには，リハビリメニューの内容を在宅で継続できる簡易なものにするといった配慮も必要になってくる[12]．無理のないメニューにすること，最低限何が必要かを的確に患者や家族に伝えること，患者が諦めない内容にすることが必要であろう[13]．

5）チームメンバー

チームメンバーを揃えると充実したリハビリプログラムを遂行可能であることから，チームアプローチをきちんと行うことを「包括的リハビリ」ということもある．

包括的リハビリを行うためには，患者を中心に置いてチームメンバーが対等の立場で同心円状に広がる形の関係をとり，メンバー全員が共同責任としてケアにあたるのが理想的であるとされている．職種を超えた理解を示し調整能力などに長けたスタッフがコーディネーターになるのも重要とされる．

チーム医療の形態には，transdisciplinary*な形態が一番効果的であると考えられている[7]．また，医療経済的に考えても，人材不足とその裏返しである多職種の雇用に関する人件費高騰のために，すべての職種を揃えたリハビリを行える体力のある医療施設は少ないのが現状であり，チーム医療は少ないスタッフで，包括的にリハビリを行うために必要である．また，チーム内の職種間の連携・

T	Team member	よきメンバー（リーダーやコーディネーターも含む）からなるチーム
E	Enthusiasm	個人としての熱意・意気込み
A	Accessibility	情報・場所への近接性の確保
M	Motivation	時間的・経済的にも合理的な動機（待遇やポスト，仕事の忙しさが納得できる範囲である）
W	Workplace	施設の支持に基づく場所，スタッフの休憩スペースなどの福利厚生面の充実
O	Objectives	共通のゴールとしての目標
R	Role	役割の明確化や交替の方法
K	Kinship, Kindness	チームの一員としての家族のような職場内の人間関係あるいは親切さ

［表 3-1］ チームワーク（TEAMWORK） （Choi, 2007[14]を改変）

信頼不足があれば，優秀な多職種のスタッフを揃えても十分なリハビリを供給することは困難になる．そこで医療者間の連携が重要になるが，それには，TEAMWORK（表 3-1）を基本とするとうまくいきやすい[7, 14]．

リハビリテーションはそもそも包括的に行われるべきものか？

リハビリはそもそも包括的に行われるべきものであるとして，「包括的リハビリ」という言葉に違和感をもつリハビリ関係者も少なくない．しかし，リハビリ科医 1 人あたりの担当患者数が多く，必要なリハビリメニューも多く，リハビリ期間が長期にわたり，リハビリ科医 1 人で個々の患者のリハビリのすべてを担うことは困難な場合も少なくない．最近の研究により，適切な時期に適切な内容のリハビリを行うか否かで，生命予後が異なることまで明らかになった．「包括的リハビリ」は，「リハビリはもともと包括的なもの」という概念と現実のギャップに対する批判とも考えられよう[7]．包括的リハビリには 5 つの側面がある[7]ことはすでに述べたが，リハビリ科医には，包括的リハビリの「要（かなめ）」として活躍する能力を備えているのか，目前にいる患者に対してどのようなロードマップで包括的にリハビリを行えばよいのか，どの段階でどのような医療関係者に後を託すべきなのかなどを常に自問自答をしながら実践していくことが求められている．

障害と国際障害分類

1）障害とは

リハビリでは患者が障害をもっていても，安心して快適な生活を送れるようにすることを目標としている．それでは，「障害」とは何であろうか．障害を理解するうえで基本的で重要な 2 つの分

side memo

＊ | トランスディシプリナリー（transdisciplinary）

学際的，分野横断的，学融合的に異なる職種の人々が共有した概念を有しつつ，共通のプロジェクトに対して，仕事や技術を共有しながら取り組むことをいう．

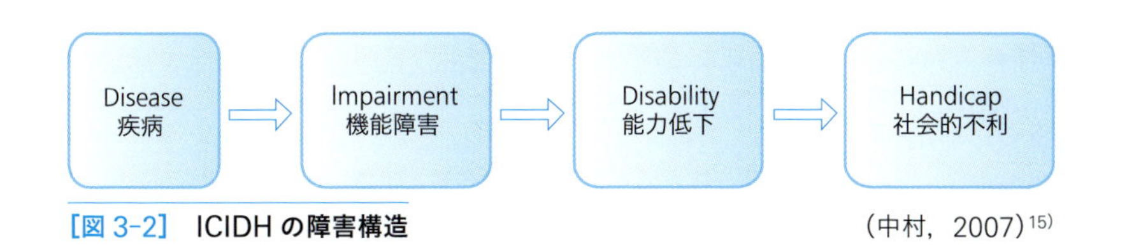

[図 3-2] ICIDH の障害構造 （中村，2007）[15]

類を説明する．

❶国際障害分類（ICIDH）

国際障害分類（International Classification of Impairments, Disabilities, and Handicaps；ICIDH）は 1980 年に WHO によって試案として報告された[15]．ICIDH では疾病によって引き起こされる障害を，①機能障害（impairment），②能力低下（disability），③社会的不利（handicap）の 3 つのレベルに分類する（図 3-2）．

脳卒中による手足の麻痺や関節変形，言語障害などは機能障害に属する．これは臓器レベルの障害であり，心理的，生理的，解剖学的な構造・機能の異常と身体や精神のおもな症状・所見を示している．拘縮，筋力低下，麻痺，持久力低下，失調などである．機能障害の中には医学的リハビリを行っても治癒できないものも含まれている．その場合には，機能障害の治療に長い時間をかけるのではなく，能力低下に対する治療が優先される．

能力低下は能力障害ともよばれ，個体レベルの障害である．食事動作や整容動作，更衣動作，排泄動作などの日常生活動作（ADL）（p14 side memo 参照）の障害を含む．

社会的不利は，個人の年齢，性別，社会文化的な条件に相応する役割が果たせないことによる不利益を意味している．これは，社会環境の対応によって変化しうる不利益で，国や都市，文化，風俗習慣，経済状況などによって千差万別である．例えば，機能障害である下肢麻痺を生じた患者が，機能訓練によって車椅子を使用した移動能力が自立した場合，病院や施設という特殊な環境下では介護が不要となる．しかし，バスなどの公共交通機関を利用するには不便であり，さらに復職は容易に受け入れられない場合が少なくない．このような社会的不利の障害を軽減させるためには，社会の側の配慮が特に必要となる[10]．

リハビリは診断・評価から治療，社会福祉のすべての面において重要な役割を担っている．障害者のもつ問題点を障害区分ごとに列挙し，その評価に基づいて機能帰結の予測とリハビリプログラムの決定を行うことが重要である．患者の予後が社会や環境面によって支配されることがまれでないので，機能障害，能力低下，社会的不利のそれぞれに対応策を練ることが必要である（表 3-2）[3]．

❷国際生活機能分類（ICF）

ICIDH にはいくつかの問題がある．まず，「機能障害→能力低下→社会的不利」の一方向性のモデルが不適切であり，双方向性ではないかという問題である．さらに，機能障害や能力低下のレベルが同一の 2 人がいても，2 人の年齢や職業，家族構成などの個人的要因や外的要因の違いで，社会的不利に差が出てくるのではないかなどの問題である．これらの問題点を鑑み，新たな機能分類が 2001 年に WHO 総会で承認された．それが国際生活機能分類（International Classification of Functioning, Disability and Health；ICF）である（図 3-3）[16]．

ICF は生活機能の分類であり，マイナスのイメージで障害者をみつめるのではなく，健康という

Ⅰ. 機能・形態障害（impairment）に対する「治療」的アプローチ
1. 麻痺（末梢性・中枢性），失調症，その他の運動障害（嚥下・構音障害，排泄障害，心・肺機能障害などを含む）の回復促進
2. 二次的合併症，特に廃用症候群（体力低下を含む）の予防と治療
3. 失語・失行・失認などの高次脳機能障害の回復促進
Ⅱ. 直接能力低下（disability）に対する「代償」的アプローチ
1. 健常部・健常機能の強化と開発による能力回復（左手による書字，対麻痺の上肢筋力強化による移動能力向上など）
2. 義肢・装具，杖，車椅子，コミュニケーションエイドそのほかの機器・補助具による能力の拡大
3. 行為の新しい手順の学習・習熟による日常生活動作（ADL），生活関連動作，職業上必要な能力，そのほか生活上必要な能力の向上
4. 社会生活技能訓練などによる対人関係技能の開発・向上
Ⅲ. 直接社会的不利（handicap）に対する「環境改善」的アプローチ
1. 家屋の改造の指導
2. 家族指導（「自立を目指した介助」の技法の指導など）
3. 職業復帰の促進（会社への働きかけ，職業リハビリテーションサービスの紹介など）
4. 趣味，スポーツ，旅行，レクリエーション，そのほか生活の質（QOL）の向上につながる社会的サービスの紹介
5. （子どもの場合）適切な教育を受ける機会が得られるよう関係機関（普通学校または養護学校）への働きかけ
6. （重度者の場合）介護者の確保，家族の負担軽減のための福祉的サービスへの紹介
7. 所得保証制度（障害年金，手当など），家屋改造費用の公的負担そのほかの福祉的諸制度の利用の援助

［表 3-2］ ICIDH のそれぞれの構成要素に対するリハビリテーションアプローチ　（上月，2006）[3]

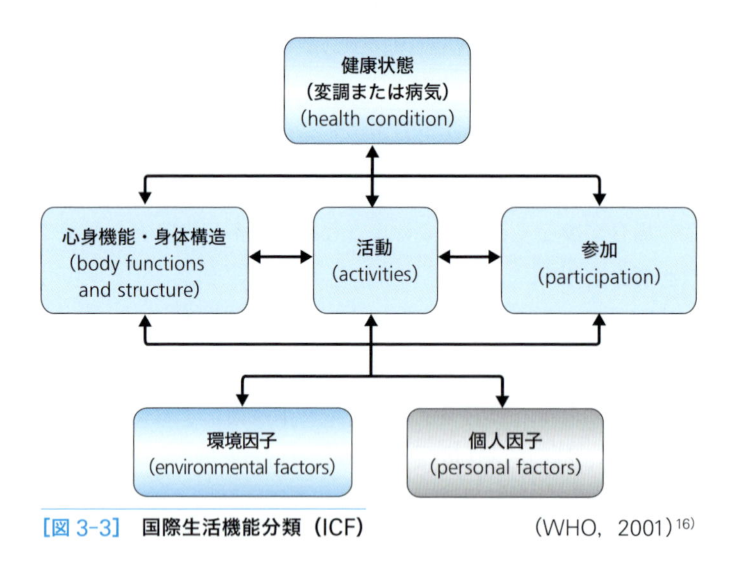

［図 3-3］ 国際生活機能分類（ICF）　（WHO，2001）[16]

観点で項目を整理し，障害者が遂行できる機能と制限されている機能の両面をとらえるように配慮されている．すなわち，ICIDH での「機能障害」，「能力低下」，「社会的不利」は，ICF では「心身機能・身体構造」，「活動」，「参加」と読み替え，さらに「健康状態」，「環境因子」，「個人因子」が加わった（図 3-3）[16]．

ICF では，「障害」をまず「心身機能・身体構造」，「活動」，「参加」の 3 つのレベルに分けて考

1. 筋肉	筋萎縮，筋力低下（1日：2%，月：50%），酸素摂取能低下
2. 関節	腱，靱帯，関節包の硬化・拘縮，屈伸性低下
3. 骨	骨粗鬆症，易骨折
4. 心臓	心筋萎縮，収縮力低下，心拍出量低下，負荷予備力低下
5. 血管	毛細管/組織比の低下，循環不全，浮腫，褥瘡
6. 血液，体液	血液量低下，貧血，低蛋白質，低カリウム
7. 内分泌，代謝	ホルモン分泌低下，易感染，肥満，カルシウムバランス負，インスリン抵抗性の出現，脂質異常症
8. 呼吸器	呼吸筋萎縮，無気肺，肺炎，換気血液不均等
9. 腎・尿路	腎血流低下，感染，結石，失禁
10. 消化器	消化液減少，吸収不全，便秘
11. 神経，精神心理	平衡感覚低下，仮性認知症，幻覚，妄想，不安，不眠，うつ状態，QOL低下，反射機能不全，起立性低血圧

［表 3-3］ **身体諸器官における廃用症候群** （上月，2003）[17]

える[16)]．第1は「心身機能・身体構造」の障害とよばれるもので，例えば，脳卒中の患者で右半身が動かない，などである．第2は「活動」の制限とよばれるもので，字が書けない，歩けない，などである．第3は「参加」の制約とよばれるもので，バスや電車が利用できない，復職できない，などである．これらの3つのレベルに影響を及ぼすものに，「健康状態」，「環境因子」，「個人因子」という3つの因子がある．「健康状態」は病気だけでなく，妊娠，高齢，ストレスにさらされている状態なども含む．「環境因子」は「人間の身体の外にあるものすべて」とみて，杖，義肢，車椅子，住居はもとより，道路，交通機関，自然環境，教育・医療・社会福祉制度やサービス，家族や友人，人々や社会がとる態度などもすべて含む．また「個人因子」は，性格，気質，心理的状態といった内面のものをいう．

リハビリでは，障害のマイナス面を減らすだけでなく，個性や能力などプラスの面を伸ばすことによってもマイナス面を補ったり克服したりする．例えば脳卒中片麻痺で歩行や書字ができない場合には，できるよう訓練するが（心身機能・身体構造），万一，歩行ができなくても車椅子を使って（環境因子）移動する，右手で書字ができなくなっても左手で字を書く練習をすることによって（環境因子）活動の制限を回復させることができる．家の前にスロープを取り付けたり（環境因子），車椅子で運転ができる車を練習することで（環境因子），本人の積極的な姿勢があれば（個人因子），会社や買い物にも1人で出かけられるようになり，参加の制約を克服することも可能になる．このように「障害」とは，決して病気や健康問題をもった本人のみで成り立つ問題ではなく，環境などとの相互作用として成立するものなのである（図 3-3）[3)]．すなわちリハビリでは，まず「心身機能・身体構造」の障害を軽くするように努めるが，さまざまな治療を行っても「心身機能・身体構造」の障害が十分に改善しない場合でも，「障害」に影響を及ぼす各因子に働きかけることで，患者の「人間らしく生きる権利」を回復していくように努めていく．

2）廃用症候群

❶運動器官

何らかの病気をした場合は通常は「安静」にする．しかし長期間にわたり安静や臥床を行うと「廃用」とよばれる能力低下を生じる（表 3-3）[17)]．「廃用」の結果みられる身体や精神へのさまざまな有害な影響を「廃用症候群」という．廃用症候群は，全身臓器の機能低下はもとより，心理面やQOLの悪化をもたらしうる[17]．当初の障害のために安静にすることで二次的障害を生じるわけであり，二次的障害の予防の意味でも積極的なリハビリが重要となる．

筋肉を全く動かさないと筋は細くなり（筋萎縮），年齢や運動歴の有無にかかわらず，1日2%ずつ筋力が低下し，1カ月後には筋力が半減してしまう．筋萎縮が起きると筋肉での酸素の取り込む力（酸素摂取量）が低下し，さらに持久力も低下し，運動能力が極端に落ちてしまう．また，3〜4週間も関節を動かさないと，関節周囲の筋肉，靱帯，皮膚などが短縮したり癒着したりして関節の動く範囲が狭くなる（関節拘縮）．特に，寝た姿勢ではアキレス腱が縮んで足先が下に向きやすく，その状態で関節拘縮を起こしてしまうと，正しい起立の姿勢を保てず立ち上がりや歩行の障害を招いてしまう．また，骨に重力がかからないために骨がもろくなり，骨折しやすくなる．

廃用症候群はどんなに体力のある人でも起こりうる．運動器官の廃用症候群を防止・治療する方法は2つある．第一に，安静や臥床を余儀なくされても，主治医の許可や指示が必要であるが，強い炎症，骨折，変形，疼痛や重い循環器疾患でもない限り，関節可動域訓練をしていけないことはほとんどないので，朝夕それぞれ3〜5回ずつ，すべての関節可動域にわたって動かすことである．患者自らの力で関節可動域訓練を行っても，あるいは自分でできない場合はほかの人にやってもらってもよい．ギプス固定で関節を動かせない場合は，筋肉の全長を変化させずにギプス内で力を入れる運動を行い（等尺性収縮），筋萎縮を防止する．筋力の維持には少なくとも，最大張力の20%を超える力を毎日加える必要があるとされている．特に内科疾患の場合には，安静が治療の1つとして強調され過ぎ，不必要に長期間の安静を患者に強いる傾向もあるので，医療者側も十分注意が必要である．

第二に，普段から軽い運動を行い体力を高めておくことである．もともとの運動能力レベルが高い人ほど，安静臥床後に寝たきり状態になる危険が少ない．運動能力レベルが低い場合には，脳卒中や肺炎になり安静を余儀なくされると，たとえそれが短期間でも，もともとの体力の蓄えがないために，起きたり歩いたりすることが困難になりやすい．一方，運動習慣をもつ人たちは運動能力レベルが高いため，低い人よりも自立した生活ができることになる．

❷内臓器官，精神心理

廃用症候群は，内臓諸器官，精神心理面でも認められる（表3-3）[17]．安静が長く続くと，肥満，糖尿病，脂質異常症，動脈硬化など，いわゆる運動不足によって助長される生活習慣病が促進され，心血管疾患などに罹患して寿命を短縮することにもなる．運動不足は，運動障害→廃用症候群の発生・増悪→運動障害の増悪という悪循環を形成する．その悪循環を予防し断ち切るためにも，日頃積極的に運動を行って体力を維持，向上させ，早期に安静臥床を止める必要がある．障害者では，健常人より運動不足が顕著である場合が多く，運動不足によるさまざまな問題が健常人より大きく出現しやすい[17]．

一方，廃用を治療・予防し，体力を向上させると，全身的に好ましい効果がもたらされる．すなわち，心・肺機能は向上し，高血圧は改善し，体脂肪は減少して，肥満の予防・解消につながる．また，耐糖能・インスリン抵抗性改善やHDL-コレステロールの増加などといった糖・脂質代謝の改善，血小板凝集能の低下をきたし，免疫機能も強化され，生命予後も改善する．また認知機能，うつ状態，自己調節能力を改善する．これらは，ADLが少なく，肺炎などのきっかけで寝たきり状態となりやすい高齢者や障害者にもあてはまる．

体力が低い人の場合は，体力が高い人に比較してわずかの運動量の増加を目標とするだけで，全身のさまざまな良好な効果を得られることがわかってきている[17]．すなわち，高齢者や障害者こそ積極的に運動を行うべきといえる．運動負荷試験によって運動の適否に関して慎重に検討し，適切な運動許容範囲を決定してリハビリや運動療法を行うかぎり，安静や運動不足でいることのほうが積極的に運動することよりずっと危険なことなのである．

3）リハビリテーションの対象疾病

リハビリの対象を疾患の面からみていくと，整形外科疾患，脳卒中，神経疾患，心臓血管疾患，呼吸器疾患，視覚障害，聴覚障害，精神障害，認知症，腫瘍など多岐にわたる．さらに最近は，糖尿病，肥満，脂質異常症，高血圧，腎不全などもリハビリの対象となっている[3]．

一方，リハビリの対象を身体障害の面からみていくと，身体障害は，視覚障害，聴覚･言語障害，肢体不自由，内部障害に分類される[7]．聴覚・言語障害には聴覚，平衡機能，音声・言語咀嚼機能の障害が，肢体不自由には上･下肢の切断や機能障害，体幹や全身運動機能障害が含まれる．一方，内部障害には心臓，腎臓，呼吸器，肝臓，膀胱・直腸，小腸，ヒト免疫不全ウイルスによる免疫の機能障害の7つが含まれる[7]．

4）障害の評価と診断

障害をもたらす原因疾患には，脳卒中，心臓疾患，呼吸器疾患，糖尿病，腎不全，関節リウマチなどさまざまなものがあるが，リハビリ科（リハビリ部）ではさまざまなADLレベルのチェックと運動負荷試験，神経心理学検査などを行う．

脳卒中などで麻痺がある場合には，上肢，下肢，手指が全く動かせないのか，少しだけ動かせるのかなどを調べる．また，首が据わる，寝返る，つかまり立ち，歩行，階段昇降，片足立ちができるか否かなどの運動能力検査も行う．同様に上肢機能についても，積み木やピンを決まった時間で何個ぐらい正確に動かせるか，動かせる範囲はどのくらいか，握力はどの程度かなどを調べる．さらに，ADLとして，食事，車椅子からベッドへの移乗，整容，トイレ動作，入浴，歩行，階段昇降，着替え，排便や排尿のコントロールが自分でできるか，あるいはどのくらいの介助が必要かを検討する．運動負荷を行い，血圧や心電図に問題がないことを確かめる．脳卒中の場合にも，狭心症や不整脈など心臓疾患の存在や運動時の過剰な血圧上昇の有無を知ることは，その後のリハビリでの運動の強さを設定するのに極めて重要である[3]．

言語障害には構音障害と失語症がよくみられる．構音障害とは，音を発する器官が麻痺などによりうまく機能しないために，言葉がうまく相手に伝わりにくいことを指す．一方，失語症では，音を発する器官そのものには異常はないのに，聴く，話す，読む，書く，計算のすべて，あるいはいずれかに障害をきたすことを指す．この場合には標準失語症検査（Standart Language Test of Aphasia；SLTA）などの聴く，話す，読む，書く，計算を含んだ質問による検査を行い，失語症の種類や重症度を評価する．

認知障害には注意，記憶，手順などの障害がある．注意の障害は，いつもぼんやりしている，障害側の空間への著しい不注意がある（半側空間無視）などである．このような患者では，車椅子を動かしても麻痺側が壁や通行人にぶつかったりするので，無視しがちな半側空間に注意を向ける訓練が必要になる．

記憶の障害の程度を改訂長谷川式簡易知能評価スケール（HDS-R）などで評価する．この点数が低い場合に認知症と判断される．一方，さまざまな障害を有することで不安が高かったり，うつ状態に陥っていたりすることがある．これらは運動機能の回復や社会復帰の阻害因子になるので，カウンセリングや薬物治療などを行う．

リハビリテーションの実施

リハビリを行う代表的な例として，ここでは脳卒中のリハビリの実際を中心に紹介する．脳卒中のリハビリは，急性期リハビリ，回復期リハビリ，生活期（維持期）リハビリに分けられ，さまざまな手法により運動機能やADLの改善，合併症の予防，環境調整が図られている[3]．

1）急性期リハビリテーション

脳卒中発病直後から離床までを急性期リハビリという．意識がだいたいはっきりしていて，麻痺の進行が停止し，血圧や脈拍が安定していれば，ベッドの端や車椅子に座る訓練（座位耐性訓練）を開始できる．20～30分以上安定して座っていられれば，病棟のベッドから訓練室に場所を移し，そこで本格的な回復期リハビリを始める．急性期リハビリは，なるべく早期から行うほうが，廃用や合併症の予防，入院期間の短縮，ADL自立度や社会復帰率の向上，施設入所率や死亡率の低下に有効である．

2）回復期リハビリテーション

脳卒中の回復期リハビリ訓練は，自力での起き上がり訓練，座位でのバランスや前屈などの基本動作訓練，平行棒・手すり・テーブルを前にした起立基本動作訓練，平行棒でのバランスとり，ベッドサイド足踏み，階段足踏みなどの立位保持基本動作訓練，平行棒歩行，平行棒間杖歩行，平行棒外杖歩行，杖・杖なし歩行（支持，監視，独立）などの歩行訓練，階段昇降，敷居またぎなどの応用歩行訓練というように段階的に行われる．

脳卒中患者が自宅に戻るために，ベッド，トイレ，浴槽，廊下など家屋改造も計画する．例えば，トイレは寝室からあまり遠くならないように設置し，必要に応じて途中の廊下とトイレ内に手すりを付ける．患者の家族に自宅の写真や図面を準備してもらい，リハビリスタッフは，患者の障害の程度と予後予測を考えながら患者・家族と話し，どの程度家屋改造を行うかに関しての相談役となる．このほか，作業療法や言語療法が行われる．

3）生活期（維持期）リハビリテーション

脳卒中患者は，退院後は，自宅，施設などさまざまなところで，回復した機能を維持していくための維持的リハビリを続けることになる．この時期においても，積極的な生活期（維持期）リハビリが運動機能を向上させることもある．薬物療法や食事療法を厳格に行い，再発防止や肥満などの危険因子をコントロールすることも重要である．

リハビリテーションのチームアプローチ

リハビリ科（リハビリ部）のスタッフは，通常，医師，看護師，理学療法士，作業療法士，言語聴覚士，医療ソーシャルワーカー，心理士，栄養士などで構成されている．具体的には，医師の指示あるいは指導のもとに，専門的立場から障害をもった患者の機能の回復や維持を図り，安心した生活が送れるための援助をする仕事である[3)]．

医師：障害の診断と評価を行い，障害のもとになった疾患を把握し，患者の全身状態と運動負荷の制限などについて最も詳しく理解している．患者に対する可能な限りの医学的管理を行うばかりでなく，リハビリ関連職全体のまとめ役や，リハビリに関する包括的治療計画の責任者となる．医師には，リハビリテーション科専門医や日本リハビリテーション医学会認定臨床医という高度の専門資格もある．

理学療法士：「手足を動かす」，「立ったり座ったりする」，「歩く」といった日常生活に必要な基本的な動作の練習，車椅子・装具・杖の操作法の指導，障害が悪化するのを防ぐための筋力強化などを行う．このほかに電気や温熱を利用した物理療法も担当する．

作業療法士：社会復帰に合わせて応用動作能力の回復を目指す．すなわち，食事・排泄・更衣・入浴・整容動作がうまくできるような方法を指導したり，自助具（握りやすいスプーンや箸など）を紹介したり作成したりする．また，手すりの取り付けや段差の解消など家屋の改造や，家事，仕事（職場復帰），交通機関の利用などへ向けての援助も行う．

言語聴覚士：言語や聴覚の障害をもった人の言葉の訓練を行う．脳卒中などの後遺症として，読む，聴く，話す，書くなどをうまくできない失語症や，発音がうまくできない構音障害も対象になる．また嚥下困難の患者には看護師と協力して嚥下機能の改善を図り，喉頭腫瘍の術後などに発声機能が喪失した患者に対して食道発声訓練などを行う．

看護師：一般の看護師業務のほかに，病棟内で患者の行う歩行・食事・排泄・更衣・入浴・整容動作など理学療法や作業療法によって再獲得した身体機能を，さらに向上・維持できるように病棟で指導したり，1人で安全にできるかどうかを見守ったりする．患者と一番長時間接しており，患者の家族と会う機会も多くさまざまな情報をもっているので，率先して患者の心理的なサポートをする役目も果たす．

社会福祉士（ソーシャルワーカー）：身体や精神の障害により日常生活に支障をきたす人々の福祉に関する相談に乗り，助言，指導などをする．医療機関で働くソーシャルワーカーは医療ソーシャルワーカー（MSW）とよばれ，患者に対して社会保障や社会福祉サービスなどのいわゆる「社会資源」の紹介や，患者の退院後の生活場所を決め，社会復帰がうまくできるように職場などと折衝する．

心理士：患者の心理的状態を分析し，カウンセリングを行う．

栄養士：心臓疾患，糖尿病，脂質異常症，高血圧，肥満など生活習慣病での個別的な食事指導や，嚥下困難の患者に対する食事の工夫などを行う．

実際の医療の現場ではリハビリ各職種の人材難に加えて，病院の規模や定員の制限のために，これらのリハビリの各職種の人々が1つの医療施設で揃うことは極めてまれである．医師，看護師，理学療法士程度の陣容でリハビリのすべてを行わざるを得ない場合が多く，少ないスタッフが実にさまざまな役割を兼ねて，懸命にリハビリ業務を行っていることも多い．

次に，福祉施設，障害者施設，職業訓練所，在宅訪問，行政機関などでリハビリに参加する上記以外のさまざまな職種について述べる．

保健師：看護師の資格に加えて保健業務の教育を受けており，保健所などに属し，地域医療において行政面で患者の世話をする．患者が退院して自宅に帰るときに，病院･診療所との連携を図る．また，定期的に患者の家庭を訪問し，医療や介護などの相談に乗り，患者とその家族を援護する．

ホームヘルパー：障害者，高齢者などに対して，在宅で家事援助や身体介護を行う．施設で同様の仕事を担当する職種をケアワーカーとよぶ．

介護福祉士：入浴，排泄，食事などのADLに介助を必要とする人々が安全かつ快適に生活が送れるように介護したり，介護者を支援したりする．

義肢装具士：義足・義手を製作し，患者にぴったり適合するように調整する．

臨床工学技士：複雑な機能をもつ検査機器や人工透析装置，人工呼吸器，人工心肺装置などの機器を管理する専門技術者で，工学的知識と必要な医学知識をもち，医療チームの一員として活動する．

職能訓練士：通常，障害者施設や職業訓練所などに勤務し，患者の状態や興味を勘案しながら，一番患者に適していそうな職業を選び，就職に必要な技術，技能を修得できるように指導する．

介護支援専門員（ケアマネジャー）：介護保険でサービスを受ける個々の高齢者のために，介護の計画を立て，医師，看護師などの医療関係者，介護施設職員，介護サービス提供者との調整を図る．

このほかにも，看護補助者，視能訓練士，盲導犬訓練士，音楽療法士，手話通訳士，精神保健福祉士，福祉住環境コーディネーターなどがリハビリにおいて活躍している．

もちろん，調理師，病院や施設の事務職員，福祉行政の職員などもリハビリには直接・間接的にかかわる．また，在宅生活では，昼夜にわたって介助，監視などを行っている家族，隣人，友人，同僚などがいる．さらに，最近はボランティアの人たちの協力も見逃せない．リハビリとは実にこれら多数の人々の関わりで行われるものなのである．

リハビリの大きな特徴は，いろいろな職種の人たちがチームを組んで患者の治療にあたることである．患者がリハビリ科（リハビリ部）に来ると，まず主治医はスタッフに紹介や指示を出す．そこではじめて，それぞれのスタッフが短期間でその患者に対して専門的な検査や調査を行いうる．次にその結果をもとに，全スタッフが集まって，患者の入院初期の症例評価検討会（ケースカンファレンス）を開く．そこではチーム全員が知識と情報を交換して，患者の抱える問題点を確認し合い，予後予測に基づいたチームとしての目標を定め，その目標を達成するための最適なリハビリプログラムを決定する．スタッフがそれぞれの専門性を生かし，協調しながら共同で作業を進め，一貫性のある対応をして1つの目標を達成するように努める．これをチームアプローチといい，リハビリはこのように多くの人たちに支えられた連続的で一貫したチームアプローチによって行われるべきものである．

コンコーダンス・リハビリテーション

透析患者あるいは保存期CKD患者は高齢の場合が多く，長年の人生で続けてきた生活習慣の変更に戸惑い，新たな指導になじめない場合も少なくない．かつて，医療スタッフから患者へ一方的

A：Assessment（アセスメント）
・すべての治療（手術，薬物，食事療法など）やリハビリの内容をアセスメントする． 治療やリハビリの効果とリスクについて話し合う． ・患者・家族の有する問題を整理する． オープン・クエスチョン（開いた質問）を主に用いる．
I：Individualization（個別化）
・患者の合意，自主的な選択を尊重してリハビリメニューを個別化する． ・退院後や転院後にも患者・家族が継続可能なリハビリメニューであるかを確認する． ・医療者と患者・家族のゴールを共有する．
D：Documentation（記録）
・紙媒体，視聴覚教材などでわかりやすくコミュニケーションする． ・内容の定期的な確認を促す． ・リハビリメニューの施行内容の自己記入を励行し，その評価をフィードバックする． ・スタッフ間でも情報を共有する．
E：Education（教育）
・個別化した内容の教育を正確にかつ持続的に行う． ・患者・家族の用いている言葉を使ってわかりやすく教育する． ・ステップごとに患者・家族の内容理解を確認する． ・患者・家族個人の選択とその責任を強調する．
S：Supervision（監督）
・リハビリメニューを継続的に監督・見直しを行う． ・問題や質問が生じた際には互いに連絡できるようにしておく．
P2：Passion & Praise（熱意と賞賛）
・熱意をもって説明やリハビリを行う． ・患者が達成・継続できたことを賞賛する．

[表 3-4]　アドヒアランス・コンコーダンスを高めるための方法（AIDE-SP2）　（上月，2015）[19]

に指示を設定し，患者がその指示に従順に従うというコンプライアンス（服従，受諾，遵守）重視の時代があった．その後，患者が病気や治療の必要性について理解し，自発的，積極的に治療を続けるアドヒアランス（支持，執着）重視の時代となった．ただ，アドヒアランスには，患者の主体性より医療専門職の決定を優先するという考えが根底にある[18]．

これに対して，近年，英国ではコンコーダンス（一致，和合）という考え方が生まれた[18]．コンコーダンスという言葉には，医療者と患者が対等な立場（パートナーシップ）で話し合い，合意のもとに治療方針を決定し続けていくことが含まれ，患者が病気と治療について十分な知識を備えることが前提となる．コンコーダンスでは最優先されるのは患者で，患者が元来もっている価値観，ライフスタイルを基準にしており，コンプライアンスは絶対ではない．患者自身が自分の人生，生活において治療が利益をもたらすと判断したとき，彼らは治療を受けるのである．

腎臓リハビリにかかわるスタッフは，患者の価値観や認識，患者の望む生活を把握しながら，腎臓リハビリを行うこと，すなわち，コンコーダンス重視が求められる．腎臓リハビリは患者との対話の場として貴重であり，そこで患者に接するスタッフは，単なる身体活動の指導者ではないことの自覚が求められる．

患者のアドヒアランスやコンコーダンスを高めるための手順・方法として，筆者はAIDE-SP2を提唱している（表 3-4）[19]．その中でも特に強調したいのはSP2，すなわち，Passion & Praise（熱意と賞賛）である．リハビリ関係者の熱意の関与が極めて重要であり，さらに，患者が達成・継続

「ファースト，ムービング（First Moving）」
まず取り掛かりなさい．という意味だ．
千里の道も一歩より．夢も，どんなに大きな事業でも語るだけでは永遠に実現しない．身近なことを少しずつがんばっていくことからはじまる．あまりあれこれ考えずに，まず一歩を踏み出して始めよう．
これを３日でやめずに７日続けよう．そうすればもはや習慣になり，行うのも苦にならなくなるし，うまく事が運んできているので意欲が増している．さらに努力を重ねていけば成功はもう目の前だ．

「美味しいモノはもう一口よりも，もう一噛みを」
もう一噛みをして美味しさや食感を楽しんでも摂取カロリーは変わらないので太らない．また，食べる過程を楽しむことになる上に，ゆっくりよく噛んで食事することで，胃腸での消化が早まり，血糖値が少し早めに上がるので，満腹感を得やすい．一方，早食いすると，満腹感が出る前に食物を胃腸に多量に詰め込んでしまうので，食べすぎのもとになる．

[表 3-5]　患者のアドヒアランス，コンコーダンスを高める言葉の例　（上月，2017）[20]

できた場合きちんと賞賛することを忘れてはならない．今後は，障害やリハビリについて十分な知識をもった患者がパートナーとしてリハビリに参加し，患者がスタッフと合意したリハビリを共同作業として行う「コンコーダンス・リハビリテーション」がリハビリ効果を高める根本的な対策となると考えられる．Passion & Praise をどのように伝えたらよいかわからない場合の例を表 3-5 に示す[20]．詳細は成書を参考にされたい[20]．

（上月正博）

文献

1）米本恭三，明石　謙：リハビリテーション医学･医療の成り立ちと発展．最新リハビリテーション医学，第２版（米本恭三監），医歯薬出版，pp2-4，2010
2）WHO：Disability prevention and rehabilitation. Technical Report Series 668, World Health Organization, Geneva, 1981
3）上月正博：変わるリハビリ―攻めのリハビリと拡大する対象疾患，ヴァンメディカル社，2006
4）中村隆一：リハビリテーションに関わる諸領域．入門リハビリテーション医学，第３版（中村隆一監），医歯薬出版，pp11-12, 2007
5）椿原彰夫：リハビリテーションの理念と障害学．最新リハビリテーション医学（米本恭三監），第２版，医歯薬出版，pp5-10, 2007
6）上月正博：心筋梗塞リハビリテーション Update．*JJRM* **44**：606-612, 2007
7）上月正博：包括的リハビリテーションにおけるリハ医の役割―包括的リハビリテーションの意義と５つの側面．*JJRM* **47**：199-204, 2010
8）厚生労働省：平成 18年身体障害児・者実態調査結果．2008：http://www.mhlw.go.jp/toukei/saikin/hw/shintai/06/dl/01.pdf
9）日本循環器学会，他：心血管疾患におけるリハビリテーションに関するガイドライン（2012 年改訂版）：http://www.j-circ.or.jp/guideline/pdf/JCS2012_nohara_h.pdf
10）Wenger NK, et al：Cardiac rehabilitation. Clinical Practice Guideline No.17, AHCPR Publication No 96-0672, pp1-26, 1995
11）Monninkhof E, et al：Effects of a comprehensive self-management program in patients with chronic obstructive pulmonary disease. *Eur Respir J* **22**：815-820, 2003
12）上月正博：呼吸・循環障害にみられる障害とリハビリテーション．呼吸・循環障害のリハビリテーション（江藤文夫，他編），医歯薬出版，pp6-17, 2008
13）Falvo DR：Effective Patient Education：A Guide to Increased Compliance, Aspen Publishers Inc, 1994
14）Choi BCK, et al：Multidisciplinarity, interdisciplinarity, and transdisciplinarity in health research, services,

education and policy：2. Promotors, barriers, and strategies of enhancement. *Clin Invest Med* **30**：E224-E232, 2007
15) 中村隆一：障害者とリハビリテーション．入門リハビリテーション医学，第３版（中村隆一監），医歯薬出版，pp3-46, 2007
16) 厚生労働省社会・援護局保健福祉部：国際生活機能分類―国際障害分類改訂版．2002
17) 上月正博：低体力者のための健康・体力づくり．体育の科学 **53**：502-509, 2003
18) Horne R, et al：Concordance, adherence and compliance in medical taking：Report for the National Co-ordinating Centre for NHS Service Deliverly and Organisation R&D (NCCSDO). 2005：http://www.netscc.ac.uk/hsdr/files/project/SDO_FR_08-1412-076_V01.pdf
19) 上月正博：重複障害のリハビリテーション（上月正博編），三輪書店，2015
20) 上月正博：名医の身心ことばセラピー，さくら舎，2017

4 リハビリテーション従事者に望むこと

世界一の超高齢社会で働くことの心構えをもつ

2016年におけるわが国の平均寿命は男性では80.98歳，女性では87.14歳と男女とも1985年以降世界最高の水準を維持している[1]．世界の高齢化率を比較してみると，わが国は1980年代までは先進地域の中で下位，90年代にはほぼ中位であったが，出生率低下と平均寿命の延長により高齢化率が近年著しく上昇した（図4-1）[2]．わが国は，平均寿命，高齢者の割合，高齢化のスピー

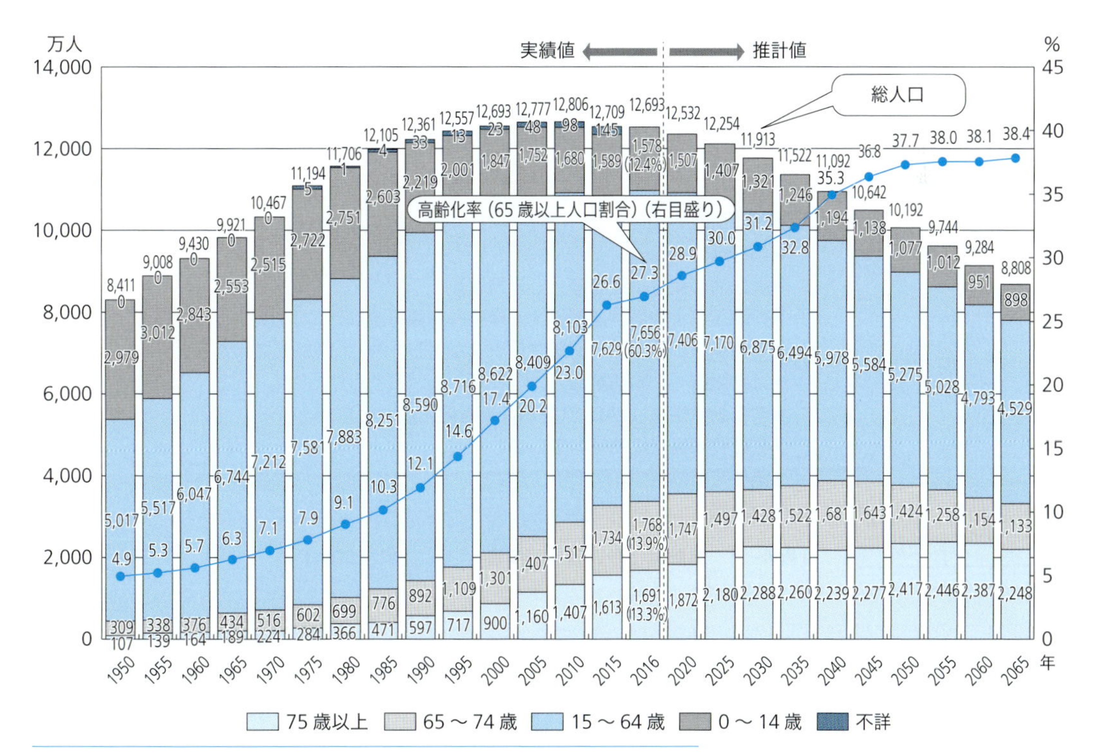

［図4-1］ 高齢化率の推移と将来推計（平成29年版高齢社会白書より）[2]
2015年までは総務省「国勢調査」，2016年は総務省「人口推計」（2016年10月1日確定値），2020年以降は国立社会保障・人口問題研究所「日本の将来推計人口（平成29年推計）」の出生中位・死亡中位仮定による推計結果より．
（内閣府，2017）[2]

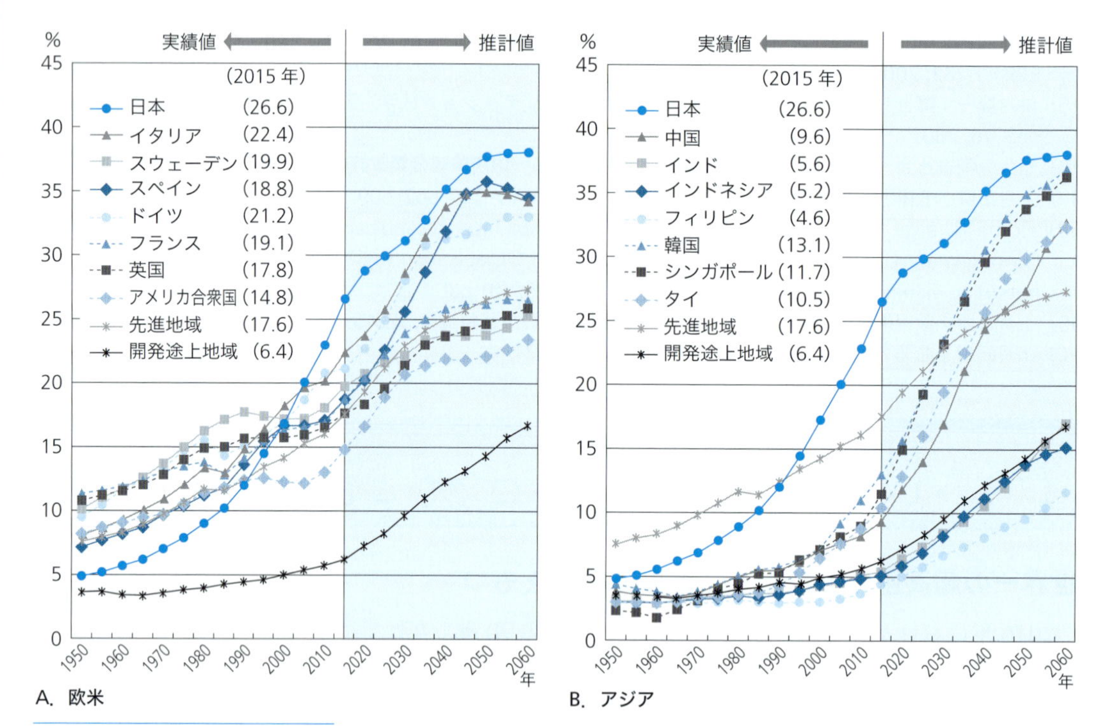

[図 4-2]　世界の高齢化率の推移

資料：UN, World Population Prospects：The 2015 Revision.

ただし日本は，2015 年までは総務省「国勢調査」，2020 年以降は国立社会保障・人口問題研究所「日本の将来推計人口（平成 29 年推計）」の出生中位・死亡中位仮定による推計結果による．

（注）先進地域とは，北部アメリカ，日本，ヨーロッパ，オーストラリアおよびニュージーランドからなる地域をいう．

開発途上地域とは，アフリカ，アジア（日本を除く），中南米，メラネシア，ミクロネシアおよびポリネシアからなる地域をいう．

（内閣府，2017）[2]

- 高血圧症
- 心不全
- 虚血性心疾患（狭心症，心筋梗塞）
- 弁膜症（大動脈弁閉鎖不全，僧帽弁閉鎖不全など）
- 不整脈（心房細動，房室ブロックなど）
- 大動脈瘤，大動脈解離
- 末梢動脈疾患（PAD）（閉塞性動脈硬化症など）
- 脳血管障害（脳梗塞，脳出血など）
- 慢性腎臓病（CKD）（腎不全など）
- 静脈瘤

[表 4-1]　高齢者に多い循環器疾患　（上月，2011）[5]

ドという 3 点において，世界一の超高齢社会といえる[3]．2050 年まで，すなわち読者の多くが現役の医療従事者である間はわが国が世界一の超高齢国であることは変わらない．2050 年にはわが国の高齢化率は 40%に達し，支える側（20〜64 歳）と支えられる側（65 歳以上）の比率が 3 人で 1 人を支える現在の形から，1.2 人で 1 人を支える形の超高齢社会を迎えると予想されている（図 4-2）[2]．もはや見本となるほかの国はなく，「われわれこそが高齢者のリハビリの担い手としての

A．心血管病の血圧値以外の危険因子	B．臓器障害/心血管病	
•高齢（65 歳以上） •喫煙 •脂質異常症＊1 　低 HDL コレステロール血症（<40 mg/d*l*） 　高 LDL コレステロール血症（≧140 mg/d*l*） 　高トリグリセリド血症（≧150 mg/d*l*） •肥満（BMI≧25）（特に内臓脂肪型肥満） •メタボリックシンドローム •若年（50 歳未満）発症の心血管病の家族歴	脳	•脳出血，脳梗塞 •無症候性脳血管障害 •一過性脳虚血発作
	心臓	•左室肥大（心電図，心エコー） •狭心症，心筋梗塞，冠動脈再建術後 •心不全
	腎臓	•蛋白尿・アルブミン尿 •低い eGFR＊2（<60 m*l*/分/1.73 m^2） •慢性腎臓病（CKD），確立された腎疾患（糖尿病性腎症，腎不全など）
•糖尿病 　空腹時血糖≧126 mg/d*l* 　負荷後血糖 2 時間値≧200 mg/d*l* 　随時血糖≧200 mg/d*l* 　HbA1c≧6.5％（NGSP）	血管	•動脈硬化性プラーク •頸動脈内膜中膜複合体厚≧1.1 mm •大血管疾患 •末梢動脈疾患（足関節上腕血圧比低値：ABI≦0.9）
	眼底	•高血圧性網膜症

＊1空腹時採血により LDL コレステロールは Friedewald の式（TC—HDL-C—TG/5）で計算する．TG400 mg/d*l* 以上や食後採血の場合には nonHDL-C（TC—HDL-C）を使用し，その基準は LDL-C＋30mg/d*l* とする

＊2eGFR（推算糸球体濾過量）は下記の血清クレアチニンを用いた推算式（$eGFR_{creat}$）で算出するが，筋肉量が極端に少ない場合は，血清シスタチンを用いた推算式（$eGFR_{cys}$）がより適切である．

$eGFR_{creat}$(m*l*/分/1.73 m^2)＝194×$Cr^{-1.094}$×年齢$^{-0.287}$（女性は×0.739）

$eGFR_{cys}$(m*l*/分/1.73 m^2)＝（104×$Cys^{-1.019}$×$0.996^{年齢}$（女性は×0.929））−8

[表 4-2]　心血管疾患の危険因子と臓器障害/心血管疾患　（日本高血圧学会，2014）[6)]

世界のトップランナーである」との気概をもって診療，研究にあたる必要がある[3)]．

「ヒトは血管とともに老いる」というように，加齢は循環器疾患の大きな危険因子であり，事実上，日本人は 10 歳年をとると虚血性心疾患や脳血管疾患の死亡率が約 3 倍上昇する．高齢者に多い循環器疾患を表 4-1 に示す[5)]．腎臓の血管も，高血圧などにより腎硬化症になったり，糖尿病腎症が進んで腎不全になったり，透析が必要になることもある．

加齢に動脈硬化はつきものであるが，動脈硬化の進展を早める心血管疾患の危険因子と臓器障害・心血管疾患を表 4-2 に示す[6)]．慢性腎臓病（CKD）は重要な心血管病の危険因子であり，また，蛋白尿，微量アルブミン尿，CKD，腎疾患などが臓器障害・心血管病として挙げられる．危険因子の中でも糖尿病は特に高リスクであり，糖尿病以外の 3 つ以上の危険因子がある場合，あるいは臓器障害や心血管病の場合と同じ程度の高いリスクである[6)]．高齢者の循環器疾患の予防には，危険因子を減らしたりコントロールしたりすることが極めて重要である．

CKD は，体内塩分貯留，尿毒症，透析などによる酸化ストレスや炎症などにより，サルコペニア，フレイル，骨粗鬆症，心血管肥大，血管石灰化などを呈する代表的な「早期老化モデル」の 1 つとして，その予防，治療，管理は大きな関心をよんでいる[7)]．

腎臓機能障害患者の運動耐容能の低下は看過できない

腎臓機能障害患者では，腎性貧血，尿毒症性低栄養，骨格筋減少・筋力低下，骨格筋機能異常，運動耐容能の低下，易疲労感，活動量減少，生活の質（quality of life；QOL）低下などが認められる．長期の安静や臥床は，肥満，インスリン抵抗性，糖尿病，高コレステロール血症，動脈硬化につながり，「廃用症候群」を合併し，内部障害や運動機能障害がさらに悪化するという悪循環に

陥りやすい．また，肺炎などによる生命予後の悪化や認知症，うつなども招きやすい．

循環器疾患患者では，運動耐容能は肺，心臓，血液，筋肉の機能・量で規定される．運動耐容能（最高酸素摂取量や運動時間）と左心室収縮機能指標（左心室駆出率）との相関は低いこと[8]，種々の治療介入により心拍出量などの血行動態は直後から改善するにもかかわらず運動耐容能の改善は遅れること[9]などの事実から，運動耐容能低下の主要な機序は左心室収縮機能低下ではなく，骨格筋の筋肉量減少や代謝異常，血管拡張能低下などの末梢因子であると考えられるようになってきた．

運動耐容能は健常人や各種疾患患者の生命予後と密接に関係している．この現象は腎不全患者でも例外ではない．すなわち，運動耐容能の低い透析患者や運動をしない透析患者では生命予後が悪いことが明らかになっている[10]．さらに，透析患者が運動を行わないことは，低栄養や左室肥大と同程度に生命予後に影響を及ぼすことが指摘されている[10]．

リハビリテーションは必須の医療という自覚をもつ

リハビリの中核を占める運動療法は，透析患者に対して運動耐容能改善，MIA（低栄養・炎症・動脈硬化複合）症候群改善，蛋白質異化抑制，QOL改善などをもたらすことが明らかにされている．「透析患者の心血管疾患に対するK/DOQI臨床ガイドライン2005年版」では，「医療関係者は透析患者の運動機能評価と運動の奨励を積極的に行う必要がある」と明記してある（p18 表2-3）[11]．透析患者は積極的に運動を行い，フィットネスを維持・向上させる必要がある[12]．すなわち，リハビリは必須の医療であり，日常生活動作（ADL）の維持や再発防止のみならず，ほかの動脈硬化性疾患の合併増悪を防止する意味でも重要である．

超高齢社会におけるリハビリテーションの注意点を心得る

腎臓機能障害患者は高齢者が多い．すなわち腎臓のリハビリに際しては，高齢者の特徴を踏まえたリハビリが必要である．高齢者の特徴とリハビリのポイントを表4-3に示した[3]．患者は多くの疾患を有し，予備力が低下していることを念頭に，運動負荷試験を厳密に行い，高強度運動よりも低～中強度運動で，時間と頻度を漸増することが必要である．また，認知症，聴覚障害や視覚障害の合併対策として，教材に工夫をして「わかりやすさ」を徹底したり，患者に加えて，家族に教育を十分行ったりすることが重要である．高齢者は症状，徴候が非定型的なので，患者の自覚症状の有無を過信せず，血圧，脈拍数，酸素飽和度，心電図などを頻回に測定することも必要である．

前述したように，患者の予後が社会や環境面によって支配されることがまれでないので，心身機能・構造（機能障害）のみならず，健康状態，個人因子，環境因子，活動（能力低下），参加（社会的不利）を考え，それぞれに対応策を練ることが必要である．

リハビリテーションは “adding life to years and years to life” という自覚をもつ

腎臓機能障害などの内部障害患者では重複障害や認知障害の合併が多く，それを理由に内部障害リハビリを受けられない場合も少なくないとされている[13, 14]．障害の重複に対しては，関節拘縮・バランスの改善や予防という理学療法や環境対策も含めた広い意味でのリハビリに熟知した理学療

1）個人差が大きい．
- 高齢者に対しては1人ひとりテーラーメイドされた対応が求められる．

2）1人で多くの疾患を有する．
- 運動負荷試験を厳密に行う．
- 高強度運動よりも低〜中強度運動で，時間と頻度を漸増する．

3）疾患の病態が若年者と異なる．
- 老年医学や臓器障害に対する十分な知識を備えておくとともに，問診の腕を磨く．

4）重篤な疾患があるのに明瞭な臨床症状を欠くことが多く，診断の遅れを招くことがある．
- 自覚症状の有無を過信しない．
- 血圧，脈拍数，酸素飽和度，血液生化学検査，尿検査，心電図などを頻回に測定する．

5）認知機能低下，認知症，難聴，構語障害，失語症，うつ状態，意識障害，せん妄などのために問診しにくいことが多い．
- 大きな声で，はっきり，ゆっくり，丁寧に，対応する．
- 教材に工夫をして「わかりやすさ」を徹底する．
- 患者に加えて，家族に教育を徹底する．

6）侵襲的な検査を行い難い．
- 確定診断にどうしても必要か，どうしても確定しなければならないかを十分考え，インフォームドコンセントでもわかりやすく説明する．

7）1つの疾患の治療がほかの疾患に影響を与えやすい．
- 常に全身状態を考慮し，全人的医療を行う

8）検査値の正常値が若年者と異なる．
- 検査値に対する十分な知識を備えておく．

9）本来の疾患と直接関係のない合併症を起こしやすい．
- ウォームアップやクールダウンを長めにとる．
- 運動強度の進行ステップには時間をかける．

10）廃用症候群を合併しやすい．
- 加齢に伴う基礎体力の低下に対して早めにリハビリを開始し，継続する工夫をこらす．

11）薬剤に対する反応が若年者と異なる．
- 体重，血圧，検査データ，薬剤の変更，脱水の有無などに気を配る．

12）疾患の完全な治癒は望めないことが多く，いかに社会復帰させるかが問題となることが多い．
- 完璧なADL改善のために長期間入院を強いるのではなく，入院によりある程度ADLの改善がみられた段階で，在宅でいかにリハビリを継続させるかのシステム作りを行う．

13）治療にあたりQOLに対する配慮がより必要となる．
- インフォームドコンセントを十分行うことはもちろん，患者の現在の生活習慣とその生きがいなどを十分聴取し，さらに，正しいこととできることのギャップを常に念頭に置いて，落とし所を考える．

14）疾患の発症・予後に医学的な要素とともに，心理的，社会的，環境的な要素が関わりやすい．
- 心身機能･構造（機能障害）のみならず，健康状態，個人因子，環境因子，活動（能力低下），参加（社会的不利）を考え，それぞれに対応策を練る．

[表4-3] 高齢者の特徴とリハビリテーションのポイント　（上月，2011）[3]

法士が参画することで，腎臓リハビリ対象患者を拡大できる可能性が高く，今後，理学療法士の腎臓リハビリへの積極的な参画が望まれる．

また，現在の医療では，医療スタッフから患者へ医学的見地からの指示を一方的に設定し，患者がその指示に従順でいるという「コンプライアンスの時代」から，患者自身が医療スタッフの勧めを十分納得して自分の意思で行動変容を行う「アドヒアランスの時代」に変化した[11, 15]．アドヒ

- 腎臓障害などの内部障害のリハビリの目的は，障害をもつ人の「全人的復権」のみならず，動脈硬化性疾患の発症・再発予防，生命予後の延長であることを認識すること．
- 個人としての熱意・意気込みがあること．
- 患者・家族のもつ問題，考え，希望を共感をもってよく聞くこと．
- 患者・家族が理解できる言葉で平易に説明し，理解が得られたか確認すること．
- エビデンスに基づいたメニューを作成・施行し，その評価を行うこと．
- 患者・家族が独力でできるようになる指導をすること．
- 多職種のメンバーを尊重したチームワークを確立すること．
- 他職種の技術・知識も取り込んだトランスディシプリナリー・チームメンバーになること（例：心電図，臨床検査値，薬物など）．

[表 4-4]　リハビリテーション関連職に望むこと

1）リハビリテーションの参加率向上への対策
- リハビリの重要性を患者・医療従事者に十分に認識させる
- リハビリは個別的かつ包括的で，患者の状態に応じたきめ細かいメニュー作成・指導
- 時間的・経済的・内容的にもっと魅力的なプログラム・システムの作成
- リハビリ施設基準の緩和

2）リハビリテーションのコンプライアンス向上への対策
- リハビリは個別的かつ包括的で，患者の状態に応じたきめ細かいメニュー作成・指導
- 外来通院型リハビリプログラムの作成
- 短期入院型包括的リハビリプログラムの作成
- 在宅リハビリとインターネット利用プログラムの作成
- リハビリの重要性を患者・医療従事者に十分に認識させる

3）リハビリテーション期間・頻度の最適化への対策
- リハビリは個別的かつ包括的で，患者の状態に応じたきめ細かいメニュー作成・指導
- リハビリの患者選択・リスクの層別化と費用効果分析

4）リハビリテーション運営主体の再検討
- リハビリは個別的かつ包括的で，患者の状態に応じたきめ細かいメニュー作成・指導
- リハビリ施設基準の緩和
- リハビリの患者選択・リスクの層別化と費用効果分析
- NPO 法人による医療保険外の運営
- 「腎臓リハビリ指導士」（仮称）などの専門家の養成・活用法の検討

5）内部疾患患者の高齢化，重複障害化への対策
- リハビリは個別的かつ包括的で，患者の状態に応じたきめ細かいメニュー作成・指導
- リハビリ医と内科医，理学療法士などリハビリスタッフとの協力体制のより緊密な構築
- リハビリの重要性を患者・医療従事者に十分に認識させる

[表 4-5]　腎臓リハビリテーション普及のために必要な課題

アランスを高めるためには，医療スタッフからの患者に対する共感をもった説明，また患者自身の生きる希望を支える説明が必要である．また，患者自身あるいは患者と家族が自立，継続してリハビリを行えるようにする工夫が必要である．そのためには，無理のないメニューにすること，最低限何が必要かを的確に患者や家族に伝えること，患者が諦めない内容にすることが必要であろう（表 4-4）．

心臓リハビリに関しては，筆者らは 12 日間の入院型回復期心臓リハビリシステムを導入し，高齢者心臓リハビリ患者においても身体的，心理学的，QOL の改善効果を認めている[16]．またメディックスクラブ仙台での生活期（維持期）心臓リハビリに移行した患者でも長期にわたり運動耐容能の向上をみており[17, 18]，このような活動も腎臓リハビリに応用できないか検討中であり，1 つの解決

策と期待される．

腎臓機能障害のリハビリでは，リハビリが運動療法だけで成り立つのではなく，きちんとした薬物療法，食事療法，患者教育，カウンセリングなどをセットにした「包括的リハビリ」として行われることでその威力が倍増する．腎臓機能障害のリハビリは新領域の内部障害リハビリである．腎臓リハビリ普及のためには表 4-5 に示すようにさまざまな課題に取り組む必要があるが，内部障害リハビリのエビデンスを患者・医療関係者双方に周知徹底し，内部障害リハビリの重要性を啓蒙することが何よりも重要である．

これまでの医療は寿命の延長（adding years to life）が主目的であった．一方，リハビリの主目的はいわば生活の質の改善（adding life to years）であった．しかし，腎臓機能障害など内部障害のリハビリは，「生活の質の改善と寿命の延長を同時に達成できる必須の医療（adding life to years and years to life）」であることは明白であり[19]，今後，そのリハビリの普及が一段と期待される．

（上月正博）

文献

1) 厚生労働省：厚生労働省平成 28 年度簡易生命表の概況について：http://www.mhlw.go.jp/toukei/saikin/hw/life/life16/index.html
2) 内閣府：平成 29 年版高齢社会白書．2017：http://www8.cao.go.jp/kourei/whitepaper/w-2017/zenbun/29pdf_index.html
3) 上月正博：高齢者の特徴とリハビリテーションの重要性．臨床リハ **20**：57-64，2011
4) 日本透析医学会：図説・わが国の慢性透析療法の現況：http://docs.jsdt.or.jp/overview/
5) 上月正博：高齢者の循環障害の特性．理学療法 **28**：1113-1119，2011
6) 日本高血圧学会高血圧治療ガイドライン作成委員会：高血圧治療ガイドライン 2014，日本高血圧学会，2014：https://www.jpnsh.jp/data/jsh2014/jsh2014v1_1.pdf
7) Kooman JP, et al：Chronic kidney disease and premature ageing. *Nat Rev Nephrol* **10**：732-742, doi：10.1038/nrneph.2014.185. Epub 2014
8) Miyashita T, et al：Relation between exercise capacity and left ventricular systolic versus diastolic function at rest and during exercise in patients after myocardial infarction. *Coronary Art Dis* **12**：217-225, 2001
9) Tanabe Y, et al：Determinants of delayed improvement in exercise capacity after percutaneous transvenous mitral commissurotomy. *Am Heart J* **139**：889-894, 2000
10) O'Hare AM, et al：Decreased survival among sedentary patients undergoing dialysis：results from the dialysis morbidity and mortality study wave 2. *Am J Kidney Dis* **41**：447-454, 2003
11) NKF-K/DOQI：K/DOQI clinical practice guidelines for cardiovascular disease in dialysis patients. *Am J Kid Dis* **45**（Suppl 3）：S1-S128, 2005（塚本雄介訳：K/DOQI 透析患者における心血管病 CVD ガイドライン：http://www.jinzou.net/）
12) 上月正博：腎臓リハビリテーション―現況と将来展望．リハ医学 **43**：105-109，2006
13) 上月正博，大宮一人：重複障害の時代における心大血管疾患リハビリテーション．心臓リハ **15**：75-77，2010
14) 上月正博：高齢者の心臓リハビリテーションの特異性と注意点．心臓リハ **16**：31-34，2011
15) 上月正博：リハビリテーション心理学・社会学に望むこと（総論）．臨床リハ **18**：438-442，2009
16) 吉田俊子, 他：高齢者における心臓リハビリテーション後の身体活動性と不安・抑うつ尺度との検討．心臓リハ **8**：93-96，2003
17) 石田篤子，他：自己健康管理の定着化を目指したメディックスクラブ仙台での維持期心臓リハビリテーションの試み．心臓リハ **13**：165-168，2008
18) 河村孝幸，他：日常生活における中等度以上の活動頻度および活動継続時間の特徴と運動耐容能の関係．心臓リハ **14**：119-122, 2009
19) Kohzuki M, et al：A paradigm shift in rehabilitation medicine：from "adding life to years" to "adding life to years and years to life". *Asian J Human Services* **2**：1-7, 2012

column 透析 Q&A

透析を始めるとどのような身体障害者の認定を受けるのですか？

透析患者の場合，身体障害者福祉法の内部障害の中の「腎臓機能障害」がその対象となる．腎臓機能障害は1級，3級，4級の3段階に区分されている．1級の認定基準と透析導入基準とがほぼ同じため，ほとんどの透析患者は1級で交付されている．等級の審査では血清クレアチニン（Cr）値がほぼ決定的な意味をもち，8mg/dl 未満で導入した場合には3級もしくは4級として交付されている．しかし，身体障害者手帳の交付は自治事務に移行し，Cr 値だけによらない独自の認定基準に基づき運用しているところもみられる[1)]．

腎臓機能障害で身体障害者手帳をもつと利用できる福祉サービスとしては，JR や国内線航空機を含む公共交通機関の運賃割引，所得税・住民税における控除，自動車税・自動車取得税の減免，自治体独自のサービスも多い．手帳の申請は居住地の市区町村役所，障害福祉担当窓口へ行くとともに，利用方法などは手帳取得時に窓口で詳細を尋ねておくとよい．

透析の費用はどれくらいかかりますか？

透析治療にかかる費用は以下の医療費助成制度で無料もしくは低額負担となっている．

長期特定疾病にかかる特例：透析治療は，健康保険もしくは高齢者医療保険だけでは長期の高額負担を強いられるため，高額療養費の特例として，透析治療にかかる医療費については月1万円（一定以上の高額所得者は2万円，後期高齢者医療制度では一律1万円）までの負担で済むよう取り扱われている（ただし，医療機関ごとに負担が発生する．入院と外来もそれぞれに負担が発生する）．所得制限がなく，また健康保険や後期高齢者医療制度と同じく全国どの医療機関でも利用可能である．

自治体独自の重度障害者を対象にした医療費助成制度：各自治体では重度の障害者（身体障害者手帳1，2級程度）を対象に，医療費助成を行っている．一定の所得制限が設けられてはいるが，多くの透析患者が無料で治療を受けられる．しかし，近年の財政難により，一定の自己負担を求める自治体が増えている．一方，身体障害者手帳3級では，透析導入していても重度障害者の医療費助成の対象とならない自治体が多い．また，腎臓機能障害で3級もしくは4級の場合，ほかの障害（例えば視力障害や肢体不自由など）で3級程度の身体障害者手帳が取得できれば，総合等級にて重度障害者の医療費助成が利用できる場合もある．

自立支援医療：身体障害者手帳を取得した場合に，透析および移植にかかる医療費に対して適用される．2006年度より障害者自立支援法施行に伴い入院の食事代が自己負担となり，所得に応じた5千円，1万円，2万円の定額負担へ改正された．また，生活保護受給中であれば，他法活用の原則により透析患者は自立支援医療申請が必要となり，ほとんどの透析施設は指定医療機関となっている．しかし，重度障害者医療費助成のほうが負担軽減に役立つ現状では，あまり使い勝手がいい制度ではないといえる[2)]．

（上月正博）

文献

1）米本恭三，明石 謙：リハビリテーション医学･医療の成り立ちと発展．最新リハビリテーション医学，第2版（米本恭三監），医歯薬出版，pp2-4，2010
2）藤田 譲：透析患者の心理・社会問題と社会資源．透析療法パーフェクトガイド（飯田喜俊，秋葉隆編），医歯薬出版，pp350-356, 2010

第 II 章

腎臓病をめぐる基礎知識

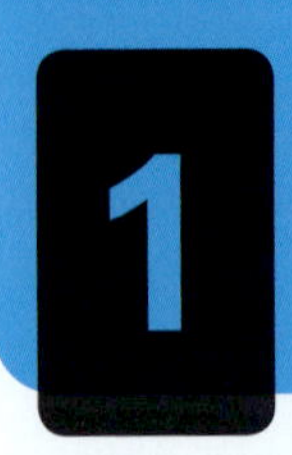

1 腎臓の機能・構造

1 腎臓の構造

腎臓の位置と解剖

腎臓は脊柱の両側，後腹膜腔内の第12胸椎と第3腰椎の間に位置する．長径10〜12 cm，短径5〜7 cm，厚さ3〜4 cm，重さ120〜130 gである．腎臓は断面でほぼC字型を呈し，内側にへこんだ腎門を囲んでいる（図1-1）．腎門から続く腔所を腎洞といい，腎動静脈，腎杯などが脂肪組織の中に埋まっている．

腎臓の実質は腎洞を取り巻くように配置されており，外側の被膜下に広がる皮質と内側の髄質に分けられる．髄質とその周囲の皮質は腎臓の発生学的単位であり，腎葉（腎錐体）とよばれる．ヒトの腎臓は複数（通常前後7対）の腎葉をもつ多葉腎であり，隣り合う髄質の間に皮質が深く入り込んでいて，この髄質間の皮質を腎柱という．それぞれの腎葉には皮質，髄質および腎乳頭がある．腎乳頭から尿が腎盂に導入される部分は杯の形をしており，腎杯とよばれる．

血管系

左右の腎動脈主幹部は通常第1〜2腰椎のレベルで大動脈からそれぞれ1本ずつ出，さらにそれぞれ2本の腹側枝と1本の背側枝に分かれる．前者は腎臓の中央部の腹側部分と下極の全体，後者は上極全体と中央部分の背側に血流を供給する．腹側，背側枝ともに区域枝に分かれ，さらに葉間動脈に分枝し，さらに分枝して弓状動脈となる．弓状動脈は皮質と髄質の境を弓状に走るが，いわゆるend-artery（ほかの血管との交通がない血管）であり，その終末は小葉間動脈となり皮質表

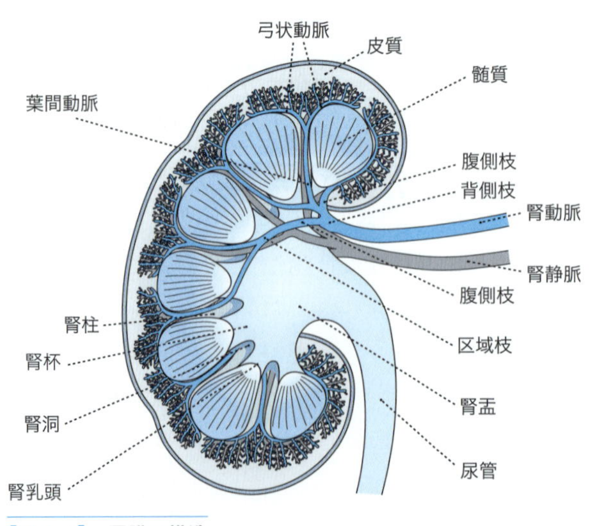

[図1-1] 腎臓の構造

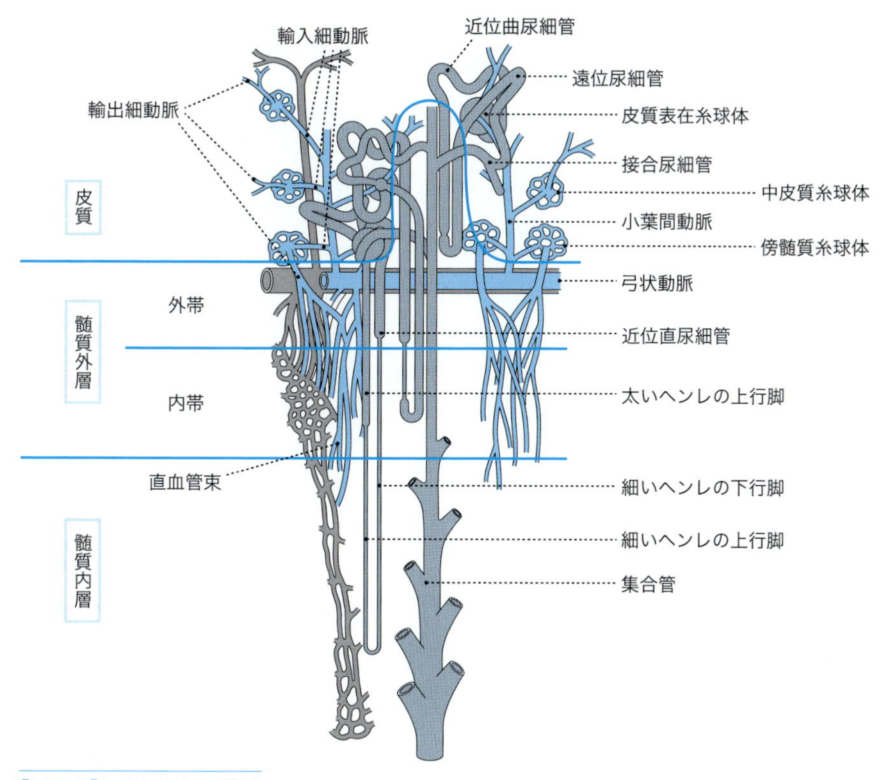

[図 1-2] **ネフロンの構造**

層へ向かい，同じ腎錐体に流入するほかの弓状動脈とは交通しない．弓状動脈からはほぼ直角に多数の小葉間動脈が分枝して腎表層へ向かい，その間に輸入細動脈が多数分枝し，糸球体そして輸出細動脈に至る．

糸球体およびそれに続く尿細管は1つの機能単位としてネフロンとよばれ，表在，中皮質，傍髄質ネフロンに分類される（図 1-2）．表在および中皮質ネフロンの輸出細動脈は尿細管周囲毛細血管となり，尿細管周囲を取り囲む．その後，静脈となり，小葉間静脈，弓状静脈となる．一方，傍髄質ネフロンの輸出細動脈は，下行直血管となり，腎髄質乳頭に向かって血液を運ぶ．下行直血管は，静脈血を腎乳頭から弓状静脈へ運ぶ上行直血管と一緒の部位にあり，束のようになっており，まとめて直血管束とよぶ．弓状静脈は合流して葉間静脈，区域静脈となり最終的に腎静脈へ至る．

尿細管

糸球体はボウマン囊に覆われ，ボウマン囊から出た尿細管は近位曲尿細管から近位直尿細管となり，ループをつくり（ヘンレのループ；Henle loop，ヘンレ係蹄ともいう），必ず元の糸球体の血管極に戻り，輸出入細動脈に接した後，遠位曲尿細管となる．遠位曲尿細管は輸出細動脈と接しながら皮質表層に向かい，ヘアピンカーブを形成して，再び元の糸球体輸入細動脈に戻り接合尿細管となり，輸入細動脈と緊密に接触しながら小葉間動脈の方向に走る．その後，ほかのネフロンの接合尿細管と合流を繰り返し，集合管となる．

尿細管の長さや，血管と尿細管の位置関係にも一定の規則がある．傍髄質ネフロンは長いヘンレ

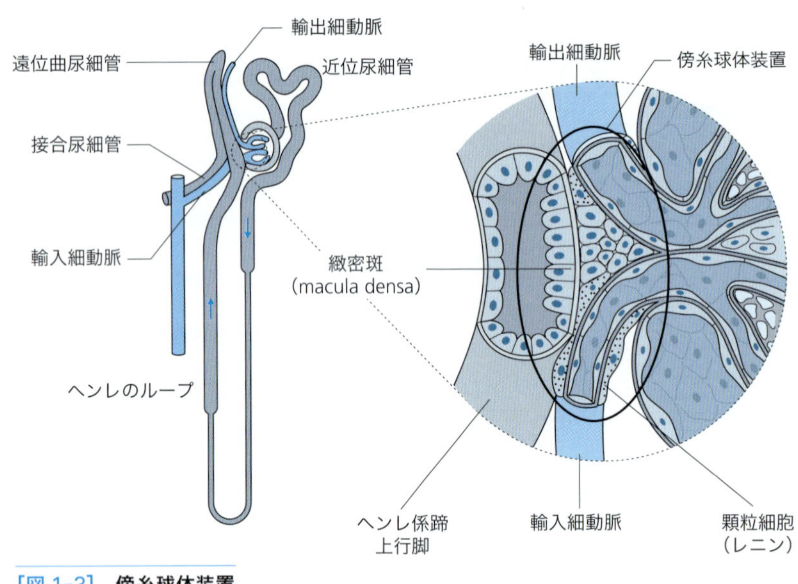

［図 1-3］ 傍糸球体装置

のループをもち，細いヘンレの下行脚と細いヘンレの上行脚を有する．一方，中皮質および表在ネフロンは短く，細いヘンレの上行脚がない．集合管は直血管束と直血管束の中間に位置する．また，傍髄質ネフロンの太いヘンレの上行脚は常に直血管束の近傍に位置し，中皮質，表在ネフロンと腎表層に近くなるにつれて，太いヘンレの上行脚は直血管束から離れ，集合管に近づく．

腎臓の複雑な構造の意義

腎臓の複雑な構造は，食塩摂取が困難で循環の危機に陥りやすい自然環境でも，多量の濾過と再吸収を行い，体液の恒常性を維持するのに必要不可欠のものであった．腎血流の90％以上は皮質に分布し，髄質血流は10％未満である．髄質血流は下行直血管により供給され，腎乳頭に近くなるにつれて運搬されてくる酸素量が低下する．しかし，細いヘンレの脚は能動輸送をしないため酸素消費が少なく，髄質内層における酸素濃度は保たれる．一方，髄質外層では太いヘンレのループの上行脚（medullary thick ascending limb；mTAL）と近位直尿細管による活発な能動輸送のために酸素が多量に消費されるため，虚血や循環不全に対して最も脆弱である．中でも直血管から遠い mTAL が特に傷害を受けやすい．

われわれの腎臓は1日1.4 kgの食塩を濾過し，そのほとんどを再吸収するため多量の酸素を消費する．血圧が低下しようものなら，たちまち虚血に陥ってしまう危険がある．しかし，この問題はレニン・アンジオテンシン（renin-angiotensin；RA）系の働きにより巧妙に回避されている．すなわち，低血圧や食塩摂取の低下に伴い上昇したアンジオテンシンⅡ（AⅡ）は表在糸球体の輸出入細動脈を強力に収縮させるが，傍髄質糸球体輸出入細動脈での収縮作用ははるかに弱い．小葉間動脈の末梢にある細動脈の収縮のために，弓状動脈から小葉間動脈に沿った圧の低下が少なくなり，傍髄質糸球体にかかる圧力が上昇する．このため，表在糸球体における濾過は減少するが，傍髄質糸球体における濾過が上昇し，腎臓全体の糸球体濾過量（glomerular filtration rate；GFR）は保たれる．この結果，濾過されたナトリウム（Na）のうち傍髄質ネフロンを通過する分画が多くなるが，このネフロンは長いループをもつため，Na はほとんど完全に回収される．しかも，その近傍には直血管があり，酸素も十分に供給されるため虚血に陥ることはない．一方，表在ネフロンでは濾過が減少するとともに，AⅡが近位尿細管における再吸収を促進する．したがって，直血管から遠く，虚血に最も弱い mTAL に到達する Na は大幅に減少し，仕事量，すなわち酸素消費量も低下する．こうして，食塩や水分摂取の困難な環境下でも，腎臓に障害をきたすことなく，多量の濾過と Na バランスを維持することが可能となるのである．

傍糸球体装置

太いヘンレの上行脚が元の血管極に戻り，糸球体輸出入細動脈と接する細胞の一群は背が高く，核が尿管腔側に位置する特殊な形態をしており，緻密斑（macula densa）とよばれる（図 1-3）．輸出入細動脈，緻密斑およびそれらに囲まれる三角領域にある糸球体外メサンギウム細胞を総称して，傍糸球体装置（juxtaglomerular apparatus；JGA）とよぶ．傍糸球体装置はレニン分泌を調節し，糸球体血行動態を調節する重要な構造である．最近，輸入細動脈に緊密に接する接合尿細管が，その内腔の尿細管液の塩化ナトリウム（NaCl）濃度を感知して，輸入細動脈の血管抵抗を調節することが明らかになった（接合尿細管糸球体・糸球体フィードバック）（次項「腎機能調節」を参照）．

（伊藤貞嘉）

2 腎機能調節

糸球体濾過

糸球体濾過量（glomerular filtration rate；GFR）は 100 ml/分/1.73 m^2 であり，1 日 150 l にも及ぶ．糸球体には約 40〜50 mmHg という高い静水圧で毛細血管に血液が流れ込んでおり，糸球体毛細血管は極めて水に対する透過性が高い．

図 2-1 に糸球体毛細血管内のある特定の部位における限外濾過*を規定する因子を示す．毛細血管からボウマン（Bowman）腔への水と溶質の濾過の原動力は毛細血管内圧（P_{GC}）である．一方，ボウマン腔内圧（P_B）および糸球体毛細血管内の血漿膠質浸透圧（π_{GC}）は濾過を阻止する方向に作用する．したがって，「有効濾過圧（P_{UF}）= $\Delta P - \pi_{GC}$」となる（ただし $\Delta P = P_{GC} - P_B$）．P_{UF} は図 2-2 に示すように，糸球体毛細血管を輸入細動脈から輸出細動脈へたどるに従って減少するが，これは ΔP が毛細血管床を通してほぼ一定であるのに対し，限外濾過により毛細血管内より水が失われるため，蛋白濃度，すなわち π_{GC} が輸出細動脈に近づくにつれて高くなるためである．正常では毛細血管のある部位で π_{GC} が ΔP まで上昇し，それ以後の毛細血管では濾過が行われず，予備

side memo

* | **限外濾過**

半透膜の両側の液体の圧力差による濾過のことをいう．

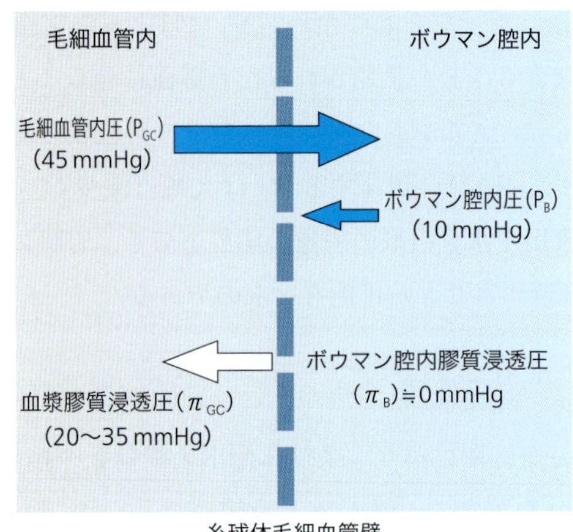

［図 2-1］ 毛細血管壁における限外濾過を規定する力学的因子

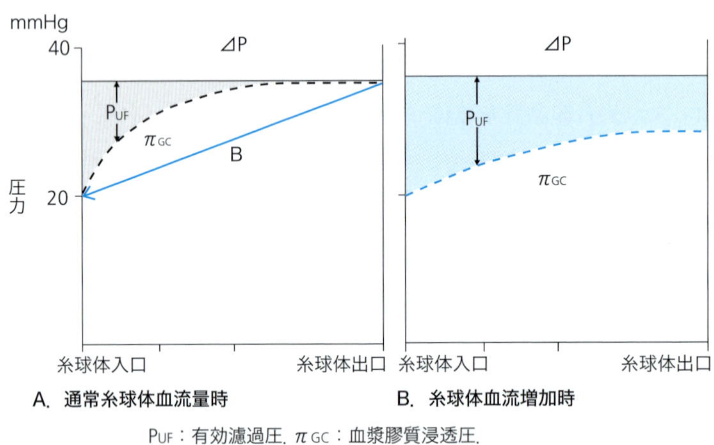

［図 2-2］ 糸球体毛細血管における圧および膠質浸透圧勾配

として残される（図 2-2A）．この状態を filtration pressure equilibrium（FPE）とよぶ．図 2-2B に示すように，糸球体血流量が増大すると，π_{GC} の毛細血管床に沿っての変化率が小さくなるため，FPE に到達する点は輸出細動脈のほうへ移動し，濾過が増大する．

以上より，糸球体内圧とともに糸球体血流量および糸球体基底膜の水の透過性が GFR を決定する．糸球体内圧および糸球体血流量は輸入細動脈と輸出細動脈の血管抵抗のバランスにより規定される．

自動調節

腎臓は自動調節能に優れており，平均血圧（mean arterial blood pressure；MAP）で 70～180 mmHg ぐらいまでの変動では，GFR と腎血流量はともにほぼ一定に保たれる（図 2-3）．自動調節は神経系および体液性因子を除いてもみられ，筋原反応と尿細管糸球体フィードバック（tubuloglomerular feedback；TGF）が重要である．筋原反応は血管内圧の変化を血管平滑筋が感

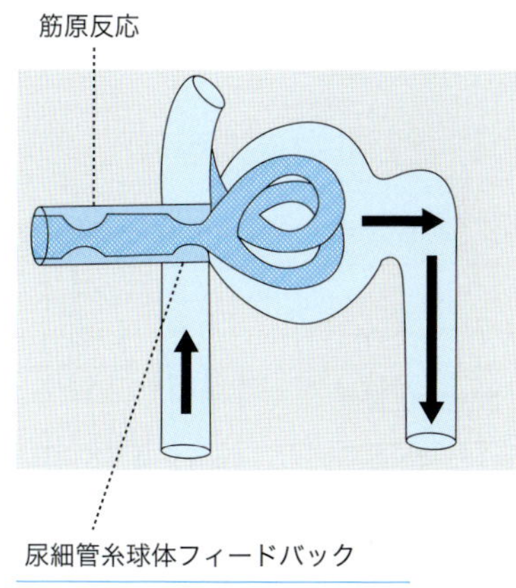

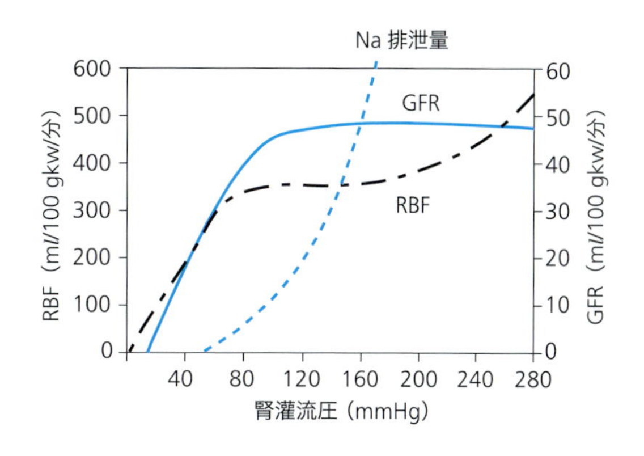

[図 2-3] 自動調節能と圧利尿

(Shiplay RE, et al : *Am J Physiol*, 1951 より)

知して血管の緊張度を能動的に調節する機序である．一方，TGF は緻密斑が尿細管液の NaCl 濃度を感知して，輸入細動脈血管抵抗を調節する機序である．筋原反応と TGF は輸入細動脈で直列に配列しており，筋原反応だけでは防げない GFR の変化が緻密斑に到達する NaCl 濃度に反映され，輸入細動脈が反応して GFR をもとのレベルに保つ作業が完成する．TGF は時々刻々の GFR の変化を感知して，修正しており，1 分間に約 2 回の頻度でオシレーション（振動）しながら GFR を一定に保っている（図 2-4）．TGF が腎臓に存在することにより，腎臓は生体のほかのどの臓器よりも自動調節能に優れている．

接合尿細管・糸球体フィードバック

接合尿細管は輸入細動脈と密接に接触して糸球体血行動態を調節しており，接合尿細管・糸球体フィードバック（connecting tubuloglomerular feedback；CTGF）とよばれる．TGF においては，緻密斑尿細管液の NaCl 濃度が上昇すると輸入細動脈が収縮して，GFR が低下する．ところが，生理的食塩水の投与などの後には，緻密斑に到達する NaCl 濃度が上昇しているにもかかわらず，GFR は増加（輸入細動脈の拡張）する．すなわち，何らかの機序が TGF 反応を制御する必要がある（TGF のリセッティング）．この機序にはレニン・アンジオテンシン系と CTGF が重要である．最近の研究で，接合尿細管に到達する NaCl 濃度が上昇すると，輸入細動脈が拡張することが明らかになった[1]．すなわち食塩負荷後にはアンジオテンシンⅡが抑制されるとともに CTGF により輸入細動脈が拡張し，反応するポイントが高い方向にシフトする（図 2-4）．以上のことより，筋原反応と TGF は血圧の急性な変化に対応して GFR を一定に保つ役割を，一方，CTGF は食塩摂取の変化などの比較的亜急性（慢性）の変化に対応して GFR を一定に保つ役割を果たしていると考えられる．ここで重要なのは CTGF が TGF の近位側にあり，TGF のベースラインを制御していることである．このように，腎臓にはいかなる状況においても GFR を一定に担保する仕組みが整備されており，この安定性が体液の恒常性に必須の条件となる．

圧利尿

腎灌流圧が上昇するにつれて尿中水・Na 排泄量が増加する現象がみられ，これを圧利尿とよぶ．

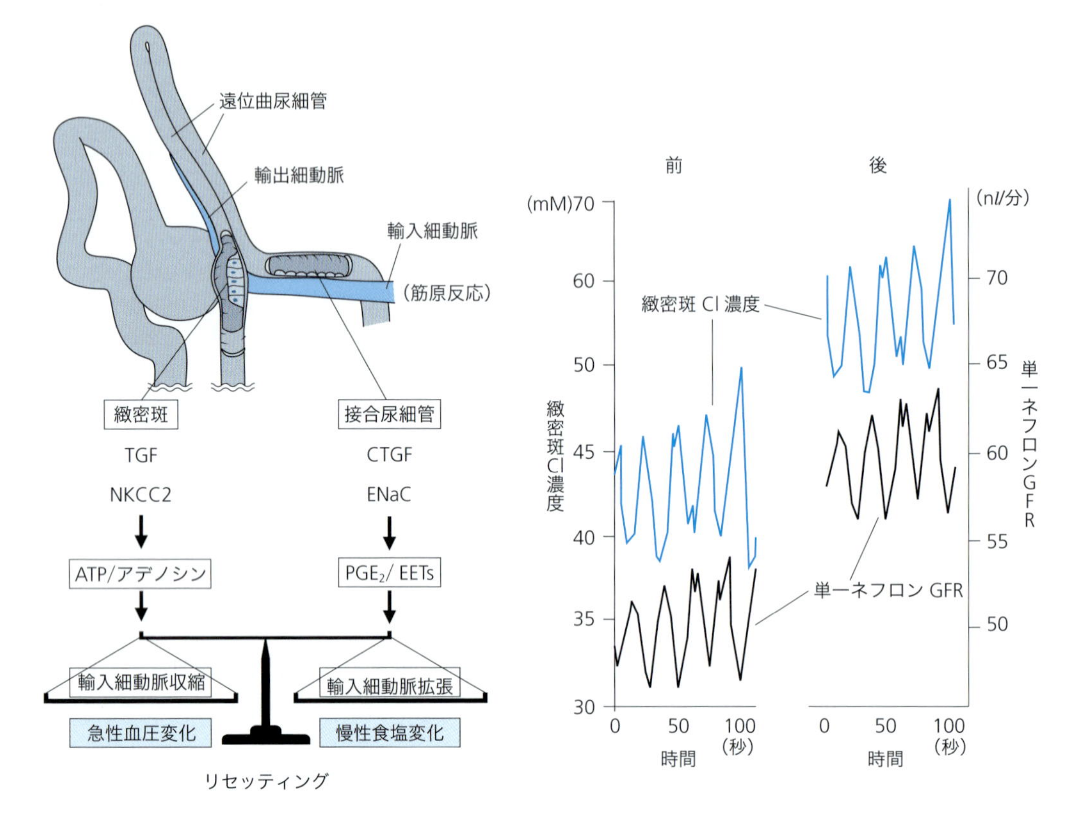

[図 2-4] 糸球体濾過量 (GFR) 安定性に対する緻密斑と接合尿細管の役割

血圧が上昇すると，まず筋原反応により輸入細動脈が収縮して，糸球体内圧が上昇することを防ごうとするが，完全には防ぎきれず糸球体内圧は上昇し，GFR も上昇する．すると，緻密斑に到達する NaCl 濃度が上昇して，NKCC2 による再吸収が亢進し，その結果，ATP/アデノシンが緻密斑で産生され，輸入細動脈に到達してから放出され，輸入細動脈は収縮して，糸体濾過は減少し元の方向に戻る．このようにして血圧が変化しても GFR は一定に保たれている．

食塩を経口摂取や静注により負荷すると，緻密斑に到達する NaCl 濃度は上昇する．しかし，腎臓全体の GFR は上昇する．同時に血圧が変化したときの GFR の安定性も保たれている．すなわち，TGF のセットポイントが上方にシフト（リセッティング）したことになる．このリセッティングには緻密斑に到達した NaCl が増加したことによるレニン・アンジオテンシン系の抑制，および，接合尿細管フィードバックによる輸入細動脈の拡張が重要である．接合尿細管では ENaC が NaCl 濃度の変化を感知し，血管拡張物質として PGE_2/EETs が産生される．（Holstein-Rathiou et al, 1989[2] を改変）

GFR は一定に保たれているので，圧利尿は腎灌流圧が尿細管機能を調節することによって起こる．圧利尿の機序には髄質循環が重要である．腎髄質は自動調節能が十分ではなく，血圧の上昇に伴い髄質血流が上昇するため，腎間質圧が上昇し尿細管による Na 再吸収が低下するためと考えられている．

（伊藤貞嘉）

文献

1) Wang H, et al : Connecting tubule glomerular feedback in hypertension. *Hypertension* **62** : 738-745, 2013
2) Holstein-Rathlou NH, Marsh DJ : Oscillations of tubular pressure, flow, and distal chloride concentration in rats. *Am J Physiol* **256** : F1007-1014, 1989

3 腎内分泌とその機能

レニン・アンジオテンシン系，カリクレイン・キニン系，ナトリウム利尿ペプチド系，プロスタノイド，エンドセリン，一酸化窒素，アドレノメデュリン

「肝腎」という言葉が示すとおり，腎臓は生体において最も重要な組織の1つである．腎臓は，血液から老廃物を濾過し尿として排泄して体液の恒常性を維持するとともに，血圧，造血や骨機能の調節など，多彩な機能を有している．また，腎臓の血管は他臓器と異なり，糸球体の前後に2つの抵抗血管（それぞれ輸入細動脈と輸出細動脈）が存在し，糸球体内と尿細管周囲の2カ所で毛細血管網を形成している．

レニン・アンジオテンシン（renin-angiotensin；RA）系をはじめとする生理活性物質は血管収縮性物質と血管拡張性物質に大別され（表3-1），血圧や尿量の調節を行っている．また，尿細管や集合管における再吸収や分泌に関与し，水・電解質を調節している．元来，食塩や食物摂取が困難であった陸上動物は，塩分の少ない厳しい環境で生き残るために，水・ナトリウム（Na）の再吸収を司る血管収縮性の物質を有意に発達させてきた．しかしながら，現代の肥満，高食塩社会では，その強い生理活性作用が逆に腎臓障害や高血圧の進展に直結するようになってきている．腎臓では，造血刺激ホルモンであるエリスロポエチン（EPO）の分泌や，カルシウム代謝に重要な役割を果たしているビタミンDの活性化も行われているが，本項では，体液の恒常性にかかわる生理活性物質の役割について概説する．

1）レニン・アンジオテンシン系

レニン・アンジオテンシン系（図3-1）は，生体の代表的な血管収縮系である．レニンは循環血流量や塩分の減少，交感神経の活性に反応して，腎傍糸球体細胞から分泌され，肝臓などで合成されたアンジオテンシノーゲンを切断し，アンジオテンシンⅠに作り替える．アンジオテンシンⅠは，アンジオテンシン変換酵素（angiotensin converting enzyme；ACE）やキマーゼによりアンジオテンシンⅡとなる．アンジオテンシンⅡがアンジオテンシンⅡタイプ1（AT_1）受容体に結合すると，血管の収縮，アルドステロン分泌刺激，交感神経系の活性化や尿細管への直接作用を介して，水・Naの再吸収を増加させ，昇圧，組織障害を引き起こす．一方，AT_2受容体は血管拡張作用を有するが，生体の生理的状態におけるAT_2受容体の発現は低く，その作用はAT_1受容体によりマスクされている．

収縮性物質	拡張性物質
• アンジオテンシンⅡ	• ブラジキニン
• エンドセリン	• ナトリウム利尿ペプチド
• プロスタグランジンG_2，H_2	• プロスタグランジンE_2，I_2
• トロンボキサン	• 一酸化窒素
	• アドレノメデュリン

［表3-1］ 血管収縮性物質と血管拡張性物質

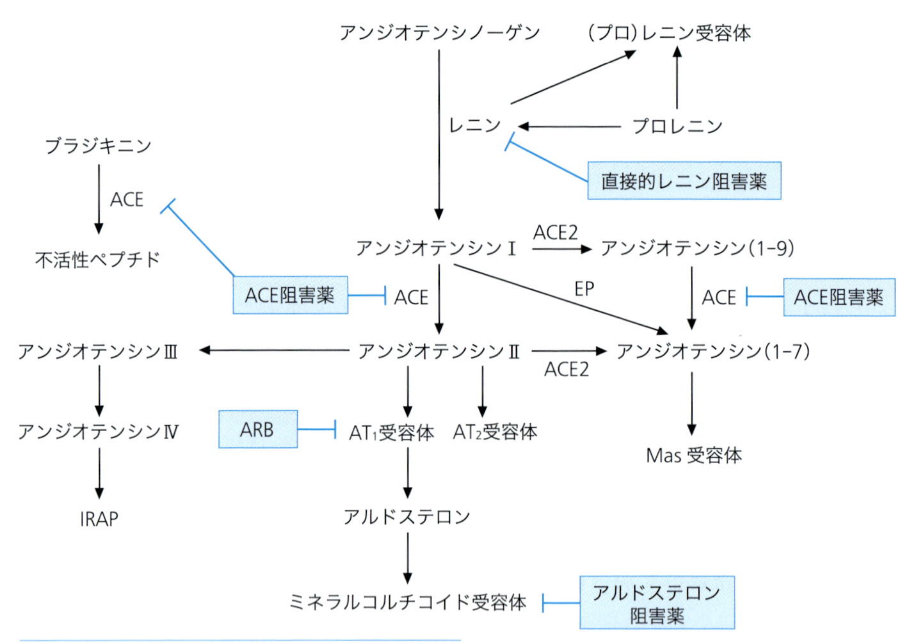

[図 3-1]　レニン・アンジオテンシン系と治療薬

ACE：アンジオテンシン変換酵素，ARB：アンジオテンシンⅡ受容体拮抗薬，AT_1 受容体：アンジオテンシンⅡタイプ 1 受容体，AT_2 受容体：アンジオテンシンⅡタイプ 2 受容体，EP：エンドペプチダーゼ，IRAP：インスリン制御ペプチダーゼ.

腎臓において，アルドステロンは遠位尿細管から集合管に存在するミネラルコルチコイド受容体（mineralo-corticoid receptor；MR）を介し，Na の再吸収とカリウムの排泄を促進するとともに，細胞に直接作用して線維化，酸化ストレスの増大などにより組織障害を進展させる．今日，食塩過剰摂取を基盤としたレニン・アンジオテンシン系の病的活性化が高血圧のみならず慢性腎臓病（chronic kidney disease；CKD）における腎不全の進行や心筋梗塞，脳梗塞といった心血管疾患に深く関与している．日本腎臓学会による「CKD 診療ガイド 2018」では，腎障害の進展を抑制するため，レニン・アンジオテンシン系阻害薬が CKD の降圧療法における第一選択薬である[1].

また，近年，プロレニン-(プロ）レニン受容体系，ACE 2-アンジオテンシン（1-7)-Mas 受容体系という新たなレニン・アンジオテンシン系カスケードが提唱されている．プロレニン-(プロ）レニン受容体系は，従来は不活性前駆物質とみなされていたプロレニンにレニン酵素活性を発揮させること，アンジオテンシン非依存的に MAPK（mitogen-activated protein kinase）経路*1 を活性化し組織障害に関与する[2]．アンジオテンシン（1-7）は ACE 2 によってアンジオテンシンⅠや

side memo

＊1 ｜ MAPK 経路

MAPK はセリンまたはスレオニンのヒドロキシ基をリン酸化するセリン-スレオニンキナーゼの一種で，酵母から植物，高等動物に至るまで真核生物に普遍的に存在し，細胞外の刺激を核内へ伝える鍵分子である．MAPK を介した細胞内情報伝達経路は細胞増殖因子や酸化ストレスなどにより活性化され，細胞増殖や分化を制御する重要な情報伝達経路である.

Ⅱから産生され，Mas受容体に結合することによりアンジオテンシンⅡと拮抗する血管拡張，Na利尿などの作用を示す[3)].

2）カリクレイン・キニン系

カリクレイン・キニン系を介して産生されるブラジキニンは，ブラジキニン2型（B_2）受容体を介して血管内皮細胞から一酸化窒素（nitric oxide；NO）を遊離し，細動脈を拡張して血圧を降下させる．腎臓において，ブラジキニンは接合部尿細管に存在するカリクレインがキニノーゲンをカリジンに変換し，さらにアミノペプチダーゼがカリジンを変換することにより産生される．尿細管のB_2受容体を介し，Na再吸収を抑制してNa排泄を促進する．また，ブラジキニンを不活性化するキニナーゼⅡはACEと同一の酵素であり，ACE阻害薬はブラジキニンの分解を阻害し，ブラジキニンによる生理作用を増強する．

3）ナトリウム利尿ペプチド系

Na利尿ペプチドは，ANP（atrial natriuretic peptide），BNP（brain natriuretic peptide），CNP（C-type natriuretic peptide）の構造の類似した3種類のペプチドで構成される．Na利尿ペプチドの受容体（natriuretic peptide receptor；NPR）として，NPR-A（guanylate cyclase-A；GC-A），NPR-B（GC-B），NPR-C（clearance，C受容体）の3種類が存在し，ANPとBNPはNPR-Aを介し，CNPはNPR-Bを介して生理作用を発揮する．一方，NPR-CはNa利尿ペプチドの細胞内取り込みと除去を行っている．

腎臓での作用は，集合管におけるNa再吸収阻害によるNa利尿と血管拡張による腎血流増加である．ANPは体液量増加に伴い心房から，BNPは心室圧負荷に応じて心室から分泌され，ANPは急性心不全の治療薬として，BNPは心不全のマーカーとして臨床応用されている[4)]．一方，CNPはTNF（腫瘍壊死因子）-αやインターロイキン1などの炎症性サイトカインの刺激により血管内皮から分泌される．

4）プロスタノイド

プロスタグランジンとトロンボキサンを合わせてプロスタノイドといい，アラキドン酸から生合成されるエイコサノイドである．プロスタグランジンE_2やI_2などのプロスタグランジンは血管拡張作用を有し，一方，トロンボキサンは血管収縮作用を有し，腎血流の調節に関与している．また，ブラジキニンの刺激によりプロスタノイドの産生が亢進する．

5）エンドセリン

エンドセリンはエンドセリン1，2，3という3種のペプチドで構成される．エンドセリンの受容体として，ET_A受容体とET_B受容体が存在する．エンドセリン1は，血管平滑筋に発現するET_A受容体を介して血管を強力かつ持続性に収縮させる一方，血管内皮細胞のET_B受容体を介して一酸化窒素を遊離させることにより血管拡張を引き起こす．また，虚血性急性腎不全や食塩感受性高血圧の病態発症・進展において，過剰なエンドセリン1産生亢進が腎障害の主たる要因の1つとなっている．

6）一酸化窒素（NO）

血管内皮細胞において，一酸化窒素（nitric oxide；NO）は内皮型NO合成酵素によってL-アルギニンと酸素から合成される．NOは血管拡張反応のみならず，平滑筋増殖抑制，細胞接着抑制，血小板凝集抑制など多彩な血管保護作用をもち，血管壁の恒常性維持に貢献している．腎髄質では，アンジオテンシンⅡにより尿細管からNOが産生され周囲の直血管に作用することにより，アンジオテンシンⅡ自体の直血管への収縮作用を抑制する．この尿細管-血管NOクロストークがレニン・アンジオテンシン系による血圧調節に関与している[5]．

7）アドレノメデュリン

アドレノメデュリンおよびアドレノメデュリン2/インターメジンはCGRP（calcitonin gene-related peptide）ファミリーに属する血管拡張性物質であり，心臓，腎臓，血管など，循環・体液調節に関与する諸臓器に発現している．両物質ともNO依存性の血管拡張作用を示し，腎臓では水・Na利尿作用を示す．

8）今後の薬剤の開発

現在，レニン・アンジオテンシン系阻害薬は腎障害の進展を抑制する薬として，多くの高血圧患者に使用されている．ANPやBNPに関しても臨床応用されている．しかしながら，ほかのメカニズムに関しては多くの基礎研究がされているにもかかわらず，いまだ十分に臨床応用されていない．また残念ながら，腎障害を直接的なターゲットとして開発された薬剤はほとんど存在しない．今後，これらの生理活性物質のメカニズムが解明され，新たな腎保護薬が開発されることに期待がかかる．

（廣瀬卓男・森　建文）

文献

1）日本腎臓学会編：CKD診療ガイド2018，東京医学社，2018
2）Rousselle A, et al：(Pro) renin receptor and V-ATPase：from Drosophila to humans. *Clin Sci* (*Lond*) **126**：529-536, 2014
3）Ferrario CM：Angiotensin-converting enzyme 2 and angiotensin-(1-7)：an evolving story in cardiovascular regulation. *Hypertension* **47**：515-521, 2006
4）Nishikimi T, et al：Current biochemistry, molecular biology, and clinical relevance of natriuretic peptides. *J Cardiol* **57**：131-140, 2011
5）Mori T, et al：Molecular mechanisms and therapeutic strategies of chronic renal injury：physiological role of angiotensin II-induced oxidative stress in renal medulla. *J Pharmacol Sci* **100**：2-8, 2006

インスリン，グルカゴン，副甲状腺ホルモン，カルシトニン，ビタミンD_3

1）インスリン

インスリンは膵β細胞より分泌されるペプチドホルモンで，糸球体では上皮細胞および内皮細胞にインスリン受容体の存在が証明されており，メサンギウム細胞にも存在する可能性がある．尿細管では，遠位曲尿細管（distal convoluted tubule；DCT）と髄質部ヘンレの太い上行脚（medullary thick ascending limb；MTAL）に最も多く受容体が存在し，そのほか近位曲尿細管（proximal convoluted tubule；PCT），近位直尿細管（proximal straight tubule；PST），細いヘンレの上行脚（ascending thin limb；ATL），皮質部集合管（cortical collecting duct；CCD），髄質部集合管（medullary collecting duct；MCD）にもインスリン受容体が広く存在している（図3-2）．

インスリンには血管拡張作用があり，この拡張作用は内皮依存性で一酸化窒素（nitric oxide；NO）が介在する．インスリン抵抗性の病態では，このインスリンによる血管拡張作用が障害され

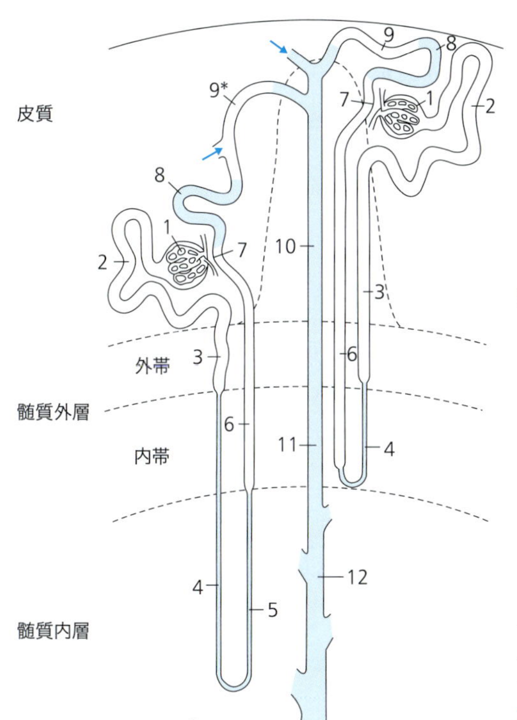

皮質の中で，髄放線を点線で囲ってある.
1：腎小体およびその中のボウマン嚢と糸球体（糸球体係蹄）
2：近位曲尿細管
3：近位直尿細管
4：細い下行脚
5：細い上行脚
6：遠位直尿細管（太い上行脚）
7：緻密斑，太い上行脚の終わりに位置する
8：遠位曲尿細管
9：結合尿細管
9*: アーケードを形成する傍髄質ネフロンの結合尿細管
10：皮質集合管
11：髄質外層集合管
12：髄質内層集合管

[図 3-2] ネフロン模式図　(Kriz et al, 1988[1] を改変)

ている．高濃度のインスリンがメサンギウム細胞や血管平滑筋の増殖を刺激する．

インスリンの Na 再吸収亢進作用には，近位尿細管では，管腔側の Na^+/H^+ 交換輸送および血管側の Na^+-HCO_3^- 共輸送の活性化が関与している．その情報伝達には，インスリン抵抗性の病態で障害される insulin receptor substance-1（IRS-1）でなく，IRS-2 が関与するため，この Na 再吸収亢進作用にはインスリン抵抗性がないと考えられている．インスリンは MTAL や CCD にも直接作用し，MTAL では管腔側の Na^+-K^+-Cl^- 共輸送体を経由する NaCl 再吸収を亢進し，CCD では管腔側の K^+ チャネルを経由する K^+ 分泌を抑制する．

インスリン代謝において，腎は重要な組織であり，糸球体濾過を経由して管腔側から，もしくは血管側からインスリンは近位尿細管に取り込まれて代謝･分解される．腎機能が低下した病態では，インスリンの代謝・分解は低下し，血糖コントロールが改善してくることが多い．

2）グルカゴン

グルカゴンの受容体は G 蛋白共役 7 回膜貫通型受容体であり，サイクリック AMP（cAMP）や細胞内 Ca^{2+} がセカンドメッセンジャーとして介在すると考えられている．グルカゴン受容体は，グルカゴン感受性アデニレートシクラーゼ活性の検討から，MTAL と皮質部（ヘンレ）の太い上行脚（cortical thick ascending limb；CTAL）に多く存在し，CCD や MCD にも存在するとされている．

グルカゴンは，糸球体濾過量（GFR）や腎血漿流量（renal plasma flow；RPF）を増加させ，高蛋白負荷時の GFR や RPF の上昇と関連している可能性が示唆されている．その機序にはプロスタグランジンや NO が関与している．

グルカゴンはNa^+とリン酸イオン（Pi）排泄の増加作用がある．近位尿細管にはグルカゴン感受性アデニレートシクラーゼ活性が存在しないが，Ca^{2+}がセカンドメッセンジャーとして作用する可能性が示唆されている．MTALとCTALでは，グルカゴン感受性アデニレートシクラーゼ活性が高く，これらの部位でグルカゴンはNa^+，K^+，Cl^-，Ca^{2+}，Mg^{2+}の再吸収を促進し，その機序には細胞内cAMP上昇が関与している．

3）副甲状腺ホルモン（PTH）

副甲状腺ホルモン（parathyroid hormone；PTH）の合成・分泌はビタミンD_3と細胞外Ca^{2+}濃度により抑制されている．細胞外Ca^{2+}濃度変化はcalcium-sensing receptor（CaSR）を介して細胞内に情報が伝えられている．CaSRは副甲状腺と腎臓のヘンレの太い上行脚と集合管に発現している．CaSRはCa^{2+}と結合するとホスホリパーゼCを活性化し，イノシトール3リン酸（IP_3）から細胞内Ca^{2+}の上昇をもたらしてPTH合成を抑制する．

PTH受容体はG蛋白共役7回膜貫通型受容体であり，骨では吸収を促進して血中へCa^{2+}を動員する．近位尿細管ではPiとHCO_3^-再吸収を抑制し，CTALと接合尿細管のCa^{2+}再吸収を亢進する．近位尿細管には1α水酸化酵素が局在しており，PCTでPTHは25(OH)D_3から1α,25(OH)$_2D_3$への1α水酸化を促進する．PTHの尿細管作用にはアデニレートシクラーゼ刺激による細胞内cAMP上昇が関与している．

慢性腎不全患者では，過剰なPTHが骨や腎だけでなく，多臓器に対して作用することが示唆されており，PTHが尿毒症の一因であることが推測されている．

4）カルシトニン

カルシトニン受容体はG蛋白共役7回膜貫通型受容体である．カルシトニンの標的臓器はPTHと同様に骨と腎であり，骨では吸収を抑制して血中Ca^{2+}を低下させる．カルシトニン結合やカルシトニン感受性アデニレートシクラーゼ活性の分布から，腎にカルシトニン受容体が存在することは明らかであるが，生理作用については不明な点が多い．MTALではCa^{2+}，Mg^{2+}，Na^+，Cl^-再吸収を亢進し，DCTではCa^{2+}再吸収を亢進する．これらの尿細管作用にはアデニレートシクラーゼ刺激による細胞内cAMP上昇が関与している．カルシトニンはPTHとは異なり，PSTで25(OH)D_3から1α,25(OH)$_2D_3$への1α水酸化を促進する．

5）ビタミンD_3

ビタミンD_3は，PTHとともにCa^{2+}代謝の維持・調節のうえで重要な役割を演じている．ビタミンD_3はまず肝で25位が水酸化されて25(OH)D_3となり，続いて1α位が水酸化されて1α, 25(OH)$_2D_3$に変換される．1α, 25(OH)$_2D_3$は，小腸におけるCa^{2+}吸収や骨からのCa^{2+}溶出を促進し，血中のCa^{2+}レベルを上昇させる生理活性が最も強く，活性型ビタミンDとよばれる．1α, 25(OH)$_2D_3$は，まず受容体蛋白に結合した後に，核に運ばれ，ビタミンD応答配列（VRDE）に結合し，その結果，新しいmRNAの合成とそれに伴う新しい蛋白が合成される．

腎では，1α, 25(OH)$_2D_3$受容体はMTAL，CTAL，DCTに存在し，1α, 25(OH)$_2D_3$はCa^{2+}，Piの再吸収を促進する．慢性腎不全患者では，血中の1α, 25(OH)$_2D_3$の低下が低Ca血症，二次性副甲状腺機能亢進症をもたらし，腎性骨栄養症の発症に関与している．

（伊藤　修）

文献

1）Kriz W, Bankir L：A standard nomenclature for structures of the kidney. *Am J Physiol Renal Physiol* **254**：F1-F8, 1988
2）長坂祐二，兼子俊男：インスリン，グルカゴン．日臨 **50**：2921-2924，1992
3）安友佳朗，永田直一：PTH，カルシトニン．日臨 **50**：2925-2930，1992
4）稲葉雅章，森井浩世：ビタミン D_3．日臨 **50**：2956-2961，1992

カテコールアミン/アセチルコリン，バソプレシン，アルドステロン/コルチゾール，エリスロポエチン

1）カテコールアミン

カテコールアミン（catecholamine；CA）はカテコール骨格をもつ生理活性アミンのことであり，ノルアドレナリン（ノルエピネフリン），アドレナリン（エピネフリン），ドパミン（dopamine；DA）がある（図 3-3）．CA の大部分は神経細胞で産生され，神経刺激伝達物質として神経終末部から分泌される．神経刺激の伝達を終えると，直ちに神経終末部に再び取り込まれる．血液中に存在する CA の主体は副腎髄質部で産生・分泌されたものであり，神経終末部から分泌され血液中に漏れ出てくる CA は分泌量のごく一部にすぎない．ノルアドレナリンまたはアドレナリンを伝達物質とする神経をアドレナリン作動性神経という．

アドレナリン受容体には α 受容体と β 受容体がある．α 受容体には，α_1 受容体と α_2 受容体が存在する．β 受容体は β_1 受容体，β_2 受容体，β_3 受容体の 3 つがあり，β_1 受容体は心臓などに，β_2 受容体は気管支平滑筋などに存在する．β_3 受容体は脂質代謝に関与している．ドパミン受容体にはおもなものとして D_1 受容体と D_2 受容体がある．

アドレナリンは循環器系に作用して血管を収縮させるとともに，心拍数を増大させる．結果として血圧が上昇するが，その作用は単純ではない．すなわち，アドレナリンによる α_1 受容体刺激の結果，皮膚・粘膜・腎臓の血管収縮が起こり，β_2 受容体刺激により骨格筋・冠血管・肝臓などの血管拡張が同時に起こる．全体としては α_1 受容体による血管収縮作用が優位となり，血圧は上昇

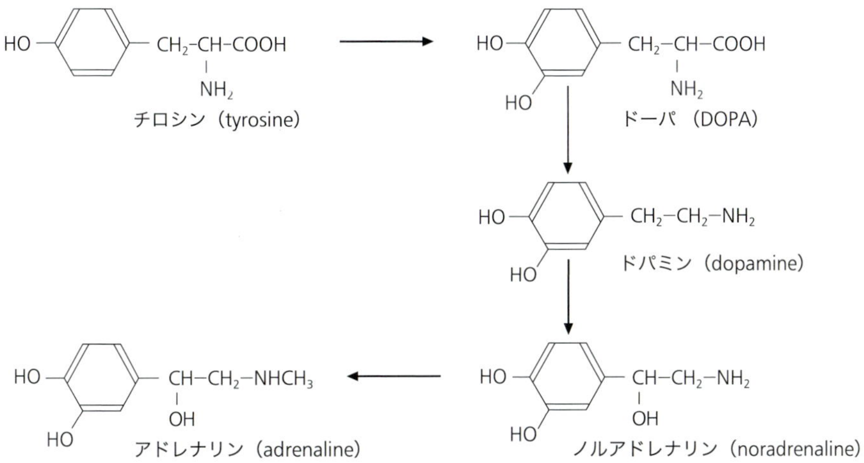

チロシン（tyrosine）
ドーパ（DOPA）
ドパミン（dopamine）
ノルアドレナリン（noradrenaline）
アドレナリン（adrenaline）

［図 3-3］ **カテコールアミンとその合成**

する．また，平滑筋に対しては気管支平滑筋の拡張作用，瞳孔散大の作用がある．ノルアドレナリンは血圧上昇作用を示す．心拍数は不変または心拍数減少作用を示す．高血圧の治療薬として，α 遮断薬，β 遮断薬が使用されているが，その詳細については専門書を参照されたい．

ドパミンは中枢神経の伝達物質として重要な役割を果たしている．また，消化器系の機能調節などにも関与している．ドパミンにはドパミン受容体刺激作用，β_1 受容体刺激作用，α_1 受容体刺激作用がある．低～中濃度では β_1 受容体を刺激し心筋収縮力を増大し，また，腎臓および内臓血管にある D_1 受容体を刺激して腸間膜血流，腎血流などの内臓血流量を増やし，さらに糸球体濾過量（GFR）を増加させてナトリウム（Na）利尿を起こす．塩酸ドパミン（イノバン®）は，血圧が低く，乏尿状態にある心不全患者に対する治療薬としてよく用いられる．高濃度では α_1 受容体を刺激し，心拍数増加，血管収縮による血圧上昇，腎血流の減少をもたらす．心筋梗塞後などで，心拍数の増加，心筋酸素消費の増大，催不整脈作用などを抑えたい病態では，塩酸ドブトレックス（ドブトレックス®）の単独使用またはドパミンとの併用投与が行われる．

副腎髄質はおもにクロム親和性細胞によって構成されており，CA を産生する重要な臓器である．筋肉運動や切迫した危険な状態に反応して，血液中にアドレナリンとノルアドレナリンとを約 5：1 の割合で放出する．また，CA は肝臓からグルコースを放出させ，末梢でのグルコース利用を抑制して血糖を上昇させる作用をもつ．副腎髄質由来の腫瘍として褐色細胞腫があり，CA を産生する．降圧薬に反応しない高度な高血圧，突発性あるいは動揺性の高血圧をみたときは褐色細胞腫の可能性を考える必要がある．

2）アセチルコリン

アセチルコリン（acetylcholine；ACh）は神経伝達物質であり，神経終末部で合成される．ACh のおもな生理作用には，①血管拡張，心拍数低下作用，②消化機能亢進作用，③発汗作用，④瞳孔縮小作用などがある．ACh の受容体にはニコチン性受容体とムスカリン性受容体の 2 種類がある．ニコチン性受容体は筋肉型（Nm 受容体）と神経型（Nn 受容体）があり，Nn 受容体遮断薬は自律神経遮断・血圧低下作用をもち，Nm 受容体遮断薬は末梢性筋弛緩薬としての作用がある．ムスカリン性受容体には M_1 受容体，M_2 受容体，M_3 受容体などがあり，M_1 受容体遮断薬は消化性潰瘍治療薬として使用されている．

重症筋無力症は自己免疫性疾患の 1 つであり，自己の Nn 受容体に対する抗体がつくられることで起こる．症状には筋力低下や易疲労性がある．

3）バソプレシン

バソプレシン（arginine vasopressin；AVP）は，脳下垂体後葉から分泌される 9 個のアミノ酸からなるペプチドホルモンで，毛細血管細胞の V_{1A} 受容体に結合し血管を収縮させて血圧を上昇させ，また腎臓の集合管細胞の V_2 受容体に結合して水分の再吸収を促進し，水分保持作用を示す．このため抗利尿ホルモン（antidiuretic hormone；ADH）ともよばれる（図 3-4）．

AVP の主たる生理作用は血漿浸透圧の保持にある．脳の視床下部にある浸透圧受容体が血漿浸透圧の変化に反応して AVP の分泌を調節している．循環血液量の減少によっても AVP の分泌は増加する．したがって，AVP の分泌異常は水・電解質の異常をもたらす．

分泌減少の代表例として尿崩症があり，口渇，多飲，多尿を主症状とする．尿崩症は中枢性尿崩

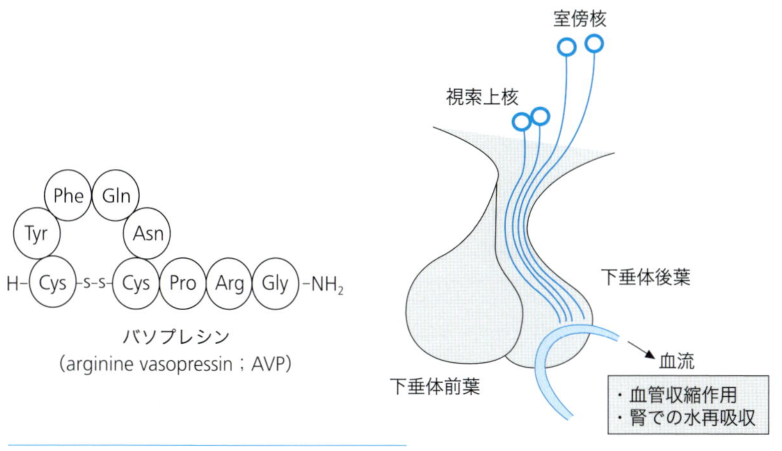

室傍核と視索上核の神経細胞中で合成されたAVPは，軸索を通して下垂体後葉に移動し，神経末端から分泌される．血液中に取り込まれたAVPは全身に運ばれ，V_1受容体，V_2受容体を介して作用する．

[図3-4]　バソプレシンの構造，分泌と作用

症と腎性尿崩症に分類される．通常は，多尿により失われた水分は多飲により補われるため脱水はみられないが，高齢者では口渇中枢が鈍くなり飲水量が減少して脱水をきたすことが多いので注意が必要である．中枢性尿崩症の治療には抗利尿ホルモン製剤の酢酸デスモプレシン（DDAVP）の点鼻薬が，腎性尿崩症の治療にはサイアザイド系利尿薬が用いられる．

分泌過剰の代表例として抗利尿ホルモン不適合分泌症候群（syndrome of inappropriate secretion of antidiuretic hormone；SIADH）がある．SIADHではAVP過剰分泌に基づく抗利尿作用により体内水分量が増加して血清Na濃度が低下し，希釈性低Na血症を呈する．原因として，AVPを異所性に産生する肺小細胞がんなどの悪性腫瘍，AVP分泌調節系の障害を生じやすい中枢神経疾患あるいは肺疾患，ビンクリスチンなどの薬物が知られている．ただし，低Na血症を呈する疾患・病態はさまざまであり，SIADHの診断には除外診断が必要である．SIADHの治療の基本は水制限となる．また，近年，V_2受容体拮抗薬が開発され，SIADHの治療に用いられるようになった．さらに，2014年から，トルバプタン（サムスカ®）が常染色体優性多発性囊胞腎（polycystic kidney disease；PKD）の治療薬として保険適応となった．PKD患者では遺伝子の異常により腎尿細管細胞中のサイクリックAMP（cyclic adenosine monophosphate；cAMP）活性が高まっており，これが原因で尿細管が囊胞化する．AVPは細胞内cAMP活性を高める作用があるため，PKDの病気進展を促進する．トルバプタンはAVPの作用をブロックし，cAMP活性を抑制してPKDの病状進行を緩和する．ただし，進行を完全に止めるには至っていない．重篤な副作用として，口渇，脱水，頻尿などがあり，大量の飲水が必要である．飲水が不十分だと，脱水・高Na血症を発症する危険性がある．

4）アルドステロン/コルチゾール

ステロイド骨格をもつホルモンをステロイドホルモンといい，副腎皮質ホルモンや性ホルモンがある．副腎皮質ホルモンはコレステロールを母体として，側鎖の切断，水酸化，脱水素の一連の反応によって生合成される（図3-5）（詳細は専門書を参照されたい）．副腎皮質の球状層ではおもにミネラルコルチコイドが産生され，その最終産物がアルドステロンである．副腎皮質の束状層ではおもにグルココルチコイドが産生され，その最終産物がコルチゾールである．

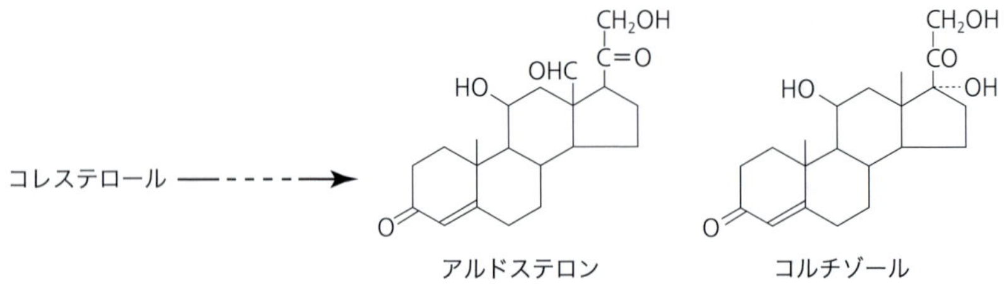

コレステロール ------→ アルドステロン　コルチゾール

［図 3-5］ 副腎皮質ステロイドとその合成経路

アルドステロンの分泌はレニン・アルドステロン系によって調節されている．アルドステロンは腎臓の遠位尿細管に作用し，ミネラルコルチコイド受容体に結合した後，上皮性 Na チャネル（ENaC）と Na^+/K^+ − ATPase を介して，水・Na の再吸収を促進するとともに，K^+，H^+の排泄を促進する．結果として，循環血液量の増加と血圧上昇をもたらす．アルドステロンの分泌過剰は，高血圧，低カリウム（K）血症，筋力低下症状などを示し，分泌低下は低血圧，低 Na 血症，高 K 血症，代謝性アシドーシス症状などを示す．原発性アルドステロン症は前者の代表疾患であり，後者の代表疾患としてはアジソン病，糖尿病に合併した低レニン低アルドステロン性高 K 血症などがある．

最近，ミネラルコルチコイド受容体拮抗薬が高血圧治療薬として使用が可能となった．その使用経験からミネラルコルチコイド受容体拮抗薬には直接的な腎保護作用があることが報告されている．

コルチゾールは生命維持に重要な役割を果たしている．その分泌は，視床下部-下垂体-副腎系フィードバック機構*2 により調節されている．コルチゾールは核内受容体であるグルココルチコイド受容体と結合して作用する．おもな生理作用として，糖質・蛋白質・脂質代謝に対する調節作用，免疫機能調節作用，水・電解質代謝調節作用，血圧調節作用，ストレス応答ホルモンとしての作用などがある．その分泌過剰は，耐糖能の低下，脂質異常症，中心性肥満，満月様顔貌，易感染性，高血圧，浮腫，骨粗鬆症，抑うつ，不安，不眠などの症状を示す．その分泌低下は，低血糖，低血圧，水利尿不全，易疲労感，食欲低下，意識消失などの症状を示す．クッシング（Cushing）

side memo

***2 ｜ 視床下部 − 下垂体 − 副腎系フィードバック機構**

コルチゾールの分泌には視床下部 − 下垂体 − 副腎皮質の３つの内分泌器官が関与している．視床下部から分泌される副腎皮質刺激ホルモン放出ホルモン（corticotropin releasing hormone；CRH）によって下垂体前葉から副腎皮質刺激ホルモン（adrenocorticotropic hormone；ACTH）が分泌され，ACTH の刺激により副腎皮質からコルチゾールが分泌される．その一方で，コルチゾールは視床下部と下垂体に存在するコルチゾール受容体に結合して CRH と ACTH の分泌を抑制する．これを負のフィードバックとよぶ．

このメカニズムにより，コルチゾールの血中濃度が高まれば CRH と ACTH の分泌は低下し，その結果，コルチゾールの分泌が抑制される．逆にコルチゾールの血中濃度が低いときは視床下部と下垂体への抑制がはずれ CRH と ACTH の分泌が増加し，コルチゾールの分泌が増加する．このように生体内のコルチゾール濃度は一定の値に調節されている．

症候群は分泌過剰の代表疾患であり，アジソン（Addison）病は分泌低下の代表疾患である．コルチゾール製剤が治療薬として用いられる疾患としては，花粉症や喘息などのアレルギー疾患，ショック状態，白血病，関節リウマチや全身性エリテマトーデス（systemic lupus erythematosus；SLE）などの自己免疫性疾患，腎臓を含む臓器移植，半月体形成を伴う糸球体腎炎などがある．

5）エリスロポエチン

エリスロポエチン（erythropoietin；EPO）はアミノ酸165個からなるペプチドホルモンの1つであり，造血組織において赤血球前駆細胞上の受容体に結合し，赤血球の産生を調節している．EPOは主として腎臓の尿細管間質細胞で産生されており，動脈血中の酸素分圧に応じて産生が調節されている．したがって，貧血などがあるとEPOの産生は促進される．

EPOは，主たる産生臓器である腎臓に障害を受けると産生が低下し，貧血となる．これを腎性貧血という．腎性貧血の特徴は赤血球数が少なく，赤血球の大きさとヘモグロビンの含有量は正常範囲内にあることで，正球性正色素性貧血とよばれる．よくみられる鉄欠乏性貧血（赤血球数は正常であるが，赤血球が小さくヘモグロビンの含有量が少ない小球性低色素性貧血）とは特徴が異なり，区別することが重要である．

腎性貧血の治療には遺伝子組み換えEPO製剤〔エポエチンアルファ（エスポー®），エポエチンベータ（エポジン®）〕などが実用化されている．遺伝子組み換えEPOは透析施行中または透析導入前の腎性貧血患者の治療に使用されており，それ以外にも未熟児貧血の治療や手術施行予定患者の自己血貯血の目的で使用される．また，がん患者の貧血に対するEPOの投与はQOL改善に有用といわれているが，保険適応外である．（戸恒和人）

カルボニルストレス

1）カルボニル物質

カルボニル物質による細胞へのストレスをカルボニルストレスとよぶ．近年，酸化ストレスやカルボニルストレスが高血圧，糖尿病および慢性腎臓病（CKD）の病態に関与することが，臨床試験や動物試験からわかってきた．特にカルボニルストレスは腎臓の酸化ストレスを強めるため注目されている．代表的なカルボニル物質としてグリオキサール（GO），メチルグリオキサール（MG）や3-デオキシグルコソン（3-DG）がよく知られている．これらの物質は，糖の自動酸化，解糖，蛋白質分解，脂質過酸化で産生される．これらのカルボニル物質は，食品中に含まれるため摂取することで体内に取り込まれる．I型糖尿病患者の血中MG含量は健常人の約6倍，硝子体では約2倍増加していることが報告されている[1]．しかし近年，糖尿病の有無にかかわらずCKD患者の血中MG濃度が健常人よりも増加し，またCKDステージごとにその量が多くなることが明らかとなり（図3-6）[2]，さらにメイラード反応*3の最終糖化産物（advanced glycation end products；AGE）も増加していることが報告された[2]．これは腎臓機能障害の悪化に伴いこれらの物質の血中濃度が増加していることから，カルボニル物質のクリアランス低下が原因の1つと考えられている．

2）CKDにおけるカルボニルストレスの関与

筆者らはこれまでカルボニル物質の中でもMGと3-DGの血中・尿中濃度に着目し，バイオマーカーの開発を行ってきた．そこでカルボニル物質や最終糖化産物とCKD病態との関与について動

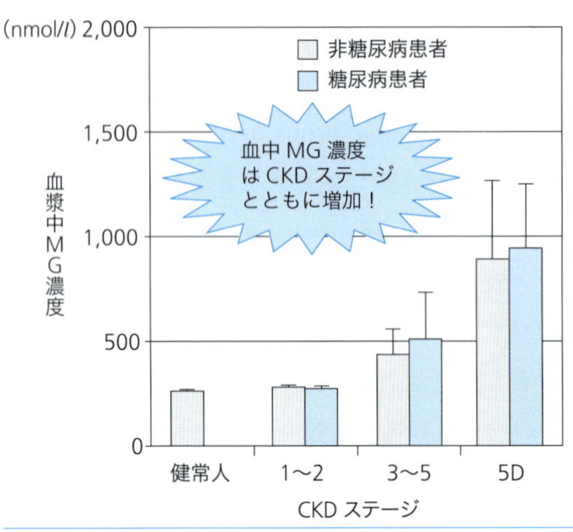

CKD患者の血中MG濃度は，非糖尿病，糖尿病にかかわらずステージとともに増加している．
D：透析患者．

[図3-6] 糖尿病と非糖尿病の慢性腎臓病（CKD）患者の血中MG濃度 (Nakayama et al, 2008)[2)]

物試験にて検討を行った[3)]．ラットにMGを経口投与し，人工透析患者と同レベルにしたところ，MG単体では血圧上昇は認められなかったが，高食塩の食事を同時に与えることで血圧が上昇した．つまり，MGを投与することで食塩感受性高血圧になることが示された[3)]．この腎内の酸化ストレスを3-ニトロチロシン免疫染色から検討を行った結果，MGもしくは高食塩の単体投与と比較し，MGと高食塩の同時投与で有意に染色性の増加が認められ，酸化ストレスが強く表れていた[3)]．MGは過酸化水素と反応することで，ラジカルを発生することが報告されている[4)]．つまり，MGと高食塩の同時投与で食塩感受性高血圧になった機構として，高食塩摂取による軽度の過酸化水素増加とMG増加により，腎臓内に強い酸化ストレスがもたらされた結果，腎臓の尿細管でナトリウムの再吸収が促進され，高血圧になったと考えられる．さらにラットにMGを経口投与しグルコースクランプ法で検討した結果から，インスリン感受性が低下し，インスリン抵抗性が高くなったことが示されている[3)]．食塩感受性高血圧やインスリン抵抗性はCKD患者でしばしばみられる病態であることから，カルボニルストレスがCKDの病態に関与することが示唆された．

近年，筆者らは自然発症糖尿病モデルzucker diabetic fatty（ZDF）ラットの腎皮質におけるカルボニル物質の評価を行った．その結果，ZDFラットの尿中MG，腎皮質MG，GO，3-DGレベルがコントロールラットと比較して，有意に上昇していることが明らかとなった．この結果から，糖尿病では腎組織にてカルボニル物質が合成され，病態に関与していることが示唆された[5)]．

さらに筆者らの研究室では，臨床試験にてカルボニル物質とCKDの病態との関連についても検

side memo

＊3 | メイラード反応

メイラード反応は別名アミノカルボニル反応ともいい，カルボニル化合物（還元糖，ケトン，アルデヒドなど）とアミノ化合物（アミノ酸，ペプチド，蛋白質など）が加熱したときに起こる褐色反応（茶色に変化する反応）である．食品ではみそやしょうゆなど熟成させた食品が代表的であり，風味を豊かにするためにこの反応を利用している．体内では，この反応により糖と蛋白質が反応することで蛋白質の変性を引き起こし，病気に関与すると考えられる．

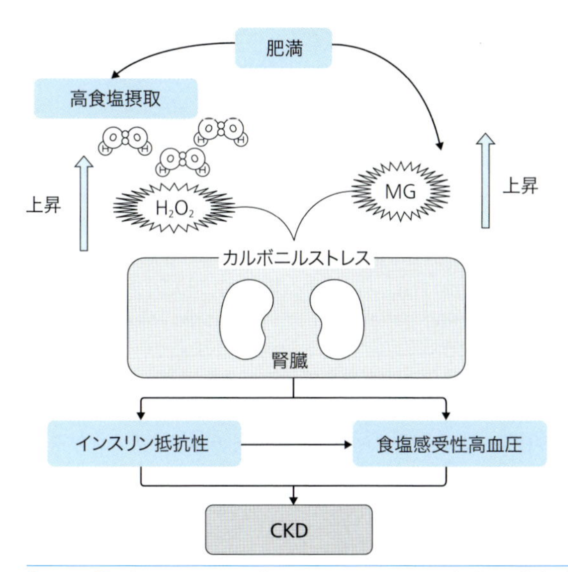

肥満のヒトでは体内MG濃度が増加しており，MGが活性酸素と反応することで酸化反応が引き起こされカルボニルストレスが生じる．カルボニルストレスによりインスリン抵抗性が高まり，さらに腎臓尿細管でのナトリウムの再吸収が促進され高血圧になる．これらの症状が続くことでCKDが発症すると考えられる．

［図 3-7］ 提唱したカルボニルストレスによる慢性腎臓病（CKD）発症の機構

討を行った．透析導入患者で最も多い原疾患である糖尿病腎症の患者を対象とし，血中のMGと3-DG濃度を測定し，生化学検査の各種パラメータと比較を行った．その結果，MG，3-DGはともに腎障害の指標である尿中アルブミン排泄の5年後における増加と有意な相関が認められた．つまり，血中MG，3-DGの高い患者では5年後に尿中アルブミン排泄量が増加していたことがわかった[6]．さらにMGは動脈硬化の指標である総頚動脈中内膜肥厚度の5年後の増加にも相関がみられ，また年齢や血圧，中性脂肪，HbA1c，BMIで補正してもなお5年後における総頚動脈中内膜肥厚の増加や血圧上昇に対する独立した危険因子であった．つまりMGは糖尿病性血管障害と関連があると考えられる．しかし3-DGではMGのような傾向は認められなかったことから，カルボニル物質全体が均一の病態を示すわけではなく，病態ごとに独立したカルボニル物質が増加していることが明らかとなった．また，東北大学新入生の入学時健康診断受診者2,335名（男性1,794名，女性541名）を対象とし，尿中のMG濃度とNa，クレアチニン，アルブミン，およびチオバルビツール酸反応性物質（TBARS）濃度の測定を行い，MGと各種成分との関連を検討した．その結果，BMI>30の肥満学生では尿中MG濃度が有意に増加しており，さらに肥満学生のうち酸化ストレス（尿中TBARS濃度）の高い学生では食塩摂取と収縮期血圧に関連が認められ，尿中アルブミン排泄量も増加していた[7,8]．この結果は肥満学生では体内MGの増加と食塩摂取が酸化ストレスを強め，収縮期血圧を上昇させたと考えられ，肥満学生において食塩感受性高血圧が潜在し，アルブミン尿の亢進につながっていることが示唆された．臨床試験においても動物試験と同様の結果が認められたことから，カルボニルストレスがCKD発症に深い関連があることが示され，図3-7に示すようなカルボニルストレスによるCKD発症機構が提案された．

（佐藤恵美子・森　建文・伊藤貞嘉）

文献

1）McLellan AC, et al：Glyoxalase system in clinical diabetes mellitus and correlation with diabetic

complications. *Clin Sci (Lond)* **87**：21-29, 1994
2）Nakayama K, et al：Plasma alpha-oxoaldehyde levels in diabetic and nondiabetic chronic kidney disease patients. *Am J Nephrol* **28**：871-878, 2008
3）Guo Q, et al：Methylglyoxal contributes to the development of insulin resistance and salt sensitivity in Sprague-Dawley rats. *J Hypertens* **27**：1664-1671, 2009
4）Nakayama M, et al：Radical generation by the non-enzymatic reaction of methylglyoxal and hydrogen peroxide. *Redox Rep* **12**：125-133, 2007
5）Ito D, et al：Chronic Running Exercise Alleviates Early Progression of Nephropathy with Upregulation of Nitric Oxide Synthases and Suppression of Glycation in Zucker Diabetic Rats. *PloS one* **10**：e0138037, 2015
6）Ogawa S, et al：Methylglyoxal is a predictor in type 2 diabetic patients of intima-media thickening and elevation of blood pressure. *Hypertension* **56**：471-476, 2010
7）川俣 彰，他：学生健診における生活習慣生体情報マーカーの検討．東北大学高等教育開発推進センター紀要 **4**：235-243，2009
8）川俣 彰，他：肥満学生におけるカルボニルストレスの意義と生活習慣生体情報マーカーの模索．東北大学高等教育開発推進センター紀要 **5**：179-186, 2010

4 腎臓における物質輸送の分子機構

腎臓の物質輸送の役割

腎臓はさまざまな内因性および外因性化合物の排泄に関与し，生体の恒常性維持と薬物体内動態の調節を担う臓器である．腎臓では主として血液中から尿中へ，水溶性のさまざまな生体内物質が排泄される．腎の排泄過程は糸球体濾過，尿細管からの尿中分泌および再吸収の３つの要素から構成される（図 4-1）．

糸球体濾過された水と塩化ナトリウム(NaCl)はその約70％が近位尿細管で再吸収され，グルコース，アミノ酸，乳酸，コハク酸など生体にとって有用な代謝の基質やそれらの中間代謝産物（有機溶質）もその大部分は近位尿細管で再吸収されている．さらに不要な代謝産物や薬物などの外因性化学物質（有機酸，有機塩基）は近位尿細管での尿中分泌により排泄されている．

尿細管上皮細胞は，血管側/基底膜側（basolateral）と尿細管腔側（apical）の２つの極性を有する形態的特徴をもち，機能面では尿細管分泌（血管側 → 管腔側）と尿細管再吸収（管腔側→血管側）の異なる２つのベクトルの輸送を行う．有機溶質，腎排泄性薬剤やその代謝物の多くは水

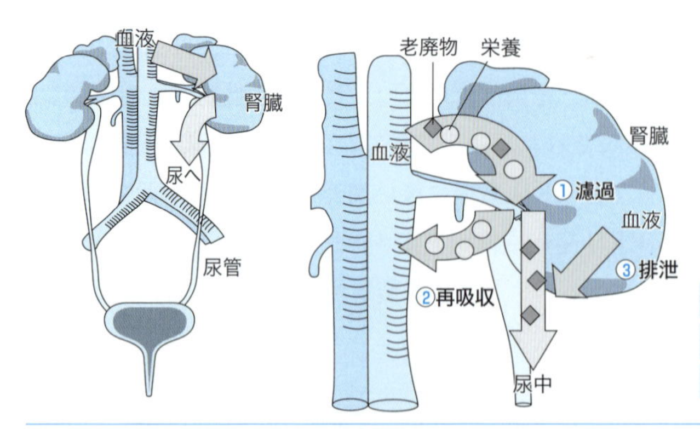

① 糸球体濾過機構	大量濾過で原尿を生成
② 尿細管再吸収	必要物質の再吸収
③ 尿細管分泌	排泄機構

［図 4-1］ 腎臓の機能：糸球体濾過，尿細管再吸収，尿細管分泌・排泄

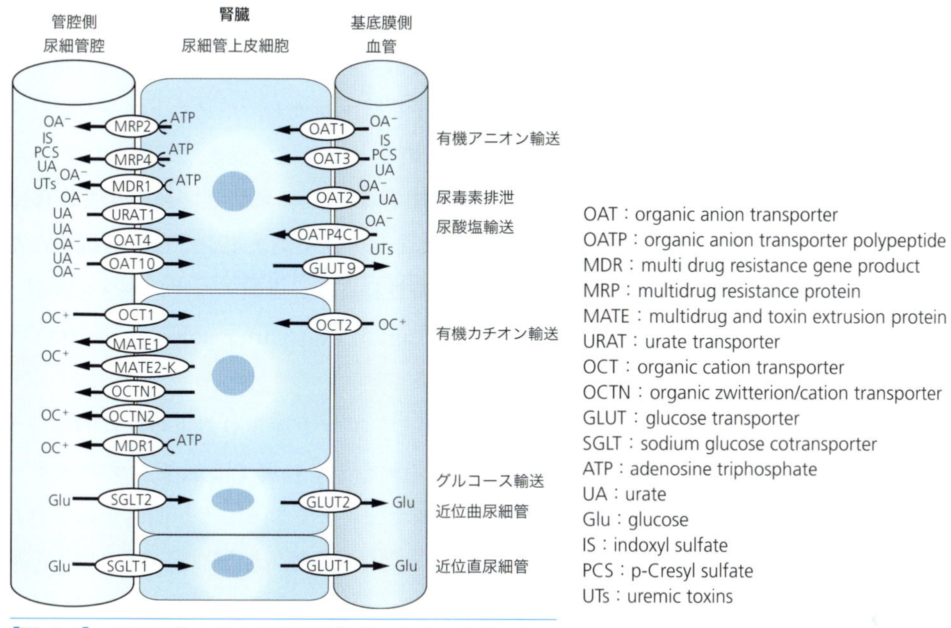

［図 4-2］　腎尿細管上皮の物質輸送機構：トランスポーター

（Koepsell, 2013[5]，Nigam, 2015[9]，Uldry et al, 2004[13] を参考に作成）

溶性であり，炭素骨格を有する化合物でその分子内に負または正の荷電を有する有機アニオンや有機カチオンである．しかしそれらは脂溶性分子と異なり細胞膜脂質二重層を容易には通過できないため，細胞内外の移動には膜輸送担体となるトランスポーター蛋白の存在を必要とする（図 4-2）.

有機溶質の輸送

1）グルコース輸送（GLUT と SGLT）

グルコースの経尿細管上皮輸送では管腔側刷子縁膜に存在する Na^+共役グルコース輸送系（SGLTs）を介して，Na^+の電気化学的勾配により管腔内のグルコースが細胞内へ輸送される．次いで，細胞外より濃度の高くなったグルコースは側底膜に存在する促通拡散型グルコース輸送系（GLUTs）を介して血液中へと戻る．遺伝性疾患であるグルコース/ガラクトース吸収不良症では腸管からのグルコースとガラクトースの吸収障害ならびに下痢がみられる[1]（図 4-2）.

2）アミノ酸輸送

アミノ酸輸送系には数種類のものが存在する[2]．グリシン，アラニン，フェニルアラニンなどの中性アミノ酸輸送系，リジン，アルギニンなど塩基性アミノ酸輸送系，グルタミン酸，アスパラギン酸の酸性アミノ酸輸送系に加え，ほかにイミノ酸－グリシン輸送系が存在している．刷子縁膜では Na^+との共輸送（中性：B^0AT1，酸性：EAAC1，塩基性：BAT1/rBAT），側底膜では単輸送である．ハートナップ（Hartnup）病では Na^+共役中性アミノ酸輸送体 B^0AT1 の遺伝子異常によりトリプトファンをはじめとする多くの中性アミノ酸の尿中および便中排泄が認められる[3].

3）有機アニオンとカチオンの輸送

有機アニオントランスポーターは細胞膜に発現して 12 個の膜貫通部位を有する 12 回膜貫通型

蛋白質であり，そのN末端とC末端は細胞内に位置するトポロジーを有し，薬剤の尿中排泄を介してその薬物体内動態を制御していると考えられる．有機アニオントランスポーターの輸送基質は尿酸，リン酸などの代謝物質，ステロイドホルモン，甲状腺ホルモン，ペプチドホルモン，プロスタグランジンなどの内分泌物質，アミノ酸，糖，脂肪酸などの各種栄養素，薬剤としてはβ-ラクタム系抗生物質，HMG-CoA還元酵素阻害薬，ACE阻害薬，アンジオテンシンⅡ受容体拮抗薬（ARB），非ステロイド抗炎症薬（NSAIDs），メトトレキサートやエトポシドなどの抗がん剤と多岐にわたる．そのアミノ酸配列の相同性や輸送基質の特性により，有機アニオントランスポーターにはorganic anion transporter（OAT）[4, 5]とorganic anion transporter polypeptide（OATP）[5, 6]の2つの主要なトランスポーターファミリーが存在する．

OATはパラアミノ馬尿酸（PHA）やアミノ酸など主として分子量500以下の比較的小分子で水溶性が高い物質を輸送する．また2002年に，OATファミリーに属する尿酸トランスポーターURAT1が同定され，腎尿酸再吸収にかかわるトランスポーターであることが明らかにされた．さらに，運動後の急性腎不全発症や尿路結石の合併症で知られる腎性低尿酸血症がURAT1の原因遺伝子であることが明らかになった[7]．

一方，OATPは各種ホルモンや抗生物質，ACE阻害薬などOATと共通の輸送基質のほか，分子量500以上の比較的高分子の輸送も行う点が異なっている．

さらに，細胞内からの排泄ポンプとして管腔側に発現し，ATP加水分解のエネルギーを利用した能動輸送を行うABCトランスポーターファミリーのmultidrug resistance protein（MRP）2，MRP4とmulti drug resistance gene product（MDR）1も共発現しており，OATP，OAT，ABCトランスポーターはいずれも多種多様な物質を輸送し，一部は共通の輸送基質を共有している．有機カチオンは主としてorganic cation transporter（OCT），organic zwitterion/cation transporter（OCTN）とmultidrug and toxin extrusion protein（MATE）およびABCトランスポーターのMDR1により輸送される[5, 8]（図4-2）．このように広い基質認識性を有する複数の輸送蛋白が基底膜側と管腔側に発現し共同して機能することで，多種多様な内因性・外因性物質の体内動態を制御する尿細管排泄機構が成立するものと考えられる[5, 6, 8, 9]（図4-2）．

慢性腎臓病（CKD）進行に伴い蓄積する尿毒素（uremic toxin）が心血管疾患の進展や高血圧の増悪により，臓器障害と尿毒症の病態を引き起こすと考えられている[10]．近年，尿毒素の排泄が糸球体濾過のみでなく尿細管分泌に依存することが明らかとなり，その責任分子として腎尿細管のトランスポーターが注目されている．著者らが報告したOATP4C1はasymmetric dimethylarginine（ADMA），guadinosuccinate（GSA），*trans*-aconitateを，OAT1・OAT3はindoxyl sulfate（IS）とP-Cresyl sulfate（PCS）を血中から取り込み，管腔側は主としてABCトランスポーターファミリーのトランスポーターが尿中への排泄を担うと考えられている[9, 11, 12]．これらの蛋白結合型尿毒素（protein bound uremic toxin）は血中では，その90%以上がアルブミンなどの蛋白質に結合して存在するので遊離した分画が低く，糸球体濾過や透析では有効な除去がなされない．このためCKD患者において，これらのトランスポーターを標的とした腎臓病治療法の開発が近年注目されている[11, 12]．

（鈴木健弘・阿部高明）

文献
1) Turk E, et al：Glucose/galactose malabsorption caused by a defect in the Na+/glucose cotransporter. *Nature* **350**：354-356, 1991
2) Kanai Y, Endou H：Functional properties of multispecific amino acid transporters and their implications to transporter-mediated toxicity. *J Toxicol Sci* **28**：1-17, 2003
3) Bröer S, Palacín M：The role of amino acid transporters in inherited and acquired diseases. *Biochem J* **436**：193-211, 2011
4) Rizwan AN, Burckhardt G：Organic anion transporters of the SLC22 family：biopharmaceutical, physiological, and pathological roles. *Pharm Res* **24**：450-470, 2007
5) Koepsell H：The SLC22 family with transporters of organic cations, anions and zwitterions. *Mol Aspects Med* **34**：413-435, 2013
6) Mikkaichi T, et al：The organic anion transporter (OATP) family. *Drug Metab Pharmacokinet* **19**：171-179, 2004
7) Enomoto A, et al：Molecular identification of a renal urate anion exchanger that regulates blood urate levels. *Nature* **417**：447-452, 2002
8) Wright SH, Dantzler WH：Molecular and cellular physiology of renal organic cation and anion transport. *Physiol Rev* **84**：987-1049, 2004
9) Nigam SK, et al：Handling of Drugs, Metabolites, and Uremic Toxins by Kidney Proximal Tubule Drug Transporters. *Clin J Am Soc Nephrol* **10**：2039-2049, 2015
10) Meyer TW, Hostetter TH：Uremia. *N Engl J Med* **357**：1316-1325, 2007
11) Suzuki T, et al：Transcriptional regulation of organic anion transporting polypeptide SLCO4C1 as a new therapeutic modality to prevent chronic kidney disease. *J Pharm Sci* **100**：3696-3707, 2011
12) Masereeuw R, et al：The kidney and uremic toxin removal：glomerulus or tubule? *Semin Nephrol* **34**：191-208, 2014
13) Uldry M, Thorens B：The SLC2 family of facilitated hexose and polyol transporters. *Pflugers Arch* **447**：480-489, 2004

5 再生医学と腎臓

腎臓分野の再生医学

再生医療には，従来の医療では治療することのできなかった高度の機能障害を回復させうる“夢の治療”として大きな期待が寄せられている．特に臓器移植が極めて限定されているわが国では，再生医療への期待は大きい．神経，肝臓，膵臓，心臓などにおいては，再生医療分野に関する報告が多く見受けられる．その細胞の起源としては，iPS 細胞*1，ES 細胞*2，骨髄幹細胞，組織幹細胞，臍帯血などの候補があり，それぞれの特性を生かした研究がなされている．

末期腎不全による透析患者数は年々増加しており，2016 年末の国内の維持透析患者数は約 33 万人となっている．一時よりは増加速度が鈍ったものの，今後も糖尿病の増加や高齢者の増加に伴って透析患者数は増大していくことが想定されている．多くの透析患者が腎移植を希望しているのが現状である．しかし提供臓器不足の問題もあり，移植待機期間の平均は 2015 年時点で約 14 年 7 カ月とされており，移植希望患者へ臓器が提供されるまでは長い待機期間を要する．このような提供臓器不足の現状を改善する方法としても再生医学には大きな期待がかかっている．

人工多能性幹細胞（induced pluripotent stem cell；iPS 細胞）が報告されて以降，国内外の多くの研究グループが iPS 細胞を用いて新規に腎臓を発生させることを目的として研究を進めている．今日に至るまで，胚性幹細胞（embryonic stem cell；ES 細胞）や iPS 細胞などの幹細胞を腎前駆細胞（renal progenitor cell；RPC）まで分化誘導することや，分化した RPC を成獣に移植した際にホスト（レシピエント）から血管が侵入し，尿を産生する可能性が報告されてきている．

iPS 細胞を用いた腎の再生

再生医療の中心的存在である iPS 細胞を用いた腎臓再生研究の現状を述べる．2013 年，京都大学の Mae らは iPS 細胞を OSR1（odd-skipped related-1）陽性中間中胚葉へと効率よく分化誘導する方法を見いだし，それにより尿細管の一部の構造を含む組織へと分化誘導する方法を発表した[1]．続いて熊本大学の Taguchi らは iPS 細胞を腎糸球体から尿細管を含む連続構造へと分化誘導することに成功し[2]，さらに 2015 年 11 月には分化誘導させた腎臓組織をマウスに移植して血管を侵入させ，成長させることに成功したと報告している[3]．これは iPS 細胞由来の腎組織が成体に生着する可能性を示唆しており，今後の展開に大変重要な報告である．そして Takasato らは 2014 年に，ES 細胞から腎糸球体や尿細管など後腎間葉由来の腎組織のみならず，尿管芽由来の集合管や尿管を同時に発生させることに成功した[4]．この報告では，in vitro における培養条件を詳細に検討している点も重要であるが，1 つの細胞から後腎間葉由来の部分と尿管芽由来の部分を両方とも分化誘導することに成功している大変貴重な報告である．また，Takasato らは引き続き 2015 年に ES 細胞ではなく，iPS 細胞から同様の手法で腎組織を in vitro で分化誘導することに成功している[5]．また最近には，これら多能性幹細胞から腎オルガノイドを分化誘導する詳細なプロトコールも発表している[6]．このように iPS 細胞を含む多能性幹細胞から腎への分化誘導は in vitro において可能となってきている．しかし実臨床応用を目指すには，これらオルガノイドを長期生存する機能的な臓器へと進化させなければならない．2013 年には Harai-Steinberg らにより，ヒト胎児腎からネフロン前駆細胞を単離し，マウスの慢性腎不全を治療する試みが報告された[7]．この結果からヒト胎児腎のネフロン前駆細胞を細胞療法の細胞供給源とし，腎不全治療に応用できる可能性が示唆されたため，ヒト iPS 細胞や ES 細胞から腎前駆細胞への分化誘導が一段と重要となる可能性がある．

side memo

＊1 ｜ iPS 細胞（人工多能性幹細胞；induced pluripotent stem cell）

体細胞へ数種類の遺伝子を導入することにより，ES 細胞（胚性幹細胞）のように非常に多くの細胞に分化できる分化万能性と，分裂増殖を経てもそれを維持できる自己複製能をもたせた細胞のこと．京都大学の山中伸弥教授らのグループによってつくられた．英語の頭文字を取り，iPS 細胞とよばれる．胚盤胞を滅失することに対する倫理的問題の抜本的解決につながることから，再生医療の実現に向けて，世界中の注目が集まっている．

＊2 ｜ ES 細胞（胚性幹細胞；embryonic stem cell）

動物の発生初期段階である胚盤胞期の胚の一部よりつくられる幹細胞細胞株のこと．体外にて，理論上すべての組織に分化する分化多能性を保ちつつ，ほぼ無限に増殖させることができるため，再生医療への応用に注目されている．

胎生臓器ニッチ法による腎臓再生

Yokooらのグループは，発生段階にある動物の腎発生領域（臓器ニッチ）にヒト間葉系幹細胞を注入し，異種の発生プログラムを借りてヒトの幹細胞を分化させる方法で研究を進めている[8-11]．胎生臓器ニッチ法は，まずヒト間葉系幹細胞にグリア細胞由来神経成長因子（glial cell-derived neurotrophic factor；GDNF）を遺伝子導入法で強制発現し，ラットの尿管芽発芽部位に注入し，この胎仔を全胚培養器で発生を継続させ，胎仔体内で間葉系幹細胞を腎臓系譜に分化させ後腎まで育てる．この未熟後腎組織を別のホスト（レシピエント）ラットの大網に移植すると，ホストの血管系が後腎に侵入して統合し，成熟した後腎組織はホストの血液を濾過し，尿を産生することを報告した[8)]．この培養法により外来性のヒト間葉系幹細胞をin vitroおよびin vivoの培養系に巧妙にリレーさせることにより，ラット大網内で新規腎臓まで分化させることを報告している[8)]．また，この新規腎臓はホストが貧血状態に陥った場合に，応答性にエリスロポエチン（EPO）を分泌することも報告している[9)]．

この胎生臓器ニッチ法では，異種の腎発生環境にヒト幹細胞を注入するため，新しくできる新規腎臓には異種由来の部分が混在してしまうことが最大の課題であった．そこで，Matsumotoらはアポトーシスを誘導することができる遺伝子を導入したトランスジェニックER-E2F1マウスを使い，異物となるマウスの後腎組織がアポトーシスで排除され，EPO産生組織だけを残存させることも報告した[10)]．

異種移植の可能性

腎移植の最大の問題はドナー不足であり，その解決策として以前より異種移植の可能性が議論検討されていた．例えば，ブタの腎臓はヒトのものと大きさが近いため，以前より異種移植の可能性が議論されていたが，動物の臓器を移植した場合に想定される人畜共通感染症の問題があり現実的ではなかった．特にブタの場合はブタ内在性レトロウイルス（porcine endogenous retroviruses；PERVs）がヒトに感染する可能性があったため，移植は不可能とされていた．しかし，2015年のYangらの報告では，ゲノム編集技術（CRISPR/Cas9）を用いて，このPERVs関連遺伝子を破壊することに成功し，PERVs感染のリスクを大幅に減らせる可能性を示した[12)]．このようにゲノム編集技術によってますます研究開発スピードは加速しており，人畜共通感染症の問題と倫理的問題が解決されれば，ブタ腎移植が移植腎不足の解決策になる可能性はある．

工学技術的側面からの腎再生医療

生物学的なアプローチではなく，工学技術的側面から腎再生医療に取り組むグループもあり，近年徐々に報告が出てきている．Kimらは，silicon nanopore membranes（SNM）など生体適合性のよい素材を用いて，体内埋め込み型の人工腎臓（bioartificial kidney；BAK）の開発研究を行っており，2016年7月にはブタを用いた詳細な検討を始めたと報告した[13)]．一方，2016年にGuraらは大変興味深い報告をしている．7人の血液透析導入後の末期腎不全患者に対して，FDA認可のもと，携行式血液透析装置であるwearable artificial kidney（WAK）の臨床試験を行った[14)]．この報告によると，24時間のWAK装着中，平均クレアチニンクリアランスは16±8 ml/分であり，患者の満足度も非常に高いものであった．WAKの改良が進み，治験対象患者数も拡大すれば，ある一定の患者に対しての腎代替療法の1つになりうると考えられる．BAKは埋め込み型の人工臓器であり，WAKは身に付ける透析装置であるが，これらが目指しているものは移植腎に代わりうる機能をもつことであり，今後の発展によっては腎移植ドナー不足問題を解決する1つの手段になりうるかもしれない．

今後の展望

本項では腎移植の際に問題となるドナー腎不足の問題を解決しうる新たな治療法の可能性をふまえて，最近の研究動向を紹介した．iPS細胞を腎組織へ分化誘導させることは今や多くのグループが成功している．新しいゲノム編集技術により，ブタ腎を用いた異種移植も現実味を帯びてきており，BAK，WAKなど工学研究者たちが医療へ本格参入してきている．一刻も早くこのような研究が新規の腎不全治療のブレイクスルーになることが期待されている．

（寺田典生）

文献

1) Mae S, et al：Monitoring and robust induction of nephrogenic intermediate mesoderm from human pluripotent stem cells. *Nat Commun* **4**：1367, 2013
2) Taguchi A, et al：Redefining the in vivo origin of metanephric nephron progenitors enables generation of complex kidney structures from pluripotent stem cells. *Cell Stem Cell* **14**：53-67, 2014
3) Sharmin S, et al：Human induced pluripotent stem cell-derived podocytes mature into vascularized glomeruli upon experimental transplantation. *J Am Soc Nephrol* **27**：1778-1791, 2016
4) Takasato M, et al：Directing human embryonic stem cell differentiation towards a renal lineage generates a self-organizing kidney. *Nat Cell Biol* **16**：118-126, 2014
5) Takasato M, et al：Kidney organoids organoidsfrom human iPS cells contain multiple lineagesand model human nephrogenesis. *Nature* **526**：564-568, 2015
6) Takasato M, et al：Generation of kidney organoids from human pluripotent stem cells. *Nat Protoc* **11**：1681-1692, 2016
7) Harari-Steinberg O, et al：Identification of human nephron progenitors capable of generation of kidney structures and functional repair of chronic renal disease. *EMBO Mol Med* **5**：1556-1568, 2013
8) Yokoo T, et al：Xenobiotic kidney organogenesis from human mesenchymal stem cells using a growing rodent embryo. *J Am Soc Nephrol* **17**：1026-1034, 2006
9) Yokoo T, et al：Generation of a transplantable erythropoietin-producer derived from human mesenchymal stem cells. *Transplantation* **85**：1654-1658, 2008
10) Matsumoto K, et al：Xenotransplanted embryonic kidney provides a niche for endogenous mesenchymal stem cell differentiation into erythropoietin-producing tissue. *Stem Cells* **30**：1228-1235, 2012
11) Yokote S, et al：Urine excretion strategy for stem cell-generated embryonic kidneys. *Proc Natl Acad Sci USA* **112**：12980-12985, 2015
12) Yang L, et al：Genome-wide inactivation of porcine endogenous retroviruses (PERVs). *Science* **27**：1101-1104, 2015
13) Kim S, et al：Diffusive silicon nanopore membranes for hemodialysis applications. *PLoS One* **11**：e0159526, 2016
14) Gura V, et al：A wearable artificial kidney for patients with end-stage renal disease. *JCI Insight* **1**：e86397, 2016

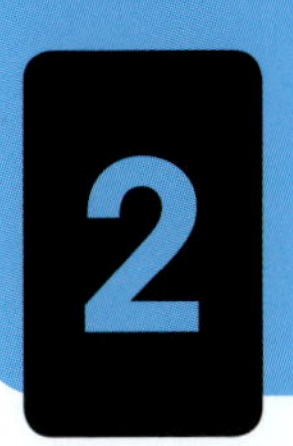

腎臓機能障害の症状・症候と検査

1 尿量・排尿の異常

尿量の異常

本章の前半（腎機能調節，p49〜）でも触れられているとおり，正常な腎臓では 80〜100 ml/分の糸球体濾過から原尿が生成される．原尿は近位尿細管，遠位尿細管で再吸収や分泌による調節を受けて，水やナトリウム（Na）の約 99%が再吸収され，約 1%が尿として排泄される．摂取した水や Na により尿量が規定されるため，一般的な 1 日尿量の正常値は 800〜2,000 ml である．

多尿の定義は，3 l/日以上あるいは 2 l/日/m^2（体表面積）以上とされる．膀胱容量は個人差が大きいが，いずれにしても上限があるため，多尿の患者では必然的に尿の回数が増え，頻尿や夜間尿として自覚するが，病態は区別して把握する必要がある．

尿量の減少は，乏尿（400〜500 ml/日），無尿（50〜100 ml/日）と定義されるが，急性腎障害に際しては，0.5 ml/kgBW/時未満に減少していることが診断や重症度の基準になっている[1)]．外来初診でみる尿量減少は，脱水，すなわち腎前性に原因がある場合が最も多い．まず，脱水を示唆する徴候や症状がないか問診や診察を行う．同時に，尿路閉塞による腎後性かどうかを診察や画像によって鑑別しなければならない．尿量が 0 の場合の多くは腎後性である．さらに重篤な尿量の減少は，大きな侵襲や高度炎症に際しての急性腎障害であり，腎血流の低下やサイトカインネットワークの作用が知られている．

慢性腎不全で腎代替療法を要する時期では，尿量を「残腎機能」と表現することも多いが，腎臓病の種類や塩分，蛋白質摂取の自己管理によっては，腎代替療法を開始してからも尿量が維持される例もあり，尿量の維持は生命予後に好影響があるという報告が多い[2)]．しかし，次第に尿量は減少していき，尿量と予後についての調査研究によると，血液透析療法を開始後 1 年において 250 ml 以上の尿量が維持されていたのは 579 名中 163 名（28%）にとどまっていた[3)]．

下部尿路症状（LUTS）

尿の貯留や排出に関係する異常は下部尿路症状（lower urinary tract symptoms；LUTS）として表 1-1 のように分類されている[4)]．LTUS は生活の質（QOL）に影響を及ぼし，リハビリ医学の領域では，神経の障害に伴う症状としてもよく知られているが，中高年では生活習慣病と LUTS の関連を考える必要がある[5, 6)]．

さらに，LUTS はトイレ移動時の転倒事故リスク，日常生活動作（ADL）や理学療法に積極性がもてなくなる要因にもなる．診療科や医療の職種を問わず正確な知識をもつことで適切な対策を講じなければならない．

次に，LUTS の主要な 2 つの症状について解説する．

1. 蓄尿症状	昼間頻尿，夜間頻尿，尿意切迫感，尿失禁
2. 排尿症状	尿勢低下，尿線散乱，尿線途絶，排尿遅延，腹圧排尿，終末滴下
3. 排尿後症状	残尿感，排尿後尿滴下
4. 性交に伴う症状	性交痛，膣乾燥感，尿失禁
5. 骨盤臓器脱に伴う症状	何かが降りてくるような感じ，腰痛，重い感じ，引っ張られる感じ，排便や排尿のために指で脱を整復する必要があるなど
6. 生殖器痛・下部尿路痛	膀胱痛，尿道痛，外陰部痛，膣痛，陰嚢痛，会陰部痛，骨盤痛
7. 下部尿路機能障害を示唆する症状，症候群など	過活動膀胱症候群，膀胱出口部閉塞を示唆する下部尿路症状

［表 1-1］ 下部尿路症状 (Abrams et al, 2003)[4)]

1）蓄尿症状

蓄尿症状のうち，頻尿は「尿が近い，尿の回数が多い」という症状で，便宜的に起床から就寝まで排尿回数が 8 回を超える場合を頻尿とする．夜間頻尿は，排尿のために 1 回以上夜間に起きなければならない場合を称する．排尿回数は，強い尿意を感じる機能的膀胱容量と，産生される尿量の 2 つによって規定されることから，頻尿の訴えには，性別，年齢，症状と病歴の聴取，身体所見，尿検査が基本評価となる．随伴する症状としては男性では前立腺肥大と残尿，女性では尿失禁が特徴的である．ほかの蓄尿症状には尿意切迫感と尿失禁がある．蓄尿機能に影響する薬歴は重要な病歴である．

2）排尿症状

排尿症状には尿勢の低下，尿線の異常，排尿開始までに時間がかかる症状（排尿遅延），排尿の開始，維持に力（腹圧排尿）を要するもの，排尿の終了時にいわゆる切れが悪い状態（終末滴下）がある．

3）下部尿路症状（LUTS）の原因

LUTS は，下部尿路の疾患（尿閉，再発性尿路感染，肉眼的血尿，骨盤部の手術・放射線治療歴），神経疾患（脳血管障害，パーキンソン病，認知症，脊髄の異常，糖尿病性神経症など），男性では前立腺，女性では骨盤臓器脱や子宮筋腫などの生殖器系疾患などが原因となる．スクリーニング検査としては，血尿，有熱性の膿尿，PSA 高値，尿細胞診での異常所見，また腎機能障害，形態学的および機能的検査には，残尿量（正常は 50 m*l* 以下），超音波検査などが有用である．

LUTS のうちでも夜間頻尿は内分泌調節における日内リズムの異常，心機能や腎機能の異常による腎血流の変動の要因にも関連がある．就寝前の飲水量，睡眠障害，脳血管障害，高血圧，肥満，および腎機能や循環器系の予備力低下によって臥床による腎血流が変化し，夜間尿がみられるなど，全身的な評価を要し，これらは内科が担う LUTS の原因精査である．

明らかな全身疾患がみられない場合，尿意切迫感や切迫性尿失禁があれば過活動膀胱が疑われ，ない場合は排尿記録で機能的膀胱容量，24 時間尿量を把握する[7)]．

腎・尿路系に疾患がないが，過去に排尿に関する何らかの苦痛を経験したことによる「予期不安」症状としての心因性頻尿もある．

下部尿路症状（LUTS）の治療

生活指導，運動療法，薬物療法が原因に応じて行われ，前立腺肥大では α_1 アドレナリン受容体遮断薬，5α 還元酵素阻害薬，抗アンドロゲン薬，そのほか多くの治療薬の選択肢や尿道閉塞による直接的な排尿困難に対して手術療法がある．女性では，出産や加齢によって尿道の位置変化や骨盤底筋力の低下に起因する腹圧性尿失禁がよく知られており，軽症では骨盤筋体操，重症になると手術療法がある．過活動膀胱では，抗コリン薬，抗ムスカリン薬，交感神経系の β_3 受容体活性薬が用いられるが，薬剤相互作用，尿閉の出現などに注意が必要である．

2 浮腫と脱水

ナトリウム・カリウム調節系

体内には体重の 55～60%の水分があり，体重 60 kg では 60×0.6＝36 kg，すなわち 36 l が全体の水分量となる．正常では，60%のうち，40%＝24 kg が細胞の中にあり，20%＝12 kg が細胞外にある．細胞外の水分は血管内（血漿）と血管外（間質）に分かれる（図 2-1）．各コンパートメントの水分量を決定しているのが浸透圧物質で，血漿浸透圧は「2×ナトリウム（Na）濃度＋(ブドウ糖濃度÷18)＋(尿素窒素÷2.8)」で表され，高血糖など特殊な病態を除けば，Na 濃度でほぼ決定される．細胞内液には主たる浸透圧物質としてカリウム（K）が 150 mEq/l 含まれる．水分は渇中枢，抗利尿ホルモン（ADH）によって，中枢性に摂取と排泄の調節がなされ，腎臓での排泄，再吸収の幅広い能力で対応している．外因的な摂取が多ければ腎臓から排泄され，無尿の患者では透析治療により除去される（表 2-1）．身体活動，運動による熱産生に対しては，熱放散のために皮膚血管の拡張と発汗が起こり，随意の飲水や排泄低下により均衡を保つ．浮腫と脱水は，これらの分布が異常を示した状態である．

浮腫は細胞外液のうち，組織間液が増加した状態であり，脱水は，細胞内液，細胞外液のいずれか，または双方が欠乏し，より欠乏した側に水の移動が起こる病態である．

さらに，浮腫や脱水の病態を正しく評価するためには，水の過剰や欠乏と連動して，Na と K の代謝がどう変化しているかを併せて考えていかなければならない．

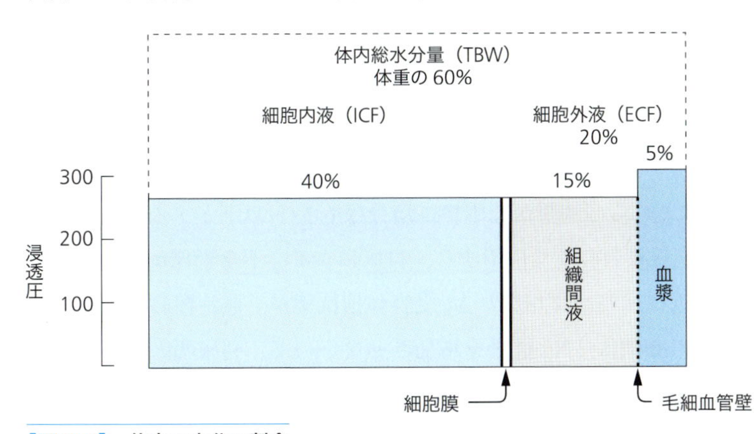

総水分量は体重の 60%を占め，細胞内液が 2/3，細胞外液が 1/3 である．細胞外液はさらに血管内に血漿として，血管外に組織間液として分布している．

［図 2-1］ 体内の水分の割合

	体内総水分量＝体重(kg)×0.55
IN	経口摂取量（飲水量＋固形食由来）＋代謝水 •固形食由来の水分 700〜1,000 ml •代謝水 5 ml/日………① •飲水量
OUT	•不感蒸泄 15 ml/kg………② •尿（または透析治療による除去） •病的蒸泄：発汗，下痢，嘔吐など
	1 日に必要な最低の水分量＝②－①＝10 ml/kg体重
	尿量または無尿患者での水分増加量 ＝固形食由来の水分＋飲水量（または輸液量）－10 ml/kg体重－病的蒸泄

[表 2-1] 1 日の水バランス

1. Na，水の貯留
   - 心不全
   - 腎機能異常
   - 薬剤（非ステロイド抗炎症薬）
   - 初期の肝硬変
   - 妊娠
   - 特発性浮腫
2. 静脈系のうっ滞
   - 肝硬変
   - 急性肺水腫
   - 局所性静脈閉塞
3. 細動脈抵抗の減少
   - カルシウム拮抗薬
   - 特発性浮腫
4. アルブミン低下による膠質浸透圧低下
   [喪失]
   - ネフローゼ症候群
   - 蛋白漏出性胃腸症
   [合成低下]
   - 肝硬変
   - 低栄養
5. 毛細血管透過性亢進
   - 熱傷，外傷
   - アレルギー反応
6. リンパ系の灌流異常
   - 甲状腺機能低下症
   - がん性腹膜炎

[表 2-2] 浮腫の機序と原疾患

浮腫

1）機序・病態

浮腫は，水やNaの過剰，静脈系のうっ滞，細動脈抵抗の減少，低アルブミン，毛細血管透過性亢進，リンパ系の灌流異常などの機序によって毛細血管内静水圧が上昇して，外に組織間液が増加した状態である．浮腫をきたす疾患（表 2-2）では複合した機序が働いていることも多いため，原因となる臓器別に腎性浮腫，心性浮腫，肝性浮腫と分類して考え，治療計画を立てることも多い．局所性の浮腫は腎不全患者の血管アクセスに関連した四肢の浮腫，深部静脈血栓時，乳腺切除後のリンパ系浮腫などでみられる．

2）治療

水やNa過剰による浮腫に対してはこれらの制限が基本で，塩分は6 g/日以下とする．薬物療法は利尿薬を中心に，心血管作動薬を病態に合わせて併用する．自尿による心不全管理が難しい場合には血液浄化療法を実施するが，最近は，バソプレシン V_2 受容体拮抗薬が，難治性の心不全に使用ができるようになった．しかしこの薬剤は，Na排泄を増加させないので，利尿薬と併用し，慎重なNaモニタリングが求められている．

加齢に伴う細胞内水分量の減少 ● 細胞数が減少し，特に筋肉，皮下組織などにおける備蓄水分量の減少
代謝水の産生低下
水分摂取量の減少 ● 渇中枢機能の低下による口渇感の減弱 ● 頻尿・尿失禁を恐れての飲水制限 ● 嚥下障害による飲水制限 ● 食欲低下をきたす基礎病態
腎臓における Na 保持能の低下 ● 抗利尿ホルモンに対する反応性低下 ● 腎濃縮力の減少
代謝水の産生低下 ● 利尿薬 ● 食欲低下をきたす薬剤

［表 2-3］ 脱水症の背景因子

症状：食欲低下，意欲低下，易疲労感，脱力，立ちくらみ，意識障害，血圧低下
診断項目：① 皮膚緊張度（turgor）の低下 ② 舌の乾燥 ③ Hct 高値 ④ BUN/Cre＞25 ⑤ UA＞7 mg/dl ⑥ 3%以上の体重減少
水分欠乏量＝（患者血漿浸透圧－正常血漿浸透圧）×体内総水分量/正常血漿浸透圧
Na 欠乏量＝（患者血清 Na 濃度－正常血清 Na 濃度）×体内総水分量/正常血清 Na 濃度

［表 2-4］ 脱水の診断

脱水

1）高張性脱水

脱水には 3 つの病態がある．高張性脱水は，Na も失われるが水がより多く失われた状態で，血漿浸透圧が上昇する．その結果，細胞内から細胞外へ水分が移動し，細胞外液の欠乏を補正する．したがって，末梢循環不全の症状は出現しにくいが，細胞内の水分が欠乏著しく，口乾が強いのが特徴である．意識や渇中枢が正常であれば飲水行動に出るため，実際は高張性脱水が重篤化する頻度は少ないが，腎濃縮力低下がある高齢者や幼少者，中枢神経系の障害をもつ場合に病的意義が大きい．

2）等張性脱水

等張性脱水は，細胞外液の浸透圧と等しい体液の喪失が起こった病態を指す．下痢，嘔吐，熱傷などが最も多くみられる種類の脱水である．大量の細胞外液が急速に失われるが，細胞内との浸透圧の差が生じていないため，細胞内から外への水移動が起こらず循環血漿量が減少し，血圧低下，末梢循環不全が顕著となる．

3）低張性脱水

低張性脱水は，細胞外液中の Na が水よりも多く失われた病態である．細胞外から細胞内へ水が移動して浸透圧補正が起こるので，細胞外液はさらに減少し，末梢循環不全になる．血圧低下と低

Na 血症が特徴で，頭痛，吐気，痙攣など中枢神経症状も起こりやすい．

4）治療

脱水の背景（表 2-3）から診断（表 2-4）にあたっては，高齢者では元来，細胞内水分量が低下しており，皮膚の弾性力の低下，口呼吸の影響による舌の乾燥，ヘマトクリット値がもともと低く，脱水でも過小評価されやすいなどの注意が必要である．

乏尿，精神・神経症状を伴う脱水では平均 3,000 m*l* の水分欠乏があるとみなされ，補液量の目安となる．実際には，電解質や血漿浸透圧の値から補液内容を決定し，発症当日の半日～1 日かけて欠乏量の 1/2 を補う．開始時には輸液速度は速くするが，低 Na，低 K 血症が顕在化してくることが多いため，バイタルサインのみならず電解質や血漿浸透圧のモニタリングが必要である．高度な脱水では，血圧や尿量が保てるようになるまで比較的急速な補液が必要になる．

3 電解質異常

電解質異常は，摂取，吸収，体内プールや細胞内から細胞外液への移動，輸送，排泄のいずれかが異常をきたして生じるが，異常値のパターンだけでなく，症状や二次的にみられる異常も併せて理解するよう心がけることが望ましい．なお，基準値を表 3-1 に示した．

血清ナトリウムの異常

1）機序・病態

ナトリウム（Na）は血漿の主たる浸透圧物質であり，循環血漿量を維持する物質である．経口摂取された Na は腸管から吸収され，その大部分は腎臓から排泄される．Na の過剰や不足においては水が連動して移動し，血清浸透圧を一定に保とうとする．細胞内液の浸透圧はカリウム（K）によって規定されてくることを併せ，Na の異常がみられた場合には，はじめに細胞外液の増減がどうなっているかを把握して病態を考え，水分，K がどう動いているかを同時に考慮しなければならない．

❶高ナトリウム血症

高 Na 血症は，すでに述べた高張性脱水の病態において，水摂取量が増加しないか，尿の濃縮や

血清電解質		動脈血ガス	
Na (mEq/*l*)	137～147	pH	7.36～7.44
K (mEq/*l*)	3.5～4.9	PaO_2	80～100 Torr
Cl (mEq/*l*)	98～108	$PaCO_2$	35～45 Torr
Ca (mg/d*l*)	8.4～10.4	HCO_3^-	22～26 mEq/*l*
P (mg/d*l*)	2.5～4.5	Base Excess	−2～+2 mEq/*l*
Mg (mg/d*l*)	1.9～2.5	アニオンギャップ（AG） =Na−Cl−HCO_3	12±2 mEq/*l*
浸透圧	275～290 mOsm		

［表 3-1］ 血清電解質と動脈血ガスの基準値

細胞外液低下（血圧低下などの脱水所見）
FE_{Na} 低下 • 嘔吐，下痢，胃液吸引，火傷 FE_{Na} 増加 • 利尿薬，塩類喪失性腎症，浸透圧利尿
細胞外液増加（浮腫，胸水，腹水）
• 腎不全 • 心不全 • 肝硬変 • ネフローゼ症候群
細胞外液正常
• ADH 不適合分泌症候群 • 甲状腺機能低下症 • 下垂体機能低下症 • 心因性多飲

低ナトリウム血症には細胞外液の低下した病態と，増加した病態，およびそれ以外の病態があり，それぞれに原因がある．
FE_{Na}：尿 Na 分画排泄率（fractional excretion of Na）

［表 3-2］ 低ナトリウム血症と細胞外液

尿量を減らすことで代償できなくなる場合にみられる．腎臓での水保持を制御する抗利尿ホルモン（ADH）が作用不全をきたした場合も高 Na 血症を呈するが，具体的には中枢性または腎性尿崩症，利尿薬や浸透圧利尿がかかった状態において出現する．また，医原性ともいえるが，Na と水の双方を過剰に投与された場合には細胞外液が減少していない高 Na 血症となる．

❷低ナトリウム血症

低 Na 血症は頻度の高い電解質異常で，病院に入院する全患者の 1％に発生し，腎障害，うっ血性心不全，肝硬変などの基礎疾患を有することが多い．細胞外液量の低下した低 Na では，低張性脱水の項で述べたとおり，血圧が低下する．細胞外液が正常ないしは過剰で浮腫，胸腹水が貯留した状態では，Na，水ともに過剰ではあるが，水のほうがより過剰であれば低 Na となる．いずれにも当てはまらない場合は，糖質コルチコイド不足で ADH に十分な抑制が起こらない，あるいは肺疾患や中枢神経系疾患における ADH 分泌不適切症候群などの内分泌異常を考える．抗がん剤（ビンクリスチン，シスプラチンなど），抗精神病薬（ハロペリドールなど），抗うつ薬（アミトリプチリン，イミプラミン），抗痙攣薬（カルバマゼピン），脂質異常症治療薬（クロフィブラート）などの薬剤を服用中の患者においても，薬剤に起因する ADH 分泌不適切症候群がみられる場合がある．細胞外液の増減の病因と低 Na 血症について表 3-2 に示した．

2）治療

Na 異常の治療方針は，検査値，症候の有無，発生が緩徐か急速（2 日以内）か，および原因への対策をどうするかで決める．無症候性に緩徐に進行した場合は，高 Na では水分摂取を促し，Na 摂取は制限する，細胞外液が減少していない低 Na では，水を制限し，穏やかな補正で経過をみることが多い．しかし，Na が平均 132 mEq/l の群と正常 Na 群と比較して，低 Na 血症群では転倒リスクを高め，骨粗鬆症とは無関係に骨折のハイリスクであるという報告もあり[9]，Na の異常は軽度であっても，水分，K の出入りも併せて管理を見直すことが望ましい．

重症の低 Na 血症では，意識障害や痙攣が出現するため，高張食塩水による補正が行われるが，

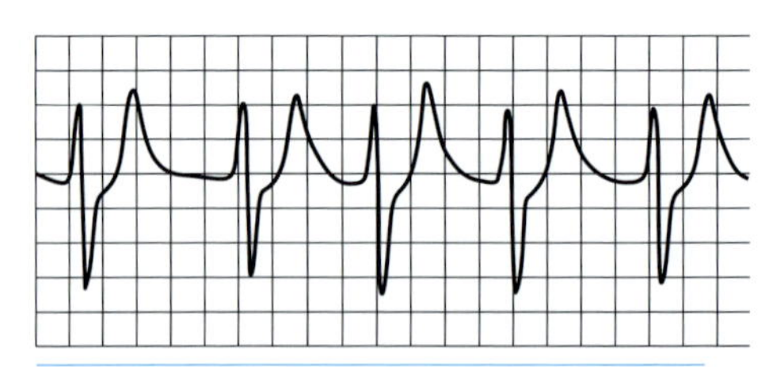

［図 3-1］ 高カリウム血症の心電図（V_3 誘導）

細胞内への移動促進	腎からの排泄促進
●代謝性アルカローシス ●インスリン ●カテコールアミン ●周期性四肢麻痺 ●著明な白血球増多 （●偽性低 K 血症）	●ループ利尿薬 ●サイアザイド系利尿薬 ●鉱質コルチコイド過剰 原発性アルドステロン症 クッシング症候群 腎血管性高血圧 レニン産生腫瘍

［表 3-3］ 細胞内への K 移動と腎での K 排泄を促進する原因

低 Na 血症となった脳細胞ではイノシトール，グルタミン，タウリンなどの物質が浸透圧物質として防御機構となって働いており，細胞外液からの是正速度が早すぎると橋中心脱髄症候群（central pontine myelinolysis；CPM）を起こす危険がある．輸液 1 l 投与による Na 濃度の上昇の推定値を，「⊿Na＝〔輸液中(Na＋K)－血清 Na〕÷(総体液量＋1)」などの式を用いて計算し，1.5 mEq/l/時の補正速度を目安に血清 Na を 1 時間ごとに測定し，120 mEq/l に到達した以後はさらに補正速度を 0.5～1 mEq/l/時に緩める．

カリウムの異常

1）機序・病態

カリウム（K）は体重 1 kg あたり約 50 mEq あり，ほとんどが細胞内に含まれている．ヒトが 1 日あたり摂取する K は 50～100 mEq（1,950～3,900 mg）であり，小腸から吸収されて血流に乗り，分から時間の単位で速やかに細胞外から細胞内へ Na ポンプを介して移動する．細胞内と外を移動するには，酸塩基平衡，インスリン，カテコールアミンが関与する．K 輸送は糸球体で濾過された後，近位尿細管で 60～70％が再吸収，ヘンレ下行脚で分泌，上行脚で再吸収を受けて集合尿細管に到達して分泌される．ここに到達するのは糸球体濾過量の数％であるが，集合尿細管に負荷される Na，管腔内流量，細胞外 K，アルカローシス，アルドステロンに調節を受けながら，作用発現までに時間を要し，時間～日の単位での調節が行われる．

❶高カリウム血症

高 K 血症は，5.5 mEq/l 以上が治療介入の対象となる．原因は腎機能低下が最も多いが，慢性心不全などレニン・アンジオテンシン・アルドステロン系や交感神経系に作用する治療を行っている場合での高 K 血症も増加している．高 K 血症の心電図変化（図 3-1）は，T 波増高，P 波平低化が当初現れ，さらなる K 上昇とともに PR 間隔延長，QRS 拡大から心室細動へ至る．神経・筋症状は脱力，しびれ感，四肢麻痺などがある．

❷低カリウム血症

低K血症は，3.5 mEq/lのときを指し，細胞外液中のKが細胞内に移動した場合，消化器系，腎からの喪失が多い場合，および摂取量の不足が原因となる（表 3-3）．危険な心室性不整脈，脱力感などは2.0 mEq/l程度まで低下すると出現する．腎臓からのK排泄が亢進しているかどうかは，尿中のK，Na，血圧，レニン，アルドステロンの測定や血液ガスなどにより鑑別する．利尿薬をはじめとする薬剤の使用でもKの排泄は促進される．症状は，ST低下，U波，上室性期外収縮などの心電図異常，神経・筋症状としては消化管運動障害，全身倦怠，筋肉痛，筋力低下，脱力，テタニー*[1]などがある．他疾患への影響としてジギタリス中毒が出やすい，肝性脳症が悪化するなどがある．

2）治療

❶高カリウム血症

高K血症の救急治療では，細胞外から細胞内へKを移動させる目的でグルコース・インスリン療法を行う．緊急性のない高K血症では，摂取を50 mEq以内に減らすよう栄養士などと協力して説明や指導をする．高Kをきたしうる薬剤を中止できない場合などは，ポリスチレン酸Naやポリスチレン酸Caの使用でKをイオン交換してKの吸収を防ぐ．便秘が起こるので，特に水分摂取制限を行っている腎不全や心疾患患者では便通や消化器症状を慎重に観察しながら，緩下剤を併用する．5～30 g/日，1回5～10 gで1日1～3回の範囲で，個々の食習慣，K上昇の程度に合わせて必要最低限の使用で済むように総合的な管理を行う．

❷低カリウム血症

低K血症による不整脈や脱力，テタニーなど，2.0 mEq/l前後の重症例に経静脈的補正を行う方法は，末梢静脈からK濃度40 mEq/l以下のものを速度も20 mEq/時以下で輸液を行う．中心静脈ルートが確保されていれば60 mEq/lまで，および40 mEq/時まで増量可能であるが，不整脈のモニターを必ず行う．緊急性のない低K血症は，K製剤の経口投与，Kを多く含有する食品の摂取推奨が頻用される．しかし，後述する低マグネシウム（Mg）血症に随伴した低K血症では，Mgの補充が不可欠である．

カルシウムの異常

体内のカルシウム（Ca）はそのほとんどは骨にヒドロキシアパタイトとして存在し，副甲状腺，

side memo

*1 | **テタニー**

テタニーとは，一般的には低Ca血症や低Mg血症，あるいは代謝性アルカローシスを原因として，痛みを伴う不随意な筋の収縮である．テタニーの原因疾患は，副甲状腺機能低下症などの内分泌疾患から過換気症候群など，多岐にわたる．

末梢神経終末部の過剰興奮により惹起され，手足の攣縮（carpopedal spasm）や喉頭痙攣（laryngospasm），全身痙攣などが認められる．低Ca血症の徴候として，Chvostek（クボステック）徴候やTrousseau（トルーソー）徴候といった誘発試験による症状が知られている．合併する知覚異常もテタニーに含める場合がある．

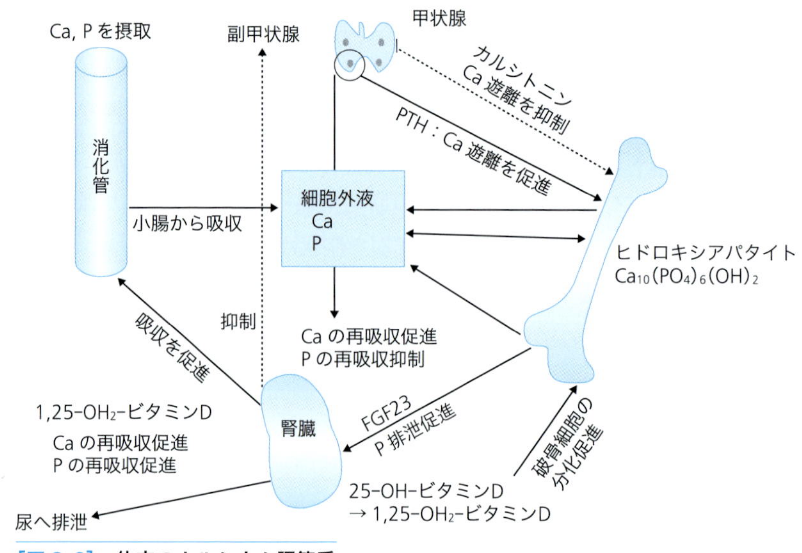

[図 3-2] **体内のカルシウム調節系**

甲状腺，腎臓，消化管がかかわって調節をしている（図 3-2）．それぞれの臓器のいずれが異常であってもCa代謝は異常をきたす．

1）高カルシウム血症の原因・症状

❶原因

副甲状腺ホルモン（PTH）の分泌亢進，悪性腫瘍が副甲状腺関連蛋白（parathyroid hormone related protein；PTHrP）を分泌して遠隔臓器から骨に作用する場合，骨そのものに腫瘍性病変があり骨吸収を促進する場合などが知られているが，高齢者，身体機能障害者では不動，不活発により，骨からのCa動員が増加した高Ca血症もみられる．最近の骨代謝への関心の高まりによって，ビタミンDやCa製剤を骨粗鬆症治療に用いている患者ではこれらの薬剤が高Ca血症をきたすこともある．骨代謝マーカー，悪性腫瘍のスクリーニングを開始するに先立って，市販薬や個人輸入まで網羅した薬歴聴取が必要である．

❷症状

無症候性に軽度の高Caが長期間持続し，クレアチニンに異常変動が生じたり，骨塩量減少や腫瘍病巣に関連した腰痛や関節痛など，非特異的な異常が高Ca血症発見の契機となる．さらに，12 mg/*dl*を超えると食欲不振，全身倦怠感が出現することが多い．13 mg/*dl*以上になると口渇，多尿，脱力感，意識障害に至る．なお，検査結果はアルブミンで補正，すなわち，「補正Ca値＝血清総Ca値＋(4－血清アルブミン値)」で判定する．

2）低カルシウム血症の原因・症状

❶原因

ビタミンDの活性化が起こらない状態，すなわち腎不全や肝疾患などの場合と，原発性ならびに術後の副甲状腺機能低下症に大別される．そのほか，Mgの欠乏，クエン酸投与時などに血中Caは低下する．

❷症状

心電図ではQ-T延長がみられる．神経・筋症状では四肢のつりなどを訴える．収縮期血圧よりも高く，マンシェットを加圧し3分以上経過すると手首の痙攣が起こるトルソー徴候（Trousseau sign）は，低Ca血症に特異的な所見である．ビタミンD作用が欠乏した状態では，四肢近位筋の筋力低下が骨の異常に先行して出現する場合もあるが，長期にわたると小児ではくる病，成人では骨軟化症が出現する．尿中のCa排泄が増加する型の遺伝性疾患では，腎尿路系の結石が出現することが知られている．

3）治療

❶高カルシウム血症

高Ca血症は，生理食塩水を中心とした輸液を基本に，循環血漿量を維持してCa排泄を促す治療をする．循環血漿量が安定すれば，ループ利尿薬によるCa排泄促進も対策の1つとなる．重症度や原因によって，エルシトニン製剤，ビスホスホネート製剤を追加していく．同時に高Ca血症の原因精査を行い，原因に対する介入を可能な限り実施する．

❷低カルシウム血症

低Ca血症の治療では活性型ビタミンDが主として用いられる．副甲状腺ホルモンの作用不全においては，血清Caが一定以上上昇せず，ビタミンDの増量によって尿中Ca排泄増加が出現する．末期腎不全ではリン（P）の吸収も促進して血中濃度が上昇する，hungry bone *2 の時期が過ぎると，同じビタミンDでもCa値の反応が変化するため，用量調節はCa，P，アルブミン，PTH，骨代謝マーカーなどの指標をもとに行う必要がある．

リン代謝

1）機序

生体内には800 g程度の無機Pが存在し，85％が骨に，14％が軟組織に，残りが細胞外液や細胞内に存在する．Pは，Caと同様，腸管吸収と腎臓からの排泄，そして骨との相互作用がビタミンDや副甲状腺ホルモンによって制御されている．食品中の蛋白質に有機リンとして多く含まれており，1日の標準的な摂取量は800 mg以上である．主たる排泄経路は腎で，近位尿細管における再吸収によって，P排泄が調節されている．

side memo

*2 | hungry bone

原発性および二次性副甲状腺機能亢進症では，副甲状腺ホルモンが過剰分泌され，破骨細胞による骨吸収が亢進し，骨芽細胞による骨形成が抑制されている．副甲状腺腫を摘出すると，ホルモンの作用が急速に減弱して骨のカルシウム利用が著しく高まった状態となり，血清Ca濃度が低下する．これをhungry boneと定義付ける．hungry boneは，切除腺腫が大きい，術前のアルカリホスファターゼが高い，高齢者などでそのリスクが高い．対策は，術後数日間，頻回の血中Ca測定を行い，注射や内服でCaを補充する．低Caのほかに低リン，低Mg，高Ca血症に注意が必要である．

2）症状

❶高リン血症

高P血症は，排泄低下と相対的な摂取過剰が原因となる．しかし，腎不全がない場合の高P血症では，腫瘍細胞の破壊や筋細胞の融解によって細胞内から細胞外に移動して起こるもの，ビタミンD過剰による吸収亢進，副甲状腺機能低下症などがある．偽性高P血症は高γグロブリン血症などでみられる．

❷低リン血症

低P血症をきたす物質としては，インスリンの作用がよく知られており，重症高血糖やケトアシドーシスの治療時には，Pの補充が必要となる．一般には摂取不足や吸収不良，腎臓での再吸収不良が原因である．腎臓での再吸収不良は，副甲状腺機能亢進症や遺伝性疾患が主たるものである．消化管からのP吸収を阻害する因子は，ビタミンD不足のほか，腎不全患者に対して高P血症の治療で使われるP吸着薬があるが，詳細は透析患者の薬物療法の項（p355～）を参照いただきたい．

マグネシウム代謝

1）機序

マグネシウム（Mg）は，生体内で重要なアデノシン三リン酸（adenosine triphosphate；ATP）が関与する酵素反応，核酸代謝に関与する酵素反応の多くに必須の物質である．生体内には約25 gのMgが存在し，小腸から吸収され，腎から排泄される．血漿中のMgは糸球体でほぼすべて濾過され，近位尿細管で15～20%，ヘンレのループで65～75%，遠位尿細管で5～10%再吸収され，濾過されたうちの3～5%が尿として排泄される[10)]．

2）症状

❶高マグネシウム血症

高Mg血症は，下剤や制酸剤としてMgを含む薬剤を常用している腎不全患者にしばしばみられる．そのほか，硫酸Mg製剤を妊娠高血圧症候群や不整脈のために使用した場合にも注意が必要である．4 mEq/l以下では特に症状はないが，それ以上になると神経筋症状，心伝導障害をきたす．

❷低マグネシウム血症

低Mg血症は高Mg血症に比べると頻度は高い．低栄養やMgが不足した輸液管理などによる欠乏，炎症性腸疾患や短腸症候群などでの吸収不良が，腎外の原因による低Mg血症である．アルコール依存症では，低栄養状態とMg排泄量増加が相まって低Mg血症は重要な合併症である．腎臓でのMg再吸収を抑制する因子は多岐にわたり，低Mg血症はそれほど珍しくなく，さらに低Mg血症が腎予後や透析患者の予後不良と関連があるという報告もみられている[11)]．薬剤性の低Mg血症は，フロセミド，サイアザイド系利尿薬，浸透圧利尿作用をもつ薬剤，シスプラチン，シクロスポリン，アミノグリコシド，アムホテリシンB，ペンタミジンなどが原因薬剤として知られている．遺伝性疾患では尿細管でのMg排泄を制御する遺伝子異常が各種判明しており[8)]，低K血症が特徴とされるGitelman（ギッテルマン）症候群*3や一部のBartter（バーター）症候群*4でも低Mg血症がしばしば認められる．

4 酸塩基平衡

1）機序

生体の細胞が正常に機能するためには，細胞外液のpHは7.37〜7.43，水素イオン（H^+）濃度が40 nmol/*l* 前後の狭い範囲で，しかも迅速に調節される必要がある．生体を構成する蛋白の荷電，構造の安定度や機能にすぐさま影響が及ぶからである．酸はH^+を提供する物質で，塩基はH^+を受け取る物質であり，これらが体外から摂取されたり体内で産生されたりすると，H^+濃度が大きな変化をしないよう生体には3つの機能が備わっている．すなわち，細胞外液，細胞内での化学反応による緩衝，呼吸による二酸化炭素（CO_2）の分圧の調節，そして，腎臓によるH^+排泄量調節である．

まず，炭水化物や脂肪は正常に代謝されるとCO_2と水となり，過剰なCO_2は呼気から排泄される．この酸は揮発性酸である．次に，蛋白質代謝では分解産物のアミノ酸のうちの7種類とリン酸が$H_2PO_4^- \Leftrightarrow H^+ + HPO_4^{2-}$を産生するが，これらは不揮発性の酸に分類される．有機リン（P）酸はリン酸塩として，それ以外のH^+はアンモニウムイオン$NH_4^+ \Leftrightarrow H^+ + NH_3$として腎から排泄される．不揮発酸の排泄の調節はアンモニア（NH_3）産生を介して行われるが，調節機序が働くまでの時間，迅速にH^+を一時的に消費するのが化学反応による緩衝系である．細胞外液の重炭酸イオン（HCO_3^-）緩衝系$H_2CO_3 \Leftrightarrow H^+ + HCO_3^-$，細胞内でのヒスチジン，ヘモグロビンなどがこの役割を担う．なお，細胞内のpHは7.0と細胞外よりも高い．

さて，腎臓が酸塩基平衡のためにもつ機能は，上述のH^+排泄だけではなく，重炭酸緩衝系にHCO_3^-を供給することである．腎臓では，糸球体で濾過されたHCO_3^-は近位尿細管でほぼすべて回収され，皮質集合管ではHCO_3^-が産生される．

side memo

＊3 | Gitelman（ギッテルマン）症候群

常染色体劣性遺伝形式をとる尿細管疾患の1つで，チアジド感受性Na^+-Cl^-共輸送体が原因遺伝子である．低K血症，代謝性アルカローシスを呈する．Bartter症候群との違いは，低Mg血症と尿中Ca排泄の減少がみられること，発症が思春期以降であることなどである．初発症状は筋力低下やテタニーが多い．採血検査で偶然低K血症を発見されて診断契機となることもある．治療にはK補充，スピロノラクトン，トリアムテレンなどが用いられる．末期腎不全に至ることは非常にまれである．

＊4 | Bartter（バーター）症候群

低K血症，代謝性アルカローシスを特徴とする．尿中Ca濃度が高値で，一方，低Mg血症の頻度は低い．太いヘンレループ上行脚，遠位尿細管上皮細胞における輸送体，チャネルをコードする遺伝子変異によって5つの型に分類される．一般には出生前から羊水過多があり，1，2，4，4B型では新生児期から，3型は乳児期以降に成長障害がみられる．多飲多尿を呈し，高頻度に末期腎不全に至るとされているが，遺伝子変異の種類によって軽症から重症まで臨床像は多様である．

2）アシドーシス，アルカローシス

酸塩基平衡の調節機能が異常を呈し，酸が過剰に向かっている状態をアシドーシス（acidosis），酸が減少方向に向かう状態をアルカローシス（alkalosis）と称する．次に，障害される原因から，呼吸による調節に起因する（呼吸性）か，腎や肝臓での分解や合成，排泄がかかわる（代謝性）かを判断する．さまざまな調節機能によっても代償しきれなくなると，実際に，動脈血のpHが7.37以下（H^+が増加した）の状態となり，これがアシデミア，pHが7.43以上に上がった（H^+が減少した）状態がアルカレミアである．呼吸性のアシドーシスは肺胞換気の不全による二酸化炭素（CO_2）の蓄積，アルカローシスは肺胞換気の過多によるCO_2の減少である．一方，代謝性の酸塩基平衡の異常はさまざまな原因や病態が存在するが，代謝性アシドーシスは，大きく分けて，アニオンギャップ（$AG = Na^+ - Cl^- - HCO_3^-$）の正常なものと，増加するものがある．

アニオンギャップが正常な代謝性アシドーシスは，H^+の蓄積，HCO_3^-の減少が主たる病因で，ほとんどの場合，腎臓に何らかの異常がある．腸液や膵液に含まれるHCO_3^-が喪失した場合に，腎臓でのNH_4^+産生で代償するため代謝性アシドーシスが通常はそれほど重症化しないが，コレラや病原性大腸菌感染症では腸液の分泌が亢進しているため，高齢者や腎臓病患者では水，電解質に加えてHCO_3^-の喪失が起こり，アニオンギャップの正常な代謝性アシドーシスをきたしやすい．

アニオンギャップが増加する代謝性アシドーシスは，体内に非生理的に何らかの酸が増加していることを示す．例として，炭水化物は組織が低酸素状態下では乳酸を，脂肪はインスリン欠乏下でケト酸を産生する．それぞれショックに際しての乳酸アシドーシス，インスリン依存型糖尿病でのケトアシドーシスなどの異常を引き起こす．

代謝性アルカローシスは，細胞外液量が低下しているときに，HCO_3^-排泄が低下して生じる．ほかには，塩素（Cl）欠乏，K欠乏により出現し，嘔吐，サイアザイド系やループ利尿薬の使用によるK欠乏，鉱質コルチコイド過剰などがおもなものである．外因性では，重曹の投与やミルクアルカリ症候群などがある．これらに対しての治療の原則は，細胞外液やCl, Kを補うことである．

（宮崎真理子）

文献

1）菱田　明：AKI・急性腎不全の原因，診断の進め方．日腎会誌 **52**：529-533，2010
2）Radulescu D, et al：The importance of residual renal function in chronic dialysed patients. *J Med Life* **2**：188-206, 2009
3）Shafi T, et al：Association of residual urine output with mortality, quality of life, and inflammation in incident hemodialysis patients. *Am J Kidney Dis* **56**：348-358, 2010
4）Abrams P, et al：The standardisation of terminology in lower urinary tract function：report from the standardisation sub-committee of the International Continence Society. *Urology* **61**：37-49. 2003
5）日本排尿機能学会ガイドライン作成委員会：男性下部尿路症状診療ガイドライン，2008：http://minds.jcqhc.or.jp/n/med/4/med0128/G0000425/0001
6）日本排尿機能学会ガイドライン作成委員会：女性下部尿路症状診療ガイドライン，2013：http://minds.jcqhc.or.jp/n/med/4/med0179/G0000653/0001
7）Yoshimura K, et al：Prevalence of and risk factors for nocturia：Analysis of a health screening program. *Int J Urol* **11**：282-287, 2004
8）武田正之：過活動性膀胱の診療ガイドライン，Blackwell Publishing, 2005, pp2-5
9）Hoorn EJ, et al：Mild hyponatremia as a risk factor for fractures：the Rotterdam Study. *J Bone Miner Res* **26**：1822-1828, 2011

10) San-Cristobal P, et al：Novel molecular pathways in renal Mg2+ transport：a guided tour along the nephron. *Curr Opin Nephrol Hypertens* **19**：456-462, 2010
11) Sakaguchi Y, et al.：Magnesium modifies the association between serum phosphate and the risk of progression to end-stage kidney disease in patients with non-diabetic chronic kidney disease, *Kidney Int* **88**：833-842, 2015
12) 伊東伸朗，福本誠二：低カルシウム血症によるテタニー発作とその治療．*Clin Calcium* **17**：1234-1239. 2007

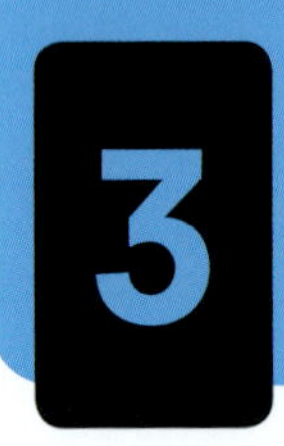

腎臓機能障害の検査

1 尿検査

尿の取り扱い

尿検査では随時尿が日常の検体として用いられる．体位性尿蛋白や，運動，発熱などストレス時の一時的な尿蛋白はしばしばみられるため，尿蛋白陽性の場合は必ず再検し，早朝尿も検査する．自然排尿の採尿方法では、採尿前半と後半の尿を除いた中間尿が用いられる．また，尿沈渣などでは新鮮尿を用いることが重要である．

随時尿は尿蛋白陽性で，早朝尿は陰性：病的意義は少ない

尿スクリーニング検査

尿スクリーニング検査では，まず尿の色調を確認する．肉眼的赤色～褐色の場合，腎疾患に伴う血尿のほかに，尿路の結石や悪性腫瘍などの泌尿器科的疾患も考慮する．尿潜血陽性の場合は沈渣を確認する．なお，尿潜血陽性だが沈渣で赤血球を認めない場合，ミオグロビン尿や溶血に伴うヘモグロビン尿を考慮する．蛋白や潜血のほかに，pH，糖，ケトン体，ビリルビン，ウロビリノーゲン，比重，白血球，細菌などがおもな検査項目である（表 1-1）．

尿糖は，通常血糖が 180 mg/dl 程度の高値になると検出されることが多い．先天的に，もしくは薬剤などによる尿細管障害により尿細管におけるブドウ糖再吸収の閾値が低い場合，それよりも低い血糖値においても尿糖が出るため，腎性糖尿と診断される．その場合，直接血糖の測定が必要である．近年では，糖尿病治療薬の SGLT2 阻害薬を服用している人においては尿糖 4+ となるため，服薬内容を確認する．多発性骨髄腫に合併する Bence Jones（ベンス・ジョーンズ）蛋白は，試験紙では検出されにくいことがあるので注意する．

尿糖 4+：SGLT2 阻害薬を服用しているか確認

尿蛋白定量

1 日あたり 150 mg を超える尿蛋白が継続してみられる場合，病的尿蛋白と考える．また，尿蛋白量が 1 日あたり 3.5 g 以上の場合，低蛋白血症と合わせてネフローゼ症候群と診断される．尿蛋

尿蛋白	−	±	+	++	+++
濃度（mg/dl）	0～	15	30	100	250

［表 1-1］ 尿蛋白定性—評価の目安

$$1日尿蛋白量(g/日) \fallingdotseq \frac{尿蛋白定量値(mg/dl)}{尿中クレアチニン値(mg/dl)} \fallingdotseq x\ (g/g・cre)$$

［図 1-1］ 随時尿による 1 日尿蛋白量の推定

白定量の測定方法は 2 通りである．①蓄尿を行い 24 時間尿量と尿蛋白定量値から 1 日尿蛋白量を求める．②随時尿を用いて，クレアチニン（Cr）補正により 1 日尿蛋白量を求める．成人の 1 日 Cr 排泄量は概ね 1 g と知られており，このことから尿蛋白定量値(mg/dl)÷尿中 Cr 値(mg/dl) により 1 日尿蛋白量（g/g・cre）を求めることができる（図 1-1）．「1 g の Cr あたり」という意味である．

尿蛋白量は変動も大きいため，複数回の測定により判断する．なお，慢性腎臓病（CKD）の診断においては，尿蛋白正常は A1，軽度尿蛋白 0.15～0.49（g/日もしくは g/g・cre）は A2，高度蛋白尿 0.5 (g/日もしくは g/g・cre) 以上は A3 に区分され尿蛋白が多いほど高リスクに区分される．

病的尿蛋白：1 日あたり 150 mg 以上
ネフローゼレベル：1 日あたり 3.5 g 以上

微量アルブミン尿

わが国では，糖尿病早期腎症の診断を目的に，3 カ月に 1 回の測定が保険診療で認められている．微量アルブミン尿は，1 日あたり 30 mg 以上 300 mg 未満のアルブミン尿の場合を指し，通常の試験紙で尿蛋白陽性になるよりも鋭敏に検出される．

糖尿病においては，腎機能が推定糸球体濾過量（eGFR）30（ml/分/1.73 m^2）以上ある場合，微量アルブミン尿陽性は 2 期，300 mg 以上もしくは顕性尿蛋白（試験紙で陽性）の場合は 3 期と診断される．微量アルブミン尿も変動が大きいため，複数回の測定により判断する．

微量アルブミン尿：1 日あたり 30 mg 以上 300 mg 未満

尿沈渣

尿を遠心分離して得られた沈殿物を顕微鏡的に検査するものである．

赤血球

尿中赤血球は，強拡大（high power field；HPF）で 1 視野に 5 個以上観察されれば病的と判定される．腎由来の赤血球は，膀胱や尿道由来のものよりも形態変形の度合いが強い．特に糸球体由来の赤血球は機械的損傷や尿細管通過時の浸透圧，pH によりコブ状，出芽状，有棘状など多彩な形態変化を示し，変形赤血球とよばれる．変形赤血球が多く認められる場合には糸球体性血尿と考えられる．20％以下であれば非糸球体性血尿とされ，尿路系の悪性腫瘍や結石も考慮する．

尿中赤血球：5/HPF 以上は異常

白血球

尿中で検出される白血球の大部分は尿路感染症で認められる好中球である．強拡大で1視野に5個以上観察されれば病的と判定される．尿路感染症以外にも急性糸球体腎炎やループス腎炎などの糸球体の強い炎症の病態でも認められる．間質性腎炎，急速進行性糸球体腎炎では好酸球，腎結核，腎移植での拒絶時ではリンパ球などがおもに出現する．

上皮細胞

尿細管上皮細胞や移行上皮細胞，扁平上皮細胞が認められる．異形細胞を疑う際には細胞診とともに泌尿器科的検索を要する．

円柱（図1-2）

円柱はTamm-Horsfall糖蛋白を基質として尿流の停滞，尿細管の閉塞に伴い，血球成分や細胞成分が封入されて生じるもので，封入されるものがなければ硝子円柱となる．円柱基質内に赤血球が取り込まれた赤血球円柱は，変形赤血球と同様に血尿が糸球体由来であることを示す．円柱基質内に白血球が取り込まれた白血球円柱は腎盂腎炎でみられる．また，滲出性変化の強い急性糸球体腎炎やループス腎炎でも認められる．上皮円柱は，尿細管上皮細胞を含んだ円柱である．糸球体腎炎や尿細管間質障害で出現する．顆粒円柱は，主として尿細管細胞が変性し顆粒状になったものを含むものである．顆粒状の成分が血球あるいは血漿成分に由来するものもある．蝋様(ろうよう)円柱は，顆粒円柱が尿細管内に停滞し，さらに変性したものである．脂肪円柱や卵円形脂肪体は，コレステロールやトリグリセリドを成分とした脂肪滴を含む円柱で，ネフローゼ症候群などで出現する．

〈尿円柱について〉

- 硝子円柱は正常でもみられる
- 脂肪円柱，卵円形脂肪体はネフローゼを示唆する
- 赤血球円柱，顆粒円柱，蝋様円柱などは異常

尿細管障害マーカー

尿中β_2ミクログロブリン，尿中α_1ミクログロブリンは，低分子蛋白であり，糸球体で濾過され，通常は尿細管で再吸収される．尿中での上昇は，尿細管機能障害を反映し，ある程度腎機能が低下すると慢性的に高値を示す．N-アセチル-β-D-グルコサミニダーゼ（N-acetyl-B-D-glucosaminidase；NAG）はリソソーム酵素の1つで，分子量約11万とやや大きいため血液中のNAGは糸球体で濾過されない．NAGは，尿細管上皮細胞に豊富に発現しており，障害時には逸脱

side memo

足をみよう

尿蛋白の多い患者においては，しばしば浮腫を認める．リハビリにあたっては，履きものが足に合っているか，そのつど確認したい．その他，血栓症など足のトラブルはしばしば認められるため，異常な痛みや発赤がある際には適切な診察につなげることが望ましい．

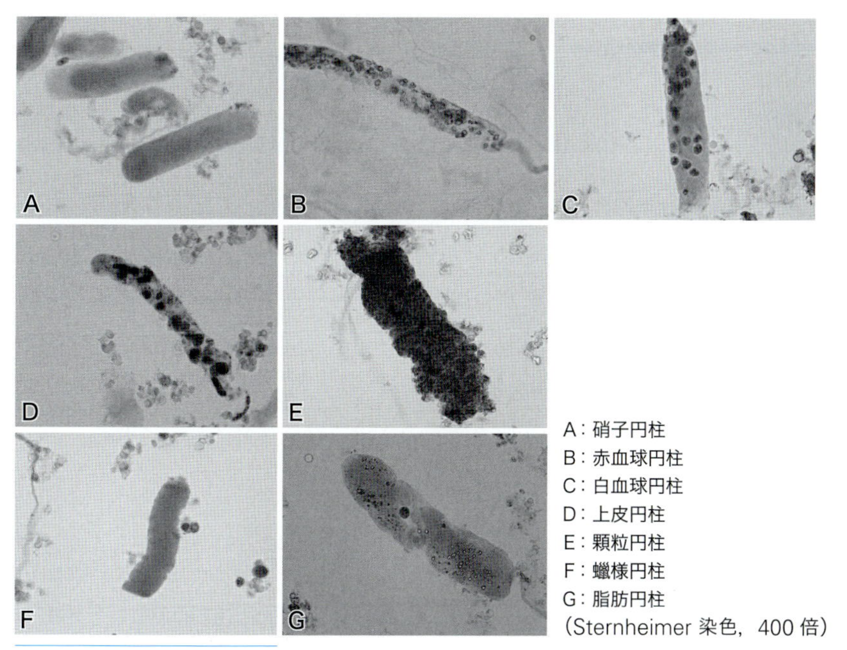

A：硝子円柱
B：赤血球円柱
C：白血球円柱
D：上皮円柱
E：顆粒円柱
F：蠟様円柱
G：脂肪円柱
（Sternheimer 染色，400 倍）

［図 1-2］ **円柱の顕微鏡写真**

酵素として検出されるため急性期の障害を反映する．いずれも pH や保存により失活するため，新鮮尿を用いる．

〈尿細管障害マーカー〉

- 尿中 β_2 ミクログロブリン
- 尿中 α_1 ミクログロブリン
- 尿中 NAG

急性腎障害（acute kidney injury；AKI）の早期診断

尿中 L-FABP（尿中 L 型脂肪酸結合蛋白；liver-type fatty acid-binding protein）は，分子量約 14,000 の脂肪酸代謝に関与する蛋白で，近位尿細管細胞に発現する．急性腎障害の際に速やかに上昇することが指摘されており，2011 年に測定が保険診療で認められた．なお，尿中 NGAL（好中球ゼラチナーゼ結合性リポカリン；neutrophil gelatinase-associated lipocalin）は，通常活性化した好中球から分泌される分子量 25,000 の蛋白であるが，ストレス下では尿細管で発現が増強する．急性腎障害の際に速やかに上昇することが指摘され，尿中 NGAL の測定は 2017 年に保険収載された．

〈尿中バイオマーカー〉

- 尿中 L-FABP
- 尿中 NGAL

（島田美智子）

2 血液検査

血清クレアチニン（SCr）

クレアチニン（Cr）は筋肉で産生される分子量113の小分子で，糸球体から濾過され，尿細管での再吸収はなく，近位尿細管より少量が分泌される．腎機能を反映する指標として最もよく臨床で使用されている．血清クレアチニン（serum creatinire；SCr）は筋肉量に依存し，男性，若年者で高い傾向にある．95%以上の検査機関が酵素法で行っている．Jaffe（ヤッフェ）法ではCr以外の物質とも反応するため，実際のSCrよりも約0.2 mg/d*l*程度高く測定される．

〈酵素法の基準値〉

男性：0.61～1.04 mg/d*l*，女性：0.47～0.79 mg/d*l*[1]．

SCrが高値を示す疾患は腎機能が低下した状態が最も多いが，脱水でも血液が濃縮されて上昇する．筋肉量が増加するとSCrは上昇し，巨人症，先端巨大症では高値を示すことがある．

妊娠では糸球体濾過量（GFR）が上昇するため，SCrは低下する．また，蛋白質制限食でも低下する．るいそうなど筋肉が低下するとSCrは低値をとる．

血液尿素窒素（BUN）

血液尿素窒素（blood urea nitrogen；BUN）は本来全血で測定し，血液中に含まれる尿素量を尿素分子の窒素量として表現した場合の値を示している．尿素の含有量は赤血球中のほうが血清よりも高いため，全血の値は血清尿素窒素値よりも少し高い．正常値は8～20 mg/d*l*である．低窒素血症は8 mg/d*l*以下，高窒素血症は20 mg/d*l*以上の場合をいう．BUNは食事と代謝亢進による影響を受けるため日内変動があり，日中高く，夜間に低い．その差は10～20%ある．男性は女性より10～20%高い．40歳以上では加齢とともに腎機能が低下するため，BUNは上昇する．

低尿素窒素血症は，摂取蛋白量が少ないことによる尿素の産生減少か，肝臓での尿素の産生が低下している場合が多い．また，尿崩症*でバソプレシンが減少しているときは腎臓での尿素の再吸収も抑制されているため，血中のBUNも低下する．妊娠時には，糸球体濾過量の増加と胎児へのアミノ酸の移行により，BUNは低下する．肝不全では尿素サイクルの機能が低下するため，BUNも低値を示す．利尿薬は種類によりBUNに与える影響が異なる．マンニトールでは尿中排泄量が多くなりBUNは低下するが，ループ利尿薬，チアジド系利尿薬ではバソプレシンの作用でBUN

side memo

＊ ｜ 尿崩症

バソプレシンの作用不全のことを指す．腎性尿崩症と中枢性尿崩症があり，脳下垂体後葉よりのバソプレシンの分泌低下があれば中枢性尿崩症である．バソプレシンの受容体異常または受容体以後の反応が異常な場合は腎性尿崩症である．多飲・多尿を示し，尿量は3 *l*以上になり，尿浸透圧は低下する．一方，血清浸透圧は上昇する．

は増加する．成長ホルモンや蛋白同化ホルモンによりアミノ酸の利用が高まると，BUNは低下する．

BUNの産生過剰は，外因性の負荷と組織崩壊など内因性の負荷の場合がある．外因性の負荷とは，蛋白質摂取の過剰，アミノ酸輸液，アルブミン輸液などである．内因性の負荷は筋肉の挫滅，火傷，がんなどの体組織の崩壊と異化の亢進でみられる．消化管出血では，消化管で血液から放出されるアミノ酸の再吸収過剰のために高尿素窒素血症が起こる．また，ステロイドの服用でも BUN は上昇する．

尿酸（UA）

尿酸（uremic acid；UA）はヒトにおいては，プリン塩基の最終代謝産物である．健常人では 1 日約 500 mg の UA が産生され，さらに食品中のプリン塩基が約 100 mg 追加される．UA は，糸球体で濾過された後，近位尿細管で再吸収と排泄を繰り返し受けるため，腎機能を示す糸球体濾過量（GFR）を必ずしも反映しない．UA は腎機能低下により上昇する．また，再吸収や分泌に関連する薬剤，アルコール，脱水の影響を受ける．

高尿酸血症は 7 mg/d*l* 以上と定義されている．痛風発作があればすぐに治療の対象となる．腎機能低下，高血圧，脂質異常症，虚血性心疾患などの合併症があれば，8 mg/d*l* 以上で薬物治療の対象となる．合併症がなければ，9 mg/d*l* 以上が薬物療法の対象である．

クレアチニンクリアランス（Ccr）

実際の診療では 24 時間クレアチニンクリアランス（creatinine clearance；Ccr）が GFR を反映する検査として測定されている．

〈測定方法〉

検査前日の一定時刻に完全排尿してから捨て，それ以降，前日と同じ時刻までの尿をすべて蓄尿する．検査当日採血し，SCr 濃度を測定する．

Ccr（m*l*/分）＝Ucr（mg/d*l*）×V（m*l*/分）/Pcr（mg/d*l*）

Ccr（m*l*/分/1.73 m^2）＝Ucr（mg/d*l*）×V（m*l*/分）/Pcr（mg/d*l*）×1.73/A

Ucr：尿中の Cr 濃度，Pcr：Cr の血漿濃度

V：単位時間当たりの尿量，A：体表面積

A＝体表面積（m^2）＝体重（kg）$^{0.425}$×身長（cm）$^{0.725}$×0.007184

Cr は GFR を求めるのに完全な物質ではない．Cr の尿中排泄量は糸球体濾過以外に尿細管分泌が含まれ，図 2-1 に示すようイヌリンクリアランス（inulin clearance；Cin）と同時測定の Ccr は Cin より 30％程度高値となる．

血清クレアチニン（SCr）値の逆数プロット

SCr と GFR は双曲線の関係にあるといわれ，特に SCr 2 mg/d*l* 以上では，1/SCr は経過とともに直線的に減少することが一般的である．したがって，GFR を通常測定できない場合には 1/SCr を経過月ごとにプロットして回帰直線を求め，その傾きから腎機能低下の進行速度を推定することができる[2)]．

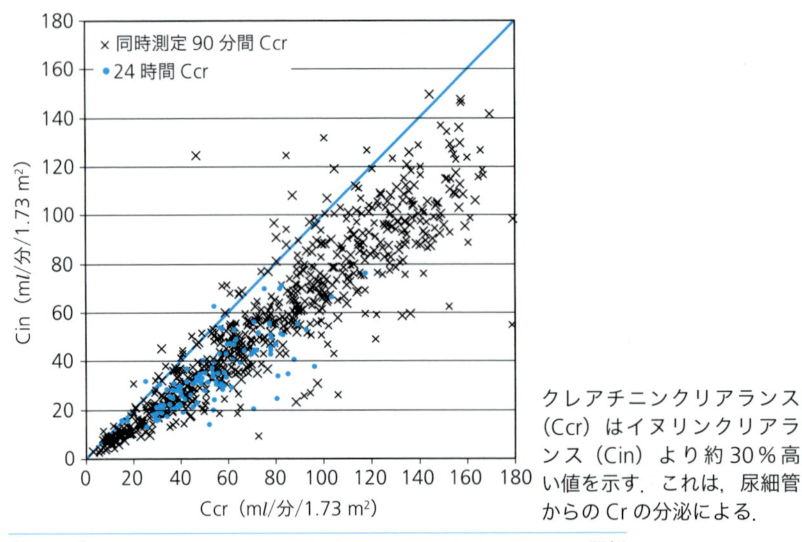

[図 2-1] イヌリンクリアランスとクレアチニンクリアランスの関係

また, SCr 10 mg/dl を透析導入時期とすると, y=0.1 とこの直線の交点を求めることにより透析導入の時期を推定できる.

血液尿素窒素/クレアチニン (BUN/Cr) 比

BUN/Cr 比を計算することにより, 腎不全病態の摂取蛋白量, 体蛋白の詳しい病態を把握することができる. 慢性腎不全患者で BUN/Cr 比が 15 以上の高値を示す場合は蛋白摂取過剰であると考えられ, 低蛋白食の指導を強化する. BUN/Cr<10 であれば, 低蛋白食療法がうまく行われていると判断してよい.

イヌリンクリアランス (Cin)

糸球体濾過量 (GFR) とは糸球体で産生される原尿の量であり, 腎機能は通常 GFR をもって評価される.

イヌリン (inulin) は血漿蛋白と結合せず, 体内で代謝されず, 糸球体で自由に濾過され, 尿細管で分泌・再吸収がない物質として, GFR を測定するために必要な条件をすべて揃えている. したがって, イヌリンクリアランス (Cin) は GFR 測定のゴールドスタンダードである.

〈測定方法〉

500 ml 飲水後に完全排尿した後, 調整したイヌリン (イヌリード注®) を持続静注し, その後 30 分ごとに採尿し, 尿中排泄量を求める. また, 蓄尿時間の中間点で採血し平均血清濃度とする. 3 回の採血・採尿から得られた Cin の平均を求め, GFR とする.

60 分の蓄尿と 30 分ごとの 3 回の蓄尿による Cin はほぼ同等である. 約 1 時間の蓄尿時間の開始前と排尿時に採血してその平均を求めることにより, Cin を求めることができる (図 2-2)[3].

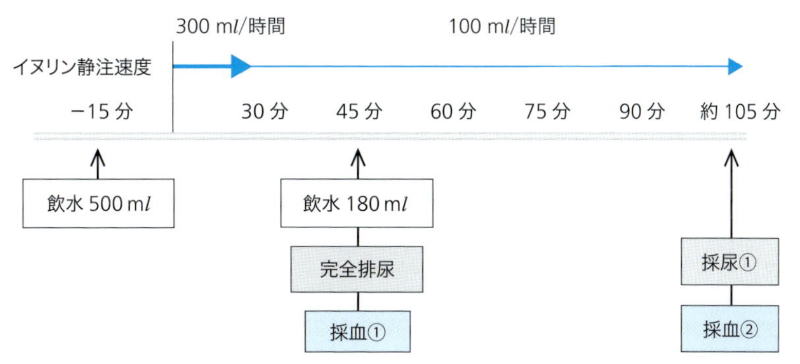

1. 検査当日は絶食．ただし，飲水は自由．
2. イヌリード注®1 バイアル（40 ml：イヌリン 4 g を含む）を生理食塩水 360 ml に希釈し，総量 400 ml とする．
3. 投与開始 15 分前に飲水 500 ml．
4. 希釈したイヌリンを静脈内注射する．輸液ポンプを用いて，開始 30 分は 300 ml/ 時間とする．
5. その後の投与量は 100 ml/ 時間，この点滴スピードで 90 分間投与する．
6. 45 分の時点で，180 ml 飲水させ，完全排尿させる．採血（2 ml）を行う．
7. 約 105 分の時点で，被験者が尿意を催したら採尿，採血を行う（完全排尿後から 1 時間程度を目安とする）．蓄尿時間を正確に記録し，採尿，採血（2 ml）する．
8. 採血①と採血②の平均を血清イヌリン濃度とする．

［図 2-2］ **イヌリンクリアランス簡易測定法**

(Horio et al, 2009)[3]

〈GFR の計算〉

GFR（ml/分）＝Cin（ml/分）＝Uin（mg/dl）×V（ml/分）/Pin（mg/dl）

GFR（ml/分/1.73 m^2）＝Uin（mg/dl）×V（ml/分）/Pin（mg/dl）×1.73/A

Uin：尿中のイヌリン濃度，Pin：イヌリンの血漿濃度

V：単位時間当たりの尿量，A＝体表面積

A＝体表面積（m^2）＝体重（kg）$^{0.425}$×身長（cm）$^{0.725}$×0.007184

健常人の GFR を Cin により実測することは一般的ではないため，日本人の実測値による基準域の設定は困難である．

Cin を測定するのは正確な腎機能評価が必要な場合である．腎移植ドナーでは腎臓を提供する前，過剰な投与により副作用が予想される腎排泄性薬剤（特に抗がん剤など）では投薬量設定，腎疾患の場合などである．

極端に筋肉量が少ない症例〔筋ジストロフィー，筋萎縮性側索硬化症（ALS），長期臥床，四肢の切断〕などでは SCr からの腎機能推定が困難な場合がある．このような症例で腎機能を正確に求める必要がある場合には，Ccr または Cin を測定することが望ましい．

食後，特に蛋白質を摂取したのち，2 時間までは GFR は最大 20〜30％上昇を示す．そのため，GFR の測定は空腹時に行うことが望ましい．

腎血漿流量（RPF）

パラアミノ馬尿酸（para-aminohippuric acid；PAH）は，糸球体濾過と近位尿細管からの分泌により，腎臓を通過することにより血漿中からほぼ完全に除去される．したがって，PAH クリア

1. 日本人の式（3 項目）
   $194\times(\mathrm{SCr})^{-1.094}\times(\text{年齢})^{-0.287}$（×0.739 女性の場合）
2. 日本人の式（5 項目）
   $142\times(\mathrm{SCr})^{-0.923}\times(\text{年齢})^{-0.185}\times\mathrm{Alb}^{0.414}\times\mathrm{BUN}^{-0.233}$（×0.772 女性の場合）
3. IDMS-MDRD の式
   $175\times(\mathrm{SCr})^{-1.154}\times(\text{年齢})^{-0.203}$（×0.742 女性の場合）
   ※日本人係数 0.808
4. CKD-EPI の式
   男性：SCr≦0.9 mg/dl　$\mathrm{eGFR}=141(\mathrm{SCr}/0.9)^{-0.411}\times0.993^{(\text{年齢})}$
   　　　SCr>0.9 mg/dl　$\mathrm{eGFR}=141(\mathrm{SCr}/0.9)^{-1.209}\times0.993^{(\text{年齢})}$
   女性：SCr≦0.7 mg/dl　$\mathrm{eGFR}=144(\mathrm{SCr}/0.7)^{-0.329}\times0.993^{(\text{年齢})}$
   　　　SCr>0.7 mg/dl　$\mathrm{eGFR}=144(\mathrm{SCr}/0.7)^{-1.209}\times0.993^{(\text{年齢})}$
   ※日本人係数 0.813
5. Cockcroft-Gault の式
   (140−年齢)×(体重)/72×SCr（×0.85 女性の場合）
   ※日本人係数 0.789
6. Cystatin-C の式
   男性：$\mathrm{eGFRcys}(\mathrm{ml}/\text{分}/1.73\ \mathrm{m}^2)=(104\times\mathrm{Cys\text{-}C}^{-1.019}\times0.996^{(\text{年齢})})-8$
   女性：$\mathrm{eGFRcys}(\mathrm{ml}/\text{分}/1.73\ \mathrm{m}^2)=(104\times\mathrm{Cys\text{-}C}^{-1.019}\times0.996^{(\text{年齢})}\times0.929)-8$

［表 2-1］ 日本人の GFR 推算式　(Matsuo et al, 2009[5]，Horio et al, 2013[6])

GFR の単位は，Cockcroft-Gault の式は「ml/分」，ほかは「ml/分/1.73 m²」．これらの推算式は年齢が 80 歳未満の CKD 患者の実測 GFR と血清 Cr 値，あるいは血清シスタチン C 値から計算されたものであり，80 歳以上の患者の腎機能が正確に推定できるかどうかは不明である点に注意が必要である．Cr 値から計算した eGFR とシスタチン C から計算した eGFR の平均を求めると，正確な eGFR を得ることができる．

ランス（C_{PAH}）は，腎血漿流量（renal plasma flow；RPF）を表す．

RPF は，血漿 PAH 濃度（P_{PAH}）と尿中 PAH 濃度（U_{PAH}）および尿量（V）から次の式で計算される．体表面積当たりの RPF として示すことが多い．

$$\mathrm{RPF}=C_{PAH}=U_{PAH}\times V/P_{PAH}$$

実際には，腎動脈中の PAH の 10%程度は腎静脈に出現するので，C_{PAH} は RPF より低値を示す．

腎血流量（renal blood flow；RBF）は次の式から求める．

$$\mathrm{RBF}=\mathrm{RPF}\times[100/(100-\mathrm{Ht})]$$

Ht：ヘマトクリット値（%）

健常日本人成人の男性で 519±10 ml/分，女性で 496±10 ml/分であり，加齢とともに低下し，80 歳では 60〜70%になる[4]．

Cockcroft-Gault の式

Cockcroft-Gault（コッククロフト・ゴールト）の式は，白人男性 249 名の 24 時間 Ccr のデータよりつくられたもので，Ccr を推定するために作成されたものである．

推定 Ccr（ml/分）=(140−年齢)×体重/(72×SCr)

女性の場合は，0.85 倍とする．

日本人の場合は，係数 0.789 を掛けると GFR に近い結果が得られる．

推定 GFR（ml/分）=(140−年齢)×体重/(72×SCr)×0.789

女性の場合は，さらに 0.85 倍とする．

日本人の GFR 推算式

日本腎臓学会では，763 名（413 名を式作成に使用）のデータを用いて，SCr 値および血清シスタチン C を用いた重回帰解析により日本人の GFR 推算式を表 2-1 のように作成した[5, 6]．また，米国で作成された CKD-EPI 式に対する日本人係数も求めた．

この推算式は体表面積で 1.73 m^2 に補正した GFR 値を従属変数としている．このため，この式で計算した場合には，標準化された体表面積に対する GFR が計算される．CKD の診断は，標準サイズの人の腎機能（ml/分/1.73 m^2）に変換したときの eGFR が 60 ml/分/1.73 m^2 未満であることが診断基準になっており，eGFR は基準域との比較が容易である．Cin，Ccr の実測では体表面積未補正の値（ml/分）が得られ，基準域との比較には体表面積補正（ml/分/1.73 m^2）が必要である．理論的には体表面積が 1.73 m^2 より大きな人では eGFR は実測 GFR より小さく，1.73 m^2 より小さな人では大きく計算されることになる．実際の投薬の場合にはこの点を考慮して，必要に応じて以下の式で体表面積非補正 eGFR を求める．

$$体表面積非補正 GFR = eGFR \times (A/1.73)$$

$$A = 体表面積（m^2）= 体重（kg）^{0.425} \times 身長（cm）^{0.725} \times 0.007184$$

（今井圓裕）

文献

1) 市原文雄：血清クレアチニンの基準範囲．臨床化学 **24**（補冊）：2229b, 1995
2) Mitch WE, et al：A simple method of estimating progression of chronic renal failure. *Lancet* **2**：1326-1328, 1976
3) Horio M, et al：Simple sampling strategy for measuring inulin renal clearance. *Clin Exp Nephrol* **13**：50-54, 2009
4) 大島研三：腎機能．総合臨床 **12**：880-885, 1968
5) Matsuo S, et al：Revised equations for estimating glomerular filtration rate（GFR）from serum creatinine in Japan. *Am J Kidney Dis* **53**：982-992, 2009
6) Horio M, et al：GFR estimation using standardized serum cystatin c in Japan. *Am J Kidney Dis* **61**：197-203, 2013
7) Horio M, et al：Modification of the CKD epidemiology collaboration（CKD-EPI）equation for Japanese：accuracy and use for population estimates. *Am J Kidney Dis* **56**：32-38, 2010

3 尿細管機能検査

糸球体で濾過された原尿は，近位尿細管，ヘンレループ，遠位尿細管，接合尿細管，集合管へと移動する．尿細管機能は区分ごとにさまざまである．近位尿細管ではリンと重炭酸の大部分を再吸収し，ブドウ糖，アミノ酸，低分子蛋白の再吸収も行われ，正常では尿中にブドウ糖，アミノ酸は検出されない．遠位尿細管から集合管では，尿中に排泄する酸やカリウム（K）の調節が行われる．また抗利尿ホルモン（ADH）により水の再吸収が行われる．

尿細管機能は区分ごとに多様で複雑であるため，そのままでは評価が困難なことが多い．したがって負荷試験を行うが，検査を行うにあたってリスクを伴うことがあり，検査の適応については慎重に検討すべきである．

近位尿細管機能検査

1）尿中N-アセチル-β-D-グルコサミニダーゼ（NAG）

尿中N-アセチル-β-D-グルコサミニダーゼ（N-acetyl-β-D-glucosaminidase；NAG）は細胞内のリソソームに局在する酵素で，近位尿細管細胞に特に多く含まれる．活動性の近位尿細管障害があれば細胞崩壊により細胞外に酵素が逸脱し，尿中NAG排泄量は増加する．急性腎障害（AKI）では初期に上昇し，早期のAKIマーカーとして有用である．一方，慢性腎不全が高度になると，NAGを産生する尿細管細胞が枯渇し尿中排泄量は低下する．

2）尿中β_2ミクログロブリン（β_2-m）

尿中β_2ミクログロブリン（β_2-m）はHLAクラスI抗原L鎖として全身の細胞膜上に広く分布する．β_2-mは糸球体で濾過され，近位尿細管で再吸収される．近位尿細管障害ではβ_2-mの再吸収能が低下し，尿中排泄が増加する．ただし，悪性腫瘍（特に造血器腫瘍），自己免疫疾患，炎症などではβ_2-mの産生が増加し，近位尿細管の再吸収量を超えたβ_2-mが尿中に排泄されることがある．尿中β_2-m濃度は250 μg/l以下が正常値である．β_2-mは酸性で不安定であり，尿pHが5.5以下ではプロテアーゼにより分解され，測定値は低値となる．

3）尿中α_1ミクログロブリン（α_1-m）

尿中α_1ミクログロブリン（α_1-m）は分子量33 kDaの低分子量蛋白で，糸球体で濾過され，近位尿細管で再吸収される．近位尿細管障害ではα_1-mの再吸収能が低下し，尿中排泄が増加する．α_1-mはβ_2-mと異なり，極めて安定しており，尿pHに影響されず凍結・融解の影響もほとんど受けない．このため海外ではβ_2-mよりもα_1-mの測定が中心となっており，今後わが国でもα_1-m測定が主流となる可能性がある．

4）尿中L型脂肪酸結合蛋白（L-FABP）

尿中L型脂肪酸結合蛋白（liver-type fatty acid binding protein；L-FABP）は近位尿細管上皮細胞の細胞質に発現している分子量14～15 kDaの蛋白で，結合した脂肪酸を脂肪酸のβ酸化が行われる細胞内小器官に輸送する．尿中L-FABPは，腎生検組織の尿細管間質障害の程度と相関し，近位尿細管障害を反映するバイオマーカーとして2011年8月に保険収載された．これまでの検査（NAG，β_2-m，α_1-m）とは異なる機序により尿細管障害を検出できるため，活用方法に関して今後注目される．

5）ブドウ糖尿細管最大吸収量

ブドウ糖は糸球体濾過後，近位尿細管間腔側膜のNa-glucose共輸送体2（SGLT 2），および基底膜側のグルコース輸送体（GLUT 2）を介して再吸収される．通常，ブドウ糖は尿中にはほとんど排泄されない．しかし，正常の人でもブドウ糖を静注して血漿中の濃度（P_G）を上げていくと，尿中にブドウ糖が排泄されるようになる．尿中に排泄が起こり始めるときの血漿濃度はおおよそ200～250 mg/dlの範囲内にある．この濃度をブドウ糖の血漿閾濃度という．

糸球体濾過量（GFR）がほぼ一定とすると，ブドウ糖の濾過量はP_G×GFRとなるため，P_Gの

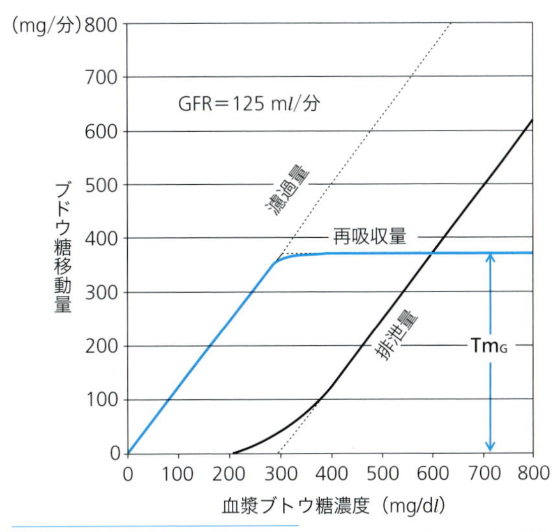

［図 3-1］ **ブドウ糖の滴定曲線** (Pitts, 1963)[1)]

上昇に従って直線的に増加する．閾濃度以上に P_G を増加させると，排泄量と P_G のグラフは，濾過量と P_G のグラフと平行になる（図 3-1）．腎臓での糖の再吸収量は，「(濾過量)－(排泄量)」で与えられ，図のグラフのようになる．すなわち，ブドウ糖の尿細管再吸収能には一定の限界があり，尿細管への負荷量がそれを超えると再吸収しきれなくなって，尿中に排泄されることになる．この一定の最大の再吸収量をブドウ糖尿細管最大吸収量（tubular transport maximum of glucose；Tm_G）といい，近位尿細管障害の有無の指標となる．正常では，血糖 180 mg/dl 以下であればすべてが尿細管で再吸収される．近位尿細管におけるブドウ糖再吸収障害により，血糖が正常にもかかわらず尿中にブドウ糖が排泄される病態を腎性糖尿とよぶ．

6）パラアミノ馬尿酸（PAH）尿細管最大分泌量[2)]

パラアミノ馬尿酸（PAH）はイヌリンに比べてはるかに速やかに尿中に排泄される．これは糸球体濾過に加えて近位尿細管からの分泌により排泄されるからである．このPAHの尿細管での分泌

side memo

＊ ｜ フィッシュバーグ濃縮試験

現在ではほとんど行われていない試験であるが，古典的な検査としてフィッシュバーグ（Fishberg）濃縮試験[3)]がある．被検者を脱水状態にして，内因性 ADH 分泌を最大限刺激し，尿濃縮力障害の有無を調べる検査である．

試験前日は午後 6 時までに蛋白質に富んだ，水分少なめの食事を摂るようにし，以後は飲食を禁止する．就寝前に排尿し，検査当日は起床時，起床 1 時間後，2 時間後に採尿し，各尿の比重と浸透圧を測定する．第 1～3 尿のいずれかで尿比重 1.025 以上，尿浸透圧 850 mOsm/kg H_2O 以上あれば正常である．一方，尿比重 1.020 以下，尿浸透圧 750 mOsm/kg H_2O 以下であれば明らかな尿濃縮力低下があると考えられる．

この検査は被検者への負担が大きく，脱水によるリスクも大きい．外来早朝尿などで基準を満たす濃縮尿がみられていれば，フィッシュバーグ濃縮試験を行う必要はない．一晩の水制限後の随時尿でおおよその評価は可能であり，このような簡便法は外来でも有用である．

量にも一定の限度があることがわかっており，PAH尿細管最大分泌量という．通常80 mg/分/1.73 m^2程度であり，この値が低下している場合には，近位尿細管の分泌障害があることになる．

遠位尿細管・集合管検査

1）塩化アンモニウム負荷試験[3)]

酸として塩化アンモニウムを経口投与することにより，遠位尿細管の尿酸性化障害の有無を調べるための検査である．遠位尿細管性アシドーシスでは尿が酸性化されず，尿pHが低下しない．

〈方法〉

①午前10時に塩化アンモニウムの粉末0.1 g/kg体重を，水500 m*l*とともに1時間かけてゆっくり服用させる．

②午前11時から午後6時まで，1時間ごとに採尿する．

③尿：pH，滴定酸，NH_4^+濃度を測定する．

〈評価基準〉

酸負荷後2時間で尿の酸排泄は最大，pHは最小に達する．2時間目以降の平均は，pH 4.6～5.3，滴定酸24～51 μEq/分，NH_4^+ 33～75 μEq/分である．遠位尿細管性アシドーシスでは尿pHは5.7以上にとどまり，滴定酸，NH_4^+ 濃度も低値のままである．

〈注意点〉

酸負荷により血清Kが上昇する可能性があるので，高K血症がある場合は行わない．肝障害が高度の症例では本試験は禁忌である．

2）酢酸デスモプレシン（DDAVP）負荷試験[3)]

酢酸デスモプレシン（1-deamino-8-D-arginine vasopressin；DDAVP）は特異的V_2アナログである．尿濃縮力障害があり，中枢性尿崩症と腎性尿崩症の鑑別をしたい場合，あるいは尿濃縮試験を施行したいがフィッシュバーグ濃縮試験*の施行が困難な場合に行う．

〈方法〉

①検査前日の午後10時から飲水を止め，検査当日の午前8時前に150 m*l*の水分を摂取させる．

②午前8時にDDAVP 4 μgを皮下注射する．以後の飲水は自由とする．

③1時間，3時間，6時間後に採尿し，各尿の比重と浸透圧を測定する．

〈評価基準〉

20歳代で尿浸透圧850 mOsm/kg H_2Oないし尿比重1.024以上，40歳代で800 mOsm/kg H_2Oないし尿比重1.022以上，60歳代で700 mOsm/kg H_2Oないし尿比重1.020以上，80歳代で600 mOsm/kg H_2Oないし尿比重1.018以上，とされている．

（熊谷天哲）

文献

1）Pitts RF：Physiology of the Kidney and Body Fluid, Year Book Medical Publ Inc, 1963
2）小澤瀞司，他：標準生理学，第8版，医学書院，pp749-751, 2014
3）要 伸也：尿細管機能検査．臨床検査法提要，改訂第34版，金原出版，p1516-1520，2015

4 画像診断

超音波検査

体表から対象となる臓器に超音波を当て，そこからの反射波を受診し画像化する検査法である．腎実質や腎盂，腎杯の形態をリアルタイムに観察することができる（図 4-1）．カラードプラ法を用いることで，血流を評価することも可能である．ただし画像の質は，施行者の技量や被検者の体型などに左右される．

CT 検査

身体を透過した X 線を検出し，そのデータをコンピュータで処理することによって横断画像を得る検査である．さらに処理を加えることにより，任意の断面像や 3D 画像を作成することもできる．単純 CT は石灰化結石や出血の同定に有用である（図 4-2）．造影 CT は腫瘍や血管の評価に適しており（図 4-3），また排泄相を撮影することで尿路の観察も可能である（CT urography）．1 回の検査で広い範囲を撮影できるので，他病変のスクリーニングも兼ねられる．

MRI 検査

強力な磁場と電磁波を用い，核磁気共鳴という物理現象を応用して断層画像を得る検査である．CT と比較して各構造にコントラストがあり，また多様なシークエンスがあるため造影剤を用いずとも情報量が多い（図 4-4）．造影することでさらに情報を追加することもできる．また造影剤を用いずとも，血管（MR angiography*，MR venography*）や尿路（MR urography*，図 4-5）

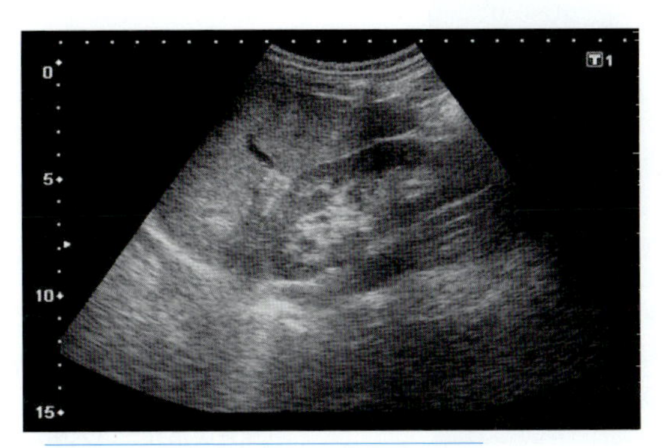

［図 4-1］ 正常右腎と肝右葉の超音波像

side memo

* | MR angiography，MR venography，MR urography

MR angiography および MR venography は，血液の流れを検出して血管のみを画像化する方法である．一方，MR urography は，水を強調することで，尿路に停滞した尿のみを抽出し画像化する方法である．いずれも造影剤を用いず実施できるため非侵襲的であり，また造影剤アレルギーの患者にも有用である．

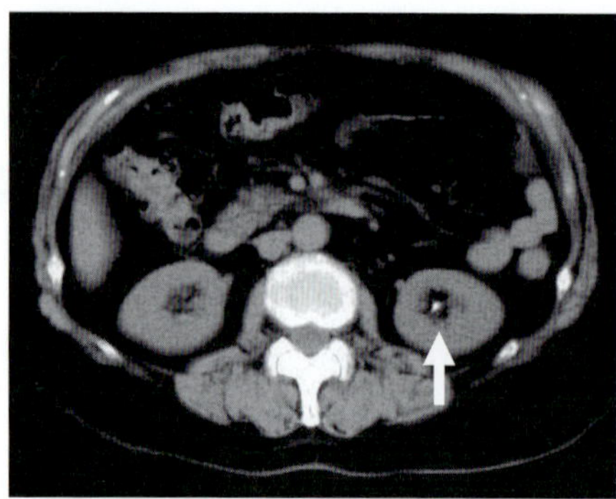

[図 4-2] **単純 CT**
左腎に結石を認める（矢印）.

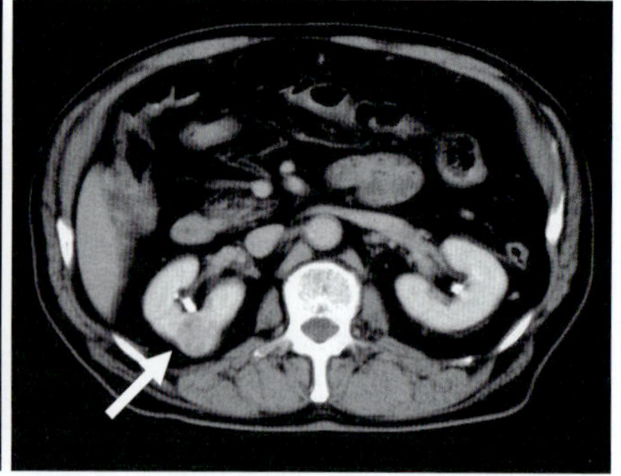

[図 4-3] **造影 CT**
右腎に不均一な増強効果を示す腫瘤を認める（矢印）.

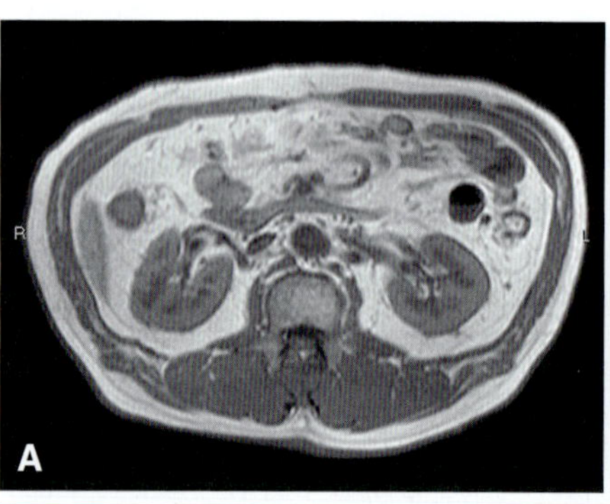

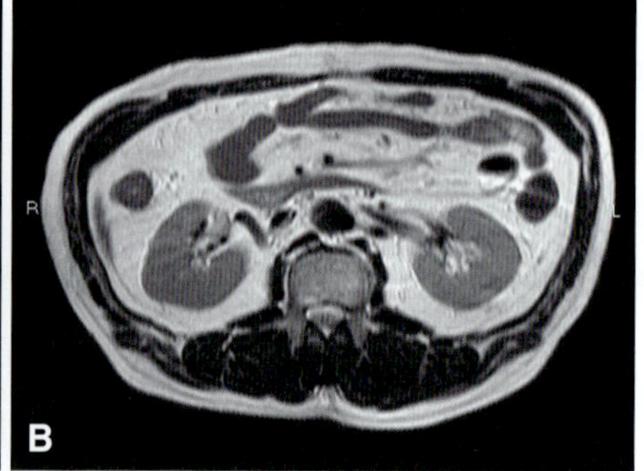

[図 4-4] MRI（A：T1 強調画像，B：T2 強調画像）
単純 CT よりも各構造にコントラストがある.

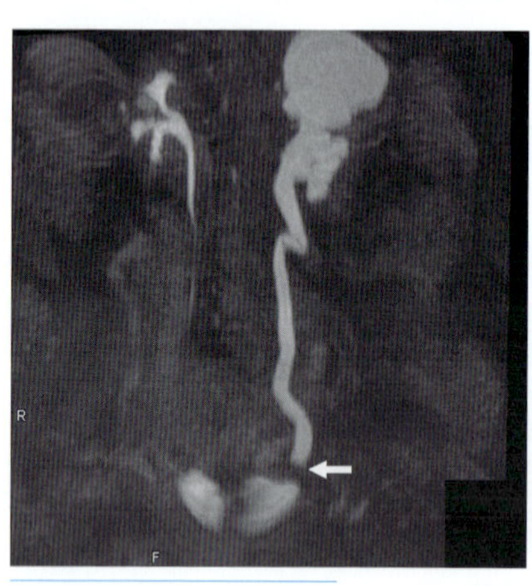

左尿管下部に腫瘍が存在しているため（矢印），左腎盂から尿管には拡張が生じている.
〔壷井匡浩先生（大崎市民病院）のご厚意による〕

[図 4-5] MR urography

を描出することが可能である．しかし，CT に比べ 1 回の撮像範囲は限られており，検査時間も長くかかる．

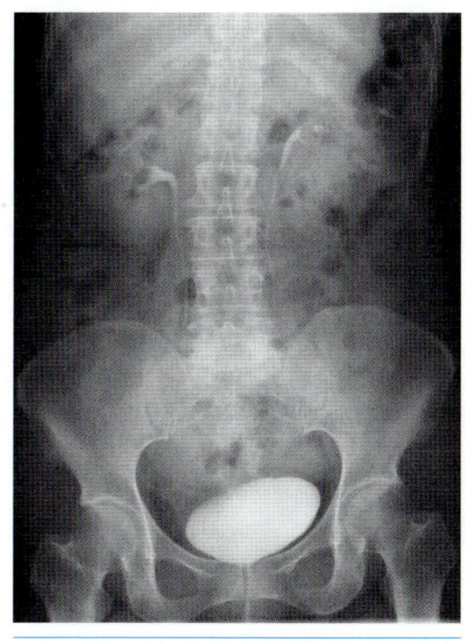

尿管は絶えず蠕動しているため，1枚の写真で尿管全長が描出されることはない．
〔壷井匡浩先生（大崎市民病院）のご厚意による〕

［図 4-6］ 経静脈腎盂造影（正常例）

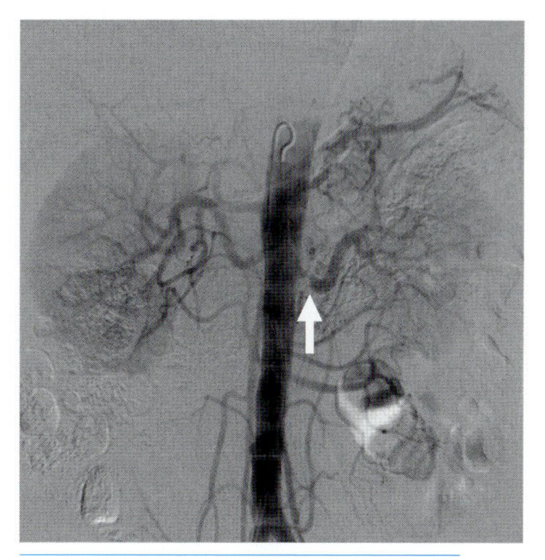

［図 4-7］ 腹部大動脈－腎動脈の血管造影
左腎動脈に狭窄を認める（矢印）．
〔壷井匡浩先生（大崎市民病院）のご厚意による〕

経静脈腎盂造影

ヨード造影剤を静注し，尿路への排泄過程をX線撮影する検査である．経時的に数回撮影を行うことで，腎の形状や大きさをはじめ，腎杯，腎盂，尿管および膀胱の状態を観察することができる（図 4-6）．しかし今日では，尿路画像検査は前述のようにCTやMRIで行うことも可能である．

血管造影

動脈または静脈に挿入したカテーテルから造影剤を注入し，X線写真を撮影する検査である．腎動脈造影は，腎腫瘍の血管性評価や腎動脈の評価（走向，本数，狭窄や動脈瘤の有無など）（図 4-7），外傷などによる出血点の特定などといった目的で行われる．

（川住祐介・石橋忠司）

5 核医学検査

放射性同位元素（radioisotope；RI）で標識された放射性薬剤を体内に投与し，RIから放出されるγ線を体外で検出し画像化する検査である．

腎動態シンチグラフィおよびレノグラフィ

使用される放射性薬剤は ^{99m}Tc-MAG$_3$（technetium mercaptoacetyl-triglycine）または ^{99m}Tc-DTPA（technetium diethylene-triamine-pentaacetic acid）である．前者は尿細管分泌物質で有効腎血漿流量*（ERPF）の定量的評価に適しており，後者は糸球体濾過物質で糸球体濾過量（GFR）の定量的評価に適している．RI静注直後から経時的に連続撮影を行うことで，腹部大動脈の描出から腎実質への集積，腎盂・腎杯・尿管・膀胱への排泄の様子を観察できる．また同時に，得られ

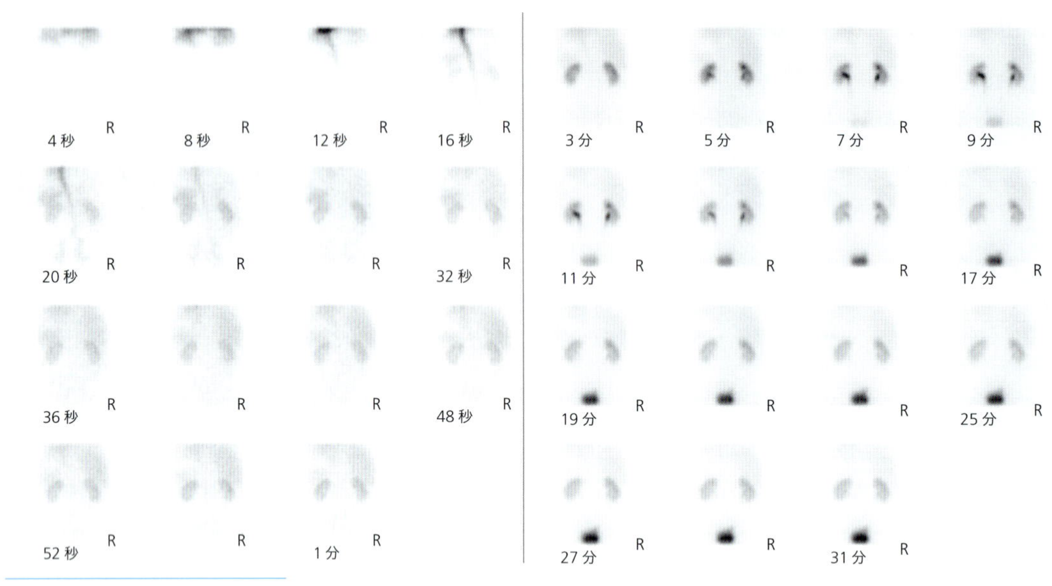

［図 5-1］ 腎動態シンチグラム
ほぼ正常と考えられる.
〔壷井匡浩先生（大崎市民病院）のご厚意による〕

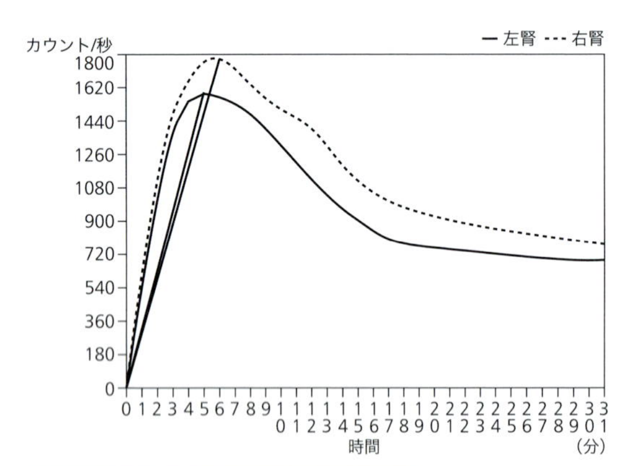

［図 5-2］ 図 5-1 の症例のレノグラム

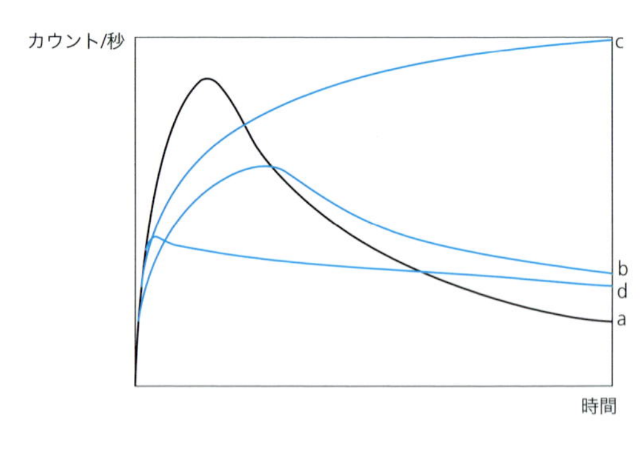

［図 5-3］ レノグラムパターン
a：正常型, b：機能低下型, c：排泄障害型, d：無機能型.

たデータをコンピュータで処理することで，RI の時間推移を曲線グラフ化したレノグラムを作成することが可能である（図 5-1，5-2）．レノグラムの曲線パターンから，障害の部位や程度を評価することができる（図 5-3）.

side memo

＊ ｜ 有効腎血漿流量（effective renal plasma flow；ERPF）

腎生理学で使用される尺度で，腎全体の機能を評価するのに適している．1 回の腎循環で 100％が尿中に排泄される物質のクリアランスは腎血漿流量（RPF）に相当する．しかしそのような物質はないため，それに近い動態を示す物質のクリアランスを有効腎血漿流量として腎機能評価に用いる.

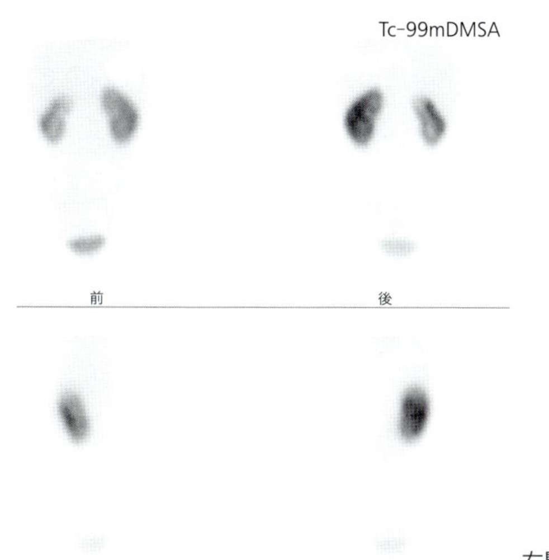

右腎に上極優位な萎縮が認められる.
〔壷井匡浩先生（大崎市民病院）のご厚意による〕

［図 5-4］ **腎静態シンチグラム**

腎静態シンチグラフィ

使用される放射性薬剤は ^{99m}Tc-DMSA（technetium dimercaptosuccinic acid）である．静注された ^{99m}Tc-DMSA は尿細管上皮細胞に取り込まれ，長時間集積する（特に腎皮質）．この性質から，腎の形態や大きさ，病変部位の評価に有用である（図 5-4）．また，摂取率は尿細管機能の指標となるため，左右を測定することで分腎機能評価も可能である．

（川住祐介・石橋忠司）

文献

1）久保敦司，木下文雄：核医学ノート，第 5 版，金原出版，p251-271，2009

6 腎生検

腎生検の適応

検尿異常（蛋白尿，血尿），ネフローゼ症候群，急性腎不全，全身性疾患に伴う腎障害，移植腎などが腎生検の適応となる．

1）検尿異常

検尿異常には，蛋白尿単独，血尿単独，蛋白尿＋血尿の 3 つのパターンがある．このうち，血尿単独は一般的に腎生検の対象とならないが，血清 IgA 高値や低補体血症を伴う例，腎疾患家族歴を有する例，尿沈渣上，変形赤血球が認められる症例などでは腎生検の適応も考えられる．蛋白尿陽性例，特に 1 日 0.5 g 以上の蛋白尿が持続する例は，血尿の有無にかかわらず腎生検の適応となる．

2）ネフローゼ症候群

ネフローゼ症候群は，その組織型によって治療方針や予後の見通しが大きく異なるので，原則として全例が腎生検の対象になる．ただし，小児例のほとんどは微小変化型ネフローゼ症候群であり，ステロイドに対する反応性が良好なので，腎生検を行うことなく治療を開始するのが一般的である．治療抵抗例，あるいは血尿や腎機能悪化などの問題点を伴う症例が腎生検の適応となってくる．

また，臨床像から糖尿病腎症が明らかな症例も通常は腎生検の対象とならないが，糖尿病患者にもほかの原因によるネフローゼ症候群が発症することがあるので，多少なりとも疑問が残る症例では積極的に腎生検を行うべきと考えられる．

3）原因不明の急性腎不全および腎機能低下

明らかに腎前性または腎後性と考えられる急性腎不全は腎生検の対象とならないが，それ以外の急性腎不全（腎性腎不全）や，原因不明の腎機能低下の診断には腎生検が極めて有用である．半月体形成性腎炎，血管炎症候群，溶血性尿毒症症候群，急性尿細管間質性腎炎などは腎生検により診断が確定し，治療方針が立てられていく．

一方，原因不明であっても慢性の経過で進行した腎不全の場合は，すでに大半のネフロンが廃絶していることが多いため，腎生検の有用性は低い．また，画像診断上すでに萎縮腎となっているものは腎生検の適応とならない．

4）全身性疾患に伴う腎障害

全身性エリテマトーデス，関節リウマチ，アミロイドーシス，多発性骨髄腫，サルコイドーシスなどの全身性疾患に尿異常あるいは腎機能低下がみられるものは腎生検の適応となる．

5）移植腎

移植腎に尿異常や腎機能低下が認められた場合に，拒絶反応なのか，免疫抑制薬の影響なのか，原病の再発なのか，それらを見極めるために腎生検が必要となる．

腎生検の禁忌

全身的な要因として，①出血傾向，②コントロールできない重症高血圧，③呼吸を止めることができない，④腎生検の体位（腹臥位）がとれない，などの場合には腎生検が実施できない．抗血小板薬，抗凝固薬は，検査の1週間ほど前から服用を中止する．

また，腎臓そのものの問題として，萎縮腎，単腎（機能的単腎を含む），多発性嚢胞腎，動脈瘤，腎の感染症なども腎生検の適応とならない．

side memo

＊ ｜ **免疫染色の種類**

筆者らの施設では，IgG，IgA，IgM，フィブリノゲン，C1q，C3c，C3d，membrane attack complex（MAC）の8種類をルーチンで染色し，かつ症例によって軽鎖（κ，λ），アミロイドA，IgGサブクラスなどを追加しているが，膜性腎症の細分類や，IgG4関連腎症，あるいは軽鎖沈着症などを逃さず診断するためには，これらもルーチンで染色することが望ましい．

腎生検の合併症

超音波ガイド下自動式生検針による腎生検が普及してからは以前よりも合併症が減少しているが，それでも100人あたり2～3人の頻度で臨床的に何らかの問題を伴う合併症が起こる．大半は肉眼的血尿あるいは腎周囲血腫などの出血合併症であり，1,000人あたり2人程度の頻度で輸血や選択的腎動脈塞栓術，腎摘出術などの処置が必要とされる．

腎生検の読み方

光学顕微鏡（光顕），免疫染色*，電子顕微鏡（電顕）の3つの方法で評価する．

1）光学顕微鏡

腎組織の重症度，活動性を評価するうえで最も重要である．通常，HE（ヘマトキシリン・エオジン），PAS（periodic acid Schiff），PAM（periodic acid methenamine silver），Masson trichromeの4種の染色が行われる．糸球体硬化の有無・程度，半月体などの活動性病変，尿細管間質病変，血管病変の評価が予後の予測や治療方針の決定に大きくかかわってくる．

2）免疫染色

通常，IgG，IgA，IgMなどの免疫グロブリン，フィブリノゲン，C1q，C3などを染色する．観察にあたっては，沈着の部位（局在）と沈着様式に分けて考えていく．沈着部位は，主としてメサンギウム領域への沈着と糸球体基底膜に沿う沈着の2種類に大別され，後者はさらに沈着様式からgranular pattern，linear pattern，fringe patternの3種に分類される．それぞれ，膜性腎症，抗基底膜抗体型腎炎，膜性増殖性糸球体腎炎の沈着パターンに対応する．

3）電子顕微鏡

ほとんどの症例は光顕と免疫染色の組み合わせで診断が可能であるが，菲薄基底膜病やAlport（アルポート）症候群のような遺伝性腎疾患や，膜性増殖性糸球体腎炎，あるいは糸球体線維沈着症などの特殊な病態では電子顕微鏡での観察が必須になる．

（佐藤　博）

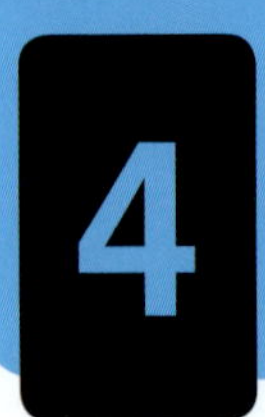

腎臓と全身的障害の関係

1 腎臓と血管

心臓と腎臓はともに循環調節に重要な役割を果たしている．その調節機序は極めて精巧であり，内因性機序と外因性機序が複雑に関連し合いながら生命維持が営まれている．精巧な心腎連関の機序は元来何のために必要であったのであろうか．その答えは生命の進化に求めることができよう．

慢性腎臓病（CKD）と心血管疾患

慢性腎臓病（CKD）は糸球体濾過量（GFR）の 60 ml/分/1.73 m^2 未満への低下，またはアルブミン尿などの腎障害の所見が3カ月以上続く状態と定義される．CKDは心血管疾患（cardiovascular disease；CVD）の発症や生命予後に重大な影響を与える．GFRの低下とアルブミン尿はそれぞれ独立してCVDの発症に関連する．注目すべきはGFRが正常の時期から，1日10 mg程度の微量のアルブミン尿がすでにCVDリスクを上昇させていることである．すなわち，GFRの低下とアルブミン尿は全く違った機序でCVDのリスクを高めていることになる．

なぜアルブミン尿が心血管疾患（CVD）と関連するのか？

われわれの1日のGFRは150 l であり，その中に含まれているアルブミン量は6 kgにも及ぶが，尿中にはほとんど出てこない．このうち，たった10 mgが尿中に漏出するだけで，CVDの危険が高くなるのである．いかに尿アルブミンが重要なメッセージを伝えているかが理解できる．

ごく微量のアルブミン尿がみられる場合，そのアルブミンはすべての糸球体から同じように出ているのではなく，比較的多量にアルブミンが漏出する糸球体と正常の糸球体とが混在する．問題は，糸球体傷害は200万個の糸球体にランダムにみられるのか，それとも，ある特定のグループにみられるのかである．もし，ランダムだとすると，アルブミン尿とCVDの密接な関係は説明できない．必然性がないからである．一方，アルブミンの漏出がある特定のグループから始まり，その機序がCVDを起こす機序と共通性があれば，強い相関が説明できることになる．

図1-1[1]に腎臓と脳の構造を示す．腎臓の皮質と髄質の間には弓状動脈があり，そこから小葉間動脈が直角に分枝し，そして，小葉間動脈から輸入細動脈，糸球体，そして輸出細動脈へと進んでいく（p46，47 図1-1，2を参照）．弓状動脈の前の血管は抵抗血管ではないので，弓状動脈内の圧力は大動脈と同程度である．また，腎皮質深くにある傍髄質糸球体の輸入細動脈は小葉間動脈の起始部または弓状動脈から直接分枝する．したがって，たかだか20 μmの傍髄質輸入細動脈は大動脈圧と大差のない高い圧力にさらされることになる．このように，太い血管から分枝し，高い圧力を受け，強い緊張を保っている細動脈はstrain vesselとよばれている．

上記のような構造のため，高血圧が持続すると，腎臓の中でもまず傍髄質糸球体輸入細動脈が傷

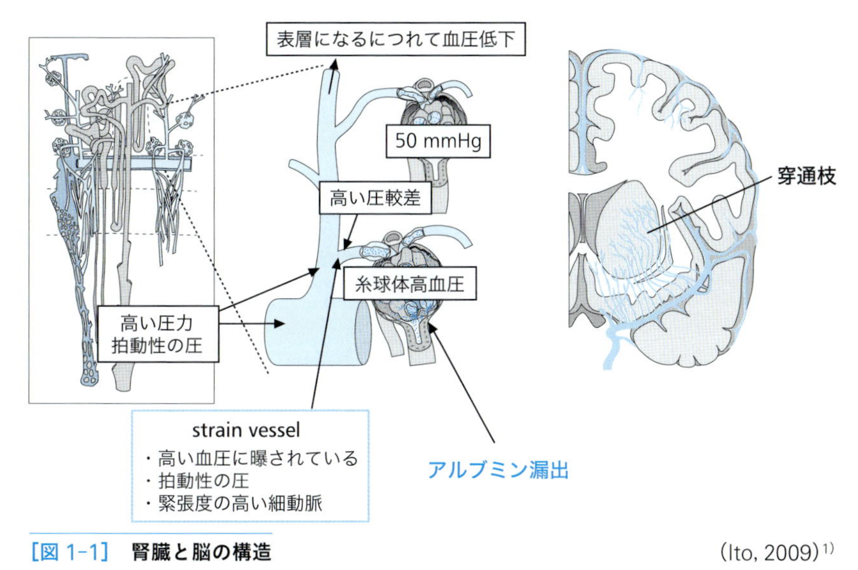

［図 1-1］ **腎臓と脳の構造** (Ito, 2009)[1]

微量アルブミン尿は strain vessel の傷害を反映する．

害され，その結果，その下流の糸球体が傷害されてアルブミンが尿中に漏出してくる．一方，小葉間動脈は抵抗血管なので表層に近づくに従って血圧が低下し，輸入細動脈にかかる圧力も低くなる．したがって，傍髄質糸球体の傷害があっても，表在糸球体はまだ正常である時期がある．この段階では，傷害を受けているのはごく一部の糸球体であるので，尿中アルブミンはごく微量である．

微量アルブミン尿が strain vessel の傷害を反映すると考えると，脳血管疾患や心血管疾患との関連が理解しやすい．高血圧性脳出血は穿通枝*領域に起こり，ラクナ梗塞や白質の虚血性病変も穿通枝の病変である．穿通枝は中大脳動脈など太い動脈から直接分岐し，脳組織を灌流する（図 1-1)[1]．これらの穿通枝も傍髄質糸球体輸入細動脈と同様の血行動態下にある strain vessel である．冠循環にも，全く同じではないが，傍髄質糸球体や穿通枝と同様の血行動態がみられる strain vessel といえる．すなわち，冠動脈も，大動脈から直接分枝し，かつ収縮期には心筋内の終末血管が心筋により圧迫されるので，冠動脈全体，特に細動脈まで高い圧力がかかる特殊な循環系である．

慢性腎臓病（CKD）の各要素と心血管疾患リスク

図 1-2[2] に CKD の各構成要素とリスクとの関係を示す．前述のように高血圧，肥満，糖尿病では血管障害が起こるが，これはまず strain vessel から始まり，微量アルブミンとして反映される．したがって，早期から CVD の発症と関連するが，近未来における腎不全のリスクにはならない．

side memo

＊｜**穿通枝**

中大脳動脈などの太い血管から直接分枝して，基底核などの生命維持の根幹にかかわる部位へ血液を運ぶ細動脈のことをいう．

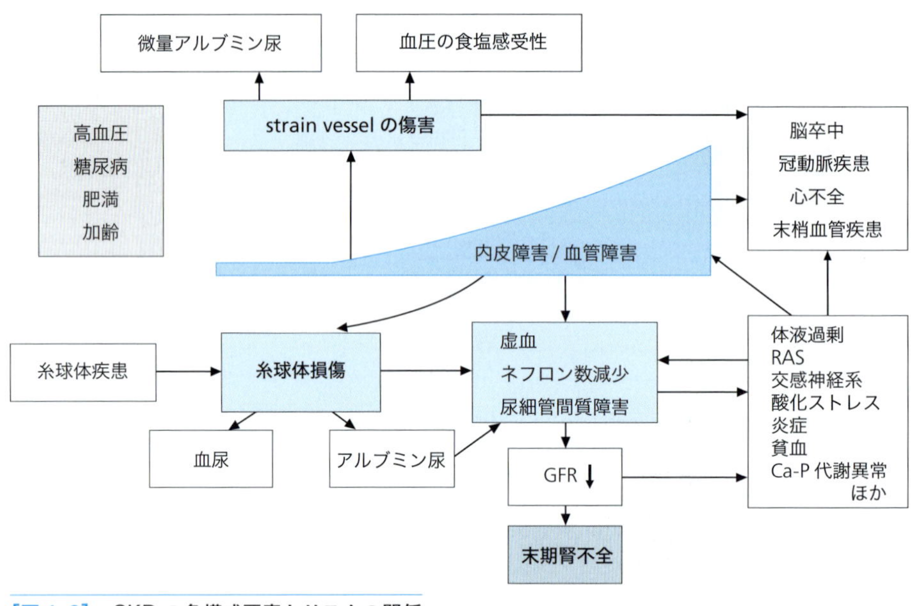

[図 1-2] CKD の各構成要素とリスクの関係
RAS：レニン・アンジオテンシン系 (Ito, 2012)[2)]

血管障害が進行するにつれて腎障害も進み，腎機能が低下する．いったん腎機能が低下すると，酸化ストレスなどの新たな危険因子が加わり，血管障害と腎障害が加速され，末期腎不全や CVD の発症に至る．

一方，当初から顕性蛋白尿や潜血を伴う場合は糸球体の疾患であり，strain vessel の傷害ではない．したがって，腎炎などでは尿蛋白は CVD のリスクにはならない．しかし，尿異常は糸球体病変の重症度を反映するため，尿異常が強いほど腎機能が低下しやすい．図 1-2 から，糸球体疾患では腎機能が低下してはじめて，CVD のリスクが高くなることが理解できよう．

進化からみた腎臓と血管

なぜ strain vessel が必要なのであろうか？　生物は 3 億年前に海から陸上に移り住んだ．自然界では食塩の摂取が困難で，外敵との戦いによる怪我のために，陸上の個体は常に循環の危機にさらされていた．低血圧や循環障害から生命を守るためには，太い動脈から直接分枝して生命維持に重要な部分に血液を運ぶ構造，すなわち strain vessel が必要であった．腎臓では傍糸球体装置とレニン・アンジオテンシン・アルドステロン系（renin-angiotensin-aldosterone system；RAAS）が発達し，強力なナトリウム保持作用を獲得した．また，ヘンレのループが発達して尿の濃縮機能を獲得し，水の少ない環境でも生命維持が可能となった．このようにして個体は，塩と水の摂取が困難で，かつ外敵と戦う厳しい環境下でも生命を維持することが可能になった．

しかしながら，現代の人間社会では食塩やエネルギーの過剰摂取や運動不足により，高血圧，肥満や糖尿病などが蔓延している．これは自然界では到底考えられない事象であり，その結果，脳・心・腎疾患を引き起こしている．人間の歴史において豊富な食料と食塩と便利な機器が出現したのは，ほんのここ数十年であるが，この間，遺伝子も人体の構造も変化していない．すなわち高血圧も糖尿病も肥満も，これまでの進化の過程からみると想定外なのである．特に循環の危機，つまり低血圧に対応するように構造と機能がつくられている個体にとって，高血圧は脅威以外の何物でもない．

（伊藤貞嘉）

文献

1）Ito S, et al：Strain vessel hypothesis：a viewpoint for linkage of albuminuria and cerebro-cardiovascular risk. *Hypertens Res* **32**：115-121, 2009

2）Ito S：Cardiorenal connection in chronic kidney disease. *Clin Exp Nephrol* **16**：8-16, 2012

2 腎臓と心臓

心腎症候群（CRS）

心臓と腎臓は体液調節の中枢であり，いずれかが失調すると両臓器の状態が悪化する．このような関係を心腎連関あるいは心腎症候群（cardio-renal syndrome；CRS）という[1,2]．Acute Dialysis Quality Initiative による consensus conference で決められた CRS の分類[3] について概説し，その中でも特に臨床的に多く認められ，重要な慢性腎不全（CKD）あるいは慢性心不全（chlonic heart failure；CHF）を原因として起こる両臓器不全に関する機序について述べる．

CRS の分類[3, 4]

図 2-1[4] に示すように，CRS は急性および慢性の CRS と急性および慢性の RCS（reno-cardiac syndrome）に分類され，さらには心臓，腎臓以外の二次性の CRS を含め，5 つの病態に分類されている．

1）CRS 1：acute cardio–renal syndrome（type 1）

急性心不全や急性冠症候群で心機能が低下することにより，心拍出量が低下し，非代償性心不全に至ると腎機能が低下し，急性腎障害（acute kidney injury；AKI）の状態になる．このような急性心不全が原因となる心腎連関を type 1 とする．腎臓の障害は，腎血流の低下による腎虚血および糸球体濾過量（GFR）低下である．

2）CRS 2：chronic cardio–renal syndrome（type 2）

うっ血性心不全（congestive heart failure；CHF）は左室リモデリングと機能低下，拡張不全，心筋症などが原因となって，慢性の腎虚血が起こる．また，CHF には炎症も合併するため，血中サイトカインや増殖因子の影響を受け，腎障害は増悪する．

3）CRS 3：acute reno–cardiac syndrome（type 3）

AKI により，急速に腎機能が低下することにより，うっ血性急性心不全が起こる．腎機能の低下は水・ナトリウム（Na）貯留，高カリウム（K）血症など電解質異常，腎排泄性毒素を蓄積し，急性冠症候群，不整脈，ショックなどを起こす．AKI の原因は腎前性，腎性，腎後性などで，腎

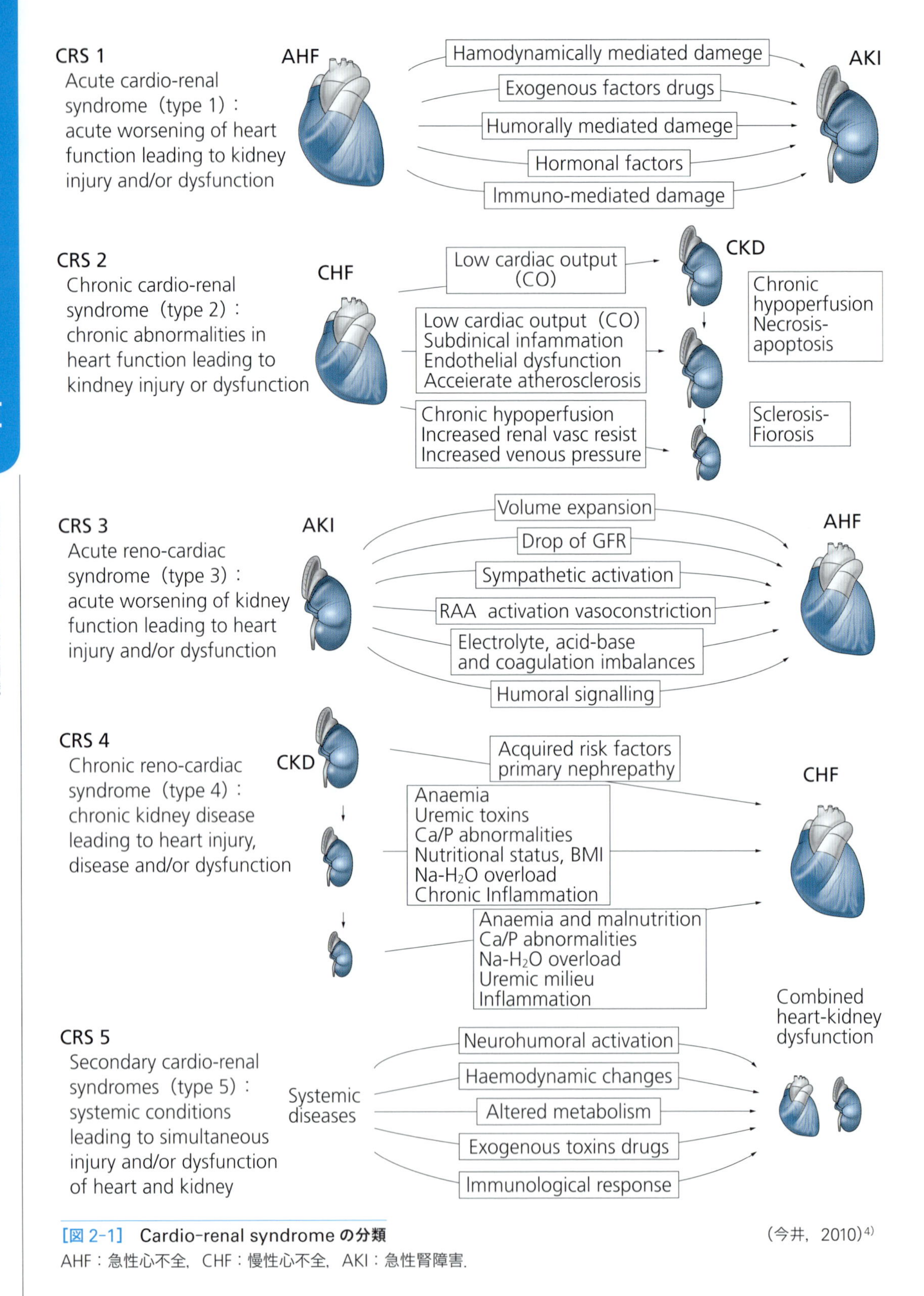

［図 2-1］ Cardio-renal syndrome の分類 （今井，2010）[4]

AHF：急性心不全，CHF：慢性心不全，AKI：急性腎障害.

高齢 男性 高血圧 脂質異常症 　高 LDL 血症，低 HDL 血症 糖尿病 左室肥大 心血管疾患の家族歴 閉経 喫煙 アルブミン尿 炎症 　IL-6，TNF α，フィブリノーゲン， 　アミロイド A	酸化ストレス 低栄養 交感神経亢進 　ニューロペプチド Y，ノルエピネフリン レニン・アンジオテンシン系の亢進 　アルドステロン エンドセリン 貧血 水・Na 貯留 Ca，P 代謝異常 　血管石灰化 内皮障害 　ホモシスチン 　ADMA

[表 2-1]　心腎連関に関連する危険因子　（今井，2010）[4]
ADMA；asymmetric dimethylarginine

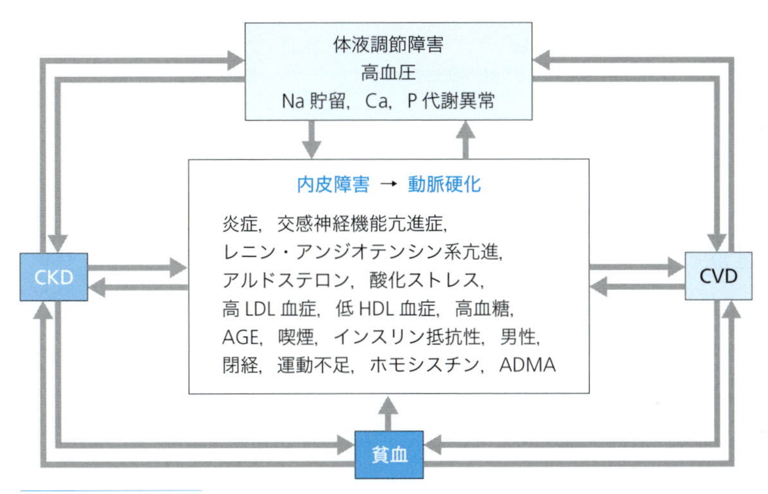

[図 2-2]　心腎連関　（今井，2010）[4]
体液調節障害，内皮障害による動脈硬化，貧血が悪循環をきたす．
ADMA；asymmetric dimethylarginine

機能低下の機序も異なる．同じ腎性腎不全でも，急性腎炎，急速進行性腎炎などに代表される糸球体障害と，間質性腎炎，薬剤中毒，敗血症などの尿細管障害とでは大きく機序が異なり，腎機能低下の幅も軽度低下から無尿までさまざまである．

4）CRS 4：chronic reno-cardiac syndrome（type 4）

慢性的な腎機能低下は高血圧，動脈硬化，血管石灰化をきたす．CKD は CVD の独立した危険因子であり，そのリスクは腎機能低下が進むほど，尿蛋白が増加するほど大きくなる．糖尿病，高血圧が CKD の原因である場合に，血管の石灰化，左室肥大（left ventricular hypertrophy；LVH），左室拡張不全を合併しやすい．

5）CRS 5：secondary cardio-renal syndrome（type 5）

敗血症，全身性エリテマトーデス（systemic lupus erythematosus；SLE），アミロイドーシスなどの慢性炎症による全身状態の悪化により，心臓と腎臓が同時に機能低下する状態を指す．原因と

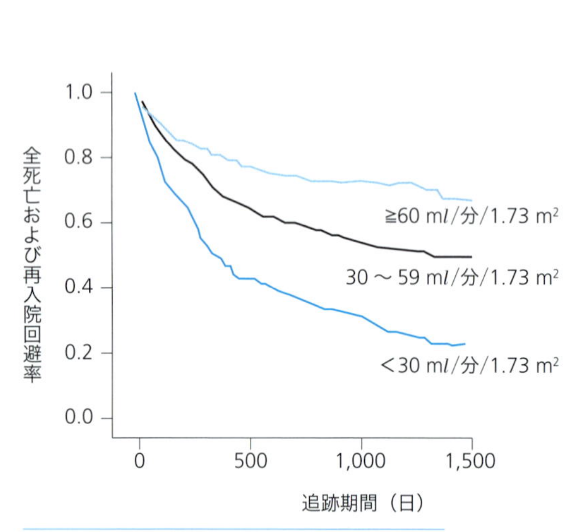

［図 2-3］ **心不全患者における腎機能と予後**
（Hamaguchi et al, 2009）[6]

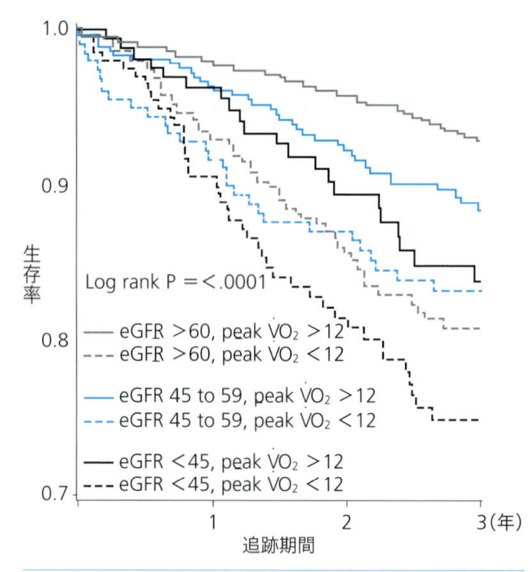

［図 2-4］ **心不全患者における腎機能・運動耐容能と生命予後**
（Scrutinio et al, 2015）[7]

なる疾患の治療が重要である．

CRS の発症進展機序

本項では，CRS のうち特に頻度が多く重要と考えられる，type 2 および type 4 について述べる．慢性に進行する CKD と CHF は相互に増悪し合うため，障害のきっかけとなる臓器は異なってもその後のプロセスは共通であり，CRS を通じて機能が低下する．CRS の危険因子を表 2-1 に示す[4]．これらの危険因子は内皮障害を起こし，さらに動脈硬化を起こす因子として理解するとわかりやすい（図 2-2）[4]．内皮障害は糸球体に起こると微量アルブミン尿として検出でき，微量アルブミン尿が出現するときには，すでに最小動脈レベルでの動脈硬化は進んだ状態になっている．したがって，急性冠症候群，脳卒中，腎機能低下など多臓器の障害を合併しやすい[5]．

1）CRS 2：chlonic cardio–renal syndrome（type 2）の機序

CRS 2 の機序としては，心不全による①腎血流の低下（心臓のポンプ機能低下による），②腎静脈圧の上昇，③動脈の炎症・硬化*などである[4]．

2）CRS 4：chlonic reno–cardiac syndrome（type 4）の機序

CRS 4 では，腎機能が低下することによる水・Na の貯留，高 K 血症，高リン血症，低カルシウム血症，尿毒症性物質〔後期糖化反応生成物（AGE），非対称性ジメチルアルギニン（ADMA），

side memo

*** ｜ CRS 2 の動脈の炎症・硬化の機序**

交感神経の亢進によるニューロペプチド Y がマクロファージを活性化しサイトカインを放出させるため，動脈の炎症が起こり動脈硬化を促進する．また心臓を中心とした慢性炎症により IL−6，TNF α，IFN γが増加する．

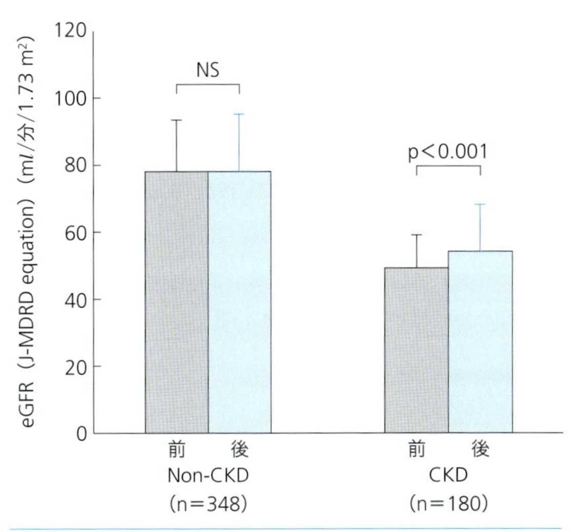

［図 2-5］ **CKD を有する心筋梗塞患者への運動療法の効果**
(Takaya et al, 2014)[9]

ホモシスチンなど］の貯留，腎性貧血，腎臓からの炎症性サイトカインの分泌，酸化ストレスなどが起こっている（図 2-2）[4]．

CRS と運動耐容能の関係

Hamaguchi らは，わが国の心不全患者の全死亡および再入院率は腎機能が低下した人ほど高いことを報告している（図 2-3）[6]．一方，Scrutinio らは，イタリアの心不全患者の死亡率を調査した結果，腎機能が低下した人ほど高いことは Hamaguchi らの結果と同じだったが，さらに，運動耐容能の低下している人ほど死亡率が高かったことを見いだした（図 2-4）[7]．つまり，心腎連関には運動耐容能が大きな影響を及ぼすことが明らかである．

Ito らは，心腎障害のあるラットに長期的に運動を行わせたところ，運動群では心機能が改善したばかりでなく，尿蛋白量の低下やクレアチニンクリアランス（Ccr）の増加，すなわち腎機能の改善が認められたことを報告した[8]．臨床でも，虚血性心疾患を有する保存期 CKD 患者に運動療法を行うことで腎機能（eGFR）が改善するという報告が出ている（図 2-5）[9]．このように，CKD を合併する心不全患者のような心腎連関を呈する患者では，運動療法による運動耐容能の向上は，心機能，腎機能の両方を改善することが示された．（上月正博）

文献

1）Ronco C, et al：The cardiorenal syndrome. *J Am Coll Cardiol* **52**：1527-1539, 2008
2）Schrier RW：Cardiorenal and renocardiac syndrome：is there a difference ? *Nat Clin Pract Nephrol* **3**：637, 2007
3）Ronco C, et al：Cardio-renal syndromes：report from the consensus conference of the Acute Dialysis Quality Initiative. *Eur Heart J* **31**：703-711, 2010
4）今井圓裕：心腎連関の機序．最新医学 **65**：562-573，2010
5）Ito S, et al：Strain vessel hypothesis：a viewpoint for linkage of albuminuria and cerebro-cardiovascular risk. *Hypertens Res* **32**：115-121, 2009

6) Hamaguchi S, et al：JCARE-CARD Investigators. Chronic kidney disease as an independent risk for long-term adverse outcomes in patients hospitalized with heart failure in Japan. Report from the Japanese Cardiac Registry of Heart Failure in Cardiology (JCARE-CARD). *Circ J* **73**：1442-1447, 2009
7) Scrutinio D, et al：Renal function and peak exercise oxygen consumption in chronic heart failure with reduced left ventricular ejection fraction. *Circ J* **79**：583-591, 2015
8) Ito D, et al：Chronic Running Exercise Alleviates Early Progression of Nephropathy with Upregulation of Nitric Oxide Synthases and Suppression of Glycation in Zucker Diabetic Rats. *PLoS One* **10**：e0138037, 2015
9) Takaya Y, et al：Impact of cardiac rehabilitation on renal function in patients with and without chronic kidney disease after acute myocardial infarction. *Circ J* **78**：377-384, 2014

3 腎臓と肺

腎疾患と肺疾患

腎疾患と肺疾患は病態によっては密接に関係し，その患者の予後を大きく左右する場合がある．その関係のありようは通常考えてわかるとおり3種類ある．①腎疾患により肺疾患が引き起こされる場合，②肺疾患により腎疾患が引き起こされる場合，③腎疾患と肺疾患が同様の機序で同時に起こる場合，である．①の代表が腎不全患者に起こる尿毒症性肺（uremic lung）であり，②のケースは肺炎による急性腎障害であり，③の代表は肺腎症候群（pulmonary renal syndrome；PRS）とよばれるものである．ここではそれぞれについて概説すると同時に，PRSの代表的疾患であるグッドパスチャー（Goodpasture）症候群について概説する．

尿毒症性肺

腎不全患者において胸部X線上で肺門部中心に左右対称に広がる滲出性の広範な陰影を認めることがあり，尿毒症性肺（uremic lung）とよばれる．これは腎不全の代謝異常に基づく肺毛細血管の透過性亢進が生ずるためであり，一般のうっ血性心不全と比較して左心機能の低下が軽度でも，肺うっ血所見が出現しやすいのが尿毒症性肺の特徴である．腎不全患者においては循環器症状である水・ナトリウム（Na）排泄障害によって体液量増大を招き，体重増加，浮腫，高血圧を生じる．さらに進行すると，心不全を生じて呼吸困難，起座呼吸などの自覚症状を呈し，何らかの血液浄化法を余儀なくされることが多くなってくる．

肺炎と急性腎障害（AKI）

感染による全身性の炎症性疾患である敗血症は，急性腎障害*（acute kidney injury；AKI）の

side memo

＊｜急性腎障害（acute kidney injury；AKI）

急性腎障害（AKI）とは腎機能が急速に失われた状態である．AKIの原因はさまざまであり，例えば血液量の減少，血液中への毒素流入，多臓器不全を伴う敗血症などがある．AKIは尿生成量減少などの病状と，血中尿素窒素および血中クレアチニンの上昇などの臨床検査所見に基づいて診断される．

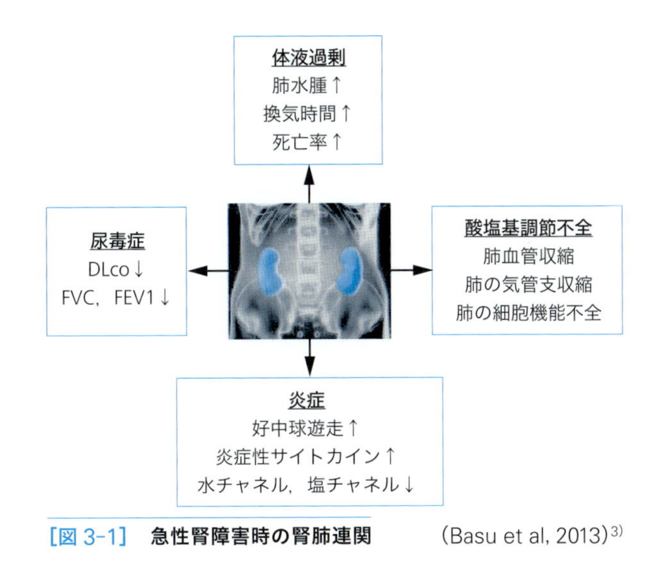

[図 3-1] 急性腎障害時の腎肺連関 (Basu et al, 2013)[3)]

重要な原因の 1 つである．疫学研究より，敗血症の重症度に依存して AKI が発症し，合併した場合に致死率が非常に高くなることがわかっている．敗血症では全身の末梢血管抵抗の低下が起こり，さらに血管作動性物質やサイトカインなどの血中および腎臓内での増加がみられる．その結果として，腎血流量の低下や糸球体濾過量（GFR）の低下，尿細管細胞死などが生じて AKI に至るのである[1)]．同様の機序で敗血症に至らない肺炎でも AKI を引き起こすことが近年報告されている[2)]．そしてその肺炎による AKI はたとえ重症肺炎でなくても起こっている．非重症肺炎の約 20％に AKI が起こり，そういった患者は高齢で合併症が多く，血中の IL-6，TNFα，D ダイマーが高い傾向がある．また，AKI をきたした肺炎患者は死亡率が高い．

AKI あるいは急性肺障害（acute lung injury；ALI）それぞれの単独発症の患者の死亡率は 40％前後であるが，それらが合併すると死亡率が 80％に達すると報告されている[3)]．AKI が ALI を引き起こす場合も考えられ，ここ数年，動物モデルを用いて，AKI が原因となり ALI が引き起こされるメカニズムの解析が進んできている．両腎虚血再灌流障害などのモデルにより，肺の Na トランスポーターである ENaC や水チャネルである aquaporin-5 の関与，また lipocalin-2，chemokine（C-X-C motif）ligand 2（CXCL2），IL-6 などのさまざまなサイトカインの関与が示唆されている．

さらに AKI 時の腎肺連関についてはそれが原因で，水分循環の過負荷が起こったり，尿毒症が起こったり，酸塩基平衡が崩れたり，炎症が促進されたりとさまざまなクロストークが存在することに留意する必要がある（図 3-1）[3)]．

肺腎症候群（PRS）

肺腎症候群（PRS）は，びまん性肺胞出血および糸球体腎炎が同時に発症する病態である．PRS は，ほかの原因（肺炎，がん，または気管支拡張症など）に起因することが明らかでない喀血がある患者に，特に喀血がびまん性実質性の肺浸潤を伴う場合に疑われる．

PRS は常に基礎疾患である自己免疫疾患の症状として現れるが，近年は PRS に対して鑑別診断

結合組織病	多発筋炎または皮膚筋炎, 進行性全身性硬化症, 関節リウマチ, 全身性エリテマトーデス
グッドパスチャー症候群	
腎疾患	特発性免疫複合体性糸球体腎炎, IgA 腎症, 心不全を伴う急速進行性糸球体腎炎
全身性血管炎	ベーチェット症候群, チャーグ・ストラウス (Churg-Strauss) 症候群, クリオグロブリン血症, IgA 血管炎, 顕微鏡的多発血管炎, 多発血管炎性肉芽腫症
その他	薬物 (ペニシラミン), 心不全

［表 3-1］ 肺腎症候群の鑑別診断

ならびに特異的な一連の検査および治療が行われる結果, 1つの疾患群として認識されてきた. PRS はグッドパスチャー症候群が有名であるが, それ以外にも全身性エリテマトーデス (systemic lupus erythematosus ; SLE), 多発血管炎性肉芽腫症 (granulomatosis with polyangiitis ; GPA), 顕微鏡的多発血管炎, またほかの血管炎および結合組織病によって引き起こされることもある. 表 3-1 に PRS の鑑別診断表を示す. 後者の疾患が原因となる PRS の症例数は総数としては, 恐らくグッドパスチャー症候群が原因となる症例数よりも多い. しかし, それらの疾患の患者が PRS の症状を呈する場合は比較的少数であるので, 注意を要する. 例えば IgA 腎症および IgA 血管炎などの IgA 異常関連疾患, および必須混合クリオグロブリン血症などの免疫複合体の仲介する腎疾患において, あまり頻度として多くない症状であるが, まれに急速進行性糸球体腎炎が単独で, 腎不全, 体液量過剰, 喀血を伴う肺水腫の機序により PRS を引き起こすことがある.

初期検査には, 血尿の証明のための尿検査, 腎機能評価のための血清クレアチニン, 貧血の証明のための全血球計算 (complete blood count;CBC) などがある. 肺機能検査は診断的ではないが, 一酸化炭素拡散能 (DLco) 上昇の所見は, 肺出血を示唆し, これは, 肺胞内へモグロビンによる一酸化炭素の取り込みの上昇に起因している. 血清抗体検査はいくつかの原因を鑑別する助けとなりうる. 抗糸球体基底膜 (抗 GBM) 抗体は, グッドパスチャー症候群に特徴的であり, 2 本鎖 DNA 抗体および血清補体の減少は SLE の典型である. さらに, プロテイナーゼ 3〔PR3-ANCA または細胞質 ANCA (c-ANCA)〕に対する抗好中球細胞質抗体 (anti-neutrophil cytoplasmic antibody ; ANCA) は多発血管炎性肉芽腫症において存在する. ミエロペルオキシダーゼ〔MPO-ANCA, または核周囲 ANCA (p-ANCA)〕に対する抗好中球細胞質抗体は, 顕微鏡的多発血管炎を示唆する.

グッドパスチャー症候群 (抗 GBM 抗体病)

グッドパスチャー症候群は, 血中の抗 GBM (glomerular basement membrane) 抗体によって引き起こされる肺胞出血および糸球体腎炎の自己免疫症候群であり, 抗 GBM 抗体存在下での糸球体腎炎と肺胞出血の併発である. グッドパスチャー症候群は, びまん性肺胞出血と糸球体腎炎の併発として発現することが最も多いが, ときには糸球体腎炎 (10〜20%) または肺疾患 (10%) が単独で現れることもある. 女性よりも男性が罹患することのほうが多い.

グッドパスチャー症候群は, 遺伝的感受性を有する喫煙者に最も多く発症するが, 炭化水素への曝露およびウイルス感染もまた誘因の可能性がある．症状は呼吸困難，咳，疲労，喀血，ならびに血尿である．グッドパスチャー症候群は喀血または血尿のある患者に疑われ，血中に抗GBM抗体が存在することにより確定される．抗GBM抗体はⅣ型コラーゲンのα3鎖の非膠原質形成性（NC-1）ドメインを標的にしており，腎毛細血管および肺毛細血管の基底膜内で高濃度であることが認められる．環境曝露（最も一般的なものには喫煙，ウイルス性の上気道感染症，炭化水素溶剤の吸入，あまり一般的でないものには肺炎）は，遺伝的に感受性の強い人（最も顕著なのは，HLA-DRw15，HLA-DR4，およびHLA-DRB1対立遺伝子を有する人）において，肺胞毛細血管抗原を血中抗体に触れさせる．血中抗GBM抗体は基底膜に結合して，補体と結合し，細胞媒介性炎症反応を誘発して，糸球体腎炎や肺毛細血管炎を引き起こす．

グッドパスチャー症候群はしばしば急速に進行し，早期発見と早期治療が遅れた場合，死に至ることもあるが，呼吸不全または腎不全の発症前に治療が開始されれば，予後は良好である．肺出血および呼吸不全に直面した場合の救急救命には気道確保が必須である．気管内挿管および機械的人工換気は，境界値の動脈血ガス分圧所見の患者および切迫した呼吸不全を有する患者に勧められる．

〈治療〉

一般的な治療法は，毎日または1日おきの血漿交換療法を2～3週間，抗GBM抗体除去のため4 *l* の交換を行い，新たな抗体の形成を防ぐ目的で，静注のコルチコステロイド（通常，メチルプレドニゾロン1 gを20分かけて投与を1日おきに3回行い，その後，プレドニゾン1 mg/kgを1日1回）およびシクロホスファミド（2 mg/kgを1日1回）の6～12カ月間投与を併用する．治療は肺機能および腎機能が改善を停止した場合は漸減する．

長期予後は診察時の腎機能障害の程度に関連する．診察時に透析の必要のある患者および生検で50%より大きい半月体がみられる患者は，生存期間が2年未満であり，腎移植を行わない限りは透析がしばしば必要になる．喀血は疾患の早期発見につながるので，良好な予後の徴候といえる．

再発は少数に発生し，継続的な喫煙および呼吸器感染に関連する．末期腎不全の患者で腎移植を受けた患者では，疾患は移植腎に再発する可能性がある．

これまで心臓と腎臓の連関（心腎連関）あるいはこれに脳を加えた脳心腎連関についてはよくいわれており，わが国でも近年よく研究されるようになってきた．しかしながら，肺と腎臓の連関について着目している研究者はほとんどみられず，研究成果もあまり出てきていない．しかし，肺も腎臓もどちらも重要な臓器で，本項で述べてきたように両方の臓器の相互作用も非常に重要なものが存在する．今後この方面の研究が発展することを切に望む．

（海老原覚）

文献

1）園田紘子，他：Sepsis/MOFとAKI．ICUとCCU **34**：283-289，2010
2）Murugan R, et al：Genetic and Inflammatory Markers of Sepsis（GenIMS）Investigators. Acute kidney injury in non-severe pneumonia is associated with an increased immune response and lower survival. *Kidney Int* **77**：527-535, 2010
3）Basu RK, Wheeler DS：Kidney-lung cross-talk and acute kidney injury. *Pediatr Nephrol* **28**：2239-2248, 2013

4 肝臓と腎臓

肝臓と腎臓の生理的機能連関（図 4-1）

1）肝臓と腎臓の代謝・内分泌機能の分担

肝臓と腎臓は，ともに体内の恒常性維持と代謝調節の要となる臓器である．一般的に，糖（エネルギー），蛋白，脂質の代謝調節の主役は肝臓，水・電解質・酸塩基平衡など体内恒常性調節や赤血球産生調節の主役は腎臓という役割分担があるが，一部の調節機能においては協調または相互補完の関係にある．

糖代謝においては，肝臓は糖新生およびエネルギー貯蔵（グリコーゲン）の主要臓器であるが，腎臓でも全身の約20%の糖新生を担っている．インスリンは，膵臓から分泌後，門脈を経由して，主要標的臓器である肝臓の受容体に結合しインスリン作用を示した後に体循環に入り，筋肉・脂肪組織など全身で作用し，最終的には異化臓器である腎臓（尿細管）で代謝される．したがって，肝不全では，食後には糖取り込み低下，グリコーゲン産生低下による高血糖傾向（肝性糖尿病）となるが，空腹時（飢餓状態）では逆に低血糖傾向となる．一方，腎不全では，インスリン半減期の増加や糖新生の低下から，一般的に低血糖を惹起しやすくなり，糖尿病患者では血糖が改善する傾向となる．

薬物，毒物や生体の代謝物の体外排泄は，おもに脂溶性と水溶性という物性によって，それぞれ

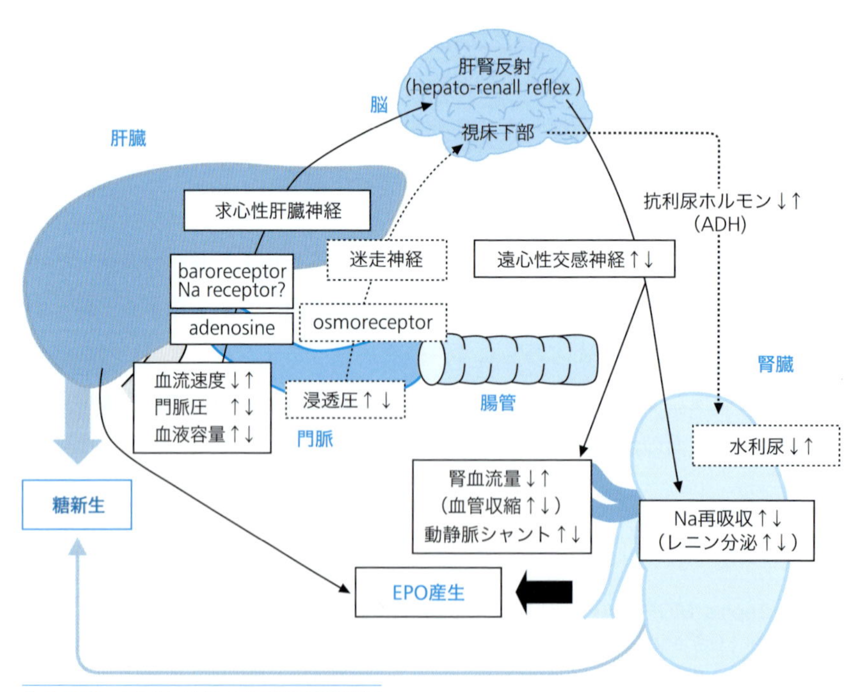

［図 4-1］ **肝臓と腎臓の生理的機能連関**
矢印の向き（↑↓）は，各々の項目について↑が増加，↓が減少を意味する．略号は本文中参照．

肝排泄と腎排泄が主体となるが，脂溶性物質の一部は肝臓で代謝，抱合（硫酸，グルクロン酸）され，水溶性物質として腎臓から排泄される．

内分泌機能としては，成人でのエリスロポエチン（erythropoietin；EPO）の主たる産生臓器は腎臓であるが，胎生期での主要産生臓器は肝臓であり，成人後も一部のEPOは肝臓で産生される．そのため，腎機能低下（腎間質病変）によって腎性貧血が発症するが，末期腎不全では肝臓由来のEPOの産生増加によって貧血は一定（ヘマトクリット20%程度）以下には低下しないという腎臓と肝臓の相互補完の関係にある．

2）肝臓と腎臓の浸透圧・体液容量調節における機能連関

水（浸透圧），ナトリウム（Na）（体液容量）平衡に関する肝臓と腎臓の機能的連関として，肝腎反射（hepato-renal reflex；HRR）が，おもに動物実験で証明されている．門脈中の浸透圧の変化に対応して，迷走神経を介する視床下部での抗利尿ホルモン（ADH）の分泌調節によって，速やかな血清浸透圧の修正がなされる[1)]．また，門脈中への高張食塩水負荷によって，求心性肝臓神経活性，遠心性腎交感神経活性の低下を介して，尿細管でのNa再吸収抑制（Na利尿）を惹起する[2)]．これらの反応は，高食塩摂取後に血清の浸透圧変化を介さないで，速やかに血清浸透圧平衡を維持する生理的機能と考えられる．一方，門脈の血流量低下や圧上昇（門脈圧亢進症）によって，遠心性腎交感神経活性が亢進し，腎皮質を中心に腎血管攣縮による腎血流量（RBF）減少・糸球体濾過量（GFR）低下，レニン・アンジオテンシン・アルドステロン系（RAS）の活性化を介したNa・水の体内貯留を惹起する[3,4)]．

この反応はいくつかの分子機序が想定されるが，門脈圧亢進症では門脈中のアデノシン濃度上昇が重要との報告がある[5)]．ヒトでは，肝硬変患者の経頚静脈的肝内門脈静脈短絡術（trans-jugular intrahepatic portosystemic shunt；TIPS）による門脈圧減少によって，急性期にはGFRは改善しないが[6)]，逆にTIPSを閉塞することで，急性にGFRが低下することから[7)]，肝腎反射がヒトでも機能しており，後述の肝腎症候群の病態発症に関与すると考えられる．このように肝臓・門脈系には，浸透圧受容体（Na受容体），圧受容体の存在が想定され，門脈内の変化に応じて神経性または液性因子を介して腎機能に影響を与えることで生理的調節，病態発症に関与している[8)]．

肝疾患と腎疾患の病態における臓器間インターアクション（図4-2）

1）肝障害に合併する腎疾患

❶肝不全患者の急性腎障害（AKI）における肝腎症候群（HRS）の意義

肝硬変や劇症肝炎による慢性・急性肝不全において，急性腎障害（AKI）がしばしば発症する．AKIの診断と重症度（予後）分類には，一般に尿量と血清クレアチニン（Cr）値によって定義されるRIFLE分類（表4-1）[9)]またはAKIN分類[10)]が使用されるが，肝不全患者のAKIの早期診断には血清シスタチン（cystatin）C値が，単独またはほかの基準との組み合わせで有効とされる[11)]．病因として，脱水（腎前性腎不全），薬剤性（抗菌薬，NSAIDs，抗悪性腫瘍薬など）の急性尿細管壊死（ATN），大量の腹水による腹圧上昇に伴う腎血管収縮が原因の腹部コンパートメント症候群（abdominal compartment syndrome；ACS），特発性細菌性腹膜炎（spontaneous bacterial peritonitis；SBP）と肝腎症候群（hepato-renal syndrome；HRS）とよばれる機能的な腎障害[12)]

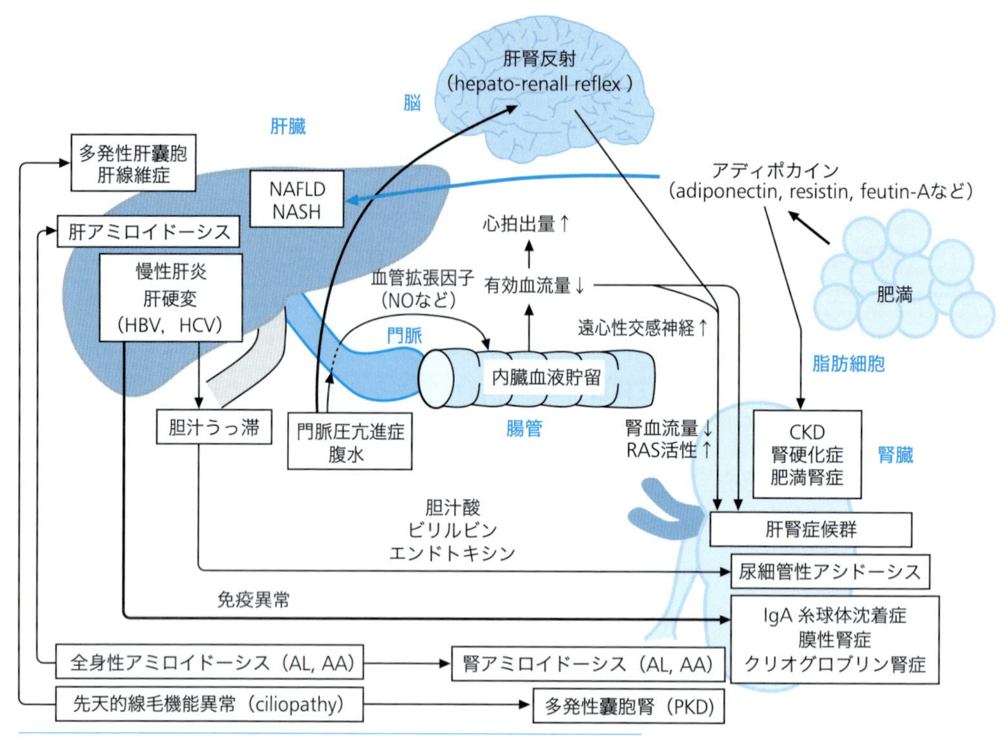

［図 4-2］　**肝疾患と腎疾患の病因・病態におけるインターアクション**
略号は本文中参照.

	GFR 基準	尿量基準	
Risk	SCr が 1.5 倍以上に増加 もしくは GFR 低下＞25%	尿量＜0.5 m*l*/kg/hr 6 時間以上	高感度
Injury	SCr が 2 倍以上に増加 もしくは GFR 低下＞50%	尿量＜0.5 m*l*/kg/hr 12時間以上	
Failure	SCr が 3 倍以上に増加 もしくは GFR 低下＞75% もしくは SCr≧4 mg/d*l* で, SCr 上昇 ≧0.5 mg/d*l* を伴う	尿量＜0.3 m*l*/kg/hr 24 時間以上 もしくは乏尿が 12 時間以上	
Loss	持続する急性腎不全が 4 週以上		高特異度
ESKD	末期腎不全（3 カ月以上）		

［表 4-1］　**急性腎障害（AKI）の RIFLE 分類**　（Jenq et al, 2007[9] を改変）

の鑑別は臨床的に重要である．ATN では，尿中 neutrophil gelatinase-associated lipocalin（NGAL），インターロイキン（interleukin）-18（IL-18），kidney injury molecule-1（KIM-1），liver-type fatty acid binding protein（L-FABP）とアルブミン排泄量が他の病因に比較して高値，HRS ではナトリウム分画排泄率（fractional excretion of sodium；FENa）が低値である[13] ことが鑑別の参考となる．

HRS の病態発症機序としては，一酸化窒素（NO）などの血管拡張因子の作用増加で皮膚や消化管を中心とする内臓の血管拡張による血液貯留（血流分布異常），結果としての全身の有効血流量の減少と上述の HRR による腎血管収縮に起因する腎皮質血流量低下と動静脈シャント形成による

1. 腹水を有する肝硬変
2. 血清 Cr 値 1.5 mg/dl 超
3. 利尿薬中止あるいはアルブミン点滴の 2 日後でも血清 Cr 値の低下がない
4. ショックがない
5. 腎障害をきたす薬剤を最近使用していない
6. 蛋白尿 500 mg/日未満，血尿 50 RBC/HPF 未満
7. 画像診断による腎形態異常をきたす腎実質障害がない

［表 4-2］ 肝腎症候群（HRS）の診断基準 （Salerno et al, 2007[59] を改変）

体液の貯留を惹起する．代償期には，RAS，交感神経系，バソプレシン系などの活性化による血管収縮によって，血圧と腎濾過量が維持されているが，非代償期には体液量の増加にもかかわらず，有効血漿量がさらに低下し，腎血流量低下によって AKI が発症する[12]．2007 年に HRS の診断基準が改定され，診断が明確化された（表 4-2）[59]．HRS は臨床経過から，発症が急速（2 週以内に血清 Cr 値の 2 倍化）な I 型とやや緩徐な II 型に分類される．I 型では，尿細管障害は顕著でなく，浸透圧尿/血漿比＞1，Cr 尿/血漿比＞30 であることが鑑別の参考となる．肝移植未実施での 6 カ月後の生存率は I 型で 10%，II 型で 40%程度と HRS 未発症の肝硬変の生存率（80%）に比較して予後が悪い[14]．

HRS の予防としては，大量の腹水が存在し，体液貯留が顕著である非代償期の肝硬変では，利尿薬や腹水穿刺による腹水除去とアルブミン製剤使用による有効血流量改善は有効である[15]．また，腸管選択性の広域抗菌スペクトラム抗菌薬（リファキシミン）の HRS 発症予防効果も報告された[16]．HRS の治療では，血流動態の改善のための腎血管拡張作用をもつ薬剤であるドパミン製剤，RAS 抑制薬，プロスタグランジン製剤，エンドテリン拮抗薬などの有効性は証明されず[17]，内臓および末梢血管の収縮作用をもつバソプレシン V_1 作動薬（テルリプレシン）[18]，α-アドレナリン作動薬（ノルアドレナリン，ミドドリン），およびソマトスタチン作動薬（オクトレオチド）などの薬剤と血漿容量確保のためのアルブミン製剤静脈内投与との併用，さらに門脈圧減少を目的とした TIPS の即効的な腎機能改善作用が報告されている[19]．一方，長期的な腎・生命予後改善の唯一の方法は肝移植とされるが，腎機能低下度と肝移植後生存率が逆相関するので適応には留意が必要である[20]．また，肝硬変患者に発症した AKI に対する血液浄化療法は，肝移植を前提とする場合以外は意義が少ないとされ，予後は ATN も HRS で相違はない[21]．

❷胆汁うっ滞による尿細管障害

胆汁うっ滞を伴う肝疾患[22] や無症候性でも原発性胆汁性肝硬変患者[23] において，血中に蓄積する胆汁酸，（直接型）ビリルビン，エンドトキシンなどの物質による尿細管障害（H-ATPase，H-K-ATPase の抑制）に起因する I 型（遠位型），II 型（近位型）または混合型の尿細管性アシドーシス（RTA）が発症する．尿の酸性化障害による代謝性アシドーシス以外に，I 型 RTA では，低 K 血症（筋力低下），高カルシウム（Ca）尿症・低 Ca 血症（腎石灰化，尿路結石，骨粗鬆症，骨痛），2 型 RTA では，低カリウム（K）血症，腎性糖尿，アミノ酸尿，尿中 β_2 ミクログロブリン増加などが認められる．胆汁うっ滞時には比較的高頻度（30～50%）に認められるが，ほとんどが不完全型であり臨床的に問題となる例は比較的まれである[22]．

2）肝炎ウイルス感染と腎疾患の関連

❶慢性腎臓病（CKD）・透析患者におけるB型肝炎ウイルス（HBV），C型肝炎ウイルス（HCV）感染の意義と治療

慢性腎臓病（CKD）では，健常人に比較して高頻度にB型，C型肝炎が認められ[24]，2010年のわが国の透析患者におけるHCV持続感染の頻度は6.5％と報告されている[25]．また，HBVおよびHCV感染は，CKD患者における腎機能低下のリスクであり[26]，透析患者では生命予後不良の予知因子であることがメタアナリシスでも示されている[27]．したがって，肝炎ウイルス持続感染CKD・透析患者における抗ウイルス治療は患者の予後改善のために重要な課題である．また，腎移植を予定しているHCV感染透析患者に対しても，移植後の腎機能や生着率，生存率の改善を目的として，移植前の抗ウイルス治療が有用である[28]．

❷腎疾患患者でのC型肝炎ウイルス治療

ゲノタイプ1型に対する抗ウイルス治療としては，従来はインターフェロン（IFN）やペグ化されたペグインターフェロン（Peg-IFN）と核酸アナログであるリバビリンの併用療法が基本であった．しかし，CKD患者（Ccr＜50 ml/分以下）・透析患者では添付文書上リバビリンは禁忌のため，IFNあるいはPeg-IFN単剤による治療が中心であった．IFN治療では透析患者の全死亡率低下に効果はあったが，難治例のゲノタイプ1型・高ウイルス量症例に対するウイルス排除成績は不良であった[29]．

一方，近年開発された直接的抗ウイルス薬（DAA）は，INFに比較して高い抗ウイルス排除率が得られている[30, 31]．ゲノタイプ1型HCV感染の透析患者，腎移植患者を含む進行したCKD患者では，肝排泄でCKDでの使用制限のないNS3/4Aプロテアーゼ阻害薬（グレカプレビル，グラゾプレビル，アスナプレビルなど）とNS5A複製複合体阻害薬（エルバスビル，ピブレンタスビル，ダクラタスビル，ledipasvirなど）の種々の組み合わせによる高いウイルス排除効果が報告されている[31-35]．中でもCKD患者での使用経験や安全性から，エルバスビルとグレカプレビル併用[36]がわが国のガイドライン[37]では推奨される．一方，NS5Bポリメラーゼ阻害薬ソホスブビルは腎排泄で，透析患者での使用は添付文書では禁忌とされるが，減量したソホスブビルを基剤とした治療の有効性の報告もある[38]．

ゲノタイプ2型に対しては，腎機能正常例における第一選択であるソホスブビルとリバビリンの併用治療は，腎機能低下例・透析例に対して禁忌であり使用できない[37]．一方，グレカプレビル/ピブレンタスビル配合剤については，ステージ4以上の進行したCKDのゲノタイプ2型C型肝炎患者に対しても一定のエビデンスがあり[39]，推奨される．

このようなDAAによるウイルス排除は，肝硬変への進行などの肝臓予後，腎予後と生命予後が改善すると報告されている[40, 41]．

❸腎疾患患者におけるB型肝炎ウイルス治療

IFNは，HBV DNA増殖抑制作用と免疫賦活作用によってHBV治療成績を向上させた．しかし，さらに有効とされるPeg-IFNによっても，治療効果はHBe抗原陽性の場合20〜30％，HBe抗原陰性では20〜40％にとどまり，さまざまな副作用もみられる．一方，核酸アナログ製剤は，ゲノタイプを問わず強力なHBV DNA増殖抑制作用を有し，自然治癒の可能性が低い非若年者におい

ても，ほとんどの症例で抗ウイルス作用を発揮し，肝炎を鎮静化させる．核酸アナログ製剤では，ラミブジン長期投与では高率に耐性ウイルスが出現し，アデホビル，テノホビルの長期投与では，腎機能障害，低リン血症〔ファンコニー（Fanconi）症候群を含む〕の出現の可能性があり[42]，エンテカビル（telbivudine*）が治療効果，耐性ウイルス出現率や副作用の面から，一般的には現在の核酸アナログ製剤の第一選択薬である[43]．Peg-IFN と核酸アナログ製剤はその特性が大きく異なる治療薬で，その優劣を単純に比較できないが，長期目標である HBs 抗原陰性化率は HBe 抗原陽性例・陰性例のいずれも Peg-IFN のほうが優れ，短期目標である ALT 持続正常化率，HBV DNA 増殖抑制率は核酸アナログ製剤のほうが良好とされる[43]．腎機能（eGFR）に関しては，Peg-IFN で上昇[44]，アデホビル，テノホビルで低下，エンテカビルでは変化がないと報告されている[45, 46]．

*わが国では未発売であり，ガイドラインにも記載されていない．

❹腎疾患の免疫抑制治療に起因する de novo 肝炎

HBV キャリアや臨床的には治癒状態と考えられる HBs 抗原陰性で HBc 抗体または HBs 抗体陽性例（既往感染者）において，免疫学的機序で発症する腎疾患に対する免疫抑制療法中や終了後に HBV 再活性化による B 型肝炎が発症することがある．既往感染者の場合を「de novo B 型肝炎」とよぶ．HBV 再活性化による肝炎は重症化（劇症化）しやすく予後が悪いため，免疫抑制治療前の HBs 抗原･抗体検査の実施が対策の基本である．HBV キャリアであれば，HBe 抗原，HBe 抗体，HBV-DNA 定量検査にて感染状態を把握し，治療前に核酸アナログ製剤を予防投与する．核酸アナログ製剤は耐性株出現率の最も低いエンテカビルが第一選択である[43]．HBs 抗原陰性の場合でも，HBc および HBs 抗体検査を実施し，HBV 感染既往者かを把握する．いずれかの抗体が陽性の場合は HBV-DNA 定量検査を実施し，陽性であれば核酸アナログ製剤を予防投与する．HBV-DNA が検出感度以下の場合，治療中および治療終了後 12 カ月間は月 1 回 HBV-DNA を定量し，陽性化した時点で直ちに核酸アナログの投与を開始する．HBV キャリアでは核酸アナログ製剤投与終了に関する明確な基準はないが，de novo B 型では免疫抑制・化学療法終了後も 12 カ月間は投与を継続し，投与終了後も 12 カ月間は厳重な経過観察が必要である[47]．

3）肝疾患に合併する免疫異常に起因する器質的腎疾患

肝疾患に伴う免疫異常病態によって産生される免疫複合体の腎沈着によって，糸球体を首座とする器質的腎障害が発症する．早期発見には，慢性肝疾患における検尿の経過観察が重要である．

❶肝性 IgA 糸球体沈着症・IgA 腎症

慢性肝炎や肝硬変においては，糸球体メサンギウム領域に IgA が沈着することが多く，肝性 IgA 糸球体沈着症とよばれる．肝臓の原疾患ではアルコール性肝硬変で，ほかの病因よりやや高頻度である．病態発症機序は，進行した肝疾患に伴うクッパー（Kupffer）細胞の機能低下による IgA を含む免疫複合体の除去障害とされている．ほとんどの症例は，臨床的な尿検査異常や腎機能低下を示さないが，一部の症例でポリクローナルな IgA の沈着からメサンギウムの活性化，補体活性化による増殖性糸球体腎炎の経過をたどり，IgA 腎症の合併との鑑別が困難な場合もある[48]．

❷B 型肝炎ウイルスによる腎症

おもに HBs 抗原，HBc 抗体陽性の患者に発症する腎障害で，HBe 抗原・抗 HBe 抗体からなる免疫複合体の糸球体病変部位への沈着が発症要因と考えられる．多くの場合，B型急性肝炎の既往をもち，小児では組織学的に膜性腎症（membranous nephropathy；MN）が多く，80％が男児である．成人ではMNまたは膜性増殖性糸球体腎炎（membranoproliferative glomerulonephritis；MPGN）を呈して，ネフローゼ症候群を発症することも少なくない．検査上は，トランスアミナーゼなどの肝機能は必ずしも異常でなく，約80％に血中免疫複合体が陽性である．

診断は，血清学的にHBV感染が証明された患者で検尿異常を認め，腎生検による腎組織学的なMN，MPGNの所見がある場合，HBe抗原の局在証明で確定する．治療の基本は，抗原除去のためのIFNまたは核酸アナログ製剤（ラミブジン[49,50]，エンテカビルなど[51,52]）が基本である．最近のメタ解析では，HBe抗原除去，蛋白尿や腎機能の改善効果でIFNと核酸アナログ製剤には有意差はないとされた[51]．副腎皮質ステロイドはウイルス量が増加するため従来禁忌とされていたが，最近は短期併用では有効との報告もある[53]．

③C型肝炎ウイルスに起因するクリオグロブリン腎症

慢性C型肝炎，肝硬変の経過中に一部の患者に，慢性増殖性糸球体腎炎の組織像，電子顕微鏡的に基底膜内皮下に高電子密度沈着物を認める特異的なHCV腎症を発症する．臨床的には，ネフローゼ症候群を呈することが多く，腎予後も不良であることが多い[54]．HCV抗原に対する抗体（グロブリン）と抗グロブリン抗体やリウマチ因子で形成されるⅡ型クリオグロブリンの糸球体や血管の細胞成分への沈着が発症原因とされる[55]．全身性のクリオグロブリン血管炎を併発すると，発熱などの非特異的症状とともに多発関節炎，紫斑，レイノー（Raynaud）症状，寒冷蕁麻疹，皮膚潰瘍などの結合織疾患の症状を合併することもある．

診断は，HCV抗体陽性患者での検尿異常（蛋白尿，血尿，沈渣異常），血清クリオグロブリン・IgM型リウマチ因子陽性，低補体血症（約半数に認める）などが手掛かりとなるが，確定診断は組織学的なMPGNの組織像，クリオグロブリンの糸球体内局在の証明である[56]．治療は，IFN-α，Peg-IFN単独またはリバビリンとの併用の有効性が報告された[57-59]が，一定の非有効患者が存在し[59]，腎機能低下例クレアチニンクリアランス（Ccr）<50 *ml*/分）では血中半減期が長いPeg-IFN，リバビリンは推奨されない[37]．近年は，ソホスブビルなどのDAAによって高率にクリオグロブリンや蛋白尿の減少効果があると報告され，抗ウイルス療法の主流となっている[60,61]．進行性の腎炎や全身性血管炎の症状が強く，抗ウイルス療法で効果が不十分な場合は，ステロイドパルス療法，免疫抑制薬（シクロホスファミドなど），抗CD20抗体（リツキシマブ）[62]，血漿交換が行われ，減量時に抗ウイルス療法が追加されることもある[63]．

4）全身疾患の部分症候としての肝疾患と腎疾患の併発

全身性疾患において肝臓と腎臓を同時に障害する病態で，先天性（遺伝性）と後天性の場合がある．

❶先天的繊毛機能異常（ciliopathy）による腎と肝の多発嚢胞

繊毛（cilia）は細胞表面から突出する小器官であり，特徴的な微小管構造を有している．一次繊毛は，運動性繊毛と異なり，ほぼすべての細胞でおもに外界の情報を感知するセンサーと細胞の分化や増殖を制御する機能をもつとされる．一次繊毛とその関連構造物の遺伝子変異により腎嚢胞，肝臓・胆管異常，内臓逆位，多指症，脳梁低形成，認知障害，網膜色素変性症，頭蓋・骨格異常，糖尿病など多岐にわたる異常を示す一群の繊毛機能不全を示す疾患群を繊毛病(ciliopathy)とよぶ.

尿細管と胆管の上皮細胞での尿や胆汁の流れに対する一次繊毛のセンサー機能異常による上皮細胞の脱分化・異常増殖により腎と肝に多発囊胞を形成する一群の繊毛病がある[64]. 多発性囊胞腎は,おもに腎皮質・髄質に多数の囊胞を形成し,実質の萎縮と線維化による腎機能低下が進行する遺伝性腎疾患であり,常染色体優性遺伝型多発性囊胞腎(ADPKD)と常染色体劣性遺伝型多発性囊胞腎(ARPKD)に分類される. ADPKD の原因遺伝子 PKD1 と PKD2 の産物である polycystin-1 と polycystin-2 はそれぞれ尿細管上皮の尿流のセンサーおよび尿流によって Ca^{2+}が細胞内に流入するチャネル関連分子である. ARPKD の遺伝子産物 fibrocystin も尿細管や胆管などの上皮細胞の一次繊毛に存在する機能蛋白である. これらの遺伝子異常と環境因子の相互作用で,細胞骨格,細胞移送,細胞分化の異常から腎囊胞形成の表現型が決定されるとされる[65, 66]. 一方,常染色体優性遺伝型多発性囊胞肝(ADPLD)は,肝の多発囊胞形成が主体で腎囊胞は軽度であり,原因遺伝子として *PRKCSH*, *SEC63*, *LRP5*, *ALG8*, *SEC61B* が同定されている[67]. Glucosidase Ⅱα Subunit をコードする遺伝子 GANAB の異常では,多発肝囊胞と多発腎囊胞が共存する[68]. ADPKD は最も頻度が高い遺伝性腎疾患で,囊胞形成による腎サイズの増大とともに腎機能低下が進行し,中年以降に末期腎不全となる例が多く,わが国の透析導入の原疾患第4位を占める. 腎外症状としては,他臓器の囊胞形成を認め,特に肝囊胞が最も頻度が高い. 中年以降には90%以上に肝囊胞を併発するが,巨大肝囊胞による QOL 低下と食欲低下による栄養障害や囊胞感染以外には臨床的に問題となることは少ない. そのほか,頭蓋内脳動脈瘤(くも膜下出血の原因)や僧帽弁逸脱症なども合併する[69]. ARPKD はまれな遺伝性疾患で,肺低形成による呼吸不全で新生児期に死亡することが多いが表現型は多彩であり,成人期まで生存する例もある. 新生児期から両側腎臓に,拡張した集合管につながる径1〜2 mm の小囊胞が多発し,腎の顕著な腫大を認める場合から,生後に初めて顕在化する場合もあり,表現型は多彩である[70]. 肝臓では,門脈の線維化,胆管の形態異常や拡張を伴い,門脈圧亢進から肝不全に至る例もある.

ADPKD の治療は,現在は RAS 抑制薬を中心とした降圧治療および尿細管上皮細胞の受容体活性化による細胞内 cAMP 増加によって囊胞形成を遅延させるバソプレシン V_2 受容体拮抗薬(トルバプタン)[71] が主流であるが,ソマトスタチンアナログ製剤の有効性(特に若い女性)も証明されている[72, 73]. また,巨大な肝囊胞および腎囊胞に対する血管塞栓療法は,肝容積縮小(QOL 改善)および栄養状態の効果と安全性,および生命予後改善が報告されている[74, 75].

❷後天的代謝異常—アミロイドーシス

アミロイドーシスは,β構造をとって不溶化した変性蛋白(アミロイド)が臓器に沈着して機能障害を惹起する疾患で,全身性と限局性,先天性(遺伝性)と後天性に分類される. 肝と腎に沈着する後天性の全身性アミロイドーシスの原因蛋白の種類は,免疫グロブリン軽鎖(AL アミロイドーシス),肝臓で合成される急性期蛋白である serum amyloid A(AA アミロイドーシス)は周知であるが,最近,白血球由来の leukocyte cell-derived chemotaxin 2 も原因蛋白と報告された[76]. 一方,β_2 ミクログロブリン(透析アミロイドーシス)と遺伝性のトランスサイレチン(家族性アミロイドポリニューロパチー)は,肝・腎以外の臓器沈着に特徴がある. 腎臓に沈着してネフローゼ症候群や腎機能低下を惹起する一般的な AL および AA アミロイドーシスは同時に,肝臓,心臓などほかの多くの臓器に沈着するが，心アミロイドーシスが最も重要な生命予後の規定要因である．

肝臓では肝腫大が多くの例で認められるが，トランスアミナーゼは正常か軽度上昇のことが多く，アルカリホスファターゼなどの胆道系酵素はしばしば高度に上昇する．胆汁うっ滞による黄疸（約8%），腹水（14～20%）が合併すると予後は不良である[77]．

確定診断は，組織学的にアミロイドの沈着を証明することであるが，肝，腎の生検では出血や破裂の可能性の指摘もあるので，皮膚，脂肪組織，消化管などの生検での診断の可能性も考慮する．

治療は，ALアミロイドーシスでは免疫グロブリン軽鎖の産生抑制のための従来のメルファラン・プレドニン（MP）療法に代わって大量メルファランと自家末梢血幹細胞移植の併用療法[78]，ボルテゾミブを基本とする併用化学療法，レナリドミドやポマリドミドのような免疫調整薬とデキサメタゾン併用療法[79, 80]などによって，血液学的所見，病理組織および生命予後が改善する[78, 81]．AAアミロイドーシスでは，アミロイド線維形成抑制のための陰性スルホン化分子eprodisateの腎機能低下抑制効果[82]，薬物（CPHPC）によるSAA産生低下後の抗SAP抗体による臓器沈着除去の効果[83]が報告されている．

肥満・メタボリックシンドロームによる多臓器（脳心腎肝）連関（図4-3）

1）非アルコール性脂肪肝（NAFLD）/非アルコール性脂肪肝炎（NASH）

非アルコール性脂肪肝（NAFLD）は，一般住民の頻度は15～30%と報告されているが，インスリン抵抗性，メタボリックシンドローム（Mets）の肝臓での表現型であるとされ，2型糖尿病患者では70～75%との報告もある[84, 85]．NAFLDは，肝組織像は単純性脂肪肝から非アルコール性脂肪肝炎（NASH）まで幅広く，NASHでは大滴性脂肪肝，肝細胞の風船様変性，炎症細胞浸潤，肝線維化，マロリー体の組織像を呈し，肝硬変，肝不全，肝細胞がんの原因として注目されている[86, 87]．NAFLDの組織学的な炎症や肝線維化の進展（NASH化）は，サイトカイン，アディポカイン，脂肪酸，酸化ストレス，酸化LDL，アポトーシス，自然免疫（Toll-like receptor）が要因と報告され，多段階的に進展する（multi-hit仮説）[88, 89]．NASHの確定診断は肝生検による組織診断が必要であるが，臨床的診断には，組織診断されたNASHに寄与する因子の多変量解析で残った血中フェリチン（女性で200 ng/m*l*以上，男性で300 ng/m*l*以上），空腹時インスリン（10 μU/m*l*以上）と4型コラーゲン7S（5 ng/m*l*以上）からなるNAFIC score[90]や血小板減少が有用とされる．

2）慢性腎臓病（CKD）と肥満関連腎症（ORG）

CKDの頻度も肥満度と相関する[91, 92]が，すべての肥満が病因となるわけではなく[93]，Metsとその基盤病態であるインスリン抵抗性[94, 95]，肝内脂肪蓄積[96]，炎症マーカーとしてのアディポネクチン低値[97]などが，糖尿病，高血圧，高尿酸血症などとは独立のアルブミン尿やCKDの発症または増悪因子であると報告されている．さらに，高度の肥満者では，病理組織学的には糸球体の腫大（glomerulomegary）と巣状分節状糸球体硬化症（FSGS）に類似の組織像を呈する肥満関連腎症（obesity-related glomerulopathy；ORG）という疾患概念が提唱されている[98]．腎予後は，肥満関連腎症は特発性FSGSに比べて良好であるが，減量に失敗すると不良例もある[99]．発症機序では，交感神経，RAS活性化，アディポサイトカインの変化（アディポネクチン低下）などに

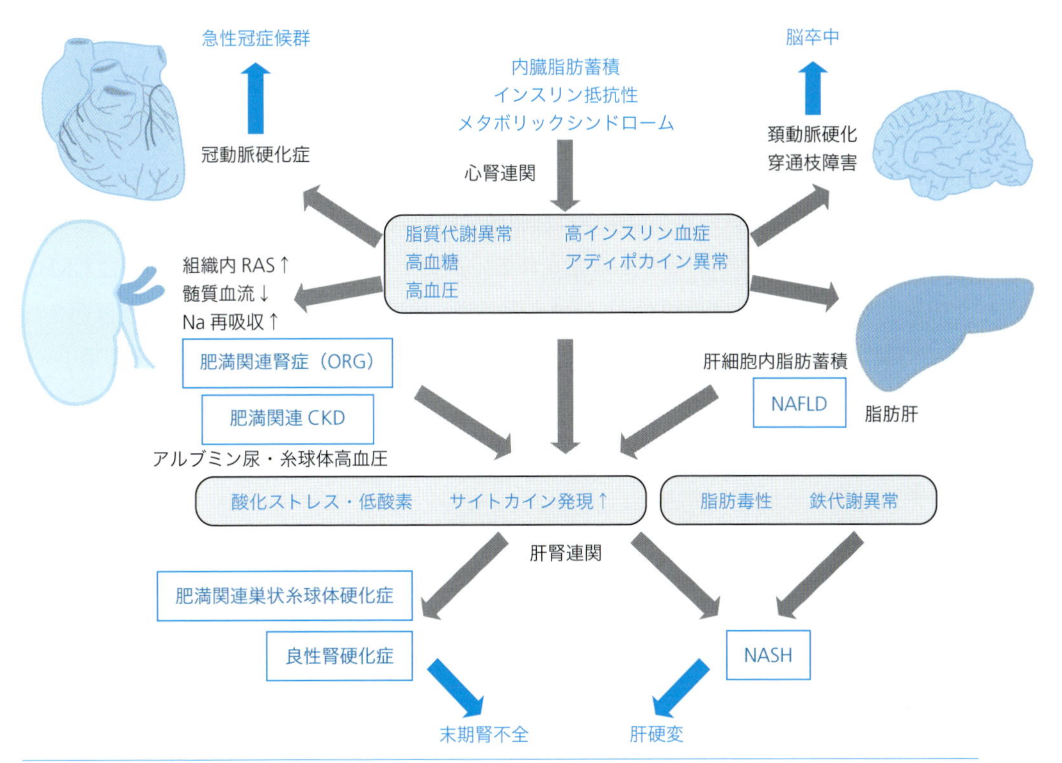

[図 4-3]　**肥満・メタボリックシンドロームに続発する多臓器連関（脳心腎肝連関）による病態の発症機序**

よる糸球体高血圧，糸球体内の酸化ストレス，炎症の関与が強いと考えられている[100, 101]．

3）肝と腎を含む多臓器間の病態クロストーク

1・2 型糖尿病[102, 103]，前糖尿病（耐糖能異常）[104]，一般住民[105]のコホートでの疫学的研究，およびメタアナリシス[106]で，NAFLD は，アルブミン尿や CKD[107]のみならず，糖尿病細小血管障害[103, 108]，心血管疾患，大腸がんなど[109, 110]の腎外疾患発症に対する独立の予知因子と報告されている．さらに，NAFLD から NASH への進行を示唆する肝線維化マーカーの上昇は CKD 発症，進展[111, 112]および動脈硬化，血栓性疾患発症[113, 114]の危険因子と報告された．すなわち，Mets，インスリン抵抗性を基盤とした肝腎を含む多臓器間の病態連関（クロストーク）が示唆される．その分子機序は，インスリン抵抗性に起因する液性因子を介する糸球体上皮細胞（podocyte）と肝細胞における機能異常が関与しているとの報告がある[115-117]（図 4-3）．

4）肥満・メタボリックシンドロームにおける多臓器間病態クロストークの治療

❶生活習慣改善と減量手術

食事療法・運動療法による減量は，NAFLD の肝組織重症度を改善させ[118, 119]，肥満関連腎症および肥満に伴う CKD は生活習慣改善[120]または減量手術による減量[121]によって，蛋白尿[133, 134]や糸球体過濾過（高血圧）の軽減[122]が報告されている．

❷抗酸化薬

ビタミン E は，臨床的に NASH にまで進行した例でのみ，単独またはウルソデオキシコール酸併用にて生化学的な治療効果が確認されている[123-125]．しかし，小児の NAFLD に対するビタミン E 治療の血清 ALT 値の持続的抑制効果は認めなかったとの報告もある（TONIC 試験）[126]が，非糖尿病成人NASHでの脂肪細胞のインスリン抵抗性指標（空腹時の遊離脂肪酸×インスリン値）とは独立した血清学的，組織学的改善効果が報告されている（PIVENS試験）[127]．

抗酸化，抗炎症作用を呈する非特異的ホスホジエステラーゼ阻害薬ペントキシフィリン（pentoxifylline）は，NAFLDおよびNASHに対するRCTにて，血中のトランスアミナーゼ，TNFα，および種々の酸化脂質の値，ならびに肝組織学的に脂肪沈着の減少，炎症・線維化の改善が報告され[128-130]，メタアナリシスでも確認されている[131]．糖尿病性および非糖尿病性CKDに対して，ペントキシフィリンは単独およびRAS阻害薬との併用でも蛋白尿減少効果が証明され，尿中TNFα，MCP-1排泄減少との関連が示唆されている[132, 133]．さらに，RAS阻害薬使用中の蛋白尿陽性CKD患者に対する少数例のRCTで，ペントキシフィリンが腎機能低下速度を有意に抑制したとの報告もある[134]．

❸抗糖尿病薬

インスリン抵抗性改善作用をもつ糖尿病治療薬であるチアゾリジン系薬剤（ピオグリタゾン，ロシグリタゾン）[135, 136]とメトホルミン[137, 138]は，糖尿病の有無にかかわらず，NAFLD/NASHの患者コホートで血清生化学的および肝組織学的改善効果が報告され，メタアナリシス[139]でも確認されているが，メトホルミンの効果は一部の患者に限定され[137, 140]，チアゾリジン系薬剤の効果はビタミンEの効果に勝るものではないとされた[141-143]．一方，腎疾患に対するチアゾリジン系薬剤の効果は，さまざまなCKDモデル動物では報告されているが，臨床的には，2型糖尿病合併CKDでARB（ロサルタン）との併用で腎機能低下抑制効果が報告されているのみである[144]．一方，メトホルミンは，進行したCKDでは乳酸アシドーシスの危険性から禁忌とされるが，最近の系統的レビューでは，軽症から中等症のCKD（eGFR：30～60 ml/分 per 1.73 m^2）では乳酸アシドーシスの発症率の増加は認めない[145]ことから，この病期のCKDでの腎保護効果の検証が求められている．すなわち，チアゾリジン系薬剤やビグアナイド薬のCKDに対するエビデンスは現時点（2017年末）では不十分である．

インクレチン関連薬であるDPPIV阻害薬は，2型糖尿病患者でのアルブミン尿抑制作用が証明されている[146-148]．一方，NAFLD/NASH患者では，血清DPPIV活性の亢進を認める[149]が，組織学的に診断されたNASH患者では24週のDPPIV阻害では線維化スコアの改善は認めなかった[150]との報告もある．また，グルカゴン様ペプチド1（glucagon-like peptide-1；GLP-1）受容体作動薬は，微量アルブミン尿を呈する2型糖尿病患者のTGFβ，Ⅳ型コラーゲンの尿中排泄抑制[151]や心血管・腎予後をアウトカムとした大規模臨床研究（RCT）であるLEADER試験の腎サブ解析での2型糖尿病患者におけるアルブミン尿抑制，腎予後改善[152]が報告され，耐糖能異常を伴う肝生検で確定したNASHの生化学的および肝組織学的な改善[153]が，糖尿病患者を含む患者のメタアナリシスでも証明されている[154-155]．

SGLT2阻害薬は，大規模臨床研究（EMPA-REG，CANNVAS）によって，2型糖尿病患者で心血管イベント[156, 157]，腎症発症抑制効果[158, 159]のあることは証明され，アルブミン尿や腎機能をアウトカムとしたメタアナリシス[160]でも確認されている．一方，NASHモデル動物での脂肪蓄積や繊維化などの組織学的改善の報告は散見されるが，臨床的報告は検出できなかった．

❹脂質代謝関連薬

HMG-CoA還元酵素阻害薬（スタチン）のNAFLD/NASHに対する治療効果については，脂質代謝異常を伴うNASHにおいて，AGEsの産生抑制と相関してトランスアミナーゼの低下効果を示したなどの報告が存在する[161, 162]が，Cochrane Databaseを用いた最近のメタアナリシスでは，臨床研究の質，量ともに現状では十分でなく，スタチンのNAFLD/NASHに対する臨床的，肝組織学的効果は証明されなかった[163]．

スタチンによるアルブミン尿減少率は，24時間蓄尿で蛋白尿を評価したRCTのメタ解析では，導入時のアルブミン尿の程度が高いほど顕著であった[164, 165]．一方，スタチンの腎機能（eGFR）低下抑制効果を検討したメタアナリシスの結果は一致していない[165, 166]．最近のCochrane Central Registerに登録されたCKD患者のスタチン効果のメタアナリシスでも，透析前CKDでは，脳卒中を除いて有意な心血管イベントの発症および死亡率の低下効果（約20%低下）を示しているが，透析期のCKD患者，腎移植患者では証明できず，eGFR低下の抑制効果は証明されなかった[167]．

ω-3系多価不飽和脂肪酸であるEPAとDHAは，Mets患者におけるインスリン抵抗性の改善を介する血清中性脂肪（TG）値の低下効果が臨床的に証明されている[168]．また，精製されたEPAは，肝生検で証明されたNASHにおいて，炎症性サイトカイン，酸化ストレス指標とトランスアミナーゼの低下，一部の例で肝での炎症・線維化の抑制を証明し[169]，DHAとEPAの効果の検討（WELCOME研究）では，MRIで判定した肝脂肪含量の低下はEPAに比較してDHAでより顕著であるとされた[170]．一方，肥満・Mets関連CKDに関するω-3系多価不飽和脂肪酸の効果に関する臨床研究はほとんどなく，今後の臨床研究が望まれる．

（渡辺　毅）

文献

1）Adachi A：Thermosensitive and osmoreceptive afferent fibers in the hepatic branch of the vagus nerve. *J Auton Nerve Syst* **10**：269-273, 1984
2）Morita H, et al：Hepatorenal reflex plays an important role in natriuresis after high-NaCl food intake in conscious dogs. *Cir Res* **72**：552-559, 1993
3）Jimenez-Saenz M, et al：Renal sodium retention in portal hypertension and hepatorenal reflex：from practice to science. *Hepatology* **37**：1494-1495, 2003
4）Lubel JS, et al：Liver disease and the renin-angiotensin system：recent discoveries and clinical implications. *J Gastroent Hepatol* **23**：1327-1338, 2008
5）Ming Z, et al：Decreases in portal flow trigger a hepatorenal reflex to inhibit renal sodium and water excretion in rats：role of adenosine. *Hepatology* **35**：167-175, 2002
6）Stanley AJ, et al：Acute effects of transjugular intrahepatic portosystemic stent-shunt（TIPSS）procedure on renal blood flow and cardiopulmonary hemodynamics in cirrhosis. *Am J Gastroenterol* **93**：2463-2468, 1998
7）Jalan R, et al：Reduction in renal blood flow following acute increase in the portal pressure：evidence for the existence of a hepatorenal reflex in man? *Gut* **40**：664-670, 1997
8）Gentilini P, La Villa G：Liver-kidney pathophysiological interrelationships in liver diseases. *Dig Liver Dis* **40**：909-919, 2008.
9）Jenq CC, et al：RIFLE classification can predict short-term prognosis in critically ill cirrhotic patients. *Intens Care Med* **33**：1921-1930, 2007
10）Mehta RL, et al：Acute Kidney Injury Network. Acute Kidney Injury Network：report of an initiative to improve outcomes in acute kidney injury. *Crit Care*（London, England）**11**：R31, 2007
11）Wan ZH, et al：Cystatin C is a biomarker for predicting acute kidney injury in patients with acute-on-chronic liver failure. *World J Gastroenterol* **19**：9432-9438, 2013

12) Gentilini P, et al : Functional renal alternation in chronic liver disease. *Digestion* **20** : 73-78, 1980
13) Belcher JM, et al : Kidney biomarkers and differential diagnosis of patients with cirrhosis and acute kidney injury. *Hepatology* **60** : 622-632, 2014
14) Venkat D, et al : Hepatorenal syndrome. *South Med J* **103** : 654-661, 2010
15) Davenport A : Management of acute kidney injury in liver disease. *Contrib Nephrol* **165** : 197-205, 2010
16) Ibrahim ES, et al : Long-term rifaximin therapy as a primary prevention of hepatorenal syndrome. *Eur J Gastroenterol Hepatol* **29** : 1247-1250, 2017
17) Salerno F, et al : Diagnosis, prevention and treatment of the hepato-renal syndrome in cirrhosis. *Gut* **56** : 1310-1318, 2007
18) Triantos CK, et al : Terlipressin therapy for renal failure in cirrhosis. *Eur J Gastroenterol Hepatol* **22** : 481-486, 2010
19) Wong F, et al : Midodrine, octareotide, albumin, and TIPS in selected patients with cirrhosis and type1 hepato-renal syndrome. *Hepatology* **40** : 55-64, 2004
20) Gonwa TA, et al : Impact of pretransplant renal function on survival after liver transplantation. *Transplantation* **59** : 361-365, 1995
21) Betrosian AP, et al : Acute renal dysfunction in liver diseases. *World J Gastroenterol* **13** : 5552-5559, 2007
22) Ahya SN, et al : Acid-base and potassium disorders in liver disease. *Semin Nephrol* **26** : 466-470, 2006
23) Kodama T, et al : Tubulointerstitial nephritis with renal tubular acidosis and asymptomatic primary biliary cirrhosis accompanied by antibody to a 52-kDa mitochondrial protein alone. *Clin Nephrol* **45** : 401-405, 1996
24) Molino C, et al : The management of viral hepatitis in CKD patients : an unresolved problem. *Int J Artif Org* **31** : 683-696, 2008
25) Ohsawa M, et al : Standardized prevalence ratios for chronic hepatitis C virus infection among adult Japanese hemodialysis patients. *J Epidemiol* **20** : 30-39, 2010
26) Lee JJ, et al : Hepatitis C virus infection increases risk of developing end-stage renal disease using competing risk analysis. *PLoS One* **9** : e100790, 2014.
27) Fabrizi F, et al : The impact of hepatitis C virus infection on survival in dialysis patients : meta-analysis of observational studies. *J Viral Hepat* **14** : 697-703, 2007
28) Mahmoud IM, et al : Interferon therapy in hemodialysis patients with chronic hepatitis C : study of tolerance, efficacy and post-transplantation course. *Nephron Clin Pract* **100** : c133-139, 2005
29) Hsu YH, et al : Interferon-based treatment of hepatitis C virus infection reduces all-cause mortality in patients with end-stage renal disease : an 8-year nationwide cohort study in Taiwan. *Medicine (Baltimore)* **94** : e2113, 2015
30) Falade-Nwulia O, et al : Oral direct-acting agent therapy for hepatitis C virus infection : A systematic review. *Ann Intern Med* **166** : 637-648, 2017
31) Fabrizi F, et al : New treatment for hepatitis C in chronic kidney disease, dialysis, and transplant. *Kidney Int* **89** : 988-994, 2016
32) Gane E, et al : Glecaprevir and Pibrentasvir in Patients with HCV and Severe Renal Impairment. *N Engl J Med* **377** : 1448-1455, 2017
33) Suda G, et al : Novel Treatment of Hepatitis C Virus Infection for Patients with Renal Impairment. *J Clin Transl Hepatol* **4** : 320-327, 2016
34) Toyoda H, et al : Safety and efficacy of dual direct-acting antiviral therapy (daclatasvir and asunaprevir) for chronic hepatitis C virus genotype 1 infection in patients on hemodialysis. *J Gastroenterol* **51** : 741-747, 2016
35) Lubetzky M, et al : Safety and Efficacy of Treatment of Hepatitis C in Kidney Transplant Recipients With Directly Acting Antiviral Agents. *Transplantation* **101** : 1704-1710, 2017
36) Roth D, et al : Grazoprevir plus elbasvir in treatment-naive and treatment-experienced patients with hepatitis C virus genotype 1 infection and stage 4-5 chronic kidney disease (the C-SURFER study) : a combination phase 3 study. *Lancet* **386** : 1537-1545, 2015
37) 日本肝臓学会編：C型肝炎治療ガイドライン，第6版，2017
38) Dumortier J, et al : Sofosbuvir-based antiviral therapy in hepatitis C virus patients with severe renal failure. *Nephrol Dial Transplant* **32** : 2065-2071, 2017
39) Gane E, et al : Glecaprevir and Pibrentasvir in Patients with HCV and Severe Renal Impairment. *N Engl J Med* **377** : 1448-1455, 2017
40) van der Meer AJ, Berenguer M : Reversion of disease manifestations after HCV eradication. *J Hepatol*

65（1 Suppl）：S95-S108, 2016
41）Hsu YC, et al：Antiviral treatment for hepatitis C virus infection is associated with improved renal and cardiovascular outcomes in diabetic patients. *Hepatology* **59**：1293-1302, 2014
42）Cholongitas E, et al：Management of patients with hepatitis B in special populations. *World J Gastroenterol* **21**：1738-1748, 2015
43）日本肝臓学会肝炎診療ガイドライン作成委員会編：B 型肝炎治療ガイドライン，第 2.2 版，2016
44）Zhang Y, et al：Effect of 48-week pegylated interferon α-2a or nucleos(t)ide analogue therapy on renal function in Chinese patients with chronic hepatitis B. *Virol J* **14**：49, 2017
45）Fung J, et al：Extrahepatic effects of nucleoside and nucleotide analogues in chronic hepatitis B treatment. *J Gastroenterol Hepatol* **29**：428-434, 2014
46）Rodriguez-Novoa S, et al：Renal toxicity associated with tenofovir use. *Expert Opin Drug Saf* **9**：545-559, 2010
47）日本肝臓学会編：免疫抑制・化学療法により発症する B 型肝炎対策ガイドライン．B 型肝炎治療ガイドライン，第 3 版，日本肝臓学会，2017
48）Pouria S, Barratt J：Secondary IgA neohropathy. Semin. *Nephrol* **28**：27-37, 2008
49）Tang S, et al：Lamivudine in hepatitis B-associated membranous nephropathy. *Kidney Int* **68**：1750-1758, 2005
50）Wen YK, Chen ML：Remission of hepatitis B virus-associated membranoproliferative glomerulonephritis in a cirrhotic patient after lamivudine therapy. *Clin Nephrol* **65**：211-215, 2006
51）Yang Y, et al：A Meta-Analysis of Antiviral Therapy for Hepatitis B Virus-Associated Membranous Nephropathy. *PLoS One* **11**：e0160437, 2016
52）Wang WN, et al：Meta-analysis of the efficacy and safety of nucleotide/nucleoside analog monotherapy for hepatitis B virus-associated glomerulonephritis. *Clin Nephrol* **85**：21-29, 2016
53）Farrell GC, Teoh NC：Management of chronic hepatitis B infection：a new era of disese control. *Intern Med J* **36**：100-113, 2006
54）Johnson RJ, et al：Membranoproliferative glomerulonephritis associated with hepatitis C virus infection. *N Engl J Med* **328**：465-470, 1993
55）Fornasieri A, et al：High binding of immunoglobulin M kappa rheumatoid factor from type II cryoglobulins to cellular fibronectin：A mechanism for induction of in situ immune complex glomerulonephritis? *Am J Kidney Dis* **27**：476-483, 1996
56）Sansonno D, et al：Localization of HCV antigens in renal tissue of HCV-infected patients with cryoglobulinemic mesangiocapillary glomerulonephritis（MCGN）. *J Am Soc Nephrol* **6**：431, 1996
57）Sabry AA, et al：Effect of combination therapy（ribavirin and interferon）in HCV-related glomerulopathy. *Nephrol Dial Transplant* **17**：1924-1930, 2007
58）Sugiura T, et al：Effects of pegylated interferon alpha-2a on hepatitis-C-virus-associated glomerulonephritis. *Pediat Nephrol* **24**：199-202, 2009
59）Mazzaro C, et al：Efficacy and safety of pegylated interferon plus ribavirin for the treatment of hepatitis C virus-positive cryoglobulinemic glomerulonephritis. *Dig Liver Dis* **47**：613-616, 2015
60）Sise ME, et al：Treatment of hepatitis C virus-associated mixed cryoglobulinemia with direct-acting antiviral agents. *Hepatology* **63**：408-417, 2016
61）Barsoum RS, et al：Hepatitis C and kidney disease：A narrative review. *J Adv Res* **8**：113-130, 2017
62）Roccatello D, et al：Long-term effects of anti-CD20 monoclonal antibody treatment of cryoglobunemic glomerulonephritis. *Nephrol Dial Transplant* **19**：3054-3061, 2004
63）Ozkok A, Yildiz A：Hepatitis C virus associated glomerulopathies. *World J Gastroenterol* **20**：7544-7554, 2014
64）Gunay-Aygun M：Liver and kidney disease in ciliopathies. *Am J Med Genet Part C Sem Med Genet* **151**C：296-306, 2009
65）Yao G, et al：Polycystin-1 regulates actin cytoskeleton organization and directional cell migration through a novel PC1-Pacsin 2-N-Wasp complex. *Hum Mol Genet* **23**：2769-2779, 2014
66）Heyer CM, et al：Predicted Mutation Strength of Nontruncating PKD1 Mutations Aids Genotype-Phenotype Correlations in Autosomal Dominant Polycystic Kidney Disease. *J Am Soc Nephrol* **27**：2872-2884, 2016
67）Cornec-Le Gall E, et al：Genetic Complexity of Autosomal Dominant Polycystic Kidney and Liver Diseases. *J Am Soc Nephrol* **29**：13-23, 2018

68) Porath B, et al : Mutations in GANAB, Encoding the Glucosidase IIα Subunit, Cause Autosomal-Dominant Polycystic Kidney and Liver Disease. *Am J Hum Genet* **98** : 1193-1207, 2016
69) Pirson Y : Extrarenal manifestations of autosomal dominant polycystic kidney disease. *Advances in Chronic Kidney Disease* **17** : 173-180, 2010
70) Magdalena A, et al : Clinical and molecular characterization defines a broad spectrum of autosomal recessive polycystic kidney disease (ARPKD). *Medicine* **85** : 1-25, 2006
71) Torres VE, et al : Tolvaptan in patients with autosomal dominant polycystic kidney disease. *N Engl J Med* **367** : 2407-2418, 2012
72) Hogan MC, et al : Randomized clinical trial of long-acting somatostatin for autosomal dominant polycystic kidney and liver disease. *J Am Soc Nephrol* **21** : 1052-1061, 2010
73) Gevers TJ, et al : Young women with polycystic liver disease respond best to somatostatin analogues : a pooled analysis of individual patient data. *Gastroenterology* **145** : 357-365.e1-2, 2013
74) Hoshino J, et al : Intravascular embolization therapy in patients with enlarged polycystic liver. *Am J Kid Dis* **63** : 937-944, 2014
75) Hoshino J, et al : Survival after arterial embolization therapy in patients with polycystic kidney and liver disease. *J Nephrol* **28** : 369-377, 2015
76) Nasr SH, et al : Leukocyte Cell-Derived Chemotaxin 2-Associated Amyloidosis : A Recently Recognized Disease with Distinct Clinicopathologic Characteristics. *Clin J Am Soc Nephrol* **10** : 2084-2093, 2015
77) Cappelli F, et al : Liver dysfunction as predictor of prognosis in patients with amyloidosis : utility of the Model for End-stage Liver disease (MELD) scoring system. *Intern Emerg Med* **12** : 23-30, 2017
78) Hoshino J, et al : Pathologic improvement after high-dose melphalan and autologous stem cell transplantation in patients with for primary systemic amyloidosis. *NDT Plus* **6** : 414-416, 2008
79) Chaulagain C : New insights and modern treatment of AL amyloidosis. *Curr Hematol Malig Rep* **8** : 291-298, 2013
80) Mahmood S, et al : Lenalidomide and dexamethasone for systemic AL amyloidosis following prior treatment with thalidomide or bortezomib regimens. *Br J Haematol* **166** : 842-848, 2014
81) Kaufman GP, et al : Kinetics of organ response and survival following normalization of the serum free light chain ratio in AL amyloidosis. *Am J Hematol* **90** : 181-186, 2015
82) Dember LM, et al : Eprodisate for the treatment of renal disease in AA amyloidosis. *N Engl J Med* **356** : 2349-2360, 2007
83) Richards DB, et al : Therapeutic Clearance of Amyloid by Antibodies to Serum Amyloid P Component. *N Engl J Med* **373** : 1106-1114, 2015
84) Bedogni G, et al : Prevalence of and risk factors for non-alcholic fatty liver disease : the Dionysos Nutrition and Liver Study. *Hepatology* **40** : 1387-1395, 2005
85) Marchesini G, et al : Nonalcholic fatty liver disease and metabolic syndrome. *Curr Opin Lipidol* **16** : 421-427, 2005
86) Neuschwander-Tetri BA, et al : Clinical, laboratory and histological associations in adults with nonalcoholic fatty liver disease. *Hepatology* **52** : 913-924, 2010
87) Musso G, et al : Non-alcoholic fatty liver disease from pathogenesis to management : an update. *Obesity Rev* **11** : 430-445, 2010
88) Manco M, et al : Metabolic syndrome and liver histology in paediatric non-alcholoc steatohepatitis. *Int J Obes* (Lond) **32** : 381-387, 2008
89) Manco M, et al : Waist circumference correlates with liver fibrosis in children with nonalcoholic steatohepatitis. *Gut* **57** : 1283-1287, 2008
90) Sumida Y, et al : A simple clinical scoring system using ferritin, fasting insulin, and type IV collagen 7S for predicting steatohepatitis in nonalcoholic fatty liver disease. *J Gastroenterol* **46** : 257-268, 2011
91) Gelber RP, et al : Association between body mass index and CKD in apparently healthy men. *Am J Kidney Dis* **46** : 871-880, 2005
92) Hsu CY, et al : Body mass index and risk for end-stage renal disease. *Ann Intern Med* **144** : 21-28, 2006
93) Stefan N, et al : Obesity and renal disease : not all fat is created equal and not all obesity is harmful to the kidneys. *Nephrol Dial Transplant* **31** : 726-730, 2016
94) Kurella M, et al : Metabolic syndrome and the risk for chronic kidney disease among nondiabetic adults. *J Am Soc Nephrol* **16** : 2134-2140, 2005

95) Parvanova AI, et al：Insulin resistance and micrialbuminuria：a cross-sectional, case-control study of 158 patients with type 2 diabetes and different degrees of urinary albumin excretion. *Diabetes* **55**：1456-1462, 2006
96) Pan LL, et al：Intrahepatic triglyceride content is independently associated with chronic kidney disease in obese adults：A cross-sectional study. *Metabolism* **64**：1077-1085, 2015
97) Ohashi K, et al：Adiponectin as a Target in Obesity-related Inflammatory State. *Endocr Metab Immune Disord Drug Targets* **15**：145-150, 2015
98) Chen HM, et al：Evaluation of metabolic risk marker in obesity-related glomerulopathy. *J Renal Nutr* **21**：309-315, 2011
99) Kambham N, et al：Obesity-related glomerulopathy：an emerging epidemic. *Kidney Int* **59**：1498-1509, 2001
100) Praga M, et al：Clinical features and long-term outcome of obesity-associated focal segmental glomerulosclerosis. *Nephrol Dial Transplant* **16**：1790-1798, 2001
101) Wu Y, et al：Obesity-related glomerulopathy：insights from gene expression profiles of the glomeruli derived from renal biopsy samples. *Endocrinology* **147**：44-50, 2006
102) Targher G, et al：Nonalcoholic fatty liver disease is independently associated with an increased incidence of chronic kidney disease in patients with type 1 diabetes. *Diabetes Care* **37**：1729-1736, 2014
103) Targher G, et al：Non-alcoholic fatty liver disease is independently associated with an increased prevalence of chronic kidney disease and proliferative/laser-treated retinopathy in type 2 diabetic patients. *Diabetologia* **51**：444-450, 2008
104) Li Y, et al：Association between non-alcoholic fatty liver disease and chronic kidney disease in population with prediabetes or diabetes. *Int Urol Nephrol* **46**：1785-1791, 2014
105) Chang Y, et al：Nonalcoholic fatty liver disease predicts chronic kidney disease in nonhypertensive and nondiabetic Korean men. *Metabolism* **57**：569-576, 2008
106) Musso G, et al：Association of non-alcoholic fatty liver disease with chronic kidney disease：a systematic review and meta-analysis. *PLoS Med* **11**：e1001680, 2014
107) Huh JH, et al：The fatty liver index as a predictor of incident chronic kidney disease in a 10-year prospective cohort study. *PLoS One* **12**：e0180951, 2017
108) Jia G, et al：Non-Alcoholic Fatty Liver Disease Is a Risk Factor for th Development of Diabetic Nephropathy in Patients with Type 2 Diabetes Mellitus. *PLoS One* **10**：e0142808, 2015
109) Adams LA, et al：Non-alcoholic fatty liver disease and its relationship with cardiovascular disease and other extrahepatic diseases. *Gut* **66**：1138-1153, 2017
110) Armstrong MJ, et al：Extrahepatic complications of nonalcoholic fatty liver disease. *Hepatology* **59**：1174-1197, 2014
111) Sesti G, et al：Association between noninvasive fibrosis markers and chronic kidney disease among adults with nonalcoholic fatty liver disease. *PLoS One* **9**：e88569, 2014
112) Xu HW, et al：High FIB-4 index as an independent risk factor of prevalent chronic kidney disease in patients with nonalcoholic fatty liver disease. *Hepatol Int* **10**：340-346, 2016
113) Targher G, et al：CKD and nonalcoholic fatty liver disease. *Am J Kidney Dis* **64**：638-652, 2014
114) Carbone F, et al：The liver and the kidney：two critical organs influencing the atherothrombotic risk in metabolic syndrome. *Thromb Haemost* **110**：940-958, 2013
115) Musso G, et al：Emerging Liver-Kidney Interactions in Nonalcoholic Fatty Liver Disease. *Trends Mol Med* **21**：645-662, 2015
116) Ix JH, Sharma K：Mechanisms linking obesity, chronic kidney disease, and fatty liver disease：the roles of fetuin-A, adiponectin, and AMPK. *J Am Soc Nephrol* **21**：406-412, 2010
117) Targher G, Byrne CD：Non-alcoholic fatty liver disease：an emerging driving force in chronic kidney disease. *Nat Rev Nephrol* **13**：297-310, 2017
118) Musso G, et al：Impact of current treatments on liver disease, glucose metabolism and cardiovascular risk in non-alcoholic fatty liver disease (NAFLD)：a systematic review and meta-analysis of randomised trials. *Diabetologia* **55**：885-904, 2012
119) Kistler KD, et al：Physical activity recommendations, exercise intensity, and histological severity of nonalcoholic fatty liver disease. *Am J Gastroenterol* **106**：460-468, quiz 469, 2011
120) Shen WW, et al：Obesity-related glomerulopathy：body mass index and proteinuria. *Clin J Am Soc Nephrol* **5**：1401-1409, 2010

121) Fowler SM, et al : Obesity-related focal and segmental glomerulosclerosis : normalization of proteinuria in an adolescent after bariatric surgery. *Pediatr Nephrol* **24** : 851-855, 2009
122) Chagnac A, et al : The effects of weight loss on renal function in patients with severe obesity. *J Am Soc Nephrol* **14** : 1480-1486, 2003
123) Ji HF, et al : Effect of vitamin E supplementation on aminotransferase levels in patients with NAFLD, NASH, and CHC : results from a meta-analysis. *Nutrition* **30** : 986-991, 2014
124) Pacana T, Sanyal AJ : Vitamin E and nonalcoholic fatty liver disease. *Curr Opin Clin Nutr Metab Care* **15** : 641-648, 2012
125) Pietu F, et al : Ursodeoxycholic acid with vitamin E in patients with nonalcoholic steatohepatitis : long-term results. *Clin Res Hepatol Gastroenterol* **36** : 146-155, 2012
126) Lavine JE, et al : Effect of vitamin E or metformin for treatment of nonalcoholic fatty liver disease in children and adolescents : the TONIC randomized controlled trial. *JAMA* **305** : 1659-1668, 2011
127) Bell LN, et al : Relationship between adipose tissue insulin resistance and liver histology in nonalcoholic steatohepatitis : a pioglitazone versus vitamin E versus placebo for the treatment of nondiabetic patients with nonalcoholic steatohepatitis trial follow-up study. *Hepatology* **56** : 1311-1318, 2012
128) Van Wagner LB, et al : Pentoxifylline for the treatment of non-alcoholic steatohepatitis : a randomized controlled trial. *Ann Hepatol* **10** : 277-286, 2011
129) Satapathy SK, et al : Beneficial effects of pentoxifylline on hepatic steatosis, fibrosis and necro-inflammation in patients with non-alcoholic steatohepatitis. *J Gastroenterol Hepatol* **22** : 634-638, 2007
130) Zein CO, et al : Pentoxifylline decreases oxidized lipid products in nonalcoholic steatohepatitis : new evidence on the potential therapeutic mechanism. *Hepatology* **56** : 1291-1299, 2012
131) Du J, et al : Effects of pentoxifylline on nonalcoholic fatty liver disease : a meta-analysis. *World J Gastroenterol* **20** : 569-577, 2014
132) Badri S, et al : A review of the potential benefits of pentoxifylline in diabetic and non-diabetic proteinuria. *J Pharm Pharm Sci* **14** : 128-137, 2011
133) Lin SL, et al : Effect of pentoxifylline in addition to losartan on proteinuria and GFR in CKD : a 12-month randomized trial. *Am J Kid Dis* **52** : 464-474, 2008
134) Perkins RM, et al : Effect of pentoxifylline on GFR decline in CKD : a pilot, double-blind, randomized, placebo-controlled trial. *Am J Kid Dis* **53** : 606-616, 2009
135) Yki-Järvinen H : Thiazolidinediones and the liver in humans. *Curr Opin Lipidol* **20** : 477-483, 2009
136) Boettcher E, et al : Meta-analysis : pioglitazone improves liver histology and fibrosis in patients with non-alcoholic steatohepatitis. *Aliment Pharmacol Ther* **35** : 66-75, 2012
137) Loomba R, et al : Clinical trial : pilot study of metformin for the treatment of non-alcoholic steatohepatitis. *Aliment Pharmacol Ther* **29** : 172-182, 2009
138) Doycheva I, Loomba R : Effect of metformin on ballooning degeneration in nonalcoholic steatohepatitis (NASH) : when to use metformin in nonalcoholic fatty liver disease (NAFLD). *Adv Ther* **31** : 30-43, 2014
139) Angelico F, et al : Drugs improving insulin resistance for non-alcoholic fatty liver disease and/or non-alcoholic steatohepatitis. *Cochrane Database Syst Rev* **24** : CD005166, 2007
140) Torres DM, et al : Rosiglitazone versus rosiglitazone and metformin versus rosiglitazone and losartan in the treatment of nonalcoholic steatohepatitis in humans : a 12-month randomized, prospective, open-label trial. *Hepatology* **54** : 1631-1639, 2011
141) Rakoski MO, et al : Meta-analysis : insulin sensitizers for the treatment of non-alcoholic steatohepatitis. *Aliment Pharmacol Ther* **32** : 1211-1221, 2010
142) Sanyal AJ, et al. Pioglitazone, vitamin E, or placebo for nonalcoholic steatohepatitis. *N Engl J Med* **362** : 1675-1685, 2010
143) Shyangdan D, et al : Insulin sensitisers in the treatment of non-alcoholic fatty liver disease : a systematic review. *Health Technol Assess* **15** : 1-110, 2011
144) Jin HM, Pan Y : Renoprotection provided by losartan in combination with pioglitazone is superior to renoprotection provided by losartan alone in patients with type 2 diabetic nephropathy. *Kidney Blood Press Res* **30** : 203-211, 2007
145) Inzucchi SE, et al : Metformin in patients with type 2 diabetes and kidney disease : a systematic review. *JAMA* **312** : 2668-2675, 2014
146) Fujita H, et al : DPP-4 inhibition with alogliptin on top of angiotensin II type 1 receptor blockade

ameliorates albuminuria via up-regulation of SDF-1 α in type 2 diabetic patients with incipient nephropathy. *Endocr J* **61**：159-166, 2014
147) Groop PH, et al：Linagliptin lowers albuminuria on top of recommended standard treatment in patients with type 2 diabetes and renal dysfunction. *Diabetes Care* **36**：3460-3468, 2013
148) Cooper ME, et al：Kidney Disease End Points in a Pooled Analysis of Individual Patient-Level Data From a Large Clinical Trials Program of the Dipeptidyl Peptidase 4 Inhibitor Linagliptin in Type 2 Diabetes. *Am J Kidney Dis* **66**：441-449, 2015
149) Balaban YH, et al：Dipeptidyl peptidase IV (DDP IV) in NASH patients. *Ann Hepatol* **6**：242-250, 2007
150) Joy TR, et al：Sitagliptin in patients with non-alcoholic steatohepatitis：A randomized, placebo-controlled trial. *World J Gastroenterol* **23**：141-150, 2017
151) Mann JFE, et al：Liraglutide and Renal Outcomes in Type 2 Diabetes. *N Engl J Med* **377**：839-848, 2017
152) Zhang H, et al：Exenatide reduces urinary transforming growth factor-β1 and type IV collagen excretion in patients with type 2 diabetes and microalbuminuria. *Kidney Blood Press Res* **35**：483-488, 2012
153) Eguchi Y, et al：Pilot study of liraglutide effects in non-alcoholic steatohepatitis and non-alcoholic fatty liver disease with glucose intolerance in Japanese patients (LEAN-J). *Hepatol Res* **45**：269-278, 2015
154) Dong Y, et al：Efficacy and safety of glucagon-like peptide-1 receptor agonists in non-alcoholic fatty liver disease：A systematic review and meta-analysis. *Clin Res Hepatol Gastroenterol* **41**：284-295, 2017
155) Carbone LJ, et al：Incretin-based therapies for the treatment of non-alcoholic fatty liver disease：A systematic review and meta-analysis. *J Gastroenterol Hepatol* **31**：23-31, 2016
156) Valdecantos MP, et al：A novel glucagon-like peptide 1/glucagon receptor dual agonist improves steatohepatitis and liver regeneration in mice. *Hepatology* **65**：950-968, 2017
157) Zinman B, et al：Empagliflozin, Cardiovascular Outcomes, and Mortality in Type 2 Diabetes. *N Engl J Med* **373**：2117-2128, 2015
158) Neal B, et al：CANVAS Program Collaborative Group：Canagliflozin and Cardiovascular and Renal Events in Type 2 Diabetes. *N Engl J Med* **377**：644-657, 2017
159) Wanner C, et al：Empagliflozin and Progression of Kidney Disease in Type 2 Diabetes. *N Engl J Med* **375**：323-334, 2016
160) Xu L, et al：Effects of sodium-glucose co-transporter 2 (SGLT2) inhibition on renal function and albuminuria in patients with type 2 diabetes：a systematic review and meta-analysis. *Peer J* **5**：e3405, 2017
161) Kimura Y, et al：Atorvastatin decreases serum levels of advanced glycation endproducts (AGEs) in nonalcoholic steatohepatitis (NASH) patients with dyslipidemia：clinical usefulness of AGEs as a biomarker for the attenuation of NASH. *J Gastroenterol* **45**：750-757, 2010
162) Nseir W, et al：Lipid-lowering agents in nonalcoholic fatty liver disease and steatohepatitis：human studies. *Dig Dis Sci* **57**：1773-1781, 2012
163) Eslami L, et al：Statins for non-alcoholic fatty liver disease and non-alcoholic steatohepatitis. *Cochrane Database Syst Rev* **12**：CD008623, 2013
164) Douglas K, et al：Meta-analysis：the effect of statins on albuminuria. *Ann Int Med* **145**：117-124, 2006
165) Sandhu S, et al：Statins for improving renal outcomes：a meta-analysis. *J Am Soc Nephrol* **17**：2006-2016, 2006
166) Strippoli GF, et al：Effects of statins in patients with chronic kidney disease：meta-analysis and meta-regression of randomised controlled trials. *BMJ* **336**：645-651, 2008
167) Palmer SC, et al：HMG CoA reductase inhibitors (statins) for people with chronic kidney disease not requiring dialysis. *Cochrane Database Syst Rev* **5**：CD007784, 2014
168) Lopez-Huertas E：The effect of EPA and DHA on metabolic syndrome patients：a systematic review of randomised controlled trials. *Br J Nutr* **107** Suppl 2：S185-S194, 2012
169) Tanaka N, et al：Highly purified eicosapentaenoic acid treatment improves nonalcoholic steatohepatitis. *J Clin Gastroenterol* **42**：413-418, 2008
170) Scorletti E, et al：Effects of purified eicosapentaenoic and docosahexaenoic acids in non-alcoholic fatty liver disease：Results from the *WELCOME study. Effects of purified eicosapentaenoic and docosahexaenoic acids in nonalcoholic fatty liver disease：results from the Welcome* study. *Hepatology* **60**：1211-1221, 2014

5 腎臓と血液

腎臓の血液循環[1)]

1）腎臓の血液循環

成人の腎臓の総重量はたかが260 g（全体重の0.4%）にもかかわらず，約1,200 ml/分の血液が流れ込む（腎血流量；renal blood flow；RBF）．この量は心拍出量の約20%に当たる．腎臓への血流は，ほかの臓器と同じように栄養素を供給し老廃物を除去するが，その供給は必要量をはるかに上回っている．RBFの約90%以上は，糸球体濾過や尿細管の再吸収を担当する皮質を灌流し，残り数%が尿濃縮や電解質の調節に重要な役割を果たす髄質分となる．腎血流量のヘマトクリット（hematocrit；Ht）を40%とすると，1,200 mlの約6割，700 mlの血漿が腎臓に流れ込む（腎血漿流量；renal plasma flow；RPF）．このうち，毎分100 mlが糸球体から濾過され，これを糸球体濾過量（glomerular filtration rate；GFR）という．24時間あたり144,000 mlが濾過されて尿細管に流れ込み，99%が再吸収され最終の尿量は1,500 ml程度となる．

2）腎臓の働きと血液循環

腎臓の働きは，体内環境「細胞環境の恒常性」の維持で，身体の状態に合わせて尿の成分と量を臨機応変に調節する．これにより体液の成分を一定に保ち，身体をつくる37兆個の細胞たちが生きる環境を提供する．血液を大量に濾過し大部分を回収する方法だと，尿の成分と量を変えやすい．そのためには，糸球体に大量の血液が流れ十分な血圧が伝わり，尿細管は大部分を回収するための大量のエネルギーが必要である．

腎臓とエリスロポエチン（EPO）

先述したように，腎臓は細胞の環境である内部環境（細胞外液）を守っている．細胞外液である血液中を通り，酸素を運搬する赤血球も腎臓のシグナルにより，骨髄で産生される．このシグナルとなる造血因子エリスロポエチン（erythropoietin；EPO）*1は，酸素消費量の多い皮質の近位尿細管近傍の間質細胞で産生される．Htが赤血球数と血液量（体液量の一部）の割合ととらえると，体液量を調節している腎臓でのEPO産生は合理的といえる．貧血により酸素分圧が低下するとEPO産生が亢進する．EPOは赤芽球系前駆細胞の受容体に結合し網状赤血球への分化を誘導し，赤血球の造血を高める．スポーツ選手の高地トレーニングは，低い酸素分圧に順応するためにヘモ

side memo

＊1 | エリスロポエチン（erythropoietin；EPO）

赤血球の産生を促進する造血因子の1つで，分子量は約34,000で，165個のアミノ酸から構成されている．1974年，熊本大学医学部第2内科学講座の宮家隆次は，再生不良性貧血患者の尿2.5 tから10 mgのEPOを世界で初めて抽出した．その後，EPOは医薬品として大量生産されるようになり，今日の腎性貧血患者治療の道が開かれた．

グロビン（hemoglobin；Hb）濃度が上昇する．このトレーニング効果はEPOが産生されるためである．

腎血流と酸素消費量[2, 3]

1）腎臓の酸素消費量

体重あたりで換算すると，腎臓は脳の約2倍の酸素を消費するが，驚くべきことに血液量は7倍である．したがって，腎臓に運ばれる酸素量は代謝の要求量をはるかに上回っている．また，動-静脈間での酸素摂取率は，ほかの臓器に比較して少ない．腎臓への大量の血流に乗って，腎臓のEPOにより産生された赤血球が運ぶ酸素は，尿細管のエネルギーを使用したナトリウム再吸収に消費される．

2）酸素消費と腎臓の荒廃

近位尿細管は，糸球体で濾過された大半を再吸収する．そのため，顕微鏡で観察するとハッキリわかる特徴がある．尿細管内腔側の細胞上面に微絨毛が密に生え揃った刷子縁が認められ，吸収面積を増やし，また細胞下面では，細胞突起により細胞同士が噛み合い，そこにエネルギーのATPを供給するミトコンドリアが存在する．尿細管（特に近位尿細管）はエネルギーを消費し盛んに能動輸送を行うため，容易に低酸素状態となりやすい．この低酸素状態により腎臓の荒廃過程が進行する機序は原因疾患に関係なく，最終共通機序（final common pathway）として提唱[4]されている．

腎臓と貧血

1）腎性貧血

慢性腎臓病（chronic kidney disease；CKD）患者ではEPO産生細胞*2の機能低下から，EPO産生が不足する．そのため赤血球の合成低下による貧血（腎性貧血）となる．すなわち腎性貧血は，Hb低下に対して十分量のEPO産生が行われていない相対的なEPO欠乏状態を意味する．腎性貧血は，CKDステージG3で出現し始め，G4～5で進行することが多く，CKDステージG5ではほぼ全員が貧血に陥る．糖尿病腎症では早期に発症し，多発性囊胞腎では軽症であることが多い．

2）CKDにみられる貧血

EPO欠乏以外にも，関連するさまざまな病態から貧血が生じる．尿毒症物質による赤芽球増殖抑制や赤血球の寿命短縮，二次性副甲状腺機能亢進症，低栄養，抗EPO抗体発現による赤芽球癆，

side memo

＊2 ｜ EPO産生細胞

CKDでは筋線維芽細胞に形質転換し，EPO産生能を失うため腎線維化と腎性貧血が進行すると考えられている．

｜ ヘプシジン

鉄は赤血球におけるHb合成や細胞増殖において必須の微量元素であるが，過剰では細胞障害をもたらす危険性を有する．ヘプシジンは鉄のホメオスタシスの維持に中心的な役割を果たす液性因子である．

1) 成人の血液透析（HD）患者の場合，維持すべき目標 Hb 値は週初めの採血で 10 g/dl 以上 12 g/dl 未満とし，複数回の検査で Hb 値 10 g/dl 未満となった時点で腎性貧血治療を開始することを推奨する．（1C）
2) 成人の保存期慢性腎臓病（CKD）患者の場合，維持すべき目標 Hb 値は 11 g/dl 以上 13 g/dl 未満とし，複数回の検査で Hb 値 11 g/dl 未満となった時点で腎性貧血治療を開始することを提案する．（2C）
ただし，重篤な心・血管系疾患（CVD）の既往や合併のある患者，あるいは医学的に必要のある患者には Hb 値 12 g/dl を超える場合に減量・休薬を考慮する．（not graded）
3) 成人の腹膜透析（PD）患者の場合，維持すべき目標 Hb 値は 11 g/dl 以上 13 g/dl 未満とし，複数回の検査で Hb 値 11 g/dl 未満となった時点で腎性貧血治療を開始することを提案する．（2D）
PD 患者の ESA 投与方法は，基本的に保存期 CKD 患者に準じて考えることが望ましい．（not graded）
4) HD，PD，保存期 CKD 患者のいずれにおいても，実際の診療においては個々の症例の病態に応じ，上記数値を参考として目標 Hb 値を定め治療することを推奨する．（1C）

［表 5-1］ **維持すべき目標 Hb 値と開始基準** （日本透析医学会，2016）[5]
筆者注）（　）内のステートメントおよび推奨度については，原文（文献 5）を参照のこと．

1) ESA 製剤も鉄剤も投与されておらず目標 Hb 値が維持できない患者において，血清フェリチン値が 50 ng/ml 未満の場合，ESA 投与に先行した鉄補充療法を提案する．（2D）
2) ESA 投与下で目標 Hb 値が維持できない患者において，血清フェリチン値が 100 ng/ml 未満かつ TSAT が 20%未満の場合，鉄補充療法を推奨する．（1B）
3) ESA投与下で目標Hb値が維持できない患者において，以下の両者を満たす場合には鉄補充療法を提案する．（2C）
・鉄利用率を低下させる病態が認められない場合
・血清フェリチン値が 100 ng/ml 未満または TSAT が 20%未満の場合
4) 血清フェリチン値が 300 ng/ml 以上となる鉄補充療法は推奨しない．（2D）

［表 5-2］ **鉄剤の投与および中止基準** （日本透析医学会，2016）[5]
筆者注）（　）内のステートメントおよび推奨度については，原文（文献 5）を参照のこと．

透析回路の残血，出血などがある．また，CKD 患者では鉄欠乏性貧血を起こしやすい．赤血球造血刺激因子製剤（erythropoiesis stimulating agent；ESA）投与により造血が進むと貯蔵鉄が消費され，相対的な鉄不足となる．

3）腎性貧血のガイドライン 2015[5]

日本透析医学会は，新しい治療薬の登場による知見の集積などをふまえて「2015 年版 慢性腎臓病患者における腎性貧血治療のガイドライン」を公表した．維持すべき目標 Hb 値と開始基準を示している．しかし，実臨床の場では個々の症例の病態に応じ，記載された数値を参考に適切な値を設定すべきとも記述されている．鉄剤の投与および中止の基準は，エビデンスが乏しいためワーキンググループの会議で採択され作成されている（表 5-1，2）[5]．

4）心腎貧血（cardio-renal anemia；CRA）症候群

心不全・腎不全・貧血がお互いに影響し合って悪循環を形成するとことが明らかになった．CKD が心血管疾患（cardiovascular disease；CVD）の危険因子であり，また反対に CVD が CKD の危険因子となり，腎性貧血の存在は，両方の病態に対し増悪因子となる．この三者間の悪循環は，活性酸素種の過剰産生や体液調節障害を介して血管内皮障害から，動脈硬化の進行，細胞外液貯留による心血管・腎への負荷増強などがおもな機序と推定されている．

腎臓と出血傾向

血小板の数や機能異常は皮膚や粘膜などの表層での出血原因となり，凝固系の異常は筋肉などの深部組織における出血をきたしやすい．軽度の腎機能障害で出血傾向をきたすことはない．しかし，

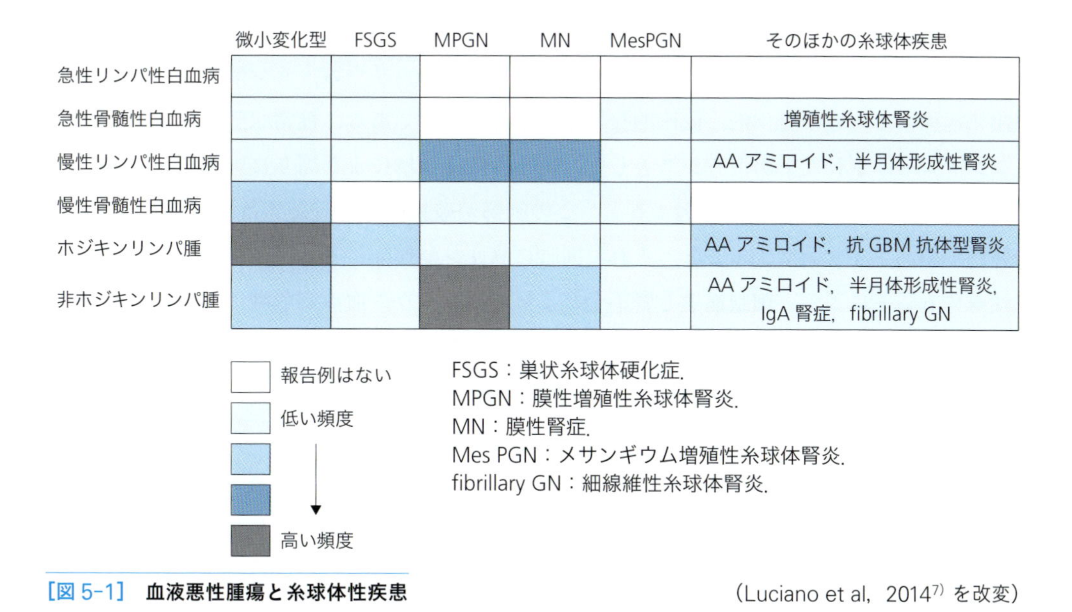

［図 5-1］ **血液悪性腫瘍と糸球体性疾患**　（Luciano et al，2014[7] を改変）

末期腎不全にまで進行すると血中の尿素窒素などの老廃物の蓄積による血小板機能低下から出血傾向をきたすことがある．PT（プロントロンビン時間）や APTT（活性化部分トロンボプラスチン時間）などの凝固機能や血小板数は正常で，出血時間が延長してくる．そのため，出血傾向も重要な尿毒症症状の 1 つである．

腎臓と血液疾患

1）血液悪性腫瘍と腎障害[6, 7]

血液悪性腫瘍の長期予後の改善に伴い，さまざまな腎障害が観察される．

❶急性腎障害（AKI）

急性腎障害（acute kidney injury；AKI）は，白血病および悪性リンパ腫によく合併する．集中治療室に入室した際は，腎代替療法が必要となる頻度が高い．ほかの臓器障害に比較して，死亡率も高い．治療や経過に伴い高カルシウム血症や腫瘍崩壊症候群，さらに腎毒性の強い抗がん剤や抗菌薬の使用によっても発症する．

❷糸球体性疾患

あらゆる血液悪性腫瘍に合併する（図 5-1）．蛋白尿や血尿などの尿異常により糸球体性疾患が疑われる際には，腎生検を施行すべきで，背景にある血液疾患の治療は，糸球体性疾患の治療につながる．

❸電解質・酸塩基平衡障害

さまざまな電解質および酸塩基平衡の異常が起こりうる．特に低カリウム血症が最も多く，次いで低マグネシウム血症および低リン酸血症が続く．急性白血病患者では，代謝性の酸塩基平衡障害がみられる．

2）腫瘍崩壊症候群による腎障害[8]

腫瘍崩壊症候群は，急速に増殖する腫瘍細胞から細胞内のカリウム，リン酸塩，および核酸などの放出に起因する一連の化学的，臨床的な異常をきたす病態である．健常状態における細胞死は整然とコントロールされたアポトーシスとして，恒常性維持機構により周りに影響することなく処理される．しかし，大量の細胞死が起こると，この制御が破綻する．腎障害は，大量の尿酸＊4が尿細管腔内で結晶となり閉塞すること，それと同時に高リン酸血症によってリン酸カルシウムが腎組織に沈着することによる．細胞崩壊と腎不全によって高カリウム血症が急激に生じると致命的な不整脈になる．場合によっては一時的に透析治療が必要になることもある．

3）単クローン性免疫グロブリン蛋白に関連した腎障害[9, 10]

単クローン性免疫グロブリン蛋白（monoclonal immunoglobulin protein；M 蛋白）は，形質細胞または B 細胞の腫瘍性増殖によって過剰に産生される免疫グロブリンまたはその構成成分で，蛋白電気泳動により単クローン蛋白として検出される．通常の免疫グロブリンはわずかに存在していて，組織沈着や腎症を発症しない．異常免疫グロブリン産生細胞からの特定の性質をもつ M 蛋白は，臓器障害を惹起する．腎臓もこの異常蛋白によってさまざまな病変を形成する（表 5-3）．その分類は M 蛋白の量，あるいは質的な異常と，腎臓の障害部位や沈着，障害機序より分類することが多い．障害部位では，①糸球体に沈着（アミロイド，クリオグロブリン＊5，単クローン性 γ グロブリン沈着症など），②糸球体で濾過後に尿細管腔内で円柱形成（円柱腎症），③再吸収されて尿細管基底膜に沈着（軽鎖近位・遠位尿細管症），などの場合がある．

❶多発性骨髄腫

60 歳以上の高齢者に多く，腰痛や貧血症状などで受診する．形質細胞の腫瘍性疾患である．一般的に腎障害はさまざまで，腎不全，ネフローゼ症候群（アミロイドーシスや軽鎖の糸球体沈着による），尿細管障害などがある．狭義の骨髄腫腎は免疫グロブリン軽鎖の沈着による尿細管障害で，骨髄腫患者の約半数は腎障害を併発し，約 1 割は透析が必要となる．

❷クリオグロブリン血症

II 型混合型は腎障害の合併が多い．その原因の多くは C 型肝炎ウイルス感染で，C4 優位の補体低下や IgM 型リウマトイド因子を伴う．病理学的には糸球体係蹄壁に管腔内血栓を認める膜性増

side memo

＊4 | **尿酸代謝**

核酸のプリン体はキサンチンオキシダーゼによってキサンチンに変換され，次に尿酸に変換される．ヒトやほかの霊長類の多くでは，尿酸はプリン代謝の酸化最終生成物である．そのほかの哺乳動物では尿酸オキシダーゼによって尿酸はさらにアラントインまで酸化される．

＊5 | **クリオグロブリン**

4℃で沈降し，37℃で再び溶解する病的免疫グロブリン（M 蛋白），あるいは免疫複合体の一種である．クリオグロブリンは，M 蛋白からなる単一型と数種類の蛋白成分からなる混合型に分けられる．混合型はさらに単一クローン性と多クローン性の免疫グロブリンの結合型（単一クローン性混合型）と，M 蛋白を認めない多クローン性混合型の 2 つに分類される．

- 円柱腎症
- 軽鎖沈着症
- アミロイドーシス
- 単クローン性γグロブリン沈着症
- 単クローン性γグロブリン沈着を伴う増殖性糸球体腎炎
- 単クローン性γグロブリン沈着を伴う C3 腎症
- クリオグロブリン腎症
- 細線維性糸球体腎炎
- イムノタクトイド腎症

［表 5-3］ M 蛋白に関連した腎症

急性腎障害	血栓性微小血管症 カルシニューリン阻害薬による腎障害（シクロスポリン A，タクロリムス） ウイルス感染に伴う腎障害（アデノウイルス，BK ウイルス） 類洞閉塞症候群に関連する腎障害
慢性腎障害	GVHD と血栓性微小血管症 GVHD とネフローゼ症候群

［表 5-4］ 造血幹細胞移植に関連した腎障害

GVHD：graft-versus-host disease；移植片対宿主病

- HIV 関連腎症
- HIV 免疫複合体関連腎炎
  - ・膜性腎症
  - ・膜性増殖性糸球体腎炎
  - ・IgA 腎症
  - ・ループス様腎炎
- HIV 関連血栓性微小血管症
- 薬剤性
  - ・ART に伴う腎障害
  - ・その他（抗菌薬，NSAIDs，ペンタミジン，ST 合剤など）

HIV-associated nephropathy；HIVAN
HIV-immune-complex kidney disease；HIVICK
anti retroviral therapy；ART

［表 5-5］ HIV 感染に関連した腎障害

殖性糸球体腎炎像を示し，蛍光抗体法で血中クリオグロブリンと同一の免疫グロブリンと補体の沈着を認める．

4）造血幹細胞移植に関連した腎障害[11)]

造血幹細胞移植（hematopoietic stem cell transplantation：HSCT）は，ドナーから得られた骨髄，末梢血あるいは臍帯血に含まれる造血幹細胞を移植する．おもに血液系悪性疾患に対する治療法として確立している．HSCT に伴う腎障害は，移植後 100 日以内に起こる急性腎障害と，それ以後の慢性腎障害に大きく分かれる（表 5-4）．HSCT 後は CKD の発症率が高い．

5）HIV 感染に関連した腎障害[12, 13)]

HIV 感染者の長期生存は，合併症管理の重要性を認識させ，その中での腎障害は HIV 診療において大きな問題となっている．HIV 感染による腎障害は，①ウイルスの直接感染による HIV 関連腎症（HIV-associated nephropathy：HIVAN），② HIV 免疫複合体関連腎炎（HIV immune-complex kidney disease：HIVICK），③ HIV 関連血栓性微小血管症，④薬剤性 HIV の治療薬である ART（anti retroviral therapy），あるいは抗菌薬による薬剤性に大きく分けられる（表 5-5）．わが国での HIV 感染者の CKD の有病率は高い．その背景には，先行する腎障害の存在やテノホビル（TDF）を代表とする腎毒性を有する抗 HIV 薬への曝露（歴）などが複合的にかかわっている．

6）血栓性微小血管症（TMA）[14)]

血栓性微小血管症（thrombotic microangioptahy；TMA）は，①細小血管内に血小板血栓を生じ，②血小板が消費され，③血栓による破壊性の溶血性貧血を認める病態である．腎臓では糸球体と間質の細・小動脈あるいはさらに太いレベルの血管に血栓形成を認める．代表的な疾患として，血栓性血小板減少性紫斑病（thrombotic thrombocytopenic purpura；TTP），溶血性尿毒症性症候群

(hemolytic uremic syndrome；HUS)，播種性血管内凝固症候群（disseminated intravascular coagulation；DIC）があがる．臨床的には，①血小板減少，②破砕赤血球を伴う溶血性貧血，③腎機能障害があれば溶血性尿毒症症候群（HUS）と，④動揺性の神経症状を認めると血栓性血小板減少性紫斑病（TTP）と診断する．

❶血栓性血小板減少性紫斑病（TTP）

血管内皮細胞から分泌されるvon Wiillebrand因子の特異的分解酵素であるADAMTS 13（a disintegrin-like and metalloproteinase with thrombospondin type 1 motifs 13）の活性低下が原因である．先天性，後天性に分けられる．多くは後天性で95％を占める．治療はADAMTS 13の補充目的で血漿交換療法を行う．

❷溶血性尿毒症性症候群（HUS）[15)]

腸管出血性病原性大腸菌O157の感染による典型（typical HUS）と，感染症以外による非典型（atypical HUS）に分けられる．atypical HUSは，補体調節因子の遺伝子異常や，それらに対する自己抗体が原因となる．治療は，typical HUSは支持療法が中心で，腎不全に至ると腎代替療法の管理が必要となる．atypical HUSは，抗C5aモノクローナル抗体のエクリズマブが使用される．

❸播種性血管内凝固症候群（DIC）

重症感染症や悪性腫瘍，外傷や産科的合併症などにより発症する．微小血栓により多臓器不全を引き起こし，死亡につながることもある．治療の基本は原疾患の治療であるが，過凝固の抑制のための抗凝固療法や，新鮮凍結血漿（FFP）などでの血液成分補充を行う．

（佐々木環・内田篤志・柏原直樹）

文献

1）河原克雅：腎生理学．ギャノング生理学（岡田泰伸監訳），原著24版，丸善出版，pp763-820，2014
2）御手洗玄洋監訳：腎臓による尿生成．ガイトン生理学，原著11版，エルゼビア・ジャパン，pp320-340，2010
3）黒澤美穂，他：腎臓と血液．腎臓リハビリテーション（上月正博編），医歯薬出版，pp107-112，2012
4）Nangaku M：Chronic hypoxia and tubulointerstitial injury：a final common pathway to end-stage renal failure. *J Am Soc Nephrol* **17**：17-25, 2006
5）日本透析医学会慢性腎臓病患者における腎性貧血治療のガイドライン改訂ワーキンググループ：2015年版日本透析医学会「慢性腎臓病患者における腎性貧血治療のガイドライン」．日透析医学会誌 **49**：89-158，2016
6）Ganguli A, et al：Kidney diseases associated with haematological cancers. *Nat Rev Nephrol* **11**：478-490, 2015
7）Luciano RL, Brewster UC：Kidney Involvement in Leukemia and Lymphoma. *Adv Chronic Kidney Dis* **21**：27-35, 2014
8）Wilson FP, Berns JS：Tumor Lysis Syndrome：new challenges and recent advances. *Adv Chronic Kidney Dis* **21**：18-26, 2014
9）Leung N, Nasr SH：Myeloma-related kidney disease. *Adv Chronic Kidney Dis* **21**：36-47, 2014
10）涌井秀樹：多発性骨髄腫と類縁疾患の腎障害．臨床血液 **55**：1876-1887，2013
11）Hingorani S：Renal Complications of Hematopoietic-Cell Transplantation. *N Engl J Med* **374**：2256-2267, 2016
12）Bruggeman LA, Nelson PJ：Controversies in the pathogenesis of HIV-associated renal diseases. *Clin J Am Soc Nephrol* **8**：1524-1532, 2013
13）Foy MC, et al：Comparison of risk factors and outcomes in HIV immune complex kidney disease and HIV-associated nephropathy. *Clin J Am Soc Nephrol* **8**：1524-1532, 2013
14）Moake JL：Thrombotic microangiopathies. *N Engl J Med* **347**：589-600, 2002

15) Noris M, Remuzzi G : Atypical hemolytic-uremic syndrome. *N Engl J Med* **361** : 1676-1687, 2009

6 腎臓と骨・関節

腎臓はカルシウム（Ca），リン（P）などの電解質平衡の維持とビタミンDの活性化，調節を介して骨代謝とは密接な関連を有し，腎機能の異常は骨・関節障害の重要な一因となることから，慢性腎臓病（CKD）に伴う骨・ミネラル代謝異常症（chronic kidney disease-mineral and bone disorder；CKD-MBD）という病態が提唱されている[1]．また，腎臓は低分子蛋白である β_2 ミクログロブリン（β_2-m）の代謝臓器でもあり，透析患者にみられる長期の腎機能廃絶が，β_2-m の蓄積から骨関節を主要な標的臓器とする透析アミロイドーシスの原因となることも知られている．本項ではCKD-MBDと透析アミロイドーシスを概説する．

慢性腎臓病に伴う骨・ミネラル代謝異常症

CKDは，原因疾患の種類を問わず，腎機能〔推算糸球体濾過量（eGFR）〕が60 m*l*/分未満に低下したり，尿や血液などに腎臓病を疑う異常所見が3カ月以上持続した患者に適応される疾患名で，その有病率の高さと末期腎不全への進行，心血管病変合併リスクから世界各地で対策が迫られている疾患である．健常人では食物中に含まれるPの腸管への負荷や血清P濃度の上昇により線維芽細胞増殖因子23（fibroblast growth factor 23；FGF 23）が骨から分泌され，FGF 23はその共受容体のklothoを介して腎近位尿細管のナトリウム（Na），P共輸送体を抑制し，Pの尿中排泄を増加させて血中P濃度の上昇を防止する．同時にFGF 23は腎臓のビタミンD-1α-水酸化酵素活性を抑制，24-水酸化酵素活性を促進して活性型ビタミンDの産生を低下させ，腸管からのP吸収も減少させて血中P濃度の恒常性を維持する[2]（図6-1）．

CKDに伴う腎機能障害時には，腎臓のklotho発現の低下により，FGF 23が増加しても腎臓のP排泄増加反応が減弱するため，FGF 23の分泌が促進され，腎臓でのビタミンD活性化がさらに

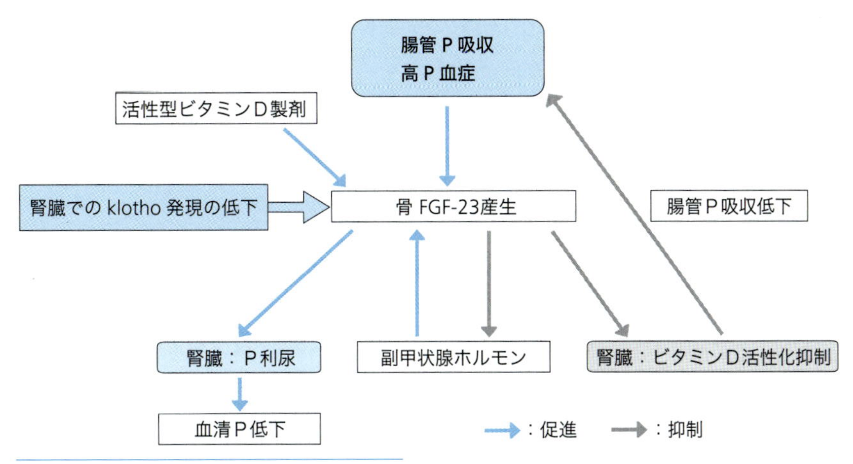

［図6-1］ FGF-23の産生刺激とその作用

障害される．活性型ビタミンDの欠乏やそれに伴う血清Ca濃度低下は生体に深刻な影響をもたらすため，代償反応として副甲状腺での副甲状腺ホルモン（PTH）の分泌が促進され，PTHは腎臓でのビタミンD活性化，骨吸収，P利尿を促進することでP，Ca，ビタミンDの恒常性が維持される．腎機能の低下に伴い，こうした代償反応が反復する結果，末期腎不全に至るとFGF 23の著明な増加，PTHの上昇（二次性副甲状腺機能亢進症），活性型ビタミンDの減少，低Ca血症，高P血症が顕在化する．

この過程で治療目的に投与される活性型ビタミンD製剤はさらにFGF 23濃度を上昇させ，また増加したPTHもFGF 23濃度上昇を加速させる．FGF 23は本来副甲状腺からのPTH分泌を抑制するが，高度の二次性副甲状腺機能亢進症では，副甲状腺のFGF 23受容体レベルが減少し，抑制刺激伝達が不十分となる．FGF 23は心肥大や心筋線維化[3]，さらには炎症関連物質として作用すること，klothoの欠乏は異所性石灰化と関連することが明らかにされ，こうした結果，高P血症，ビタミンD低下と過剰のPTHは多様な骨関節障害を，ビタミンD低下とFGF 23の上昇は心不全・炎症を，PTHの増加と高P血症，klothoの欠乏は異所性（血管）石灰化から心血管病変を惹起・進行させることになる．

骨・ミネラル代謝異常の臨床所見

CKD-MBDは上述の検査値の異常（L）に加え，骨病変（B），血管を含む軟部組織の異所性石灰化（C）の3つの要素から構成され，どの病変が存在するかによりLB，LC，LBCなどと表示される．このうち骨病変は，骨生検所見により骨回転*（turnover），石灰化（mineralization），骨量（volume）から定量的に評価（TMV分類）され，線維性骨炎，骨軟化症，混合型病変，無形成骨症などに診断される．PTHの過剰分泌に起因する線維性骨炎は，高代謝回転骨所見を呈し，最終的には骨量の減少と骨髄の線維化をきたす．骨軟化症は類骨の石灰化障害で，主因は活性型ビタミンDの欠乏とそれに伴う低Ca血症であるが，透析患者ではかつて石灰化前線へのアルミニウム沈着が主因となった．無形成骨症は線維性骨炎とは対極像を呈する低回転骨で，PTHに対する骨の抵抗性やPTH自体の分泌不全も一因となる．異所性石灰化は，CKDでは特に血管壁中膜のメンケベルク型の石灰化が特徴的で，血管平滑筋細胞の骨芽細胞様細胞への形質転換（血管壁の骨化）が観察され，CKD患者の高度な動脈硬化性病変と密接に関連している．

CKD-MBDの骨・関節病変は多彩な臨床症状を示す（表6-1）．わが国の維持透析患者を例にとると，大腿骨骨折のリスクは一般人口に比し約5倍高く[4]，高い骨折のリスクは世界の透析患者共通に認められる所見である．日常生活を阻害する原因として骨関節症状は上位を占め，特に透析期

side memo

*** | 骨回転**

骨は日々代謝を営み，破骨細胞で骨吸収が生じると，やがて骨芽細胞による骨形成へと進行し，骨の恒常性が維持される（骨のリモデリング）．骨回転はこの一連の動きを表し，高骨回転はこの速度の上昇した状態を意味する．一般にPTH過剰に伴う線維性骨炎は骨回転が速く，高代謝・回転骨に分類され，対極像の無形成骨は低代謝・回転骨とされる．

症状	骨	骨痛，骨折，骨変形，胸郭変形，身長短縮
	関節	関節痛，関節変形，腱断裂
	その他	筋肉痛，脱力，掻痒症，末梢神経障害，ESA 抵抗性貧血，栄養障害
X 線所見		rugger jersey 像，salt and pepper 像，骨膜下骨吸収，骨膜下骨新生，褐色腫，異所性石灰化，骨端部関節の化骨障害
血液生化学検査		PTH 上昇，P 上昇，骨型 ALP 上昇，骨吸収マーカー（TRAP5b など）の増加

［表 6-1］ 骨・ミネラル代謝異常の主要な骨関連症状と検査異常

間の長期化に伴いより高頻度，重度となる．診断には症状に加え，X 線検査，骨シンチグラム（骨折部位，線維性骨炎では全身骨への取り込みの増加），PTH 値や骨代謝マーカーの異常（骨型 ALP，TRAP 5b）などが用いられる．二次性副甲状腺機能亢進症では超音波，CT，シンチグラムなどにより腫大した副甲状腺が検出される．

異所性石灰化の定量的解析には electron beam CT（EBCT）や multi-slice CT などが用いられる．

骨・ミネラル代謝異常の予防と治療

予防には，FGF 23 の上昇を防ぐ P 制限が重要であるが，長期的な P 制限は困難で，実際には腎機能低下に応じた病期ごとの血清 Ca，P，PTH の管理基準が提唱されている[5, 6]．こうした管理基準の達成には，適切な薬剤の使用が不可欠である．

❶リン吸着薬

腸管内で P を吸着し，P の腸管吸収を抑制する．わが国では炭酸 Ca，塩酸セベラマー，炭酸ランタン，ビキサロマー，クエン酸第二鉄，スクロキシ水酸化鉄の 6 剤が使用可能で，塩酸セベラマー，スクロキシ水酸化鉄を除いた 4 剤は保存期 CKD から使用可能である．ただし，炭酸 Ca は Ca の負荷につながり，異所性石灰化を促進して心血管病変など生命予後を悪化させる可能性が指摘されている．

❷活性型ビタミン D 製剤

カルシトリオール，アルファカルシドールの経口製剤が保存期，透析期に，透析期の二次性副甲状腺機能亢進症にはカルシトリオール，マキサカルシトールの静注薬，ファレカルシトリオールの経口薬が使用可能である．

❸カルシウム受容体作動薬

副甲状腺の Ca 受容体に Ca 様に作用して PTH の分泌，産生を抑制すると同時に，PTH の抑制から血清 Ca，P 濃度の低下をもたらす．透析期 CKD 患者のみに認可されており，シナカルセト塩酸塩，エボカルセト（経口薬）とエテルカルセチド（静注薬）が使用されている．

こうした薬剤によっても PTH の管理基準内への治療が困難な難治例，特に透析期 CKD 症例では，副甲状腺摘除術などの副甲状腺インターベンションが選択される．

骨折予防薬として一般に用いられる SERM（選択的エストロゲン受容体モジュレーター；サーム）やビスホスホネートについては，透析患者で骨折防止を裏付けるエビデンスは得られていない．多くのビスホスホネートは透析患者では禁忌，あるいは慎重投与となっている．最近開発された

骨関節	手根管症候群，関節痛，破壊性関節症，腱断裂，膝窩部腫瘤，破壊性脊椎関節症，腰痛，頚腕痛，腱鞘炎，弾撥指
神経	四肢麻痺，対麻痺
その他	消化管出血，腸閉塞，下痢，巨舌，皮下腫瘤，心不全，腎結石など

[表 6-2]　**透析アミロイドーシスの主要な症状**

denosmabは腎機能障害者には慎重投与で，薬物動態上腎機能障害の影響は軽度である．随伴症状の低Ca血症への重点的な対応が課題であるが，透析患者でも骨塩保持作用が報告されている．PTH製剤は腎機能障害者には慎重投与であるうえ，副甲状腺機能亢進症が禁忌となっており，多くの症例がこれに該当する．

透析アミロイド症と骨・関節障害

透析アミロイド症は透析期CKD患者特有の全身性アミロイド症で，β_2-mを主要構成蛋白とするアミロイド線維はおもに滑膜，骨などに沈着して多彩な骨関節症状を惹起する（表 6-2）．長期透析患者に好発し，初発症状は手根管症候群や弾撥指が多いが，進行すると破壊性脊椎関節症，脊柱管狭窄症，骨嚢胞に伴う骨折などに帰結する．予防にはβ_2-mの蓄積を防ぐβ_2-m除去効率の高い透析療法（on-line HDFなど）やβ_2-mの吸着除去療法が，治療には除痛・鎮痛療法や整形外科的対策が選択されている．

（秋澤忠男・松浦弓恵）

文献

1）Moe S, et al：Definition, evaluation, and classification of renal osteodystrophy：a position statement from Kidney Disease：Improving Global Outcomes (KDIGO). *Kidney Int* **69**：1945-1953, 2006
2）Isakova T, et al：A blueprint for randomized trials targeting phosphorus metabolism in chronic kidney disease. *Kidney Int* **76**：705-716, 2009
3）Grabner A, et al：Activation of Cardiac Fibroblast Growth Factor Receptor 4 Causes Left Ventricular Hypertrophy. *Cell Metabolism* **22**：1020-1032, 2015
4）Wakasugi M, et al：Increased risk of hip fracture among Japanese hemodialysis patients. *J Bone Miner Metab* **31**：315-321, 2013
5）日本透析医学会：慢性腎臓病に伴う骨・ミネラル代謝異常の診療ガイドライン．透析会誌 **45**：301-356，2012
6）CKD-MBD Update Work Group：KDIGO 2017 Clinical Practice Guideline Update for the Diagnosis, Evaluation, Prevention, and Treatment of Chronic Kidney Disease–Mineral and Bone Disorder (CKD-MBD). *Kidney Int* **7** (Suppl)：1-59, 2017

7 腎臓と脳・神経

腎臓疾患が関連する神経疾患は多くはないが重要な疾患がいくつかあげられる．ただ神経疾患といっても幅が広く，各々の疾患の詳細は成書に譲ることになるが，ここでは腎疾患の通常診察で遭遇しやすい神経疾患の症候や対応を中心に述べる．

中枢神経疾患

緊急性が高い疾患，可逆的な疾患を見逃さないようにすることが大切であり，その意味では特に，脳血管障害の発症は常に念頭に置く必要がある．

1）脳血管障害

脳血管障害は大きく虚血性と出血性脳血管障害に分類される．このうちラクナ梗塞や一部の高血圧性脳出血では，特に高血圧との関連が強く示唆されており，その病態も腎疾患と共通する（strain vessel説）．太い血管から直接，または数少ない分岐で細動脈となる血管，拍動性の高い内圧を受けている血管，血管の緊張度が高い血管をstrain vesselとよんでいるが（p108参照），これらは高血圧や糖尿病などの細動脈硬化で障害されやすい．中枢神経系でこのような部位は中大脳動脈などから分岐する穿通枝に相当し，穿通枝内膜の変性が生じればラクナ梗塞が発症し，内膜のフィブリノイド壊死が生じれば血圧上昇時に破綻して脳出血をきたす．元々strain vessel自体は生物学的に血流の保持が必要な部位（糸球体や基底核）への血流保持を目的として進化の過程で築き上げられたシステムと思われるが，現代人では塩分過量摂取などにより高血圧をきたすようになってきたため，障害を呈するようになってきたのは残念なことである．

腎疾患については慢性腎臓病（CKD）は脳卒中の予知因子の1つであるため，生活習慣の改善と血圧の管理が強く勧められる[1]．また透析患者ではさまざまな脳血管障害の危険因子の存在に加え，貧血，栄養障害，透析に伴う循環動態の変動，抗凝固薬の影響などが加わるため，脳血管障害発症の危険性は高い．また多発性嚢胞腎では高率に脳動脈瘤を合併する．

半身の麻痺やしびれ，構音障害，めまいといった症状が突発した場合に脳血管障害を疑うわけだが，脳血管障害の治療は初療までの時間が大きく予後へ影響するので，発症を疑った時点で速やかに専門医へコンサルトする．画像検査では，頭部MRI拡散強調画像を撮像できれば虚血性障害を鋭敏に評価できるが，専門医でなければ，出血性障害の評価は頭部CTのほうがわかりやすい．しかし頭部CTでは，発症から24時間以内の虚血性脳血管障害は明確に病巣が認められないこと，時間が経っても小さな病巣は認め難いことには常に留意すべきである．

治療に関しては，透析患者では出血のリスクが高いため抗血栓薬の投与に際しての留意が必要である．血栓溶解療法に関するAHAガイドライン[2]では，48時間以内にヘパリンを使用して活性化トロンボプラスチン時間が正常上限以上だと溶解療法の適応外となるので，透析患者の多くは除外基準に該当してしまう．そのため，透析患者に血栓溶解療法を考慮するときには，出血の危険性を評価し，個々の症例について検討することになっている．透析患者の脳血管障害管理は既存のガイドラインを修正したものが存在する[3]．

CKD合併脳血管障害の管理として，2015年の脳卒中治療ガイドライン[1]では，2型糖尿病を有する場合は，CKDの進行抑制に厳格な血糖コントロールが強く勧められている（グレードA）．降圧薬としては糖尿病あるいは蛋白尿を認める場合はアンジオテンシン変換酵素（ACE）阻害薬やアンジオテンシンⅡ受容体拮抗薬（ARB）が勧められる（グレードB）．CKDに非弁膜症性心房細動が合併した場合でもクレアチニンクリアランスが30 ml/分以上であれば非ビタミンK阻害経口抗凝固薬（non-vitamin K antagonist oral anticoagulants；NOAC，ノアック）を含む抗凝固療法が勧められる（グレードB）．ただし，個々の薬剤の適応に合わせ，使用の可否や用量設定を厳

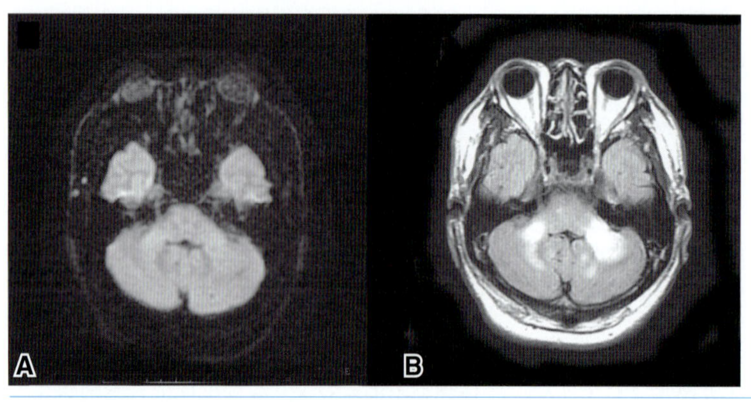

A：拡散強調画像，B：FLAIR. FLAIR では小脳脚を中心に高信号がみられるが，拡散強調画像では所見はみられない.

［図 7-1］ Posterior reversible encephalopathy syndrome（PRES）の 1 例

密に決定する．血圧の管理目標は 140/90 mmHg 未満とし，糖尿病または蛋白尿を認める場合は 130/80 mmHg 未満とすることを考慮してもよい（グレード C1）.

近年，治療抵抗性高血圧の治療としてカテーテルによる腎交感神経遮断術が開発された[4]．高血圧を基礎に生じる腎，脳血管疾患では同様の効果が期待され，今後の発展が望まれる．

2）PRES

高血圧，非特異的腎炎症性疾患（糸球体腎炎や肝腎症候群），全身性エリテマトーデス，多発血管炎症肉芽腫症（granulomatosis with polyanqiitis；GPA），化学療法後，免疫抑制目的で使用するカルシニューリン（calcineurin）阻害薬（シクロスポリン，タクロリムスなど）の使用後に頭痛，嘔吐，錯乱，筋力低下，痙攣，視野障害を呈することがある．このときの頭部 MRI では，症状に合わせて後頭葉白質，視床下部，小脳半球，橋などに T2 強調画像で高信号を認め，血圧の改善やカルシニューリン阻害薬の血中濃度の改善によりこの高信号が消失する．これは可逆性の血管障害性浮腫が本態であるとされ，posterior reversible encephalopathy syndrome（PRES）といわれている．

頭部 MRI では T2 強調画像で高信号となるが，基本的には血管障害性浮腫であるので拡散強調画像で同部位は高信号とはならないが（図 7-1），ADC [*1] map では高信号を呈する[4]．ただし，障害が高度であると T2 強調画像の高信号部位が梗塞に陥ることもあり，その際は細胞障害性浮腫を反映して拡散強調画像で高信号を呈する[4]．

side memo

＊1 ｜ ADC（apparent diffusion coefficient）

拡散強調画像（diffusion weighted image；DWI）は分子のブラウン運動を画像化したもので，運動の小さなものが高信号として表される．しかし，基本的に DWI は T2 強調画像なので，T2 強調画像で高信号となる病変は DWI でも高信号となり，これを T2 shine-through とよぶ．2 種以上の傾斜磁場の異なる DWI からボクセルごとに計算された ADC の値を表示した定量画像を ADC map といい，本来の拡散制限による高信号と鑑別が可能である．急性期脳梗塞は遅い水の動きを反映し DWI で高信号，ADC map で低信号を呈する．また，PRES などの血管性浮腫では ADC map で高信号を示す．

3）ファブリー病

ファブリー（Fabry）病はX染色体連鎖劣性疾患で，α-ガラクトシダーゼA欠乏による代謝異常症である．酵素補充療法による効果が期待されるため，特徴的な臨床症状をみたら必ず疾患を想定したい．ファブリー病の診断は28％が皮膚科医，23％が神経専門医，19％が腎臓専門医により診断されており，腎臓専門医よりも他科の専門医が指摘している場合が多いことは特筆すべきと思われる[6)]．家族歴の存在に加え，下腹部・陰部（いわゆる“パンツをはく部位”）の被角血管腫，若年性脳梗塞，四肢の疼痛，発汗低下，腹痛などは重要なキーワードとなる．

神経症状は脳血管障害，末梢神経障害（灼熱感・異常知覚を伴う疼痛など），自律神経障害（発汗異常や下痢など）が主体であり，若年性脳梗塞の原因としては，脳内の血管拡張と血栓形成，血管壁への糖脂質沈着による血管閉塞，心原性塞栓症などの関与が指摘されている．

4）レストレスレッグス症候群（RLS）

レストレスレッグス症候群（restless legs syndrome；RLS）は，虫が這うような耐え難い異常な感覚が生じ，下肢を動かしたい衝動によりじっとしていられない症状を呈する．一次性ほか腎不全や妊娠などが原因となり，末梢神経障害に合併することもある．腎疾患，特に透析導入患者では20～30％に認められる[7)]．発症時期は透析導入直後が最も多く，透析時間の状態や腎不全の程度によって症状が変化することも報告されているので，尿毒症性要因の関連も疑われる[7)]．原因の1つとして中枢神経系のドパミン作動系異常や鉄代謝異常，遺伝性要因が指摘されている．治療では，低用量の非麦角系ドパミン作動薬が推奨されており[8)]，わが国では少量のプラミペキソールを用いることが多いが，約90％が未変化体で腎臓から排泄されるので，腎機能低下例では血中濃度が上昇する．

5）透析脳症，透析認知症

慢性血液透析患者に生じる致死的痙攣性疾患の原因としてアルミニウムの排泄障害による脳への蓄積が指摘され，透析脳症，透析認知症といわれるようになった．体内へのアルミニウム進入経路としては透析液によるものと経口摂取によるものの2つがあるが，その後の対策により前者の発症はまれになっている．しかし腎疾患患者ではアルミニウム含有制酸剤（スクラルファートなど）の長期投与により発症する可能性は拭えない．

初発症状としては会話が遅くなる，口ごもるといった言語障害や失語が認められやすい．身体症状としてはミオクローヌス，振戦，骨軟化症がみられ，ときに強直間代性痙攣も呈する．精神症状としては無関心，無気力，記銘力低下，幻覚・妄想，失行などを呈する．アルミニウム中毒症状としての小球性低色素性貧血を高率に合併する．アルツハイマー型認知症との鑑別が困難な場合もある．

診断には血清アルミニウム値の測定が有用だが，必ずしも高値を示すとは限らないので注意が必要である．治療はアルミニウムのキレートが有用である．

末梢神経障害

一般に末梢神経障害では腱反射が低下し，運動神経障害が長期にわたれば四肢遠位を中心とした筋萎縮を呈する．感覚神経障害では温痛覚の低下や振動覚の低下といった所見を呈することがある．

理学的にこれらの所見を認めれば末梢神経障害を疑う．この際，末梢神経伝導検査にて電気生理学的に病態を評価できるが，上肢の検査に際してはシャント損傷の可能性を考慮し，検査の前に検査の可否を十分に検討する．末梢神経伝導検査では波形，伝導速度（潜時），振幅，分散，運動神経伝導検査では終末潜時を総合的に解釈する．可能であればF波伝導検査も施行する．

末梢神経障害にはいくつかの分類が存在するが，軸索の変性，髄鞘の変性の2つに分けることが多い．前角細胞や軸索自体の障害により変性が遠位部から近位に進行する形態を軸索変性という．軸索は一度変性すると基本的に改善は見込めない．軸索の変性時の末梢神経伝導検査では波形はほぼ形を保ったまま小さくなり，振幅が低下する．軸索の損傷程度が大きい場合（約80％以上の損傷）では波形は導出されなくなる[9]．

髄鞘だけが髄節単位で変性することを節性脱髄という．節性脱髄時の末梢神経伝導検査では，脱髄部位を通過した波形は大きく変形，多相化し，伝導時間も著明に延長する．この伝導時間の延長は，伝導速度の著明な低下，終末潜時の延長として現れる．また波形の持続時間の延長（時間的分散の延長），伝導ブロックも認められる．脱髄でも二次的に軸索の障害が生じることがあり，この場合は振幅も低下する[9]．

1）腎障害に伴う末梢神経障害

抗好中球細胞質抗体（ANCA）関連腎炎，尿毒症性ニューロパチー，シャント作成に伴う虚血性単肢ニューロパチーなどでは軸索の障害パターンを呈する．特に尿毒症性ニューロパチーでは感覚神経系での障害が顕著となる[10]．ただし，浮腫が高度な患者では見かけ上振幅が低下してしまうことがあり，軸索の変性と混同しないことが重要である．節性脱髄を生じる疾患としては，慢性炎症性脱髄性多発ニューロパチー*2（chronic inflammatory demyelinating polyneuropathy；CIDP）や手根管症候群の合併がある．CIDPは糸球体腎炎との合併がいくつか報告されており，早期の加療で症状の軽快が期待できる疾患であるため常に留意したい[11]．手根管症候群は，手根管でのアミロイド沈着による拘扼性ニューロパチーで長期にわたる透析の合併症で生じやすく，正中神経に限局する運動・感覚神経の遠位潜時の延長が認められる．早期では運動神経より感覚神経の評価のほうがより鋭敏との指摘もある[12]．

腎機能障害の原因としても重要な，糖尿病で認められる糖尿病性末梢神経障害では，軸索の障害・節性脱髄いずれのパターンも生じうるだけでなく，理学的な所見でも典型的な手袋靴下型の多発神経障害から単神経障害まで多彩な神経障害のパターンを取りうるので，ほかの原因による末梢神経障害の合併の評価は必ずしも容易ではない．またCIDPの合併も認められやすい[13]．各々の治療などの詳細は成書を参考されたい．

（永山　寛）

side memo

＊2 ｜ 慢性炎症性脱髄性多発ニューロパチー

2カ月以上かけて進行する末梢神経障害で，多くは左右対称性の四肢の運動・感覚性障害を呈する（数日～約1週間で完成するギラン・バレー症候群とは別の疾患）．再発・寛解を繰り返すこともある．末梢神経の脱髄が原因となり，電気生理学的には脱髄所見を示す．末梢神経に関する自己免疫機序が原因として想定されている．治療にはγグロブリン大量療法や免疫抑制薬が用いられる．

文献

1) 日本脳卒中学会脳卒中ガイドライン委員会編：脳卒中一般，発症予防，ハイリスク群の管理，慢性腎臓病（CKD）．脳卒中治療ガイドライン 2015，協和企画，pp44-45，2015
2) Adams HP Jr, et al：Guidelines for the early management of patients with ischemic stroke：2005 guidelines update：a scientific statement from the Stroke Council of the American Heart Association/American Stroke Association. *Stroke* **36**：916-923, 2005
3) National Kidney Foundation：K/DOQI clinical practice guidelines for cardiovascular disease in dialysis patients. *Am J Kidney Dis* **45**（suppl3）：S1-S154, 2005
4) Krum H, et al：Catheter-based renal sympathetic denervation for resistant hypertension：a multicentre safety and proof-of-principle cohort study. *Lancet* **373**：1275-1281，2009
5) Covarrubias DJ, et al：Posterior Reversible Encephalopathy Syndrome：Prognostic Utility of Quantitative Diffusion-Weighted MR Images. *Am J Neuroradiol* **23**：1038-1048, 2002
6) Branton M, et al：Natural history and treatment of renal involvement in Fabry disease. *J Am Soc Nephrol* **13**：S139-S143, 2002
7) Guo S, et al：Restless Legs Syndrome：From Pathophysiology to Clinical Diagnosis and Management. *Front Aging Neurosci* **9**：171, eCollection 2017
8) Trenkwalder C, et al：Treatment of restless legs syndrome：an evidence-based review and implications for clinical practice. *Mov Disord* **23**：2267-2302, 2008
9) 永山　寛：末梢神経伝導検査．臨床検査技師イエロー・ノート基礎編，メジカルビュー社，pp508-513，2007
10) Nielsen VK：The peripheral nerve function in chronic renal failure. V. Sensory and motor conduction velocity. *Acta Med Scand* **194**：445-454, 1973
11) Panjwani M, et al：Membranous glomerulonephritis associated with inflammatory demyelinating peripheral neuropathies. *Am J Kidney Dis* **27**：279-283, 1996
12) Padua L, et al：Neurophysiological classification and sensitivity in 500 carpal tunnel syndrome hands. *Acta Neurol Scand* **96**：211-217, 1997
13) Sharma KR, et al：Demyelinating neuropathy in diabetes mellitus. *Arch Neurol* **59**：758-765, 2002

8 腎臓と膠原病

膠原病は病態の基盤に免疫の異常を有する疾患である．その障害臓器は，関節，皮膚，肺，腎臓，神経など多岐にわたる．中でも腎障害は急速に進行する症例があり，早期発見，早期治療が必要な病態である．ここでは腎障害を伴う代表的な膠原病を列挙し，病像および特徴について述べる．

全身性エリテマトーデス（SLE）

全身性エリテマトーデス（systemic lupus erythematosus；SLE）は，多彩な自己抗体の発現を呈する全身性の自己免疫疾患である．障害臓器は神経，心臓，肺などがあげられる（図 8-1）．特に，腎障害はループス腎炎とよばれ，その頻度は SLE 患者の全経過中の約 50～80％に合併するとされており，予後に大きく関連する危険因子である．臨床症状としては，軽度の尿蛋白と尿潜血陽性といった検尿異常からネフローゼ症候群をきたすものまでさまざまである．

ループス腎炎の診断は腎生検組織像をもってなされ，現在その分類に ISN/RPS 2003 が用いられている[1, 2]．Ⅰ型：微小メサンギウムループス腎炎，Ⅱ型：メサンギウム増殖性ループス腎炎，Ⅲ型：分節性ループス腎炎，Ⅳ型：びまん性ループス腎炎，Ⅴ型：膜性ループス腎炎，Ⅵ型：進行性硬化性ループス腎炎に分類される．治療薬としては，ステロイドやシクロホスファミド，タクロ

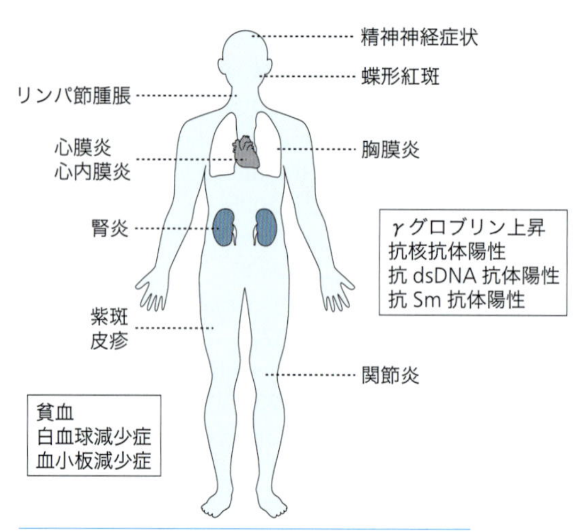

［図 8-1］ **全身性エリテマトーデスの臨床症状**

リムス，シクロスポリンA，ミゾリビンなど免疫抑制薬が用いられる．2017年よりミコフェノール酸モフェチルが使用可能となった．また難治性症例に対しては，血漿交換療法や二重濾過膜法などアフェレーシスにて効果を認める症例もある．腎予後は，組織型により異なる．Ⅳ型ループス腎炎が最も悪く，Ⅲ，Ⅳ型といった増殖性ループス腎炎の5～20％が末期腎不全へ移行する．2015年の日本透析医学会の報告では年間269人が新規透析導入となっている[3]．

シェーグレン症候群

シェーグレン（Sjögren）症候群は中高年女性に好発する，涙腺，唾液腺などの外分泌腺を標的とした自己免疫疾患である．症状としては眼球乾燥症状，口腔内乾燥症状が多く認められる．多くの症例に疾患特異抗体である抗SS-A抗体，抗SS-B抗体が認められる．本疾患における腎病変は，糸球体病変は少なく，尿細管間質性腎炎（全症例の約10％）を呈する例が多く（図8-2A），尿細管性アシドーシスを呈する場合がある．

尿細管性アシドーシスの多くは遠位型尿細管性アシドーシスである．症状としては，アシドーシス，低カリウム（K）血症などがある．さらに間質の病変が進行すれば，糖尿，アミノ酸尿，リン酸尿を生じ，尿細管での尿酸再吸収障害を起こすファンコニー（Fanconi）症候群を呈する．シェーグレン症候群の腎障害に対して少量のステロイド投与の有効性が報告されている．尿細管障害に対しては，アシドーシスに対して重層の投与，低K血症に対してはK製剤の投与の対症療法が基本となる．

強皮症

強皮症は全身性の皮膚硬化を伴う進行性疾患である．病因は明らかではないが，トポイソメラーゼⅠ抗体，抗Scl-70抗体が特異的に検出される．また，抗RNAポリメラーゼⅢといった新しい自己抗体が見いだされ，自己免疫的発症機序が考えられている．強皮症における腎機能障害としては腎クリーゼがある[4]．頻度は強皮症患者の約10％と報告されている[5]．臨床的な特徴は，尿所見

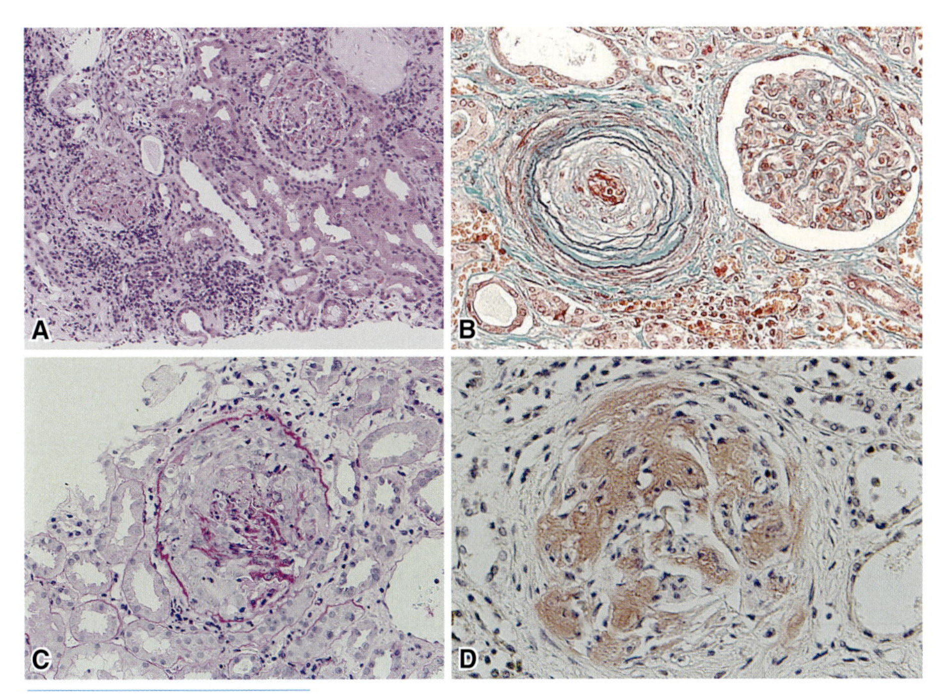

[図 8-2] **特徴的な腎生検組織**
A：シェーグレン症候群の間質性腎炎.
B：強皮症腎の弓状動脈内膜の線維性肥厚（アザンマロリー染色）.
C：ANCA 関連腎炎の糸球体腎炎.
D：関節リウマチによるアミロイド腎（コンゴレッド染色）.
（生検組織は，福岡大学医学部腎臓・膠原病内科 HP 腎生検カンファレンスから一部抜粋）

に乏しい突然発症の中等度から高度な高血圧と進行性腎不全である．腎生検における組織学的所見は，弓状動脈から小葉間動脈にかけての内膜の増殖と肥厚である[6]（図 8-2B）．治療はアンジオテンシン（ACE）変換酵素阻害薬による血圧のコントロールが主体となる[7]．さらに，腎クリーゼには MPO-ANCA 陽性腎クリーゼと HUS/TTP（溶血性尿毒症症候群/血栓性血小板減少性紫斑病）様病態を示す腎クリーゼが存在し[8]，前者には顕微鏡的多発血管炎と同様に大量のステロイドと免疫抑制薬が有効とされているのに対し，後者では HUS/TTP の治療と同様に新鮮凍結血漿を用いた血漿交換法が有効とされている[9, 10]．

ANCA 関連血管炎，多発血管炎性肉芽腫症（GPA），顕微鏡的多発血管炎（MPA）

抗好中球細胞質抗体（anti-neutrophil cytoplasmic antibody；ANCA）により，小血管をその病態の主座に置く血管炎である．腎機能障害の臨床症状として血尿，蛋白尿を特徴とする急速進行性糸球体腎炎を呈する．2012 年に血管炎症候群の分類が改訂され，ウエゲナー（Wegener）肉芽腫症は多発血管炎性肉芽腫症（granulomatosis with polyangiitis；GPA）と名称変更された．GPA は全身性の壊死性肉芽腫性血管炎である．好中球細胞質のプロテイナーゼ 3（PR3）に対する抗体である PR3-ANCA が高率に陽性となる．臨床症状は，①慢性副鼻腔炎，鞍鼻（あんび）などの上気道症状，②血痰および呼吸困難の肺症状，そして③急速進行性糸球体腎炎を呈する．これらの症状は通常①→②→③の順番で発症する．

顕微鏡的多発血管炎（microscopic polyangiitis；MPA）はGPAと同様に小血管に病態の首座を置く血管炎である．間質性肺炎，肺出血がみられ，血尿，蛋白尿を呈する急速進行性糸球体腎炎を伴う．MPAでは，好中球細胞質のミクロペルオキシダーゼ（MPO）に対する抗体であるMPO-ANCAが高率に陽性となる．組織学的には細胞性半月体を認め，免疫グロブリンの沈着をみないpauci-immune型を呈する（図8-2C）．治療は，ステロイドおよび免疫抑制薬であるシクロホスファミドが主体となる[11]．近年，B細胞に発現するCD20に対する抗体であるリツキシマブの投与*が可能となった．

関節リウマチ

関節リウマチは滑膜を標的とした慢性炎症性疾患である．その症状は，おもに手指や膝関節に認め，長期的な罹患の結果，関節破壊に至る．関節リウマチ患者では血清のIL-6が上昇しており，肝細胞刺激因子として働き，急性炎症蛋白であるCRPおよび血清アミロイドAを誘導する．慢性炎症が持続する結果，血清アミロイドAが腎臓の糸球体および尿細管，間質に沈着することにより，二次性アミロイドーシスを発症する（図8-2D）．進行すれば腎不全に至る．腎機能障害を有する場合には，抗リウマチ薬であるメトトレキサートやブシラミンを使用できない．しかし，抗TNF-α製剤，CTLA-4に対するT細胞選択的共刺激調節薬，抗IL-6抗体が登場し，腎機能障害を有した関節リウマチ患者への安全性を示す報告がなされ，効果を認めている．抗リウマチ薬のブシラミンはその副作用として膜性腎症を呈することがあるため注意が必要である．

IgA血管炎（ヘノッホ・シェーンライン紫斑病）

2012年に血管炎症候群の分類が改訂されヘノッホ・シェーンライン（Henoch-Schonlein）紫斑病は，IgA血管炎と名称が変更となった．IgA血管炎は先行する上気道感染があり，その後下肢に触知することができる紫斑を呈する疾患である．その発症機序にアナフィラキシー機序の関与が考えられていることから別名アナフィラクトイド紫斑病とよばれる．腎症状は半数例でみられ，自然軽快する例，顕微鏡的血尿例からネフローゼ症候群例まで多彩である．免疫組織学的には，メサンギウム領域へのIgA沈着，巣状あるいはびまん性のメサンギウムの増殖を特徴とし，IgA腎症に類似した病態を呈する．

IgG4関連疾患

IgG4関連疾患は，血清IgG4高値を示し，さまざまな臓器へのIgG4陽性形質細胞浸潤，そして，

side memo

＊｜リツキシマブの投与

近年，抗好中球細胞質抗体（ANCA）を有するANCA関連血管炎に対し，B細胞に発現しているCD20に対する抗体であるリツキシマブの投与が可能になった．リツキシマブの投与により末梢からB細胞はほぼ消失し，抗体産生は抑制される．小児難治性頻回再発型ネフローゼ症候群や小児ステロイド依存性ネフローゼ症候群にもリツキシマブの有効性が報告されている[15]．

腫瘤性病変や壁肥厚を形成する疾患群である．罹患臓器として，下垂体，甲状腺，涙腺，顎下腺，肺，膵臓，胆囊，腎臓，大血管など多岐にわたる．IgG4 関連腎臓病は，ほかの疾患群の精査中に腎機能異常や画像異常で発見されることが多く，尿細管間質性腎炎を呈する．診断は，血清 IgG4 値と腎生検病理診断によってなされる[12]．一般に，IgG4 関連疾患はステロイド療法に著効を示す[13]．しかし，治療開始が遅れると腎実質の線維化や萎縮は進み，不可逆的な変化をきたす．早期診断，早期治療が必要である[14]．

（三宅勝久）

文献

1）Weening JJ, et al：The classification of glomerulonephritis in systemic lupus erythematosus revisited. *J Am Soc Nephrol* **15**：241-250, 2004
2）Weening JJ, et al：The classification of glomerulonephritis in systemic lupus erythematosus revisited. *Kidney Int* **65**：521-530, 2004
3）日本透析医学会統計調査委員会：わが国の慢性透析療法の現状（2015 年 12 月 31 日現在）．日透析医学会誌 **50**：2017
4）Traub YM, et al：Hypertension and renal failure（scleroderma renal crisis）in progressive systemic sclerosis. Review of a 25-year experience with 68 cases. *Medicine*（*Baltimore*）**62**：335-352, 1983
5）Penn H, et al：Scleroderma renal crisis：patient characteristics and long-term outcomes. *QJM* **100**：485-494, 2007
6）Trostle DC, et al：Renal vascular histology and morphometry in systemic sclerosis. A case-control autopsy study. *Arthritis Rheum* **31**：393-400, 1988
7）Steen VD, et al：Outcome of renal crisis in systemic sclerosis：relation to availability of angiotensin converting enzyme（ACE）inhibitors. *Ann Intern Med* **113**：352-357, 1990
8）Endo H, et al：Antineutrophil cytoplasmic autoantibodies in 6 patients with renal failure and systemic sclerosis. *J Rheumatol* **21**：864-870, 1994
9）Helfrich DJ, et al：Normotensive renal failure in systemic sclerosis. *Arthritis Rheum* **32**：1128-1134, 1989
10）三森明夫，他：微少血管障害と血小板減少を示した全身性強皮症の 3 例．日臨免誌 **23**：57-63，2000
11）急速進行性糸球体腎炎診療指針作成合同委員会：急速進行性糸球体腎炎症候群の診療指針 第 2 版．日腎会誌 **53**：509-555，2011
12）川野充弘，他：IgG4 関連腎臓病ワーキンググループ報告 IgG4 関連腎臓病診療指針．日腎会誌 **53**：1062-1073, 2011
13）Saeki T, et al：Clinicopathological characteristics of patients with IgG4-related tubulointerstitial nephritis. *Kidney Int* **78**：1016-1023, 2010
14）Saeki T, et al：The clinical course of patients with IgG4-related kidney disease. *Kidney Int* **84**：826-833, 2013
15）Iijima K, et al：Rituximab for childhood-onset, complicated, frequently relapsing nephrotic syndrome or steroid-dependent nephrotic syndrome：a multicentre, double-blind, randomised, placebo-controlled trial. *Lancet* **384**：1273-1281, 2014

9 腎臓と脂質異常

腎疾患と脂質異常症

腎疾患と脂質異常症（高脂血症）との関係は，ネフローゼ症候群における高コレステロール血症のように，かなり古くから知られていた．しかし，その意義が考えられるようになったのは比較的最近である．1982 年に Moorhead ら[1]がネフローゼ症候群にみられる高脂血症が糸球体硬化や尿細管間質障害の誘因になるとの仮説を提唱したが，その後の多くの実験的研究がそれを支持してきた．また，慢性腎臓病（CKD）の概念が示され，肥満が重要な誘因として注目されると*1，関連する脂質異常がCKDの発症や進行の誘因とされ，その対策が求められている[2)]．一方，原発性脂質代謝異常症はまれな疾患であるが，その中に腎障害を引き起こすものがあることが知られており，その機序がCKDと脂質異常症の関係を探るうえで重要である．

原発性脂質代謝異常症

原発性脂質代謝異常症は，①脂質と結合してリポ蛋白を形成するアポ蛋白，②リポ蛋白代謝にかかわる酵素や輸送蛋白，③リポ蛋白受容体などが，遺伝子異常によって変異や欠損をきたす場合，環境因子の影響も受けて発症する．これまでもファブリー（Fabry）病やレシチンコレステロールアシルトランスフェラーゼ（lecithin cholesterol acyltransferase；LCAT）欠損症など，酵素異常により脂質沈着をきたす疾患が知られていたが，最近わが国では，アポ異常に基づく家族性Ⅲ型高脂血症関連腎症やリポ蛋白糸球体症（lipoprotein glomerulopathy；LPG）がネフローゼ症候群や腎不全を呈する疾患として注目されている．

続発性脂質代謝異常症

続発性脂質代謝異常症を示す腎疾患として，ネフローゼ症候群や慢性腎不全があげられてきたが，それらの病態も含めてCKDにおける脂質異常症をとらえる必要がある．そしてその結果，全身的には心血管疾患（CVD）が，腎臓では腎リピドーシス[*2]とよばれる腎障害が発症・進展する恐れがある．言い換えれば，CKDは続発性脂質代謝異常症を介して，増悪を繰り返す危険がある．この脂質異常症は，早期には一般的な脂質異常症と同様，低比重リポ蛋白（LDL）コレステロールの血中での増加が主体となるが，CKDステージG3～5（GFR 60 ml/分未満）では，リポ蛋白リパーゼ（LPL），肝トリグリセリドリパーゼ（HTGL）などの酵素活性低下による内因性リポ蛋白代謝が遅延し，トリグリセリド（TG）を多く含む超低比重リポ蛋白（VLDL）や中間比重（IDL）の血中濃度が増加することにより，動脈硬化およびCVDの要因となる（図9-1）[3)]．このようなTGの増加は，耐糖能異常による肝臓でのリポ蛋白亢進によっても生じるので，CKDの主要病態である糖尿病腎症では，特に注意が必要である．一方，LCATの活性低下や相対的なアポCⅢ増加およびCⅡ減少はコレステロール逆転系の回転を抑制し，高比重リポ蛋白（HDL）コレステロールが

side memo

＊1 ｜ 肥満関連腎症

メタボリックシンドロームにおける重要な症状は肥満であり，脂質異常と密接な関係にある[2)]．しかし，脂質代謝異常や高血圧がなくとも著しい肥満がある場合，高度の蛋白尿と巣状分節性糸球体硬化がみられることがあり，肥満関連腎症とよばれる．脂質異常や高血圧を伴えば病態はさらに悪化する恐れがあるが，適切な運動や食事により減量に努めれば改善することが知られている．

＊2 ｜ 腎リピドーシス

腎障害にかかわる脂質異常症全般を示す用語であるが，1982年にMoorheadら[1)]が仮説として述べたように，脂質異常症が誘因となる巣状分節性糸球体硬化症（FSGS）や尿細管間質障害などを指すことが多い．各種糸球体硬化実験モデルでは，このことが証明されている．

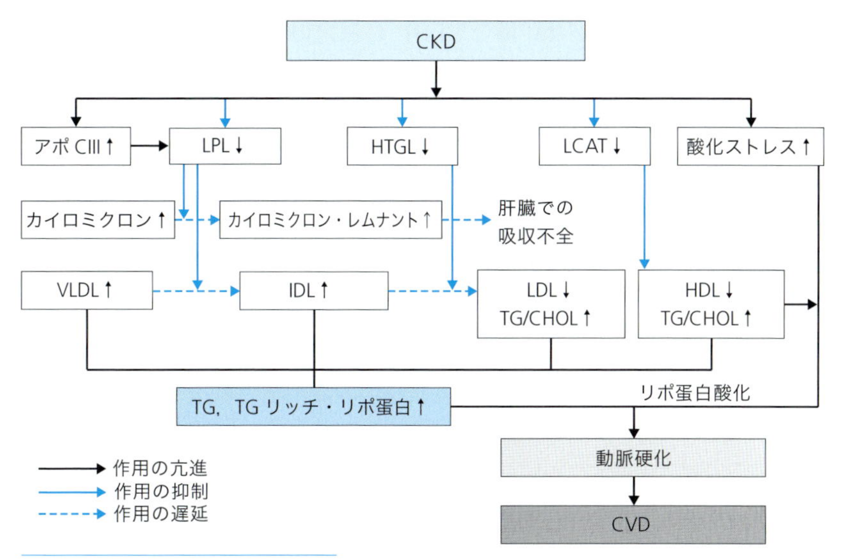

［図 9-1］ CKD における脂質異常
各種酵素活性低下による高 TG 血症が，動脈硬化・CVD の誘因となる．
（斉藤他，2017）[3]

減少する原因となる．この結果，血管系からのコレステロール引き抜きや組織における抗酸化作用が抑えられ，やはり CVD の要因となる（図 9-1）．

わが国では，欧米で指摘されるほど CKD で TG 主体の高脂血症がみられない．この理由として，欧米との食事内容や生活環境の違いが考えられるが，詳細は不明である．しかし，日本透析医学会の全国調査結果にもみられるように，透析患者における低 HDL 血症は明らかであり，予後とも有意な相関がある．

腎疾患における脂質異常症の治療

日本腎臓学会による CKD ガイドライン 2013[4] では，① CKD において推奨される脂質低下薬，②脂質低下療法の CVD 抑制効果，③ CKD 進行抑制に関するスタチンの有効性が検討された．①に関して現在推奨される脂質低下薬は，スタチンとフィブラートに大別される．スタチンはおもに LDL コレステロール（LDL-C）の抑制に，フィブラートは TG の抑制に効果的である．また，小腸コレステロールトランスポーター阻害薬のエゼチミブもスタチンとの組み合わせで使用される．しかし，高 TG 血症が目立つ後期 CKD では腎排泄性のフィブラートは禁忌であるという矛盾がある．②に関して，これまでの臨床試験の結果では必ずしも明らかではないが，CKD ステージが早期の場合や，LDL-C が高値の場合はスタチンを主体とした脂質低下療法が有効と考えられる．CKD 診療ガイドライン[4] では CVD 予防の管理目標値として一次予防を LDL-C 120 mg/*dl* 未満，より早期の二次予防を LDL-C 100 mg/*dl* 未満としているが，CKD の病態を考慮して，TG の影響も加味された non-HDL-C について一次予防 150 mg/*dl* 未満，二次予防を LDL-C 130 mg/*dl* 未満という目標値も設定している．ただし，国際的な KDIGO ガイドライン[5] では，目標値の設定は無意味であるとして，治療開始後の状況により治療の継続や治療薬の投与量を検討する fire and forget 方式を採用し，状況に変化がない場合，LDL-C 測定の意義は低いと述べている．③については，スタチンが蛋白尿を改善するという臨床試験やメタ解析が報告されており，レニン・アンジオテンシン系阻害薬との併用でその効果が増すことも記されている．一方，腎機能の改善や保護に対するスタチンの有効性について，臨床試験やメタ解析からは根拠が十分ではないが，わが国のガイドライン[4]は使用を推奨する方向である．

いずれにせよ，腎疾患において脂質異常症の重要性が認識されてきたが，副作用とも相まって薬剤が常に有効であるとは言い難い．脂質代謝の改善には運動療法も大切と考えられるので，腎疾患に対する脂質異常症の影響を軽減するために，薬剤の使用とともに運動療法と適切に組み合わせることが望ましい．

（斉藤喬雄）

文献

1）Moorhead JF, et al：Lipid nephrotoxicity in chronic progressive glomerular and tubulo-interstitial disease. *Lancet* **2**：1309-1311, 1982
2）Kovesdy CP, et al：Obesity and kidney disease：hidden consequences of the epidemic. *Kidney Int* **91**：260-262, 2017
3）斉藤喬雄，他：脂質異常症と腎障害：脂肪過多の先に．腎と透析 **82**：791-797, 2017
4）日本腎臓学会編：CKD と脂質異常症．エビデンスに基づく CKD 診療ガイドライン 2013, 東京医学社，pp151-156，2013
5）日本腎臓学会監訳：慢性腎臓病の脂質管理のための KDIGO ガイドライン，東京医学社，2014

5 おもな腎臓病

1 ネフローゼ症候群

症状・原因

ネフローゼ症候群*（nephrotic syndrome；NS）は，高度の蛋白尿により低蛋白血症，浮腫，脂質異常症の臨床症状を示す症候群であり（図 1-1），わが国では年間 3,600 名が発症するといわれている[1]．蛋白尿は，主として糸球体上皮（足細胞）の変性によるが，その原因が腎臓固有の障害によるか，全身疾患などにより二次的に生じるかで，一次性と二次性に分けられる．日本腎臓学会レジストリーや厚生労働省研究班の報告によれば，一次性の割合は約 60%で，微小変化型ネフローゼ症候群（minimal change nephrotic syndrome；MCNS），膜性腎症，巣状分節性糸球体硬化症（focal segmental glomerulosclerosis；FSGS）などがその病因疾患として知られている[1]．発症年齢について，MCNS は若年層の一次性ネフローゼ症候群の約 60%を占めるが，60 歳以上では 20%程度となる[1]．しかし，高齢者でも発症する可能性は低くない．これに対して，膜性腎症は 30 歳以降

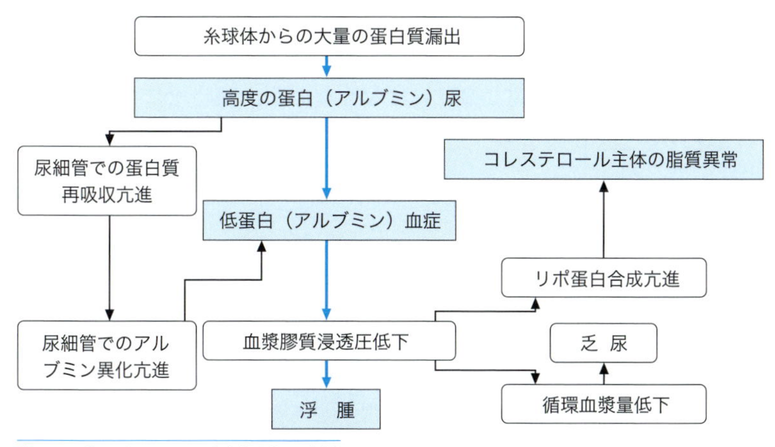

［図 1-1］ ネフローゼ症候群の病態
□ は診断基準，色矢印は主要経路（表 1-1 参照）．

side memo

＊ ｜ ネフローゼ症候群の由来

ネフローゼ（nephrose）は，1905 年にドイツの Müller によって提唱され，1914 年に同じくドイツの Volhard と Fahr の腎疾患分類に主要病名として組み込まれた．当時は，腎炎（nephritis）とは異なる尿細管変性を主体とした所見に注目されて，このように命名されたようである．しかし，その後の研究から，本症は糸球体上皮（足細胞）の変性による蛋白質の透過亢進がもたらす病態と認識されるに至った．このような病態はさまざまな腎病変で生じるので，それらを一括してネフローゼ症候群とよんでいる．

1. **蛋白尿**：3.5 g/日以上が持続する （随時尿において尿蛋白/尿クレアチニン比が 3.5 g/gCr 以上の場合もこれに準ずる）
2. **低アルブミン血症**：血清アルブミン値 3.0 g/d*l* 以下 血清総蛋白量：6.0 g/d*l* 以下
3. **浮腫**
4. **脂質異常症**（高 LDL-コレステロール血症）
注：1）上記の尿蛋白量，低アルブミン血症（低蛋白血症）の両所見を認めることが本症候群の診断の必須条件である． 2）浮腫は本症候群の必須条件ではないが，重要な所見である． 3）脂質異常症は本症候群の必須条件ではない． 4）卵円形脂肪体は本症候群の診断の参考となる．

［表 1-1］ **成人ネフローゼ症候群の診断基準**
（平成 22 年度 厚生労働省進行性腎障害に関する調査研究班）　（松尾 他，2011）[2)]

に増加し，60 歳以上では 60%を占める．FSGS は小児，若年者で若干多いものの，各年代で 10%程度にみられる．一方，二次性としては，糖尿病腎症，ループス腎炎，アミロイド腎症が代表的である．

診断基準・定義

前述のようにネフローゼ症候群は高度の蛋白尿など一連の臨床所見を示す症候群で，わが国では 1973 年に診断基準が定められたが，2011 年のネフローゼ症候群診療指針[2)]において若干の改訂が行われ，表 1-1 のようになった．この中で，高度の蛋白尿と低蛋白血症が必須条件である．尿蛋白量は，蓄尿により 1 日量として測定しなければならないが，随時尿にて尿蛋白/尿クレアチニン比（g/gCr）を目安とすることができる．ただし，病型については，原則として腎生検で病理組織学的診断を行う必要がある．

治療・予後

急性期には間質への水分貯留により浮腫が目立つので，その軽減のために対症療法として利尿薬の使用や食事の塩分制限（6 g/日以下）が不可欠である．食事蛋白について以前は低蛋白血症改善のため高蛋白食が勧められたが，尿蛋白の増加を促す恐れから最近は原則として 0.8 g/kg 体重に蛋白摂取を制限し，35/kcal/kg 体重のエネルギー摂取により窒素バランスを保つことが勧められている．

MCNS の大多数は，ステロイドが有効で完全寛解（表 1-2）に至る．しかし，ステロイドの減量とともに再発することも少なくない．このような状態を繰り返す頻回再発型では，免疫抑制薬の併用が必要であり，現在わが国ではカルシニューリン阻害薬であるシクロスポリンが保険適用となっている．膜性腎症や FSGS では，ステロイドにて尿蛋白が十分に減少しないステロイド抵抗性ネフローゼ症候群を示すことが多く，シクロスポリンのほか，プリン代謝拮抗薬であるミゾリビン，アルキル化剤のシクロホスファミドの併用も可能である．シクロホスファミドはその有効性から主として欧米で使用されてきたが，骨髄抑制などの副作用が問題となり，シクロスポリンでは特に長期使用で腎障害がみられる．また，ミゾリビンでは効果が一定しないことがある．このため，

治療効果の判定は治療開始後 1カ月，6カ月の尿蛋白量定量で行う	
完全寛解	尿蛋白＜0.3 g/日
不完全寛解Ⅰ型	0.3 g/日 ≦ 尿蛋白＜1.0 g/日
不完全寛解Ⅱ型	1.0 g/日 ≦ 尿蛋白＜3.5 g/日
無効	尿蛋白 ≧ 3.5 g/日

注：1）ネフローゼ症候群の診断・治療効果判定は 24 時間蓄尿により判断すべきであるが，蓄尿ができない場合には随時尿の尿蛋白/尿クレアチニン比（g/gCr）を使用してもよい．
2）6 カ月の時点で完全寛解，不完全寛解Ⅰ型の判定には，原則として臨床症状および血清蛋白の改善を含める．
3）再発は完全寛解から，尿蛋白 1 g/日（1 g/gCr）以上，または（2＋）以上の尿蛋白が 2～3 回持続する場合とする．
4）欧米においては，部分寛解（partial remission）として尿蛋白の 50%以上の減少と定義することもあるが，日本の判定基準には含めない．

［表 1-2］ **ネフローゼ症候群の治療効果判定基準**
（平成 22 年度厚生労働省進行性腎障害に関する調査研究班）（松尾 他，2011）[2)]

厚生労働省研究班の報告では，シクロスポリンやミゾリビンについて，適切な血中濃度を保つ用法用量での使用が勧められる[3, 4)]．最近，高齢者におけるネフローゼ症候群が増加しているが，ステロイドや免疫抑制薬による副作用には注意が必要である．特に，ネフローゼ症候群が寛解に至っても肺炎などの感染症や糖尿病の発症で生命の危険にさらされることがあるので，その対応を常に心がける．

予後は，蛋白尿の減少によって示される治療反応（表 1-2）[2)] と密接に関係しているが[5)]，これまで予後良好といわれてきたMCNSでも，難治例が少なくないことが報告されている[1)]．

運動の可否

これまで，ネフローゼ症候群の病初期には安静が必要といわれてきた．確かに，この時期に運動をすることで，蛋白尿の増加や腎機能低下を引き起こすことがあるが，明確なエビデンスはない．むしろ，絶対安静が深部静脈血栓症の誘因になるともいわれており，状態に合わせた適切な運動を行ったほうがよい．また，完全寛解では過度にならなければ運動制限をする必要はないし，不完全寛解Ⅰ型やⅡ型でも適度な運動が可能である．

（斉藤喬雄）

文献

1）丸山彰一監：ネフローゼ症候群診療ガイドライン 2017，東京医学社，2017
2）松尾清一，他：ネフローゼ症候群診療指針．日腎会誌 **53**：78-122，2011
3）Saito T, et al：Significance of combined cyclosporine-prednisolone therapy and cyclosporine blood concentration monitoring for idiopathic membranous nephropathy with steroid-resistant nephrotic syndrome：a randomized controlled multicenter trial. *Clin Exp Nephrol* **18**：784-794, 2014
4）Saito T, et al：Mizoribine therapy combined with steroids and mizoribine blood concentration monitoring for idiopathic membranous nephropathy with steroid-resistant nephrotic syndrome. *Clin Exp Nephrol* **21**：961-970, 2017
5）Shiiki H, et al：Prognosis and risk factors for idiopathic membranous nephropathy with nephrotic syndrome in Japan. *Kidney Int* **65**：1400-1407, 2004

2 糖尿病腎症

糖尿病は，インスリン作用不足により生じる慢性の高血糖状態を主徴とする代謝疾患群である．糖尿病腎症はこの長期的な高血糖状態に起因する細小血管障害の1つである．具体的には，糸球体血管の血管周囲の結合組織であるメサンギウムが増生し，糸球体構造の破壊，その結果として機能障害に至る．典型的な腎症の自然経過では，初期に糸球体過剰濾過がみられ，その後，微量アルブミン尿から顕性アルブミン尿へと進行する．蛋白尿の増加に伴い徐々に腎機能の低下が進行し，最終的には腎代替療法が必要な末期腎不全に至る[1)]．現在，糖尿病腎症はわが国における透析新規導入原疾患の第1位である．さらに，腎症合併患者では，腎症非合併例に比べ，心血管疾患による死亡頻度が高い．また糖尿病患者においても，アルブミン尿と糸球体濾過量（GFR）の低下は心血管イベント，心血管死，全死亡の独立した危険因子となっている[1-3)]．このため，糖尿病腎症患者では，その進行抑制だけでなく心血管イベントを予防するための強い治療介入が必要である．

疫学

米国では，糖尿病腎症を患っている割合は，糖尿病患者の約26%でほぼ一定になっている．また末期腎不全（end-stage kidney disease；ESKD）の割合も変わらないか，わずかに減っているのみとなっている[4, 5)]．しかしながら，糖尿病腎症は，白人に比べアジア人を含む白人以外の人種で発症しやすく，遺伝因子の関与も指摘されている．JDDM（Japan Diabetes Clinical Data Management Study）では2型糖尿病患者8,897人（平均年齢63±11歳，平均罹病期間12±9年）の中で，後述する病期分類で腎症1期，2期，3期以上を呈する割合は，58%，32%，10%であった[6, 7)]．

原因

糖尿病腎症は先述したとおり，長期的な高血糖状態から惹起されるが，発症，進展にはここからいくつもの機序がかかわっている．その中で重要な位置を占めているのが酸化ストレスという報告がある．この酸化ストレスがグリケーション，PKCカスケード，MAPK，mTOR，SMADなどの糖尿病腎症にかかわるシグナル伝達経路を誘発すると考えられている．すなわち，酸化ストレスが糖尿病腎症の二大要因である炎症性ならびにアポトーシス性物質の両者を活性化するとされている[8)]．

診断と病期分類

臨床的には，GFR（推算糸球体濾過量；eGFR）で代用する．尿中アルブミン排泄量あるいは尿蛋白排泄量によって評価する．腎糸球体の構造変化は，一般的に尿中アルブミン排泄量の増加としてとらえる．随時尿で30 mg/gクレアチニン（Cr）未満を第1期（腎症前期）とし，これを超えると腎臓に構造的障害があるとされ，第2期（早期腎症期）と判定される．さらに，300 mg/g Cr以上になると定性試験による尿蛋白持続陽性状態（蛋白排泄量0.5 g/g Cr以上に相当）となり，第

病　期	尿アルブミン値（mg/gCr）あるいは 尿蛋白値（g/gCr）	GFR（eGFR） （ml/分/1.73 m²）
第 1 期 （腎症前期）	正常アルブミン尿（30 未満）	30 以上[注 2)]
第 2 期 （早期腎症期）	微量アルブミン尿（30〜299）[注 3)]	30 以上
第 3 期 （顕性腎症期）	顕性アルブミン尿（300 以上）あるいは 持続性蛋白尿（0.5 以上）	30 以上[注 4)]
第 4 期 （腎不全期）	問わない[注 5)]	30 未満
第 5 期 （透析療法期）	透析療法中	

注 1）糖尿病腎症は必ずしも第 1 期から順次第 5 期まで進行するものではない．本分類は，厚労省研究班の成績に基づき予後（腎，心血管，総死亡）を勘案した分類である（URL：http://mhlw-grants.niph.go.jp/, Wada, T, Haneda M, Furuichi K, Babazono T, Yokoyama H, Iseki K, Araki SI, Ninomiya T, Hara S, Suzuki Y, Iwano M, Kusano E, Moriya T, Satoh H, Nakamura H, Shimizu M, Toyama T, Hara A, Makino H；The Research Group of Diabetic Nephropathy, Ministry of Health, Labour, and Welfare of Japan：Clinical impact of albuminuria and glomerular filtration rate on renal and cardiovascular events, and all-cause mortality in Japanese patients with type 2 diabetes. *Clin Exp Nephrol* **18**：613-620, 2014.

注 2）GFR 60 ml/分/1.73 m² 未満の症例は CKD に該当し，糖尿病腎症以外の原因が存在しうるため，他の腎臓病との鑑別診断が必要である．

注 3）微量アルブミン尿を認めた症例では，糖尿病腎症早期診断基準に従って鑑別診断を行ったうえで，早期腎症と診断する．

注 4）顕性アルブミン尿の症例では，GFR 60 ml/分/1.73 m² 未満から GFR の低下に伴い腎イベント（eGFR の半減，透析導入）が増加するため，注意が必要である．

注 5）GFR 30 ml/分/1.73 m² 未満の症例は，尿アルブミン値あるいは尿蛋白値にかかわらず，腎不全期に分類される．しかし，特に正常アルブミン尿・微量アルブミン尿の場合は，糖尿病腎症以外の腎臓病との鑑別診断が必要である．

【重要な注意事項】 本表は糖尿病腎症の病期分類であり，薬剤使用の目安を示した表ではない．糖尿病治療薬を含む薬剤，特に腎排泄性薬剤の使用にあたっては，GFR 等を勘案し，各薬剤の添付文章に従った使用が必要である．

（糖尿病性腎症合同委員会，2014[9] を一部改変）（日本糖尿病学会，2018，p86）[10]

［表 2-1］ **糖尿病腎症病期分類**[注 1)]

3 期（顕性腎症期）と判定される（表 2-1）[9, 10]．eGFR が 30 ml/分/1.73 m² 未満となると血清 Cr が上昇し，尿アルブミン値あるいは蛋白尿値にかかわらず第 4 期（腎不全期）とする．腎不全が進行し，透析療法に至った状態を第 5 期（透析療法期）とする．また，糖尿病腎症病期分類と慢性腎臓病（chronic kidney disease；CKD）との関係性は表 2-2 のように示される[9, 10]．

治療

糖尿病腎症の治療の基本は，糖尿病そのものの治療である食事療法，運動療法，薬物療法を土台とした良好な血糖・血圧管理であり，適切な脂質管理，適切な体重維持も望ましい．

1）血糖管理

腎症第 1 期から 2 期，つまり微量アルブミン尿陰性または微量アルブミン尿の時期は 1 型においても 2 型においても血糖コントロールは腎症発症，進展を有意に抑制させることが明らかとなっている[11-16]．具体的な数値目標としては，健常成人の場合，もちろん HbA1c が 7%未満である．

一方，第 3 期以後，すなわち顕性腎症期以後における血糖コントロールの有効性については観察研究のみであり，血糖コントロールにより進行を抑制する可能性がある，にとどまっている状況

<table>
<tr><td colspan="3">アルブミン尿区分</td><td>A1</td><td>A2</td><td>A3</td></tr>
<tr><td colspan="3">尿アルブミン定量</td><td>正常アルブミン尿</td><td>微量アルブミン尿</td><td>顕性アルブミン尿</td></tr>
<tr><td colspan="3">尿アルブミン/Cr比（mg/gCr）</td><td>30未満</td><td>30～299</td><td>300以上</td></tr>
<tr><td colspan="3">（尿蛋白/Cr比）（g/gCr）</td><td></td><td></td><td>（0.50以上）</td></tr>
<tr><td rowspan="6">GFR区分
（ml/分/1.73 m^2）</td><td>G1</td><td>≧90</td><td rowspan="4">第1期
（腎症前期）</td><td rowspan="4">第2期
（早期腎症期）</td><td rowspan="4">第3期
（顕性腎症期）</td></tr>
<tr><td>G2</td><td>60～89</td></tr>
<tr><td>G3a</td><td>45～59</td></tr>
<tr><td>G3b</td><td>30～44</td></tr>
<tr><td>G4</td><td>15～29</td><td colspan="3" rowspan="2">第4期
（腎不全期）</td></tr>
<tr><td>G5</td><td><15</td></tr>
<tr><td colspan="3">（透析療法中）</td><td colspan="3">第5期
（透析療法期）</td></tr>
</table>

［表2-2］ **糖尿病腎症病期分類とCKD重症度分類との関係**
（糖尿病性腎症合同委員会，2014[9] を一部改変）（日本糖尿病学会，2018，p87）[10]

である[1]．

2）血圧管理

血圧コントロールは，糖尿病腎症のすべての病期で有効である[17-19]．特に，アンジオテンシン変換酵素（ACE）阻害薬やアンジオテンシンⅡ受容体拮抗薬（ARB）などのレニン・アンジオテンシン系（RAS）阻害薬は，降圧作用以外に微量アルブミン尿または蛋白尿を減少させる効果が認められており，糖尿病腎症の第一選択薬として推奨される[1]．降圧目標値は，130/80 mmHg未満である[20]．

3）食事療法

❶減塩

糖尿病腎症において食塩摂取制限は推奨されており[21, 22]，減塩目標は食塩6 g/日未満である[20]．1型・2型糖尿病における食塩摂取制限の効果について，13件のランダム化比較試験（RCT）を用いたシステマティックレビューによると，収縮期血圧と拡張期血圧はそれぞれ1型では7.1/3.1 mmHg，2型では6.9/2.9 mmHg低下しており，食塩摂取制限により，血圧の低下を介した腎保護効果が期待される[21]．

❷蛋白質制限

腎症前期から早期腎症期では，過剰な蛋白質摂取を避ける．顕性腎症期から，0.8～1.0 g/標準体重（kg）/日の蛋白質制限，腎不全期では0.6～0.8 g/標準体重（kg）/日のさらなる蛋白質制限を行う[6]．しかしながら，現時点では十分なエビデンスが蓄積されておらず，個々の症例で総合的に勘案して行われるべきであろう．

4）運動療法

糖尿病腎症によるものに限らず，保存期CKDにおける運動療法は，以前は蛋白尿や腎機能障害を悪化させるという懸念から推奨されることはなかった．しかし，運動療法による蛋白尿の増加は一過性（1～2時間）で，長期的に増加することはない．むしろ，運動耐容能やQOLの向上，糖・脂質代謝の改善，心血管疾患の予防など利点もあるため，活動を過度に制限すべきではないことが

	運動療法の実際	推奨される運動療法
早期腎症期	•運動療法後に尿蛋白排泄量の増加を認めても，腎症を増悪させることはない． •多くの場合，中等度から高強度の日常生活動作は，腎症の発症ないし進展を抑制する可能性がある．	•すべての日常生活動作が認められる．ただし，尿検査の前日には運動による陽性を防ぐために，高強度の運動は避けるべきである．
顕性腎症期	•有酸素運動とレジスタンストレーニングは，ともに運動耐容能とQOLを改善させる． •積極的に活動的な日常生活を送ることが推奨される．	•すべての日常生活動作が認められる．しかしながら，運動耐容能や四肢筋力が低い場合には，低強度で低負荷時間から開始すべきである．
末期腎不全期	•監視下での透析施行中の中等度の有酸素運動は，効果的で運動習慣を増加させるかもしれない．	•運動耐容能や四肢筋力が低下している場合には，低強度で低負荷時間から開始すべきである． •透析中の運動療法中では，電解質をモニターするべきである．

[表 2-3] 糖尿病腎症の運動療法の実際と推奨基準　(Colberg et al, 2016[27] を一部改変)

指摘されている．「糖尿病治療ガイド」にある糖尿病腎症生活指導基準を「2012-2013」[23]，「2014-2015」[24]，「2016-2017」[25] から年次経過でまとめられた表（p299 表 2-14）を参照いただきたい．実際，この5～6年間に第3期，第4期の生活一般や運動から「制限」の文字がなくなり，むしろ運動を「推奨」する方向に変化してきたことが見て取れよう[26]．米国糖尿病協会（American Diabetes Association；ADA）では，末期腎不全期（ESKD）でさえも，監視下であれば，透析を行っている最中でも中等度の有酸素運動は効果的かもしれないとしている（表 2-3）[27]．ただし，開始する前には，網膜症や神経障害といった細小血管障害のみならず，虚血性心疾患の有無など大血管障害を含めた十分な合併症の精査が必要である．

（原田　卓）

文献

1）日本糖尿病学会（編著）：糖尿病診療ガイドライン 2016，南江堂，pp195-220，2016
2）Fox CS, et al：Associations of kidney disease measures with mortality and end-stage renal disease in individuals with and without diabetes：a meta-analysis. *Lancet* **380**：1662-1673, 2012
3）Tuttle KR, et al：Diabetic Kidney Disease：A Report From an ADA Consensus Conference. *Am J Kidney Dis* **64**：510-533, 2014
4）de Boer IH：A New Chapter for Diabetic Kidney Disease. *N Engl J Med* **377**：885-887, 2017
5）Gregg EW, et al：Changes in Diabetes-related complications in the United States, 1990–2010. *N Engl J Med* **370**：1514-1523, 2014
6）日本糖尿病学会編著：糖尿病専門医研修ガイドブック改定第6版，診断と治療社，p8，2012
7）Yokohama H, et al：Microalbuminuria is common in Japanese type2 diabetic patients：a nation wide survey from the Japan Diabetes Clinical Data Management Study Group (JDDM 10). *Diabetes Care* **30**：989-992, 2007
8）Bhattacharjee N, et al：Mechanistic insight of diabetic nephropathy and its pharmacotherapeutic targets：An update. *Europ J of Pharma* **791**：8-24, 2016
9）糖尿病性腎症合同委員会：糖尿病性腎症病期分類 2014 の策定（糖尿病性腎症病期分類改訂）について．糖尿病 **57**：529-534，2014
10）日本糖尿病学会編著：糖尿病治療ガイド 2018-2019，文光堂，pp84-89，2018
11）The Diabetes Control and Complications Trial Research Group：The effect of intensive treatment of diabetes on the development and progression of long-term complications in insulin-dependent diabetes

mellitus. *N Engl J Med* **329**：977-986, 1993
12) UK Prospective Diabetes Study (UKPDS) Group：Intensive blood-glucose control with sulphonylureas or insulin compared with conventional treatment and risk of complications in patients with type 2 diabetes (UKPDS 33). *Lancet* **352**：837-853,1998
13) Ohkubo Y, et al：Intensive insulin therapy prevents the progression of diabetic microvascular complications in Japanese patients with non-insulin-dependent diabetes mellitus：a randomized prospective 6-year study. *Diabetes Res Clin Pract* **28**：103-117, 1995
14) ADVANCE Collaborative group, et al：Intensive blood glucose control and vascular outcomes in patients with type 2 diabetes. *N Engl J Med* **358**：2560-2572, 2008
15) Ismail-Beigi F, et al：Effect of intensive treatment of hyperglycaemia on microvascular outcomes in type 2 diabetes：an analysis of the ACCORD randomised trial. *Lancet* **375**：419-430, 2010
16) Duckworth W, et al：Glucose control and vascular complications in veterans with type 2 diabetes. *N Engl J Med* **360**：129-139, 2009
17) UK Prospective Diabetes Study Group：Tight blood pressure control and risk of macrovascular and microvascular complications in type 2 diabetes：UKPDS 38. *BMJ* **317**：703-713, 1998
18) Makino H, et al：Prevention of transition from incipient to overt nephropathy with telmisartan in patients with type 2 diabetes. *Diabetes Care* **30**：1577-1578, 2007
19) Lewis EJ, et al：Renoprotective effect of the angiotensin-receptor antagonist irbesartan in patients with nephropathy due to type 2 diabetes. *N Engl J Med* **345**：851-860, 2001
20) 日本高血圧学会高血圧治療ガイドライン作成委員会(編)：高血圧治療ガイドライン2014, ライフサイエンス出版, pp75-87, 2014
21) Suckling RJ, et al：Altered dietary salt intake for preventing and treating diabetic kidney disease. *Cochrane Database Syst Rev*：CD006763, 2010
22) Imanishi M, et al：Sodium sensitivity related to albuminuria appearing before hypertension in type 2 diabetic patients. *Diabetes Care* **24**：111-116, 2001
23) 日本糖尿病学会編著：糖尿病治療ガイド2012-2013, 文光堂, 2012
24) 日本糖尿病学会編著：糖尿病治療ガイド2014-2015, 文光堂, 2014
25) 日本糖尿病学会編著：糖尿病治療ガイド2016-2017, 文光堂, 2016
26) 上月正博：糖尿病性腎症例にどの程度運動指導すべきか？. Diabetes Strategy **7**：161-167, 2017
27) Colberg SR, et al；Physical Activity/Exercise and Diabetes：A Position Statement of the American Diabetes Association. *Diabetes Care* **39**：2065-2079, 2016

3 IgA腎症

定義・概念

IgA腎症は，1968年Bergerらによって提唱された一次性糸球体疾患で，免疫組織学的に（蛍光抗体法,酵素抗体法にて）メサンギウム領域へのIgAの優位な沈着を認めることを特徴としている．本症は，慢性腎臓病（CKD）の代表的疾患である慢性糸球体腎炎のうち，成人で30%以上，小児で20%以上を占める．光顕的にはメサンギウム基質や細胞の増生を主体とした巣状からびまん性メサンギウム増殖性腎炎（増殖の程度は，微小変化に近い軽微なものから高度なものまで多彩）を基本とし，これに種々の程度のボウマン嚢との癒着，係蹄壊死，小半月体を伴う．電顕的には，傍メサンギウム領域の基底膜下に電子密度の高い大小の半球状沈着物を高頻度に認めることが特徴である．

疫学

IgA 腎症が多発する国としては，日本，アジア太平洋地域の諸国，フランス，イタリアなどの南欧諸国がある．北欧や北米では比較的少なく，腎生検対象症例の選択基準の相違がその一因と考えられている．このような著しい地域差の原因は不明であるが，北米においては北米先住民族に多発し黒人ではまれであることも知られているため，何らかの人種的要因の存在も想定されている．諸外国では男性にやや多いとされるが，日本ではその比率は 1.2：1 程度で諸外国より低く，これも腎生検の適応基準の相違がその一因と考えられている．IgA 腎症の発見時の年齢は，成人では 20 歳代と 40 歳代，小児では 10 歳代が多いが，患者層はすべての年齢にわたっている．

発症ならびに進展機序

IgA 腎症では，メサンギウム領域に沈着している IgA は主として IgA1 で，J 鎖を伴った二量体もしくは多量体であるが，その IgA の由来は粘膜系あるいは骨髄で産生されたものと考えられている．本症は流血中の IgA 抗体と何らかの抗原，補体の複合体が腎糸球体に沈着して発症する免疫複合体疾患であるとする説が一般的である．免疫複合体を形成している抗原としてはウイルス（EB，アデノ，単純ヘルペスなど），細菌抗原（ヘモフィルス パラインフルエンザなど），食物抗原（グルテン，グリアジン，大豆など），自己抗原など諸説があり，その同定はいまだ十分にはなされていない．近年，IgA1 ヒンジ部の糖鎖異常が明らかにされ，その糖鎖異常 IgA1 とこれに対する自己抗体からなる免疫複合体がメサンギウムに結合し，炎症を惹起する可能性も示唆されている．

一方，本症の進展には，免疫学的機序以外にも，糸球体固有細胞や流血中の白血球ならびに血小板などから放出される生理活性物質や，糸球体局所の血行力学的変化（糸球体過剰濾過や糸球体内高血圧）などの非免疫学的要因が関与している．

診断

1）臨床症状

IgA 腎症の発症形式については，わが国では偶然の機会に蛋白尿・血尿が発見されるチャンス蛋白尿・血尿が 60〜70％と大半を占め，肉眼的血尿は 10〜15％，急性腎炎症候群は 10％程度である．本症でネフローゼ症候群を呈する頻度は 10％程度と少なく，約 60％の症例が尿蛋白 1 g/日以下にとどまるが，一般に蛋白尿が高度なほど腎機能予後は不良である．経過中高血圧を合併する頻度は 10〜30％とされ，まれに悪性高血圧を呈する．

現在 20 年以上の経過観察にて本症の 20〜40％が末期腎不全へと進行することが明らかになり，長期腎予後は必ずしも良好とはいえない．腎生存率は 10 年で 80〜90％，20 年で 70〜75％とされる．

2）臨床検査所見

「IgA 腎症診療指針—第 3 版」[1)] では，尿検査で持続性の顕微鏡的血尿は必発所見であり，偶発所見として肉眼的血尿が認められる．頻発所見として，間欠的または持続的蛋白尿がみられる．そのため，尿検査は通常 3 回以上施行し，一般の尿定性試験に加えて尿沈渣鏡検も行う．血液検査では，

臨床的重症度 ＼ 組織学的重症度	H-Grade Ⅰ	H-Grade Ⅱ	H-Grade Ⅲ＋Ⅳ
C-Grade Ⅰ	低リスク	中等リスク	高リスク
C-Grade Ⅱ	中等リスク	中等リスク	高リスク
C-Grade Ⅲ	高リスク	高リスク	超高リスク

低リスク群：透析療法に至るリスクが少ないもの注1)
中等リスク群：透析療法に至るリスクが中程度あるもの注2)
高リスク群：透析療法に至るリスクが高いもの注3)
超高リスク群：5年以内に透析療法に至るリスクが高いもの注4)
（ただし，経過中に他のリスク群に移行することがある）

後ろ向き多施設共同研究からみた参考データ.
注1）72例中1例（1.4%）のみが生検後18.6年で透析に移行.
注2）115例中13例（11.3%）が生検後3.7～19.3（平均11.5）年で透析に移行.
注3）49例中12例（24.5%）が生検後2.8～19.6（平均8.9）年で透析に移行.
注4）34例中22例（64.7%）が生検後0.7～13.1（平均5.1）年で，また14例（41.2%）が5年以内に透析に移行.

［表3-1］ IgA腎症患者の透析導入リスクの層別化
（進行性腎障害に関する調査研究班報告IgA腎症分科会，2011)[1]

必発所見はないが，半数以上に血清IgAの高値（315 mg/dl以上）が認められる．

3）腎生検

IgA腎症の確定診断および病態活動性・予後の判定，治療方針の選択には，腎生検が必須である．光顕像では，巣状分節性からびまん性全節性に至るまで，種々の程度のメサンギウム増殖性変化が認められる．これに加えて，糸球体毛細血管内への炎症細胞浸潤を伴う管内細胞増多や半月体形成などの急性活動性病変が認められる．蛍光抗体法または酵素抗体法では，びまん性にメサンギウム領域にIgA，C3の顆粒状沈着が認められる．また，電顕ではメサンギウム基質内，特にパラメサンギウム領域に高電子密度物質の沈着がみられる．

予後判定基準

これまで，「IgA腎症診療指針―第2版」では，IgA腎症患者の予後を，腎生検所見に基づいて，①予後良好群（透析療法に至る可能性がほとんどないもの），②予後比較的良好群（透析療法に至る可能性が低いもの），③予後比較的不良群（5年以上・20年以内に透析療法に移行する可能性があるもの），④予後不良群（5年以内に透析療法に移行する可能性があるもの），の4群に分類してきた．しかし近年，科学的根拠に基づいた診療指針の必要性が高まったことから，厚生労働省進行性腎障害に関する研究班では2005年から「IgA腎症の腎病理所見と予後の関連に関する後ろ向き多施設共同研究」を展開し，集積されたデータをもとに予後分類の改訂（透析導入の層別化）を行った[1]．

解析の結果から，透析導入と関連する病変は，細胞性半月体，線維細胞性半月体，全節性糸球体硬化，分節性糸球体硬化および線維性半月体であったことから，これら5つの病変のいずれかを有する糸球体が，全糸球体数のうちの何%を占めるかにより，組織学的重症度をH-Grade Ⅰ（0～24%），Ⅱ（25～49%），Ⅲ（50～74%），Ⅳ（75%≦）の4段階に分類した[27]．また腎生検時本症患者を「IgA 腎症の透析導入に対するリスク層別化」に基づき，1. 低リスク群，2. 中等リスク群，3. 高リスク群，4. 超高リスク群のいずれかに分類する．それぞれの群における治療指針を以下に記す．

生活習慣および食事療法については，CKD 診療ガイドおよび CKD 診療ガイドラインを参考に各 CKD ステージに従い指導する．さらに，本症における薬物療法については，エビデンスに基づいた IgA 腎症の薬物療法（表 3-3）を参照とする．なお，経過中にほかのリスク群に移行することがあることを念頭に定期的観察が必要である．

【すべてのリスク群に共通する治療指針】
A. **生活習慣の是正**：禁煙，適正飲酒量の指導，体重の管理を行う[2) 注1)]． B. **診察・検査項目**：定期的な血圧測定および腎機能の評価（血清クレアチニン，eGFR など）を含む血液生化学検査，尿定性試験・沈渣，尿中蛋白・クレアチニン定量（蛋白/クレアチニン比），可能であれば蓄尿検査による 1 日尿蛋白排泄量やクレアチニンクリアランスの測定を行う[3)]． C. **エネルギー摂取量**：エネルギー摂取量は，年齢，性別，運動量を加味しながら 25〜35 kcal/kg 標準体重/日を目安とする[4)]．なお，摂取エネルギーの決定後は，体重変化を観察しながら適正エネルギー量となっているかを経時的に評価しつつ調整を加える[2, 3)]．

【リスク群別の治療指針】	
1. 低リスク群	A. **生活指導**：特に運動制限を行う必要はないが，生活習慣の是正を指導する[2)]．診察は少なくとも 3〜6 カ月に 1 回とする[3)]． B. **食事療法**：過剰の塩分摂取を避け[5)]，腎機能低下例では過剰な蛋白質摂取を避ける（0.8〜1.0 g/kg 標準体重/日）[5, 6)]． C. **薬物療法**：尿蛋白量，高血圧の有無や腎組織所見を参考に，抗血小板薬や降圧薬を用いる．副腎皮質ステロイド療法（パルス療法を含む）は糸球体に急性活動性病変を有する場合に考慮する．
2. 中等リスク群	A. **生活指導**：個々の血圧，尿蛋白，腎機能などを慎重にみながら運動量を調節する[4)]．診察は少なくとも 1〜3 カ月に 1 回とする． B. **食事療法**：腎機能，尿蛋白量，血圧に応じた，蛋白質摂取（0.8〜1.0 g/kg 標準体重 /日）[5)]や食塩の制限（基本は 6 g/日未満）を行う[5, 6)]． C. **薬物療法**：尿蛋白量，高血圧の有無や腎組織所見を参考に，抗血小板薬，降圧薬や副腎皮質ステロイド薬（パルス療法を含む）を用いる．特に，糸球体に急性活動性病変を認め，尿蛋白量が 0.5 g/日以上で，eGFR が 60 m*l*/分/1.73 m^2 以上の場合は，副腎皮質ステロイド療法（パルス療法を含む）の適応を積極的に考慮する（**表 3-3**）．
3. 高リスク群	A. **生活指導**：個々の血圧，尿蛋白，腎機能などを慎重にみながら運動量を調節する[4)]．診察は原則として 1 カ月に 1 回とする．妊娠・出産には注意が必要である[7)]． B. **食事療法**：腎機能，尿蛋白量，血圧に応じて蛋白質制限（0.6〜0.8 g/kg 標準体重/日）[5)]や食塩の制限（基本は 6 g/日未満）を行う[5, 6)]．必要に応じてカリウム制限を行う[4, 5)]． C. **薬物療法**：腎機能，尿蛋白量，高血圧の有無や腎組織所見を参考に，抗血小板薬，降圧薬や副腎皮質ステロイド療法（パルス療法を含む）を用いる．特に，糸球体に急性活動性病変を認め，eGFR が 60 m*l*/分/1.73 m^2 以上の場合に，副腎皮質ステロイド療法（パルス療法を含む）を考慮する（**表 3-3**）．
4. 超高リスク群	A. **生活指導**：高リスク群に準じた生活指導を行う．妊娠・出産には厳重な注意が必要である[7)]． B. **食事療法**：食塩制限（6 g/日未満）[5, 6)]，蛋白質制限（0.6〜0.8 g/kg 標準体重/日）[5)]および適切なカリウム制限を行う[4, 5)]． C. **薬物療法**：高リスク群に準じるが，病態によっては慢性腎不全の治療を行う．ただし，慢性病変が糸球体病変の主体をなす場合には，副腎皮質ステロイド療法の適応については慎重に考慮すべきである（表 3-3）．

注 1）体重の管理は，標準体重［(身長 m)^2×22］(kg) に近づけるように指導する．
注 2）降圧には，アンジオテンシン変換酵素阻害薬，アンジオテンシンⅡ受容体拮抗薬を第一選択薬とし，降圧目標が達成できないときには第二選択薬として利尿薬またはカルシウム拮抗薬の併用療法を考慮する[8, 9)]．
注 3）使用に際しては，腎臓専門医の意見を参考にすることが望ましい．現在，わが国で，治療法の 1 つとして扁桃摘出術（病巣感染巣除去）と副腎皮質ステロイドパルス療法の併用の有効性について調査・研究が行われている．

［表 3-2］ **IgA 腎症に対するリスク群別の治療指針**

（進行性腎障害に関する調査研究班報告 IgA 腎症分科会，2011）[1)]

の臨床所見では，尿蛋白排泄量と推算糸球体濾過量（eGFR）が透析導入と関連する因子であったことから，臨床的重症度を尿蛋白が 0.5 g/日未満の C-Grade Ⅰ，尿蛋白 0.5 g/日以上かつ eGFR 60 以上の C-Grade Ⅱ，尿蛋白 0.5 g/日以上かつ eGFR 60 未満の C-Grade Ⅲの 3 群に分類した．

そこで，透析導入リスクの層別化にあたっては，上記の組織学的重症度と臨床的重症度を表 3-1

エビデンスに基づいたIgA腎症の薬物療法を提示する.

経口副腎皮質ステロイド薬	尿蛋白0.5g/日以上かつeGFR 60ml/分/1.73m² 以上の症例がよい適応となる[10, 11]. 組織学的に急性病変を含む症例を対象とする. プレドニゾロン30〜40mg/日を初期投与量とする2年間の持続漸減療法では, 尿蛋白減少と腎機能障害進展抑制が認められた[10, 11) 注1]. 一方, 20mg/日を初期投与量とするRCTの成績では, 尿蛋白低下効果は認められるものの腎機能障害進展抑制に対する有効性は認められなかった[12]. 腎機能低下例(eGFR 60ml/分/1.73m² 未満)における腎機能障害進展抑制効果は明らかにされていない[10, 13].
ステロイドパルス療法	血清クレアチニン1.5mg/dl 以下および尿蛋白1.0〜3.5g/日を呈する症例において, メチルプレドニゾロン1gの3日間投与を1クールとして, 隔月で計3回施行する点滴静注療法が尿蛋白を減少させ, 腎機能の長期予後を改善させるというエビデンスがある[14, 15) 注2]. 一方, 血清クレアチニン1.5mg/dl 以上を呈する症例での有効性に関しては明確なエビデンスがない[16].
扁桃摘出術(扁摘)+ステロイドパルス療法	臨床的寛解が期待できる治療法として, わが国から報告されている[17, 18]. 扁摘後のステロイドパルス療法は1カ月以内に3クール施行する方法と, 隔月で3クール施行する方法の2つに大別される. 近年, わが国で世界初のランダム化比較試験が行われ, 扁摘+ステロイドパルス療法が, ステロイドパルス療法よりも尿蛋白減少効果の点で優っていることが明らかにされた[19]. 一方, 血清クレアチニン1.5〜2.0mg/dl の症例に対しても有効であるとする報告[20]もあるが, 症例対照研究のため十分なエビデンスとはいえない[21].
降圧薬	高血圧または正常高値血圧を呈する症例を対象とし, 130/80mmHg未満(ただし, 尿蛋白が1g/日以上の場合は125/75mmHg未満)を降圧目標とする. アンジオテンシン変換酵素阻害薬やアンジオテンシンⅡ受容体拮抗薬が第一選択薬となる. 腎機能低下例においても, 血清クレアチニン値やカリウム値に注意しながら少量から投与し, 漸増する[9]. 降圧や抗蛋白尿効果が不十分であれば, 少量の降圧利尿薬, カルシウム拮抗薬を併用, さらに不十分であれば, 他降圧薬を併用する. またアンジオテンシン変換酵素阻害薬とアンジオテンシンⅡ受容体拮抗薬の併用が, それぞれの単独投与よりも強い抗蛋白尿効果を示すとする報告もある[22]. 正常血圧の症例においても, 両薬物は抗蛋白尿効果を発揮するが[23], わが国では保険適用はない.
免疫抑制薬	第2版では「通常使用しない」と記されていたが, 血清クレアチニン1.5mg/dl 以上, 中等度から高度の組織障害を有する進行性IgA腎症に対して, シクロホスファミドやアザチオプリンが副腎皮質ステロイド薬との併用において腎機能保持に有効であるとする成績がある[24].
抗血小板薬	ジピリダモールや塩酸ジラゼプは蛋白尿減少効果を有するが, 腎機能障害の進展抑制に関する有効性は明らかではない[21].
抗凝固薬	腎生検で半月体形成, 糸球体硬化, 糸球体係蹄のボウマン嚢との癒着などが目立つ場合はワルファリンを用いる[25]が, 入院患者ではヘパリンを用いる[26]こともある.

注1) ステロイドの初期投与量や患者背景によっては, 日和見感染や消化管出血などの重大な副作用の合併予防の立場から, 長期入院を必要とする場合がある.
注2) 進行性腎障害に関する調査研究班が2008年に行った「IgA腎症の治療に関する全国アンケート調査」では, わが国ではメチルプレドニゾロン0.5gを3日間連続で投与する施設が多かった.
注3) 同アンケート調査では, プロトコール明記のあった111施設のうち, 53施設が7日間隔で3クールを, 21施設が60日間隔で3クールを施行していた.

[表3-3] **IgA腎症の薬物療法** (進行性腎障害に関する調査研究班報告IgA腎症分科会, 2011)[1]

に示すような組み合わせにより4群(低リスク群, 中等リスク群, 高リスク群, 超高リスク群)に層別化し, 新たな予後分類として提示した[1].

治療

治療は, 薬物療法および日常の生活管理と食事指導による一般療法からなり, 個々の病態に応じた治療法が選択される.「IgA腎症診療指針—第3版」[1]では, 透析導入リスクの層別化に基づいて分類された前記の4つの各リスク群に対して, 生活指導, 食事療法, 薬物療法が提示されており, これを表3-2に示した. 明確なエビデンスが得られていない記述も含まれるが, 可能な限りほかの診療ガイドラインとの整合性を図りながら作成されている. 同様に, エビデンスに基づいたIgA腎症に対する薬物療法を表3-3に列挙した. この治療指針は, 今後集積されるさらなるエビデンスとその解析によって, ブラッシュアップされる必要がある. (川村哲也)

文献

1）厚生労働科学研究費補助金難治性疾患克服研究事業進行性腎障害に関する調査研究班報告 IgA 腎症分科会：IgA 腎症診療指針―第 3 版．日腎会誌 **53**：123-135, 2011
2）日本腎臓学会編：生活習慣．エビデンスに基づく CKD 診療ガイドライン 2018，東京医学社，pp9-12, 2018
3）日本腎臓学会編：CKD のフォローアップ．CKD 診療ガイド 2012，東京医学社，pp44-49, 2012
4）日本腎臓学会編：生活指導・食事指導．CKD 診療ガイド 2012，東京医学社，pp52-60, 2012
5）中尾俊之，他：慢性腎臓病に対する食事療法基準 2007 年度版．日腎会誌 **49**：871-878, 2007
6）日本腎臓学会編：栄養．エビデンスに基づく CKD 診療ガイドライン 2018，東京医学社，pp13-19, 2018
7）日本腎臓学会学術委員会，腎疾患患者の妊娠：診療の手引き改訂委員会：腎疾患患者の妊娠診療ガイドライン 2017，診断と治療社，2017
8）日本腎臓学会編：血圧管理．CKD 診療ガイド 2012，東京医学社，pp61-72, 2012
9）日本高血圧学会高血圧治療ガイドライン作成委員会編：腎疾患．高血圧治療ガイドライン 2014，日本高血圧学会，pp67-72, 2014
10）Kobayashi Y, et al：Steroid therapy during the early stage of progressive IgA nephropathy. A 10-year follow-up study. *Nephron* **72**：237-242, 1996
11）Tomino Y, et al：Multicenter trial of adrenocorticosteroids in Japanese patients with IgA nephropathy-results of the special study group（IgA nephropathy）on progressive glomerular disease, Ministry of Health, Labor and Welfare of Japan. *Curr Top Steroid Res* **4**：93-98, 2004
12）Katafuchi R, et al：Controlled, prospective trial of steroid treatment in IgA nephropathy：a limitation of low-dose prednisolone therapy. *Am J Kidney Dis* **41**：972-983, 2003
13）Moriyama T, et al：The effectiveness of steroid therapy for patients with advanced IgA nephropathy and impaired renal function. *Clin Exp Nephrol* **8**：237-242, 2004
14）Pozzi C, et al：Corticosteroids in IgA nephropathy：a randomised controlled trial. *Lancet* **353**：883-887, 1999
15）Pozzi C, et al：Corticosteroid effectiveness in IgA nephropathy：long-term results of a randomized, controlled trial. *J Am Soc Nephrol* **15**：157-163, 2004
16）Tamura S, et al：Corticosteroid therapy in patients with IgA nephropathy and impaired renal function. *Clin Nephrol* **55**：192-195, 2001
17）Hotta O, et al：Tonsillectomy and steroid pulse therapy significantly impact on clinical remission in patients with IgA nephropathy. *Am J Kidney Dis* **38**：736-743, 2001
18）Komatsu H, et al：Effect of tonsillectomy plus steroid pulse therapy on clinical remission of IgA nephropathy：a controlled study. *Clin J Am Soc Nephrol* **3**：1301-1307, 2008
19）Kawamura T, et al：A multicenter randomized controlled trial of tonsillectomy combined with steroid pulse therapy in patients with immunoglobulin A nephropathy. *Nephrol Dial Transplant* **29**：1546-1553, 2014
20）Sato M, et al：Cohort study of advanced IgA nephropathy：efficacy and limitations of corticosteroids with tonsillectomy. *Nephron Clin Pract* **93**：c137-145, 2003
21）日本腎臓学会編：IgA 腎症．エビデンスに基づく CKD 診療ガイドライン 2018，東京医学社，pp111-114, 2018
22）Russo D, et al：Coadministration of losartan and enalapril exerts additive antiproteinuric effect in IgA nephropathy. *Am J Kidey Dis* **38**：18-25, 2001
23）Tomino Y, et al：Antiproteinuric effect of olmesartan in patients with IgA nephropathy. *J Nephrol* **22**：224-231, 2009
24）Ballardie FW, Roberts IS：Controlled prospective trial of prednisolone and cytotoxics in progressive IgA nephropathy. *J Am Soc Nephrol* **13**：142-148, 2002
25）Lee GSL, et al：Three-year randomized controlled trial of dipyridamole and low-dose warfarin in patients with IgA nephropathy and renal impairment. *Nephrology* **3**：117-121, 1997
26）Ishii T, et al：Prospective trial of combined therapy with heparin/warfarin and renin-angiotensin system inhibitors in progressive IgA nephropathy. *Contrib Nephrol* **157**：114-119, 2007
27）Kawamura T, et al：A histological classification of IgA nephropathy for predicting long-term prognosis：emphasis on end-stage renal disease. *J Nephrol* **26**：350-357, 2013

4 腎硬化症

疾患概念

腎硬化症とは病理診断名であり，良性腎硬化症と悪性腎硬化症に分類される．本項で扱う良性腎硬化症は，長期間持続する非悪性の本態性高血圧症に伴う腎病変に対する呼称である[1)]．良性腎硬化症は，特徴的な組織的所見が腎血管の細動脈を中心にみられることから，細動脈性腎硬化症ともよばれる．

病因

高血圧性腎障害の本態は虚血性変化であり，血行障害による糸球体の荒廃，尿細管の萎縮，間質の線維化を指す．高血圧が持続することにより，輸入細動脈の攣縮や内皮細胞障害が起こり，内皮下に硝子様物質が沈着し，やがて内膜の肥厚，内腔の狭小化が起こる．輸出細動脈の変化は輸入細動脈と比較して軽微である．輸入細動脈の変化がさらに進行すると，小葉間動脈に病変が起こり内膜および中膜が肥厚する．その結果，腎血流量が減少し糸球体の虚血性変化“wrinkling collapse”がみられ，ネフロン単位での間質の線維化と細胞浸潤，尿細管の萎縮が認められる．免疫蛍光抗体法では特異的な免疫グロブリンや補体の沈着はないが，細動脈や血管極に補体や免疫グロブリンG（IgG）が沈着することがある．

病初期においては全身血圧が上昇しても，輸入細動脈の血管抵抗が増加し自己調節能が維持されるために糸球体血圧は正常に保たれる[2)]．このようにして，腎血流の減少にもかかわらず糸球体濾過量（GFR）は保たれるため，濾過率（filtration fraction；FF）は上昇するが，高血圧が持続することにより調節機構破綻をきたし糸球体虚血の進行がみられ，障害ネフロンの糸球体血圧は低下し，GFRの減少，FFの正常化をきたす．腎血流量の減少に伴い，レニン・アンジオテンシン（RA）系が亢進し，さらに高血圧を助長させると悪循環を形成し悪性高血圧に陥ることもまれにある．このように，早期には輸入細動脈の収縮によって全身血圧から保護されているので，糸球体は比較的変化に乏しく腎機能障害進展は遅い．全身血圧をコントロールすれば，いったん腎機能障害が起こってもその進展を防ぐことができる．

しかし，荒廃した糸球体の数が増加すると，残存ネフロンにおいて糸球体は肥大し，糸球体高血圧を呈する．糸球体高血圧は血管内皮細胞を障害し血栓形成を起こし，血管の閉塞，さらに活性化された血小板より血小板由来増殖因子が放出され，同時にメサンギウム細胞のTGF-β産生を促進し，メサンギウム基質を増加させる．腎硬化症においても最終段階では，ほかの腎疾患と同様，糸球体高血圧が共通したメカニズムとして腎不全への進行に関与していると考えられる．

これらの腎病変は一般に高血圧が5年以上持続すると出現し，全身のほかの血管に比し腎の変化が最も強い．同様の腎病変は，糸球体腎炎，特に巣状糸球体硬化症では高血圧が出現する前から認められることがある．加齢，糖尿病，長期的な血流不全でも同様の病変が出現する．

- 高血圧の家族歴
- 長い（10 年以上の）高血圧歴
- 高血圧による臓器障害（眼底の変化，左室肥大，脳症）
- 高血圧発症後に蛋白尿出現
- 原発性の腎疾患がない
- 腎生検所見で血管病変が主体

［表 4-1］ 高血圧性腎硬化症の診断における参考所見
（木村，2006[3] を改変）

診断

高血圧性腎硬化症（良性腎硬化症）の診断には，長期間にわたる高血圧の病歴が必須である．少なくとも 5 年以上持続し，通常 10 年以上にわたり高血圧が存在するものがほとんどである．早期には腎機能正常で，蛋白尿を認めないが，長期間の高血圧持続後に蛋白尿が出現し，緩徐な腎機能低下と軽度な両側腎萎縮が認められるという典型的な病歴が存在し，ほかの腎疾患を除外すれば診断は容易である（表 4-1）[3]．左室肥大，脳症，網膜症など高血圧による臓器障害を有することも多い．

診断的特異性はないが，高尿酸血症，NAG（*N*-アセチルグルコサミニダーゼ）の上昇，尿中アルブミン排泄の上昇，尿中 β_2 ミクログロブリンの上昇を認めた際に腎硬化症を疑う必要がある．尿沈渣所見が重要であり，赤血球がほとんどなく，円柱なども軽微例が多い．蛋白尿は 0.5～1.0 g/日の範囲にとどまることが多く，ネフローゼ症候群を呈することはまれである．血圧コントロールによって尿蛋白が減少ないし消失することも少なくない．ただし，発見時にすでに腎機能障害があり，高血圧を伴う症例で病歴が不詳の場合には，正確な診断は困難である．

治療

治療の基本方針は食事療法と降圧薬による血圧の管理である．食事療法として行うべき基本は，食塩摂取量 6 g/日未満への制限である．高血圧性腎硬化症の主病変は細小動脈の内膜の変性と内膜の狭小化であり，これらは一般的には不可逆的と考えられている．降圧薬治療の主目的は，腎障害のさらなる進展を防止し，残存腎機能を保持し，また，ほかの臓器に対する高血圧性障害を防止することにある．降圧薬が治療の主体となるが，どの種類の降圧薬が特異的に効果を発揮するのか，至適血圧レベルの値は不明である．

前述した機序に照らし合わせると，初期には降圧薬の種類を問わず確実な降圧が腎保護を発揮すると考えられる．これに対し，すでに腎機能障害が発現し糸球体高血圧が腎不全への進行に寄与していると考えられる末期には，アンジオテンシン変換酵素（ACE）阻害薬やアンジオテンシンⅡ受容体拮抗薬（ARB）などの RA 系抑制薬が有用と考えられる[4]．初期には，虚血性病変を防止する意味から，血管拡張性の薬剤が適切との考え方もある．また良性腎硬化症において糸球体血圧は正常に維持され，自己調節能が温存されていることから，正常以下への積極的な降圧は必要ないとも考えられる．

MRFIT の研究から，一般住民でも血圧，特に収縮期血圧が正常より軽度の場合でも高ければ腎

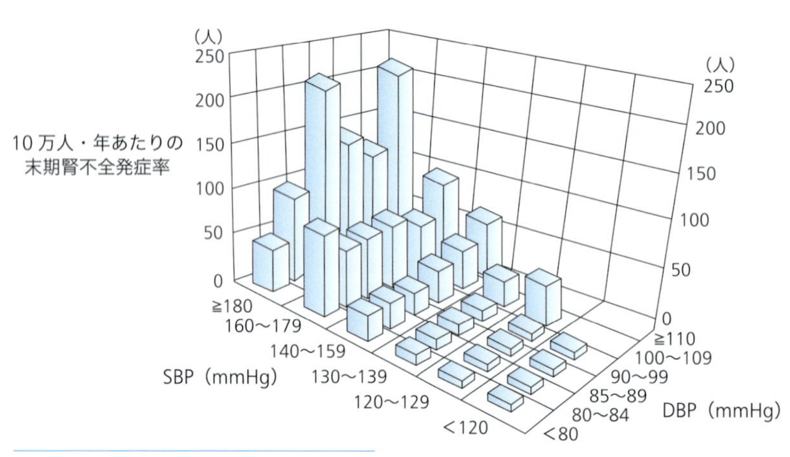

[図 4-1] **全身血圧と末期腎不全発症率** (Klag et al, 1998)[5)]

SBP：収縮期血圧，DBP：拡張期血圧.
両者の血圧上昇で末期腎不全発症率は上昇した．至適血圧（120/80 mmHg 未満）に比較し，正常血圧以上（130～139/85～89 mmHg）の群では明らかに腎不全発症率が増加していたが，狭義の正常血圧群（120～129/80～84 mmHg）では腎不全発症率に有意差を認めなかった.
このエビデンスに基づいて，腎症では 130/80 mmHg 未満に血圧をコントロールすることを推奨している.

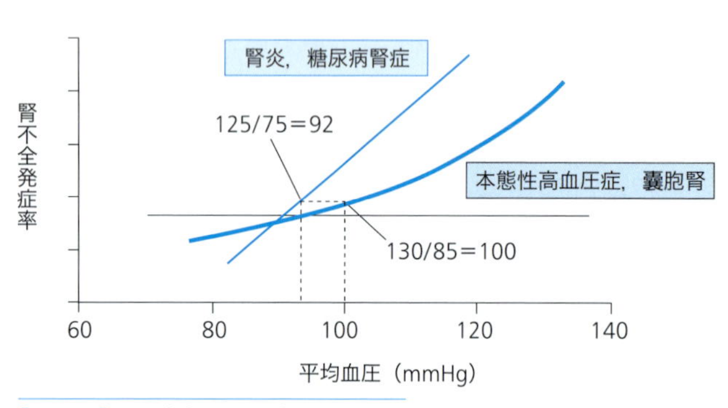

[図 4-2] **腎障害時の至適血圧レベル** (木村，1998)[4)]

MRFIT のデータでは血圧が 130/80 mmHg を超えると腎不全発症率が有意に増加することが示されている.
腎不全発症率が全身血圧に依存しない A 群（本態性高血圧症や多発性囊胞腎）と，依存する B 群（慢性糸球体腎炎や糖尿病腎症）に分解する必要があると考えられる．A 群では糸球体血圧は全身血圧と無関係に一定であるから，腎不全への進行抑制という意味から積極的降圧が必要ないのに対し，B 群では 130/80 mmHg ではなく 125/75 mmHg への積極的な降圧が蛋白尿のレベルとは無関係に望ましいと考えられる.

不全に陥るリスクが高くなることが示された（図 4-1）[5)]．ただし，MRFIT は一般住民を対象とした追跡調査であり，腎不全の原疾患として糖尿病腎症や糸球体腎炎を腎硬化症の 1.8 倍も含んでいるという問題点がある[5)]．本来の腎硬化症のみでも血圧と腎症進展に強い相関が存在するか否か疑問であり，むしろないとする報告のほうが多いのが現状である．事実，本態性高血圧症を長期追跡した報告では，降圧治療中，腎機能が低下する可能性は極めて低いことがあげられる．全身血圧の影響を受け腎機能が低下するのは，アフリカ系アメリカ人の高血圧のような食塩感受性を示す特殊な病態に限られるのではないかと筆者らは考えている[3)]．もし腎障害を，糸球体高血圧を呈する B 群（慢性糸球体腎炎や糖尿病腎症）とそうでない A 群（本態性高血圧症や多発性囊胞腎）に正確に分類することが可能なら，前者を 125/75 mmHg，後者を 140/90 mmHg（一般の降圧目標と同レベル）とするのが理論的ではないかと考えられる[4)]（図 4-2）．慢性腎臓病（CKD）の原疾患別に推奨されている降圧療法および降圧目標を別記する[6)]（表 4-2）．また，悪性高血圧の診断基準を表 4-3 に示す.

原疾患	糸球体血圧	蛋白尿*1 (g/日)	降圧目標 (mmHg)	推奨降圧薬
糖尿病腎症 糸球体腎炎	上昇	通常 1g/日以上	125/75未満*2	RA系抑制薬
腎硬化症 多発性嚢胞腎 間質性腎障害	正常～低値	通常 1g/日以下	130/80未満	特に種類を 問わない*3

糖尿病腎症や糸球体腎炎では：
　高血圧がなくとも腎保護のためにRA系抑制薬が使用されることがある．
　蛋白尿を伴わないCKDに対するRA系抑制薬の腎保護作用は確立していない．
*1 尿蛋白量1g/日の基準は大まかな目安．
*2 糖尿病腎症や糸球体腎炎でも尿蛋白が1g/日未満では，降圧目標130/80mmHg未満で可．
*3 尿蛋白が増加すれば糸球体血圧の上昇が推定されるのでRA系抑制薬による積極的降圧が望ましい．

[表4-2]　CKDの原疾患別にみた蛋白尿レベルと降圧療法の目安
（日本腎臓学会他編：CKD診療ガイド，2012[6] を改変）

悪性高血圧	①拡張性血圧が常に120～130mmHg以上 ②全身の急激な悪化を示し，脳症状や心不全を呈することが多い ③急激に進行する腎機能障害があり，腎不全を呈する ④眼底所見がKW Ⅳ群を示す 上記の4つを満たせば悪性高血圧と診断
加速型高血圧	上記の①～③を満たし，眼底所見がKW Ⅲ群を示すもの

両者には生命予後や臓器障害の進行に差がないため，最近では両者をまとめて加速型-悪性高血圧とよぶ．

[表4-3]　悪性高血圧の診断基準
（日本高血圧学会：高血圧治療ガイドライン，2014[7] を改変）

予後

腎硬化症は一般には予後良好な疾患である．本態性高血圧では早期から確実な降圧療法を実施すれば，末期腎不全に至ることを防ぎうると考えられる．

運動制限

血圧管理が治療の主体であり，蛋白尿も軽度でありネフローゼ症候群をきたすこともまれであることから，日常生活の運動制限は必要ないと考えられる．

（市川　匡・木村玄次郎）

文献

1) Luke RG, Reif MC：Hypertension. Textbook of Nephrology (Massry SG, Glassock RJ, eds), 4th ed, Lippincott Williams & Wilkins, Philadelphia, pp1305-1313, 2001
2) Kimura G：Glomerular function reserve and sodium sensitivity. *Clin Exp Nephrol* **9**：102-113, 2005
3) 木村玄次郎：高血圧性腎硬化症―Hypertensive Nephrosclerosis―の診療の進め方．*Med Pract* **23**：451-454, 2006
4) 木村玄次郎：腎疾患における至適降圧値．血圧 **5**：1047-1053, 1998
5) Klag MJ, et al：Blood pressure and end-stage renal disease in men. *N Engl J Med* **334**：13-18, 1996
6) 日本腎臓学会・日本高血圧学会編：CKD診療ガイド，東京医学社，2012
7) 日本高血圧学会高血圧治療ガイドライン作成委員会編：高血圧治療ガイドライン2014，ライフサイエンス出版，2014

5 小児腎臓病

小児期に発症する腎臓病は，原因も病態も多岐にわたる．それらは例えば，先天性か後天性か，全身疾患からの続発か腎自体に病因があるか，腎糸球体・間質尿細管・血管系・尿路系のどこに病変が存在するかなど，さまざまな視点から分類されている．

こうした中で，小児腎臓病を理解するためにまず重要なのは，発症の年齢依存性である．図 5-1 に示すように，小児期に発症する腎臓病は，疾患によって発症年齢が大きく異なる．

例えば，感染後急性糸球体腎炎は，その多くが溶連菌によるが，発症年齢はほとんどが幼児以降で，特に学童期・思春期に発症する．したがって，新生児・乳児で血尿，浮腫，高血圧，無尿などの急性糸球体腎炎様症例に遭遇しても，それを急性糸球体腎炎と診断することはまれである．同様に，新生児・乳児期にネフローゼ症候群（nephrotic syndrome；NS）に遭遇した場合に，幼児期・学童期を中心に多発する特発性ネフローゼ症候群を疑うことは不自然であり，先天性ネフローゼ症候群を十分考慮して診断と治療を進めなければならない．

リハビリでも年齢の影響は大きい．母親をはじめとする家族との接触が生活の中心であり，家族

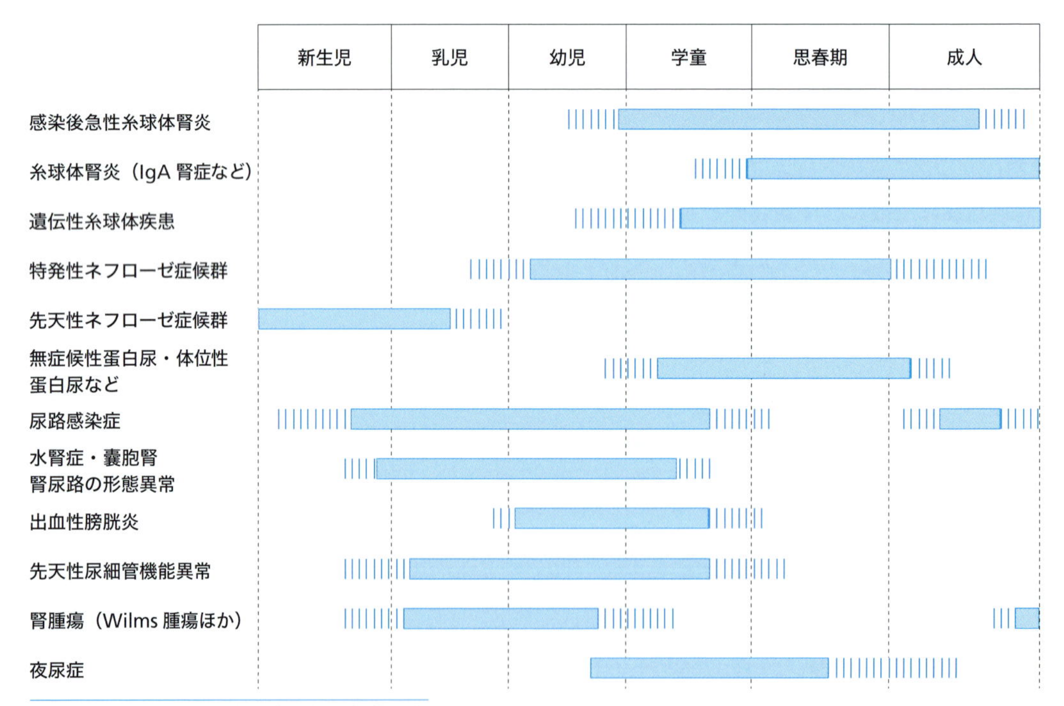

［図 5-1］ おもな小児腎臓病の好発年齢分布

新生児（期）：生後 28 日未満．
乳児（期）：生後 28 日から 1 歳未満．
幼児（期）：満 1 歳から 6 歳（小学校就学前）．
学童（期）：満 6 歳から 12 歳（小学生）．
思春期：第二次性徴の始まりから成長の完了までを指す．
平均は男子で 11～12 歳以降，女子では 9 歳以降．

疾患名	病因・病態	おもな症状・所見	治療	予後
感染後急性糸球体腎炎	A群β溶連菌感染，ウイルス感染などが誘因に	血尿，浮腫，高血圧など 血清補体価低下，ASO上昇 腎生検で糸球体hump	安静・水分制限・抗菌薬投与など	良好
半月体性糸球体腎炎	病因不明 ほとんどが急速進行性糸球体腎炎を呈する	血尿・蛋白尿・腎機能低下 ANCAの上昇 腎生検で半月体形成	ステロイド，ステロイドパルス療法など	不良
膜性増殖性糸球体腎炎	病因不明	蛋白尿，ネフローゼ症候群も 血清補体価低下 腎生検で糸球体基底膜二重化ほか	ステロイド，ステロイドパルス療法，免疫抑制薬など	やや不良
膜性腎症	病因不明，一部B型肝炎・多発性骨髄腫などに合併	蛋白尿，ネフローゼ症候群も 腎生検で基底膜に沈着	ステロイド投与など	小児では比較的良好，一部不良
IgA腎症	病因不明，上気道感染症に関連？	おもに血尿 小児では血清IgAは正常が多い 腎生検でメサンギウム領域中心にIgAなど沈着	ステロイド，免疫抑制薬，抗血小板薬，抗凝固薬など 扁桃腺摘除，ステロイドパルス療法など	やや不良 成人にキャリーオーバーも
先天性・乳児ネフローゼ症候群	遺伝子異常（nephrin，WT-1など） 病因不明も	ネフローゼ症候群	片側腎摘除ほか	不良
ステロイド感受性・依存性ネフローゼ症候群	多くはいまだ病因不明，アレルギー関連疾患とも	ネフローゼ症候群	おもにステロイド，抗血小板薬	長期化，ステロイド副作用などやや不良
ステロイド抵抗性ネフローゼ症候群	糸球体硬化症など	ネフローゼ症候群	ステロイド，免疫抑制薬，抗血小板薬，抗凝固薬など	不良
遺伝性糸球体疾患（アルポート症候群と良性家族性血尿）	遺伝子異常（collagen type Ⅳなど）	アルポート症候群では血尿，蛋白尿，腎機能低下 難聴，眼所見も	アルポート症候群ではアンジオテンシンⅡ受容体拮抗薬，ACE阻害薬，抗アルドステロン薬など	アルポート症候群は不良（10歳前後以降急速に腎機能低下） 良性家族性血尿は良好

［表5-1］　糸球体を障害する疾患の概要

の生活環境が真っ先にリハビリとなる新生児・乳児期と，通園・通学などの社会的生活環境がより大きな意味をもつようになる幼児期以降では，腎臓病に罹患した場合の生活指導も大きく異なる．中学生以降になれば，受験などをはじめとする学業や就職に関連した生活環境を十分に把握して，適切なリハビリのあり方を考えなければならない．

このように小児腎臓病の臨床では，まず患児の年齢階層の違いをしっかりと把握することが診療の第一歩となる．

表5-1，5-2にそれぞれ腎糸球体，腎尿細管に障害が起こる疾患，表5-3には全身性疾患に伴っ

疾患名	病因・病態	おもな症状・所見	治療	予後
デント病	おもにClC-5（*CLCN5*），*OCRL-1*遺伝子異常	低分子蛋白尿，高カルシウム（Ca）尿症，腎石灰化，尿路結石など	尿路結石の予防など	不良（原疾患，病勢にもよる）
ロウ症候群	*OCRL-1*遺伝子異常	先天性白内障・緑内障，精神発達遅滞，ファンコーニ症候群	眼症状には外科的治療，痙攣には抗てんかん薬，ファンコーニ症候群には，P・活性型ビタミンD補充，アルカリ投与など	腎不全に至ることもある
腎性低尿酸血症	URAT1（*SLC22A12*）異常	尿路結石，高Ca尿症，運動後腎不全 低尿酸血症	ビタミンC・E補充，アロプリノール投与 運動後腎不全の予防	やや不良（運動後腎不全の発症にもよる）
腎性尿崩症	V2R・AQP2異常（先天性）高Ca血症，低K血症，薬剤性ほか	多飲・多尿 羊水過多・重増加不良（新生児期）など 高ナトリウム（Na）血症	塩分・蛋白制限水分補充，サイアザイド利尿薬・デスモプレシン投与など	不良（腎機能低下あり）
シスチン尿症	rBAT（*SLC3A1*），BAT1（*SLC7A9*）異常（シスチン・二塩基性アミノ酸トランスポーター異常）	尿路結石	尿路結石の予防（尿アルカリ化） 衝撃波砕石術（SWL）	やや不良（再発性難治性結石で腎不全も）
アミノ酸輸送体異常症〔ハートナップ病，イミノグリシン尿症，酸性アミノ酸尿症，リジン尿性蛋白不耐症など〕	アミノ酸輸送体（腎では近位尿細管の管腔側/血液側細胞膜上に局在）の機能異常による	原因輸送体の種別により異なる	原疾患による	全身症状の有無などにもよるため，多様
バーター症候群	NKCC2（*SLC12A1*），ROMK（*KCNJ1*），ClC-Kb（*CLCNKB*）異常など	尿濃縮障害，低カリウム（K）・低Ca血症，低マグネシウム（Mg）血症，代謝性アルカローシス 新生児型は羊水過多など	血清K値の補正（成長障害改善のためなど） K製剤，抗アルドステロン薬など	やや不良（腎不全）への進行の可能性あり
ギッテルマン症候群	NCCT（*SLC12A3*）異常	学童期以降に低K血症，低Mg血症によるテタニー	K製剤，抗アルドステロン薬，Mg製剤など	比較的良好
ファンコーニ症候群	シスチン症・ウィルソン病・ミトコンドリア異常症など（先天性），自己免疫疾患，薬剤性，重金属など	高リン（P）酸尿・低P血症 病的骨折 代謝性アシドーシス，多飲・多尿 汎アミノ酸尿	P補充，活性型ビタミンD補充，アルカリ投与，ヒドロクロロチアジド投与	原疾患と病勢による
腎尿細管性アシドーシス	H^+-ATPaseサブユニット（*ATP6V1B1*, *ATP6V0A4*）異常・AE1異常（Ⅰ型），NBC1（*SLC4A4*）異常（Ⅱ型），炭酸脱水素酵素CA Ⅱ（CA2）異常（Ⅲ型）ほか	高Ca血症，血清K異常，腎石灰化，腎結石，くる病，成長障害ほか（病型により大きく異なる）	アルカリ投与などの対症療法が中心に	病型と病勢により大きく異なる

[表5-2]　**尿細管・腎間質を障害する疾患の概要**

つづく

偽性低アルドステロン症	Ⅰ型は上皮型ナトリウムチャネル（ENaC）各サブユニットの遺伝子異常による機能欠損やミネラルコルチコイド受容体 *NR3C2* 遺伝子異常，Ⅱ型は *WNK1*・*WNK4* の遺伝子異常が原因	高K血症・代謝性アシドーシスに加え，Ⅰ型は低Na血症，Ⅱ型は高血圧	Ⅰ型は食塩補充，Ⅱ型はサイアザイド投与	適切に治療できれば比較的良好だが，重症例も
原発性高シュウ酸尿症	シュウ酸塩が肝細胞で過剰産生され全身臓器に蓄積 *AGT* 酵素遺伝子（*AGXT*）異常，*GRHPR* 酵素遺伝子異常など	腎超音波検査，尿中シュウ酸カルシウム高値・結晶出現，遺伝子検索など	多量飲水，アスコルビン酸摂取制限やクエン酸投与	30歳代には8割が末期腎不全に移行する
多発性囊胞腎	常染色体優性（ADPKD）は polycystin-1（*PKD1*），polycystin-2（*PKD2*）などの異常 劣性は *PKHD1* 遺伝子 *DZIP1L* 遺伝子などの異常	腎超音波検査など	確立された病態特異的治療方法はない	ADPKDでは70歳までに約半数が末期腎不全に ARPKDで重症肺低形成を伴う場合には不良
ネフロン癆・髄質囊胞腎	ネフロン癆は若年性（NPH1），乳児（NPH2），思春期（NPH3）に分類され，*NPHP1〜6* 遺伝子異常が関与 髄質囊胞腎2型（MCKD2）では *UMOD* 遺伝子異常	ネフロン癆には腎外症候が伴いやすい（網膜色素変性症，内蔵逆転位など）	確立された治療方法はない	ネフロン癆は末期腎不全に至るが，髄質囊胞腎は比較的予後良好
間質性腎炎	尿細管間質性腎炎（TIN）とも薬剤が最も多い（急性），慢性は病因多様	腎機能低下，蛋白尿ほか	透析などの対症療法と基礎疾患の治療	小児急性例は良好 慢性例は不良

※イタリック体は病因遺伝子名.

［表5-2］ **尿細管・腎間質を障害する疾患の概要**（つづき）

て発症する腎疾患，表5-4に尿路系の疾患，そのほかの疾患を表5-5に要約した.

各腎疾患の詳細については成書に譲るが[1, 2)]，特に重要と考えられる小児腎臓病を選び，以下に概説する.

糸球体疾患

感染後急性糸球体腎炎は主に感染症に引き続いて起こる血尿，浮腫，高血圧を主要症状とする疾患で，おもにA群β溶血性連鎖球菌（溶連菌）の感染後に発症する．溶連菌以外でも黄色ブドウ球菌などの細菌感染やB型肝炎などのウイルス感染後にも発症することが知られている．病原体が直接病態を引き起こしているわけではないため，例えば抗生物質による溶連菌の駆除のみでは腎炎の改善は期待できない．安静や塩分・水分制限などの対症療法が重要である.

慢性に経過する腎炎では，その原因が不明な場合も少なくない．血尿が主体のIgA腎症や蛋白尿が問題となりやすい膜性腎症をはじめ，血清補体価が低下しやすい膜性増殖性糸球体腎炎，半月体性糸球体腎炎などがみられる.

ネフローゼ症候群は，尿への大量の蛋白流出により低蛋白血症，浮腫，脂質異常症などを起こす

疾患名	病因・病態	おもな症状・所見	治療	予後
溶血性尿毒症症候群	ベロ毒素産生病原性大腸菌感染	血便，急性腎不全，神経症状	透析，血漿交換など	不良（病勢による）
紫斑病性腎炎	IgA 血管炎に合併 病因不明	血尿・蛋白尿，ネフローゼ症候群を呈することも	重症例ではステロイドパルス療法，ステロイド・ウロキナーゼパルス療法，血漿交換療法，シクロスポリン療法など	成人へのキャリーオーバーあり 数%が腎不全に
ループス腎炎	全身性エリテマトーデスに合併	血尿・蛋白尿・腎機能低下 血清補体価低下，自己免疫抗体上昇（抗核・抗 DNA 抗体など） 腎生検で wire-loop lesion ほか多彩	ステロイド投与，免疫抑制薬など	やや不良（原疾患の病勢にもよる）
糖尿病腎症	Ⅰ型およびⅡ型糖尿病のいずれにも合併	尿中微量アルブミン測定など	血糖コントロールや血圧管理	末期腎不全に移行すれば不良
薬剤性腎症	アミノグリコシド系抗菌薬，免疫関連薬剤，造影剤，漢方薬など多種多様	急性・慢性腎障害やネフローゼ症候群の発症など	原因薬剤により多様	薬剤の種類や投薬量などにより大きく異なる
先天性代謝異常症	ファブリー（Fabry）病，ミトコンドリア異常症，有機酸代謝異常症など	原疾患による	原疾患の治療と腎機能の保護	原疾患による

［表 5-3］ **全身性疾患に伴って発症するおもな腎障害の概要**

疾患名	病因・病態	おもな症状・所見	治療	予後
尿路系の形態異常	多くは原因不明 水腎症，腎盂尿管移行部通過障害（pelviureteric junction obstruction；PUJO），膀胱出口部狭窄，腎無形成など	超音波検査，排尿時膀胱尿道造影（VCUG），MR 尿路造影，CT など	早期診断と腎機能の温存，合併症の予防（内科的・外科的処置を含む）	病態により大きく異なる（腎機能低下の危険性ある場合も）
逆流性腎症・膀胱尿管逆流（VUR）	小児尿路感染の 3，4 割に VUR	排尿時膀胱造影，超音波検査，DMSA 腎スキャンほか	尿路感染の予防 逆流防止術（有用性は低いと考えられている）	不良のことが多い 小児期慢性腎機能不全の約 9%
尿路感染症	グラム陰性桿菌による感染が最も多い 1 歳未満は男児に多く，それ以降は圧倒的に女児に多い	乳幼児では不機嫌，哺乳不良，体重増加不良，黄疸（非特異的症候） 検尿，尿培養，血液検査ほか	起炎菌の同定と治療	病因と病態により大きく異なる
尿路結石	高カルシウム尿症，高尿酸血症，高シュウ酸尿症，低クエン酸尿，尿細管性アシドーシスなどによる	病歴，尿検査，超音波検査，X 線検査，血液検査・結石成分分析など	食事療法，薬物療法，外科的治療など	原疾患により大きく異なる

［表 5-4］ **おもに尿路系を障害する疾患の概要**

疾患名	病因・病態	おもな症状・所見	治療	予後
急性腎不全	さまざま	乏尿，浮腫，高血圧，神経症状	透析，対症療法など	原因によりさまざま
慢性腎不全	さまざま	全身倦怠感，貧血，くる病，高K血症，高P血症，代謝性アシドーシス，血清クレアチニン・UN上昇など多彩	対症療法（高K・高P血症，アシドーシス，高UN血症などに対して） ビタミンD補充，エリスロポエチン補充ほか	不良
夜尿症	不明 睡眠覚醒障害，抗利尿ホルモン分泌異常，排尿機構発達遅延などが示唆されている	単一症候性（夜尿のみ）と非単一症候性（昼間尿失禁を伴う）に分類	単一症候性は薬物療法（デスモプレシン）やアラーム療法，あるいはその併用	1年の治療で約半数が治癒
ウィルムス腫瘍	WAGR症候群，デニス・ドラッシュ症候群では *WT1* 遺伝子異常 ベックウィズ・ウイーデマン症候群では *WT2* の存在とその異常が示唆されている	血液検査では特異的マーカーなし 無虹彩症，片側肥大，停留精巣，尿道下裂などを合併しやすい	病期に応じ，手術，化学療法，放射線療法を組み合わせる	病期1～2で約8割以上の4年生存率（病期4でanaplasiaあれば2割未満）

［表5-5］ そのほかの腎泌尿器系障害

病態で，その原因はいまだ十分に解明されていない．臨床的には，ステロイドへの反応性から，ステロイド感受性，ステロイド依存性，ステロイド抵抗性ネフローゼ症候群に大別される．

先天的や遺伝性でないネフローゼ症候群の治療は，ステロイドおよび免疫抑制薬が基本となる．病状に応じて，抗血小板薬，抗凝固薬や脂質異常症薬の併用，アルブミン製剤や利尿薬による低蛋白血症や浮腫の治療を行う．小児特発性ネフローゼ症候群の治療ガイドラインが日本小児腎臓病学会により作成され，同学会のホームページで公開されているので参考にされたい[3]．

近年のゲノム解析の成果により，新生児・乳幼児期に発症するネフローゼ症候群の原因遺伝子が次々と明らかになってきた．先天性ネフローゼ症候群として有名なフィンランド型でスリット膜構造蛋白のひとつである nephrin（*NPHS1* 遺伝子，19q13.1）の異常がその原因であることが見いだされて以降，podocin などの蛋白遺伝子の異常がネフローゼ症候群を発症することが証明された．さらに CD2AP，TRPC6，α-Actinin-4，myosin heavy chain，WT1，LMX1B，formin，laminin β2，phospholipase C epsilon-1 などの異常もネフローゼ症候群を呈することが明らかとなった．

尿細管・腎間質を障害する疾患

尿細管機能異常症としては，低分子蛋白尿を起こすデント（Dent）病（おもに *CLCN5* ないし *OCRL1* 遺伝子異常），ロウ（Lowe）症候群（*OCRL1* 遺伝子異常）がよく知られている．また，中間尿細管（ヘンレループなど）の機能が障害されるバーター（Bartter）症候群，ギッテルマン（Gitelman）症候群や，集合管の機能異常で発症する腎性尿崩症なども重要である．このほか，酸塩基平衡の調節障害である腎尿細管性アシドーシスにもさまざまな病型が存在する．尿細管各部位の機能は相互に異なり，尿細管機能異常の病態も多種多様となる．

腎髄質囊胞性疾患は小児期には，成人において臨床的に問題となる常染色体優性多囊胞腎

ADPKD（*PKD1*, *PKD2*, *PKD3* 遺伝子の異常）と異なり，常染色体劣性多嚢胞腎 ARPKD（*PKHD1* 遺伝子の異常）が臨床的に重要であり，乳幼児期からすでに始まる両側腎腫大と腎機能低下をきたす．肝嚢胞の合併もみられ，肝硬変への進展も起こすため，肝腎機能の両面で臨床的には問題となる．嚢胞性腎疾患としては，ネフロン癆（ろう）とよばれる一連の腎髄質嚢胞性疾患も重要である．おもに腎髄質部の尿細管拡張を病態とする腎障害で，若年性ネフロン癆，乳児ネフロン癆，思春期ネフロン癆などが知られ，*NPHP1* から *NPHP16* までの遺伝子異常が同定されているが，このほかにも *TMEM67*，*MAPKBP1* 遺伝子異常や，責任遺伝子不明例も少なくない．

全身性疾患に伴って発症する腎障害

糸球体腎炎に全身性疾患が関与することも少なくない．まず，全身性疾患に合併する糸球体腎炎として頻度が高く重要なのは紫斑病性腎炎である．IgA 血管炎に伴う糸球体腎炎で，紫斑出現後におもに血尿で発症する．紫斑の改善後に自然寛解することが多いが，再発やネフローゼ症候群を合併することも少なくない．また，全身性エリテマトーデス（SLE）に合併するループス腎炎では，腎の合併症が疾患自体の予後を左右するため，全身性疾患に伴う腎障害の 1 つとして大変重要である．

尿路系を障害する疾患

尿路感染症は，年齢による発症の特徴が異なる．グラム陰性桿菌がその主因となるが，1 歳未満は男児に，それ以降は女児に発症しやすい．不機嫌，哺乳不良などの不定症状のみで所見に乏しいことも多く，診断が遅れやすい．小児の尿路感染症では，その 2，3 割に膀胱尿管逆流（VUR）がみられる．逆流性腎症を伴う場合には，末期腎不全に至る危険性が大きくなる．

そのほかの腎泌尿器系の障害

小児期に腎に発生する腫瘍は成人とは異なり，その大半がウィルムス（Wilms）腫瘍である．*WT1* 遺伝子の異常が問題となるデニス・ドラッシュ（Denys-Drash）症候群や WAGR 症候群のほか，*WT2* 遺伝子の存在とその異常が示唆されるベックウィズ・ウイーデマン（Beckwith-Wiedemann）症候群などが重要な原疾患としてあげられる．

夜尿症は夜間のみに症状のある単一症候性と，昼間遺尿を伴う非単一症候性に分類される．後者では尿路系の器質的異常を伴う比率が上昇する．デスモプレシンやアラーム療法が用いられ，治療効果がみられる．日本夜尿症学会では診療ガイドラインを公開している[4]．

健診と小児腎疾患の生活指導

3 歳児検尿や学校検尿では，スクリーニングとしてすべての当該年齢の小児に尿一般検査を実施し，蛋白尿，血尿，糖尿などの異常があれば，専門医での精査を行う．3 歳児検尿では近年，先天性腎尿路形態異常を早期に発見し，腎機能低下の進行を予防していくため，腎エコー検査を積極的に導入すべきとの意見が高まっている．

学校検尿では，無症候性蛋白尿や無症候性血尿が発見される頻度が高い．急性・慢性腎炎や先天性腎尿路形態異常などを除けば，蛋白尿では学童期の起立性蛋白尿，血尿では良性家族性血尿や左腎静脈絞扼症候群（ナットクラッカー現象）などを鑑別する必要がある．それらの多くは年齢とともに自然寛解するが，重症化する疾患との鑑別をきちんと行うためにも，学校検尿の定期受診を含めた継続的な経過観察は重要である．

学童期以降の小児において，学校生活でどのような生活制限や運動制限が必要となるのかを巡って，2002年に日本学校保健協会が，心臓病や腎臓病に分かれていたそれまでの管理表を改め，小学生用と中学高校生用に大別された学校生活管理指導表を作成した．また，2011年にそれらの改訂も行った．現在ではこれらの管理表が広く普及している[5, 6]．この新しい生活管理指導表では，要管理における生活管理指導区分をA（在宅医療または入院医療）～E（年齢相当の強い運動も可）の5段階に分け，さらに管理不要の場合には運動制限や経過観察も不要としている．年齢に応じた学校生活の運動内容の違いなども明確にしている．さらに，各疾患における指導区分の目安も示されているので，診療に際してはこれらを一緒に参照しながら生活制限と運動制限について相談するのが実践的である．インターネット上の検索エンジンで「学校生活管理指導表」と入力すると日本学校保健会のホームページがみつかるので，そこから管理指導表をダウンロード，印刷して利用することをお勧めしたい．

小児の慢性腎臓病（CKD）と診療ガイドライン

小児期でも慢性腎臓病（CKD）の問題は大きく，生活から治療に至るまでの広い側面について，適切な管理が求められている．日本腎臓学会のホームページ上でも公表されている「エビデンスに基づくCKD診療ガイドライン2018」[7]のうち，小児期CKDに関するガイドライン第11章をよく参考にされ，適切な診断と治療を進めていただきたい．

小児腎臓病には，多種多様な疾患が存在し，腎機能の廃絶などの重篤化を免れないものも少なくない．小児でもCKD対策は重要な腎臓病診療の課題であり，罹患年齢と病態の2面から小児腎疾患を正しく把握し，各病期において統一的に，治療方針の立案や生活面での対策を講じることが今後一層重要になる．

（根東義明）

文献

1）日本小児腎臓病学会編：小児腎臓病学，改訂第2版，診断と治療社，2017
2）張田 豊，他：腎・泌尿器疾患．小児疾患診療のための病態生理2，改訂5版，東京医学社，pp474-653，2015
3）日本小児腎臓病学会編：小児特発性ネフローゼ症候群薬物治療ガイドライン，1.0版：http://www.jspn.jp/file/pdf/0505guideline.pdf
4）日本夜尿症学会編：夜尿症診療ガイドライン2016，2016：http://minds4.jcqhc.or.jp/minds/nocturnal-enuresis/nocturnal-enuresis.pdf
5）日本学校保健会：平成23年度改訂学校生活管理指導表（小学生用），2011：http://www.hokenkai.or.jp/kanri/xls/textbook_syo_h23c.xls
6）日本学校保健会：平成23年度改訂学校生活管理指導表（中学・高校生用），2011：http://www.hokenkai.or.jp/kanri/xls/textbook_cyuko_h23c.xls
7）日本腎臓学会編：エビデンスに基づくCKD診療ガイドライン2018，2018：https://cdn.jsn.or.jp/data/CKD2018.pdf

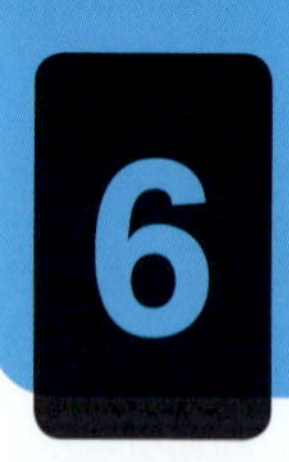

6 慢性腎臓病（CKD）

1 慢性腎臓病（CKD）の考え方

慢性腎臓病（chronic kidney disease；CKD）の概念は，2002年の米国腎臓財団（National Kidney Foundation；NKF）のK/DOQI（kidney Disease Outcomes Quality Initiative）診療ガイドラインによって提唱され[1]，現在では世界中に定着している．わが国では，日本腎臓学会による「CKD診療ガイド2012」[2]が広く用いられており，GFR（glomerular filtration rate；糸球体濾過量）に加えてアルブミン尿，蛋白尿の程度との組み合わせで分類されるようになった（表1-1）．

CKDの重要性

CKDは，末期腎不全や心血管疾患（CVD）の強力な危険因子である．欧米では，末期腎不全に至るCKD患者よりおもにCVDにより死亡するCKD患者が5〜10倍多いとされる[3]が，わが国では，心血管リスクより末期腎不全リスクが高いことが示されている[4]．心血管死は推算糸球体濾過量（eGFR）60ml/分/1.73 m^{2}未満のCKD患者で57%，微量アルブミン尿のCKD患者で63%高いと推定されている[5,6]．GFR低下とアルブミン尿，蛋白尿はお互い独立した機序により，末期腎不全のみならずCVDの危険因子となる．アルブミン尿，蛋白尿が高度なほど，またGFRが低下しているほどリスクが高くなる．

わが国では，CKD患者数は成人人口の13.3%に相当する1,330万人[7]，GFR区分でみた頻度はステージG1が17.74%，G2が67.76%，G3aが12.94%，G3bが1.29%，G4が0.20%，G5が0.07%[2]と推定されている．また，久山町研究では，男女とも60 ml/分/1.73 m^{2}未満のCKD患者が1974年，1988年，2002年と増加傾向にあると報告されている[8]．このようなCKDの増加傾向は，高齢社会の到来とともに，糖尿病（糖尿病腎症），高血圧や脂質異常症（腎硬化症）など生活習慣病を基盤とした腎疾患が急速に増加していることも反映している．そのほかに腎機能低下により，蛋白質摂取量が減少し[9]，筋力や身体活動度も低下する[9,10]ため，CKDの進行により著しく生活の質（QOL）が低下する．

つまり，CKDは国民病の1つであり，CVDやサルコペニアを併発し国民の健康やQOLに重大

GFR区分（ml/分/1.73 m^2）		
	G1	≧90
	G2	60〜89
	G3a	45〜59
	G3b	30〜44
	G4	15〜29
	G5	<15

蛋白尿区分		糖尿病	非糖尿病
		尿アルブミン	尿蛋白
		(mg/日，mg/gCr)	(g/日，g/gCr)
	A1	30未満	<0.15
	A2	30〜299	0.15〜0.49
	A3	300以上	0.50以上

［表1-1］ 慢性腎臓病（CKD）のステージ分類（日本腎臓学会，2012[2]を改変）

な影響を及ぼすことから，CKDへの対策は喫緊の課題となっている．

CKDの診断とステージ分類

2002年にNKFのK/DOQI診療ガイドラインの1つであるChronic Kidney Disease：Evaluation, Classification, and Stratification[1)]において，定義と診断基準，ステージ分類が提唱された．

1）CKDの診断

CKDとは，GFRで表される腎機能の低下があるか，もしくは腎臓の障害を示唆する所見が慢性的に持続するものすべてを包括する．

〈具体的な診断基準〉

> ① GFRの値にかかわらず，腎障害を示唆する所見（検尿異常，画像異常，血液異常，病理所見など）が3カ月以上存在すること
> ② GFR 60 *ml*/分/1.73 m^2 未満が3カ月以上持続すること
> この片方または両方を満たす場合にCKDと診断される．

検尿については，蛋白尿の検出が最も重要であり，蛋白尿と血尿の同時陽性は腎機能低下の高い危険因子となる．血尿単独の場合は，男性では腎機能低下の危険因子であるが，女性では血尿の陽性率は高く腎機能低下への寄与は少ない[11)]．ただ，高齢者に多い急速進行性糸球体腎炎〔特にANCA（antineutrophil cytoplasmic antibody；抗好中球細胞質抗体）関連腎炎〕は血尿のみで急速に腎機能が低下する場合があり，注意が必要である．

画像所見については，腎臓の画像検査（腎エコー検査，腹部CTなど）を行い，萎縮や水腎症，嚢胞などの腎形態変化と腫瘍や結石などの合併症の有無を検討すべきである．

病理所見については，腎臓専門医による腎生検実施が必要である．

採血にて血清クレアチニン（Cr）値（酵素法）または血清シスタチン（C）を測定し，年齢と性別からGFRを日本人の推算式[12, 13)]で算出する．長期臥床例などの筋肉量減少例やアスリートなどの筋肉量増加例ではシスタチンCに基づく推算式が有用である．ただし，この式で求められたeGFRはスクリーニング，多数の対象者を比較するような疫学研究における簡便かつ客観的な評価を主眼として作成された腎機能指標であり，正確な腎機能評価には，イヌリンクリアランス法によるGFRの測定が推奨されている．

2）CKDのステージ（病期）分類

CKDの病期分類には，eGFRおよび蛋白尿を用いて，表1-1のように分類する．蛋白（アルブミン）尿については，蓄尿で1日量［g（mg）/日］または尿中Crで補正した量［g（mg）/gCr］で評価する．

CKDの進行機序（図1-1）

CKDの原疾患ごとに進行機序が異なっており，たとえ腎障害が進行した段階であってもCKDの原因を検索することは非常に重要である．腎機能障害が進展すると，原疾患によらず，final common pathwayとして糸球体硬化，尿細管萎縮や間質線維化つまり腎線維化により腎不全が進

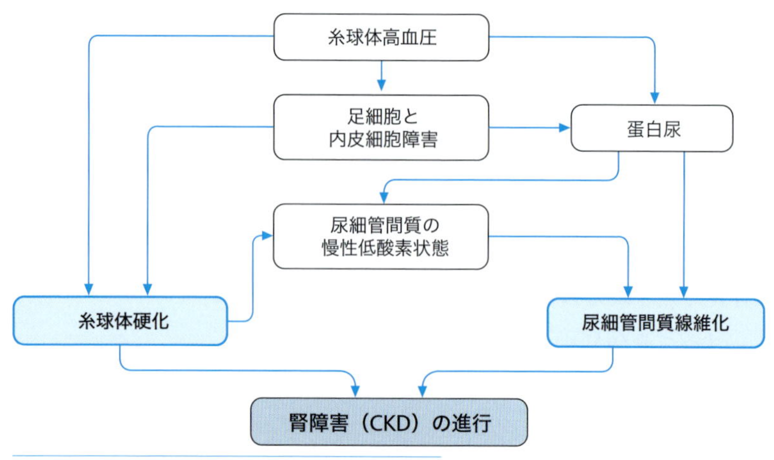

［図 1-1］ 慢性腎臓病（CKD）共通の進展機序
それぞれの因子が悪循環を形成しながら慢性腎臓病は進展していくと考えられている．

展すると考えられている．

糸球体硬化には，糸球体高血圧による糸球体過剰濾過と糸球体内皮細胞および足細胞の障害が深く関与し，糸球体障害の発症・進展に重要な役割を果たしている．糸球体高血圧は，輸入細動脈拡張，輸出細動脈収縮や，硬化した糸球体増加による残存糸球体への血流増加などにより引き起こされる．糸球体内皮細胞および足細胞の障害により係蹄壁の濾過障壁としての抵抗が低下し，さらなる濾過量の増加を引き起こす．また，内皮細胞障害などによる糸球体内の微小炎症は，炎症細胞浸潤，メサンギウム細胞増殖やメサンギウム細胞の形質転換を誘導し，硬化病変へと進行させる．

尿細管間質病変には，蛋白尿による障害と尿細管間質の慢性低酸素状態が重要な役割を果たしている．障害された糸球体や糸球体高血圧により蛋白尿が出現し，蛋白尿は尿細管細胞に対する再吸収負荷となるとともに，蛋白尿に含まれる補体，サイトカインやマトリックスメタロプロテアーゼ2[14]などが細胞障害性に働き，尿細管細胞の変性・萎縮から線維化に至る．また，尿細管は電解質などの再吸収のためエネルギー依存度が高く，酸素消費量が多いため低酸素状態に陥りやすい．そのため，尿細管間質に血流を供給する傍尿細管毛細血管の減少，糸球体硬化や貧血などにより容易に慢性低酸素状態になると考えられている．慢性低酸素状態が持続すると，尿細管細胞が線維化関連因子を含む種々のサイトカインなどを放出し，尿細管周囲の間質に存在する線維芽細胞を刺激，増殖させ，また尿細管細胞自身にも形質転換が生じ，尿細管間質線維化につながる．

（岩津好隆・草野英二）

文献

1）National Kidney Foundation：K/DOQI clinical practice guidelines for chronic kidney disease：evaluation, classification, and stratification. *Am J Kidney Dis* **39**：S1-S266, 2002
2）日本腎臓学会：CKD 診療ガイド 2012，東京医学社，2012
3）Webster AC, et al：Chronic kidney disease. *Lancet* **389**：1238-1252, 2017
4）Tanaka K, et al：Cardiovasucular events and death in Japanese patients with chronic kidney disease.

Kidney Int **91**：227-234, 2017
5) Di Angelantonio E, et al：Renal function and risk of coronary heart disease in general population：new prospective study and systematic review. *PloS Med* **4**：e270, 2007
6) Perkovic V, et al：The relationship between proteinuria and coronary risk：a systematic review and meta-analysis. *PloS Med* **5**：e207, 2008
7) Imai E, et al：Prevalence of chronic kidney disease in the Japanese general population. *Clin Exp Nephrol* **13**：621-630, 2009
8) Nagata M, et al：Trends in the prevalence of chronic kidney disease and its risk factors in a general Japanese population：the Hisayama Study. *Nephrol Dial Transplant* **25**：2557-2564, 2010
9) Ikizler TA, et al：Spontaneous dietary protein intake during progression of chronic renal failure. *J Am Soc Nephrol* **6**：1386-1391, 1995
10) Foley RN, et al：Kidney function and sarcopenia in the United States general population：NHANES III. *Am J Nephrol* **27**：278-286, 2007
11) Iseki K, et al：Proteinuria and the risk of developing end-stage renal disease. *Kidney Int* **63**：1468-1474, 2003
12) Matsuo S, et al：Revised equations for estimated GFR from serum creatinine in Japan. *Am J Kidney Dis* **53**：982-992, 2009
13) Horio M, et al：GFR estimation using standardized serum cystatin C in Japan. *Am J Kidney Dis* **61**：197-203, 2013
14) Iwazu Y, et al：Matrix metalloproteinase 2 induces epithelial-mesenchymal transition in proximal tubules from the luminal side and progresses fibrosis in mineralocorticoid/salt-induced hypertensive rats. *J Hypertens* **29**：2440-2453, 2011

2 慢性腎臓病（CKD）の病態と成因

慢性腎臓病（CKD）は原因となる疾患により腎障害の機序が異なり，またCKDは腎臓が障害された状態を示す包括的な概念であるため，その病態は極めて複雑である．本項ではCKDにかかわる共通の危険因子と，CKDが進行する過程で失われる腎臓の機能により出現する病態を中心に概説する．

病因

CKDに与える一般的な因子として，わが国における疫学調査などより，表2-1に示した因子があげられる．可逆的項目には，高血圧，耐糖能異常や肥満など生活習慣と深く関連する項目が多く，これらを是正することによりCKD発症予防が可能となることが示されている．

CKD発症にかかわる因子として，腎結石[1,2]，心房細動[3]，血液中のアルドステロン[4,5]やB-type natriuretic peptide（BNP）・N-terminal pro-BNP高値[4,6]などが近年報告されている．

病態

腎臓は，代謝老廃物の排泄，血圧調節，水・電解質・酸塩基平衡の調節，骨代謝調節，造血調節などの機能を有している．そのため，CKDの進行とともにこれらの機能が障害され多彩な病態を呈し，病態に応じた補完的，対症的な治療を行うことで腎機能低下を抑制できることが臨床研究で明らかとなってきている．

	可逆的な項目	非可逆的な項目
危険因子	高血圧 耐糖能異常・糖尿病 メタボリックシンドローム 肥満 高尿酸血症・痛風 脂質異常症 喫煙 心房細動 膠原病 全身感染症 尿路通過障害 尿路結石 前立腺肥大	加齢 男性 腎疾患の家族歴 急性腎不全後 尿路結石の既往 尿検査異常の既往 低出生体重 腎結石 妊娠高血圧腎症の既往
影響因子	腎うっ血 血液中アルドステロン値上昇 血液中 BNP 値の上昇 血液中 N-terminal pro–BNP 高値	

［表 2-1］ 慢性腎臓病（CKD）発症の危険因子

1）代謝老廃物の排泄

腎不全の進行に伴い種々の内因性物質が蓄積する．これらの貯留物質の中で単独あるいは複合して尿毒症症状をもたらすと考えられているものを尿毒素とよんでいる．さまざまな尿毒素が知られており，それらが蓄積することにより尿毒症の症状を引き起こし，また腎機能をさらに増悪させるなどのさまざまな悪影響を全身へ及ぼす．

尿毒素の中で，インドキシル硫酸は腸管由来尿毒素の 1 つである．インドキシル硫酸の代謝については，経口的に摂取した蛋白質が大腸内で加水分解され生成したトリプトファンから，大腸菌などに含まれるトリプトファナーゼによってインドールに代謝される．インドールは腸管から吸収され，肝臓でインドキシル硫酸へと代謝される．近年，CKD による腸内細菌叢や腸管上皮バリア機能の変化が，それぞれトリプトファナーゼ産生細菌増加や腸管透過性亢進を引き起こし，さらに体内への吸収を促進させることが明らかとなった[7]（図 2-1）．インドキシル硫酸は，尿細管細胞の transforming growth factor-β1[8] 発現増加などを介して腎不全を進展させる．また，血管平滑筋細胞の増殖刺激作用[9] などが報告され，動脈硬化の危険因子でもある．

2）血圧調節

腎臓の器質的・機能的障害に伴い体液貯留，レニン・アンジオテンシン・アルドステロン系の活性亢進，交感神経の活動性亢進，尿毒素の蓄積（非対称性ジメチルアルギニンなど）や腎血管内皮障害などが生じ，高血圧の発症に関与する．また，CKD の進行とともに Na 排泄は低下し，貯留した Na を排泄するまでに長時間を要するようになり，夜間高血圧（non-dipper または riser）を呈するようになる[10]．

高血圧は細動脈硬化の進展を介して糸球体内圧の自動調節能を破綻させるため，腎灌流圧増加（高血圧）が直接糸球体内圧を上昇させ，糸球体障害が増悪する．高血圧モデル動物では，高血圧により尿細管間質を栄養する傍尿細管毛細血管（PTC）の脱落が増強し，その結果，尿細管間質の慢性低酸素状態となり，尿細管間質線維化が増悪すると報告されている[11, 12]．このように，高血圧も

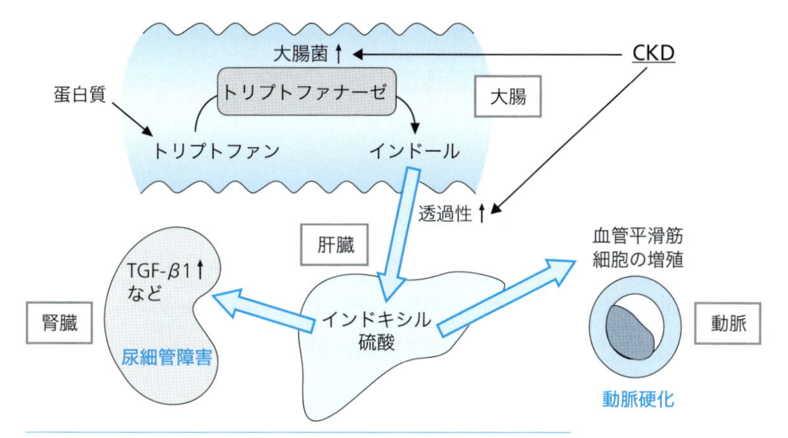

［図 2-1］ **インドキシル硫酸の代謝経路と臓器障害への関与**

TGF-β1：transforming growth factor-β1

腎障害もともに原因となり結果となり，悪循環が形成されている．

3）水・電解質代謝・酸塩基平衡の調節障害

❶水・ナトリウム調節異常

正常の腎臓は尿浸透圧を 40〜1,500 mOsm/kgH_2O と広範囲に調節することができるため，水 0〜30 *l*/日，ナトリウム（Na）0〜500 mEq/日といった極めて広範囲の摂取量に対応できる．しかし，腎機能の低下に伴い，残存ネフロンへの溶質負荷の増加による浸透圧利尿，尿細管での電解質再吸収機転の変化や抗利尿ホルモンなどのホルモンに対する反応の低下が生じ，尿濃縮能や希釈能は低下し，最終的には等張尿となる．

Na 調節が末期まで保たれるのは，機能ネフロンの減少による Na 濾過量の低下を，残存ネフロンにおける Na 再吸収の減少，すなわちネフロンあたりの排泄の増加により収支を合わせているからである．そのため，水，Na とも調節範囲は腎機能悪化（機能ネフロン）の減少により狭くなり，不適切な水，Na 負荷や制限に対し，容易に体液量の増加（浮腫や心不全など）や脱水，低 Na 血症，腎機能低下を引き起こす．

❷カリウム調節異常

血清カリウム（K）値は，適切な K 制限食が行われていれば糸球体濾過量（GFR）10 m*l*/分前後まで問題となることはない．これは，単位ネフロンあたりの尿中 K 排泄の増加，および便中 K 排泄量の増加という 2 つの代償機構の働きによる．一方，急激な K 負荷に対して腎不全患者は十分に対応できず，その原因としては腎からの K 排泄能低下よりもむしろ細胞の K 取り込み障害の影響が大きいとされる．腎不全早期から高 K 血症がみられる場合には，低レニン性低アルドステロン症（Ⅳ型尿細管性アシドーシス；糖尿病腎症や尿細管間質障害でみられる）を疑う必要がある．

❸酸塩基平衡異常

原疾患にかかわらず腎機能が低下すると，リン酸や有機酸の蓄積，アンモニアの生成・排泄障害，HCO_3^- の再吸収障害により代謝性アシドーシスとなる．酸排泄量低下の最大の原因は，アンモニアの産生および H^+ 排泄の低下である．腎不全の中期から末期には anion gap 上昇タイプ〔血清フロール（Cl）正常〕の代謝性アシドーシスとなるが，初期から中期では個々の残存ネフロンのアンモニア産生能が代償的に最大4〜5倍に増加し，血清Cl上昇タイプの代謝性アシドーシスとなることが多い．アンモニア産生増加は補体を活性化させ，代謝性アシドーシスはエンドセリン産生や重炭酸合成を増加させることにより尿細管障害やカルシウム（Ca）沈着を引き起こす可能性が示唆されている[13]．

代謝性アシドーシスにより，骨格筋分解が促進され，負の窒素バランスが惹起されアルブミン合成が低下する．そのため，lean body mass（除脂肪体重）が減少し，筋力低下をきたす．また，代謝性アシドーシスが長期間持続した場合，骨吸収が増加し骨形成が減少するため骨量が減ってしまう．

❹骨代謝調節

CKDの初期には，リン（P）負荷に反応してfibroblast growth factor 23（FGF 23）が上昇する[14]．また，FGF 23は腎臓での$1,25(OH)_2D$産生も抑制するため，$1,25(OH)_2D$低下を生じ，副甲状腺ホルモン（PTH）分泌が上昇する[15]．これらFGF 23とPTH分泌亢進により，血清P値は正常に保たれる．さらにCKDが進展すると，PTHやFGF 23の過剰分泌によって代償されていたP蓄積が顕在化し，血清P値が上昇し始める．その後，$1,25(OH)_2D$のさらなる低下により低Ca血症が出現してくる．

上述のような病態は，骨代謝異常や続発性副甲状腺機能亢進症（sHPT），血管を含む異所性石灰化など全身性に影響を及ぼすことから，CKDに伴う骨ミネラル代謝異常（CKD-mineral and bone disorder；CKD-MBD）という疾患概念が提唱されている．CKDは独立した骨折の危険因子であり，男女ともCKDステージG3以降では骨折発症率が増加する[16]．血管石灰化と心血管合併症には密接な関係があり，生命予後と深くかかわっている[17,18]．

❺造血調節

エリスロポエチン（EPO）は，腎臓の皮髄境界におもに分布する線維芽細胞で産生されている．腎臓は循環血中EPOの90%以上を産生し，EPOは赤血球前駆細胞にあるEPO受容体に結合し，赤芽球のアポトーシスを抑制することで赤血球生成を刺激する．

CKD患者では線維芽細胞/EPO産生細胞が筋線維芽細胞に形質転換してEPO産生を低下させる[19]．さらにCKD進展に伴い，赤血球寿命の短縮や尿毒素（インドキシル硫酸）によるEPO産生細胞の機能低下[20]などの因子がさまざまな程度で関与し，正球性あるいは大球性の腎性貧血が起こる．腎性貧血は，CKDステージG3になると出現し，CKDの進行に伴いその率が増加していく．特に糖尿病腎症では早期に生じ，東アジア人に多いことがわかっている．

末期腎不全に至るリスクは，女性ではヘマトクリット35%未満で約3倍，男性ではヘマトクリット40%未満で約2倍であり[21]，腎性貧血はCKD進行に関与している．貧血により腎臓への酸素運搬能が低下し，腎臓の慢性低酸素状態を増悪させると考えられている[22]．

❻そのほか

a. Phosphatopathy

*Klotho*遺伝子は主として遠位尿細管で発現しており，腎障害進展に伴いその発現が減少する．Klotho欠損マウスの寿命は短く，異所性石灰化や骨粗鬆症など老化と似た特徴を呈し[23]，高P血症を呈する末期腎不全患者と酷似している．Klotho蛋白は，FGF 23がその受容体であるFGF受

容体1に結合する際に補助受容体として必要であり[24]，FGF 23ノックアウトマウスでもKlotho欠損マウスと同じ表現型を示すこと[25]から，P排泄障害つまりP過剰状態が臓器障害/老化を加速させるPhosphatopathyという概念が提唱されている[26]．近年，Phosphatopathyの原因は，P酸カルシウム結晶と蛋白の複合体calciprotein particle（CPP）である可能性が示唆されており[27]，血液中に含まれるPの質についても今後検討する必要がある．

b. 血管内皮前駆細胞（EPC）

血管内皮前駆細胞（EPC）は障害された血管内皮細胞を置換し臓器修復に関与しているが，osteocalcin（オステオカルシン）陽性EPCは逆に血管石灰化を誘導すると考えられている．CKD患者ではEPCの血液中の数が減少し[28, 29]，その機能も低下している[28]．osteocalcin陽性EPC数は不安定狭心症[30]や不安定プラークと関連性が高い石灰化プラーク[31]と正の相関関係があり，osteocalcin陽性EPCとCKD-MBDとのかかわりも含め，研究の進展が期待される．

c. 蛋白尿に伴う脂質異常症

ネフローゼ症候群において，蛋白尿による低蛋白血症が肝臓での非特異的な蛋白合成増加を引き起こし，高LDL血症などの脂質異常症をきたすと考えられてきた．近年の研究で，細胞表面のLDL受容体発現量を減少させるproprotein convertase subtilisin/kexin 9（PCSK 9）が上昇しており，高LDL血症の原因の1つとなると考えられている[32]．また，筋肉・脂肪組織からのangiopoietin-like protein 4の分泌が亢進し，リポ蛋白リパーゼ活性阻害作用により高トリグリセリド血症に寄与し，糸球体修復に作用すると報告された[33]．

臨床経過

CKDステージG5までの期間は原疾患によっても大きく異なり，一概にはいえないが，血清クレアチニン2.0 mg/dlの患者の場合，透析までの期間は平均64カ月である[34]．5年間の観察研究において，CKDステージG2では1.1%，ステージG3では1.3%，ステージG4では19.9%の症例で腎代替療法が必要となったと報告されている[35]．

CKDのステージ分類は前項で示したが（p187），腎不全の臨床経過の分類として以前よりSeldinらの病期分類が用いられており，通常4期に分類される．図2-2はSeldinらの分類を参考に，CKDのステージ分類，各病期の病態と臨床症状を加味して作成した．

❶第1期（〜CKDステージG2相当）：腎予備能低下，GFR 50 ml/分以上

残存ネフロンの代償機能が保たれているため，無症状，血液生化学所見には異常を認めず，高窒素血症も通常の蛋白摂取量の範囲内では認められない．

❷第2期（CKDステージG3相当）：腎機能障害，GFR 30〜50 ml/分未満

軽度の高窒素血症と貧血などがみられるようになる．腎機能は，食事制限の無視や脱水，感染，手術，過労などがあると容易に悪化する．尿濃縮力の低下に伴う多尿（夜間尿）がみられる．

❸第3期（CKDステージG4相当）：腎不全，GFR 10〜30 ml/分未満

高窒素血症，血清クレアチニン（Cr）上昇，高P血症，低Ca血症などの電解質異常が出現する．生野菜や果物の摂取過剰により高K血症を容易にきたし，腎性貧血や代謝性アシドーシスがより顕著となる．臨床症状として過重労働で易疲労感，脱力感，食欲不振などが出現する．

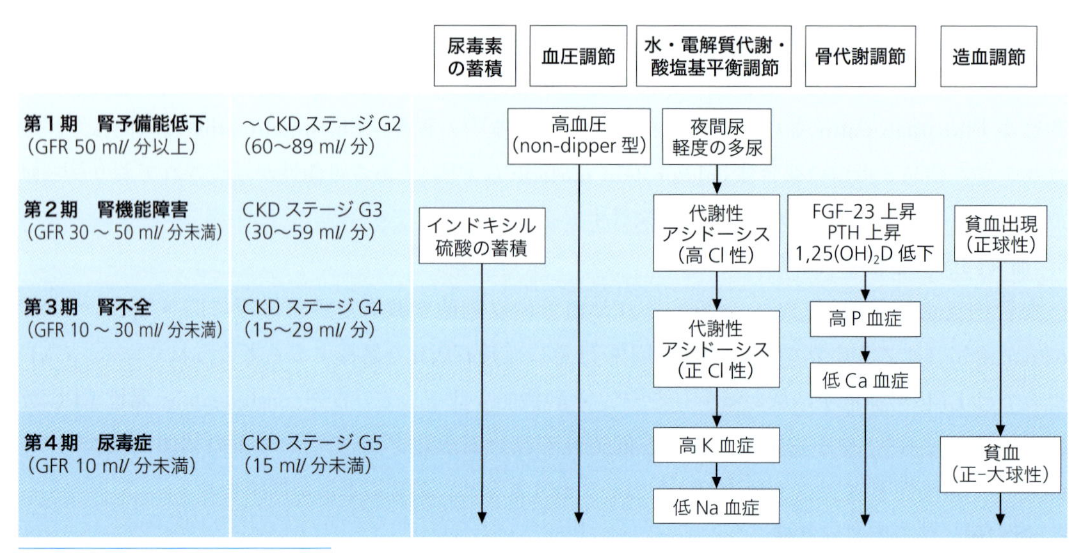

[図2-2]　CKDの進行と病態生理

❹第4期（CKDステージG5相当）：尿毒症，GFR 10 ml/分未満

尿毒症症状として中枢神経症状（記銘力低下や意識障害など），消化器症状（悪心，嘔吐，食欲低下など），循環器症状（心外膜炎，心不全，肺水腫や心筋症など），血液・凝固異常（貧血や出血傾向など）や免疫異常（易感染性）など重篤な全身症状を示し，最終的には死に至る．

治療

上述の病態に応じた治療を適切な病期（ステージ）に行う必要がある．食事療法は，CKD治療の基本であり，蛋白や食塩制限のCKDにおける腎機能障害の進行抑制効果については確立している．また，CKDの進行に伴い，K，P制限を適宜追加する必要がある．

1）代謝老廃物の排泄

経口吸着薬（AST-120）は小規模な検討でCKD患者のインドキシル硫酸の血中濃度を低下させて透析導入までの期間を延長する可能性が指摘されていたが，最近行われた3つの前向き大規模試験では有効性を証明することはできなかった[36]．最大の原因は服用コンプライアンスが悪いことで，服用コンプライアンスの高い症例では腎保護作用を認めることが示唆されている[37, 38]．ビフィズス菌投与も血中インドキシル硫酸を低下させ[39]，腎機能悪化を抑制する可能性がある[40]．

2）血圧調節

CKDが進行すると，糸球体内圧の自動調節の破綻とともに全身血圧の上昇が直接糸球体や傍尿細管毛細血管に影響を及ぼすようになる．そのため，CKD患者では厳格な血圧管理が必要であり，降圧目標が，130/80 mmHg未満が推奨されている[41]．

正常蛋白尿の糖尿病非合併CKDでは推奨されている降圧薬はないが，糖尿病合併CKD患者および蛋白尿を呈する糖尿病非合併CKDでは，降圧薬はアンジオテンシン変換酵素阻害薬やアンジオテンシンⅡ受容体拮抗薬（ARB）が第一選択薬となる．第二選択薬として長時間作用型Ca拮抗薬，利尿薬が使用される[41]．CKDでは3剤以上降圧薬を使用する治療抵抗性高血圧の頻度が高い．

治療抵抗性高血圧はさらに心血管および腎障害進展リスクを高めるため，塩分制限強化やミネラルコルチコイド受容体拮抗薬などほかの降圧薬の併用を考慮する[42)]．ACE 阻害薬と ARB の併用を含め併用薬が多くなると高 K 血症などの副作用が増加するため，十分に注意を払う必要がある．

3）水・電解質代謝・酸塩基平衡の調節障害

重曹による代謝性アシドーシスの改善は，腎機能低下速度や栄養状態が改善すると報告された[43)]が，大規模研究では検証されていない．重曹には Na が含まれており Na 負荷には注意が必要である．

4）骨代謝調節

食事療法を行っても高 P 血症が出現するような際には P 吸着薬（炭酸 Ca など）を使用し，PTH が上昇した場合，ビタミン D の併用が推奨されている[41)]．すべての P 吸着薬が，プラセボと比較して生存率または心血管イベントを減少させたエビデンスは存在せず[44)]，ビタミン D に末期腎不全進展リスクに対する効果は認めていない[45)]ため，期待されていた続発性副甲状腺機能亢進症以外の効果については現時点では明らかとなっていない．

5）造血調節

エリスロポエチン（EPO）による貧血改善が腎障害進展を抑制する[46)]ため，赤血球造血刺激因子製剤（ESA）を用いて積極的な治療が必要である．治療目標を高く設定した［ヘモグロビン（Hb）12〜15 g/d*l*］場合，低く設定（Hb 9.5〜11.5 g/d*l*）した場合と比較すると，脳卒中，高血圧のリスクが増加するが，死亡率や重篤な心血管イベント，末期腎不全への進展リスクには差が認められなかった[47)]．しかし，わが国で行われた試験では，高 Hb 群（11〜13 g/d*l*）は低 Hb 群（9〜11 g/d*l*）に比べ，心血管疾患発症に差がなく[48)]，末期腎不全への進展が抑制された[49)]．腎不全患者に EPO を投与した際，高血圧の発症や増悪が 20〜30％に認められ，循環血液量の増加や血管平滑筋細胞の細胞内 Ca^{2+} を上昇させる[50)]などの機序が考えられている．また，EPO は血管平滑筋細胞の増殖を促進する作用も有しており[51)]，動脈硬化を進展させる可能性も示唆される．

CKD の原疾患を治癒することが，最も効果的で有効な腎機能障害の進行抑制方法であることははっきりしている．それに加え，CKD に影響を与える因子の管理や CKD 進行により失われる腎機能の補完的治療も並行して行っていくことが，最も重要である．CKD は糖尿病が原疾患であることが多く，心血管疾患やがんリスクが高いが，糖尿病，心血管疾患やがんなどの治療や予防に関する介入研究の 3/4 程度は，CKD 症例が除外されている．薬物の吸収，代謝や排泄などが異なる CKD では治療の危険性と有益性のバランスが異なる可能性があり，CKD 症例のがんなどの治療にそのまま当てはめてよいかは臨床上重要な問題である[52)]．

（岩津好隆・草野英二）

文献

1）Rule AD, et al：Kidney stones and the risk for chronic kidney disease. *Clin J Am Soc Nephrol* **4**：804-811, 2009
2）Shang W, et al：History of kidney stones and risk of chronic kidney disease：a meta-analysis. *PeerJ* **5**：e2907, 2017
3）Odutayo A, et al：Atrial fibrillation and risks of cardiovascular disease, renal disease, and death：

systematic review and meta-analysis. *BMJ* **354**：i4482, 2016
4) Fox CS, et al：A multi-marker approach to predict incident CKD and microalbuminuria. *J Am Soc Nephrol* **21**：2143-2149, 2010
5) Buglioni A, et al：Aldosterone Predicts Cardiovascular, Renal, and Metabolic Disease in the General Community：A 4-Year Follow-Up. *J Am Heart Assoc* **4**：e002505, 2015
6) Bansal N, et al：NT-ProBNP and Troponin T and Risk of Rapid Kidney Function Decline and Incident CKD in Elderly Adults. *Clin J Am Soc Nephrol* **10**：205-214, 2015
7) Hung SC, et al：Indoxyl Sulfate：A Novel Cardiovascular Risk Factor in Chronic Kidney Disease. *J Am Heart Assoc* **6**：e005022, 2017
8) Miyazaki T et al：Indoxyl sulfate increases the gene expression of TGF-β1, TIMP-1 and pro a1 (I) collagen in kidneys of uremic rats. *Kidney Int* **52**：S15-S22, 1997
9) Yamamoto H, et al. Indoxyl sulfate stimulates proliferation of rat vascular smooth muscle cells. *Kidney Int* **69**：1780-1785, 2006
10) Fukuda M, et al：Nocturnal blood pressure is elevated with natriuresis and proteinuria as renal function deteriorates in nephropathy. *Kidney Int* **65**：621-625, 2004
11) Johnson RJ, et al：Renal injury and salt-sensitive hypertension after exposure to catecholamines. *Hypertension* **34**：151-159, 1999
12) Iwazu Y, et al：Spironolactone suppresses peritubular capillary loss and prevents DOCA/salt-induced tubulointerstitial fibrosis. *Hypertension* **51**：749-754, 2008
13) Dobre M, et al：Current status of bicarbonate in CKD. *J Am Soc Nephrol* **26**：515-523, 2015
14) Gutierrez O, et al：Fibroblast growth factor-23 mitigates hyperphosphatemia but accentuates calcitriol deficiency in chronic kidney disease. *J Am Soc Nephrol* **16**：2205-2215, 2005
15) Komaba H, Fukagawa M：FGF23-parathyroid interaction：implications in chronic kidney disease. *Kidney Int* **77**：292-298, 2010
16) Naylor KL, et al：The three year incidence of fracture in chronic kidney disease. *Kidney Int* **86**：810-818, 2014
17) Goodman WG, et al：Coronary artery calcification in young adults with end-stage renal disease who are undergoing dialysis. *N Engl J Med* **342**：1478-1483, 2000
18) Block GA, et al：Mineral metabolism, mortality, and morbidity in maintenance hemodialysis. *J Am Soc Nephrol* **15**：2208-2218, 2004
19) Asada N, et al：Dysfunction of fibroblasts of extrarenal origin underlies renal fibrosis and renal anemia in mice. *J Clin Invest* **121**：3981-3990, 2011
20) Tanaka T, et al：Indoxyl sulfate signals for rapid mRNA stabilization of Cbp/p300-interacting transactivator with Glu/Asp-rich carboxy-terminal domain 2 (CITED2) and suppresses the expression of hypoxia-inducible genes in experimental CKD and uremia. *FASEB J* **27**：4059-4075, 2013
21) Iseki K, et al：Haematocrit and the risk of developing end-stage renal disease. *Nephrol Dial Transplant* **18**：899-905, 2003
22) Nangaku M：Chronic hypoxia and tubulointerstitial injury：a final common pathway to end-stage renal failure. *J Am Soc Nephrol* **17**：17-25, 2006
23) Kuro-o M, et a：Mutation of the mouse klotho gene leads to a syndrome resembling ageing. *Nature* **390**：45-51, 1997
24) Kurosu H, et al：Regulation of fibroblast growth factor-23 signaling by Klotho. *J Biol Chem* **281**：6120-6123, 2006
25) Shimada T, et al：Targeted ablation of Fgf23 demonstrates an essential physiological role of FGF23 in phosphate and vitamin D metabolism. *J Clin Invest* **113**：561-568, 2004
26) Kuro-o M：A phosphate-centric paradigm for pathophysiology and therapy of chronic kidney disease. *Kidney Int* **Suppl 3**：420-426, 2013
27) Kuro-o M：Klotho, phosphate and FGF-23 in ageing and disturbed mineral metabolism. *Nat Rev Nephrol* **9**：650-660, 2013
28) Choi JH, et al：Decreased number and impaired angiogenic function of endothelial progenitor cells in patients with chronic renal failure. *Arterioscler Thromb Vasc Biol* **24**：1246-1252, 2006
29) Eizawa T, et al. Circulating endothelial progenitor cells are reduced in hemodialysis patients. *Curr Med Res Opin* **19**：627-633, 2003
30) Flammer AJ, et al：Osteocalcin positive CD1331/CD342/KDR1 progenitor cells as an independent

marker for unstable atherosclerosis. *Eur Heart J* **33**：2963-2969, 2012
31）Zhang H, et al：Correlation between osteocalcin-positive endothelial progenitor cells and spotty calcification in patients with coronary artery disease. *Clin Exp Pharmacol Physiol* **42**：734-739, 2015
32）Jin K, et al：Plasma PCSK9 in nephrotic syndrome and in peritoneal dialysis：a cross sectional study. *Am J Kidney Dis* **63**：584-589, 2014
33）Clement LC, et al：Circulating angiopoietin-like 4 links proteinuria with hyperglyceridemia in nephrotic syndrome. *Nat Med* **20**：37-46, 2014
34）Iseki K, et al：Risk factors of end-stage renal disease and serum creatinine in a community-based mass screening. *Kidney Int* **51**：850-854, 1997
35）Keith DS, et al：Longitudinal follow-up and outcomes among a population with chronic kidney disease in a large managed care organization. *Arch Intern Med* **164**：659-663, 2004
36）Yamaguchi J, et al：Effect of AST-120 in Chronic Kidney Disease Treatment：Still a Controversy? *Nephron* **135**：201-206, 2017
37）Schulman G, et al：The effects of AST-120 on chronic kidney disease progression in the United States of America：a post hoc subgroup analysis of randomized controlled trials. *BMC Nephrology* **17**：141, 2016
38）Cha R, et al：Sustained uremic toxin control improves renal and cardiovascular outcomes in patients with advanced renal dysfunction：post-hoc analysis of the Kremezin Study against renal disease progression in Korea. *Kidney Res Clin Pract* **36**：68-78, 2017
39）Takayama F, Tet al：Bifidobacterium in gastro-resistant seamless capsule reduces serum levels of indoxyl sulfate in patients on hemodialysis. *Am J Kidney Dis* **41**：S142-S145, 2003
40）安藤康宏，他：ビフィズス菌製剤による慢性腎不全の進行抑制効果の検討．日腎会誌 **45**：759-764, 2003
41）日本腎臓学会：CKD 診療ガイド 2012，東京医学社，2012
42）Rossignol P, et al. The double challenge of resistant hypertension and chronic kidney disease. *Lancet* **386**：1588-1598, 2015
43）de Brito-Ashurst I, et al：Bicarbonate supplementation slows progression of CKD and improves nutritional status. *J Am Soc Nephrol* **20**：2075-2084, 2009
44）Palmer SC,et al：Phosphate-Binding Agents in Adults With CKD：A Network Meta-analysis of Randomized Trials. *Am J Kidney Dis* **68**：691-702, 2016
45）Palmer SC, et al：Vitamin D compounds for people with chronic kidney disease requiring dialysis. *Cochrane Database Syst Rev* **7**：CD005633, 2009
46）Kuriyama S, et al：Reversal anemia by erythropoietin therapy retards the progression of chronic renal failure, especially in noon diabetic patients. *Nephron* **17**：17-25, 1997
47）Palmer SC, et al：Meta-analysis：erythropoiesis-stimulating agents in patients with chronic kidney disease. *Ann Intern Med* **153**：23-33, 2010
48）Akizawa T, et al：Positive outcomes of high hemoglobin target in patients with chronic kidney disease not on dialysis：a randomized controlled study. *Ther Apher Dial* **15**：431-440, 2011
49）Tsubakihara Y, et al：High target hemoglobin with erythropoiesis-stimulating agents has advantages in the renal function of non-dialysis chronic kidney disease patients. *Ther Apher Dial* **16**：529-540, 2012
50）Akimoto T, et al：Erythropoietin modulates angiotensin II-or noradrenaline-induced Ca（2+）mobilization in cultured rat vascular smooth-muscle cells. *Nephrol Dial Transplant* **16**：491-499, 2001
51）Akimoto T, et al：Involvement of erythropoietin-induced cytosolic free calcium mobilization in activation of mitogen-activated protein kinase and DNA synthesis in vascular smooth muscle cells. *J Hypertens* **19**：193-202, 2001
52）Webster AC, et al：Chronic kidney disease. *Lancet* **389**：1238-1252, 2017

3 慢性腎臓病（CKD）と各種疾患の関連

慢性腎臓病（CKD）のステージが進行すれば末期腎不全（end-stage kidney disease；ESKD）に至る．CKD 発症にはさまざまな因子があり，その原疾患も多岐にわたる．CKD の進行因子を着実にコントロールし，CKD を発症させない，あるいは重症化を予防することは喫緊の課題である．CKD 発症の危険因子としては，年齢，血尿，高血圧，耐糖能異常，糖尿病，脂質異常，高尿酸血症，肥満，喫煙，便秘などがあげられる（図 3-1）[1]．CKD ハイリスク群では，CKD 発症前より高血圧，糖尿病などの治療や生活習慣の改善を行うことが重要である．また，CKD は，心血管疾患（cardiovascular disease；CVD）の危険因子であることが知られている[2, 3]．本項では CKD の原因となる各種疾患ならびに CKD の発症，進行因子との関連について概説する．

CKD の早期徴候と進展

CKD は微量アルブミン尿，蛋白尿などの尿異常から始まり，徐々に腎機能が低下して ESKD に進行する．すなわち，CKD の早期発見には検尿（蛋白尿，血尿）は簡便で有効な方法である．スクリーニング検査として試験紙法が用いられるが，尿蛋白±にて「異常なし」と判定された中にもすでに微量アルブミン尿（蛋白尿）が出現している例がある．尿のアルブミン定量はわが国の保険適用の関係で糖尿病以外では測定することが困難な事情もあるが，このような例も注意が必要である．蛋白尿，血尿がともに陽性あるいは蛋白尿が多いほど ESKD への危険性が高い[4]．

わが国の透析導入原疾患の第 1 位は糖尿病腎症であり，全新規透析導入者全体の 40％を超える

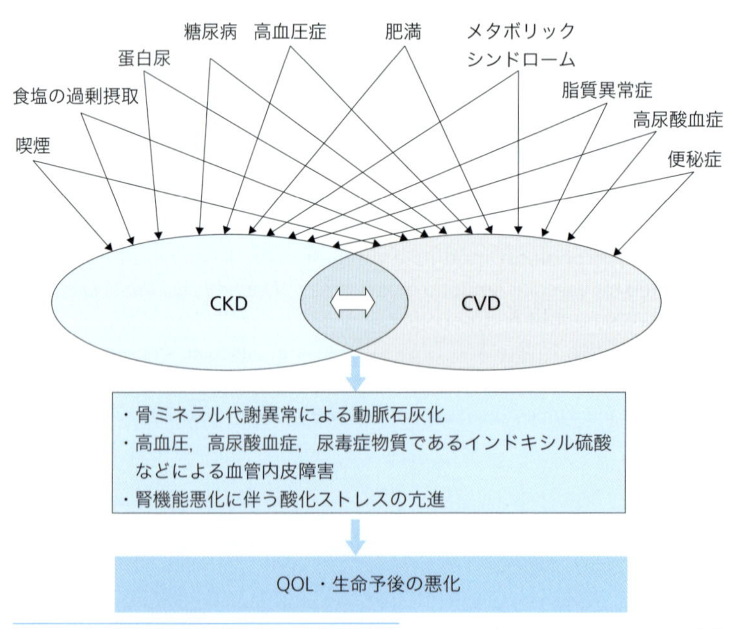

[図 3-1] **慢性腎臓病（CKD）と危険因子** (Yamagata et al, 2007)[1]
CKD の危険因子として上記の要素があげられる．

人数となっている．しかしながら，糖尿病腎症と診断されている中で尿蛋白が出現しないなどのいわゆる糖尿病腎症の典型的な臨床像を呈さない疾患も含まれており，近年では糖尿病性腎臓病（diabetic kidney disease；DKD）（p5 参照）という考え方が提唱されている．また，高血圧症による腎硬化症による透析導入の割合も増加しており，これらのことからも腎不全対策としても糖尿病や高血圧のコントロールを行っていくことが極めて肝要であると考えられる．

CKD と高血圧

高血圧は CKD 発症の危険因子であるともに，CKD の病態を悪化させる．CKD と高血圧は密接な関係がある[5)]．すなわち，CKD における降圧療法の目的は，CKD 進行の抑制および CVD 発症リスクや死亡リスクの軽減である．CKD 患者における降圧目標として，糖尿病合併 CKD では 130/80 mmHg 未満，糖尿病非合併 CKD ではすべての A 区分において 140/90 mmHg 未満，A2・A3 区分ではより低値の 130/80 mmHg 未満を目指すことが推奨されている[6)]．降圧薬は糖尿病合併 CKD および糖尿病非合併 CKD の A2・A3 区分では第一選択としてレニン・アンジオテンシン系阻害薬が推奨されているが，高度な動脈硬化を有し両側腎動脈狭窄が存在する例などは急激な腎機能低下を生じさせるために禁忌となっており，注意が必要である．したがって，特に高齢者の動脈硬化の進んだ腎硬化症などに多い糖尿病非合併 CKD の A1 区分では，レニン・アンジオテンシン系阻害薬，カルシウム（Ca）拮抗薬あるいは利尿薬を推奨するとされている．

CKD と心血管疾患（CVD）

近年，CKD と CVD とが極めて密接な関連があることがさまざまな報告により明らかとなった．軽度の腎機能低下や尿蛋白が心筋梗塞や脳卒中の大きな危険因子であることが，欧米のみならず，日本でも明らかにされている．よってわが国の CKD 患者において，ESKD のため透析導入されるよりも，経過中に CVD により死亡するリスクが高いことがほぼ確実である．例えば，糖尿病腎症の心血管イベントと心不全の発症率および死亡率は，尿蛋白量[7)] および腎症の病期[8)] に相関する．さらに，一般住民においても，日米ともにアルブミン尿は微量アルブミン尿の段階から，量依存的な心血管イベントの発症危険因子であり，CKD の進行とともに危険率がさらに増加することが判明している[9, 10)]．これらの結果から，CKD は ESKD の予備軍であるのみならず，全身の血管系とのつながりの中で非常に重要な役割を担っているものであるととらえる必要性を示しており，CKD 患者においては CVD 合併の有無を確認することが重要である．

CKD と脂質異常症

脂質異常症を治療すると CVD のリスクが低下することが知られているが，腎機能低下を抑制する効果も期待できる．スタチンによる治療が微量アルブミン尿や蛋白尿を軽減する効果があることが示されており[11)]，蛋白尿を有する患者では脂質を適正にコントロールすることも重要である．ただし，スタチンは腎機能低下時には横紋筋融解症のリスクが高まるため，慎重に推移を観察する必要がある．CKD における脂質異常症の治療目標については日本人のエビデンスが不十分な面もあり，今後の検討課題であろう．

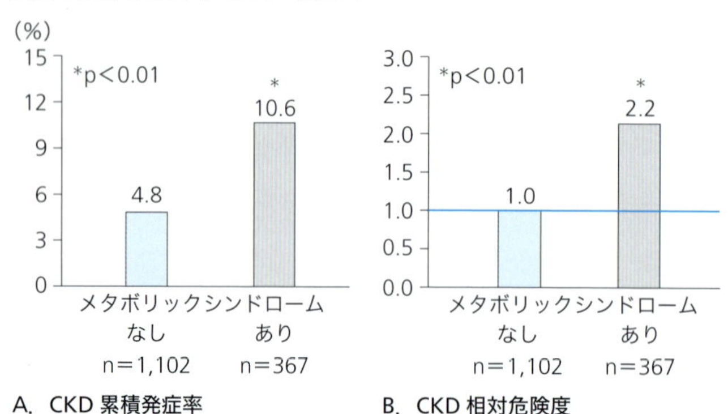

メタボリックシンドローム患者では，CKD の累積発症率，相対危険が高まる．

［図 3-2］ CKD とメタボリックシンドローム

（Ninomiya et al, 2006 [12] を改変）

CKD とメタボリックシンドローム

メタボリックシンドローム*1 は過食や運動不足などにより内臓に脂肪が蓄積した結果，高血圧，糖尿病，脂質代謝異常などが生じる疾患概念である．近年，わが国においてメタボリックシンドロームに該当する人口が増加している．メタボリックシンドロームは CKD の発症とも深く関与している．肥満，特に内臓脂肪が蓄積する腹部肥満では蛋白尿や腎機能低下をきたしやすい．わが国の疫学調査でも，メタボリックシンドローム患者は CKD の累積発症率，相対危険が高まることが報告されている（図 3-2）[12]．CKD の発症・進展抑制には，生活習慣*2 の改善が重要である．

CKD と貧血

進行した CKD 患者では腎性貧血をきたすので，エリスロポエチン（EPO）の投与が必要になる．ヘモグロビン（Hb）の目標値としては，「CKD 診療ガイド 2013」[6] では Hb>13 g/d*l* を目標に治療することは推奨しないとされており，また日本透析医学会が発行した「2015 年度版 慢性腎臓病

side memo

＊1 ｜ メタボリックシンドローム

必須項目となる内臓脂肪蓄積（内臓脂肪面積 100 cm^2 以上）のマーカーとして，ウエスト周囲径が男性で 85 cm，女性で 90 cm 以上を満たし，その中で，①血清脂質異常（トリグリセリド値 150 mg/d*l* 以上，または/かつ HDL コレステロール値 40 mg/d*l* 未満），②血圧高値（最高血圧 130 mmHg 以上，または/かつ最低血圧 85 mmHg 以上），③高血糖（空腹時血糖値 110 mg/d*l*），の 3 項目のうち 2 つ以上を有する場合をメタボリックシンドロームと診断すると規定している．

＊2 ｜ 生活習慣病

生活習慣病とは病気の発症に遺伝的要因のほかに，個々人の生活習慣が大きく関与する疾患であり，生活習慣の改善が CKD 重症化予防にも重要である．このような背景から現在，管理栄養士などによるコメディカルのサポートを行うことにより，CKD の重症化を予防することが可能であるかを検討する大規模前向き臨床研究「腎疾患重症化予防のための戦略研究；FROM-J」が厚生労働科学研究費補助金事業として全国規模で行われ，CKD ステージ 3a では介入により腎機能悪化の抑制効果が認められることが報告された [13]．

患者における腎性貧血治療のガイドライン」[14]では，保存期慢性腎臓病の腎性貧血の治療目標はHb11〜13 g/dlとし，心血管合併症を有する患者などは上限を12 g/dlにとどめるとしている．個々の症例の病態に応じてこれらの数値を参考に目標値を設定することが大切である．

CKDと骨・ミネラル代謝異常

CKDにおいては，低Ca血症，高リン（P）血症，腎臓でのビタミンD活性低下，二次性副甲状腺機能亢進症などが複雑に関与している．骨だけでなく，血管石灰化を含む生命予後に影響を及ぼす全身疾患をきたし，CKDにおける骨・ミネラル代謝異常（CKD-mineral and bone disorder；CKD-MBD）とよばれる．CKDが進展すると副甲状腺ホルモン（PTH）の過剰分泌が生じ，fibroblast growth factor 23（FGF 23）による生理的代償機構が破綻して血清P値は上昇する．骨代謝の異常のみならず血管石灰化を助長し，CVDと密接に関連する．したがって，CKD患者において血清P濃度が高いと生命予後不良となる．腎機能低下時には血清PTHを測定して副甲状腺機能を把握することや，Ca，Pのバランスが保たれるようにする必要がある．

CKDとサルコペニア・フレイル

サルコペニアは筋量の減少に加え，筋力の低下や身体機能の低下を含み，生活の質（QOL）の低下や死亡のリスクを伴うものとされている．一方，フレイルは加齢とともにさまざまな臓器における予備能が減少し，外的なストレス因子に対する脆弱性が高まった状態であり，要介護や死に至るリスクも高いため，その対策は重要である．CKD患者では，低栄養状態，炎症，代謝性アシドーシス，炎症などのさまざまな病態により筋蛋白合成経路が抑制されるとともに，筋蛋白の異化が亢進した状態にあり，サルコペニア，フレイルに陥りやすい．しかしながら，CKD患者におけるサルコペニア，フレイルの実態に関しては十分に明らかでない点も多く，今後CKD患者におけるサルコペニア，フレイル発症の機構がさらに解明され，予防，治療法が開発されることが望まれる．なお詳細に関しては第Ⅲ章6（p253〜）を参照されたい．

（甲斐平康・山縣邦弘）

文献

1) Yamagata K, et al：Risk factors for chronic kidney disease in a community-based population：a 10-year follow-up study. *Kidney Int* **71**：159-166, 2007
2) Go AS, et al：Chronic kidney disease and the risks of death, cardiovascular events, and hospitalization. *N Engl J Med* **351**：1296-1305, 2004
3) Irie F, et al：The relationships of proteinuria, serum creatinine, glomerular filtration rate with cardiovascular disease mortality in Japanese general population. *Kidney Int* **69**：1264-1271, 2006
4) Iseki K, et al：Proteinuria and the risk of developing end-stage renal disease. *Kidney Int* **63**：1468-1474, 2003
5) Bakris GL, et al：Preserving renal function in adults with hypertension and diabetes：a consensus approach. National Kidney Foundation Hypertension and Diabetes Executive Committees Working Group. *Am J Kidney Dis* **36**：646-661, 2000
6) 日本腎臓学会編：CKD診療ガイド2013，東京医学社，2013
7) de Zeeuw D, et al：Albuminuria, a therapeutic target for cardiovascular protection in type 2 diabetic patients with nephropathy. *Circulation* **110**：921-927, 2004

8) Adler AI, et al：Development and progression of nephropathy in type 2 diabetes：the United Kingdom Prospective Diabetes Study（UKPDS 64）. *Kidney Int* **63**：225-232, 2003
9) Keith DS, et al：Longitudinal follow-up and outcomes among a population with chronic kidney disease in a large managed care organization. *Arch Intern Med* **164**：659-663, 2004
10) Ninomiya T, et al：Chronic kidney disease and cardiovascular disease in a general Japanese population：the Hisayama Study. *Kidney Int* **68**：228-236, 2005
11) Bianchi S, et al：A controlled, prospective study of the effects of atorvastatin on proteinuria and progression of kidney disease. *Am J Kidney Dis* **41**：565-570, 2003
12) Ninomiya T, et al：Metabolic syndrome and CKD in a general Japanese population：the Hisayama Study. *Am J Kidney Dis* **48**：383-391, 2006
13) Yamagata K, et al：Effect of Behavior Modification on Outcome in Early- to Moderate-Stage Chronic Kidney Disease：A Cluster-Randomized Trial. *PLoS One* **11**：e0151422, 2016
14) 日本透析医学会：2015 年版 慢性腎臓病患者における腎性貧血治療のガイドライン．透析会誌，**49**：89-158，2016

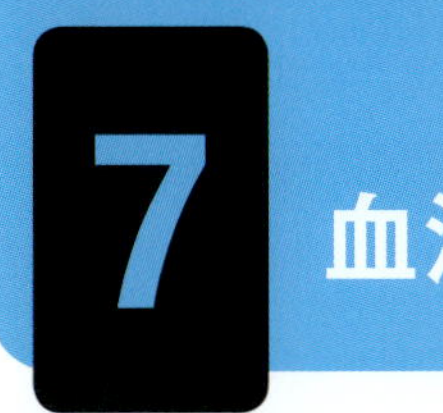

7 血液透析

1 尿毒症物質

慢性腎不全の病態

何らかの原因で腎臓に障害が慢性に及び, 進行すると「慢性腎不全」とよばれる病態に進行する. その病態は, ①腎から排泄されるべき溶質が腎糸球体機能の低下に伴い体内に蓄積することによるもの, ②腎の恒常性維持機能の障害により水電解質バランスや酸塩基平衡の異常をきたすことによるもの, ③腎から分泌されるホルモンの異常により引き起こされる病態, の3つに大別される.

米国腎臓財団 (NKF) が提唱したK/DOQIガイドラインの中で, chronic kidney disease (CKD; 慢性腎臓病) の概念・定義では, Stage 4 (eGFR 15〜29 ml/分/1.73 m^2)〜Stage 5 (eGFR < 15 ml/分/1.73 m^2) に相当する.

尿毒症物質

腎機能が低下すると, 本来尿に排泄されるべき体内で産生された代謝産物が体液に蓄積するようになる. その中で, 細胞の酵素活性やホルモン作用を障害するなどにより代謝が低下し, 細胞や組織や体液の恒常性に異常を与えることにより尿毒症の病態を惹起させることがある. これらの物質を一般に尿毒症 (惹起) 物質, 尿毒素〔uremic toxin (s)〕とよぶ.

尿毒素は分子量によって, 次の3つに分類される.

①小分子量物質 (分子量300未満：尿素, 尿酸, クレアチニンなど)

②中分子量物質 (分子量300〜1万2,000未満：ポリアミン類, 副甲状腺ホルモン, β_2 ミクログロブリンなど)

③高分子量物質 (分子量1万2,000以上：ミオグロブリンなど)

近年, Vanholderらは, 小分子量物質を水溶性小分子物質と蛋白結合性物質に分けた分類を提唱した (表1-1). この分類は, 特に透析や濾過による除去を考えるときに重要で, 広く受け入れられている[1,2].

透析療法導入時期

慢性腎不全が進行していろいろな尿毒症症状がしだいに出現してきたとき, どの時点で透析を導入すべきかは, 臨床上大きな問題である. 導入が早期であれば, 尿毒症状が軽度で, 臓器障害も軽いので, 導入期の死亡が少なく社会復帰も早いと期待できる. しかしながら, 透析医療費が増加し, そのうえ, その後の生命予後が改善するとの報告は乏しい. 導入が遅れれば, 導入期の入院期間が増加し, 医療コストが増加し, 生命予後も不良になる可能性がある. また, 医療供給と社会正義の観点から, より生命予後が良好で社会的な貢献度の高い患者を優先するなどの要因が介入する可能

水溶性小分子物質	蛋白結合性物質	中分子量物質
asymmetric dimethylarginine	3-deoxyglucosone	adrenomedullin
benzylalcohol	CMPF	atrial natriuretic peptide
β-guanidinopropionic acid	fructoselysine	β_2-microglobulin
β-lipotropin	glyoxal	β-endorphin
creatinine	hippuric acid	cholecystokinin
cytidine	homocysteine	clara cell protein
guanidine	hydroquinone	complement factor D
guanidinoacetic acid	indole-3-acetic acid	cystatin C
guanidinosuccinic acid	indoxyl sulfate	degranulation inhibiting protein I
hypoxanthine	kynurenine	delta-sleep-inducing peptide
malondialdehyde	kynurenic acid	endothelin
methylguanidine	methylglyoxal	hyaluronic acid
myoinositol	*N*-carboxymethyllysine	interleukin 1 α
orotic acid	*P*-cresol	interleukin 6
orotidine	pentosidine	kappa-Ig light chain
oxalate	phenol	lambda-Ig light chain
pseudouridine	*P*-OH hippuric acid	leptin
symmetric dimethylarginine	quinolinic acid	methionine-enkephalin
urea	spermidine	neuropeptide Y
uric acid	spermine	parathyroid hormone
xanthine	retinol binding protein	
	tumor necrosis factor α	

CMPF；carboxy-methyl-propyl-furanpropionic acid

［表 1-1］ これまで知られている腎不全で蓄積する溶質　(Vanholder et al, 2003)[1)]

性もある．そこで，慢性腎不全患者の透析導入に関して何らかの基準が求められた．

表 1-2 は厚生科学研究腎不全医療研究班による導入基準であり，臨床症状，腎機能，日常生活障害度の 3 つの側面から判断する．従来の「血清クレアチニン 8 mg/dl 以上」との腎機能障害単独で判断するものとは異なり，臨床症状や日常活動度を組み入れることで，適切な導入が可能となった．実際，日本透析医学会の報告によれば，導入時の血清クレアチニン値が低く導入された患者（言い換えれば，臨床症状や日常生活障害度の強い患者）ほど 1 年生命予後が不良であるとの報告は，この基準の妥当性を物語っている．

透析療法の種類と選択

1）透析療法の種類

慢性透析療法の種類としては，透析膜に腹膜を使う腹膜透析（PD）と，人工膜を使う血液透析（HD）に大別される．前者は全日にわたり腹膜透析液を貯留する持続携行式腹膜透析（continuous ambulatory peritoneal dialysis；CAPD）と，夜間の一定時間のみ腹膜透析液を自動装置により交換する自動腹膜透析（automated peritoneal dialysis；APD）に分かれる．

CAPD は，比較的手技が簡単で高齢者にも受け入れやすい．APD は，昼間，治療から開放されるので，社会復帰に有利である．広義の血液透析は，血液透析（hemodialysis；HD）と血液濾過透析（hemodiafiltration；HDF）に分けられる．HD は長い歴史を有する安定した治療法で，慢性

Ⅰ．臨床症状	•体液貯留（全身性浮腫，高度の低蛋白血症，肺水腫） •体液異常（管理不能の電解質，酸塩基平衡異常） •消化器症状（悪心嘔吐，食欲不振，下痢など） •循環器症状（重篤な高血圧，心不全，心膜炎） •神経症状（中枢末梢神経障害，精神障害） •血液異常（高度の貧血症状，出血傾向） •視力障害（尿毒性網膜症，糖尿病網膜症） これら 1～7 項目のうち 3 個以上のものを高度（30 点），2 個を中等度（20 点），1 個を軽度（10 点）とする
Ⅱ．腎機能	血清 Cr（mg/dl）（Ccr ml/ 分）点数 •8 以上（10 未満）30 点 •5～8 未満（10～20 未満）20 点 •3～5 未満（20～30 未満）10 点
Ⅲ．日常生活障害度	•尿毒症症状のため起床できないものを高度（30 点） •日常生活が著しく制限されるものを中等度（20 点） •通勤通学あるいは家庭内労働が困難となった場合を軽度（10 点）
	合計 60 点以上を透析導入とする

注：年少者（10 歳未満），高齢者（65 歳以上），全身性血管合併症のあるものについては 10 点を加算．小児においては血清 Cr を用いないで Ccr を用いる．

［表 1-2］ 慢性腎不全透析導入基準 （川口 他，1992 より）[3]

透析患者の 90.9％が受けている．最近，治療を在宅で行う在宅血液透析（home hemodialysis；HHD）が，保険給付上，透析回数や時間の制限が解除されたので急増し，約 300 例に達しようとしているものの全体の割合としては 0.1％に満たない．

2）透析時間と頻度

わが国の現況では施設血液透析患者が 90.9％，透析時間各 4～4.5 時間未満の患者が 66.0％，週 3 回の患者が 96.3％で，4 時間週 3 回の通院透析治療を受けている患者が大勢を占めている．一方，この透析時間と頻度は，生体腎が週当たり 24 時間×7 日，腎血流量が 1,000 ml/分であるのに対して，4 時間週 3 回血流量 250 ml/分として比較すると 1/56 に過ぎず，透析患者は尿毒症状態を脱していない．「4 時間週 3 回」は，「最小限尿毒症状をコントロールし，かつ日常生活で許される治療に割ける時間と頻度」と考えるべきである．

したがって，透析施設運営や透析スタッフ労働の制限を受けない在宅血液透析では，時間も頻度もこの枠にとらわれない，1 回 6～10 時間，週 3.5～6 回の時間頻度が選択され，良好な尿毒症状のコントロールを得ている．（秋葉　隆）

文献

1）Vanholder R, et al：Review on uremic toxins：classification, concentration, and interindividual variability. *Kidney Int* **63**：1934-1943, 2003
2）Vanholder R, et al：New insights in uremic toxins. *Kidney Int* **Suppl**（84）：S6-S10, 2003
3）川口良人，他：透析導入ガイドラインの作成に関する研究，平成 3 年度厚生科学研究・腎不全医療研究事業研究報告書，pp125-132, 1992

2 血液透析（HD）

概念

血液透析（HD）は，血液と透析液とを透析膜とよばれる分離膜を介して間接的に接触させ，拡散（diffusion）と限外濾過（ultrafiltration）により溶質の交換や水分の除去を行うものである．血液の出入り口である血管アクセス，体外に出た血液の凝固を防ぐ抗凝固薬，透析器，透析液，透析監視装置などの要素からなっている．

❶血管アクセス

慢性透析に用いる血管アクセスとしては，前腕部の皮下で橈骨動脈と橈側皮静脈とを吻合し，拡張した静脈に穿刺する皮下動静脈瘻が第一選択であるが，不可能な場合，人工血管を用いて造設する人工血管動静脈瘻，動脈表在化法，カフ付き静脈カテーテルなどが用いられる．

抗凝固薬はほとんどでヘパリンが用いられるが，出血性病変をもつ患者では半減期の短いメシル酸ナファモスタットが用いられる．

❷透析器

透析器は現在ほとんどが合成高分子膜の中空糸を束ねたものが用いられ，積層型がわずかに用いられている．膜面積や膜材質や表面コーティングの違いで溶質除去能，血液適合性や透水性などが異なり，患者の特性により使い分けられる．

❸透析液

透析液はナトリウム・カリウム・重曹・糖濃度などの違いにより，また酢酸を含むかどうかなどにより選択される．最近，透析液に含まれるエンドトキシンや生菌により炎症が惹起され，免疫不全や動脈硬化など長期合併症を悪化させるという仮説が注目され，これらを含まない超純粋透析液（ultra-pure dialysis fluid）が推奨されている．

❹透析監視装置

透析監視装置は血液ポンプ，ヘパリンポンプ，除水監視装置，圧・温度・浸透圧などの監視装置，透析液供給装置からなる装置である．多人数用透析液供給装置から透析液の供給を受ける多人数用監視装置と，それぞれの装置内で透析液を作成する個人用装置がある．前者はわが国とアジアの一部で用いられ，コストが安くメンテナンスが楽などの利点があるが，個々の患者での透析液処方を変更することができないなどの欠点を有する．

透析法の選択基準

前述の慢性腎不全透析導入基準に達した患者は透析療法の選択を迫られる．このとき日本腎臓学会などによる「腎不全の治療選択—あなたはどの治療法を選びますか？」[1]などを用いて，腎移植・腹膜透析・血液透析の可能性を患者の状況に合わせて十分説明したうえで，選択する機会を与えることが必要である（表 2-1）．このとき，自施設で供給できない治療法についても除外することなく，また適応とならない治療法があれば，その事実も伝えることは必須である．

	血液透析（HD）	腹膜透析（PD）
拘束時間	週3回通院し，1回4〜5時間	通院時間の拘束が少なく，職場や学校と両立できる．通院は月1回程度．
治療中の症状	透析中，血圧の下降，筋肉の痙攣，頭痛，吐き気などが起きることがある．透析前後で体調の変動が大きい．	連続的に透析が行われているので，体調が変動しない．心臓，血管への負担が少ない．
抗凝固薬	抗凝固薬を使うので，透析中，および透析後出血しやすい．	抗凝固薬は使わない．
残存腎機能	早期に腎機能が廃絶する．	残存腎機能が比較的維持される．一方，腎機能がなくなると透析不足に陥る．
アクセス	穿刺痛，アクセス不全	カテーテルケア，ボディシェイプ
感染症	敗血症，シャント感染	腹膜炎，カテーテル出口感染
食事制限	カリウム制限が厳しい	（長期透析するために）水制限が厳しい
期間	制限はない	5〜6年程度（被嚢性腹膜炎の恐れ）

［表 2-1］ 血液透析と腹膜透析の利点と欠点

一般的な選択法をあげる．近親者に生体腎提供者の得られる非高齢患者については，preemptive（先行的）な腎移植を勧める．生体腎提供の得られない現役世代の患者には腎移植希望登録を行った後，社会復帰の希望が強ければ腹膜透析（PD）か在宅血液透析（HHD）を勧める．現役を引退したらPDから血液透析に移行する．通院の困難な高齢者には，自宅で介助者が得られる場合はPDを勧める．いずれも典型的患者での選択であり，例外が存在することはいうまでもない．

管理目標

透析患者が十分透析されているかは，血清生化学〔尿素窒素（UN），クレアチニン（Cr），尿酸（UA），ナトリウム（Na），カリウム（K），クロール（Cl），カルシウム（Ca），無機リン（iP）〕の透析前後値や，透析時間や頻度，血流量や透析器性能など多くの指標を評価することで可能である．しかし，患者に透析療法を施行したとき，「透析」された量を客観的に評価できる単一の指標があれば便利であろうことは想像に難くない．

これを実現しようとしてKt/Vという指標が提唱された．ここで，ダイアライザの尿素クリアランス（K），透析時間（t）および体内の水分量（V）を示す．透析による尿素の除去量はダイアライザの尿素クリアランスが大きいほど，また透析時間が長いほど多くなる．そこで，ダイアライザの尿素クリアランスと透析時間の積であるKtは，尿素の除去という点からみた透析量を表す．Ktを体内の水分量で割れば，単位水分量あたりのKtであるKt/Vが得られる．実際の臨床では，透析前後の尿素窒素濃度からシミュレーションでKt/Vを求めることが行われている．

Kt/Vと死亡のリスクとの関係を求めた日本透析医学会統計調査委員会の報告によれば[2)]，Kt/Vが1.2に達するまでは，Kt/Vの増加に伴って死亡のリスクは低下する．したがって，Kt/Vの至適レベルは1.2以上となる．さらにKt/Vとリスクの関係を詳しくみると，Kt/Vが0.9を下回って低くなると，死亡のリスクは著しく増大する．すなわち，理想的にはKt/V 1.2以上，やむを得ない場合でも0.9以上のKt/Vを確保する必要がある．

Kt/V以外にも個々の腎不全症状にかかわる管理目標値が提唱されている[3)]．例えば貧血のコントロールについては，HD患者に対する赤血球造血刺激因子製剤（ESA）療法の目標ヘモグロビン

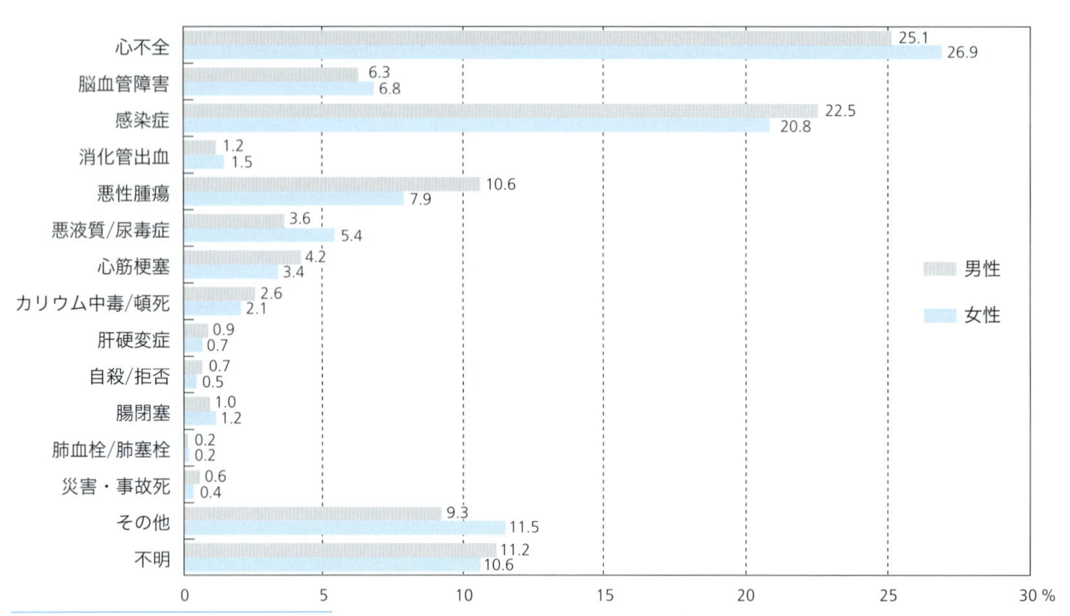

[図 2-1] **慢性透析患者の死因分類** (日本透析医学会統計調査委員会, 2017)[2)]

(Hb) 値は，週初め（前透析中2日後）のHD前の仰臥位採血による値で，Hb値10～12 g/d*l* を推奨するとしている．腎性骨症に関する管理目標値としては，血清リン（P）濃度の目標値が3.5～6.0 mg/d*l*，血清補正Ca濃度の目標値が8.4～10.0 mg/d*l*，副甲状腺ホルモン（PTH）はintact PTH 60 pg/m*l* 以上240 pg/m*l* 以下の範囲に管理することが望ましいとしているものの，P・Caの管理をPTHの管理に優先することを推奨して，Ca・Pより重要度を落としている．脂質異常症については管理目標値を，虚血性心疾患の一次予防では，LDL-コレステロール（C）120 mg/d*l* 未満，あるいはnon HDL-C 150 mg/d*l* 未満，二次予防ではLDL-C 100 mg/d*l* 未満，あるいはnon HDL-C 130 mg/d*l* 未満とし，食事・運動療法にて脂質管理目標に達しなければ，スタチンの投与を考慮するとしている．血圧については心機能低下がない，安定した慢性維持透析患者における降圧目標値は，週初めの透析前血圧で140/90 mmHg未満とし，目標血圧の達成にはドライウエイト（DW）の適正な設定が最も重要で，DWの達成/維持後も降圧が不十分な場合に降圧薬を投与するとした．

本項では日本透析医学会の管理目標値[3)]を紹介したが，世界的にはKDIGO，米国ではK/DOQI，欧州ではEuropean Renal Best Practice（ERBP），英国ではUnited Kingdom-Renal Association，カナダではCanadian Society of Nephrology，オーストラリア・ニュージーランドはCaring For Australasians with Renal Impairment（CARI）などがガイドラインを発行しており，それぞれ微妙に異なる目標値を提示している．それぞれの人種差とも考えられるものの，実際は強力なエビデンスが決定的に不足している状況を如実に示しているともいえる．

合併症

生命予後からみた合併症の重要性では，第一に心血管合併症（心不全，脳血管障害，心筋梗塞），第二に感染症があげられる（図 2-1）[2)]．心血管合併症を予防ないし進行を遅らせるためには，①

血圧の管理，②体液量の管理，③脂質異常症の治療，④ Ca・P 代謝異常のコントロールがあげられる．感染症の予防には，①十分な栄養管理，②必要十分な透析量の確保，③清潔な血管アクセスの管理，④厳密な院内感染予防策，⑤緻密で手早い感染症治療，⑥インターフェロンによるウイルス肝炎治療などがあげられる．

患者 QOL からみた合併症としては，病的骨折，関節変形，筋力低下など整形外科的な合併症，患者の健康感を左右する腎性貧血などの合併症とその治療も，患者の生活の質を向上するために忘れてはならない．

（秋葉　隆）

文献

1）日本腎臓学会，他：腎不全の治療選択─あなたはどの治療法を選びますか？ 2008：http://docs.jsdt.or.jp/pdf/2009_02_12.pdf
2）日本透析医学会統計調査委員会：図説・わが国の慢性透析療法の現況（2016 年 12 月 31 日現在），日本透析医学会，2017
3）日本透析医学会：ガイドライン：http://www.jsdt.or.jp/dialysis/2094.html

column　透析と入浴 Q&A

血液透析をした日は入浴していいのですか？

「血液浄化療法スタッフマニュアル」[1] では，「入浴や水泳は透析日には避ける．また非透析日に入浴や水泳を行った後には前日の透析での穿刺部をイソジンなどで消毒する」としている．一方，「慢性血液透析用バスキュラーアクセスの作製および修復に関するガイドライン」（日本透析医学会，2011 年）では，「患者教育 GL-5：VA に関わる指導は表 1 に掲げた諸事項であり，患者の理解度を確認しつつ，反復して話し合いをもつことが推奨される（Opinion）」とし，「表 1 血液透析患者の VA ケアに関連する指導」では「VA の保護（圧迫・寒冷・入浴・打撲・掻きむしりなど）に関心をもつように仕向けること」として記載し，特に入浴を禁止していない．穿刺部の保護に十分気をつければ，入浴も可能といえる．

腹膜透析でも入浴は可能ですか？

「透析療法パーフェクトガイド（第 4 版）」[2] では，出口部ケアの一部とし「出口部とその周辺の皮膚を清潔に保ち出口部感染を予防するため，シャワー浴，入浴」を位置づけ，抜糸まではカバーシャワー浴，術後出口部が安定するまでカバー入浴，術後 2 週以降はオープン入浴，皮膚とカテーテルが完全に癒合したらオープン入浴可能としている．なお，シャワー浴，入浴の禁止は，カテーテル周囲の皮膚に感染や傷，液漏れがあったり，カテーテルにひびや傷がみられるとき，出血性の排液，排液混濁時としている．

（秋葉　隆）

文献

1）太田和夫，二瓶 宏監：血液浄化療法スタッフマニュアル，第 2 版，医学書院，2005
2）飯田喜俊，秋葉 隆編：透析療法パーフェクトガイド，第 4 版，医歯薬出版，2014

3 その他の血液浄化療法

血液浄化療法の種類と特徴

血液浄化療法とは，拡散，限外濾過，吸着などの原理を用いて，血液中に存在する病因ないし病因関連物質を血中から直接除去し，欠乏物質を補うことによって疾病の改善を図る治療法の総称である．おもに腎不全を主要な適応疾患とする血液浄化療法と，腎不全以外の疾患を適応疾患とする血液浄化療法に分類されるが，後者は総称してアフェレシス療法とよばれ，種々の疾患に適応されている．本項では，現在，透析施設で行われている血液透析（HD）以外の各種血液浄化療法の種類と適応について概説する．

1）腎不全を主要な適応疾患とする血液浄化療法

❶体外限外濾過法（extracorponeal ultrafiltration method；ECUM）

透析液や置換液を使用せず，濾過のみ施行して体内に貯留した過剰な体液（細胞外液）の除去を行う方法である．限外濾過液の浸透圧が血漿とほぼ等しく，生体内のナトリウム（Na）濃度を変えずに多量の過剰体液，Na を除去できるため，通常の HD に比べて血圧の低下，頭痛，下肢痙攣などの症状が少ない．腎不全以外にも心不全，肺水腫など，異常な体液貯留が原因や増悪因子となる疾患に応用される．

❷血液濾過（hemofiltration；HF）

限外濾過によって血液から大量の体液を除去し，これを補充液で補充することにより，老廃物の除去および電解質の是正を行う．本法では，膜孔の大きいフィルターを用いることにより，中分子から高分子量物質の除去効率を高めることができる．一方で，尿素などの小分子量物質の除去効率は HD に比べて低いため，不均衡症候群が起こりにくい．

❸血液透析濾過（hemodiafiltration；HDF）

血液透析と血液濾過を同時に行い血液浄化を行う手法である．透析による小分子量物質の除去とともに濾過による中分子量物質の除去も行えるため，効率のよい血液浄化療法といえる．大量の置換液を必要とするため，透析液の一部をエンドトキシン除去フィルターで清浄化して，無エンドトキシン透析液を補充液の一部として用いる on-line HDF も施行されている．

2）アフェレシス療法

アフェレシス療法とは病因となる血液成分を分離除去する治療法である．日本アフェレシス学会の定義では，体外循環を伴う血液浄化療法のうち，維持血液透析を除くすべての治療法が含まれる（図 3-1）．アフェレシス療法の疾患別適用療法を表 3-1 に示す．

❶持続的腎代替療法（continuous renal replacement therapy；CRRT）

血液浄化を連続的に行う方法で，事実上は機器の交換などで持続治療が中断されても，連続治療を目標として開始された血液浄化を包括して呼称する．おもに救急領域で施行される血液浄化療法であり，体外循環量が少なく除水や溶質除去は緩徐に行われるため，循環動態に与える影響が少なく，重症患者や小児でも安全に施行可能である．当初は濾過のみを行う持続的血液濾過（continuous

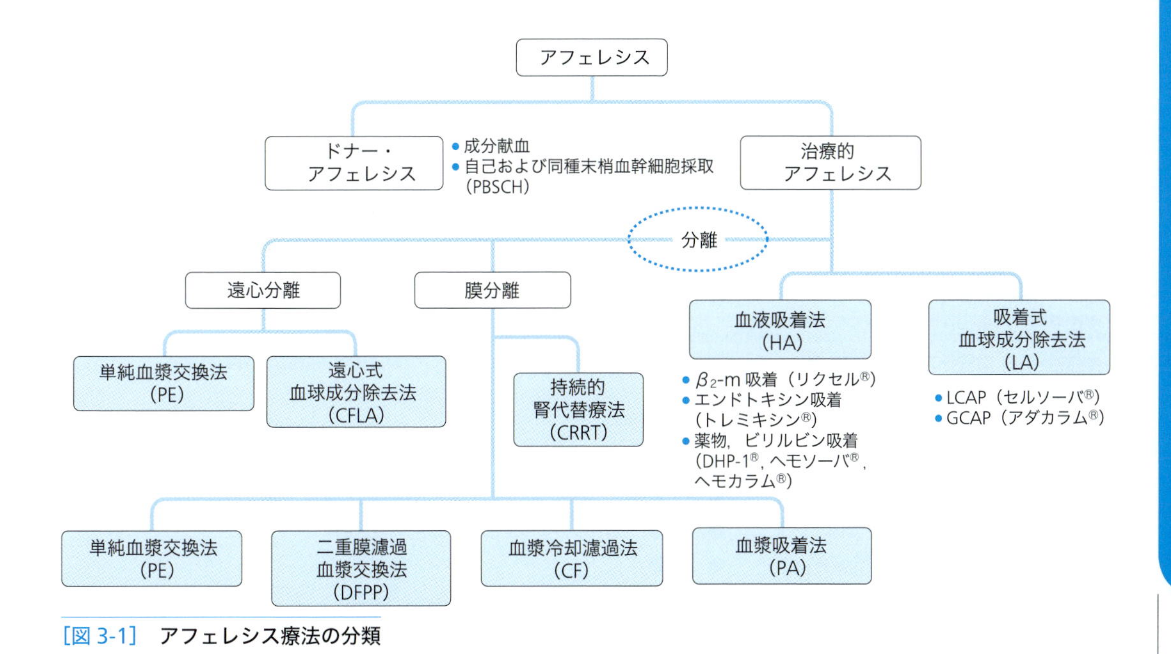

[図 3-1] アフェレシス療法の分類

hemofiltration；CHF）が行われていたが，現在は拡散による溶質除去を加えた持続的血液透析濾過（continuous hemodiafiltration；CHDF）が主流となっている．

❷単純血漿交換法（plasma exchange；PE）

血漿分離器を用いて患者血液を血球成分と病因物質を含んだ血漿成分に分離し，血漿成分を廃棄し，分離血漿と同量の新鮮凍結血漿やアルブミン液で置換する血液浄化療法である．血球成分以外のすべての血漿中の物質を除去できるため，自己抗体や免疫複合体などの高分子量物質まで除去できる．さまざまな疾患に応用可能であるが，血液製剤を大量に必要とするため，その適応は制限される．

❸二重膜濾過血漿交換法（double filtration plasmapheresis；DFPP）

患者血液を PE と同様に血漿分離器を用いて血球成分と血漿成分に分離し，分離した血漿をさらに膜孔の小さな血漿分画器で分離し，病因関連物質を含む高分子分画あるいはウイルスを破棄・除去する方法である．除去された血漿量に相当するアルブミン製剤添加生理食塩液を補充する．血液製剤の使用量を減じ，目的とする分画のみを効率よく除去できるため，さまざまな自己免疫疾患や神経・筋疾患における免疫複合体，自己抗体の除去に用いられる．

DFPP の変法として血漿冷却濾過法（cryofiltration；CF）があり，分離血漿を冷却してクリオゲルを析出させ，血漿分画器での分画・除去効率向上を促す方法がある．

❹血漿吸着法（plasma adsorption；PA）

DFPP と同様に血漿分離器で分離した血漿を，血漿吸着器に灌流して病因関連物質を吸着除去する方法である．適応疾患に応じ，種々の吸着材を含んだ吸着器が使用される．副作用も少なく，血液製剤補充も不要で効率的である．また，免疫疾患を対象とする場合を免疫吸着，LDL を吸着目標とする治療を LDL 吸着など，種々の呼称が用いられている．

		PE	DFPP	PA	HA	LA	CRRT	一連の施行回数限度
	薬物中毒	●			●			PE：概ね8回
肝疾患	劇症肝炎	●		●			●	概ね10回（CRRTは月10回3カ月）
	術後肝不全	●	●	●			●	概ね7回（CRRTは月10回3カ月）
	急性肝不全	●	●				●	概ね7回（CRRTは月10回3カ月）
	肝性昏睡				●			ー
	慢性C型ウイルス肝炎	●	●					5回
	同種肝移植		●					術前4回，術後2回
膵疾患	重症急性膵炎						●	概ね8回
炎症性腸疾患	潰瘍性大腸炎					●		10回（劇症患者は11回）
	クローン病					●		10回
血液疾患	多発性骨髄腫	●	●					週1回3カ月
	マクログロブリン血症	●	●					週1回3カ月
	血栓性血小板減少性紫斑病	●	●					週3回3カ月
	溶血性尿毒症症候群	●	●					21回
	重度血液型不適合妊娠	●	●					ー
	インヒビターを有する血友病	●	●					ー
リウマチ・膠原病	悪性関節リウマチ	●	●	●				週1回
	全身性エリテマトーデス	●	●	●				月4回
	関節リウマチ					●		1クール（週1回5週）
循環器疾患	家族性高コレステロール血症	●	●	●				週1回
	閉塞性動脈硬化症	●	●	●				10回3カ月
神経疾患	重症筋無力症	●	●	●				月7回3カ月
	ギラン・バレー症候群	●	●	●				月7回3カ月
	慢性炎症性脱髄性多発根神経炎	●	●	●				月7回3カ月
	多発性硬化症	●	●	●				月7回3カ月
腎疾患	巣状糸球体硬化症	●	●	●				12回3カ月
	抗糸球体基底膜抗体（抗GBM抗体）型急速進行性糸球体腎炎	●	●					2クール（1クール7回）
	同種腎移植		●					術前4回，術後2回
	腎不全						●	ー
皮膚疾患	天疱瘡・類天疱瘡	●	●					週2回3カ月
	中毒性表皮壊死症	●	●					8回
	スティーブンス・ジョンソン症候群	●	●					8回
	膿疱性乾癬					●		1クール（週1回5週）
	エンドトキシン血症				●		●	吸着器2個まで（重症敗血症のCRRTは概ね8回）
	川崎病	●	●					6回

PE：単純血漿交換法，DFPP：二重膜濾過血漿交換法，PA：血漿吸着法，HA：血液吸着法，LA：吸着式血球成分除去法，CRRT：持続的腎代替療法．

[表3-1] **アフェレシス療法の疾患別適用療法の一覧**　（社会保険診療提要，医学通信社，2016より）

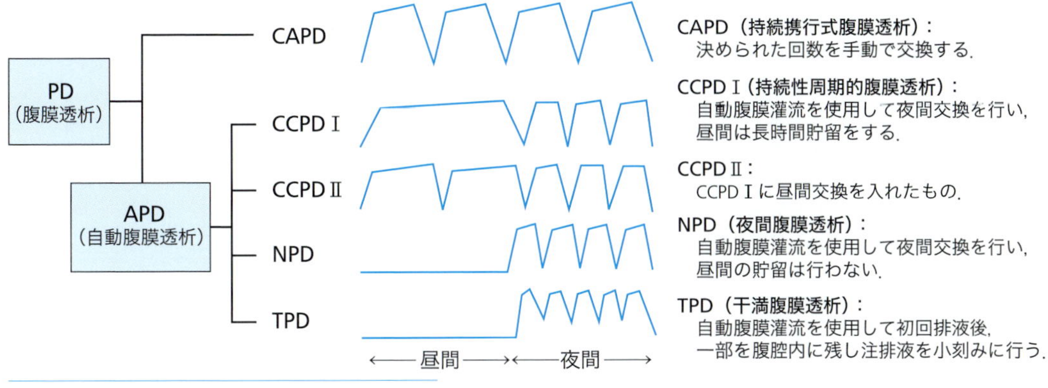

［図 3-2］ 腹膜透析（PD）療法の治療パターン

❺血液吸着法（hemoadsorption；HA）

血液を吸着器に直接灌流し，吸着により血漿中の病因物質を除去する方法である．吸着材としては，ビリルビンや薬物を吸着する活性炭のほか，エンドトキシンを吸着するポリミキシンB固定化吸着材，β_2 ミクログロブリン（β_2-m）を吸着するヘキサデシル基固定化吸着材などがある．

❻白血球系細胞除去療法（leukocyte removal therapy；LRT）

血液吸着法（HA）と同様の方法と原理で白血球，顆粒球などの白血球成分を除去する治療法で，白血球吸着フィルターを用いたLCAP（filtrarion leukocytapheresis），酢酸セルロースビーズカラムを用いたGCAP（granulocytapheresis），そして遠心法の3つの方法がある．これらの白血球系細胞除去療法は，炎症性腸疾患や治療抵抗性関節リウマチの治療に用いられている．

在宅透析療法

わが国における腎代替療法の大部分は施設血液透析であり，腎移植や在宅透析療法を行っている人は極端に少ないのが現状である．腎不全に対する在宅医療は，腹膜透析（peritoneal dialysis；PD）と在宅血液透析（home hemodialysis；HHD）に大別される．

1）腹膜透析（PD）

❶腹膜透析（PD）の種類

PDの治療システムは，腎不全患者の腹腔内に挿入されたカテーテルを通じて腹膜透析液を注入し，半透膜である腹膜を介して溶質・水の交換を行うものである．通常，成人で1.5～2.0 l の透析液を1日に4回，自己交換する持続携行式腹膜透析（continuous ambulatory peritoneal dialysis；CAPD）が主流である．使用透析液の種類，液量，交換の回数，時間は，残腎機能や体格，あるいは生活様式などに合わせて調整し，行われている．最近では患者のQOL改善を目的に，自動腹膜灌流装置（サイクラー）を用いて透析液を自動交換するAPD（automated peritoneal dialysis；自動腹膜透析）も広く普及している．夜間のみ就寝中にサイクラーを用いて透析液交換を行い，昼間は腹腔内に透析液を貯留しない夜間腹膜透析〔nightly（nocturnal）PD；NPD〕と，昼間も透析液を貯留する，あるいは交換する持続周期的腹膜透析（continuous cycling peritoneal dialysis；CCPD）とに大別される．また，NPD，CCPDの変法で，初回注液量の半分だけを頻回に注排液し，

長所	1. 設備が不要で簡単な器具のみでよい 2. 在宅療法が可能であるため，通院回数が少なくてすむ 3. ブラッドアクセスが不要 4. 体液量や体液組成の変動が少なく，恒常性が保たれる 5. 不均衡症候群はない 6. 循環器系の負担が少ない 7. 抗凝固薬を使用する必要がない 8. 中分子量物質の除去効率がよい 9. 血液の損失がない 10. 食事制限が少ない（ただし，塩分制限は厳しく行うこと）
短所	1. 溶質除去効率が低い 2. 蛋白質・アミノ酸の喪失が多い 3. 腹膜カテーテル出口部感染や腹膜炎を起こしやすい 4. フィブリン析出などでカテーテル閉塞が起こると排液が不十分となることがある 5. 腹部膨張を認める 6. 入浴に不便である 7. 被嚢性腹膜硬化症やイレウスなどの合併症がある 8. 透析液の配送システムと保管が必要である

[表 3-2] 腹膜透析（PD）の特徴

常に透析液と血液との溶質濃度勾配を高く保ち，透析効率を保持，向上させる方法を干満腹膜透析（tidal PD；TPD）とよぶ．図 3-2 に典型的な交換パターンを示す．現在はイコデキストリン透析液*の日中貯留により改善され（E-APD），効果的な除水が可能となっている．

❷腹膜透析（PD）の特徴と適応

表 3-2 に PD の特徴を示す．小児や社会活動性の高い例は PD の積極的な適応（positive selection）とされる．また，消極的適応（negative selection）のおもな対象として，バスキュラーアクセス造設困難例や重篤な心血管障害，透析困難症などの症例がある．

PD には特有な合併症があり，カテーテルの出口部・トンネル感染や腹膜炎，また長期施行例では腹膜が劣化して除水困難をきたしやすく，被嚢性腹膜硬化症（encapsulating peritoneal sclerosis；EPS）の発症が問題となる．PD 患者では，透析量や腹膜機能の評価，透析合併症の定期的な検査を行い，血液透析への移行時期の検討を怠らないことが重要である．

2）在宅血液透析（HHD）

わが国の HHD は 1968 年に透析療法が可能な医療施設不足，社会復帰促進などから名古屋で導入された．1998 年に診療報酬に収載されたが，その普及は緩やかであり，2016 年末でも HHD

side memo

＊ | イコデキストリン透析液（エクストラニール®）

分子量が大きく腹膜から容易に吸収されないイコデキストリンを浸透圧物質とした透析液．ブドウ糖に比べて膠質浸透圧較差が長時間保たれるため，CAPD での夜間貯留，APD での昼間貯留で効果的な除水が可能である．なお，イコデキストリンの血中への移行やその代謝産物であるマルトースなどの体内蓄積のため，エクストラニールの使用は 1 回 / 日に限定される．

長所	1. 自分のライフスタイルに合わせて透析計画を自由に立てることができる 2. 長時間透析や連日透析などが可能である 3. 通院頻度が少ない 4. 食事制限が少ない（長時間透析や連日透析などの場合に限る） 5. データや合併症の改善，臨床症状の軽減がみられる
短所	1. 介助者が必要である 2. 患者の自己管理能力が要求される 3. 教育・訓練に時間がかかる 4. 自己穿刺訓練が必要である 5. 透析操作を行う場に医療従事者が居合わせないため，異常や事故，災害時の対応操作はすべて患者と介助者で行わなければならない 6. HHD 開始時の工事費やそのほかの維持管理費（水道・電気・透析液の配送）が必要となる

［表 3-3］ 在宅血液透析（HHD）の特徴

患者は 635 名と全体の 0.2％[1] に過ぎず，同じ在宅透析である CAPD 患者 9,021 名（全体の 2.7％）と比べてもまだまだ少ないのが現状である．

HHD では，まず透析専門スタッフが血液透析の開始，治療過程，終了，そのほかの実技指導や自己管理に必要な教育を行い，患者本人とその介助者が実際にその操作ができるようになるまで訓練した後，患者の自宅で血液透析を行う治療法である．訪問診療ではなく外来通院による在宅医療であり，HHD 開始後も少なくとも月に 1 回は指導監督施設に外来受診することが必要となる．

HHD の特徴を表 3-3 に示す．HHD の最大のメリットは，患者個人が自由に透析設計ができ，施設透析運用上の各種制約を受けないため，長時間透析や連日短時間透析（short daily hemodialysis：SDHD），夜間透析などの患者のニーズに応じた透析処方[2-4] が実施可能であることである．日本透析医学会統計調査委員会の報告では，透析時間が患者予後に影響を与える可能性が示唆されている[5]．また，The Frequent Hemodialysis Network（FHN）Trial Group は，RCT（randomized clinical trial）において施設透析の患者を 2 群に分け，週 3 回の標準透析と比較して SDHD では，高血圧の改善やリン値の低下したことを報告している[6]．HHD の普及によりこのような長時間，頻回透析を行いやすい環境が整い，施設透析に比べ生命予後がよく[7, 8] 合併症が少なくなることが期待される．

HHD の普及を遅らせる原因としては，介助者が必要であることや，患者の自己管理能力が要求されること，自己穿刺や手技教育の問題，緊急時の対応および管理体制が必要であること，医学管理料が不十分であることなど，HHD 特有の問題が指摘されている．

（福本裕美・中西　健）

文献

1）日本透析医学会統計調査委員会：わが国の慢性透析療法の現況（2016 年末）：http://docs.jsdt.or.jp/overview/index.html
2）Raj DSC, et al：In search of ideal hemodialysis: Is prolonged frequent dialysis the answer? *Am J Kidney Dis* **34**：597-610, 1999
3）Buoncristiani U, et al：Daily recycled bicarbonate dialysis with polyacrilonitrile. *Trans Am Soc Artif Intern*

Organs **29**：669-672, 1983
4）Pierratos A, et al：Nocturnal hemodialysis: three-year experience. *J Am Soc Nephrol* **9**：859-868,1998
5）鈴木一之，他：血液透析条件・透析量と生命予後―日本透析医学会の統計調査結果から．透析会誌 **43**：551-559, 2010
6）FHN Trial Group：In-center hemodialysis six times per week versus three times per week. *N Engl J Med* **363**：2287-2300, 2010
7）海邊有三，他：在宅（家庭）血液透析についての提言．透析会誌 **31**：959-965, 1998
8）前田憲志，他：至適透析と腎移植の予後指標に関する研究．平成 5 年度厚生科学研究費補助金腎不全医療研究事業研究報告書，厚生省，pp26-29, 1994
9）透析療法合同専門委員会：血液浄化療法ハンドブック，改訂第 5 版，協同医書出版社，2008
10）中本雅彦，他：透析療法事典，第 2 版，医学書院，2009
11）日本アフェレシス学会：アフェレシスマニュアル難治疾患の治療革命（クリニカルエンジニアリング別冊），秀潤社，2004

4 ドライウエイト（DW）の設定法

ドライウエイトの概念

ドライウエイト（dry weight；DW）とは透析後に余分な体液がない体重を示す．すなわち，顔や四肢などに浮腫がない状態での体重であり，血圧低下がなく無事に透析が終了できる透析後の体重のことである[1]．日本透析医学会では「体液量が適正であり透析中の過度の血圧低下を生ずることなく，かつ長期的にも心血管系への負担が少ない体重」と定義し[2]，血液透析（HD）では治療終了時点での目標体重としている．腹膜透析（PD）においては維持すべき目標体重として，DW に 0.5～1.0 kg の余裕を加えた体重を設定している[1]．本項では HD の場合を中心にして，DW の設定について概説する．適正な体液管理を行うことは，結果的に血圧の正常化を図り，透析患者の生活の質（quality of life；QOL）の向上と生命予後の改善につながる重要な問題である．

ドライウエイトと心胸郭比

DW を設定するうえで心胸郭比（cardiothoracic ratio；CTR）が重要である．心陰影と肋骨が形成する胸郭内縁の比率である．透析前の CTR が男性で 50％以下，女性で 53％以下，肺血管陰影の増強がないことが目標である[3]．しかし胸水，肺炎などでは，肺に不明瞭な像ができ心臓の大きさの正確な判断が困難となることがあり，また胸部大動脈瘤，心筋症などの場合は実際より過大に評価されることがある．高齢者では十分な吸気ができていない状況で胸部 X 線を撮影してしまうケースもあり，注意が必要である．CTR は DW の指標の 1 つとして数値化されているという意味では簡便であるが，絶対的なものでもなく，時系列で評価することが重要である．

溢水の病態および臨床症状

腎不全となり細胞外液が過剰状態になると，血管内および組織間液などに水・塩化ナトリウム（NaCl）が過剰に貯留し，臨床的には浮腫として認識される．同じ組織間質であっても，重力の関係で水は上肢や体幹の間質よりも下肢の間質により多く貯留する．したがって，浮腫は下肢に著しい．また，過剰な水は肺の間質にも貯留する．肺の間質に過剰に水が貯留し，かつこれが肺胞にも滲み出した状態を肺水腫という．肺水腫では呼吸困難が生じる．なお，肺の間質に過剰に水・NaClが貯留してはいるが，まだこれが肺胞に滲み出してはいない状態を肺うっ血という．肺うっ血では，ときに気管支壁の間質に貯留した過剰な体液のために気管支が痙攣し，喘息発作を呈する．

間質に貯留した過剰な水・NaClが浮腫をきたすのに対して，動脈系（肺動脈系を含む）あるいは静脈系（肺静脈系を含む）のいずれかにかかわらず，血管内に分布した過剰な体液は血管内圧を上昇させる．溢水状態では大静脈の圧も肺静脈の圧も正常より上昇しているので，拡張期に右心室も左心室も正常よりも大きく拡張する．このように，拡張期に正常より大きく拡張した右心室あるいは左心室の容積の分だけ，心臓は拡張期に続く収縮期に動脈に対してより多くの血液を拍出する．すなわち，溢水の際には心拍出量が増大し，そのため血圧が上昇することとなる．

身体が溢水状態にある場合，先述のとおり大静脈の圧および肺静脈の圧が上昇するので，拡張末期に右心室および左心室はいずれも正常よりも大きく押し広げられる．したがって，身体が溢水状態にある場合には，心胸郭比（CTR）は正常よりも増大する．

ドライウエイトの設定

DWの設定には，①透析中の著明な血圧低下がない，②高血圧がない（おおむね週初めの透析開始時で140/90 mmHg程度），③浮腫がない，④胸部X線にて肺うっ血がない，⑤心胸郭比が50%以下（女性では53%以下）という点が指標とされる[3]．

DWを高く設定し過ぎると，透析後でも体液がやや過剰状態になり，次回透析までの水分摂取などにより浮腫や肺うっ血となる可能性がある．体液量の管理不良は高血圧を引き起こし，心血管系に悪影響を与えることは周知の事実である．したがって，適正なDWの設定により，透析患者の予後改善が期待できる[4-10]．

一方，DWを低く設定し過ぎると透析後半に血圧が低下し，気分不快，筋肉痙攣，透析後にめまい，ふらつきなどを認める．透析中の血圧低下は，透析中の筋痙攣や透析後の全身倦怠感の原因となり，さらに予後不良の原因となる[11, 12]．DWは皮下脂肪の変化なども考慮し，評価する必要がある．

記載上の注意点としては，季節によって着衣の重量が変わるため，DWが「裸体重」であるのか，

side memo

*** | ヒト心房性ナトリウム利尿ペプチド（hANP）**

主として心房筋細胞で合成され，蓄えられるホルモンである．心房壁の伸展によって放出され，血圧ならびに体液量を調節する．血中半減期は2〜3分と短く，血中濃度は右房圧と相関する[14]．

HD患者では，体液量が増加すれば心房負荷を反映して血中濃度は上昇し，透析時の除水によりその濃度が低下することがわかっている．わが国ではHD患者のDWの指標として用いられることが多い．健常者の正常範囲は43 pg/m*l*以下であるが，HD患者の目標値としては透析後40〜60 pg/m*l*が適正と報告されている[15]．しかし，心房細動などの不整脈や弁膜症などの基礎疾患の影響を受けやすく，これらを合併していることが多い透析患者では，その有用性について十分な検討が必要である[19]．

着衣のままか，スリッパを履いたままかなど，体重測定の状況を明記することを推奨する[3)].

ドライウエイト設定のための指標

CTR 以外の指標としては，心エコー検査（UCG）での心嚢液の有無や下大静脈径の呼吸性変動，また，血清学的心不全マーカーであるヒト心房性ナトリウム利尿ペプチド（human atrial natriuretic peptide；hANP）*などがある．

しかし，糖尿病腎不全例では末梢血管抵抗の低下などのため，短時間での除水では血圧の動揺を伴うことも多く，DW の設定そのものが困難なことに遭遇することがある．透析中の血圧の変化，年齢，原疾患，浮腫や呼吸状態などの臨床症状，透析条件との関連，それぞれの条件を対応させ，評価し，経験則も含めて最終的には個々に総合的な判断が必要である．

過剰体液の管理と治療方針

これまで述べたことを参考に適正な基準体重設定を行い，透析間の過剰な体重増加を抑制することが重要である．時間当たりの除水量が多いと急激な血圧低下を起こす原因となるため，体重増加分の除水が確保できるような管理を行うべきである．

透析患者の体液の状態は，食塩摂取量，飲水量，尿量，透析による除水量によって規定される．わが国の成績（日本透析医学会統計調査委員会）によれば，透析間体重増加量が体重の 2%以下と 6%以上で予後が不良であることを明らかにしており[11, 13)]，このデータをもとに体重増加を中 2 日では 6%未満にすることが推奨されている[3)]．除水速度は 15 ml/kg/時以下が推奨されており，15 ml/kg/時以下では 4 時間透析で体重の 6%の除水を行うことに相当する[3)].

体重増加の多い患者においては，まず塩分制限が重要となる．腎機能が低下していると，ナトリウムの調節がしにくくなり高血圧の原因になる．そして塩分を多く摂取すると口渇が強くなるため，塩分制限が重要といえる．食塩制限をすることにより，血圧は低下し[14, 15)]，体液量が正常化し[16)]，口渇が抑えられ，飲水行動を改善できる[16-18)]．Kidney Disease Outcomes Quality Initiative（K/DOQI）では 1 日食塩摂取量は 5 g 以下を推奨している[5)].

また栄養状態が悪くなると，体重が一定であっても過剰な体液を除いた実際の体重は減少していることになる．例えば筋肉や脂肪が 2 kg 減ったとすれば，その分過剰な体液が溜まっていることになるので，DW を 2 kg 下げなければ適正ではない．状態をみながら，そのつど体重を再設定しなければならない．また栄養状態が悪化すると抵抗力が低下し，感染症などに罹患しやすくなる．栄養状態をできるだけ維持することが重要であり，そして栄養状態が悪くなった際はなるべく早期に回復することが重要となる．

そして十分な除水を行いたいが，透析中の血圧低下が著しい場合は血液透析濾過（HDF）（p210～参照）なども考慮する．透析効率が十分だが，さらに過剰体液の除去が必要と判断される場合は体外限外濾過法（ECUM）（p210～参照）などを併用する．

（永井孝憲）

文献

1）篠田俊雄：dry weight を決める指標．透析療法 専門医にきく最新の治療（佐中 孜，秋葉 隆編），第 2 版，中央医学社，pp238-239，2003
2）日本透析医学会：血液透析患者における心血管合併症の評価と治療に関するガイドライン．透析会誌 **44**：337-425，2011
3）日本透析医学会：維持血液透析ガイドライン．日本透析学会誌 **46**：587-632，2013
4）Locatelli F, et al：Hypertension and cardiovascular risk assessment in dialysis patients. *Nephrol Dial Transplant* **19**：1058-1068, 2004
5）K/DOQI Workgroup：K/DOQI Clinical Practice Guidelines for Cardiovascular Disease in Dialysis Patients. *Am J Kidney Dis* **45**（Suppl 3）：S1-S153, 2005
6）Zucchelli P, et al：Genesis and control of hypertension in hemodialysis patients. *Semin Nephrol* **8**：163-168, 1988
7）Vertes V, et al：Hypertension in end-stage renal disease. *N Engl J Med* **280**：978-981, 1969
8）Charra B, et al：Survival as an index of adequacy of dialysis. *Kidney Int* **41**：1286-1291, 1992
9）Jindal K, et al：Hemodialysis Clinical Practice Guidelines for the Canadian Society of Nephrology. *J Am Soc Nephrol* **17**（Suppl 1）：S1-S27, 2006
10）Agarwal R, et al：Dry-weight reduction in hypertensive hemodialysis patients（DRIP）：a randomized, controlled trial. *Hypertension* **53**：500-507, 2009
11）中井 滋，他：わが国の慢性透析療法の現況（1999 年 12 月 31 日現在）．透析会誌 **34**：1-31，2001
12）Shoji T, et al：Hemodialysis-associated hypotension as an independent risk factor for two-year mortality in hemodialysis patients. *Kidney Int* **66**：1212-1220, 2004
13）中井 滋，他：わが国の慢性透析療法の現況（2009 年 12 月 31 日現在）．透析会誌 **44**：1-36，2011
14）玉垣圭一：透析患者におけるバイオマーカーの有用性とその解釈．臨透析 **26**：533-539，2010
15）石井恵理子，他：血液透析（HD）患者の血中心房性ナトリウム利尿ペプチド（ANP）値によるドライウェイトの検討．日透医会誌 **37**：1417-1422，2004
16）Ahmad S：Dietary sodium restriction for hypertension in dialysis patients. *Semin Dial* **17**：284-287, 2004
17）Locatelli F, et al：Hypertension and cardiovascular risk assessment in dialysis patients. *Nephrol Dial Transplant* **19**：1058-1068, 2004
18）Mailloux LU：The overlooked role of salt restriction in dialysis patients. *Semin Dial* **13**：150-151, 2000
19）Suresh M, Farrington K：Natriuretic peptides and the dialysis patient. *Semin Dial* **18**：409-419, 2005

column 透析 Q&A

血液透析は 1 日何時間くらい行うと効果的なのでしょうか？

適切な透析時間は個々で異なるが，各指標の適正範囲として，具体的には透析前のカリウム値を 5.5 mEq/d*l* 以下，リン 3.5 ～ 6.0 mg/d*l*，補正カルシウム値 8.4 ～ 10.0 mg/d*l*[1,2]，透析前の β_2 ミクログロブリン値 30 mg/d*l* 未満，spKt/V 1.4 以上など[3] であり，この範囲を目標の基準とし，また適切なドライウエイト（DW）までできるだけ血圧低下を伴わず除水できる時間を必要とする．以上をふまえ，透析中の経過に留意しながら，血液流量や膜の種類などの透析の条件，透析時間を設定することになる．

1 回当たりに処理される血液の量は，血流速度と透析時間とを掛け合わせたものになる．したがって，血流速度が速ければ速いほど，また透析時間が長いほど，1 回透析量は大きくなる[4]．ところが十分な透析量が確保できれば，たとえ 1 回当たりの透析量が等しくても長時間の透析を受けている患者のほうが予後は良好であるとの報告もある[5, 6]．短い透析時間では，同じ除水量でも単位時間当たりの除水率が大きいため循環器系への影響が大きくなり，また不均衡症候群などの透析合併症も発生しやすくなると考えられる[4]．

透析時間は治療への拘束時間となり，QOLを低下させることにもなるが，4時間未満の透析の予後が不良であることが数多く報告され[7-9]，4時間以上の透析時間の確保が推奨されている[3, 4]．QOLや社会復帰に対する視点と，また生命予後に対する視点の両方から患者本人の十分な理解を得たうえで，透析時間を決定すべきである．

透析する前に水を飲んだり，サウナに行って減量してもよいのでしょうか？

透析で除水するからといって透析前に水を飲むことは，結局そのあとの透析での除水量を増加させることになる．透析で体重増加分の除水が確保できるよう，常識の範囲内で摂取することが望ましい．

絶対にサウナに入ってはいけないということはないが，入浴する際は自分の責任で安全に注意を払わなければならない．一般に高温になれば血管は拡張し血圧は低下しやすく，寒冷になれば血管は収縮し血圧は高くなる．急激な体温の変動は心臓に大きな負担をかけるため，心臓の悪い人や高齢の人は，長時間サウナに入ることや，水風呂へ急につかることなどは避けるべきである．また汗をかくことで体液が減少し，血圧の低下を招く危険性もある．つまり自分の責任が大事とはいえ，万が一に備え，必ず誰か人がいる状況で入るべきであるといえる．

（永井孝憲）

文献

1）飯田喜俊，秋葉 隆編：検査異常と対策．透析療法パーフェクトガイド，医歯薬出版，pp214-227，2007
2）日本透析医学会：血清 P，Ca 濃度の管理．慢性腎臓病に伴う骨・ミネラル代謝異常のガイドライン．日透医会誌 **45**：309-314，2012
3）日本透析医学会：維持血液透析ガイドライン血液透析処方 日本透析学会誌 **46**：587-632，2013
4）新里高弘：透析量・透析時間．腎と透析 **68**：479-482，2010
5）Laurent G, et al：Long dialysis：a review of fifteen years experience in one centre 1968-1983. *Proc EDTA* **20**：122-129, 1983
6）Charra B, et al：Survival as an index of adequency of dialysis. *Kidney Int* **41**：1286-1291, 1992
7）Held PJ, et al：Mortality and duration of hemodialysis treatment. *JAMA* **265**：871-875, 1991
8）Marshall MR, et al：Associations of hemodialysis dose and session length with mortality risk in Australian and New Zealand patients. *Kidney Int* **69**：1229-1236, 2005
9）Brunelli SM, et al：Shorter dialysis times are associated with higher mortality among incident hemodialysis patients. *Kideny Int* **77**：630-636, 2010

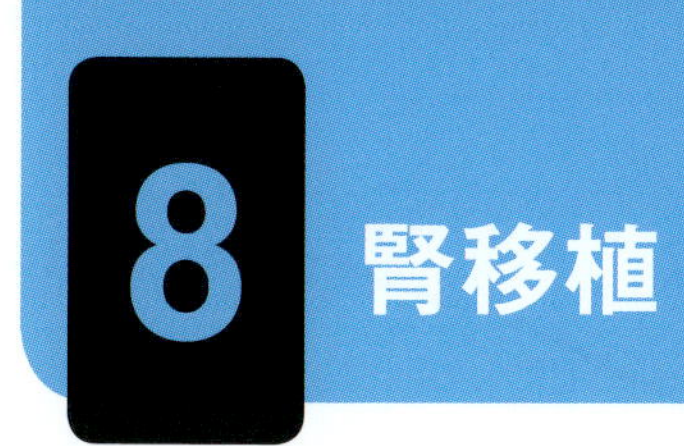

8 腎移植

腎移植の目的

末期腎不全の治療法には，血液透析，腹膜透析，腎移植の 3 つがある．それぞれの治療法に特徴と長所・短所があり，互いに相補的な役割をもつ．これらをよく理解したうえで，個々の症例における医学的条件やライフスタイルを考慮して治療法を選択すべきである．

腎移植は，末期腎不全の代替療法として唯一の根本的治療法である．移植後は，社会的活動性が向上し，食事の制限も緩和され，また，女性では妊娠・出産も可能になり，小児ではより正常に近い発育が期待できるなど，生活の質（QOL）の向上が期待できる．日本腎臓学会は，腎代替療法としての腎移植の位置付けについて，「腎移植は生命予後を改善する可能性があり，慢性腎臓病（CKD）ステージ 4，5 で医学的に腎移植手術が可能と考えられるすべての患者およびその家族に，腎移植というオプションの提示を行う必要がある」との声明を出している[1]．

腎移植における問題点としては，第一に，移植腎提供者（ドナー）の存在が必須であること，第二に免疫抑制療法を要することであり，腎移植後は，維持免疫抑制療法とともに定期的に検診を行い，拒絶反応，感染症，生活習慣病（高血圧，脂質異常症，肥満，糖尿病など）などの移植後合併症の予防に留意し，必要に応じて治療を検討する．

腎移植の現況

腎移植は，ドナーにより生体腎移植と献腎移植とに大別される．

わが国では，末期腎不全で透析を受けている患者数は 2015 年末で 324,986 人と報告されている．それに対して，腎移植実施件数は同年 1 年間に 1,661 例（生体腎移植 1,494 例，献腎移植 167 例）であり，透析療法を受けている症例数に比べて極めて少ない．特に，献腎移植数は，それを希望して日本臓器移植ネットワークに登録している約 12,000 人のうち，近年では年間 200 人に満たない（図 1）[2]．世界的には年間約 65,000 例の腎移植が行われているといわれており，例えば人口がわが国に対して約 2.5 倍の米国においては，2016 年 1 年間で 19,060 例（生体腎移植 5,629 例，献腎移植 13,431 例）であった[3]．

ドナーの適応

医学的には，全身性の活動性感染症や悪性腫瘍（原発性脳腫瘍および治癒したと考えられるものは除く），提供臓器の器質的疾患の存在は絶対的禁忌である（表 1）[4]．年齢 70 歳以上は慎重に適応を検討すべきであるとされているが，80 歳程度までは全身状態ならびに腎機能が良好であればドナーとなりうる．

1）生体腎移植ドナー

生体腎移植ドナーは，全身麻酔下手術に伴うリスクや移植腎提供後の片腎状態での腎機能低下などのリスクについて十分に検討されなければならない．術前の全身状態評価で問題がないことが前

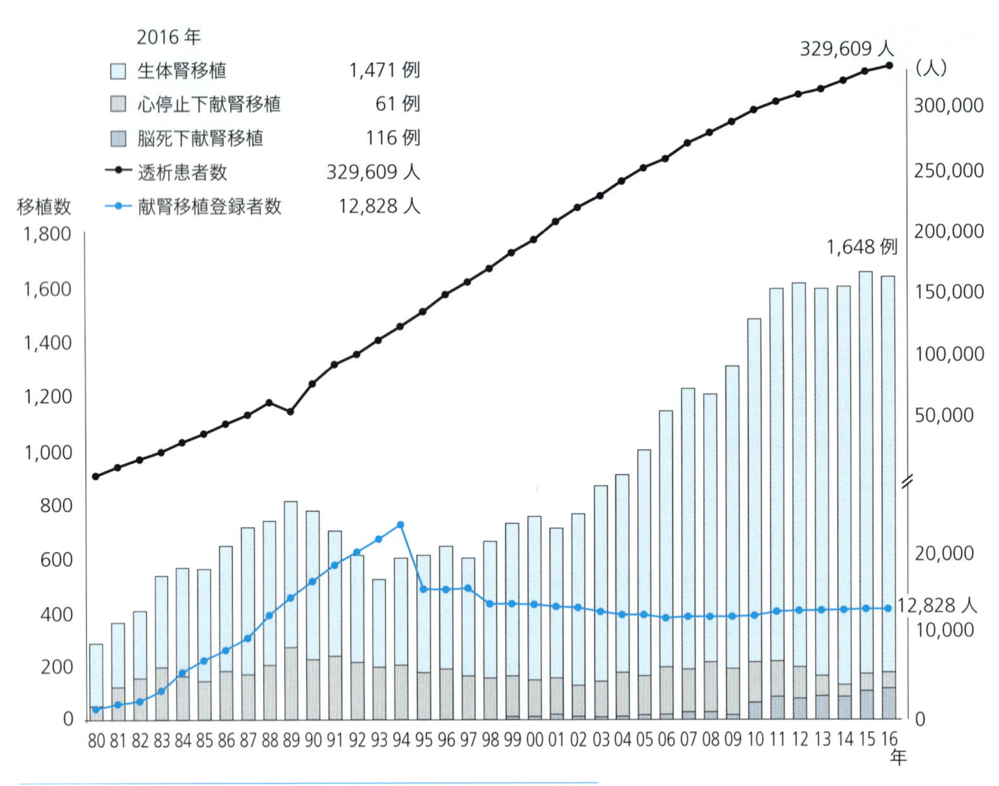

[図1] わが国の透析患者，移植登録患者および移植件数の推移 (日本移植学会，2017)[2)]

Ⅰ. 腎移植希望者(レシピエント)適応基準 1. 末期腎不全患者であること 2. 全身感染症がないこと 3. 活動性肝炎がないこと 4. 悪性腫瘍がないこと
Ⅱ. 腎臓提供者(ドナー)適応基準 1. 以下の疾患または状態を伴わないこととする a. 全身性の活動性感染症 b. HIV抗体陽性 c. クロイツフェルト・ヤコブ病 d. 悪性腫瘍（原発性脳腫瘍および治癒したと考えられるものを除く） 2. 以下の疾患または状態が存在する場合は，慎重に適応を決定する a. 器質的腎疾患の存在（疾患の治療上の必要から摘出されたものは移植の対象から除く） b. 70歳以上 3. 腎機能が良好であること

[表1] 日本移植学会 生体腎移植ガイドライン

2008年5月18日日本移植学会理事会で承認 (日本移植学会)[4)]

提であり，周術期の死亡リスクは限りなくゼロに近いとされている．創部の感染や出血などの生命予後にかかわらない合併症は，通常の手術と同様に数%にみられる．生体腎ドナーガイドラインとして，わが国においてもCKDの観点からドナー適応や長期予後についてさまざまな検討が行われ，高血圧症（140/90 mmHg以上），肥満（BMI 30以上），腎機能低下〔糸球体濾過量（GFR）80 ml/

1. 親族（6 親等内の血族，配偶者と 3 親等内の姻族）に限定
2. 親族に該当しない場合は，当該医療機関の倫理委員会および日本移植学会の承認が必要
3. 提供は本人の自発的な意思によるべきであり，報酬を目的とするものであってはならない
4. 提供意思が他からの強制ではないことを家族以外の複数の第三者が確認
5. 主治医による提供者の本人確認，公的証明書の写しを添付
6. ドナーにおける危険性，レシピエントの手術において推定される成功の可能性についての説明と同意
7. 未成年者ならびに精神障害者は対象としない
(ただし，条件により特例として 16 歳以上 20 歳未満のドナーを認める)

[表 2] 日本移植学会倫理指針 生体臓器移植ドナー（要約）

2003 年 10 月 28 日施行，2015 年 9 月 6 日改正. (日本移植学会)[8)]

分以下]，検尿異常（尿蛋白 150 mg/日以上），糖尿病や器質的疾患の存在は除外すべきであると提唱している[5)].

ドナーは，移植腎提供前の腎機能は正常であっても，提供後は片腎となるため腎機能は 70%程度に低下し，CKD の定義によるとステージ 2〜3 に移行する．しかし，もともと腎疾患の存在によるものでないことから，その後はほとんど低下しないとされているが，長期的には高血圧症や蛋白尿が数%にみられ，また，腎機能低下が進行するドナーも 0.5%未満ながら認めるとされており，定期的な検診による慎重な経過観察を要する．

生体腎移植ドナーの長期的な生命予後については，単一施設での予後調査として，Okamoto ら[6)]は 1970〜2006 年までの 601 例中 481 例（80.0%），佐藤ら[7)]は 1976〜2007 年までの 533 例中 449 例（84.2%）から回答を得た．いずれも，長期的な生命予後は健常人と同等であったが，前述の日本腎臓学会 CKD 診療ガイドラインと同様，ドナーも長期的にも管理していく必要性があると報告している．

臓器移植は，本来，亡くなられた方からの善意の提供によって行われるべきである．したがって，健常な生体ドナーに侵襲を及ぼすような医療行為は望ましくないということを常に認識し，生体臓器移植は，慎重にその適応を検討すべきである．日本移植学会は，生体臓器移植において遵守すべき倫理的条件について指針を示している（表 2）[8)]．特に，ドナーは原則として親族（6 親等内の血族，配偶者，3 親等内の姻族）に限定，本人の自発的意志の確認，無償の提供，ドナー・レシピエント双方への十分な説明と同意，を厳しく求めている．

2）献腎移植ドナー

献腎移植においても，ドナーの医学的条件は生体腎移植ドナーと同様である．献腎移植ドナーは，その提供時の状況により脳死下提供と心停止下提供に大別される．いずれにおいても，提供前のドナー腎機能評価が十分に行えないことも多い．特に心停止下提供では，死戦期の腎機能障害の程度を考慮して，時間的に緊急性の高い対応が要求される中で移植腎として適格かどうか判断を要することもある[9)]．

レシピエントの選択

レシピエントの適応基準として，ドナーと同様，全身感染症，活動性肝炎，悪性腫瘍の存在は，

免疫抑制療法により悪化するため，絶対的禁忌である．感染症が完治，または悪性腫瘍が治療後それぞれの臓器により一定の期間再発が認められなければ，移植の適応になる．B型肝炎キャリアでは，ステロイドによるウイルス増殖が認められるため，移植適応を慎重に検討する．年齢は，全身状態が良好で心血管系合併症などがなければ，70歳前後まで適応があると考えられる．

末期腎不全となる原疾患により，移植腎への再発が問題となる．代謝性疾患ではほぼ全例に再発するものの，糖尿病は腎機能障害の進行が遅いため腎移植の適応となる．オキサローシスやファブリー（Fabry）病は早期に移植腎機能が喪失するため，肝腎移植を考慮する．腎炎では，日本人に多いIgA腎症は40〜50%に再発を認めるが，移植腎機能障害の進行は遅いため短期的に問題となることは少ない．巣状糸球体硬化症は約30%に再発するとされるが，移植前後の血漿交換により再発を抑えられる症例も多い．

免疫学的には，ドナー・レシピエント双方のヒト白血球抗原（human leukocyte antigen；HLA）のうち，HLA-A, HLA-B, HLA-DRが重要とされるが，近年では免疫抑制薬の進歩によりHLA抗原ミスマッチ数により生着率に大きな差は認められなくなってきている．ドナーリンパ球に対する抗体（抗T細胞抗体）の有無を，直接交差試験により確認する．陽性の場合は二重膜濾過血漿交換療法（DFPP）により抗体を除去し，陰性化すれば移植は可能である．ABO血液型については，輸血の原則に逆らう組み合わせとなる血液型不適合移植は，血漿交換療法に脾摘出術やリツキシマブ（リツキサン®）投与などを併用し，抗血液型抗体価が基準以下になれば移植は可能である．わが国では1989年より行われるようになり，現在では生体腎移植の30%前後が血液型不適合移植であり，その長期成績も不適合でない組み合わせと同等である．

近年では，腎不全保存期に血液透析を導入せずに腎移植を行う先行的腎移植も積極的に行われている．従来，先行的腎移植は，小児では腎移植後の発育成長面での優位性の観点から勧められてきた．成人においても，透析導入後腎移植と比較して，移植腎生着率や患者生存率，QOL，医療経済面で優位性が指摘されている．筆者らは，適切なドナーがおり原疾患に免疫学的活動性がなければ，周術期や初期免疫抑制療法のリスクが低いことや身体障害者3級取得の観点から，血清クレアチニン値5 mg/*dl*（CKDステージ4）以上を先行的腎移植検討の目安としている[10]．

ちなみに，腎移植後免疫抑制療法下では，血液透析と同様，身体障害者1級となる．腎不全における公費負担制度としての「自立支援医療」の対象は腎疾患（透析と腎移植）とその関連疾患のみであり，腎移植前の腎不全保存期やほかの疾患は対象とならない．しかし，身体障害者3級を取得すると，自治体や世帯収入などの条件により異なるが，保存期であっても「重度心身障害者医療助成制度」を利用して医療費の助成が受けられる場合がある．

そのほかレシピエントの条件として，免疫抑制療法の中断は移植腎喪失に直結するため，確実に薬剤の内服ができない精神疾患や薬剤ノン・アドヒアランスを有する場合は，移植手術の対象とならない．

腎移植成績

免疫抑制療法などの進歩により，近年，腎移植後の生存率および生着率は飛躍的に向上してきている．日本臨床腎移植学会および日本移植学会が行っている全国の腎移植レシピエントの経過追跡調査によると[11]，2001～2009年移植症例では，1，5，10年患者生存率はそれぞれ，生体腎で0.982，0.960，0.924，献腎で0.959，0.892，0.812であった．同様に，1，5，10年移植腎生着率はそれぞれ，生体腎で0.975，0.936，0.860，献腎で0.925，0.833，0.714であった．死因としては，感染症，悪性新生物，心疾患，脳血管障害などが多く，移植腎機能廃絶原因は慢性拒絶反応が最も多い．

腎移植後の管理

1）免疫抑制療法

維持免疫抑制薬としては，カルシニューリン阻害薬（calcineurin inhibitor；CNI），代謝拮抗薬，副腎皮質ステロイドの3剤併用が基本であり，投与量の調節や薬剤の変更・中止により，拒絶反応を制御しつつ副作用の軽減を図る．そのほか，導入期や拒絶反応発症時に用いる薬剤がある．

CNIは，Tリンパ球におけるIL-2のmRNAを阻害し，増殖を抑制する．1980年代に登場したシクロスポリン（サンディミュン®）は，腎移植の発展に大きく寄与した．その後，1996年にタクロリムス（プログラフ®）も臨床に導入された．これらは免疫抑制療法の中心的役割を担っているが，治療域と毒性量の差が狭く，頻回の血中濃度測定による管理を要する．CNIはおもにCYP3A4*1で代謝されるため，多くの医薬品や食品と相互作用を起こし，血中濃度の上昇（マクロライド系抗生物質，グレープフルーツジュースなど）や低下（リファンピシン，抗てんかん薬など），腎毒性増強などを引き起こすので，注意が必要である．

代謝拮抗薬は，古典的にはアザチオプリン（イムラン®，アザニン®）が用いられていたが，白血球減少や肝機能障害などの副作用が多かった．ミゾリビン（ブレディニン®）やミコフェノール酸モフェチル（セルセプト®）は，作用機序も体内動態も全く異なる薬剤であるが，いずれも核酸合成反応のうちプリン合成系のde novo経路のみを阻害するため，リンパ球に選択性が高く副作用の軽減が期待できる．

ステロイドは，副作用軽減の観点から近年盛んに減量や離脱が試みられているが，離脱できない症例も約20%に認められる．

そのほか，維持療法としてmTOR阻害薬エベロリムス（サーティカン®）も用いられる．さらに，移植時の導入期に抗CD25（IL-2レセプターα鎖）モノクローナル抗体バシリキシマブ（シムレクト®）が，また血液型不適合移植や抗HLA既存抗体陽性例における抗体産生抑制を目的に抗CD20（Bリンパ球表面抗原）モノクローナル抗体リツキシマブ（リツキサン®）などが，それぞれ使用されている．

side memo

＊1 | CYP3A4

シトクロムP450（CYP）の分子種の一種であるCYP3A4は，人体に存在する薬剤を含めた多くの生体異物を代謝する酵素の主要なものの1つであり，おもに肝臓や小腸に存在する．併用する薬剤によりCYP3A4による代謝が相互に影響を受け，血中濃度の上昇または低下を起こすことが知られており，注意が必要である．

2）腎移植後の合併症

感染症対策は特に重要である．適切な免疫抑制療法とともに，日常生活における厳重な衛生管理により予防に努める．発症時は早期に治療を開始し，場合により免疫抑制薬の注意深い減量を考慮する．頻度として多いのは細菌感染症であり，肺炎や尿路感染症は常に注意を要する．重症例では敗血症に陥ることもある．また，結核は頻度が低いものの重症化しやすく，常に念頭に置く必要がある．ウイルス感染症として，腎移植後最も留意すべきはサイトメガロウイルスおよびEBウイルスである．いずれも，成人の多くは既感染者（キャリア）*2であるが，特に未感染者への腎移植では初感染により重症化する可能性があり，移植術前にドナー，レシピエントともに既感染の有無を必ず検索しておく．ほかに，水痘・帯状疱疹ウイルス，BKウイルス，アデノウイルスなどに留意する．真菌感染では，特にニューモシスチス肺炎が重要である．感染症治療の詳細は成書に譲るが，近年の強力な免疫抑制薬の登場により腎移植成績が向上する一方で，いずれの感染症もその重要性を増してきている．

腎移植後は，尿毒症の改善やステロイドの副作用により食欲が増進し，体重が増加しやすい．その結果として，肥満やインスリン抵抗性により，高血圧症，糖尿病，脂質代謝異常を招き，動脈硬化症の進行により虚血性心疾患や脳血管障害のリスクも高くなる．個々の症例の全身状態や生活様式に応じて，食事療法，運動療法，薬物療法が試みられる．

悪性腫瘍は健常人より発症率が高いことが知られているが，透析患者との比較では，同等の発症率とされている．

そのほか，骨病変や眼科的合併症（白内障，緑内障）なども，注意深い観察が必要である．

3）移植後の透析再導入

慢性移植腎症により移植腎機能不全に陥った場合，透析再導入を考慮する．一般の透析導入基準に準じるが，維持免疫抑制療法下での保存期腎不全状態の経過により，早期に透析再導入を行う場合もある．しかしその一方で，透析導入をなかなか受け入れない患者も多い．

透析再導入後の免疫抑制療法は，代謝拮抗薬を中止し，CNIは半減の後，残存する移植腎機能に応じて早期に中止する．ステロイドは，離脱症候群に注意して計画的に減量・中止を検討する．

また，透析再導入後に再移植を希望する症例も多く，医学的条件に問題がなければ積極的に検討している．

side memo

***2 | 既感染者（キャリア）**

キャリア（carrier）とは，伝染性病原体（細菌，ウイルスなど）の保因者で，発病していないが感染力をもつものをいう．サイトメガロウイルスおよびEBウイルスは，日本人の多くが成人に至るまでに不顕性感染を起こしており，抗体を有している．しかし，ウイルスは終生体内に存続し，妊娠，移植，輸血，免疫不全など細胞性免疫が低下すると再活性化することがあり，発症する（内因感染）．感染の既往がなければ，腎移植時に初感染が起こる場合がある．

以上，ドナーやレシピエントの腎移植適応を中心に，腎移植について概説した．臓器移植にもまだまだ克服すべき課題も多いが，移植後のQOLに関して，日本移植者協議会が移植者に行ったアンケート調査では，移植後68.2％の人がほぼ健康と答え，90.4％の人が社会復帰して普通の生活を送っており，また，96.3％の人が移植を受けてよかったと回答している[12]．末期腎不全となったのち腎移植までの期間が短ければQOLは発症前近くまで回復することが期待され，筆者らも腎移植後にプロの競輪選手に復帰した症例を経験している[13]が，最近では，陸上競技男子110 m障害の2012年ロンドン五輪の金メダリストで12秒80の世界記録を持つアリエス・メリット（米国）が2015年に実姉をドナーに腎移植を受け，32歳となった2017年の世界陸上の同種目決勝で5位となり話題となった．

今後とも，移植成績向上への努力とともに，移植医療に対するさらなる理解と普及が必要である．

（天田憲利）

文献

1）日本腎臓学会編：エビデンスに基づくCKD診療ガイドライン2009，第19章 腎移植：http://www.jsn.or.jp/ckd/pdf/CKD19.pdf
2）日本移植学会：臓器移植ファクトブック2016：http://www.asas.or.jp/jst/pdf/factbook/factbook2017.pdf
3）Organ Procurement and Transplantation Network：Transplants by Donor Type；Kidney：https://optn.transplant.hrsa.gov/data/view-data-reports/national-data/#
4）日本移植学会：生体腎移植ガイドライン：http://www.asas.or.jp/jst/pdf/guideline_002jinishoku..pdf
5）日本移植学会：生体腎移植のドナーガイドライン：http://www.asas.or.jp/jst/pdf/manual/008.pdf
6）Okamoto M, et al：Short- and long-term donor outcomes after kidney donation：analysis of 601 cases over a 35-year period at Japanese single center. Transplantation **87**：419-423, 2009
7）佐藤明史，他：当院における生体腎移植ドナーの予後調査．日本移植学会雑誌 **45**：250, 2011
8）日本移植学会：日本移植学会倫理指針の改定のお知らせ：http://www.asas.or.jp/jst/news/doc/info_20151030_1.pdf
9）天田憲利，他：仙台グループの献腎摘出法および東北地方における献腎移植システムの検討．Organ Biology **11**：41-49, 2004
10）天田憲利：仙台社会保険病院における腎移植症例．末期腎不全の治療と先行的腎移植―透析療法前の献腎移植希望者登録のガイドライン作成を目指して（髙橋公太編），日本医学館，pp44-48, 2010
11）日本臨床腎移植学会・日本移植学会：腎移植臨床登録集計報告（2017），2016年実施症例の集計報告と追跡調査結果．移植 **52**：113-133, 2017：https://www.jstage.jst.go.jp/article/jst/52/2-3/52_113/_pdf
12）日本移植者協議会：移植後のQOL：http://www.jtr.ne.jp/isyokutoha/qol.html
13）菊地廣行，他：アスリートへの腎移植より学んだこと．今日の移植 **23**：764-765, 2010

第III章

腎臓リハビリテーションの基本と評価

1 腎臓リハビリテーション診察の手順

腎臓リハビリテーション（以下リハビリ）診察にあたっては，個々の患者の身体的，精神・心理的，社会的背景および本人の希望の個人差を十分考えて，個々に治療目標を立て，包括的に診療にあたることが肝要である[1]（図 1-1）.

まず，情報収集と評価である．疾患の重症度，慢性腎臓病（chronic kidney disease；CKD）発症あるいは腎障害進行の危険因子の有無，合併症の状態を把握するために詳細な問診や血液生化学検査などを行う（表 1-1）[3]．透析患者では，腎性貧血，尿毒症性低栄養（蛋白質経口摂取量の低下と透析に関連した蛋白異化の亢進による），骨格筋減少と機能異常，筋力低下，運動耐容能の低下，易疲労感，活動量減少，生活の質（quality of life；QOL）低下が認められる．

わが国の超高齢社会を反映して，透析患者も年々高齢化している．2016 年末の透析人口全体の平均年齢は 68.15 歳，2016 年新規導入透析患者の平均年齢は 69.40 歳である．透析導入患者は男

情報収集・評価（医療者が患者・家族から）
- 疾患と合併症の状態
- 併存症の状態
- 障害の状態
  - 身体機能
  - 日常生活機能
  - 精神・心理的状態
- 社会経済的状態
- 社会資源の状態
- 本人の希望
- 健康関連QOL

↓

包括的腎臓リハビリテーション（医療者が患者・家族に）
- カウンセリング，精神・心理的サポート
- 患者教育，日常生活指導
- 薬物療法，酸素療法（必要に応じて）
- 栄養管理・指導
- 理学療法，運動療法
- 作業療法
- 環境調整
- 社交活動，社会参加援助

患者
- 病態の理解↑
- 自己管理能力↑
- アドヒアランス↑
- 運動耐容能↑
- 正しい機器類の使用↑
- ADL↑
- QOL↑
- 不安・うつ↓
- 病態の安定↑
- 入院日数↓
- 再入院回数↓
- 再発↓

介護者（家族，医療者）
- 病態の理解↑
- 対応能力↑
- アドヒアランス↑
- 正しい機器類の使用↑
- QOL↑
- 不安・うつ↓
- 介護負担感↓

［図 1-1］ 腎臓障害患者のリハビリテーションに必要な情報
（上月，2007[2] を改変）

- 高血圧
- 耐糖能異常，糖尿病
- 肥満，脂質異常症，メタボリックシンドローム
- 膠原病，全身性感染症
- 尿路結石，尿路感染症，前立腺肥大
- 慢性腎臓病の家族歴，低体重出産
- 過去の健診での尿所見の異常や腎機能異常，腎の形態異常の指摘
- 常用薬（特に NSAIDs），サプリメントなどの服用歴
- 急性腎不全の既往
- 喫煙
- 高齢
- 片腎，萎縮した小さい腎臓

［表 1-1］ CKD 発症あるいは腎障害進行の危険因子

（日本腎臓学会，2009）[3)]

- 個人差が大きい．
- 1 人で多くの疾患を有する．
- 疾患の病態が若年者と異なる．
- 重篤な疾患があるのに明瞭な臨床症状を欠くことが多く，診断の遅れを招くことがある．
- 認知機能低下（認知症），聴覚障害，視覚障害を合併していることが多く，問診，教育指導が困難なことが多い．
- 侵襲的な検査を行い難い．
- 1 つの疾患の治療が他の疾患に影響を与えやすい．
- 検査値の正常値が若年者と異なる．
- 本来の疾患と直接関係のない合併症を起こしやすい．
- 廃用症候群を合併しやすい．
- 薬剤に対する反応が若年者と異なる．
- 疾患の完全な治癒は望めないことが多く，いかに社会復帰させるかが問題となることが多い．
- 治療にあたり QOL に対する配慮がより必要となる．
- 疾患の発症・予後に医学の要素とともに，心理，社会（環境）の要素がかかわりやすい．

［表 1-2］ 高齢者とその疾患の特徴 （上月，2011）[5)]

性では 65～69 歳が，女性では 80～84 歳が最も多い[4)]．すなわち，腎臓リハビリの対象患者はおもに高齢者であり，高齢者には若年者と異なる特徴があるので，腎臓リハビリに携わるリハビリ医療スタッフはこれらの高齢者の特徴をよく理解したうえで診察，治療，ケアに臨むことが重要である（表 1-2，表 1-3）[5, 6)]．例えば，高齢者は 1 人で内科疾患，整形外科疾患，神経疾患など多くの疾患をもっている．また，1 つの症状や症候にいくつもの疾患が関与していることがある．特に歩行障害，尿失禁，めまい，低栄養，手足のしびれ，譫妄（せんもう）などは高齢者に多発することから「老年症候群」とよばれ，自立した生活の障害要因となる症候群には複数の原因が関与していることが多い．

腎臓リハビリ診察では，単に病歴や現症のみならず，基本的 ADL（activities of daily living；日常生活動作），広義 ADL，高次脳機能，QOL，不安，うつ，運動耐容能，筋肉量の評価も行う．それぞれの検査法は別項に示す．

高齢者では，息切れ，疼痛，発熱など症状や徴候が非定型的であったり乏しかったりするために，

1. 個体差・個人差が大きいことを常に意識する
高齢者は，肉体的，精神的，さらに社会的背景にも個人差が大きい．同じ年齢でも合併症もなく自己管理をしっかり自立してできている患者もいれば，麻痺や認知症などを有していて日常生活において常時介護が必要な患者もいる．このように暦年齢と身体的年齢とが乖離するケースも多い．高齢者に対しては 1 人ひとりテーラーメイドされた対応が求められる部分が多くなる．
2. 自覚症状に乏しいことを理解する
高齢者では，痛覚閾値が上がり，狭心症や心筋梗塞でも「胸痛」を感じず，合併症である心不全になってはじめて気づかれる場合が少なくない．
3. 動作が緩慢になる
動作が緩慢になり，名前が呼ばれてから入室するまでの時間や，衣服の着脱の時間が長くなる．むやみに急かさず，診察室の前に前室があればそこで着脱が行えるので便利である．
4. 相手の名前をきちんと呼ぶ：名前は患者の人格のうちである
心の中では気持ちや意欲はいつまでも若い時代とあまり変わらず，「おじいさん」「おばあさん」と呼ばれることに抵抗感がある場合が多い．相手の名前を呼ぶほうが，患者の取り違えもなく，スムーズである．人生の先輩としての尊敬の念を忘れない．
5. 大きな声で，はっきり，ゆっくり，丁寧に，対応する
むやみに幼児言葉を使わない．親しみを込めているつもりだろうが，逆に相手は気を悪くしていることもある．また，聴力の確認もできる．大きくはっきりした声でゆっくり丁寧に話すことが大切である．
6. 認知症の有無，服薬管理の有無，理解できたかをこまめに確認する
しっかりしているようにみえても，理解力が低下している人もあることを念頭に置いておく．特に，薬剤の管理，服薬の確認などに注意が必要であり，家族からも情報を得ておく必要がある．同居家族に薬の管理を任せるなどの対応が必要になる場合が少なくない．高齢者の二人暮らし世帯になると，家族の服薬管理も難しくなる場合があり，薬の一包化や処方の単純化などにも気を配る必要がある．
7. 生活習慣の情報を得ておく
減塩や禁煙，水分制限，カロリー制限，運動など日常生活習慣の修正が必要な場合に生活習慣の変容を命ずることは，高齢者の生きがいを奪ってしまうことにもなりかねないので十分注意する．患者の現在の生活習慣とその生きがいなどを十分聴取し，さらに，正しいこととできることのギャップを常に念頭に置いて，相手のプライドを傷つけないように注意することが必要である．また，厳格に指示を守りすぎて，栄養不良や脱水になり，脳梗塞や易感染症になりやすくなる場合もあるので，注意が必要である．
8. キーパーソンとときどき情報を交換する
独居老人もいれば，キーパーソンとなるべき人がいなかったり，いても家族内でサポートしきれない場合，あるいは大家族に囲まれている患者など高齢者は個々に環境も異なる．患者が自分の病状をきちんと伝えていなかったなどの例もある．なるべく血圧手帳などに，薬剤や運動処方，食事や水分の指示内容を書いておき，変更があればそのつど記入してキーパーソンに伝えることが重要である． 「一人暮らしなので心配で……」という高齢女性がいたら，キーパーソンをはっきりさせて，情報を共有する．何年もの間，一人暮らしと思っていたら，家族が働きに出るので日中は家には 1 人だが，夜間や休日は大家族であったということもある．高齢者から情報を得る場合は，1 回のインテークだけで済むことは少ないと思ったほうがよい．

[表 1-3] **高齢患者の特徴とその関係者への対応の基本**　（上月，2009）[6] を改変

狭心発作，心不全，肺炎などに気づきにくく，発見が遅れる場合が少なくない．特に，急性心筋梗塞で典型的な胸痛を呈するものは，50 歳代以下 75%，60 歳代 50%，70 歳代 26%，80 歳代 9% と加齢とともに急速に減少し[7]，呼吸困難，ショック，何となく元気がない，食欲が低下したなどの非定型的な症状を契機に，急性心筋梗塞がようやく発見される症例が著しく増加してくる．また，肺炎の初発症状が意識障害であることもしばしば経験される．透析人口全体の死亡原因としては心不全が最も多い（25.7%）ので，運動耐容能の検査は慎重に行う必要がある．

運動負荷試験は，標準的な運動負荷試験の中止基準の適応とその運動負荷試験の解釈法をよく理解している訓練された医療関係者によって監視されるべきである．6 分間歩行試験，トレッドミル

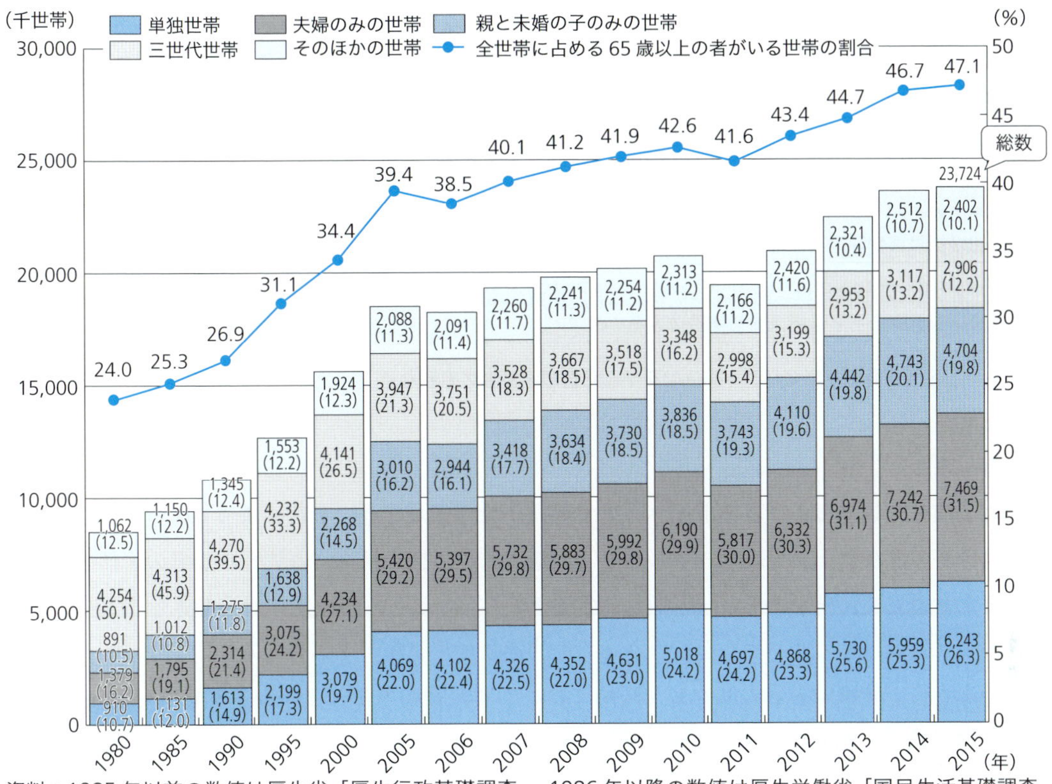

資料：1985年以前の数値は厚生省「厚生行政基礎調査」，1986年以降の数値は厚生労働省「国民生活基礎調査」による.

（注1）1995年の数値は兵庫県を除いたもの，2011年の数値は岩手県，宮城県および福島県を除いたもの，2012年の数値は福島県を除いたものである.

（注2）（　）内の数字は，65歳以上の者のいる世帯総数に占める割合（%）.

（注3）四捨五入のため合計は必ずしも一致しない.

[図1-2]　65歳以上の者のいる世帯数および構成割合（世帯構造別）と全世帯に占める65歳以上の者がいる世帯の割合（内閣府，2017）[12]

負荷試験，エルゴメータ負荷試験などが適当と考えられる[8,9].

維持血液透析を受けている患者では，運動負荷試験は血液透析を実施しない日に計画すべきであり，血圧はシャントのない腕のほうで測定すべきである[10]．さらに，ピーク時心拍数は，年齢別予測最大心拍数の75%までにすべきである[11]．持続携行式腹膜透析（CAPD）を受けている患者は，腹腔に透析液がない状態で運動負荷試験を受けるべきである[10].

腎臓リハビリ対象者が在宅生活が可能か否かなどは，患者をとりまく社会や環境面によって支配されることがまれでないので，心身機能，構造（機能障害）のみならず，健康状態，個人因子，環境因子，活動（能力障害），社会参加（社会的不利）を考え，それぞれに対応策を練ることが必要である．高齢者は，配偶者の死や親友の死など悲しみや深い喪失感を伴うライフイベントに遭遇することが多い．これらをきっかけに，うつ病や心血管疾患などを発症することもある．ライフイベントは疾患の予後にも影響を与えることがある．したがって，患者の心理的，社会的状況を問診することは重要であり，最近経験したライフイベントを聞くことも重要である．実際，一人暮らしの高齢者数は図1-2に示すようにうなぎ登りであり[12]，リハビリや介護に大きな影響を及ぼすこと

1. 腎臓機能障害者は，身体活動が不活発になりがちであり，その不活発さが疾患発生や機能障害，能力障害の発症の新たな危険因子となるため，リハビリテーションに際しては必ずといってよいほど生活習慣を是正する必要性（「環境」）がこれまでも存在しており，その指導に習熟している．
2. 従来の内科外来などでの指導や保健指導に比較し，運動療法や食事療法を実際にその場で患者に指導し，励まし，確認し，患者が自信をもって行えるようにできる「技」をもっている．
3. その安全かつ専門的な指導技術が，患者の生活習慣の是正に効果的であることは，すでに内部障害，特に心臓機能障害や呼吸器機能障害のリハビリテーションでは実証されているという歴史的な強みがある．
4. 患者の QOL や満足度に配慮しながら，患者の環境や選択権に基づいた効果的な指導を行うというリハビリテーションの主要な考え方を実践できる．

[表 1-4]　包括的腎臓リハビリテーションを学んだ医療関係者の有利な点

が予想される．

患者に関して疾病および身体機能について総合的な評価ができ，それに基づく医療計画を立てること，ほかの医療機関，介護サービスとともに地域医療連携を構築すること，患者の生活，家庭環境などを考慮して，個別の QOL を尊重した医療ができること，終末期に対応できることなどは腎臓リハビリ患者以外のリハビリを行ううえでも共通した重要なポイントである[12]．

このように，腎臓障害者のリハビリ医療においては腎臓疾患だけをみる診療では不十分であり，全身の臓器機能，ADL，QOL，精神心理機能，さらに社会環境の整備（在宅医療の整備もこれに含まれよう）にまで及ぶ広い視点が必要である（全人的医療）．このことは，すべての分野のリハビリにも共通したものであり，本書などを通じて包括的な腎臓リハビリを学んだ医療関係者は，その技術を活かせる領域が今後飛躍的に広がることが期待される（表 1-4）．

（上月正博）

文献

1）上月正博：リハビリテーション心理学・社会学に望むこと（総論）．臨床リハ **18**：438-442，2009
2）上月正博：今必要なトータルケアの視点．臨床リハ **16**：604-610, 2007
3）日本腎臓学会編：CKD 診療ガイド，東京医学社，2009
4）日本透析医学会：図説・わが国の慢性透析療法の現況：http://docs.jsdt.or.jp/overview/
5）上月正博：高齢者の特徴とリハビリテーションの重要性．臨床リハ **20**：57-64，2011
6）上月正博：高齢の患者にはどう対処するか？ リハビリ診療トラブルシューティング（上月正博，高橋哲也・編著），中外医学社，pp214-216，2009
7）大内尉義，秋山弘子（編）：新老年学，第 3 版，東京大学出版会，2009
8）Painter PL：Exercise after renal transplantation. *Adv Ren Replace Ther* **6**：159-164, 1999
9）Painter PL, et al：Physical functioning：definitions, measurement, and expectations. *Adv Ren Replace Ther* **6**：110-123, 1999
10）Painter PL, Krasnoff JB：End-stage metabolic disease：renal failure and liver failure. ACSM's Exercise Management for Persons with Chronic Diseases and Disabilities, 4th ed（Moore GE, et al, eds）, Human Kinetics，Champaign（IL），2016
11）Painter P, Moore GE：The impact of recombinant human erythropoietin on exercise capacity in hemodialysis patients. *Adv Ren Replace Ther* **1**：55-65, 1994
12）内閣府：平成 29 年版高齢社会白書：http://www8.cao.go.jp/kourei/whitepaper/w-2017/zenbun/29pdf_index.html

2 ADLの評価

ADLの概念

日本リハビリテーション医学会では，「ADL（activities of daily living；日常生活動作）とは，一人の人間が独立して生活するために行う基本的な，しかも各人ともに共通に毎日繰り返される一連の身体的動作群をいう」と定義している．

日常生活において基本的な排泄，移動，清潔，食事，更衣のような生命・清潔維持に関連した直接的な活動は「基本的ADL（basic ADL；BADL）」とよばれている．しかし，これだけでは社会生活を営むうえで不十分である．バスに乗っての買い物，食事の支度，電話をかける，家計を管理するといった周辺環境，社会生活に関連した活動は「手段的ADL（instrumental ADL；IADL）」とよばれている．

ADL障害と腎不全

内臓の病気は，視力，聴力といった感覚器の障害に比べて能力低下，社会的不利といった下位の障害に直結しにくい．内臓疾患の中でも特に腎不全は，呼吸不全，心不全と比べて能力低下がみえにくくなっている．実際，保存期から透析期までの慢性腎不全を，ADL低下の直接原因と考えるには無理があるように思える．ADL低下の原因は，低栄養や貧血，あるいは意欲の低下などによって生じる“動かない/動こうとしない”傾向が主たる原因となっていることが少なくない．逆にいえば，腎不全患者にみられるADL低下は，積極的に介入すれば回復する可能性をもっている．

基本的ADL評価法—BI，FIM

基本的ADLは，身の回りの動作項目と移動動作項目から構成され，代表的な評価尺度としてBarthel Index（BI）がある．また，基本的ADL項目にコミュニケーションと社会的認知の2項目を加えた機能的自立度評価法（Functional Independence Measure；FIM）がある．腎不全患者のADL評価法に特別なものはないため，本項では臨床の場で多く用いられているBIとFIMについて解説する．

BI（表2-1）[2]は食事，移乗，整容，トイレ，入浴，平地歩行，階段昇降，更衣，排尿・排便自制の10項目で構成され，自立度に応じて0，5，10，15の点数が与えられるが，項目により配点が異なっている．総得点は最高が100点，最低が0点である．BIが60点以上であれば介助量は少なくなり，40点以下であればかなりの介助を必要とし，20点以下では全介助となる．利点としては単純で短時間で測定できること，自記可能であることがあげられるが，一方で感度が低く，総点の差分のもつ意味が個々で異なること，認知機能について含まれない，軽度の障害を評価する場面では使いにくいといった欠点もある．

FIM（図2-1）[3]はセルフケア6項目，排泄コントロール2項目，移乗3項目，移動2項目の基本的ADL 13項目と，コミュニケーション2項目，社会的認知3項目の計5項目を加えた18項目

項目	点数	記述	基準
1．食事	10	自立	皿やテーブルから自力で食物を取って，食べることができる．自助具を用いてもよい．食事を妥当な時間内に終える．
	5	部分介助	何らかの介助・監視が必要（食物を切り刻むなど）．
2．椅子とベッド間の移乗	15	自立	すべての動作が可能（車椅子を安全にベッドに近づける．ブレーキをかける．フットレストを持ち上げる．ベッドへ安全に移る．臥位になる．ベッドの縁に腰かける．車椅子の位置を変える．以上の動作の逆）．
	10	最小限の介助	上記動作（1つ以上）．最小限の介助または安全のための指示や監視が必要．
	5	移乗の介助	自力で臥位から起き上がって腰かけられるが，移乗に介助が必要．
3．整容	5	自立	手と顔を洗う．整髪する．歯を磨く．髭を剃る（道具は何でもよいが，引き出しからの出納も含めて道具の操作・管理が介助なしにできる）．女性は化粧も含む（ただし髪を編んだり，髪型を整えることは除く）．
4．トイレ動作	10	自立	トイレの出入り（腰かけ，離れを含む），ボタンやファスナーの着脱と汚れないための準備，トイレットペーパーの使用，手すりの使用は可．トイレの代わりに差し込み便器を使う場合には便器の清浄管理ができる．
	5	部分介助	バランス不安定，衣服操作，トイレットペーパーの使用に介助が必要．
5．入浴	5	自立	浴槽に入る，シャワーを使う，スポンジで洗う．このすべてがどんな方法でもよいが，他人の援助なしで可能．
6．移動	15	自立	介助や監視なしに45m以上歩ける．義肢・装具や杖・歩行器（車付きを除く）を使用してよい．装具使用の場合には立位や座位でロック操作が可能なこと．装着と取りはずしが可能なこと．
	10	部分介助	上記事項について，わずかの介助や監視があれば45m以上歩ける．
	5	車椅子使用	歩くことはできないが，自力で車椅子の操作ができる．角を曲がる．方向転換．テーブル，ベッド，トイレなどへの操作など．45m以上移動できる．患者が歩行可能なときは採点しない．
7．階段昇降	10	自立	介助や監視なしに安全に階段の昇降ができる．手すり，杖，クラッチの使用可．杖を持ったままの昇降も可能．
	5	部分介助	上記事項について，介助や監視が必要．
8．更衣	10	自立	通常着けている衣類，靴，装具の着脱（こまかい着かたまでは必要条件としない：実用性があればよい）が行える．
	5	部分介助	上記事項について，介助を要するが，作業の半分以上は自分で行え，妥当な時間内に終了する．
9．排便自制	10	自立	排便の自制が可能で失敗がない．脊髄損傷患者などの排便訓練後の座薬や浣腸の使用を含む．
	5	部分介助	座薬や浣腸の使用に介助を要したり，ときどき失敗する．
10．排尿自制	10	自立	昼夜とも排尿自制が可能．脊髄損傷患者の場合，集尿バッグなどの装着・清掃管理が自立している．
	5	部分介助	ときどき失敗がある．トイレに行くことや尿器の準備が間に合わなかったり，集尿バッグの操作に介助が必要．

［表 2-1］ Barthel Index

（原典：Mahoney FI, et al：Functional evaluation：The Barthel Index. *Meryland St Med J* **14**：61-65, 1965）（安藤徳彦，2005）[2)]

から構成され，遂行に必要となる介助量により7段階に評価付けを行う．総点は完全自立で126点の満点となり，全介助では最低点の18点となる．各項目ごとに7段階の評価を行うため，感度がよく，ADL能力の細かな変化を把握しやすいという利点がある．しかし，その一方で判定が難しく，評価に時間がかかるという欠点も指摘されている．

レベル		
	7 完全自立（時間，安全性含めて） 6 修正自立（補助具使用）	介助者なし
	部分介助 5 監視 4 最小介助（患者自身で 75%以上） 3 中等度介助（50%以上） 完全介助 2 最大介助（25%以上） 1 全介助（25%未満）	介助者あり

セルフケア		入院時	退院時	フォローアップ時
A．食事	箸 スプーンなど			
B．整容				
C．清拭				
D．更衣（上半身）				
E．更衣（下半身）				
F．トイレ動作				
排泄コントロール				
G．排尿コントロール				
H．排便コントロール				
移乗				
I．ベッド，椅子，車椅子				
J．トイレ				
K．浴槽，シャワー	浴槽 シャワー			
移動				
L．歩行，車椅子	歩行 車椅子			
M．階段				
コミュニケーション				
N．理解	聴覚 視覚			
O．表出	音声 非音声			
社会的認知				
P．社会的交流				
Q．問題解決				
R．記憶				
合計				

注意：空欄は残さないこと．リスクのために検査不能の場合はレベル 1 とする．

機能レベルとその得点についての解説

自立：活動に際して他人の介助は必要ない（介助者なし）．

7 **完全自立**：ある活動を構成しているすべての課題を，一部を修正することなく，また，補助具や介助なしに通常どおりに，かつ適切な時間内に安全に遂行できる．

6 **修正自立**：ある活動に際して次のうち一つ以上が必要である：補助具の使用，通常以上の時間，安全（危険）性の考慮．

介助：活動に際して他人の監視または介助を要す．またはその動作を行っていない（介助者必要）．

部分介助：患者が半分 (50%) 以上の労力を行う．必要な介助のレベルは以下のとおり．

5 **監視または準備**：患者は身体に直接触れられなくてもよいが待機，指示または促しなどを必要とする．また，介助者が必要な物品を準備したり装具を装着したりする．

4 **最小介助**：患者は手で触れる程度の介助を必要とする．そして患者が 75% 以上の労力を自分で行う．

3 **中等度介助**：患者は手で触れる程度以上の介助を必要とする．または 50% 以上 75% 未満の労力を自分で行う．

完全介助：患者は半分 (50%) 未満の労力しか行わない．最大または全介助が必要である．または活動を行わない．必要な介助のレベルは以下のとおり．

2 **最大介助**：患者は 50% 未満の労力しか行わないが，少なくとも 25% は行っている．

1 **全介助**：患者は 25% 未満の労力しか行わない．

［図 2-1］ **機能的自立度評価法（FIM；Functional Independence Measure）** （千野，1991）[3]

手段的 ADL 評価法—老研式活動能力指標

わが国でよく用いられている老研式活動能力指標（表 2-2）[4] は，手段的自立 5 項目（質問 1～5），知的能動性 4 項目（質問 6～9），社会的役割 4 項目（質問 10～13）の 13 項目から構成されており，各質問に対する「はい」の回答数を合計し，満点 13 点，最低 0 点である．この中でバスや電車を使っての外出，日用品の買い物，食事の用意，請求書の支払い，預貯金の出し入れの手段的自立 5 項目が手段的 ADL に該当している．質問が単純で答えが 2 択という利点があるものの，質問によっては都心部と農村部のような居住地域による周辺環境の違いや，男女差，世代により重要度が異なる項目があるといった欠点も指摘されている．

（鈴木文歌）

毎日の生活についてうかがいます．以下の質問のそれぞれについて，「はい」「いいえ」のいずれかに○を付けてお答え下さい．質問が多くなっていますが，ごめんどうでも全部の質問に答えてください．

手段的 ADL	（1）バスや電車を使って一人で外出できますか
	（2）日用品の買い物ができますか
	（3）自分で食事の用意ができますか
	（4）請求書の支払いができますか
	（5）銀行預金，郵便貯金の出し入れが自分でできますか
知的能動性	（6）年金などの書類が書けますか
	（7）新聞を読んでいますか
	（8）本や雑誌を読んでいますか
	（9）健康についての記事や番組に興味がありますか
社会的役割	（10）友だちの家を訪ねることがありますか
	（11）家族や友だちの相談にのることがありますか
	（12）病人を見舞うことができますか
	（13）若い人に自分から話しかけることがありますか

[表 2-2] 高齢者のための老研式活動能力指標　（古谷 他，1987）[4]

文献

1）佐直信彦：日常生活活動．入門リハビリテーション医学（中村隆一監），第 3 版，医歯薬出版，pp266-277，2007
2）安藤徳彦：ADL 評価．最新リハビリテーション医学（米本恭三監），第 2 版，医歯薬出版，pp36-42，2005
3）千野直一監：FIM；医学的リハビリテーションのための統一的データセット利用の手引き，慶應義塾大学医学部リハビリテーション科，医学書センター，1991
4）古谷野亘，他：地域老人における活動能力の測定 老研式活動能力指標の開発．日公衛誌 34：109-114，1987
5）松本芳博：ADL（運動能力，生活活動）評価．臨透析 **24**：1437-1444，2008
6）須田千尋：ADL の評価．臨透析 **24**：825-829，2008

3 高次脳機能・QOL・不安・うつの評価

高次脳機能の評価―HDS-R，MMSE

高次脳機能の評価の進め方としては，まず検査結果に影響を与える意識障害や失語症の有無をチェックする．そのうえで高次脳機能全般のスクリーニングを行い，所見に応じてより詳細な評価へと進めていく．高次脳機能障害*の評価に用いられる神経心理学的検査を表 3-1 に示す[1]．ここでは，腎臓病患者に認められることの多い認知機能障害の評価について解説する．

認知機能障害とは，いったん発達した知能が障害されることである．わが国において最も代表的な認知機能障害のスクリーニング検査は，改訂長谷川式簡易知能評価スケール（HDS-R）である．HDS-R は 9 つの質問項目からなり，30 点満点で 20 点以下が認知症の疑いがあると判定される．重症度の判定基準は設けられていないが，参考値（平均得点 ± 標準偏差）は非認知症：24.27 ± 3.91，軽度：19.10 ± 5.04，中等度：15.43 ± 3.68，やや高度：10.73 ± 5.40，非常に高度：4.04 ± 2.62 とされている[2]．

意識障害	• GCS（Glasgow Coma Scale） • JCS（Japan Coma Scale）（3-3-9 度方式）
知的機能に関する検査	• 改訂長谷川式簡易知能評価スケール（HDS-R） • MMSE（Mini-Mental State Examination） • WAIS-R（成人版），WISC- Ⅲ（児童版），WIPPSI（乳幼児版） • カラー版 RCPM（Raven's Colored Progressive Matrices） • コース立方体組み合わせ検査
記憶機能に関する検査	• 三宅式記銘力検査（対連合検査法） • Benton（ベントン）視覚記銘検査 • Rey-Osterrieth Complex Figure Test • WMS-R（日本版ウェクスラー記憶検査） • RBMT（日本版リバーミード行動記憶検査）
言語機能に関する検査	• Token Test • SLTA（日本標準失語症検査） • WAB 失語症検査（日本版 Western Aphasia Battery） • CADL（日常コミュニケーション能力検査）
知覚に関する検査	• 標準高次視知覚検査（VPTA；Visual Perception Test for Agnosia） • 行動性無視検査（BIT；Behavioral Inattention Test 日本版）
行為に関する検査	• 標準高次動作性検査（SPTA；Standard Performance Test for Apraxia）
前頭葉機能の検査	• WCST（Wisconsin Card Sorting Test） • かなひろいテスト • Stroop Test
発達検査	（省略）
検査バッテリー	• ルリア神経心理学的検査法
パーソナリティ検査法	• MMPI（ミネソタ多面人格尺度） • ロールシャッハテスト

[表 3-1]　神経心理学的検査に用いられるおもな検査法（わが国で入手可能なもの）

（宮森，2001[1] を改変）

国際的には Mini-Mental State Examination（MMSE）がよく用いられる．質問は見当識，記銘，注意と計算，再生，言語の要素を含む 11 項目で構成されており，30 点満点中 23 点以下で認知機能に何らかの問題があると判断する[3]．

いずれの検査も簡単な道具があれば，どこでも短時間で実施できるが，検査実施時の心身の状態や検査に対する協力度などにより結果が左右されることがあることに留意が必要である．

QOL の評価—SF-36，KDQOL ™，KDQOL ™ -SF

QOL（quality of life）の改善は，腎臓病のみならず，あらゆる疾患のリハビリにおける最重要

side memo

＊ ｜ 高次脳機能障害

高次脳機能障害には明確な定義はないが，現在ではおもに 2 つの意味で用いられている．1 つは，古典的神経心理学における「認知機能障害，注意障害，記憶障害，失語症，失行，失認，遂行機能障害」などが含まれる概念であり，もう 1 つは，頭部外傷などに起因する「注意障害，遂行機能障害，記憶障害，情意障害，社会的行動障害」などを中心とする概念である．前者は「学術的」あるいは「医学的」な定義であり，後者は「行政的」な定義である．

包括的尺度の下位尺度（SF-36）	質問項目数	腎疾患特異的尺度の下位尺度	質問項目数
•身体機能	10	•症状	12
•役割機能（身体）	4	•腎疾患の影響	8
•からだの痛み	2	•腎疾患による負担	4
•全体的健康感	5	•勤労状況	2
•活力	4	•認知機能	3
•社会機能	2	•社会活動の質	3
•役割機能（精神）	3	•性機能	2
•精神状態	5	•睡眠	4
		•社会からの支援	2
		•透析スタッフからの励まし	2
		•満足感	1

［表 3-2］ 日本語版 KDQOL™ を構成する下位尺度と質問項目数 （林，2001）[8]

課題の 1 つである．疾患やその治療が患者の主観的健康観や日常生活の活動にどのくらい影響を与えているかを定量的に評価するツールが健康関連 QOL 尺度であり，Medical Outcome Study Short-Form 36-Item Health Survey（SF-36）[4] は疾患に限定されない包括的な健康関連 QOL 尺度として最も広く使用されている．包括的な QOL と腎臓病患者の特有の問題点の両方を評価することを目的として開発された疾患特異的尺度としては，Kidney Disease Quality of Life（KDQOL™）[5] や Kidney Disease Questionnaire[6, 7] があり，KDQOL™は日本語版が開発されている．

KDQOL™は，包括的尺度項目として SF-36 と，腎疾患特異的尺度項目として血液透析患者に特異的な 97 項目を含む 133 項目からなる．腎疾患特異的尺度項目を 43 項目に減らした短縮版（Kidney Disease Quality of Life Short Form；KDQOL-SF™）もある．KDQOL™に含まれる包括的尺度と腎疾患特異的尺度はそれぞれ下位尺度を有しており，患者の健康関連 QOL を多面的に測定することができる（表 3-2）[8]．なお，日本語版 KDQOL™および KDQOL-SF™の使用にあたっては，開発元である RAND に使用登録申請が必要である．

不安の評価 [9] —MAS，STAI

不安のアセスメントは患者の性格傾向や心理状態を理解するために重要である．不安の検査は数多くあるが，質問項目が比較的少なく短時間で実施でき，採点も容易であることから顕在性不安検査（Manifest Anxiety Scale；MAS）と状態・特性不安検査（State-Trait Anxiety Inventory；STAI）がよく用いられる．

MAS は，多面的な人格特徴を検査するミネソタ多面人格目録（Minnesota Multiphasic Personality Inventory；MMPI）から慢性不安を反映していると思われる 50 項目を抽出して作成された質問紙による検査である．日本版 MAS は，応答の妥当性を吟味するための 15 項目の虚偽尺度（lie score；L 尺度）を加えた 65 項目から構成されており，合計得点を 5 段階の得点段階基準で判定する．Ⅰ段階は高度の不安，Ⅱ段階はかなり不安度が高い，Ⅲ～Ⅴ段階は正常範囲である．

STAI は，現在どのような不安状態にあるか（状態不安；STAI-Ⅰ）と，不安になりやすい性格傾向があるか（特性不安；STAI-Ⅱ）の 2 つの側面を区別して測定する．各 20 項目，合計 40 項目から構成されている．評価段階基準は，Ⅴ（非常に高い），Ⅳ（高い），Ⅲ（普通），Ⅱ（低い），

質問	いいえ	ときどき	しばしば	常に
1. 身体がだるく疲れやすいですか				
2. 騒音が気になりますか				
3. 最近気が沈んだり気が重くなることがありますか				
4. 音楽をきいて楽しいですか				
5. 朝のうち特に無気力ですか				
6. 議論に熱中できますか				
7. 首すじや肩が凝って仕方がないですか				
8. 頭痛持ちですか				
9. 眠れないで朝早く目ざめることがありますか				
10. 事故やけがをしやすいですか				
11. 食事がすすまず味がないですか				
12. テレビを見て楽しいですか				
13. 息がつまって胸が苦しくなることがありますか				
14. のどの奥に物がつかえている感じがしますか				
15. 自分の人生がつまらなく感じますか				
16. 仕事の能率があがらず何をするのもおっくうですか				
17. 以前にも現在と似た症状がありましたか				
18. 本来は仕事熱心で几帳面ですか				

本法の判定は3点評価尺度を用いて，“いいえ”を0点，“ときどき”を1点，“しばしば”を2点，“常に”を3点に計算して，仮面うつの症状とは無関係な質問項目（2，4，6，8，10，12）については得点を加算しない．

［表3-3］ Self-Rating Questionnaire for Depression（SRQ-D）　（阿部，1972）[13]

Ⅰ（非常に低い）の5段階に分かれ，Ⅳ以上は臨床的に問題となる高不安と考える．

うつの評価—SRQ-D

うつの評価法としては，Hamilton Depression Scale[10]，Self-Rating Depression Scale (SDS)[11]，Beck Depression Inventory[12]など多数あるが，本項では東邦大式抑うつ尺度（Self-Rating Questionnaire for Depression；SRQ-D）を紹介する．

SRQ-Dは仮面うつ病症例発見の手がかりを容易にする目的で考案された質問紙法である[13]．身体症状と精神症状に関する質問が6項目ずつ，そのほか，抑うつとは無関係の質問が6項目，計18項目の質問からなる（表3-3）[13]．最低得点は0点，最高得点は36点であり，10点以下は問題なし，11～15点は境界域，16点以上は仮面うつ病の疑いありと判定される．　（小川佳子）

文献

1）宮森孝史：神経心理学的検査のすすめ方．高次脳機能障害とリハビリテーション（大橋正洋，他編），金原出版，pp77-88，2001
2）加藤伸司，他：改訂長谷川式簡易知能評価スケール（HDS-R）の作成．老年精医誌 **2**：1339-1347，1991
3）Folstein M, et al：“Mini-Mental State”：a practical method for grading the cognitive state of patients for the clinician. *J Psychiatr Res* **12**：189-193，1975
4）Hays RD, et al：RAND 36-item health survey 1.0. *Health Econ* **2**：217-227, 1993
5）Hays RD, et al：Development of the kidney disease quality of life（KDQOL）instrument. *Qual Life Res* **3**：329-338, 1994

6）Laupacis A, et al：A disease-specific questionnaire for assessing quality of life in patients on hemodialysis. *Nephron* **60**：302-306, 1992
7）Laupacis A, et al：Disease-specific questionnaire for patients with a renal transplant. *Nephron* **64**：226-231, 1993
8）林 洋子：慢性腎疾患．臨床のための QOL 評価ハンドブック（池上直己，他編），医学書院，pp80-86，2001
9）曽我祥子：不安のアセスメント−MAS, STAI．心理アセスメントハンドブック（上里一郎監），第 2 版，西村書店，pp284-295，2001
10）Hamilton M：A rating scale for depression. *J Neurol Neurosurg Psychiatry* **23**：56-62, 1960
11）Zung WW, et al：A self-rating depression scale. *Arch Gen Psychiatry* **12**：63-70, 1965
12）Beck AT, et al：An inventory for measuring depression. *Arch Gen Psychiatry* **4**：561-571, 1961
13）阿部達夫，他：Masked depression（仮面うつ病）の screening test としての質問票（SRQ-D）について．精神身体医学 **12**：243-247, 1972

4 骨格筋

骨格筋と内部障害

骨格筋は骨に付着し，身体運動や姿勢保持を担っている．また，骨格筋は皮膚や肝臓と同様に高い再生能力を有しており，運動刺激を継続して与えることによって骨格筋の形態や機能の維持・向上をもたらす．一方，トレーニングの中止，安静臥床，ギプス固定などによる不動化，中枢神経疾患や脊椎損傷などによる脱神経，日常生活の不活発化は骨格筋の形態や機能に悪影響を及ぼす．

さらに，高血圧[1)]，糖尿病[2)]，心不全[3)]，腎障害[4-7)] などの慢性疾患を有する者においても骨格筋に量的･質的低下が起こっており，筋力や運動耐容能の低下を招き，QOL を低下させる一因となっている（図 4-1）[6)]．特に透析施行中の慢性腎臓病（CKD）患者においては，蛋白摂取量の制限や透析による蛋白喪失に加え，慢性炎症，代謝性アシドーシス尿毒素の蓄積などの腎不全の病態に関連した要因，糖尿病を有する患者ではインスリン抵抗性，インスリン欠乏などの要因も複雑に絡み合って蛋白異化亢進状態を惹起する[8)]．

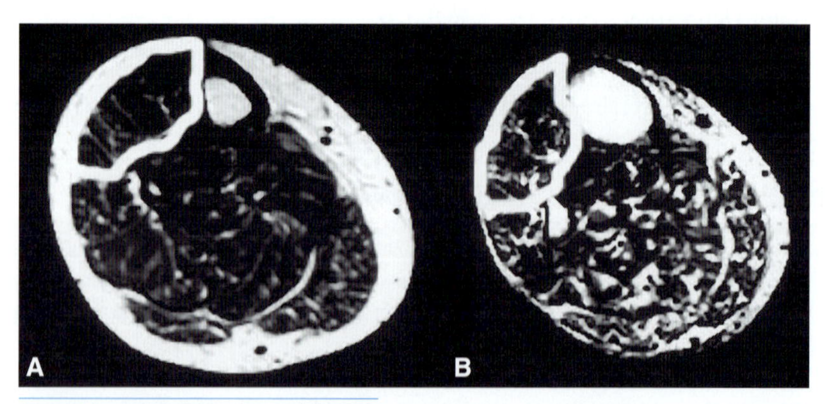

［図 4-1］ **下腿の MRI（T1 強調）画像** (Johansen et al，2003)[6)]
A：72 歳女性（対照群）と，B：70 歳女性（透析群）の下腿 MRI 画像（右脚・前脛骨筋の筋腹の横断面）．白く写る領域は脂肪や骨などの非収縮性組織，暗黒色の部分は骨格筋などの収縮性組織である．対象領域である前脛骨筋は白く縁取られている．対照群と比べて，透析群で非収縮性組織が有意に拡大していた（透析群：3.7±2.3 cm^2 vs 対照群：1.8±0.5 cm^2, $p<0.001$）．

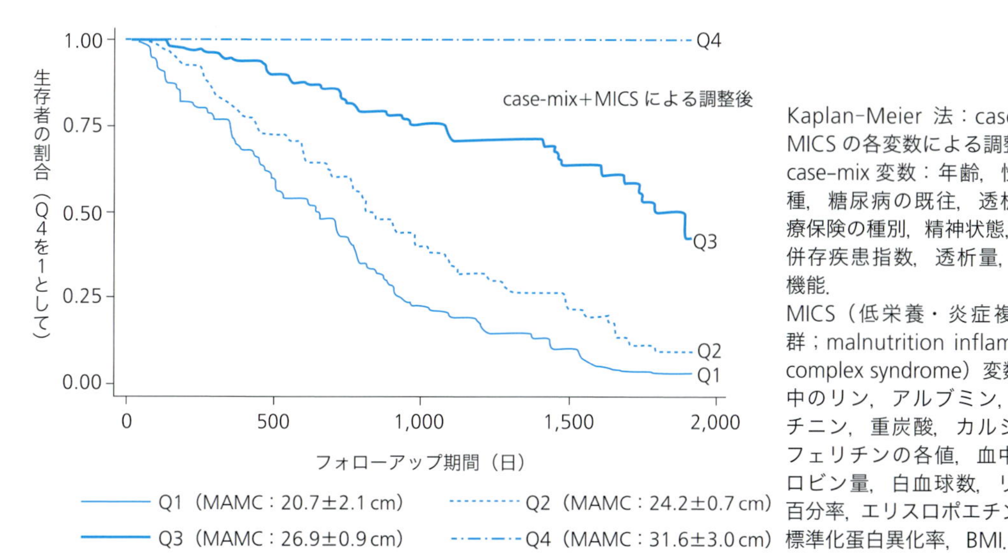

Kaplan-Meier 法：case-mix, MICS の各変数による調整後.
case-mix 変数：年齢, 性別, 人種, 糖尿病の既往, 透析歴, 医療保険の種別, 精神状態, 結婚歴, 併存疾患指数, 透析量, 残存腎機能.
MICS（低栄養・炎症複合症候群；malnutrition inflammation complex syndrome）変数：血清中のリン, アルブミン, クレアチニン, 重炭酸, カルシウム, フェリチンの各値, 血中ヘモグロビン量, 白血球数, リンパ球百分率, エリスロポエチン投与量, 標準化蛋白異化率, BMI.

［図 4-2］ 上腕筋周囲径（MAMC）別に比較した維持透析患者 792 名の 5 年間の生存曲線 （Noori et al, 2010）[10]

このような骨格筋などの体構成蛋白の減少と血清蛋白成分の減少を伴う栄養障害は protein-energy wasting（PEW；蛋白質エネルギー障害）とよばれ，CKD 患者の予後規定因子として重要視されている[9]．PEW の主たる診断基準として，①アルブミン値や総コレステロール値などの血清指標，②身体形態（体脂肪，体重，BMI），③骨格筋量〔上腕筋周囲径やクレアチニン（Cr）値〕，④食事量（蛋白摂取量，摂取カロリーの減少）の 4 項目が比較的評価が簡便であることから提唱されている[8]．

Noori ら[10] は維持透析患者 792 名（平均年齢 53 歳）を対象に，上腕筋周囲径〔mid-arm muscle circumference(MAMC)＝上腕中間部周囲径(cm)－3.142× 上腕三頭筋部の皮下脂肪厚(cm)〕の大きさで 4 分位（Q1～Q4）に分け，5 年間の生存率について検討している（図 4-2）．その結果, MAMC の最も大きな群（Q4）に比べて, 下位の 2 群（Q1, Q2）は有意に生存率が低かった（$p<0.01$, case-mix＋MICS 調整後）．さらに, Q1 を reference とした 5 年死亡率のハザード比は，Q3 が 0.59（95% CI：0.40～0.87），Q4 は 0.55（0.31～0.92）と，有意に MAMC が大きい群で予後が良好（$p<0.01$，case-mix 調整後）であったことを報告している．

骨格筋の構造と収縮

骨格筋は多くの筋線維（筋細胞）が束ねられて成り立っており，筋細胞内は多くの核やミトコンドリア，筋小胞体などの細胞内小器官と収縮装置である筋原線維から構成されている（図 4-3）．また，筋細胞の周囲には，未分化の筋細胞である筋衛星細胞（サテライトセル*）が存在し，筋の形成，肥大，修復，再生にかかわっていると考えられている[11]．

筋原線維はミオシンからなる「太いフィラメント」と，アクチンと調節蛋白質（トロポニンおよびトロポミオシン）で構成される「細いフィラメント」が規則的に並んだ構造をとり，これら 2 種類の線維が互いに滑り合うことで張力を発生すると考えられている．

ミオシンとアクチンの相互作用は運動神経からのシグナルが骨格筋に達したときに起こり，筋線

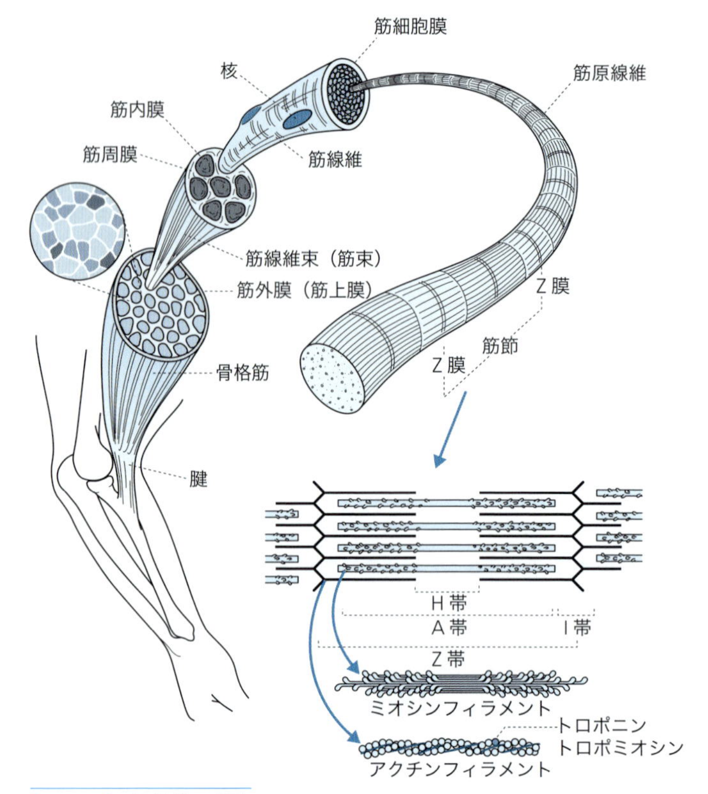

［図 4-3］ **骨格筋の構造**

維全体の細胞膜に興奮が伝わった結果，細胞質に大量のカルシウムイオン（Ca^{2+}）が流れ込んで筋原線維の収縮が始まる．この Ca^{2+} 濃度の上昇は一時的で，すぐにアデノシン三リン酸（adenosine triphosphate；ATP）依存 Ca^{2+} ポンプで筋小胞体内へ戻され，その結果，筋が弛緩する．このように，筋収縮－弛緩には大量の ATP が必要であり，①アクチンとミオシンの相互作用による細いフィラメントと太いフィラメントの滑り，および② Ca^{2+} ポンプによる Ca^{2+} の汲み上げ，の 2 つの過程で使われる．高強度の運動（後述する「無酸素運動」）が持続できない理由として，Ca^{2+} ポンプの働きに影響する筋細胞内の環境変化〔フリーラジカルの発生に伴う pH の低下，ATP の分解産物であるアデノシン二リン酸（adenosine diphosphate；ADP）の細胞内濃度の増加，筋温の上昇〕があげられる．

side memo

＊ ｜ サテライトセル

1961 年に Mauro 博士によって，筋線維のまわりに存在している単核細胞が発見され，その局在から筋衛星細胞（muscle satellite cell；SC）と名づけられた．SC は通常は眠っている状態（静止期）にあるが，骨格筋が損傷などの刺激を受けると，すぐに眠りから覚める（活性化）ことで，細胞分裂によって増殖を開始する．その後，筋芽細胞に分化し，ほかの SC や筋線維と融合して筋線維を修復したり，新たな筋線維を形成する．このことから，SC は筋修復，再生の中心的な役割を担っていると考えられている．加齢に伴い，若年者と比べて Type II 筋線維の SC が減少する一方，運動トレーニングによって，SC の含有量が増加することが報告されている．

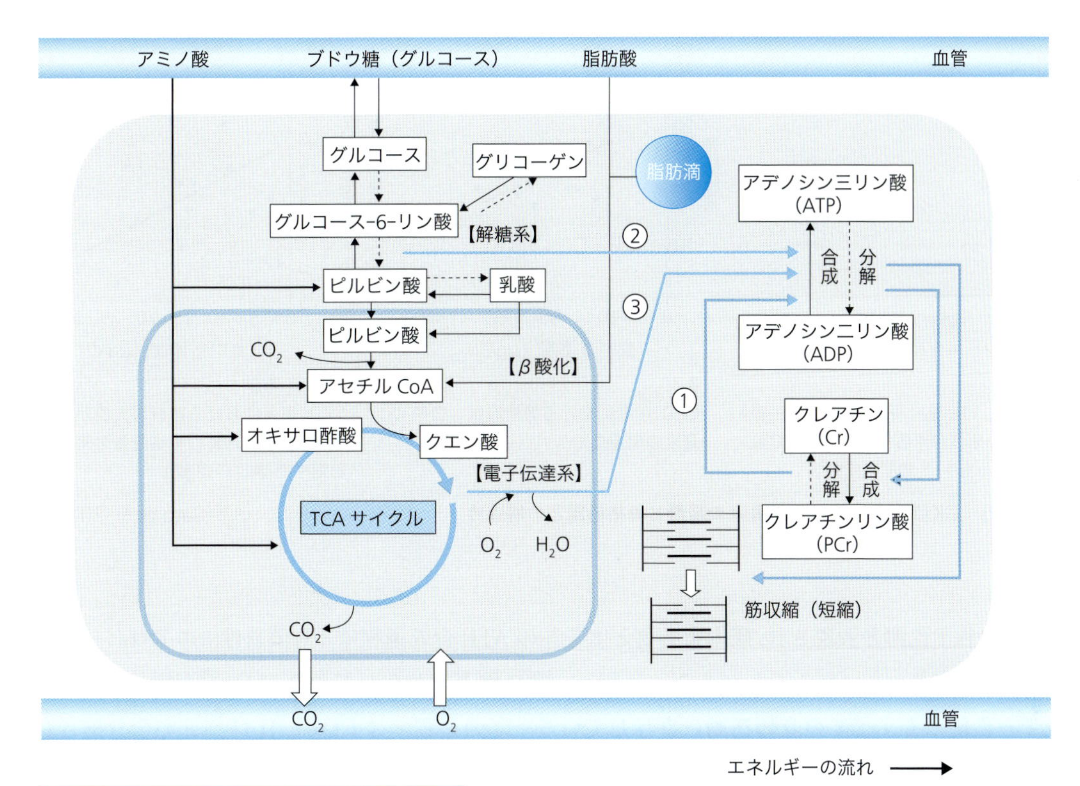

[図 4-4]　**筋収縮のためのエネルギー供給機構**

筋収縮のためのエネルギー供給

筋肉に蓄えられているATPはごく微量であるため，筋収縮を継続するためには絶えずATPを補充する必要がある．ATPを再合成する主要なエネルギー供給系には①～③の3つのエネルギー供給系が存在している（図 4-4）．

①筋肉内には，クレアチンリン酸（PCr）という高エネルギーリン酸化合物がATPと比べて多く存在している．ATP-CP系とよばれるATP再生機構では，ADPとPCrがクレアチンキナーゼとよばれる酵素の働きによって，ATPとCrが生じる反応を指す．また，後述する②，③のエネルギー供給系の働きによって，ATP供給に余裕がある場合はCrからPCrが再合成される．したがって，高強度の運動を持続してもATP濃度はあまり低下しないが，徐々にPCr濃度は低下し，ATPの分解によって生じる無機リン酸濃度が上昇する．

次に，②筋線維内に貯蔵されたグリコーゲンや血中のブドウ糖（グルコース）の分解による解糖系や，③糖質，または脂肪酸のβ酸化，アミノ酸などからの糖新生によるミトコンドリア内での酸化系のエネルギー機構が存在する．②の過程では代謝産物として乳酸が産生され，一部が筋細胞から血液中に拡散する．その結果，身体はアシドーシスに傾くものの，血液，呼吸，腎臓はアシドーシスに対する緩衝作用を有しているため，pHは安静時と変わらないように調節される．③の代謝過程ではエネルギー基質である糖質，脂質，蛋白質が利用され，最終的に二酸化炭素（CO_2）と水（H_2O）へ完全に酸化される．

①と②のATPを合成する過程には酸素を必要としないため，「無酸素性（アネロビック）」，また

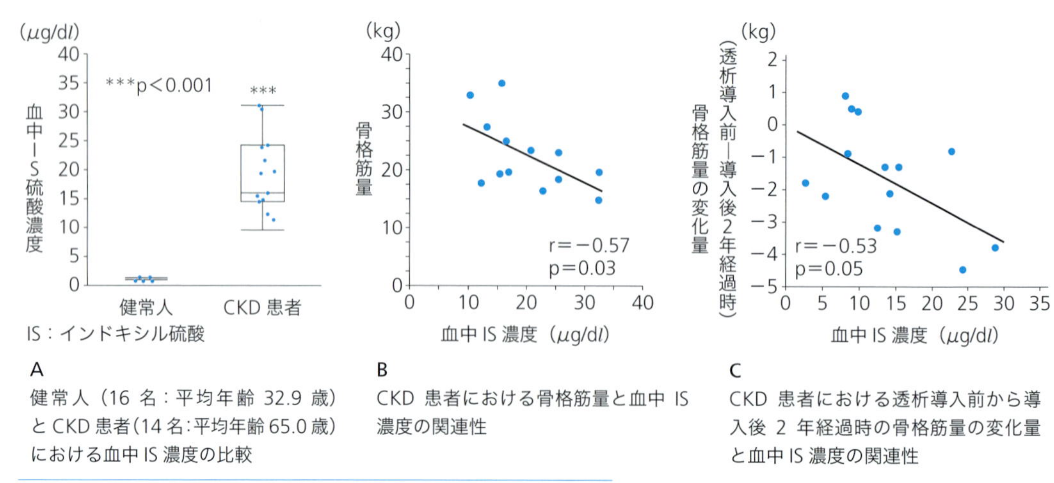

A
健常人（16 名：平均年齢 32.9 歳）と CKD 患者（14 名：平均年齢 65.0 歳）における血中 IS 濃度の比較

B
CKD 患者における骨格筋量と血中 IS 濃度の関連性

C
CKD 患者における透析導入前から導入後 2 年経過時の骨格筋量の変化量と血中 IS 濃度の関連性

［図 4-5］ CKD 患者における尿毒素の蓄積と骨格筋量との関連性 (Sato et al, 2016)[15]

は「嫌気性」代謝と表現され，酸素を必要とする③の ATP 合成過程は「有酸素性（エアロビック）」，「好気性」代謝とよばれることがある．しかし，常に酸素は存在しており，①〜③のいずれのエネルギー供給系もすべての身体運動に寄与している．③の過程では CO_2 と H_2O へと完全分解され，呼気から CO_2 が排出されるため，血液中の乳酸や呼気中の酸素（O_2）量，CO_2 量を計測することで生体内のエネルギー代謝状態をおおよそ推測することができる．

持久的運動時のエネルギー基質利用能は，相対的な運動強度の増加によって脂質の酸化から，血糖，グリコーゲンの分解によるエネルギー供給が増加する[12]．ただし，相対的な運動強度が同等であっても，トレーニング状態や身体状況[12-14]によってエネルギー供給源は異なってくる．

CKD 患者では，尿毒素成分である血中インドキシル硫酸（IS）濃度が健常人と比べて著明に増加しており，この毒素物質が筋細胞のミトコンドリアによる酸化系エネルギー機構を障害し，ATP の産生量を低下させるだけでなく，骨格筋量，および透析導入後の骨格筋量の減少量とも強く関係していることが報告されている（図 4-5）[15]．

筋線維

骨格筋を構成する筋線維は，機能的および代謝的な特性の違いから数種類のタイプに分類されており，収縮速度の遅い Type I 筋線維（slow twitch）と収縮速度の速い Type II 筋線維（fast twitch）に大別されている（表 4-1）[16]．さらに，速筋線維は酸化系および解糖系の酵素活性が高い Type II a（fast-twitch oxidative）と，酸化系の酵素活性は低いが解糖系の酵素活性が高い Type II b（II x）（fast-twitch glycolytic）のサブタイプに分類することができる．加齢に伴い筋線維数の減少と Type II 筋線維の選択的萎縮が起こることが知られている[17]．また，図 4-6 に示すとおり，透析導入前の末期 CKD 患者や低栄養の CKD 患者では，健常人と比べ骨格筋の Type II 筋線維の萎縮が顕著であったとの報告もある[4,5,7]．

神経生理学的には，姿勢保持や歩行といった低い運動強度では Type I を支配する運動ニューロンが興奮することで，Type I 筋線維の筋収縮が起こり，運動強度の増加に伴って Type II a，II b と

		筋線維タイプ		
		Type Ⅰ	Type Ⅱa	Type Ⅱb(x)
形態的側面	筋線維の直径	小さい	大きい	大きい
	ミトコンドリア密度	高い	高い	低い
	毛細血管密度	高い	中程度	低い
	ミオグロビン含有量	多い	中程度	少ない
エネルギー基質的側面	クレアチンリン酸濃度	低い	高い	高い
	グリコーゲン量	多い	多い	少ない
	中性脂肪量	高い	中程度	低い
酵素的側面	解糖系酵素活性	低い	高い	高い
	酸化系酵素活性	高い	高い	低い
機能的側面	収縮速度	遅い	速い	速い
	発揮張力	低い	高い	高い
	疲労耐性	高い	低い	低い

［表 4-1］ **筋線維タイプとその特性** (ACSM, 2006)[16]

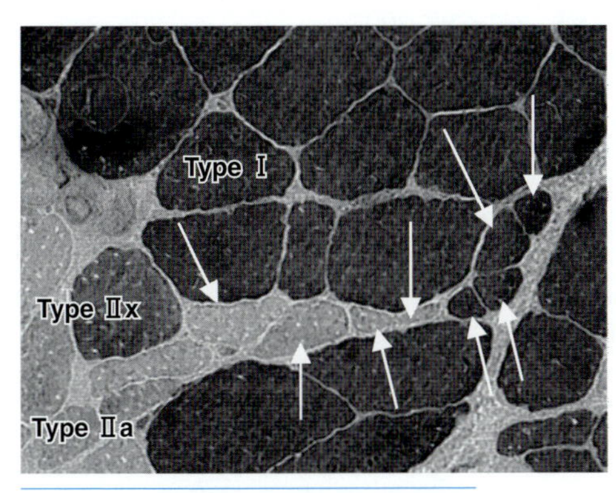

myofibrillar ATPase 染色法．骨格筋のサンプルは腹直筋より採取．白い矢印は萎縮や大小不同の筋線維を示している．同年代（平均年齢 58 歳）の対照群と比較して，末期腎不全患者では 3 倍の頻度で筋線維の萎縮が観察され，その傾向は Type Ⅱ筋線維において特に顕著であった．

(Sakkas et al, 2003)[7]

［図 4-6］ **末期腎不全患者の骨格筋線維**

いった筋線維も動員されるような調節機構が備わっている[18]．

運動による筋線維の変化

筋線維における適応変化は運動様式に依存し，筋線維タイプごとに大きく異なる[16]．持久的運動によってミトコンドリアや酸化系酵素活性，エネルギー基質の貯蔵容量・利用能，毛細血管網などの変化といった筋肉の質を向上させ，レジスタンス運動（resistance training；RT）は筋線維の性質や形態に変化をもたらす．そのため，持久的運動とレジスタンス運動という 2 つの運動特性の違いは，体力，健康面に対する効果や改善度にも差異をもたらす[19, 20]．

CKD 患者には筋の退行性変化がみられ[4, 5, 7]，運動耐容能の低下や歩行に支障をきたすような運動器疾患を有していることが多い．そのような症例に対しても，骨格筋機能の維持・増加の手段として，体の特定の部位に負荷を与えるレジスタンス運動が有益であると考えられるようになってきている．CKD 患者においても持久的運動[5, 21]やレジスタンス運動[22]の有効性が報告されている．

なお，筋線維に対する刺激要因として，筋線維に対する機械的刺激以外にも，筋代謝環境，筋酸素環境，内分泌系因子，筋線維の損傷・再生が関与している[23]．したがって，相対的な負荷強度や反復回数だけではなく，筋収縮様式の種類（等尺性運動，短縮性運動，伸張性運動など）や収縮様式ごとの張力発揮時間，反復間の休息時間などのレジスタンス運動の構成要素が筋線維の適応性に影響を及ぼす可能性がある[24]．

（河村孝幸）

文献

1）Hernelahti M, et al：Muscle fiber-type distribution as a predictor of blood pressure；a 19-year follow-up study. *Hypertension* **45**：1019-1023, 2005

2）Oberbach A, et al：Altered fiber distribution and fiber-specific glycolytic and oxidative enzyme activity in skeletal muscle of patients with type 2 diabetes. *Diabetes Care* **29**：895-900, 2006

3）Sullivan MJ, et al：Altered skeletal muscle metabolic response to exercise in chronic heart failure：relation to skeletal muscle aerobic enzyme activity. *Circulation* **84**：1597-1607, 1991

4）Fahal IH, et al：Physiological abnormalities of skeletal muscle in dialysis patients. *Nephrol Dial Transplant* **12**：119-127, 1997

5）Kouidi E, et al：The effects of exercise training on muscle atrophy in haemodialysis patients. *Nephrol Dial Transplant* **13**：685-699, 1998

6）Johansen KL, et al：Muscle atrophy in patients receiving hemodialysis：effects on muscle strength, muscle quality, and physical function. *Kidney Int* **63**：291-297, 2003

7）Sakkas GK, et al：Atrophy of non-locomotor muscle in patients with end-stage renal failure. *Nephrol Dial Transplant* **18**：2074-2081, 2003

8）Fouque D, et al：A proposed nomenclature and diagnostic criteria for protein-energy wasting in acute and chronic kidney disease. *Kidney Int* **73**：391-398, 2008

9）Bonanni A, et al：Protein-energy wasting and mortality in chronic kidney disease. *Int J Environ Res Public Health* **8**：1631-1654, 2011

10）Noori N, et al：Mid-arm muscle circumference and quality of life and survival in maintenance hemodialysis patients. *Clin J Am Soc Nephrol* **5**：2258-2268, 2010

11）Anderson JE：The satellite cell as a companion in skeletal muscle plasticity：currency, conveyance, clue, connector and colander. *J Exp Biol* **209**：2276-2292, 2006

12）Van Loon LJC, et al：The effects of increasing intensity on muscle fuel utilisation in humans. *J Physiol* **536**：295-304, 2001

13）Blaak EE, et al：Impaired oxidation of plasma-deprived fatty acids in type 2 diabetic subjects during moderate-intensity exercise. *Diabetes* **49**：2102-2107, 2000

14）Schrauwen P, et al：The effect of a 3-month low-intensity endurance training program on fat oxidation and acetyl-CoA carboxylase-2 expression. *Diabetes* **51**：2220-2226, 2002

15）Sato E, et al：Metabolic alterations by indoxyl sulfate in skeletal muscle induce uremic sarcopenia in chronic kidney disease. *Sci Rep* **6**：36618, 2016

16）American College of Sports Medicine：Resource Manual for Guidelines for Exercise Testing and Prescription, 5th Edition, Lippincott Williams & Wilkins, 2006

17）Lexell J, et al：What is the cause of the ageing atrophy? Total number, size and proportion of different fiber types studied in whole vastus lateralis muscle from 15- to 83-year-old men. *J Neurol Sci* **84**：275-294, 1988

18）Walmsley B：Forces produced by medial gastrocnemius and soleus muscles during locomotion in freely moving cats. *J Neurophysiol* **41**：1203-1216, 1978

19）Pollock ML, et al：AHA Science Advisory：Resistance exercise in individuals with and without cardiovascular disease：benefits, rationale, safety, and prescription：an advisory from the Committee on Exercise, Rehabilitation, and Prevention, Council on Clinical Cardiology, American Heart Association, Position paper endorsed by the American College of Sports Medicine. *Circulation* **101**：828-833, 2000

20）Braith RW, et al：Resistance exercise training：its role in the prevention of cardiovascular disease. *Circulation* **113**：2642-2650, 2006

21）Sakkas GK, et al：Changes in muscle morphology in dialysis patients after 6 months of aerobic exercise training. *Nephrol Dial Transplant* **18**：1854-1861, 2003

22）Castaneda C, et al：Resistance training to counteract the catabolism of a low-protein diet in patients with chronic renal insufficiency. A randomized, controlled trial. *Ann Intern Med* **135**：965-976, 2001
23）吉岡利忠，他編：筋力をデザインする．日本運動生理学会運動生理学シリーズ5，杏林書院，2003
24）Toigo M, et al：New fundamental resistance exercise determinants of molecular and cellular muscle adaptations. *Eur J Appl Physiol* **97**：643-663, 2006

5 廃用症候群

腎不全患者と廃用

廃用症候群では蛋白合成を媒介するmTORC1（mammalia target of rapamycin1）シグナルの減少やIGF1（insulin-like growth factor-1）合成抑制のため，筋肉の合成が抑制されていると考えられている[1]．このメカニズムは慢性腎臓病（CKD）における筋合成の抑制メカニズムと類似しているところもあるため，腎不全患者は廃用症候群に陥りやすく[1]，その評価は腎不全患者のリハビリを進めるうえでも重要である．本項では廃用症候群で必要な評価に加え，腎機能が低下した患者に必要な検査についても述べる．おもな廃用症候群の症状は表5-1のとおりである[2]．

一般骨格系

1）筋力低下・筋萎縮[3, 4]

廃用症候群による筋力低下・筋萎縮は，下肢筋や抗重力筋に顕著に現れる．特に腎不全患者の場合，カヘキシーによる蛋白質の消耗が骨格筋萎縮を促すといわれている[5]．一般的に，筋力評価には最初に徒手筋力テスト（Manual Muscle Testing；MMT）が行われる．MMTは簡便であるが，上位のレベルほど粗大となる問題がある．そこで筋力を数値化するため握力計，トルクマシン，ハンドヘルドダイナモメータ（HDD）などの器具を用いる方法もある．筋萎縮の評価には筋肉の周囲径測定，超音波を用いた筋の厚さ測定，CTやMRIを用いた筋断面積評価，最近では二重エネルギーX線骨塩分析法（dual-energy X ray absorptiometry；DEXA法），生体電気インピーダンス

筋骨格系	拘縮，筋力低下，筋持久力低下，筋萎縮，骨粗鬆症
心血管系	起立性低血圧，血漿量減小，血栓塞栓現象，心予備能力減退，心血管系デコンディショニング（フィットネス低下）
皮膚	皮膚萎縮，褥瘡
呼吸器系	機械的呼吸抵抗の増大，換気拡散比の不均一，1回・分時換気量減小，肺塞栓，咳嗽力減退，気管線毛活動減退，就下性肺炎（沈下性肺炎）
泌尿器系	尿結石，排尿困難・尿閉，尿路感染
無機物代謝	窒素，カルシウム，リン，硫黄，カリウム，ナトリウムなどの負の平衡，利尿と細胞外液の増加，高カルシウム尿症
内分泌	アンドロゲン・精子生成減少，耐糖能障害，上皮小体ホルモン産生増加
消化器系	食欲減退，便秘
神経系	感覚遮断，錯乱・失見当識，不安・うつ状態，知的能力の減退，バランスおよび協調運動の障害

［表5-1］ 廃用症候群　（上月，2017）[2]

法（BIA 法）などの方法を用いることもある[6]．

2）拘縮[4, 7]

拘縮とは，皮膚，靱帯，筋などの関節外構成体における結合組織の短縮によって出現する関節可動域制限のことである．その評価は日本整形外科学会と日本リハビリテーション医学会により制定された「関節可動域表示ならびに測定法」（p514～参照）により評価する．肢位による変化やほかの関節による代償運動に注意して測定する必要がある．

3）骨萎縮[3, 4, 8, 9,14]

正常な骨代謝を維持するためには，荷重や筋収縮による刺激が必要である．この刺激が減少すると骨萎縮が生じる．健常人でも安静臥床により，腰椎，大腿骨など荷重のかかる部分では有意に骨塩量が低下する．

骨量は DEXA 法，QCT 法（quantitative computed tomography），QUS 法（quantitative ultra sound）で評価する．また骨代謝は，骨形成マーカーとして血清 I 型プロコラーゲン－N-プロペプチド（N-terminal propeptide of type l procollagen；PINP），I 型プロコラーゲン－C-プロペプチド（C-terminal propeptide of type l procollagen；PIPC），骨型 ALP，オステオカルシン（bone gla-prote；BGP）を用い，骨吸収性マーカーとして血清酒石酸抵抗性酸ホスファターゼ（tartrate-resistant acid phosphatase-5b；TRACP-5b），尿中ピリジノリン，デオキシピリジノリン，I 型コラーゲン N 末端テロペプチド（type I collagen cross linked N-telopeptide；NTx），I 型コラーゲン架橋（C- テロペプチド C-terminal crosslinking telopeptide of type I collagen；CTX），カルシウム（Ca）などを用いて骨形成，骨吸収の両面から評価する．特に腎不全の患者では，活性型ビタミン D_3 減少により上皮小体ホルモン（PTH）上昇，血清 Ca 低下，血清リン（P）上昇がみられ，骨病変（腎性骨異栄養症）が出現するため，こうした項目のチェックも必要である．

心血管系[4, 5, 11]

安静臥位が長くなると循環血流量が減少する．すなわち一般的に立位から臥位になると下肢から心臓へ約 700 m*l* の静脈灌流が増加することにより心拍出量が増加するが，血圧を一定に保つため末梢血管の抵抗は減少する．一方生体は低圧系レセプターを通じて体液量が過剰にあると判断し，抗利尿ホルモン（antidiuretic hormone；ADH）分泌の低下，レニン活性の低下，腎交感神経活動の低下，心房性ナトリウム利尿ホルモンの分泌増加により体液量を減少させる．したがって循環血流量の減少は血圧低下，心拍数増大，心拍出量の低下をきたし，起立性低血圧，狭心症，血栓塞栓症などの原因となる．その指標としては中心静脈圧測定や，色素・放射性同位元素を用いた希釈法が用いられる．

腎不全患者の安静時血流量は通常の同年代と変わらないが，最大運動時の筋血流は優位に低下しているとされている．また腎不全患者は自律性神経障害もあり，起立性低血圧に陥りやすい．

心肺機能の低下[4, 5]

心肺機能は，全身持久力の指標である最大酸素摂取量を用いて評価する．最大酸素摂取量は，トレッドミルやエルゴメータによる運動負荷試験にて測定する．これらの実施が難しい場合は，上肢エルゴメータや車椅子エルゴメータなどを用いて測定する．安静臥床により心肺機能が低下することは以前からいわれ，数日から数週間で最大酸素摂取量は 10～30％低下するといわれている．特に透析患者の最大酸素摂取量は，同年代健常人の 37～77％程度まで低下すると報告されている．

代謝系・内分泌系[4, 9]

ヒトが臥床がちになると骨格筋膜のインスリン抵抗性が上昇し，高インスリン血症や耐糖能異常が生じる．その一方で副甲状腺ホルモン，トリヨードサイロニン（T_3），副腎皮質刺激ホルモンの上昇により，Ca イオンの上昇，ナトリウム（Na）イオン・カリウム（K）イオンの低下を認める．なお，腎機能の低下により，腎臓から排泄されるべき物質の蓄積や腎臓で産生されるべき物質の減少が出現する．具体的には，水・Na 貯留，K 排泄障害，酸排泄障害による代謝性アシドーシスの出現，エリスロポエチン（EPO）産生障害，活性型ビタミン D_3 の減少などである．

腎・泌尿器[4, 11]

心血管系で述べたように，廃用により全身の血流が減少するため腎血流も減少する．腎血流を評価するものとしては超音波ドプラ法，パラアミノ馬尿酸（PAH）を用いた有効腎血漿流量（effective renal plasma flow；ERPF）がある．また，安静臥床が長くなると，Ca と P をはじめとしたさまざまな物質の排泄量が増加することと，尿のうっ滞が起こる．その結果，尿路感染や尿路結石を発生する．測定可能な尿排泄物質としては Na，塩素（Cl），Ca，尿中クレアチニン（Cr），尿中ヒドロキシプロリンなどがある．尿路結石は単純 X 線写真や排泄性腎盂造影，超音波，CT で診断される．

皮膚[4, 12, 13]

褥瘡は臥床に伴う持続的な圧迫で生じやすくなる．リスク評価にはブレーデンスケール，K 式スケール，褥瘡危険因子点数表「OH スケール」などがある．

褥瘡が発生した場合は，日本褥瘡学会が作成した評価法の DESIGN-R や褥瘡進達度分類 NPUAP（National Pressure Ulcer Advisory Panel）分類などにより評価され（表 5-2），それぞれステージに応じた治療法が選択される．そのほかの評価法としては，黒色壊死組織などで深さが判定不能な場合には超音波検査が有用といわれている．

なお，腎不全患者では尿毒症物質，炎症性サイトカインが栄養障害をもたらす．また栄養障害以外にも心血管病変や糖尿病，末梢神経障害などの合併症により通常の場合より褥瘡を発生しやすい．

中枢神経系（精神心理面）[4, 9]

臥床が長期化すると周囲から孤立しがちとなる．ヒトは孤立すると判断能力，学習能力，記憶，遂行機能障害などの高次脳機能障害や性格変化，不安，不眠，抑うつなどを発症する．また，バランスや協調動作などの運動系も障害される．評価方法としては長谷川式簡易知能評価スケール（HDS-R）や Mini-Mental State Examination（MMSE），うつに対しては SDS（Zung's Self-rating Depression Scale）や GDS（Geriatric Depression Scale）などがあげられる．

特に腎不全患者の場合は，酸の排泄障害による代謝性アシドーシスを呈するようになる．そのため，記銘力の低下，集中力の低下，不眠症や傾眠傾向など中枢神経系および知覚障害や，脱力感な

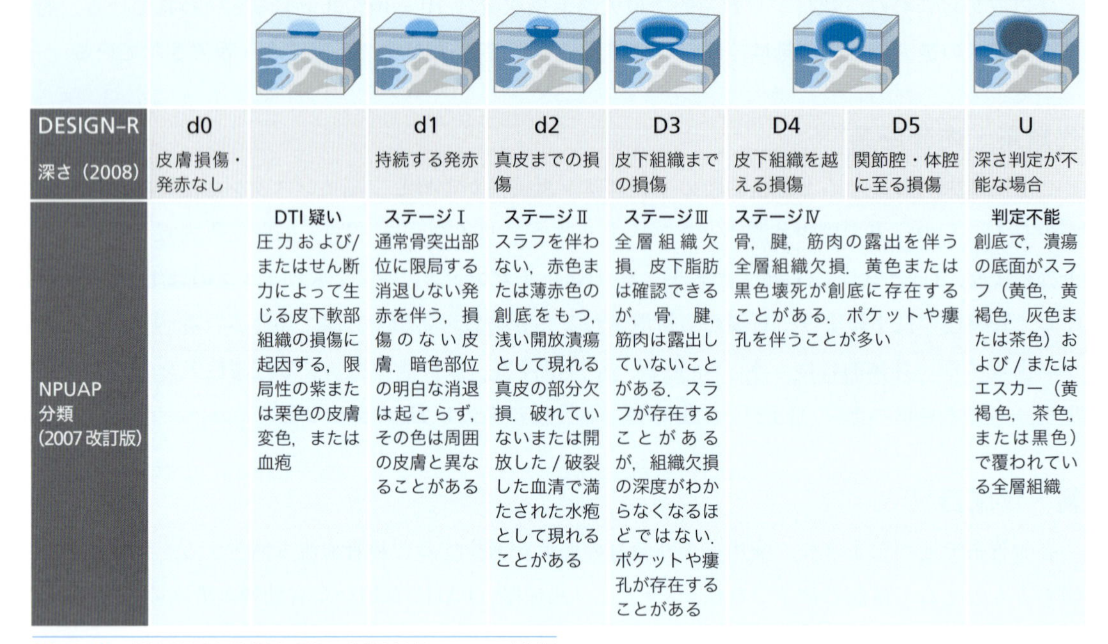

DESIGN-R 深さ（2008）	d0 皮膚損傷・発赤なし		d1 持続する発赤	d2 真皮までの損傷	D3 皮下組織までの損傷	D4 皮下組織を越える損傷	D5 関節腔・体腔に至る損傷	U 深さ判定が不能な場合
NPUAP 分類（2007改訂版）		**DTI疑い** 圧力および/またはせん断力によって生じる皮下軟部組織の損傷に起因する，限局性の紫または栗色の皮膚変色，または血疱	**ステージⅠ** 通常骨突出部位に限局する消退しない発赤を伴う，損傷のない皮膚．暗色部位の明白な消退は起こらず，その色は周囲の皮膚と異なることがある	**ステージⅡ** スラフを伴わない，赤色または薄赤色の創底をもつ，浅い開放潰瘍として現れる真皮の部分欠損．破れていないまたは開放した/破裂した血清で満たされた水疱として現れることがある	**ステージⅢ** 全層組織欠損．皮下脂肪は確認できるが，骨，腱，筋肉は露出していないことがある．スラフが存在することがあるが，組織欠損の深度がわからなくなるほどではない．ポケットや瘻孔が存在することがある	**ステージⅣ** 骨，腱，筋肉の露出を伴う全層組織欠損．黄色または黒色壊死が創底に存在することがある．ポケットや瘻孔を伴うことが多い		**判定不能** 創底で，潰瘍の底面がスラフ（黄色，黄褐色，灰色または茶色）および/またはエスカー（黄褐色，茶色，または黒色）で覆われている全層組織

［表 5-2］ DESIGN-R 深さ項目，NPUAP ステージ分類

（日本褥瘡学会，褥瘡予防・管理ガイドライン，2009 を改変）

どの末梢神経系の症状も出現しやすいとされている．腎不全患者も末期になると，16～38％の患者が認知症を含めた慢性的な知的活動の障害に陥るといわれている．そのメカニズムとして，加齢などの一般的な要因に加えて，低アルブミン血症，炎症性サイトカイン，尿毒症性物質などの腎不全特有の要因も加わるとされている．

加齢と老化[4, 5]

表 5-1（p249）に示したように，加齢による変化は廃用と類似している．加齢による身体的変化のおもな病態に「虚弱」がある．この定義は「脱力と栄養障害を特徴とする消耗性疾患」とされている．具体的現象としては，意図的でない体重減少（ダイエットによらず，過去 1 年間に体重が 5％以上減少した），疲弊度（やることなすことがつらいと思う日が週に 3，4 日ある），握力低下（これは全身の筋力を反映する．男性では 29 kg，女性では 17 kg 以下を握力低下とする），歩行速度の低下，身体活動の低下（男性で週 3 時間，女性で週 2 時間以内の運動，歩行時間）とされている．特に透析患者は同年代と比べて著明に活動レベルが低下し，加速度計を用いた測定では毎月 3.4％活動レベルが低下していくとされている．

（長坂　誠）

文献

1）Gordon BS, et al：Regulation of muscle protein synthesis and the effects of catabolic states. *Int J Biochem Cell Biol* **45**：2147–2157, 2013
2）上月正博：廃用症候群と老年症候群．新編 内部障害のリハビリテーション（上月正博編），第 2 版，医歯薬出版，pp19–35, 2017

3) 日本腎臓学会編：エビデンスに基づく CKD 診療ガイドライン 2013，東京医学社，2013
4) 石野真輔，他：廃用症候群を治すには—評価と治療予後予測．総合リハ **37**：301-306，2009
5) Kosmadakis GC, et al：Physical exercise in patients with severe kidney disease. *Nephron Clin Pract* **115**：c7-c16, 2010
6) 山田陽介：サルコペニア—成因と対策 概念・診断基準 骨格筋量・筋力の評価法．医のあゆみ **248**：670-678，2014
7) 関 勝，出江伸一：筋力低下と関節可動域制限．*Med Pract* **27**：1667-1674, 2010
8) 芳賀信彦：廃用症候群．*Med Pract* **27**：1663-1665, 2010
9) 奥野仙二：慢性腎不全．*Hospha* **3**：9-11, 2001：http://www.eisai.jp/medical/region/phar/hospha/disnote/dis_19.pdf
10) 今西康雄：最新の骨粗鬆症の実地日常診療 実地診療におけるリスク評価と治療のすすめかた 有効な実地診療のためのリスク評価と治療の知識とその活用法 骨粗鬆症診療における骨代謝マーカーの有用性とその活用法．*Med Pract* **31**：1893-1898, 2014
11) Greenleaf JE：Physiological responses to prolonged bed rest and fluid immersion in humans. *J Appl Physiol Respir Environ Exerc Physiol* **57**：619-633, 1984
12) Bossola M, et al：Anorexia in hemodialysis patients：an update. *Kidney Int* **70**：417-422, 2006
13) Gomez NJ：Wound care management in the end-stage renal disease population. *Adv Ren Replace Ther* **4**：390-396, 1997

6 サルコペニア

さまざまな原因によって骨格筋量が減少する病態は，サルコペニア（sarcopenia）とよばれる．従来，サルコペニアは加齢に伴う筋力の低下，あるいは老化に伴う筋肉量減少を意味したが，現在では慢性腎臓病（CKD）など慢性疾患に伴う筋肉減少にも適応される．本項では，CKD 患者における骨格筋量減少の成立機序および筋肉量や機能の測定法，評価法，さらにはフレイルとの関連についても概説する．

どうして慢性腎臓病（CKD）患者でサルコペニアが起きるのか？

CKD 患者におけるサルコペニアの成立には，さまざまな要因が関連する[1]．図 6-1 に示すように，腎不全状態による炎症性サイトカイン*の増加，酸化ストレス・カルボニルストレスの亢進に加え，栄養素の摂取不足，体液の過剰，代謝性アシドーシス，糖尿病や心不全などの併存疾患，内分泌的異常などの要因が関連する．透析患者では，これら以外にも透析液中への栄養素の喪失，透析治療に関連した因子（透析中のエンドトキシン，透析膜の生体適合性など）が関与する．

これらの要因が相加的に作用することにより，CKD では尿毒素の蓄積，炎症，栄養摂取不足，代謝亢進が起こり，体蛋白やエネルギー源（脂肪や筋肉量）が減少する protein-energy wasting

side memo

* ｜ **炎症性サイトカイン**

CKD 患者では尿毒症状態，酸化ストレスなどが誘因となり，単球からの炎症性サイトカイン産生が増加する．特に tumor necrosis factor（TNF）- α やインターロイキン 6 は，直接食欲中枢を抑制するのみならず，筋肉の分解を促進して安静時エネルギー消費量を亢進させることで，PEW の発症，進行に関与する．

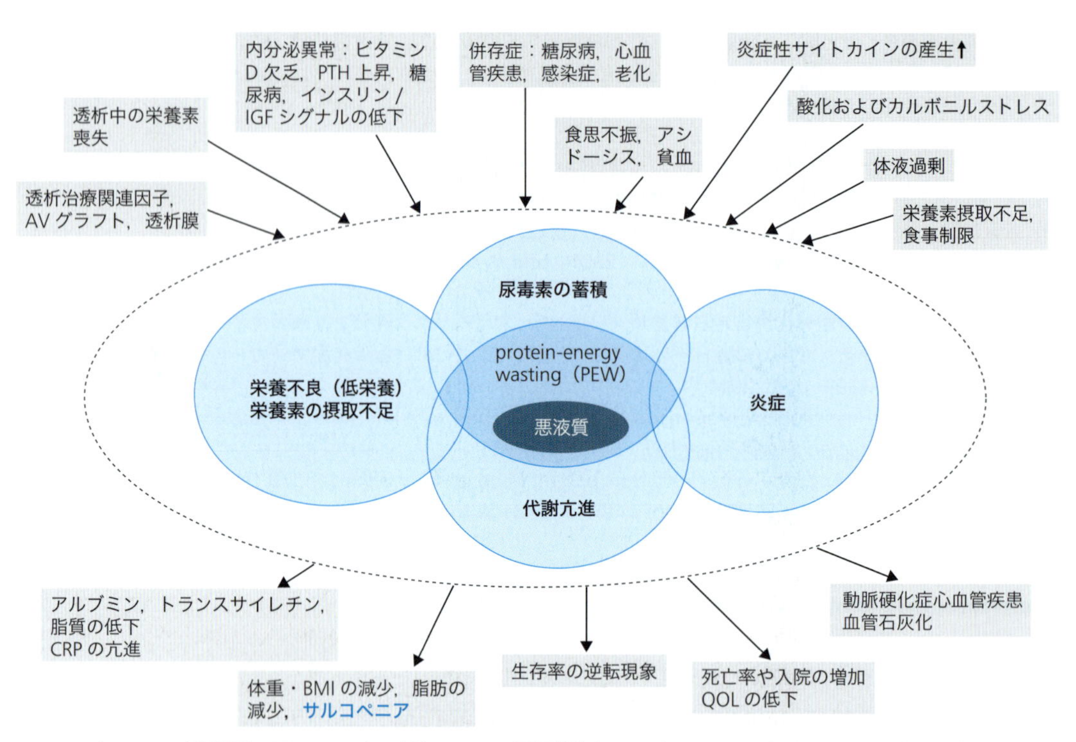

AV；arteriovenous（動静脈），PTH；parathyroid hormone（副甲状腺ホルモン），IGF；insulin-like growth factor（インスリン様成長因子），CRP；C-reactive protein（C反応性蛋白），BMI；Barthel Index，QOL；quality of life（生活の質）．

［図6-1］ CKD患者におけるPEWとサルコペニア　（Fonque et al, 2008[1] を改変）

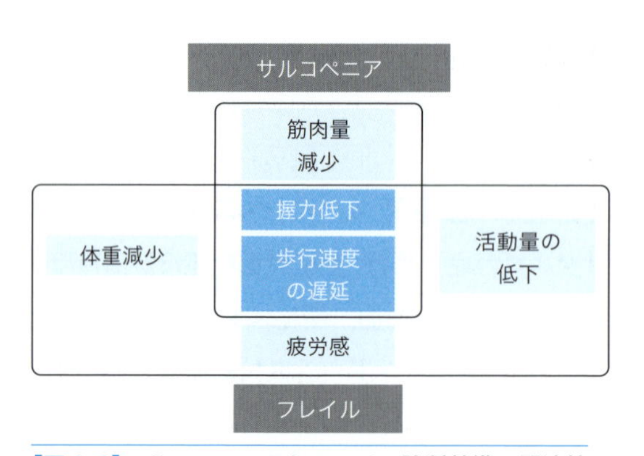

［図6-2］ サルコペニアとフレイル診断基準の関連性
〔WHO：ICD 10（国際疾病分類，第10版より）〕

（PEW；蛋白質エネルギー障害）という病態が起こる[2]．その結果，サルコペニアなど栄養障害を含めたさまざまな合併症が出現する（図6-2）．特に，インスリン抵抗性，レニン・アンジオテンシン系の亢進，代謝性アシドーシス，炎症は筋細胞のユビキチン化を促進して筋蛋白の崩壊を起こすため，PEWの成立に中心的な役割を果たしている．

サルコペニアの評価法

サルコペニアは，筋肉量，筋力および身体能力で評価する．2010年に発表されたEuropean

	EWGSOP（欧州）	IWGS（欧米）	AWGS（アジア）	FNIH（米国）
対象高齢者	65歳以上	65歳以上	60または65歳以上	65歳以上
筋肉量の減少				
ALM/身長^2 （kg/m^2，DXA法）	男性≦7.23–7.26 女性≦5.50–5.67	男性≦7.23 女性≦5.67	男性＜7.0 女性＜5.4	ALM/BMI比 男性＜0.789 女性＜0.532
ALM/身長^2 （kg/m^2，BIA法）	男性≦8.87 女性≦6.42	記載なし	男性＜7.0 女性＜5.7	
握力または歩行速度の低下				
握力（kg）	男性＜30 女性＜20	記載なし	男性＜26 女性＜18	男性＜26 女性＜16
歩行速度（m/秒）	＜0.8	＜1.0	＜0.8	≦0.8
参考文献	3	4	5	6

EWGSOP；European Working Group on Sarcopenia in Older People
IWGS；International Working Group on Sarcopenia
AWGS；Asian Working Group for Sarcopenia
FNIH；Foundation for the National Institutes of Health
ALM：appendicular lean mass
DXA；dual energy X-ray absorptiometry
BIA；bioelectrical impedance analysis
BMI；body mass index

［表6-1］ サルコペニア診断基準のカットオフ値

Working Group on Sarcopenia in Older People（EWGSOP）の診断基準[3)]では，サルコペニアは「筋肉量および筋肉機能（筋力または身体機能）の両者の低下をもって診断する」としている．筋肉量と筋肉機能の両者を必要とした理由は，筋力と筋肉量は必ずしも直線的に相関しないことや，実地臨床で筋肉量を評価することが一般的でないことによる．

サルコペニアと診断するための基準値は，人種や測定法によって異なるため，世界的に統一されたものは存在しない．これまでに提唱されたカットオフ値を表6-1に示す[3-6)]．わが国では，2017年10月に日本サルコペニア・フレイル学会から「サルコペニア診療ガイドライン2017年版」が発表されており，今後はAsian Working Group for Sarcopenia（AWGS）の基準で標準化が進むものと思われる．

1）筋肉量の評価

筋肉量の計測法は，二重エネルギーX線骨塩分析（DXA）法が標準的である．一般に，四肢筋肉量の合計（appendicular skeletal muscle mass）を身長（m）の二乗で割ったskeletal muscle mass index（SMI）が指標として用いられる．EWGSOPでは，健康成人（18～40歳）のSMI平均値から標準偏差で2倍（2SD）以上，または男性で7.26 kg/m^2，女性では5.45 kg/m^{2}未満の場合にサルコペニアと診断する[3)]．一方，電気インピーダンス（BIA）法では男性8.87 kg/m^2，女性6.43 kg/m^{2}がカットオフ値となる[3)]．日本人を対象とした横断研究[7)]では，健康成人（18～40歳）におけるSMI平均値から2SD以上に相当する基準値は，男性で6.87 kg/m^{2}未満，女性で5.46 kg/m^{2}未満である．

2）筋力の評価

通常，筋力の評価は握力測定で行う．一般に，男性で30 kg未満，女性で20 kg未満の場合，筋力低下と評価する[3]．AWGS では，男性 26 kg 未満，女性 18 kg 未満を基準値にしている（表 6-1）．

3）身体能力の評価

身体能力を総合的に評価する指標として，Short Physical Performance Battery（SPPB）がある．SPPB とは，立位バランス，4 m 歩行，椅子からの 5 回立ち上がりテストの 3 項目から構成される身体機能評価指標であり，各項目の配点は 0～4 点，合計 12 点満点であり，得点が高いほど身体能力が高いとされる．一般に，SPPB が 8 点以下の場合は身体能力が低下していると評価される．

一方，歩行速度は簡便に計測できるため，単独で用いられる．6 m 歩行では，EWGSOP では 1 m/秒未満[3]，AWGS では 0.8 m/秒未満を基準値にしている[5]．

CKD 患者におけるサルコペニアの頻度

最近の報告によると，CKD ステージ G3～G5 の患者（平均年齢 59.9 歳）を対象に握力と BIA 法でサルコペニアを評価すると，サルコペニアの頻度は 5.9％である[8]．スウェーデンの報告では，男性の 16％，女性の 8％にサルコペニアを認める[9]．

透析患者ではサルコペニアの頻度はさらに高くなる．71～85 歳の高齢血液透析患者を対象に，EWGSOP の診断基準で評価すると，サルコペニアの頻度は 31.5％である[10]．同様に，新規透析導入患者（年齢 53±13 歳）を対象に DXA と握力で評価（EWGSOP 基準）すると，20％の患者にサルコペニアを認める[11]．

現在，二次性サルコペニアの診断についても関心が高まっており，日本肝臓学会から「肝疾患におけるサルコペニア判定基準（第 1 版）」が初めて発表された[12]．本基準では，骨格筋量の測定法に腹部 CT の第 3 腰椎レベルにおける筋肉（腸腰筋）の横断面積を認めており，筋肉機能の判定は握力のみを推奨している点で特徴的である．

CKD 患者におけるサルコペニアの臨床的な意義

地域居住高齢者では，サルコペニアによって骨格筋が萎縮すると体のバランスが悪くなり，転倒や骨折のリスクが高まる．さらに，嚥下筋や呼吸筋が萎縮すると，摂食嚥下機能や心肺機能が低下する．その結果，必要な食事を摂取できずに外出の機会が減り，低栄養や認知機能低下が進行する．

保存期 CKD 患者では，サルコペニアは生命予後や腎予後に悪影響する．CKD ステージ G3～G4 患者を対象に，尿中クレアチニン（Cr）排泄量を経時的に調べると，尿中 Cr 排泄量が年間あたり 20 mg/日以上減る患者では死亡リスクが 3％，透析導入リスクが 2％高い[13]．米国の国民健康栄養調査（National Health and Nutrition Examination Survey 1999-2004）[14]でも，CKD 患者における SMI 低下は長期的な生命予後に関連し，交絡因子で補正しても死亡リスクは 1.44 倍高い．

同様に，透析患者でもサルコペニアは生命予後や合併症と関連する．透析歴 2 年以上の血液透析患者は，骨格筋量の指標である血清 Cr 値は BMI と無関係に，生命予後の規定因子である[15]．透析患者のサルコペニアは，認知機能低下とも関連する[16]．

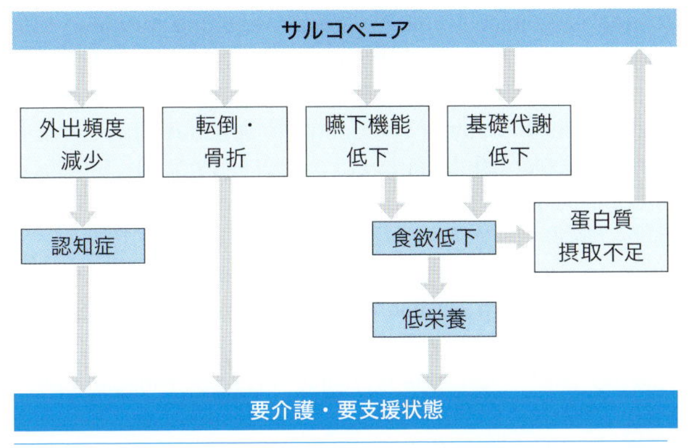

[図 6-3] サルコペニアにより要介護・要支援状態になる過程

サルコペニアとフレイルの関連

フレイルについては多くの概念があり，今なお世界的に統一された基準はない．日本人では，フレイルは健康障害を誘導する危険因子と考えられており，Fried らが提唱した CHS（Cardiovascular Heart Study）基準[17]が使われることが多く，日本人向けに改訂された J-CHS 基準も公開されている（長寿医療研究開発費事業 25-11「フレイルの進行に関わる要因に関する研究」班）．

CHS 基準では，①体重減少，②疲労感，③活動量の低下，④歩行速度の遅延，⑤筋力低下，の 5 項目で評価するが，歩行速度と筋力はサルコペニアの診断基準と共通する．したがって，サルコペニアは「フィジカル・フレイル」の同義語としてとらえることができる．

CKD 患者におけるフレイルについては，報告によって評価法，人種，対象年齢，CKD ステージが異なるものの，合併率はほぼ 10％前後であり，生命予後や腎予後に関連する[18]．

これまでの研究成果により，サルコペニアによって地域居住高齢者が要支援・要介護状態に至る過程が推定されている（図 6-3）．CKD 患者では，同世代の健常人より筋肉の量，機能とも低下しているため，サルコペニアは生命予後や合併症に関連する可能性があり，サルコペニアをいかに早くみつけて運動・栄養介入するかが重要となる．そのためには，まずは日常診療で誰でも簡便に実践できるサルコペニア診断法の開発が望まれる．（加藤明彦）

文献

1) Fonque D, et al：A proposed nomenclature and diagnostic criteria for protein-energy wasting in acute and chronic kidney disease. *Kidney Int* **73**：391-398, 2008
2) Workench BT, Mitch WE：Review of muscle wasting associated with chronic kidney disease. *Am J Clin Nutr* **91**（Suppl）：1128S-1132S, 2010
3) Cruz-Jentoft AJ, et al：Sarcopenia：European concensus on definition and diagnosis. *Age Aging* **39**：412-423, 2010
4) Fielding RA, et al：Sarcopenia：an undiagnosed condition in older adults. Current consensus definition：prevalence, etiology, and consequences. International working group on sarcopenia. *J Am Med Dir Assoc* **12**：249-256, 2012
5) Chen LK, et al：Sarcopenia in Asia：consensus report of the Asian working group for sarcopenia. *J Am Med Dir Assoc* **15**：95-101, 2014

6) McLean RR, et al：Criteria for clinically relevant weakness and low lean mass and their longitudinal association with incident mobility impairment and mortality：the foundation for the National Institutes of Health (FNIH) sarcopenia project. *J Gerontol A Biol Sci Med Sci* **69**：576-583, 2014
7) Sanada K, et al：A cross-sectional study of sarcopenia in Japanese men and women：reference values and association with cardiovascular risk factors. *Eur J Appl Physiol* **10**：57-65, 2010
8) Pereira RA, et al：Sarcopenia in chronic kidney disease on conservative therapy：prevalence and association with mortality. *Nephrol Dial Transplant* **30**：1718-1725, 2015
9) Zhou Y, et al：Sarcopenia and relationships between muscle mass, measured glomerular filtration rate and physical function in patients with chronic kidney disease stages 3-5. *Nephrol Dial Transplant* **33**：342-348, 2018
10) Bataille S, et al：The diagnosis of sarcopenia is mainly driven by muscle mass in hemodialysis patients. *Clin Nutr* **36**：1654-1660, 2017
11) Isoyama N, et al：Comparative associations of muscle mass and muscle strength with mortality in dialysis patients. *Clin J Am Soc Nephrol* **9**：1720-1728, 2014
12) 西口修平，他：肝疾患におけるサルコペニアの判定基準，第１版．肝臓 **57**：353-368，2016
13) Di Micco L, et al：Urine creatinine excretion and clinical outcomes in CKD. *Clin J Am Soc Nephrol* **8**：1877-1883, 2013
14) Androga L, et al：Sarcopenia, obesity, and mortality in US adults with and without chronic kidney disease. *Kidney Int Rep* **2**：201-211, 2017
15) Sakao Y, et al：Serum creatinine modifies associations between body mass index and mortality and morbidity in prevalent hemodialysis patients. *PLoS One* **11**：e0150003, 2016
16) Kim JK, et al：Prevalence of and factors associated with sarcopenia in elderly patients with end-stage renal disease. *Clin Nutr* **33**：64-68, 2014
17) Fried LP, et al：Frailty in older adults：evidence for a phenotype. *J Gerontol A Biol Sci Med Sci* **56**：M146-M156, 2001.
18) Chowdhury R, et al：Frailty and chronic kidney disease：A systematic review. *Arch Gerontol Geriatr* **68**：135-142, 2017

7　運動耐容能

最大酸素摂取量（$\dot{V}O_2max$）

運動時の生理反応は，運動筋における有酸素的代謝を可能にするためのものであるが，その総合的な能力は，運動負荷試験における最大酸素摂取量（$\dot{V}O_2max$）を測定することによって知ることができる．

$\dot{V}O_2max$ は運動によって体内に摂取しうる最大の酸素量であり，外気中の酸素を身体組織へ運搬し利用する最大能力を意味する．Fick（フィック）の原理による酸素摂取量（$\dot{V}O_2$）は以下の式で示される．

$$\dot{V}O_2 = CO \times (CaO_2 - CvO_2)$$

（CO：心拍出量，CaO_2：動脈血酸素濃度，CvO_2：混合静脈血酸素濃度，$CaO_2 - CvO_2$：動静脈酸素較差）

ここで，$CO = HR \times SV$ なので，

$$\dot{V}O_2 = HR \times SV \times (CaO_2 - CvO_2)$$

となり，$\dot{V}O_2$ は HR（心拍数；heart rate），SV（1 回拍出量；stroke volume），CaO_2 で示される酸素の運搬能力と $CaO_2 - CvO_2$ で示される組織の酸素利用能で規定される．

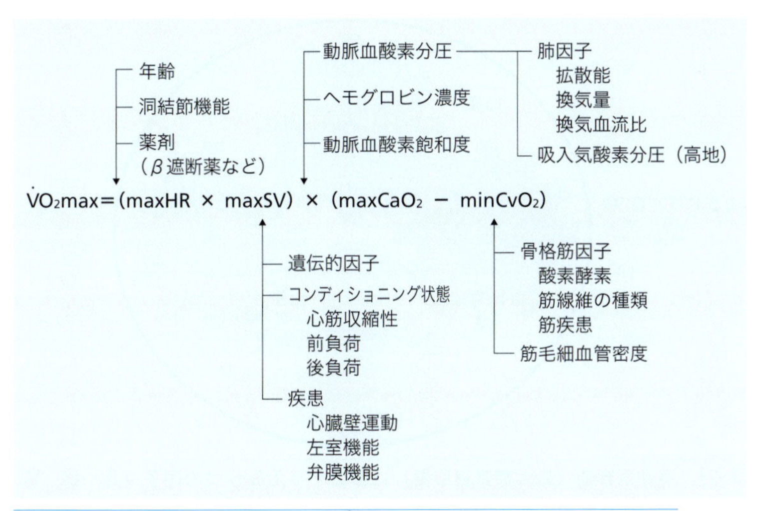

[図 7-1] フィックの式を基にした $\dot{V}O_2max$ に影響を与える因子の説明

(Fardy et al, 1988)[1]

したがって，$\dot{V}O_2max$ は

$$\dot{V}O_2max = maxHR \times maxSV \times (maxCaO_2 - minCvO_2)$$

となり，運動に際しての，①最大心拍数（maxHR），②最大 1 回拍出量（maxSV），③動脈血の最大の酸素濃度（$maxCaO_2$），④運動筋における最大の血中からの酸素取り込み（結果的に $minCvO_2$ で示される），によって決定される．このいずれかに制限をきたす状態が存在すれば，有酸素能，すなわち運動耐容能は低下する（図 7-1）[1]．maxHR の減少は，心臓の洞機能不全や伝導障害，あるいは β 遮断薬などの服用下で生じ，maxSV の減少は，虚血性心疾患，弁膜疾患，心筋症あるいは非活動的な生活に伴う廃用（disuse），あるいは脱調節（deconditioning）において認められる．また，CaO_2 は，動脈血酸素分圧（PaO_2），ヘモグロビン濃度，ヘモグロビンの酸素親和性に依存する．$maxCaO_2$ の低下は，慢性閉塞性肺疾患（COPD）や間質性肺疾患などの呼吸器疾患によって換気や拡散が障害され，PaO_2 の低下する際や，貧血の存在，あるいは喫煙によって一酸化炭素ヘモグロビンの増加した場合に認められる．これに対して，CvO_2 の上昇は，筋毛細血管や骨格筋内のミトコンドリアや酸化酵素の減少する神経筋疾患や脱調節において生じる．また，CKD 患者では，尿毒症があると特異的にサテライト細胞の減少，代謝性アシドーシス，アンジオテンシンⅡの増加，protein-energy wasting（PEW），ミオスタチンの過剰発現が特異的に生じて，骨格筋減少（サルコペニア）の原因となる[2]．すなわち，$\dot{V}O_2max$ は，心臓，肺，筋肉，血液に腎臓を加えた 5 つの因子で規定される（図 7-2）[3]．

一方，運動は既存の臓器障害の増悪因子にもなりうる．運動に伴う心拍数や血圧の上昇は，心筋酸素需要量を増加させるため，急性心筋梗塞や心筋炎，あるいは不安定狭心症，重症不整脈，肥大型心筋症といった急性期や不安定な状態の心疾患では，重篤な症状を誘発する危険がある．すでに低酸素血症や高炭酸ガス血症を認める呼吸不全においても，過度の運動は一層の低酸素血症を招来し，肺高血圧症の発症，進展につながるため注意が必要である．しかし，これらの疾患においても，不必要な運動制限は，後述するように全身の脱調節を招き，運動耐容能の増悪をきたすため避けね

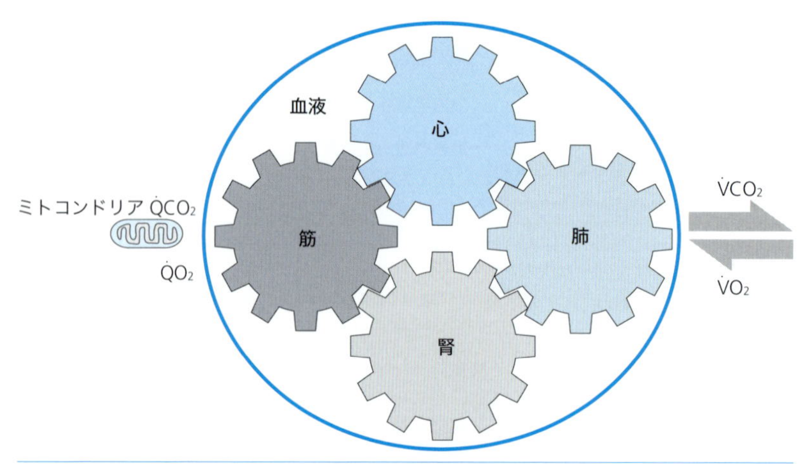

[図 7-2] **運動耐容能（最大酸素摂取量）に影響を与える5つの因子（心，肺，腎，筋，血液）** （上月，2018）[3)]

ばならない．要は個々の症例における運動耐容能の原因と程度を十分把握したうえで，適切な運動許容範囲と運動療法の適応を決定することが重要となる．

廃用（脱調節）および身体トレーニング（持久性訓練）による循環系の変化

長期の安静臥床などの精神，身体活動の不必要な制限や身体非活動によって生じる能力低下を，廃用あるいは脱調節といい，循環器系を中心に運動耐容能の低下がもたらされる．長期の安静臥床は安静および最大運動時のSVの低下を招き，その代償作用として脈拍数は増加するものの，十分には代償されず，結果として $\dot{V}O_2max$ は低下する．SVの低下の要因としては，①循環血液量の減少，② vasomotor control の障害，③心筋機能の低下，が考えられる[4)]．また，骨格筋における有酸素代謝能の低下も廃用あるいは脱調節時の $\dot{V}O_2max$ の低下に関与する．一方，運動トレーニングを行うことにより $\dot{V}O_2max$ は増加し運動耐容能は向上する．これは主として動静脈酸素較差の増大で示される末梢効果と考えられるが，maxSVの増加も認められ，中枢効果も一部関与すると考えられている[5)]．身体トレーニングによる運動効果は，①トレーニング前の運動耐容能，②年齢，③トレーニング強度に関係し，運動耐容能の低い者ほど，若年であるほど，運動強度が高いほど効果は大である．

運動負荷試験とその注意点，ならびに運動処方

1）運動負荷試験

❶目的

運動負荷試験は身体ストレスに対する生理的反応をみるものであり，その目的は診断と機能評価に大別される．リハビリを行う際には，併存症の有無について十分な検討を行う必要がある．患者は高齢であることが多く，虚血性心疾患，高血圧，糖尿病，腎疾患などの疾患を合併していることが多いため，あらかじめ運動負荷試験や血液生化学検査で，フィットネス向上のための運動の適否に関して慎重に検討し，適切な運動許容範囲を決定する必要がある．従来，臨床の場では運動時の

	危険因子	判定基準
陽性	年齢	男性 45 歳以上，女性 55 歳以上
	家族歴	心筋梗塞，または，冠動脈形成術，突然死が 55 歳以下の父親・兄弟・息子・65 歳以下の母親・姉妹・娘いずれかにみられる
	喫煙歴	現在喫煙中，あるいは禁煙開始後 6 カ月以内
	身体活動の少ない生活	規則的な運動をしていない人，あるいは中等度強度の身体活動を合計 30 分/日，ほとんど毎日実施する，に合致しない
	高血圧	収縮期血圧≧140 mmHg または拡張期血圧≧90 mmHg（日を変えて 2 回以上測定した値） または，降圧薬服用中
	脂質異常症	LDL-コレステロール≧130 mg/dl，あるいは HDL-コレステロール＜40 mg/dl，あるいは高脂血症治療薬服用中（総コレステロールしか測定されていない場合は≧200 mg/dl）
	空腹時血糖	空腹時血糖≧110 mg/dl（日を変えて 2 回以上測定した値）
	肥満	BMI≧25 kg/m²，または，へそ周囲径：男性≧85 cm，女性≧90 cm（内臓脂肪面積　男女とも 100 cm² に相当）
陰性	血清 HDL-コレステロール高値	＞60 mg/dl

陽性の危険因子の数を加算する．すなわち HDL-コレステロール高値は 1 つ減じる．

[表 7-1]　**リスクの層別化に用いられる冠危険因子基準**　（ACSM, 2014[6] を改変）

心電図変化から虚血性心疾患の診断や治療効果を判定することを主要な目的としていたが，最近では心肺運動負荷試験（CPX）として連続的な呼気ガス分析を併用することにより，運動耐容能を評価する目的でも行われている．すなわち，単なる循環器疾患の診断にとどまらず，前述の酸素輸送系の総合的な機能評価とその制限因子を把握し，適切な運動許容量の指導や運動療法にあたっての運動処方を行うためには，心肺運動負荷試験は不可欠なものとなっている．

❷方法

個々の症例における運動耐容能の原因と程度を十分把握したうえで適切な運動許容範囲と運動療法の適応を決定することが重要である．

a. リスク層別化の方法

特に高齢者は「潜在的な心不全患者」であるという考え方もあるので，疾患のスクリーニングは注意深くなされるべきである．しかし，全症例に対し可能な限りの検査を行うことは非現実的である．そこで，米国スポーツ医学会（ACSM）の勧告[6] に従い，①冠危険因子によるリスクの層別化と，②心血管系および呼吸器疾患を疑わせる主要徴候・症状の検出をもとに，リスクを層別化し，運動参加に先立って医学的検査や運動負荷試験が必要か否かを検討する．具体的には表 7-1 で危険因子数を数える（陰性因子があれば危険因子はマイナス 1 として合計する）．次に，表 7-2 で，心血管系および呼吸器疾患を疑わせる主要徴候・症状の数を数える．表 7-3 を用いてリスク層別化を行う．そして，表 7-4 で，運動参加のレベル（中等度強度または高強度）からみて運動参加に先立って医学的検査や運動負荷試験が必要か否かを検討する．

b. 運動療法の適応と禁忌

運動療法の有効性はその危険性をはるかに上回って初めて認められるべきものであり，薬物治療により十分疾患がコントロールされていなければ勧められるものではない．運動療法の適応と禁忌

- 虚血が原因と思われる，胸部，頚部，上肢，そのほかの部位の疼痛，不快感（または，そのほかの狭心症を思わせる症状）
- 安静時または低強度労作時の息切れ
- めまいまたは失神
- 起座呼吸または発作性夜間呼吸困難
- 足の浮腫
- 動悸または頻脈
- 間欠性跛行
- 既知の心雑音
- 異常な疲労感または普通の身体活動時の疲労感・息切れ

これらの症状・徴候は心血管系・呼吸器疾患および代謝疾患に特異的ではないので，臨床的背景を考慮して判断すべきである．

［表 7-2］ 心血管系および呼吸器疾患を疑わせる主要徴候・症状 （ACSM, 2014[6] を改変）

低リスク	45 歳未満の男性または 55 歳未満の女性で，疾患の徴候・症状がなく冠危険因子（表 7-1）を 0〜1 つ有する
中等度リスク	45 歳以上の男性または 55 歳以上の女性，あるいは冠危険因子を 2 つ以上有する
高リスク	心血管系および呼吸器疾患を疑わせる主要徴候・症状（表 7-2）を 1 つ以上有する．または，既知の心血管系疾患（心・末梢血管または脳血管疾患），呼吸器疾患（慢性閉塞性疾患，喘息，間質性肺疾患，嚢胞性線維症），代謝性疾患（1 型・2 型糖尿病，甲状腺疾患，腎または肝疾患）を有する

［表 7-3］ リスクの層別化 （ACSM, 2014）[6]

	低リスク	中等度リスク	高リスク
中等度強度の運動	必須ではない	必須ではない	勧める
高強度の運動	必須ではない	勧める	勧める

中等度強度の運動：健康成人に対しては，3〜6 METs の運動，もしくは 3〜4 mph の早歩き，または $\dot{V}O_2max$ の 40〜60%に相当する．
高強度の運動：〜65 歳 6.0 METs（65〜79 歳 4.80 METs，80 歳〜3.00 METs）以上の運動であり，$\dot{V}O_2max$ の 60%以上に相当する．

［表 7-4］ 運動参加に先立って行われる医学的検査と運動負荷試験の必要性に対する米国スポーツ医学会の勧告 （ACSM, 2014）[6]

（表 7-5）[6, 7] について十分検討することが必要である．

2）各種運動負荷試験の特徴

運動負荷試験は，その中止基準や試験結果の解釈法をよく知っている医療関係者によって監視されなければならない．運動耐容能を測定する試験には，CR フィットネステスト，筋力テスト，バランス能力テストなどがあるが，一般的にはトレッドミルやエルゴメータを用いた運動負荷が多い．

運動負荷のかけ方には，一定の負荷量を持続的にかける方法（一段階負荷方法）と，徐々に運動強度を増やしていく方法（多段階負荷方法）がある（図 7-3）．虚血の誘発には漸増負荷が望ましい．また，呼気ガス分析を行う場合は，多段階漸増負荷では $\dot{V}O_2$ などの線が階段状になってしまって判定がしにくいため，直線的漸増負荷試験（〔ランプ（ramp）〕負荷）が用いられる[8]．

以下，日常よく用いられる運動負荷試験を解説し，表 7-6 に特徴の比較を示す．

❶トレッドミル

傾斜がつけられるベルトコンベア型の負荷装置で，車輪に対する摩擦荷重で強度を設定する．歩行速度と傾斜の設定により運動負荷量を METs（metabolic equivalents）や kcal/分で表すことができ，漸増することが簡単である．また心電図や血圧のモニターも行いやすい．各施設で独自のプロトコールが考案されているが，負荷量の増加が直線的なランプ負荷は安全性に優れ，呼気ガス分析を併用することで運動耐容能の客観的な指標である嫌気性代謝閾値（anaerobic threshold；AT）

	日本循環器学会	ACSM（American College of Sports Medicine）
適応	1. 心筋梗塞後の患者 2. AC バイパス術や経皮経管冠動脈形成後の狭心症患者 3. 弁膜症をはじめとする心血管疾患手術後の患者 4. 脂質異常症，高血圧症，糖尿病，肥満など冠危険因子を有する患者	1. 医学的に安定した心筋梗塞後 2. 安定狭心症 3. 冠動脈バイパス術（CABG） 4. 経皮的冠動脈形成術（PTCA） 5. 代償性うっ血性心不全（CHF） 6. 心筋症 7. 心臓ないし多臓器移植 8. 弁置換およびペースメーカ植え込みなどの心臓手術［植え込み型自動除細動器（AICD）を含む） 9. 末梢血管疾患 10. 外科的適応のないハイリスク心血管疾患 11. 心臓突然死症候群 12. 末期腎疾患 13. 糖尿病，脂質異常症，高血圧症などの冠危険因子保有者 14. 系統だった運動や患者教育が有益とされる患者
禁忌	1. 不安定狭心症，心筋梗塞発症直後 2. コントロール不良の高血圧症（収縮期圧 220 mmHg 以上，あるいは拡張期血圧 120 mmHg 以上） 3. 中等度以上の大動脈弁狭窄症 4. うっ血性心不全 5. 重症不整脈（コントロールされていない期外収縮，心室頻拍，Ⅲ度房室ブロックなど） 6. 頻脈（100 bpm 以上） 7. 活動性の心筋炎，心内膜炎，心膜炎 8. 新しい梗塞症，血栓性静脈炎 9. コントロールされていない糖尿病 10. 急性全身性疾患，発熱 11. 解離性大動脈瘤 12. 運動禁止が必要な整形外科疾患	1. 不安定狭心症 2. 安静収縮期圧＞200 mmHg ないし拡張期血圧＞110 mmHg は個別に評価 3. 症状を伴う 20 mmHg を超える起立性血圧低下 4. 重篤な大動脈弁狭窄症（一般成人で大動脈弁口面積＜0.75 cm^2 のピーク収縮期血圧較差＞50 mmHg） 5. 急性全身性疾患ないし発熱 6. コントロールされていない心房性ないし心室性不整脈 7. コントロールされていない洞頻脈（＞120 bpm） 8. 非代謝性心不全 9. Ⅲ度房室ブロック（ペースメーカ植込みなし） 10. 活動性の心膜症，心筋炎 11. 新しい塞栓症 12. 血栓性静脈炎 13. 安静時 ST 変化（＞2 mm） 14. コントロールされていない糖尿病（随時血糖分＞400 mg/dl） 15. 運動禁止が必要な重症の整形外科的問題 16. 急性甲状腺炎，低 K 血症，血液量減少などの代謝的問題

［表 7-5］ **運動療法の適応と禁忌** （ACSM, 2014[6]，日本循環器学会，1991[7] を改変）

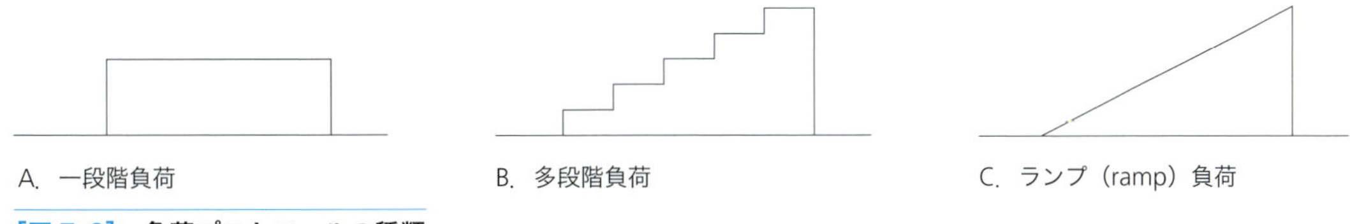

［図 7-3］ **負荷プロトコールの種類**

や最高酸素摂取量（maximum $\dot{V}O_2$；peak$\dot{V}O_2$）の測定が可能である．しかし，装置が大きく，呼気ガス分析器はかなり高価である．下肢機能の障害者や高齢者では転倒などの危険があり，注意が必要である．

❷エルゴメータ

抵抗の加えられる自転車で，負荷量は自転車にかかる抵抗とスピードの積である watt（W）で表される．1 kp の抵抗で 1 回転 6 m 進み，1 分間に 50 回転させると 300 kpm(kgm)/分であり，

	トレッドミル	エルゴメータ	マスター 2 階段試験	6 分間 歩行試験	シャトル・ウォーキング試験
仕事量の定量	＋＋	＋＋	＋	＋	＋
運動形式の慣れ	＋＋（高齢者難）	＋＋	＋（高齢者難）	＋＋	－（高齢者難）
検査中の測定心電図	＋	＋	－	－	－－
血圧	＋	＋	－	－	－－
血液サンプル	＋	＋＋	－	－	－－
最大運動強度	最も大	大	小	小	大
転倒などのリスク	大	小	大	大	最も大
多人数の検査	困難	可能	困難	可能	可能

［表 7-6］ **各種運動負荷試験の比較**

これが約 50 W に相当する．通常 0 W から開始し，1 分ごとに 10 W ずつ漸増する方法をとっている．仕事量を正確に示せる，採血などの処置が容易である，緊急時にも対応しやすいという特徴がある．トレッドミルに比べて全身運動ではなく，主として大腿四頭筋を中心とした下肢の運動である．下肢の筋肉を多く使うので，筋力が弱いと心臓に十分に負荷がかかる前に，下肢の疲労のために運動負荷を中止せざるを得ないこともある．

❸マスター 2 階段試験

1 段の高さが 23 cm，奥行き 23〜25 cm，幅 46〜56 cm の 2 段の山形の階段を用い，性別，年齢，身長，体重によって速度と昇降回数が決定され，シングル負荷テストでは 1 分 30 秒，ダブル負荷テストは倍の回数を 3 分で行う．臥位で安静心電図を記録し，その電極を外し負荷が開始される．負荷中には心拍数，血圧，心電図測定は行わず，終了後ただちに臥位となり，直後から 1 分間隔で心電図を記録する．装置が簡便で持ち運びが可能で，比較的狭い場所でも施行可能なため，多くの被検者にスクリーニングを行う場合には有用な方法である．一方，階段昇降中には原則としてモニターをしないため，重症狭心症や致死性不整脈が疑われる症例には十分注意が必要である．

❹ 6 分間歩行試験（6-minutes Walk Test；6MWT）

30 m（20〜50 m）の直線距離がとれる病棟の廊下などを 6 分間で歩行できる最大距離によって簡便に運動耐容能を評価する方法である．トレッドミルやエルゴメータによる運動負荷試験が不可能な症例，負荷装置を有さない施設などで行われる．この距離は peak$\dot{V}O_2$ などの運動耐容能と良好な正相関を有することが知られている．運動耐容能の簡易的な指標として，または治療効果の判定にも用いられる．途中の声かけのタイミングや声の調子，途中で止まってしまったときの対処などが細かく決められている．

❺シャトル・ウォーキング試験（SWT）

漸増負荷シャトル・ウォーキング試験（Incremental Shuttle Walking Test；ISWT）は，10 m のコースを 1 分ごとに速度を増加させる漸増負荷試験である．被験者はスピーカーからの発信音に歩行速度を合わせ，9 m 間隔の標識の間を往復する．歩行速度維持困難などになったときに試験を修了する．歩行速度から予測式を用いて peak $\dot{V}O_2$ を計算する．

一方，一定負荷シャトル・ウォーキング試験（Endurance SWT；ESWT）は，一定の速度でどれだけ長く歩けるかを評価する一定負荷での試験である．ISWT と同様に発信音に合わせ，10 m

絶対禁忌	1. 2日以内の急性心筋梗塞 2. 内科治療により安定していない不安定狭心症 3. 自覚症状または血行動態異常の原因となるコントロール不良の不整脈 4. 症候性の高度大動脈弁狭窄症 5. コントロール不良の症候性心不全 6. 急性の肺塞栓または肺梗塞 7. 急性の心筋炎または心膜炎 8. 急性大動脈解離 9. 意志疎通の行えない精神疾患
相対禁忌	1. 左冠動脈主幹部の狭窄 2. 中等度の狭窄性弁膜症 3. 電解質異常 4. 重症高血圧* 5. 頻脈性不整脈または徐脈性不整脈 6. 肥大型心筋症またはそのほかの流出路狭窄 7. 運動負荷が十分行えないような精神的または身体的障害 8. 高度房室ブロック

*：原則として収縮期血圧＞200 mmHg，または拡張期血圧＞110 mmHg，あるいはその両方とすることが推奨されている．

［表 7-7］　運動負荷試験の禁忌

（原典：Fletcher et al, 2001）[9]，（翻訳：日本循環器学会，2012）[10]

のコースを一定速度で歩行する．歩行速度は16段階で，ISWTから得られたpeak $\dot{V}O_2$の85％に相当する負荷量（歩行速度）で最大20分実施し，中止基準はISWTと同じである．

3）運動負荷試験の行い方と判定基準・禁忌・中止基準・陽性基準

運動能力のゴールドスタンダードは$\dot{V}O_2$maxとされている．$\dot{V}O_2$maxを測定するためには，症候限界性の負荷を行う必要があるが，障害者や高齢者に症候限界性の負荷をかけることは危険であり，むしろあらかじめ決めた目標心拍数や運動量に達したら負荷を中止する負荷（亜最大負荷peak$\dot{V}O_2$）を採用するほうが安全である．

運動負荷試験に先立って，虚血性心疾患，骨関節疾患などの既往歴を入念に確認する．さらに，問診や理学的所見，安静時の心電図や胸部単純X線などの医学的な評価を行い，併存症の有無について十分な検討を行い，運動負荷試験の禁忌（表 7-7）[9, 10]でないことを確認することが重要である．

運動負荷試験中は，①心拍数，②血圧，③心電図，④経皮的冠動脈血酸素飽和度（SpO_2），⑤自覚症状について測定し記録する．あらかじめ目標として決めた心拍数（目標心拍数）や運動量に達したら負荷を中止する（亜最大負荷）．目標心拍数は，年齢別予想最大心拍数（「220－年齢」で算出）の70％か80％，あるいは簡易計算法として「190－年齢」とすることが多いが，何％までにするかは厳密には患者の病態によって異なる．通常は負荷量の増加に伴って血圧および心拍数は増加するが，その反応性には個体差がある．

どのような負荷方法・様式を用いるにしても安全性が考慮されなければならず，運動負荷中も中止基準（表 7-8）[10]に該当しないか慎重に観察する必要がある．糖尿病患者や高齢者では，運動負荷した際に胸痛または胸部不快感などを伴わずに心電図異常を示すいわゆる無痛性心筋虚血が認められやすいため，自覚症状のみに依存するような負荷は危険である．そして，最終的に運動負荷試験陽性基準（表 7-9）[7]に適合するかどうかをすばやく判定し，その評価に基づいて運動処方を行う．

1. 症状	狭心痛，呼吸困難，失神，めまい，ふらつき，下肢疼痛（跛行）
2. 徴候	チアノーゼ，顔面蒼白，冷汗，運動失調
3. 血圧	収縮期血圧の上昇不良ないし進行性低下，異常な血圧上昇（225 mmHg 以上）
4. 心電図	明らかな虚血性 ST-T 変化，調律異常（著明な頻脈ないし徐脈，心室性頻拍，頻発する不整脈，心房細動，R on T，心室期外収縮など），Ⅱ～Ⅲ度の房室ブロック

[表 7-8] **運動負荷の中止基準**

〔日本循環器学会 他，心血管疾患におけるリハビリテーションに関するガイドライン（2012 年改訂版）：http://www.j-circ.or.jp/guideline/pdf/JCS2012_nohara_h.pdf（2018 年1 月18 日閲覧）[10]〕

1. 虚血性 ST 低下（水平型および下降型 ST 低下）
   1 mm（胸部誘導），0.5 mm（四肢誘導）
2. 接合接合型 ST 低下，2 mm 以上でかつ QX/QT≧50%
3. ST 上昇（1 mm 以上）
4. T 波の陰転，陰性 T 波の陽性化
5. 陰性 U 波の出現
6. 心室内伝導障害（右脚ブロック，左脚ブロック）
7. 房室伝導障害（完全および不完全房室ブロック）
8. 多源，多発あるいは連続する心室期外収縮
9. 心房細動，粗動
10. 上室性頻拍，心室頻拍
11. 洞房ブロック，その他の臨床上重要な不整脈の出現

[表 7-9] **運動負荷試験陽性基準**

（日本循環器学会，1991）[7]

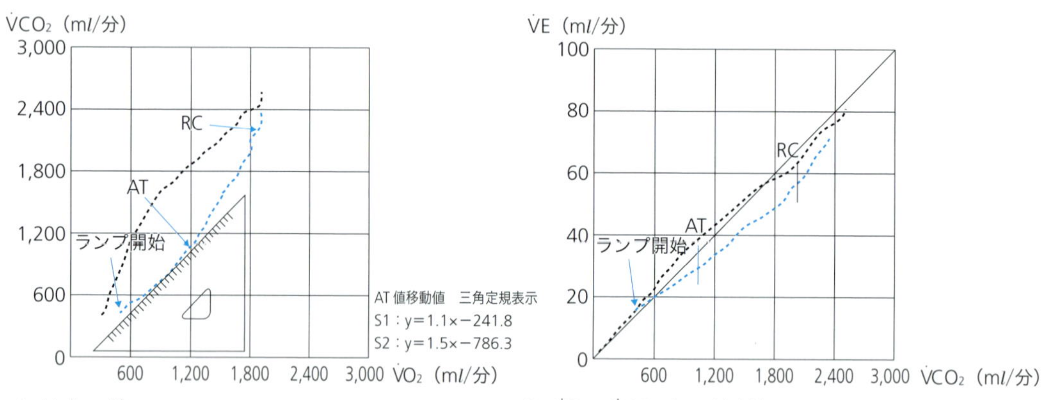

A：X 軸を $\dot{V}O_2$，Y 軸を $\dot{V}CO_2$ とし，ランプ開始から RC の手前までのデータを 2 本の回帰直線にあてはめ，その交点を求める．$\dot{V}O_2$ 増加に対する $\dot{V}CO_2$ の増加が急峻になる時点の $\dot{V}O_2$ が AT である．
B：X 軸を $\dot{V}CO_2$，Y 軸を $\dot{V}E$ とし解析区間はランプ開始から RC までとして一次回帰し，y=ax+b 一次回帰線の a が $\dot{V}E$ vs. $\dot{V}CO_2$ slope の値となる．

[図 7-4] **AT と RC のスロープ決定法**　（前田，2013）[11]

4）ランプ負荷試験中の生理学的応答とパラメータ

ランプ負荷試験中の生理学的応答とパラメータにはさまざまあるが，代表的なものとその意義を図 7-6[11]，表 7-10 に示す．さらに，実際の呼気ガス分析心肺運動負荷試験（CPX）の記録を図 7-4，図 7-5 に示す[11]．

安静時では，体重当たりの酸素摂取量が約 3.5/分/kg（＝1 METs），R が 0.84 程度，呼吸回数は 12～16 回/分，分時換気量（$\dot{V}E$）は 8～12 *l*/分程度である．その後，自転車エルゴメータにて 4 分間の 20 W の軽負荷運動でウォームアップを行った後に，直線的に運動強度を増加する運動負荷試験（ランプ負荷）を行い，一呼吸ごとのデータを収集した．ランプ負荷中の酸素摂取量（$\dot{V}O_2$）

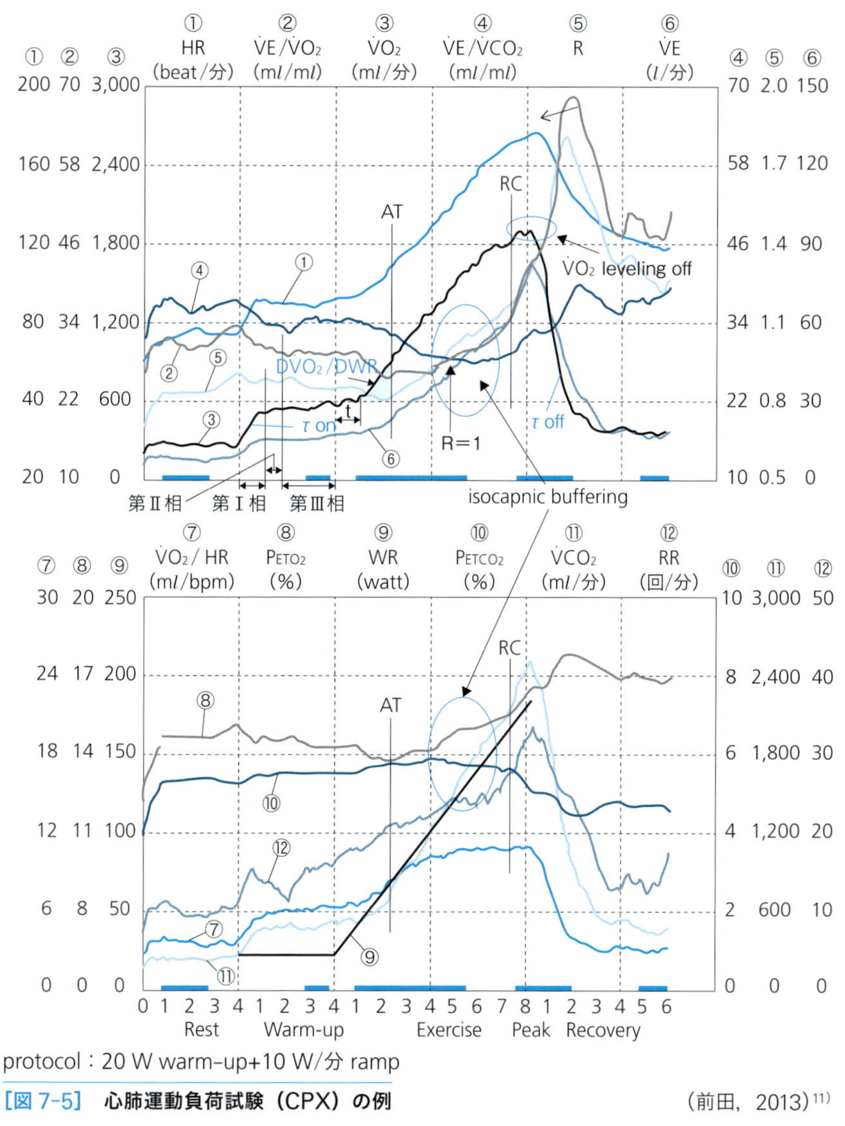

protocol：20 W warm-up+10 W/分 ramp

[図 7-5]　心肺運動負荷試験（CPX）の例　（前田，2013）[11]

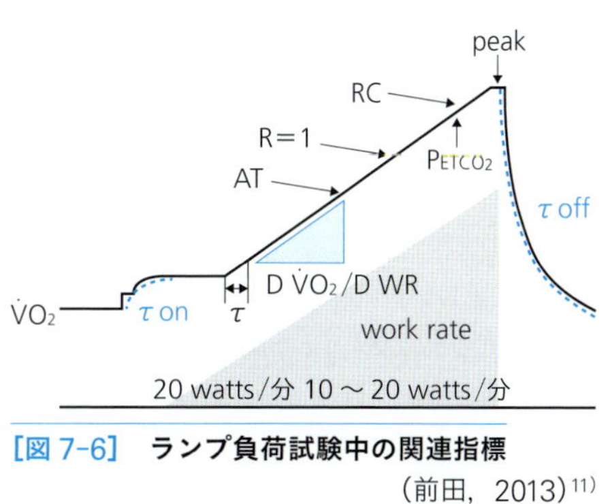

[図 7-6]　ランプ負荷試験中の関連指標
（前田，2013）[11]

はほぼ直線的に増加した．一方，二酸化炭素排出量（$\dot{V}CO_2$）と $\dot{V}E$ は弱い運動強度では直線的に増加したが，強い運動強度になると急に増加の程度を増した．図 7-4 でみるように $\dot{V}O_2$ と $\dot{V}CO_2$ のスロープの変曲点を嫌気性代謝閾値（anaerobic threshold；AT）とよぶ．運動強度が強くなっ

1．最大酸素摂取量（maximal $\dot{V}O_2$；$\dot{V}O_2max$）

$\dot{V}O_2max$は全身の酸素運搬能力であり，単位時間内に好気的過程で産生しうる最大のエネルギー量も意味する．循環呼吸器系フィットネスのゴールドスタンダードとされている．運動強度を増加してもそれ以上の増加が認められない際の酸素摂取量で末梢の循環や代謝を含む総合的な心肺予備能力の指標である．その値は年齢，性別，運動習慣などの個人特性や負荷方法により影響を受ける．すなわち，女性より男性で高値であり，加齢や非活動的な生活で低値となる．また，トレッドミルによる$\dot{V}O_2max$に比し，自転車エルゴメータでは約90%，腕クランクでは約60%程度の値であり，運動に参加する筋群量の差や等張性運動と等尺性運動の要素の割合の差が関与すると考えられる．

$\dot{V}O_2max$を測定するためには，症候限界性の負荷を行う必要があるが，障害者や高齢者に症候限界性の負荷をかけることは危険を伴う．そのため，障害者や高齢者では，循環呼吸器系フィットネスの指標として$\dot{V}O_2max$を用いることはあまり実際的でなく，以下に述べる最高酸素摂取量（peak$\dot{V}O_2$），嫌気性代謝閾値（AT）のほうがよく使われる．

2．最高酸素摂取量（maximum $\dot{V}O_2$；peak$\dot{V}O_2$）

特定の運動負荷試験で得られた最高の酸素摂取量である．患者や高齢者を対象とする際は最大負荷をかけて$\dot{V}O_2max$を測定することが困難であるため，運動耐容能の指標として，$\dot{V}O_2max$の代用として，運動耐容能の指標として臨床的によく用いられる．ただし，その評価には負荷中止に至った理由も考慮しておく必要がある．peak$\dot{V}O_2$は心不全患者や健常例においても生命予後を反映するので，極めて広い対象に適用可能な予後指標である．

peak$\dot{V}O_2$は運動中の最高酸素輸送能と最高酸素利用能により決定される．前者は心拍出予備力と血管拡張能や骨格筋への灌流圧により，後者は活動筋の量と質，およびその有気的代謝能に依存する．すなわち心不全患者のpeak$\dot{V}O_2$が低下する機序としては，最高心拍出量の減少，血圧低下，血管内皮機能障害による血管拡張能低下，運動制限や廃用萎縮による筋肉量の減少，慢性の低灌流状態に起因する骨格筋ミトコンドリアの数ならびに質の変化，筋のエネルギー代謝にかかわる酸化的リン酸化酵素などの酵素活性の低下などが考えられる．

3．嫌気性代謝閾値（anaerobic threshold；AT）

運動強度を増加させていく際に，有酸素代謝によるエネルギー産生に無酸素代謝によるエネルギー産生が加わる直前の酸素摂取量で，有酸素能力を示す一指標である．最大負荷をかけなくても測定可能な安全かつ客観的な指標であるため，最近好んで用いられる．一般に，筋組織への酸素の供給量が筋組織での酸素必要量を満たす程度の低強度の運動の遂行に必要とされるエネルギーは，有酸素性代謝によって生成されるが，運動強度が増加して筋組織の酸素必要量が酸素供給量より大きくなると，筋組織でのエネルギー生成のために有酸素性代謝に加えて無酸素性代謝が行われるようになり，その結果，筋組織での乳酸濃度が増加し始める．

ATは，患者の筋組織への酸素供給能力が大きい場合ほど高い値を示す．運動障害者のCRフィットネスが同年齢層の健常人に比して低下していることは，ATの低下として明確に示される．ただし，ATをCRフィットネスの指標として用いる場合には，ATの検出には高価な呼気ガス分析装置を必要とすること，酸素療法中の患者では吸気酸素濃度を一定にするために非常に大きな混合ガスの準備が必要であり，ATを測定しがたいことなどの限界がある．

4．乳酸性閾値（lactate threshold；LT）

多段階負荷において無酸素性代謝が優勢となり，血中乳酸が増加し始める時点の強度である．この強度はATとほぼ一致することが多い．LTは，通常$\dot{V}O_2max$の55～65%の強度に相当する．また，血中乳酸値が4 mmol/lとなる点をonset of blood lectate accumulation（DBLA）とよんで，フィットネスの指標にすることもある．

5．二重積の屈曲点（double product break point；DPBP）

多段階負荷時の収縮期血圧と心拍数の積である二重積は心筋仕事量，心筋酸素摂取量を反映するが，その屈曲点（DPBP）がATやLTと有意の相関を有することが健常人や循環器疾患患者では確認されており，運動障害者のCRフィットネスの指標としても適用可能となることが期待される．DPBPの測定機器はそれほど高価でなく，測定自体も容易である．しかし，脳卒中に合併しやすい心房細動例ではうまく測定できなかったり，CRフィットネスの指標としての理論的な強固な根拠はいまだ乏しい．

6．運動開始時酸素摂取量時定数（立ち上がり時定数）（τ on）

$\dot{V}O_2$は，運動開始直後の20～40秒間は急激に上昇し（第I相），その後は定常状態に達するまで指数関数的に上昇する（第II相）．この$\dot{V}O_2$増加曲線に対し指数回帰を行い，1/e（約64%）に達するまでの時間がτ onである．τ onは運動開始時の酸素摂取量の上昇の程度を表現する指標で，運動開始直後にどの程度速やかに心拍出量が増加するかという心血管機能応答特性に関する指標として用いられる．peak$\dot{V}O_2$や最大負荷量とは負の相関を示す．運動開始時の心拍出量増加は後負荷減少，すなわち内皮依存性血管拡張能に依存するところが大きいので，短期間の運動療法でも効果判定に利用できる．

つづく

[表7-10]　**測定中に得られるパラメータとその生理学的意義**

7. 回復期酸素摂取量時定数（立ち下がり時定数）（τ off）

τ off は運動終了時の酸素摂取量の減衰の程度を表現する指標で，運動終了直後にどの程度速やかに心拍出量が元へ復するかという心血管機能応答特性に関する指標として用いられる．運動中の酸素不足（O_2 deficit）は回復期に返済され，その量は酸素負債（O_2 debt）とよばれる．運動中の O_2 deficit が少ない健常例では，負荷終了後に速やかに $\dot{V}O_2$ は低下するが，心機能障害があると，最大負荷でも亜最大負荷でも $\dot{V}O_2$ の回復が遅延し，減衰曲線が延長する．この曲線の最初の部分を一次回帰して求めた指標が τ off である．τ off は運動耐容能と逆相関し，心機能障害の重症度と正相関する．

8. 仕事率に対する $\dot{V}O_2$ 増加（$\Delta\dot{V}O_2/\Delta WR$）

多段階負荷試験のうちでもランプ負荷でのみ得られる指標で，1 watt の仕事量の増加に対する酸素摂取量の増加の程度を表す指標であり，増加した仕事に対する末梢運動筋への酸素輸送の増加度を示す．健常例では，運動強度がある程度強くなると，体温上昇や呼吸筋の酸素消費増大などにより $\dot{V}O_2$ の増加の程度が増し，$\Delta\dot{V}O_2/\Delta WR$ は増加する．したがって，この指標を決定する場合には，AT 付近までの $\dot{V}O_2$ を一次回帰して求める．

一方，虚血性心疾患では，局所心筋虚血が出現すると，左室壁運動の低下による心拍出量の増加不良を反映して，$\Delta\dot{V}O_2/\Delta WR$ は低下する．

さらに心不全例では，運動開始直後から心拍出量の増加が少ないため，$\Delta\dot{V}O_2/\Delta WR$ はランプ負荷中の全経過を通じ低値となる．$\Delta\dot{V}O_2/\Delta WR$ が低値であることは，運動筋での酸素消費量の増加に見合うだけの $\dot{V}O_2$ が増加しないことを意味する．結果的に酸素不足が増大して負荷試験での運動可能時間は短くなる．

9. 呼吸性代償開始点（respiratory compensation point；RC point あるいは RCP）

運動強度が AT を超えてさらに漸増していくと，それまでの換気亢進だけではアシドーシスへの代償が不十分になり，さらに換気が亢進する．この閾値を RC point とよぶ．すなわち，$\dot{V}E/\dot{V}CO_2$ が持続的な上昇を始め，血中二酸化炭素分圧（$PaCO_2$）や呼気終末二酸化炭素分圧（P_{ETCO_2}）が持続的な下降を始める点である．RC point 出現後は，短時間のうちにアシドーシスが進行するので，運動の終点が近いレベルに達したことを意味する．

10. 二酸化炭素換気当量（$\dot{V}E$ vs. $\dot{V}CO_2$ slope），minimum $\dot{V}E/\dot{V}CO_2$

$\dot{V}E$ vs. $\dot{V}CO_2$ slope は，一定量の CO_2 を呼出するのに必要な換気量，すなわち換気効率を表す．$\dot{V}E$ は RC point 以下では基本的に $PaCO_2$ により調節されている．運動中の $PaCO_2$ は心不全でも健常例でもほぼ 40 Torr で一定であり，$\dot{V}CO_2$ に対する肺胞換気量（$\dot{V}A$）には差がない．$\dot{V}E$ を増加させている要素は生物学的死腔換気量（$\dot{V}D$）であり（$\dot{V}E=\dot{V}A+\dot{V}D$），心不全での呼吸パターンの変化と換気血流不均衡が $\dot{V}D$ 増加の主たる原因である．すなわち，心不全では運動中の肺毛細管圧の上昇や肺胞壁，間質の浮腫などによる肺コンプライアンスの低下を招き，1 回換気量の増加を妨げる．そこで $\dot{V}E$ を増加させるために呼吸数を増加させ，いわゆる浅く早い呼吸となって，解剖学的死腔に起因する $\dot{V}D$ が増加する．$\dot{V}E$ vs. $\dot{V}CO_2$ slope は，心不全が重症になるほど高値を示し，高値である症例では生命予後が不良であることが報告されている．

minimun $\dot{V}E/\dot{V}CO_2$ はランプ負荷中の $\dot{V}E/\dot{V}CO_2$ の最低値で，通常 RC point において認められる．minimum $\dot{V}E/\dot{V}CO_2$ は死腔換気を反映し，COPD などの呼吸器疾患の場合，高値を示す．

[表 7-10] **測定中に得られるパラメータとその生理学的意義**（つづき）

て AT を超えると，無気的代謝により乳酸生成が増加し，それが HCO_3^- で緩衝されるときに産生される CO_2 により換気亢進して $\dot{V}CO_2$ 増加が大となったためである．一方，$\dot{V}E$ は AT を超えても，しばらくは $\dot{V}CO_2$ と平行して増加するので，AT point から $\dot{V}E/\dot{V}O_2$ と呼気終末酸素分圧（P_{ETO_2}）は増加する．

一方，全身的な代謝性アシドーシス状態は進行していないので CO_2 に対する過換気は生じず，$\dot{V}E/\dot{V}CO_2$ と呼気終末二酸化炭素分圧（P_{ETCO_2}）は変化しない．この時期を isocapnic buffering（増加した乳酸が HCO_3^- によって緩衝される時期）とよぶ．運動強度が AT を超え，代償性過換気が始まるまでにみられる特異的な現象である．

運動強度がさらに増加し乳酸産生が増加すると，HCO_3^- による緩衝が不十分となってアシドーシスが惹起されて呼吸性代謝が始まる．ここを呼吸性代償点（RC point）とよび（図 7-4，図 7-5），$\dot{V}E$ は $\dot{V}CO_2$ の上昇を上回って増加する[11]．これは，乳酸性アシドーシスに対する呼吸性の代償であり，$\dot{V}E/\dot{V}CO_2$ は増加に転じ，P_{ETCO_2} は減少，$\dot{V}E/\dot{V}O_2$ はさらに増加する[11]．

回復期（recovery）には，低運動強度で2〜3分間のクールダウンを行う．これは最大負荷試験後にときどきみられる副交感神経緊張や，骨格筋ポンプの停止に伴う静脈灌流量の急激な減少による血圧低下や徐脈を予防する効果がある．自覚症状や心電図異常および不整脈は運動終了後に生じることがあるので，心拍数，血圧および心電図が開始時の値近くに回復するまで注意深く被検者を監視する必要がある．回復期データの収集は6分程度行い，終了後10分以上は被検者を監視下に置く．

5）障害者への運動負荷の際の注意点

脳卒中片麻痺や失語症の合併患者での運動耐容能評価には多くの困難がつきまとう．困難の第一点として，四肢の機能障害が制限因子となって通常の負荷方法を施行することが困難なうえに，負荷の意義の理解不足や注意力低下のために診断や評価をするに足るほどの十分な負荷量がかけられないことが多い．その場合は，主体となるリハビリ訓練の内容や患者の麻痺の部位や程度を勘案しながら，トレッドミル，自転車エルゴメータ，腕クランクと負荷方法を選択して行う[12]．上肢エルゴメータは下肢障害者の評価に用いられ，$\dot{V}O_2max$は下肢の64〜80％で，同一負荷量における心拍数，血圧，血中乳酸値は上肢のほうが大きく，効率は下肢のほうがよい．

困難の第二点として，麻痺患者では患肢を用いる動作の運動効率が低下し，かつ等尺性運動の要素が大となるため心臓に対する負荷も増加する．したがって，十分な負荷が行いうる部位での負荷試験の結果であっても，それが実際にリハビリ訓練の主体となる動作での循環呼吸応答を正確には示さないことも考えられる．

困難の第三点は，失語やほかの認知障害のために，患者が負荷中の自覚症状を適切に訴えられずに，診断や評価にとって重要な情報が見逃されてしまう危険である．それゆえ，このような患者に接する検者や治療者は日頃から慎重な対応が要求される．患者に対しては実際のリハビリ訓練諸動作や日常労作時にテレメーターによる心電図モニターやホルター心電図記録などを行い評価することも必要となる．

6）運動負荷試験ができない状況下での対応

失語症や注意障害などのため運動負荷試験そのものに難渋する症例の場合は，リハビリ実施前後や実施中もバイタルサインや必要に応じて心電図モニターによる観察を行う．運動負荷試験を行うことができない状況下で歩行可能な対象者に関しては，安全性が確認されるまでの間は，当面これまでの歩行スピードを増加させずに，その代わり運動時間や運動距離を延ばすように指導している．運動負荷試験の機器のない医療施設においては極めて現実的な対応法であると考える．

7）運動処方

各種学会ガイドラインに基づく生活習慣病に対する運動療法の適応と禁忌の一覧（p293 表2-9）を参照されたい．注意事項を守り，目標心拍数の範囲で運動を行うことが望ましい．

無酸素運動を習慣的に行った場合の効果は，筋肥大，瞬発力の向上，反応時間の短縮などが中心である．それに対して有酸素運動では，フィットネスの向上により，体脂肪の減少，肥満の予防・解消，心・肺機能の向上，血圧の低下，耐糖能改善・インスリン抵抗性改善・HDL-コレステロール増加などの糖・脂質代謝の改善，血小板凝集能の低下をきたし，免疫機能の強化にもつながり，生命予後も改善するとされている．瞬間的に大きな力を発揮する無酸素運動の能力（酸素負債能力）

は，スポーツ選手に要求される能力であり，健常人あるいはリハビリ患者にとって健康や体力の維持・増進に必要な運動は，おもに有酸素運動である．

有酸素運動としては，①定常運動であること，②呼吸の乱れや努責がなく，一定のリズムで運動が続けられること，③局所的運動でなく全身運動に近いこと，④各人が運動量を自由に調節できるもの，⑤外傷や事故の少ない運動，の条件を満たすことが望ましい．ウォーキング，スイミング，サイクリングなどが有酸素運動の代表とされている[13]．

運動強度はおもに，% $\dot{V}O_2max$，METs，心拍数，ATレベルなどによって表される[14]．METsは運動時の酸素摂取量を安静時の酸素摂取量で割ったもので，安静時のMETが1であり，3.5 ml/分/kgに相当する．しかし，運動時心拍数はVO_2やATとよく相関することから，実際の運動強度の設定には心拍数を指標とすることが多い．ATレベルの心拍数あるいは目標心拍数*を運動の指標とすることが多いが，厳密には運動負荷試験の検査に基づいて決められることは前述したとおりである．ただし，不整脈やβ遮断薬使用時にはあてはまらないので注意が必要である．

1日の運動の必要時間は運動強度によって異なるが，運動のコンプライアンスから考えた場合，運動強度としては中等度の運動が最も勧められる．週2～3回，1日の運動時間として20～60分間を連続的または間欠的に行うことが望ましい．少なくとも10分間は連続的であることが有酸素運動を行うには必要であるとされてきた．しかし，最近は，低強度の運動でも，頻度と時間を多くすれば多くの恩恵を得ることができることが明らかとなり，この点では，1日を通して1回3～5分間程度の短い時間に分けて行っても効果は得られると考えられるようになった[6]．

訓練効果は運動を完全に止めると2週間以内に著しく低下し，12週間後には訓練前のレベルまで戻ってしまう．また，運動には訓練を行った運動に関してのみ効果が認められるという特異性がある．例えば，上肢を主とした運動を行った場合，上肢の運動能力は向上するが，下肢の運動能力は変化しない．これは，運動の効果をもたらす要因として，心肺系とともに末梢の筋レベルでの適応の関与が少なくないことを示しており，目的によって運動の種類を選ぶことが大切である．

ACSMの報告[6]によれば，特に高齢者では，有酸素運動のほかに，上下肢および体幹の大きな筋肉での筋力増強訓練を行うことが勧められている．ACSMの勧告では，1セットで8～10種類の運動，1つの運動で8～12回の繰り返し（高齢者では10～15回の繰り返し）を週2～3回が望ましいと提言している．筋力増強訓練を行うことにより，加齢に伴う筋量の減少に歯止めをかけ，日常生活動作（ADL）での自立を助け，運動による骨密度の維持，平衡感覚の維持は動作の安定感の維持や転倒防止，関節可動域の維持につながる[6]．また，多くの心理学的恩恵や食欲の増進をもたらす．これらは，ADLが少なく，肺炎などのきっかけで寝たきり状態となりやすい運動障害者にもあてはまることと考えられる．また，多くの障害者は高齢のことも多く，運動自体あまり慣れていないために運動に対して恐怖心を抱く恐れがある．運動にレクリエーションの要素を加えたりして参加しやすくしたり，運動を家庭や施設内でできるように工夫することも大切である．

（上月正博）

* カルボーネン（Karvonen）の式［目標心拍数＝（年齢別予測最大心拍数－安静時心拍数）×0.6 or 0.7＋安静時心拍数］などより求めた心拍数．

文献
1) Fardy PS, et al：Cardiac rehabilitation, adult fitness, and exercise testing, 2nd ed, Lea & Febiger, Philadelphia, pp105-168, 1988
2) Fahal IH：Uraemic sarcopenia：aetiology and implications. *Nephrol Dial Transplant* **29**：1655-1665, 2014
3) 上月正博：重複障害時代のリハビリテーション―呼吸リハビリテーション従事者に期待すること．日呼ケアリハ会誌，2018（印刷中）
4) 間嶋 満：循環機能の廃用性低下．リハビリテーション基礎医学（上田 敏，他編），第2版，医学書院，pp277-280，1994
5) 斉藤宗靖：心疾患における運動療法効果とその機序．心臓病の運動療法（斉藤宗靖，他編），中外医学社，pp37-60，1994
6) American College of Sports Medicine：ACSM's Guidelines for Exercise Testing and Prescription, 10th ed, Williams & Wilkins, Baltimore, 2017
7) 日本循環器学会運動に関する診療基準委員会：運動療法に関する診療基準（1989年度報告）．*Jpn Circ J* **55**（suppl Ⅲ）：386，1991
8) 上月正博：フィットネス．リハビリテーションにおける評価 Ver. 3（上月正博，他編），医歯薬出版，p34-44，2016
9) Fletcher GF, et al：Exercise standards for testing and training; a statement for healthcare professionals from the American Heart Association. *Circulation* **104**：1694-1740, 2001
10) 日本循環器学会，他：心血管疾患におけるリハビリテーションに関するガイドライン（2012年改訂版）：http://www.j-circ.or.jp/guideline/pdf/JCS2012_nohara_h.pdf
11) 前田知子：各種呼気ガス分析指標．心臓リハビリテーション（上月正博編），医歯薬出版，pp177-184，2013
12) 上月正博：脳血管疾患の予防と治療における身体活動の位置づけ．臨床スポーツ医学 **24**：175-182，2007
13) 上月正博：21世紀のリハビリテーション医学・医療 生活習慣病とリハビリテーション．医のあゆみ **203**：821-826，2002
14) 上月正博：内科的リスク管理．臨スポーツ医 **23**：1117-1125，2006

8 慢性腎臓病(CKD)における心肺運動負荷試験結果の特徴

心肺運動負荷試験（CPX）は，腎臓リハビリにおいてもトレーニングの運動強度決定や運動療法の効果判定など，運動耐容能の評価方法のゴールドスタンダードである．さらに，血液透析患者においても心肺運動負荷試験より得られる最高酸素摂取量（peak$\dot{V}O_2$）は心疾患患者や健常人と同様に予後規定因子であることから（図8-1）[1]，運動耐容能，ADLおよび生命予後の重要な指標である．

慢性腎臓病（CKD）患者の心肺運動負荷試験結果

慢性腎臓病（CKD）患者（血液透析療法未導入）の運動耐容能は，腎機能障害の重症度に伴い低下することが示されている（図8-2A）[2]．また，CKD患者の運動耐容能低下は，ステージG2のCKD患者（軽度腎機能障害）から認められ，ステージG3のCKD患者（中等度腎機能障害）では，運動耐容能が極めて低下していることが示されている（図8-2B）[3]．これら運動耐容能低下は，腎性貧血や尿毒症の症状に加えて，心合併症，骨格筋変性，ミオパチー，さらには腎保護の観点からの過剰な生活指導に伴う身体活動量低下などの複合的な要因により，骨格筋力をはじめとする末梢機能が低下することなどが関与していると考えられている．

血液透析患者の心肺運動負荷試験結果

血液透析（HD）患者の運動耐容能は健常成人に比べて，嫌気性代謝閾値（AT）レベルの酸素摂

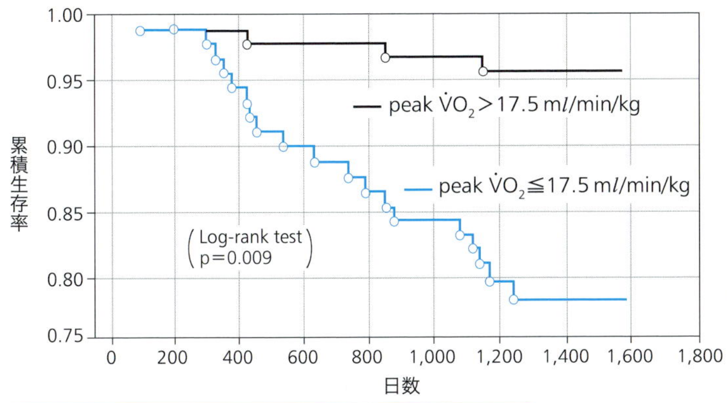

最高酸素摂取量（peak$\dot{V}O_2$）≦17.5 ml/分/kg の血液透析患者は，peak$\dot{V}O_2$＞17.5 ml/分/kg の血液透析患者に比べて予後が不良である．

（Sietsema et al, 2004）[1]

[図 8-1] 血液透析患者の運動耐容能と生命予後の関連

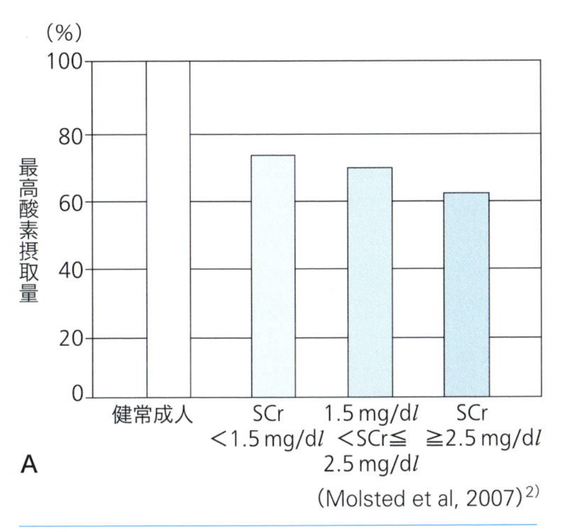

（Molsted et al, 2007）[2]

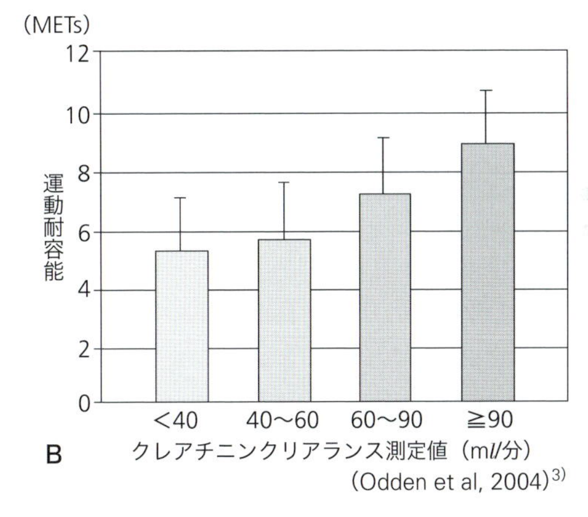

（Odden et al, 2004）[3]

[図 8-2] 腎機能障害の重症度と運動耐容能の関連

取量および peak$\dot{V}O_2$ が，年齢，性別，体重で補正した基準値の 50～60％程度と報告されている[4,5]．これらの運動耐容能低下は，NYHA 心機能分類 class Ⅲの心不全患者に相当する極めて低い値である[5,6]．

血液透析患者の運動耐容能低下の規定因子として，腎性貧血による酸素運搬能低下が報告されている[5]．そのため，腎性貧血の改善を目的としたエリスロポエチン（EPO）の投与により，末梢への酸素運搬能の改善に伴い，血液透析患者の運動耐容能は改善を認める[7,8]．Itoh らは，腎性貧血にある血液透析患者を対象に EPO を投与し，ヘマトクリット（HCT）を 5％ずつ上昇させた際の心拍出量と酸素輸送量，AT レベルの酸素摂取量の変化を検討している．腎性貧血の改善に伴い，高心拍出の改善ならびに酸素輸送能の増加および，AT は平均 11.0 から 13.4 ml/分/kg，peak$\dot{V}O_2$ は 16.4 から 19.7 ml/分/kg へ増加したことを報告している（図 8-3）[7]．そのため，運動療法などの効果判定として心肺運動負荷試験を行う場合，腎性貧血の程度を考慮することが必須である．

一方，EPO 投与により腎性貧血が改善された血液透析患者でも，当然のことながら運動療法を施行すると運動耐容能改善の上乗せ効果が示されている．また，腎性貧血を呈する血液透析患者の下肢筋力が，貧血の重症度とは独立した運動耐容能の規定因子であることが示された[9]．このよう

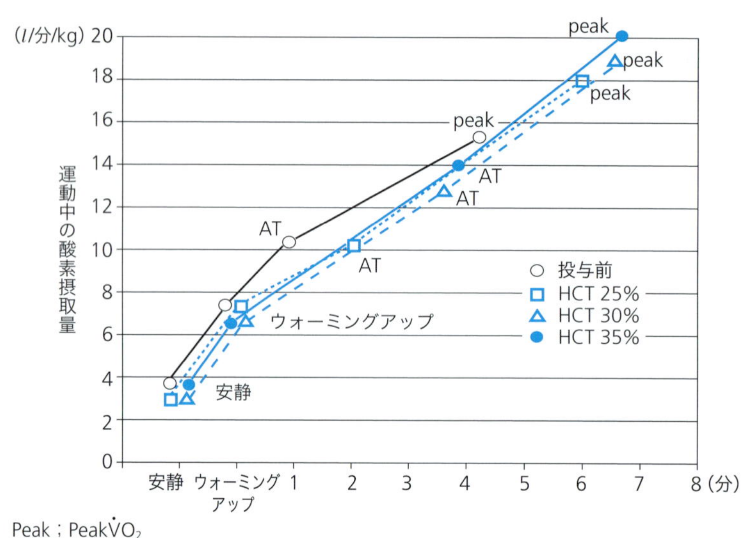

[図 8-3] 貧血改善の程度による運動耐容能の変化

(Itoh et al, 1992[7] を一部改変)

に，血液透析患者の運動耐容能低下の規定因子として，腎性貧血および心機能低下の合併による酸素輸送能低下に加えて，ミオパチーなどの筋変性，身体不活動に起因する骨格筋力低下などの末梢機能低下の影響が考えられている[10].

（齊藤正和・伊東春樹）

文献

1) Sietsema KE, et al：Exercise capacity as a predictor of survival among ambulatory patients with end-stage renal disease. *Kidney Int* **65**：719-724, 2004
2) Molsted A, et al：Assessment and clinical aspects of health-related quality of life in dialysis patients and patients with chronic kidney disease. *Nephron Clin Pract* **106**：c24-c33, 2007
3) Odden MC, et al：Association of chronic kidney disease and anemia with physical capacity：The Heat and Soul Study. *J Am Soc Nephrol* **15**：2908-2915, 2004
4) 中村眞人, 他：血液透析患者における運動耐容能. 心臓 **2**：151-154, 1991
5) Patricia P, Joanne K：End-stage metabolic disease：Renal failure and liver failure. *Exerc Sport Sci Rev* **16**：305-339, 1988
6) Itoh H, et al：Evaluation of severity of heart failure using ventilator gas analysis. *Circulation* **81** (Suppl II)：II-31-II-37, 1990
7) Itoh H, et al：Effects of recombinant human erythropoietin (r-HuEPO) on hemodynamic and metabolic response during exercise in hemodialysis patients. *Circulation* **86** (Suppl I)：I-400, 1992
8) Patricia P, et al：Effects of exercise training plus normalization of hematocrit on exercise capacity and health-related quality of life. *Am J Kid Dis* **39**：257-265, 2002
9) Noakes DW, et al：Isokinetic muscle strength predicts maximum exercise tolerance in renal patients on chronic hemodialysis. *Am J Kidney Dis* **16**：109-114, 1990
10) Moore GE, et al：Uremic myopathy limits aerobic capacity in hemodialysis patients. *Am J Kidney Dis* **22**：277-287, 1993

9 運動耐容能と生命予後

透析患者の運動耐容能は，心不全患者や慢性閉塞性肺疾患（COPD）患者のものと同レベルまで低下している（図 9-1）[1]．米国で実施された透析患者 2,264 人の調査では，35.1%（795 人）がほとんど，または全く運動や身体的活動を行っていなかった（表 9-1）[2]．これらの患者（非運動・非身体活動群）は，何らかの運動や身体活動を行っている患者（運動・身体活動群）に比較して，高年齢で女性の割合が高かった．心疾患や末梢動脈疾患の合併も多く，透析前の血圧は低値であった．また，SF-36 の身体機能スコアや全体的健康感スコアも低値であった．

このような患者を 1 年間フォローアップしたところ，生存率は図 9-2 のような変化を示し，非運動・非身体活動群の 1 年後の死亡の危険性は，運動・身体活動群の 1.62 倍であった[2]．また，運動・身体活動の欠如以外に，SF-36 の身体機能スコアや全体的健康感スコア，栄養状態などが死亡率に大きな影響を及ぼしていた[2]．さらに，透析患者が運動を行わないことは，低栄養，左室肥大と同程度に生命予後に影響することに加え[2]，運動耐容能の低下の著しい患者ほど生命予後が不良であることも報告されている[3]．

一般的に運動耐容能は健常人や各種疾患患者の生命予後と密接に関係しているが，この現象は腎不全患者でも例外ではないことになる．したがって，透析患者の予後を改善させるためには，適切な運動や身体活動を積極的に行い，また，栄養状態や QOL を改善させる対策が必要である．

一方，運動療法は，透析患者に対して運動耐容能改善，低栄養・炎症複合症候群改善，蛋白異化抑制，QOL 改善などをもたらすことが明らかにされている．「透析患者の心血管疾患に対する K/DOQI 臨床ガイドライン 2005 年版」では，「医療関係者は透析患者の運動機能評価と運動の奨励を積極的に行う必要がある」と明記してある[4]．

最近の DOPPS（Dialysis Outcomes and Practice Patterns Study）研究では，定期的な運動習慣

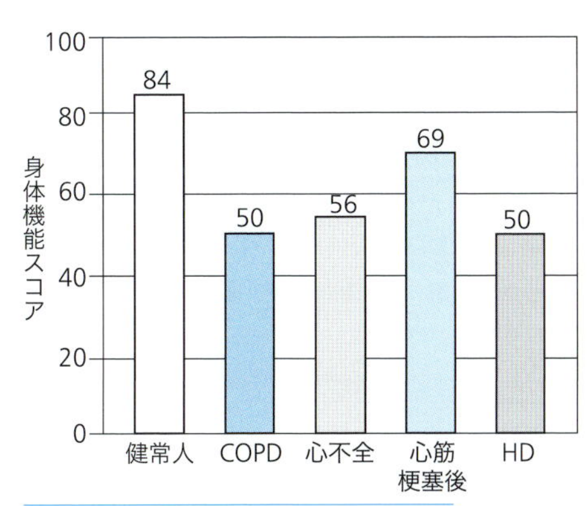

［図 9-1］ 各種疾患患者の ADL 比較
血液透析（HD）患者の運動耐容能は心不全や COPD の ADL と同程度まで低下している．
(Painter, 2005)[1]

回答	頻度（%）
毎日，またはほとんど毎日	19.8
4〜5 回/週	5.5
2〜3 回/週	18.4
約 1 回/週	11.1
1 回/週未満	10.0
ほとんど，または全くなし	35.1

［表 9-1］ 透析患者の運動または身体的活動の頻度
(O'Hare et al, 2003)[2]

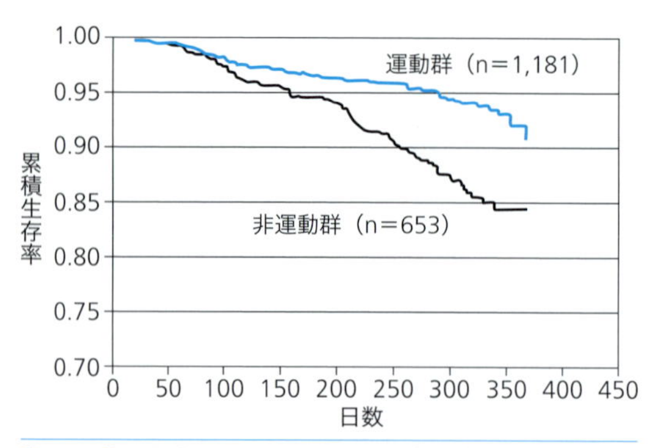

[図 9-2] 運動をしない血液透析（HD）患者は生命予後が悪い (O'Hare et al, 2003)[2)]

モデル補正[a]	運動頻度（回 / 週）					
	1 回	2〜3 回	4〜5 回	6〜7 回	運動頻度分類の 1 変化当たりの死亡率	1 回以上
補正なし	0.64 (0.58〜0.71)	0.62 (0.56〜0.68)	0.59 (0.50〜0.69)	0.65 (0.59〜0.71)	0.87 (0.85〜0.89)	0.63 (0.59〜0.67)
年齢	0.72 (0.65〜0.79)	0.67 (0.61〜0.73)	0.64 (0.54〜0.75)	0.66 (0.60〜0.73)	0.88 (0.86〜0.91)	0.67 (0.63〜0.72)
年齢，性別，人種，末期腎不全の罹病期間，体格指数	0.70 (0.63〜0.78)	0.65 (0.59〜0.71)	0.61 (0.52〜0.71)	0.63 (0.57〜0.70)	0.87 (0.85〜0.89)	0.65 (0.61〜0.69)
年齢，性別，人種，末期腎不全の罹病期間, 体格指数, 14 の併存症[b]	0.8 (0.72〜0.88)	0.71 (0.65〜0.78)	0.68 (0.57〜0.80)	0.69 (0.62〜0.76)	0.9 (0.88〜0.92)	0.72 (0.67〜0.76)
年齢，性別，人種，末期腎不全の罹病期間, 体格指数, 14 の併存症[b]，検査値[c]，カテーテル使用	0.81 (0.73〜0.90)	0.72 (0.65〜0.79)	0.7 (0.59〜0.83)	0.69 (0.63〜0.76)	0.9 (0.88〜0.92)	0.73 (0.68〜0.77)
年齢，性別，人種，末期腎不全の罹病期間, 体格指数, 14 の併存症[b]，検査値[c]，カテーテル使用，社会経済指標[d]	0.8 (0.72〜0.89)	0.71 (0.65〜0.78)	0.71 (0.60〜0.83)	0.69 (0.63〜0.76)	0.9 (0.88〜0.92)	0.72 (0.68〜0.77)
年齢，性別，人種，末期腎不全の罹病期間, 体格指数, 14 の併存症[b]，検査値[c]，カテーテル使用，社会経済指標[d]，歩行能力	0.82 (0.73〜0.91)*	0.72 (0.66〜0.79)	0.73 (0.62〜0.86)*	0.69 (0.63〜0.76)	0.9 (0.88〜0.92)	0.73 (0.69〜0.78)

対照群：習慣的な運動なし，あるいはほとんどなし．患者総数：20,912 人．
a：モデルは集計の便を図るため国別に階層化を行った．
b：14 の併存症：糖尿病，高血圧，冠動脈疾患，うっ血性心不全，その他の心血管疾患，末梢動脈疾患，脳血管疾患，再発性蜂巣炎，胃腸出血，肺疾患，神経疾患，うつ病，そのほかの精神疾患，がん，HIV．
c：検査値：血清アルブミン，リン，カルシウム，クレアチニン，ヘモグロビン．
d：社会経済指標：喫煙，仕事，教育，保険，生活程度．
*：$p \leqq 0.0002$．全対照者との比較 $p < 0.0001$．

[表 9-2] 運動頻度と死亡率の関係 (Tentori et al, 2010)[5)]

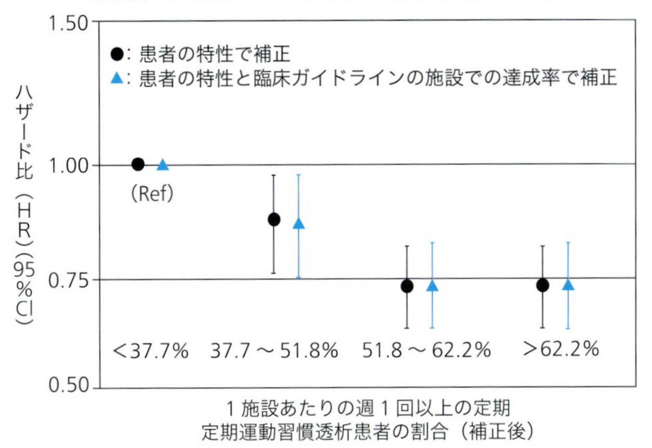

［図 9-3］ 1施設あたりの定期運動習慣透析患者の割合と患者死亡率の関係 （Tentori et al, 2010）[5]

のある透析患者は，非運動患者に比較して明らかに生命予後がよいこと，週あたりの運動回数が多いほど生命予後がよいことが明らかになっている．さらに，定期的な運動習慣をもつ透析患者の割合が多い施設ほど，施設あたりの患者死亡率が低いことも報告されている（表 9-2，図 9-3）[5]．

最近は，透析の最中に下肢エルゴメータなどの運動療法を行う施設も増加してきた．透析中に運動を行うことで蛋白同化が促進され，またリンなどの老廃物の透析除去効率が高まり，1回の透析時間を4時間から5時間にしたのと同程度の効果があるとされる．また，週3回の透析の際に運動療法を行ってしまうことで，あらためて透析以外の時間帯に長い運動時間を設定しなくてよい．退屈な透析時間をどう過ごすかに悩んでいる透析患者にとっては朗報である[6]．

（上月正博）

文献

1）Painter P：Physical functioning in end-stage renal disease patients：Update 2005. *Hemodial Int* **9**：218-235, 2005
2）O'Hare AM, et al：Decreased survival among sedentary patients undergoing dialysis：results from the dialysis morbidity and mortality study wave 2. *Am J Kidney Dis* **41**：447-454, 2003
3）Delingiannis A, et al：Effects of physical training on heart rate variability in patients on hemodialysis. *Am J Cardiol* **84**：197-202, 1999
4）NKF-K/DOGI：K/DOQI clinical practice guidelines for cardiovascular disease in dialysis patients. *Am J Kid Dis* **45**（Suppl 3）：S1-S128, 2005［塚本雄介訳：K/DOQI 透析患者における心血管病 CVD ガイドライン：http://www.jinzou.net/］
5）Tentori F, et al：Physical exercise among participants in the Dialysis Outcomes and Practice Patterns Study（DOPPS）：correlates and associated outcomes. *Nephrol Dial Transplant* **25**：3050-3062, 2010
6）上月正博：透析患者の栄養治療としてのリハビリテーション・運動療法．栄養 **25**：361-366, 2008

第Ⅳ章

腎臓リハビリテーションの実際

1 運動療法

1 保存期慢性腎臓病（CKD）の運動療法

保存期 CKD の運動療法

腎血流量は腎機能の中で運動により最も顕著な影響を受けるものであり，運動強度や心拍数などと逆相関し，激しい運動時には 50～75％も低下することが知られている．短期的に運動を行うと尿蛋白排泄量が増加し，腎血流量（renal blood flow；RBF）や糸球体濾過量（glomerular filtration rate；GFR）が減少する[1,2] ことから，強すぎる運動を行うと腎機能障害や腎病変が増悪する危険があるとされている．これまで過激な運動によって腎障害が急速に悪化した例もあることから，透析までに至らない腎機能障害患者に対しては，運動は制限されるケースが多かった．

慢性腎臓病（CKD）患者における運動の効果を明らかにした報告は少なく，腎障害患者に対する具体的な運動強度や運動時間がエビデンスに基づいて明らかにされているわけではない．しかしながら近年のメタアナリシスでは，腎障害患者における適度な運動は，腎機能には悪影響を及ぼさずに運動耐容能，筋力の向上および健康関連 QOL の改善をもたらすという結果が示されている[3,4]．また，低蛋白食摂取下であっても，運動が蛋白異化，栄養不良，筋力や運動耐容能低下を防止するという報告もされている[5]．

運動の腎機能への効果としては，レジスタンス運動により GFR の悪化はなく，非運動群での GFR 悪化に比べて有効であったとする報告や[6]，水中有酸素運動により GFR や蛋白尿は改善し，10 年間の死亡や腎代替療法移行リスクを減らしたことが報告されている[7]．有酸素運動とレジスタンス運動を組み合わせた運動療法を週 3 回，12 カ月間継続したところ，推算 GFR は運動療法群では有意に低下した[8]．また，特別な運動療法でなく身体活動を高める歩行のみであっても，CKD 患者の 10 年間の全死亡リスクを 33％，腎代替療法移行リスクを 22％低下させ，週当たりの運動実施回数が高いほどそれらのリスクをより低下させることが報告されている[9]．

CKD 患者の運動療法のガイドライン

日本腎臓学会から発表された「エビデンスに基づく CKD 診療ガイドライン 2009」[10] では，CKD 患者における運動は，尿蛋白や腎機能障害を悪化させるという懸念から推奨してきた運動制限に臨床的な根拠はなく，CKD 患者においても，身体活動の低下は心血管疾患による死亡のリスクであり，運動療法が重要となりうると述べられている．ただし，運動が問題ないとする報告の多くは，中等度の運動強度（5.0～6.0 METs 程度）での検討である．これ以上の運動強度に関してはエビデンスがなく，個々の患者の医学的状況のみならず，社会的・精神活動的な必要性も考慮し，個々に検討すべきである．また，急性に増悪している CKD や，ネフローゼ症候群など高度蛋白尿を合併する CKD での運動の是非に関しても，エビデンスはない．したがって，安定した CKD 患者では，

	有酸素運動 (aerobic exercise)	レジスタンス運動 (resistance exercise)	柔軟体操 (flexibility exercise)
頻度 (frequency)	3〜5日/週	2〜3日/週	2〜3日/週
強度 (intensity)	中等度強度の有酸素運動〔酸素摂取予備能の40〜59%，ボルグ指数（RPE）6〜20点（15点法）の12〜13点〕	1-RMの65〜75%（1-RMを行うことは勧められず，3-RM以上のテストで1-RMを推定すること）	抵抗を感じたりややきつく感じるところまで伸長する
時間 (time)	持続的な有酸素運動で20〜60分/日．しかしこの時間が耐えられないのであれば，3〜5分間の間欠的運動曝露で計20〜60分/日	10〜15回反復で1セット．患者の耐容能と時間に応じて，何セット行ってもよい．大筋群を動かすための8〜10種類の異なる運動を選ぶ	関節ごとに60秒の静止（10〜30秒はストレッチ）
種類 (type)	ウォーキング，サイクリング，水泳のような持続的なリズミカルな有酸素運動	マシン，フリーウエイト，バンドを使用する	静的筋運動

RPE：rating of perceived exertion（自覚的運動強度）．
1-RM：1 repetition maximum（最大1回反復重量）．

〈運動に際しての特別な配慮〉

1. 血液透析を受けている患者
   - 運動は非透析日に行うのが理想的である．
   - 運動を透析直後に行うと，低血圧のリスクが増えるかもしれない．
   - 心拍数は運動強度の指標としての信頼性は低いので，RPEを重視する．RPEを軽度（9〜11）から中等度（12〜13）になるように目指す．
   - 患者の動静脈シャントに直接体重をかけない限りは，動静脈接合部のある腕で運動を行ってよい．
   - 血圧測定は動静脈シャントのない側で行う．
   - 運動を透析中に行う場合は，低血圧を防止するために，透析の前半で行うべきである．透析中の運動としては，ペダリングやステッピングのような運動を行う．透析中には動静脈接合部のある腕の運動は避ける．
2. 腹膜透析を受けている患者
   - 持続携行式腹膜透析（CAPD）中の患者は，腹腔内に透析液があるうちに運動を試みてもよいが，不快な場合には，運動前に透析液を除去して行うことが勧められる．
3. 腎移植を受けている患者
   - 拒絶反応の期間中は，運動自体は継続して実施してよいが，運動の強度は軽くする．

[表1-1] 慢性腎臓病患者に推奨される運動処方（American College of Sports Medicine, 2017[12]，上月正博訳）

心肺機能に問題のない範囲での定期的な運動が推奨されている．

日本腎臓リハビリテーション学会から2018年6月に発表された「腎臓リハビリテーションガイドライン」[11]では，保存期CKD患者において，運動療法によって生命予後や腎予後，入院リスクを改善させるというエビデンスはないが，運動耐容能や身体機能に関するQOLを改善・維持する可能性があることから，年齢や身体機能により個別に考慮する必要があるものの，可能な無理のない範囲で（有酸素）運動を行うことが弱く推奨されている．

米国スポーツ医学会（American College of Sports Medicine；ACSM）から発表された「運動負荷試験と運動処方のガイドライン」[12]では，CKD患者の運動負荷試験と運動処方について述べられている．CKD患者の運動負荷試験は，標準的な運動負荷試験の中止基準の適応とその負荷試験の解釈法をよく知っている，よく訓練された医療関係者によって監視されるべきであると述べられている．運動負荷試験の注意として表1-1のような配慮が必要である．また，運動処方は，一般向けの勧告をもとに，初期の運動強度を軽度強度（すなわち酸素摂取予備能の40%未満）から中

- 医学的チェックは，患者のかかりつけの腎臓専門医によってなされるべきである．
- 高血圧症や糖尿病の治療で一般的に使用されているものを含めて，患者は多数の薬物を使用している傾向がある．
- CKD 患者（ステージ 1〜4）に多段階運動負荷試験を行うときには，標準的な運動負荷試験法を施行すべきである．
- トレッドミルや自転車エルゴメータのプロトコールが CKD 患者に使用されるべきであり，特にトレッドミルはより一般的である．
- この患者群での低下した機能のために，Bruce 変法，Balke 法，Naughton 法，あるいはこれらから枝分かれしたようなトレッドミルプロトコールが適切である．
- もしも自転車エルゴメータが使用されるならば，推奨される初期の準備運動の負荷強度は 20〜25 W である．その負荷強度は 1〜3 分ごとに 10〜30 W ずつ増加すべきである．
- 維持血液透析を受けている患者では，運動負荷試験は血液透析を実施しない日に計画すべきであり，血圧はシャントのない腕で測定すべきである．さらにピーク時心拍数は，年齢別予測最大心拍数の 75%までにすべきである．
- 持続携行式腹膜透析（CAPD）を受けている患者は，腹腔に透析液がない状態で運動負荷試験を受けるべきである．
- CKD 患者では，心拍数が常に運動強度の信頼できる指標とはいえないので，自覚的運動強度（Borg Scale）を常に監視する．
- 腎移植後患者には，標準的な運動負荷試験方法が適応される．
- 動的筋力測定は 3-RM やそれより高い（例えば 10〜12-RM）負荷を使用して行われるべきであり，裂離骨折をきたす恐れがあるので，CKD 患者に対しては，1-RM 試験は禁忌であると一般的には考えられている．
- 筋力および筋持久力は，60〜180°/秒の角速度の範囲において等速性マシーンを使用し，安全に評価しうる．
- 多種多様な体力テストが，CKD 患者をテストするために使用される．心血管系フィットネス（例えば，6 分間歩行テスト），筋力テスト（例えば，座位－立位－座位テスト），バランス能力（例えば，機能到達テスト）を評価するための試験が適切である．

［表 1-2］ CKD 患者の運動負荷試験の注意　（American College of Sports Medicine, 2017）[12]

等度強度（すなわち酸素摂取予備能の 40〜60%）にし，そして患者の運動耐容能に基づいて時間をかけて徐々に進行させていくように修正すべきであると述べられている．レジスタンス運動は，安定した CKD 患者の総体的な健康のために重要である．CKD 患者のための ACSM の運動勧告を表 1-2 に示す．

（伊藤　修）

文献

1）Poortmans JR, et al：Influence of running different distances on renal glomerular and tubular impairment in humans. *Eur J Appl Physiol Occup Physiol* **72**：522-527, 1996
2）Clorius JH, et al：Exercise activates renal dysfunction in hypertension. *Am J Hypertens* **9**：653-661, 1996
3）Johansen KL, Painter P：Exercise in individuals with CKD. *Am J Kidney Dis* **59**：126-134, 2012
4）Heiwa S, Jacobson SH：Exercise training in adults with CKD：a systematic review and meta-analysis. *Am J Kidney Dis* **64**：383-393, 2014
5）Castaneda C, et al：Resistance training to reduce the malnutrition-inflammation complex syndrome of chronic kidney disease. *Am J Kidney Dis* **43**：607-616, 2004
6）Castanede C, et al：Resistance training to counteract the catabolism of a low-protein diet in patients with chronic renal insufficiency. A randomized, controlled trial. *Ann Intern Med* **135**：965-976, 2001
7）Pechter Ü, et al：Regular aquatic exercise for chronic kidney disease patients：a 10-year follow-up study. *Int J Rehabil Res* **37**：251-255, 2014

8) Greenwood SA, et al：Effect of exercise training on estimated GFR, vascular health, and cardiorespiratory fitness in patients with CKD：a pilot randomized controlled trial. *Am J Kidney Dis* **65**：425-434, 2015
9) Chen IR, et al：Association of walking with survival and rrt among patients with CKD stages 3-5. *Clin J Am Soc Nephrol* **9**：1183-1189, 2014
10) 日本腎臓学会：エビデンスに基づく CKD 診療ガイドライン 2009, 日腎会誌 **51**：905, 2009
11) 日本腎臓リハビリテーション学会：腎臓リハビリテーションガイドライン．南江堂, 2018
12) American College of Sports Medicine：ACSM's Guidelines for Exercise Testing and Prescription, 10th ed, Lippncott Williams & Wilkins, Philadelphia, 2017

2 透析患者の運動療法

透析患者への運動療法は，最大酸素摂取量（$\dot{V}O_2max$）の増加，心機能改善，骨格筋線維の増加，血圧低下，血清脂質改善，蛋白質エネルギー障害(protein energy wasting；PEW）の改善，透析効率改善，ADL や QOL の改善などの効果を有する（表 2-1）[1,2]．それぞれの効果は図 2-1 に示すように互いに関連をしていると考えられる[3]．透析患者の運動療法の具体的な方法と注意点について，日本腎臓リハビリテーション学会による「保存期 CKD 患者に対する腎臓リハビリテーションの手引き」[4] より抜粋しつつ解説する．

運動療法のガイドライン・指針

慢性腎臓病（CKD）患者のためのガイドラインや指針に関しては以下のようなものがある．

1) K/DOQI による「透析患者における心血管病 CVD ガイドライン」

米国の K/DOQI（Kidney Disease Outcomes Quality Initiative；腎臓病予後改善イニシアチブ）による「透析患者における心血管病 CVD ガイドライン」[5] では，すべての透析患者に対して，スタッフはその運動レベルを引き上げるように奨励すべきであると述べられている（表 2-2）．また，運動機能の評価，運動の実施を妨げる条件の評価，運動プログラムの再評価を少なくとも 6 カ月ごとに実施することを推奨している．

- 最大酸素摂取量（$\dot{V}O_2max$）の増加
- 左心室収縮能の亢進（安静時・運動時）
- 心臓副交感神経系の活性化
- 心臓交感神経過緊張の改善
- 蛋白質エネルギー障害（protein energy wasting；PEW）の改善
- 貧血の改善
- 睡眠の質の改善
- 不安・うつ・QOL の改善
- ADL の改善
- 前腕静脈サイズの増加（特に等張性運動による）
- 透析効率の改善
- 死亡率の低下

［表 2-1］ **慢性腎臓病（CKD）透析患者における運動療法の効果**

（上月，2006[1] を改変）

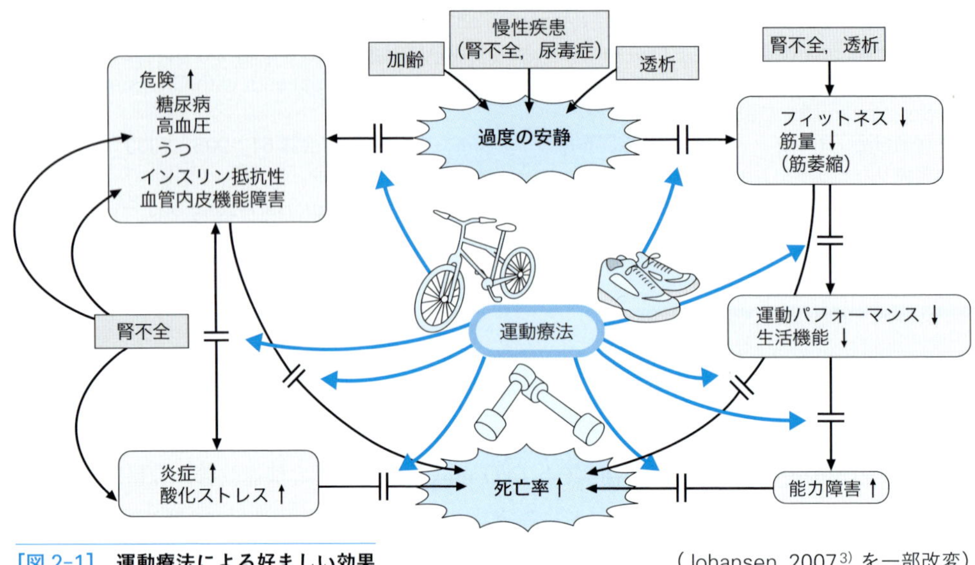

[図 2-1] **運動療法による好ましい効果** (Johansen, 2007[3] を一部改変)

14.1	すべての透析患者には，禁煙のカウンセリングおよび奨励を定期的に実施すべきである（A）．喫煙専門家への紹介が推奨される（C）．
14.1.a	運動能力が乏しい抑うつ状態にある患者では，禁煙を奨励する場合に特に注意を要する（C）．
14.2	すべての透析患者には，腎臓病・透析部門のスタッフが定期的にカウンセリングを実施して，その運動レベルを引き上げるように奨励すべきである（B）．
14.2.a	透析患者の運動に特に問題となる点を特定し，患者を適当な部門（理学療法や心臓リハビリ部門）に紹介して，患者が運動処方を守れるようにする必要がある．このような問題点には，整形外科的/筋骨格系の可動制限，心血管系さらには動機づけの問題がある（C）．
14.3	運動機能の測定：
14.3.a	運動機能の評価および運動プログラムの再評価を少なくとも 6 カ月ごとに実施すべきである（C）．
14.3.b	運動機能は運動能力検査や質問紙検査（SF-36 など）で測定することができる（C）．
14.3.c	運動の実行を妨げる可能性がある条件を各患者で評価する（C）．
14.4	運動に関する勧告：
14.4.a	多くの透析患者は体力が非常に低下しているため，推奨された運動レベルを受け入れられるように体力と持久力を高めるには，理学療法部門への紹介が必要なことがある．
14.4.a.i	心臓リハビリに適格な患者は，その専門家に紹介する必要がある (C)．
14.4.a.ii	運動の目標として，毎日でなくとも週の大部分で，強度が中程度の運動を 1 日 30 分間実施すべきである．現在，運動を積極的にしていない患者では，非常に低レベルで短い運動から始め，徐々にこの勧告レベルまで引き上げる必要がある（C）．
14.4.b	フォローアップ：
14.4.b.i	患者の運動機能の評価および運動の奨励は，通常の患者ケアプランの一部とすべきである．定期的な再検討では，運動レベルおよび運動機能の変化の評価を含めなければならない（C）．
14.5	透析患者の抑うつ，不安および攻撃性，敵意（hostility）を発見して治療すべきである（B）．
14.5.a	透析ソーシャルワーカーが，透析開始時と以後は少なくとも年に 2 回，すべての透析患者に面接を実施し，抑うつ，不安および攻撃性，敵意の存在に特に注意して，患者の精神状態を評価する必要がある（C）．
14.5.b	透析患者に抑うつ，不安および攻撃性，敵意が存在する場合には，そのような精神状態を治療しなければならない（C）．

A：行うよう強く勧められる．
B：行うよう勧められる．
C：行うよう勧められるだけの根拠が明確でない．
D：行わないよう勧められる．

[表 2-2] **透析患者の心血管疾患に対する K/DOQI 臨床ガイドライン** (NKF-K/DOQI, 2005)[5]

	有酸素運動 (aerobic exercise)	レジスタンス運動 (resistance exercise)	柔軟体操 (flexibility exercise)
頻度 (frequency)	3～5 日/週	2～3 日/週	2～3 日/週
強度 (intensity)	中等度強度の有酸素運動〔酸素摂取予備能の 40～59%，ボルグ指数（RPE）6～20 点（15 点法）の 12～13 点〕	1-RM の 65～75％（1-RM を行うことは勧められず，3-RM 以上のテストで 1-RM を推定すること）	抵抗を感じたりややきつく感じるところまで伸長する
時間 (time)	持続的な有酸素運動で 20～60 分 / 日．しかしこの時間が耐えられないのであれば，3～5 分間の間欠的運動曝露で計 20～60 分 / 日	10～15 回反復で 1 セット．患者の耐容能と時間に応じて，何セット行ってもよい．大筋群を動かすための 8～10 種類の異なる運動を選ぶ	関節ごとに 60 秒の静止（10～30 秒はストレッチ）
種類 (type)	ウォーキング，サイクリング，水泳のような持続的なリズミカルな有酸素運動	マシン，フリーウエイト，バンドを使用する	静的筋運動

RPE：rating of perceived exertion（自覚的運動強度）．
1-RM：1 repetition maximum（最大 1 回反復重量）．

〈運動に際しての特別な配慮〉

1. 血液透析を受けている患者
 ・運動は非透析日に行うのが理想的である．
 ・運動を透析直後に行うと，低血圧のリスクが増えるかもしれない．
 ・心拍数は運動強度の指標としての信頼性は低いので，RPE を重視する．RPE を軽度（9～11）から中等度（12～13）になるように目指す．
 ・患者の動静脈シャントに直接体重をかけない限りは，動静脈接合部のある腕で運動を行ってよい．
 ・血圧測定は動静脈シャントのない側で行う．
 ・運動を透析中に行う場合は，低血圧を防止するために，透析の前半で行うべきである．透析中の運動としては，ペダリングやステッピングのような運動を行う．透析中には動静脈接合部のある腕の運動は避ける．
2. 腹膜透析を受けている患者
 ・持続携行式腹膜透析（CAPD）中の患者は，腹腔内に透析液があるうちに運動を試みてもよいが，不快な場合には，運動前に透析液を除去して行うことが勧められる．
3. 腎移植を受けている患者
 ・拒絶反応の期間中は，運動自体は継続して実施してよいが，運動の強度は軽くする．

［表 2-3］ CKD 患者に推奨される運動処方　(American College of Sports Medicine, 2017)[6]

2）ACSM の Guidelines for Exercise Testing and Prescription（10th edition）による「慢性腎疾患患者のための運動勧告」

透析患者に限定していないすべての CKD 患者用のガイドラインである．運動処方の考え方としては，一般向けの勧告をもとに，初期の運動強度を軽度強度（酸素摂取予備能の 40％未満）から中等度強度（酸素摂取予備能の 40～59％）にし，そして患者の耐容能に基づいて時間をかけて徐々に進行させていくように修正すべきであるというものである（表 2-3，表 2-4）[6]．有酸素運動，レジスタンス運動，柔軟体操から構成されている[6]．

3）日本腎臓学会による「エビデンスに基づく CKD 診療ガイドライン 2018」，「CKD 診療ガイド 2012」

日本腎臓学会が発刊している「エビデンスに基づく CKD 診療ガイドライン 2018」[8] や「CKD

指数(Scale)	自覚的運動強度 RPE(rathing of perceived exertion)		運動強度(%)
20			100
19	非常にきつい	very very hard	95
18			
17	かなりきつい	very hard	85
16			
15	きつい	hard	70
14			
13	ややきつい	fairy hard	55(ATに相当)
12			
11	楽である	light	40
10			
9	かなり楽である	very light	20
8			
7	非常に楽である	very very light	5
6			

[表 2-4] 自覚的運動強度(Borg scale)

エビデンスに基づくCKD診療ガイドライン2018	肥満・メタボリックシンドロームを伴うCKD患者において,運動療法は推奨されるか?	運動療法は,CKD患者の減量および最高酸素摂取量の改善に有効であり,行うよう提案する.その適応および運動量は,それぞれの患者の臨床的背景を考慮して判断する(C2).
	ネフローゼ症候群の患者に運動制限は推奨されるか?	ネフローゼ症候群の患者の長期的予後改善に運動制限を推奨する,もしくは推奨しないとするエビデンスはなかった(Dなし).
	小児CKDに運動は推奨されるか?	小児CKDでは,QOL,運動機能,呼吸機能の点から,軽度~中等度の運動を行うよう提案する(C2).
CKD診療ガイド2012	運動・休養	・CKDの各ステージを通して,過労を避けた十分な睡眠や休養は重要であるが,安静を強いる必要はない. ・個々の患者では,血圧,尿蛋白,腎機能などを慎重にみながら運動量を調節する必要がある.

CKD:chronic kidney disease(慢性腎臓病).
CVD:cardiovascular disease(心血管疾患).
METs:metabolic equivalents(代謝当量).

[表 2-5] 日本腎臓学会の各種ガイドラインにおける運動に関する記述
(日本腎臓学会,2018[8],日本腎臓学会,2012[9]より作成)

診療ガイド2012」[9]には運動に関する項目が盛り込まれており,CKD患者においても身体活動や運動療法の重要性が提唱されている(表2-5).「エビデンスに基づくCKD診療ガイドライン2018」では,運動療法は,肥満・メタボリックシンドロームを伴うCKD患者の減量および最高酸素摂取量(peak$\dot{V}O_2$)の改善に有効として提案され,その適応および運動量はそれぞれの患者の臨床的背景を考慮して判断する.小児CKD患者では,QOL,運動機能,呼吸機能の点から,軽度から中等度の運動を行うよう提案された[8].

4) 腎臓病予後対策国際機構(Kidney Disease Improving Global Outcome;KDIGO)による「2012 CKDの評価と管理のための診療ガイドライン」

心血管疾患の予防や治療のために行われる運動療法を同程度の運動療法(少なくとも1日30分,週5回を目標に),適正体重への到達,禁煙を守ることが推奨されている.しかも,すべての国に

CQ1. 糸球体腎炎患者に運動制限は推奨されるか？
➡推奨文
糸球体腎炎患者に運動制限を行わないことを提案する（2D）．

CQ2. ネフローゼ症候群における安静・運動制限は推奨されるか？
➡推奨文
ネフローゼ症候群を呈する患者に，過度な安静や運動制限を行わないことを提案する（2D）．

CQ3. 保存期 CKD 患者に運動療法は推奨されるか？
➡推奨文
保存期 CKD 患者に対し，年齢や身体機能を考慮しながら可能な範囲で運動療法を行うことを提案する（2C）．

CQ4. 運動療法は透析患者において有用か？
➡推奨文
透析患者における運動療法は，運動耐容能，歩行機能，身体的 QOL の改善効果が示唆されるため，行うことを推奨する（1B）．

CQ5. 腎移植患者のフレイル・低身体活動性は予後に影響するか？
➡推奨文
腎移植患者における移植時のフレイル・低身体活動性は予後に影響する非常に弱いエビデンスがある（推奨度なし）．

CQ6. 腎移植患者において運動療法は推奨されるか？
➡推奨文
腎移植患者において運動療法を実施することを提案する（2C）．

[表 2-6] **腎臓リハビリテーションガイドライン**　（日本腎臓リハビリテーション学会，2018）[12]

おいて，この3つは等しく重要であると強調している[10]．

5）豪州スポーツ学会（ESSA）による「CKD 患者に対する運動処方に関する指針」2013 年版

豪州スポーツ学会（ESSA）は 2013 年に CKD 患者に対する運動処方に関する指針を発表した[11]．本指針では，透析患者と非透析患者それぞれについて有酸素運動とレジスタンストレーニングの具体的な方法について詳細に記しており，転倒リスクのある患者に対してはバランストレーニングの実施も勧めている．

6）日本腎臓リハビリテーション学会による「腎臓リハビリテーションの手引き」2016 年版

2016 年度に診療報酬で腎不全期患者指導加算が新たに認められた際に，運動療法の内容や効果判定の標準化を図ることを目的に，日本腎臓リハビリテーション学会が学会ホームページに，「保存期 CKD 患者に対する腎臓リハビリテーションの手引き」を掲載した[4]．腎臓リハビリにおける運動療法の適応，禁忌，具体的内容，中止基準，効果判定基準などを明記している．保存期というタイトルではあるが，ACSM の Guidelines for Exercise Testing and Prescription も紹介しており，実際には透析患者の運動療法にも役立つ内容になっている．

7）日本腎臓リハビリテーション学会による「腎臓リハビリテーションガイドライン」2018 年版

日本腎臓リハビリテーション学会が運動療法のエビデンスを中心にまとめた「腎臓リハビリテーションガイドライン」2018 年版が 2018 年 6 月に公開された[12]．表 2-6 にそのまとめを示すが，6 つのクリニカルクエスチョン（CQ）に対して推奨文とそれに関する詳しい解説が掲載されている[12]．過度な安静や運動制限を行わないこと，無理のない範囲で運動療法を実施することを推奨している．

運動療法の効果

透析患者への運動療法は，透析患者に対して運動耐容能改善，低栄養・炎症複合（MIA）症候群改善，蛋白質異化抑制，QOL 改善などをもたらすことが明らかにされている[1,2]（p283 表 2-1）．また，定期的な運動習慣のある透析患者は，非運動患者に比較して生命予後がよく，週あたりの運動回数が多いほど生命予後がよい[13]．さらに，定期的な運動習慣をもつ透析患者の割合が多い施設ほど，施設あたりの患者死亡率が低い[13]．

透析患者に対する運動療法に関するメタアナリシスでは，患者の平均 peak$\dot{V}O_2$ は運動療法前には年齢予測値の 70％と著明に低下していたが，対照群では peak$\dot{V}O_2$ が 1.7％減少した一方で，運動群（3〜10 カ月の運動療法）では 25％も向上し，年齢予測値の 88％となった[14]．そのほかにも運動療法により，心拍変動，除脂肪体重増加，大腿四頭筋容量増加，膝伸展力や股関節周囲筋力の向上に有効であった．さらに，脱落者の脱落理由を検討してみると，医学的な理由は 25％程度で，患者自身の拒絶による脱落（27％）より少なかった．また，運動群と対照群間で脱落者の割合に差はなく，28,400 人・年で運動療法による死亡脱落者が全く出現しなかった[14]．このように透析患者に対する運動療法は有効かつ安全であることが示された．さらに，6 カ月以上の運動期間の研究では，有酸素運動にレジスタンス運動を加える運動療法や，透析日よりも非透析日の運動療法が，peak$\dot{V}O_2$ の向上を図るうえでより効果的であると報告されている[14]．

運動療法の実際

1）準備体操・ストレッチング

運動前後のストレッチング，関節可動域（ROM）維持・改善訓練，軽度の筋力増強訓練として（図 2-2）にあげるような体操を行う[15]．

2）運動療法

運動の種類としては，有酸素運動，レジスタンス運動，柔軟体操を組み合わせたプログラムを推奨する（p285 表 2-3）[6]．運動処方の考え方としては，基本的には慢性心不全患者や高血圧患者の運動療法メニューに準じたものである．

有酸素運動では，週 3 日以上の実施を目安としてウォーキングやエルゴメータを使用した運動を処方する．運動の強度の目安は，心肺運動負荷試験による peak$\dot{V}O_2$ の 40〜60％あるいは嫌気性代謝閾値以下とする．心肺運動負荷試験が不可能な場合には，実測最大心拍数の 50〜70％，もしくはカルボーネン（Karvonen）法［目標心拍数＝（最高心拍数－安静時心拍数）×運動強度（k）＋安静時心拍数］を用いる場合は k＝0.3〜0.5 に設定する．しかし，心房細動の患者や心拍数応答に影響を与える β 遮断薬などの服用患者，また心不全患者では心拍数を目安にすることは推奨できない．また，安全域が広いと考えられる患者においては，自覚的運動強度（Borg scale）が「楽である」から「ややつらい」の 11〜13 になるような強度の運動を処方することも可能である．なお，上記の方法により設定した運動強度は，血圧や心電図虚血性変化，不整脈の有無により適宜運動強度を下げる必要がある．3〜5 分程度の短い時間から開始し，20〜60 分を目標に進めるとよい．

レジスタンス運動は，週 2〜3 日の実施を目安として，自重もしくは重錘，ゴムチューブ，ウエイトマシンなどの器具を用いた運動を処方する．運動の負荷を決定する際には，1-RM（最大 1 回

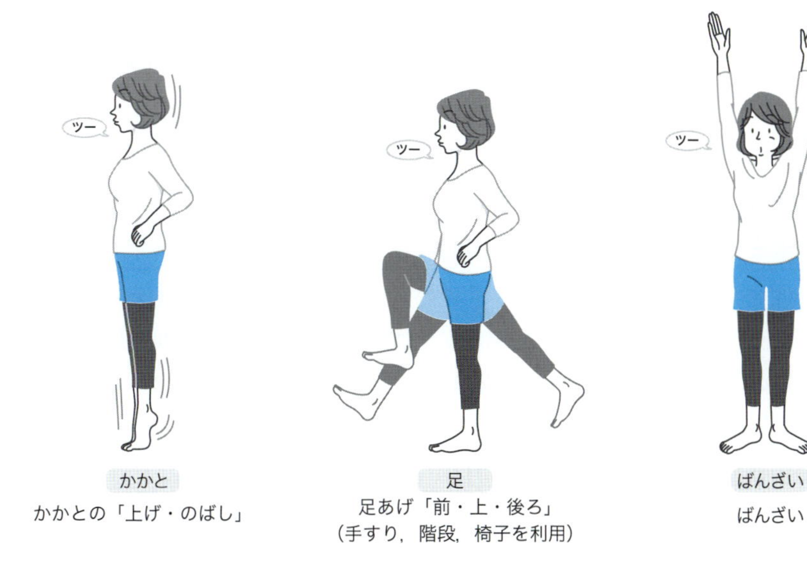

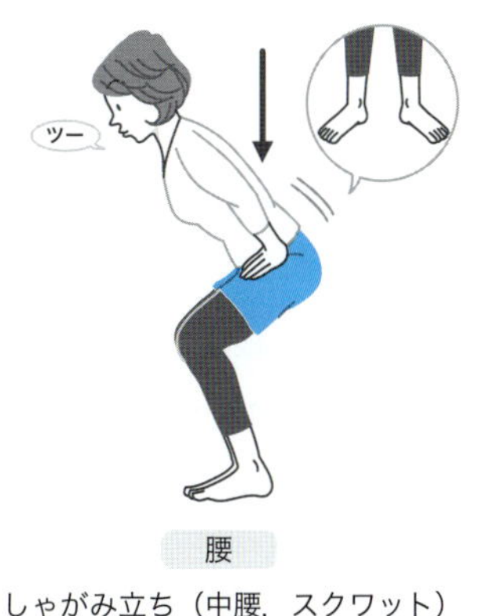

注意

- ひ　広い範囲で
- な　長く
- ま　マイペースで
- つ　「つー」と言いながら息を止めずに
- り　リラックスしてゆっくりと

［図 2-2］ 透析患者の体操（上月の腎臓体操）　（上月，2010 を改変）[15]

反復重量）を用いることは，骨関節系や心血管系への負担が大きくリスクが高いため避けるべきである．運動の負荷は 1 つの動作を 10～15 回反復可能な強度を設定したうえで，1 セット 10～15 回，1 日 1～3 セットを行う．レジスタンス運動の強度を設定する際にも，自覚的運動強度の 11～13 を目安にすることができる．

柔軟体操は，身体機能の低下している患者では転倒のリスクが高くなるため，必ず固定された物につかまることができる環境で行うようにする．

なお，ACSM では運動療法は透析直後に行うべきでないとしている[6]．また，ACSM では，もしも運動療法が透析中に行われるのであれば，低血圧反応を避けるために，治療の前半中に試みられるべきであるとされている[5]．

身体機能や ADL 能力が低下している者は，適宜組み合わせて，個別のプログラムを作成することが望ましい．運動の負荷は，疲労の残らない強度で短時間，少ない回数から導入し，心拍数や自覚症状に基づいて徐々に強度時間，回数を増加させることが望ましい．また，自宅で行うことができるようなプログラムにすることも効果を上げるためには重要である．

3）透析中の運動療法

透析患者にリハビリの1つである運動療法をいかにして習慣づけるかは難題である．なぜなら，週3回透析施設に通院するだけでも負担である透析患者にとって，運動のために病院や運動施設にさらに通うのはとても大変であるからだ．

筆者らは，2005年以来，透析中の運動療法，すなわち透析中にエルゴメータを用いた下肢運動と，ゴムバンドやボールを用いたレジスタンス運動の普及に努めてきた．透析の際に運動を行うことで，運動の時間をほかにあらためて設定しなくてよいこと，医療関係者が血圧モニターや自覚・他覚症状の確認をしてくれることから，効率的かつ安全性が高い運動療法であり，患者に取り入れてもらいやすい．最近の研究では，透析中の運動療法によっても，表2-1（p283）のような運動の効用が認められることも続々判明してきている．

また，透析中に運動を行うことで蛋白同化が促進され[16]，またリンなどの老廃物の透析除去効率が高まり，1回の透析時間を4時間から5時間にしたのと同程度の効果であると報告されている[17]．さらに心不全状態である透析直前に運動を行うのに比較して，透析中は運動時間を長く行うことが可能で運動消費カロリーも多くなる[18]．

〈運動プロトコール〉

エルゴメータ運動は透析開始から原則2時間以内とし，10〜15分間の運動後に同時間の休息を取り，それを繰り返す．レジスタンス運動はエルゴメータ運動の合間に行う．運動強度は，可能であれば運動負荷試験を実施して，得られた嫌気性代謝閾値の40〜60%程度から開始し，徐々に100%に近づけていく．より簡便な運動強度設定法として，自覚的運動強度（Borg scale）の13/20（ややきつい）以下と安静時心拍数+30（β遮断薬投与例では20）拍/分以下とを組み合わせて設定することも有用である．

運動頻度は，疲労が翌日にまで残らないならば週3回の透析時とする．電動アシスト付きエルゴメータは運動負荷としては軽すぎる場合が多いために，効果を上げるために足首に重りを装着してそのエルゴメータを漕ぐ手間が必要であった．最近は安価，軽量で，患者の体力に合わせて軽度から中程度の負荷量を調節できるエルゴメータ〔てらすエルゴ®（図2-3）〕が開発され，利便性が高まった[19]．

4）運動療法と透析時期と効果についての比較検討

Konstantinidouら[20]は，48人の透析患者を対象として，6カ月にわたる3種類の異なるタイミングでの運動療法（A：非透析日にリハビリセンターで監視下運動，B：透析中に運動，C：自宅で非監視下運動）による効果を比較した．表2-7[20]に各グループの運動内容を示す．また，図2-4[20]に各グループの最終結果を示す．

運動時間とpeak$\dot{V}O_2$はともに，A，B，Cの運動グループで改善し，対照透析患者のグループDには変化を認めなかった．改善率はグループAが最も高値であり，次いでB，Cの順であった．すなわち，監視下で非透析日に運動を行えば，最も効果的であることが示唆された．しかし，グループAの脱落率は3グループ中で最も高値であった．グループAの脱落理由は運動療法とは直接関係がなく，運動する時間がない，センターへ通うことが困難，そのほか医学的理由などであった．グループBの効果はグループAに比較すると弱いものであったが，グループAに比較して脱落者

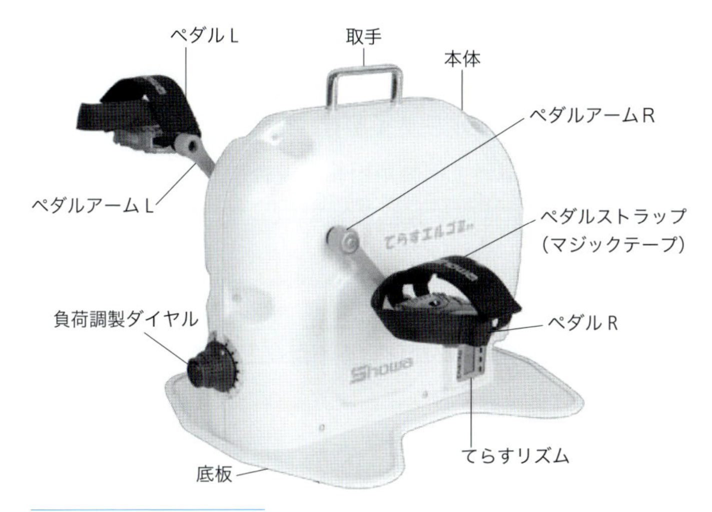

[図 2-3] **てらすエルゴ®** (昭和電機)[19]

A (n=16)	• 非透析日にリハビリセンターで監視下運動 • 強度 60〜70%HRmax • 週 3 回 • 6 カ月間	• 10 分間（自転車エルゴメータ運動かトレッドミル運動によるウォーミングアップ） • 30 分間（柔軟体操やステップ運動などの間欠的有酸素運動） • 10 分間（ストレッチングか低荷重レジスタンス運動） • 10 分間のクールダウン • 4 カ月目から週 1 回，若年者にバスケットボールやフットボールを，高齢者に水泳を追加
B (n=10)	• 透析中に運動 • 透析開始から 2 時間以内 • 強度 70%HRmax • 週 3 回 • 6 カ月間	• 30 分間(自転車エルゴメータ運動，5 分間ずつのウォーミングアップとクールダウンを含む) • 30 分間（下肢柔軟体操と下肢筋力増強訓練，セラバンド™とおもり使用）
C (n=10)	• 自宅での非監視下運動 • 強度 50〜60%HRmax • 週 5 回以上	• 30 分間（自転車エルゴメータ運動） • 30 分間（柔軟体操と筋伸展運動）
D (n=12)	• 対照透析患者	• 運動療法なし

[表 2-7] **各グループの運動内容** (Konstantinidou et al, 2002)[20]

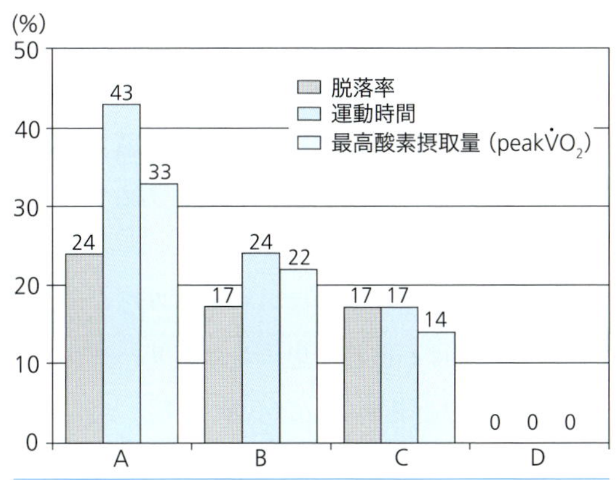

[図 2-4] **各グループの脱落率とトレッドミル試験における運動時間，最高酸素摂取量の変化率**
(Konstantinidou et al, 2002)[20]

が少なく，継続しやすい運動療法であることが示唆された．さらに，グループBでは脱落率が同程度であったグループCに比較して，よい効果が得られた．

以上の結果から，可能な場合にはグループAが行ったような監視下の運動療法が最も効果的であるが，運動療法そのものの理由以外で継続が困難な場合には，グループBが行ったような透析中に行う運動療法に変更すると継続可能である場合が多く，運動不足による体力の減弱を抑制できる可能性が示唆された．

5）運動負荷試験

透析患者は高齢であることが多く，狭心発作，心不全などに気づきにくい．運動療法を安全にかつ効果的に行うために，運動負荷試験を行うことは望ましい．運動負荷試験は，標準的な運動負荷試験の中止基準の適応とその運動負荷試験の解釈法をよく知っている医療関係者によって監視されるべきである．運動負荷試験としては，心血管系フィットネス，筋力テスト，バランス能力テストなどがあるが，一般的にはトレッドミルや自転車エルゴメータのプロトコールが使用される．

運動負荷試験ができない場合は，無理をしない程度の強度の運動が安全である．その際の運動強度は，原則として施設まで歩いてきたそのスピードでの歩行程度を勧める．それ以上の運動強度の運動を行うことを許可する場合は，運動療法を安全にかつ効果的に行うために，運動負荷試験を行うことが望ましい．

透析患者では，運動負荷試験は透析を実施しない日に計画すべきであり，血圧はシャントのないほうの腕で測定する．ピーク時心拍数は，年齢別予測最大心拍数の75%までにすべきである．一方，持続携行式腹膜透析（CAPD）を受けている患者は，腹腔に透析液がない状態で運動負荷試験を受けるべきである[6]．

ACSMでは，CKD患者に対する動的筋力測定は3-RM（最大反復重量；repetation maximum）やそれより高い負荷（例えば，10～12-RM）を使用して行われるべきであり，同時に裂離骨折をきたす恐れがあるので，1-RM試験は禁忌であるとしている[5]．また，筋力および筋の持久力は，60～180°/秒の角速度の範囲において等速性マシンを使用し，安全に評価しうるとしている[5]．

6）運動療法の禁忌と中止基準

透析患者の運動療法の禁忌や中止基準については，「心血管疾患におけるリハビリテーションに関するガイドライン」に示されている心不全の運動療法の絶対的禁忌と相対的禁忌（表2-8）[7]，さらに腎不全の原因疾患になっている生活習慣病に対する運動療法の適応と禁忌（表2-9）[7]を適用することが勧められる．高齢，左室駆出率低下は必ずしも禁忌でない．また，糖尿病を有する場合は，「糖尿病治療ガイド2018-2019」の「運動療法を禁止あるいは制限した方がよい場合」（表2-10）[21]も守る必要がある．

初回訓練時および強度再設定時には，症状や徴候の有無のみならず，血圧測定や心電図モニターによる安全確認が必要である．運動中は心血管疾患におけるリハビリテーションに関するガイドラインに示されている運動負荷試験の中止基準[7]（p266 表7-8）と運動負荷試験陽性基準[22]（p266 表7-9）に準ずる．詳細は成書を参考にされたい．

7）運動療法の注意点

関節痛など運動器障害や息切れ，胸痛など循環器障害の症状の出現や進展に注意する．また，尿

Ⅰ．絶対的禁忌	1）過去1週間以内における心不全の自覚症状（呼吸困難，易疲労性など）の増悪 2）不安定狭心症または閾値の低い［平地ゆっくり歩行（2 METs）で誘発される］心筋虚血 3）手術適応のある重症弁膜症，特に大動脈弁狭窄症 4）重症の左室流出路狭窄（閉塞性肥大型心筋症） 5）未治療の運動誘発性重症不整脈（心室細動，持続性心室頻拍） 6）活動性の心筋炎 7）急性全身性疾患または発熱 8）運動療法が禁忌となるその他の疾患（中等症以上の大動脈瘤，重症高血圧，血栓性静脈炎，2週間以内の塞栓症，重篤な多臓器障害など）
Ⅱ．相対的禁忌	1）NYHA Ⅳ度または静注強心薬投与中の心不全 2）過去1週間以内に体重が2 kg以上増加した心不全 3）運動により収縮期血圧が低下する例 4）中等症の左室流出路狭窄 5）運動誘発性の中等症不整脈（非持続性心室頻拍，頻脈性心房細動など） 6）高度房室ブロック 7）運動による自覚症状の悪化（疲労，めまい，発汗多量，呼吸困難など）
Ⅲ．禁忌とならないもの	1）高齢 2）左室駆出率低下 3）補助人工心臓（LVAS）装着中の心不全 4）植込み型除細動器（ICD）装着例

［表 2-8］ **心不全の運動療法の禁忌**

〔日本循環器学会 他，心血管疾患におけるリハビリテーションに関するガイドライン（2012 年改訂版）：http://www.j-circ.or.jp/guideline/pdf/JCS2012_nohara_h.pdf（2018 年 1 月 18 日閲覧）〕[7]

疾患	適応	条件付適応	禁忌
高血圧	140～159/90～94 mmHg	160～179/95～99 mmHg または治療中かつ禁忌の値でない 男性40歳，女性50歳以上はできるだけ運動負荷試験を行う 運動負荷試験ができない場合はウォーキング程度の処方とする	180/100 mmHg 以上 胸部X線写真でCTR：55%以上 心電図で重症不整脈，虚血性変化が認められるもの（運動負荷試験で安全性が確認された場合は除く） 眼底でⅡb以上の高血圧性変化がある 尿蛋白：100 mg/d*l* 以上
糖尿病	空腹時血糖：110～139 mg/d*l*	空腹時血糖：140～249 mg/d*l* または治療中かつ禁忌の値でない 男性40歳，女性50歳以上はできるだけ運動負荷試験を行う 運動負荷試験ができない場合はウォーキング程度の処方とする	空腹時血糖：250 mg/d*l* 以上 尿ケトン体（＋） 糖尿病性網膜症（＋）
脂質異常症	TC：220～249 mg/d*l* または TG：150～299 mg/d*l*	TC：250 mg/d*l* 以上またはTG：300 mg/d*l*，または治療中 男性40歳，女性50歳以上はできるだけ運動負荷試験を行う 運動負荷試験ができない場合はウォーキング程度の処方とする	
肥満	BMI：24.0～29.9	BMI：24.0～29.9 かつ下肢の関節障害整形外科的精査と運動制限	BMI：30.0 以上

TC：総コレステロール．
TG：中性脂肪．
BMI：Body Mass Index〔体重（kg）/身長（m）^{2}〕．

［表 2-9］ **生活習慣病に対する運動療法の適応と禁忌**

〔日本循環器学会 他，心血管疾患におけるリハビリテーションに関するガイドライン（2012 年改訂版）：http://www.j-circ.or.jp/guideline/pdf/JCS2012_nohara_h.pdf（2018 年 1 月 18 日閲覧）〕[7]

1. 糖尿病の代謝コントロールが極端に悪い場合（空腹時血糖値250 mg/dl以上，または尿ケトン体中等度以上陽性）
2. 増殖網膜症による新鮮な眼底出血がある場合（眼科医と相談する）
3. 腎不全の状態にある場合（専門の医師の意見を求める）.
4. 虚血性心疾患[注2]や心肺機能に障害のある場合（専門の医師の意見を求める）
5. 骨・関節疾患がある場合（専門の医師の意見を求める）
6. 急性感染症
7. 糖尿病壊疽
8. 高度の糖尿病自律神経障害

（日本糖尿病学会，2018，p51）[21]

注1）これらの場合でも日常生活における体動が制限されることはまれであり，安静臥床を必要とすることはない.

注2）糖尿病の場合には，特に無症候性（無痛性）心筋虚血への注意が必要である.

筆者注）3で糖尿病治療ガイド 2012–2013，2014–2015にあった「血清クレアチニン，男性 2.5 mg/dl 以上，女性 2.0 mg/dl 以上」の禁止・制限が，2018–2019ではなくなったことに注目したい.

［表 2-10］ 運動療法を禁止あるいは制限した方がよい場合[注1]

毒症の症状の出現や進展に注意する，運動することで腎機能が低下していないかをチェックする.

糖尿病腎症はCKDの一部であり，運動療法に関しては，糖尿病以外の原因によるCKDと区別して考える必要はなく，CKDの運動療法に関する臨床研究の多くは糖尿病の有無に分けた検討を行っていない．ただし，「糖尿病診療ガイドライン2016」のステートメントにあるように[23]，運動療法を開始する際には，心血管疾患の有無や程度，糖尿病慢性合併症である末梢および自律神経障害や進行した網膜症，腎症，整形外科的疾患などをあらかじめ評価する必要がある．心血管疾患のスクリーニングは，無症候の患者においても，複数の危険因子を有する場合や脳血管または末梢動脈硬化性疾患を有する場合，心電図で虚血の可能性がある場合，高強度の運動を行う場合には勧められる．また，インスリンや経口血糖降下薬〔特にスルホニル尿素（SU）薬〕で治療を行っている患者において，運動中および運動当日から翌日に低血糖を起こすおそれがある．インスリン治療をしている患者では，血糖自己測定を行い，運動の時間や種類，量の調整や，投薬量の調整（超速効型インスリンは運動前は原則減量），運動前や運動中の補食が必要になる．特にインスリン治療中の患者では，運動前の血糖値が100 mg/dl未満の場合には，吸収のよい炭水化物を1～2単位摂取することが勧められる[23].

8）運動療法のコンプライアンス・コンコーダンスを上げる方法

運動療法の指導がされた後は，自宅での継続が重要である．日常生活での運動を長続きさせるコツを表 2-11に示す[24].

日常生活指導と栄養指導

1）日常生活指導

CKDの重症度は，原因（cause：C），腎機能〔糸球体濾過量（GFR）：G〕，蛋白尿（アルブミン尿：A）によるCGA分類で評価する．腎機能区分はGFRにより定められる．蛋白尿区分は，保険適用の関係で，糖尿病で24時間尿アルブミン（Alb）排泄量，または尿Alb/クレアチニン（Cr）比（ACR），糖尿病以外で24時間尿蛋白量，または尿蛋白/Cr比により定められる．糖尿病G2A3，慢性腎炎G3bA1，などのように表記する.

A. 日常生活に運動を取り入れる工夫
●遠回りをして歩きましょう.
●エレベーターやエスカレーターをなるべく使わないで歩きましょう.
●仕事中はなるべく階段を使いましょう.
●昼食を外食する場合は，遠くの店に歩いて行きましょう.
●バス停や駅を1つ手前で降りて歩きましょう.
●高層ビルなら，行き先階の2〜3階手前でエレベーターを降りて階段を昇りましょう.
●休日は買い物ついでにウインドーショッピングをしましょう.
B. 運動を長続きさせるコツ
●万歩計を付けて毎日の記録を残しましょう.
●景色のよいところを散歩しましょう.
●音楽を聴きながら散歩しましょう.
●運動仲間をつくりましょう.
●服装など，ファッションをいつもより派手めにして変化をつけましょう.
●栄養や睡眠を十分とりましょう.
C. 運動を行う際の注意点
●他人と話をしながら続けられる強さの運動で，運動中や終了後に苦しさや痛みを覚えないようにしましょう.
●最初から頑張りすぎないで，自分の体調に合わせてマイペースで運動しましょう.
●運動も週休2日程度にしましょう.
●体調の悪いときには休みましょう.
●頭痛・胸痛・冷や汗・脱力感などがあれば，ただちに運動をやめて主治医に相談しましょう.
●運動中や運動後には，水分補給を忘れずに行いましょう.

[表 2-11] **日常生活での運動を長続きさせるコツ** (上月，2017)[24]

「CKD診療ガイド2009」における生活習慣改善，食事指導などを表2-12[9]に，「糖尿病治療ガイド」における糖尿病腎症生活指導基準を表2-13に示す[21]．さらに，「糖尿病治療ガイド」2012-2013，2014-2015，2016-2017にある糖尿病腎症生活指導基準を表2-14にまとめた[25, 26, 27]．この5，6年の間に第3期，第4期の生活一般や運動から「制限」の文字がなくなり，むしろ運動を「推奨」する方向に変化してきたことが明らかである．

もちろん，極度に激しい運動は腎機能の悪化を招く可能性があり，特に腎機能が重度低下している患者やネフローゼ症候群などの蛋白尿が多い患者には不適当であるとされ，CKDのGステージごとの運動強度について，日本腎臓学会から示されたガイドラインによる対応メッツ（METs）表を示す（表2-15[28]，表2-16）．CKD患者の運動能力は個人差が大きいため，具体的な運動の実施は個々の身体機能を考慮したうえで設定すべきである．

2）栄養指導

日本腎臓学会の「慢性腎臓病に対する食事療法基準2014年版」におけるCKDステージG1〜G5の食事療法基準を表2-17，ステージG5D（透析）の食事療法基準を表2-18に示す[29]．

❶栄養評価

体重やBMIの変化，食事内容，尿素窒素（BUN），血清Cr（Scr），血清Alb，プレAlbなどを指標に栄養状態を評価する．肥満を合併しているCKD患者では，末期腎不全に至るリスクが報告されており，肥満の回避も重要である．

尿毒症物質の蓄積やアシドーシスは，細胞のインスリン感受性を低下させ，糖の利用障害を生じ，その代償として筋蛋白の分解が起こる．炎症性サイトカインも筋肉を融解する．さらに，透析患者の場合には，透析による栄養素の喪失やさまざまな原因による摂食低下の影響も加わりエネルギー

CKD 病期	方針	生活習慣改善	食事指導	血圧管理	血糖値管理
ハイリスク群	生活習慣によるリスク因子の軽減	禁煙 BMI<25	高血圧があれば減塩 6 g/日未満	高血圧ガイドラインに従う	HbA1c は 6.9 %（NGSP 値）未満
ステージ G1 A2 G1 A3	専門医と協力して治療（一般医>専門医） 腎障害の原因精査 腎障害を軽減させるための積極的治療	禁煙 BMI<25	高血圧があれば減塩 6 g/日未満	130/80 mmHg 以下 原則的に ACE 阻害薬や ARB を処方	HbA1c は 6.9 %（NGSP 値）未満
ステージ G2 A2 G2 A3	専門医と協力して治療（一般医>専門医） 腎障害の原因精査 腎障害を軽減させるための積極的治療	禁煙 BMI<25	高血圧があれば減塩 6 g/日未満	130/80 mmHg 以下 原則的に ACE 阻害薬や ARB を処方	HbA1c は 6.9 %（NGSP 値）未満
ステージ G3a A1 G3a A2 G3a A3	専門医と協力して治療（一般医>専門医） 腎機能低下の原因精査 腎機能低下を抑制するために集学的治療	禁煙 BMI<25	減塩 6 g/日未満 蛋白質制限食[*1]（0.8～1.0 g/kg 体重/日）	130/80 mmHg 以下 原則的に ACE 阻害薬や ARB を処方	HbA1c は 6.9 %（NGSP 値）未満 インスリンおよび SU 薬による低血糖の危険性
ステージ G3b A1 G3b A2 G3b A3	専門医と協力して治療（一般医>専門医） 腎機能低下の原因精査 腎機能低下を抑制するために集学的治療	禁煙 BMI<25	減塩 6 g/日未満 蛋白質制限食[*1]（0.8～1.0 g/kg 体重/日）	130/80 mmHg 以下 原則的に ACE 阻害薬や ARB を処方	HbA1c は 6.9 %（NGSP 値）未満 インスリンおよび SU 薬による低血糖の危険性 ビグアナイド薬[*2]は禁忌
ステージ G4 A1 G4 A2 G4 A3	原則として専門医での治療 腎機能低下の原因精査 腎機能低下を抑制するために集学的治療，透析などの腎代替療法の準備 腎不全合併症の検査と治療（CVD 対策を含む）	禁煙 BMI<25	減塩 6 g/日未満 蛋白質制限食[*1]（0.6～0.8 g/kg 体重/日） 高 K 血症があれば摂取制限	130/80 mmHg 以下 原則的に ACE 阻害薬や ARB を処方	HbA1c は 6.9 %（NGSP 値）未満 インスリンによる低血糖の危険性 ビグアナイド薬，チアゾリジン薬，SU 薬は禁忌
ステージ G5 A1 G5 A2 G5 A3	専門医による治療 腎機能低下の原因精査 腎機能低下を抑制するために集学的治療，透析などの腎代替療法の準備 腎不全合併症の検査と治療（CVD 対策を含む）	禁煙 BMI<25	減塩 6 g/日未満 蛋白質制限食[*1]（0.6～0.8 g/kg 体重/日） 高 K 血症があれば摂取制限	130/80 mmHg 以下 原則的に ACE 阻害薬や ARB を処方	HbA1c は 6.9 %（NGSP 値）未満 インスリンによる低血糖の危険性 ビグアナイド薬，チアゾリジン薬，SU 薬は禁忌

〈注意事項〉
*1　エネルギー必要量は健常人と同程度（25～35 kcal/kg 体重/日）．
*2　メトグルコ® に関しては慎重投与．
*3　鉄欠乏があれば鉄剤投与を検討．特に ESA を使用していれば，フェリチン≧100 ng/ml，鉄飽和度≧20%．
*4　ESA 使用は腎臓専門医に相談．

［表 2-12］　**CKD 診療ガイド—治療のまとめ**

	脂質管理	貧血管理	骨・ミネラル対策	K・アシドーシス対策	尿毒素対策	そのほか
	食事療法・運動療法 LDL-C120 mg/dl 未満	腎性貧血以外の原因検索（腎機能的に腎性貧血は考えにくい）	ステロイド薬治療中や原発性副甲状腺機能亢進症では通常治療			
	食事療法・運動療法 LDL-C120 mg/dl 未満	腎性貧血以外の原因検索（腎機能的に腎性貧血は考えにくい）	ステロイド薬治療中や原発性副甲状腺機能亢進症では通常治療			
	食事療法・運動療法 LDL-C120 mg/dl 未満 薬物による横紋筋融解症への注意	腎性貧血以外の原因検索*3 腎性貧血は赤血球造血刺激因子製剤（ESA）*4 で Hb10〜12 g/dl	P，Ca，PTH：基準値内 低アルブミン血症では補正 Ca で評価 リン制限食	高 K 血症，アシドーシスの原因検索 K 制限（1,500 mg/日） ループ利尿薬・陽イオン交換樹脂*6 で体外へ排泄 重炭酸 Na によるアシドーシス補正		腎排泄性薬剤の投与量・間隔の調整
	食事療法・運動療法 LDL-C120 mg/dl 未満 薬物による横紋筋融解症への注意	腎性貧血以外の原因検索*3 腎性貧血は赤血球造血刺激因子製剤（ESA）*4 で Hb10〜12 g/dl	P，Ca，PTH：基準値内 低アルブミン血症では補正 Ca で評価 リン制限食	高 K 血症，アシドーシスの原因検索 K 制限（1,500 mg/日） ループ利尿薬・陽イオン交換樹脂*6 で体外へ排泄 重炭酸 Na によるアシドーシス補正		腎排泄性薬剤の投与量・間隔の調整
	食事療法・運動療法 LDL-C120 mg/dl 未満 薬物による横紋筋融解症への注意 フィブラート系はクリノフィブラート以外は禁忌	腎性貧血以外の原因検索 鉄欠乏対策*3 腎性貧血は赤血球造血刺激因子製剤（ESA）*4 で Hb10〜12 g/dl	P，Ca，PTH：基準値内 低アルブミン血症では補正 Ca で評価 高 P 血症では $CaCO_3$ などのリン吸着薬 RTH が基準値を超える際は活性型ビタミン D *5	高 K 血症，アシドーシスの原因検索 K 制限（1,500 mg/日） ループ利尿薬・陽イオン交換樹脂*6 で体外へ排泄 重炭酸 Na によるアシドーシス補正	球形吸着炭*7	腎排泄性薬剤の投与量・間隔の調整
	食事療法・運動療法 LDL-C120 mg/dl 未満 薬物による横紋筋融解症への注意 フィブラート系はクリノフィブラート以外は禁忌	腎性貧血以外の原因検索 鉄欠乏対策*3 腎性貧血は赤血球造血刺激因子製剤（ESA）*4 で Hb10〜12 g/dl	P，Ca，PTH：基準値内 低アルブミン血症では補正 Ca で評価 高 P 血症では $CaCO_3$ などのリン吸着薬 RTH が基準値を超える際は活性型ビタミン D *5	高 K 血症，アシドーシスの原因検索 K 制限（1,500 mg/日） ループ利尿薬・陽イオン交換樹脂*6 で体外へ排泄 重炭酸 Na によるアシドーシス補正	球形吸着炭*7	腎排泄性薬剤の投与量・間隔の調整

*5　活性型ビタミンDの投与量に注意.
*6　陽イオン交換樹脂は便秘を起こしやすいので注意.
*7　球形吸着炭はほかの薬剤と同時に使用しない．便秘や食思不振などの消化器系合併症に注意.

（日本腎臓学会，2012）[9)]

病期	生活一般	食事				運動[注2)]	勤務	家事	妊娠・出産	治療，食事，生活のポイント
		総エネルギー[注1)] kcal/kg 標準体重/日	蛋白質	食塩相当量	カリウム					
第1期（腎症前期）	・普通生活	25〜30	20%エネルギー以下	高血圧があれば6g未満/日	・制限せず	・原則として糖尿病の運動療法を行う	・普通勤務	・普通	可	・糖尿病食を基本とし，血糖コントロールに努める ・降圧治療 ・脂質管理 ・禁煙
第2期（早期腎症期）	・普通生活	25〜30	20%エネルギー以下[注3)]	高血圧があれば6g未満/日	・制限せず	・原則として糖尿病の運動療法を行う	・普通勤務	・普通	慎重な管理を要する	・糖尿病食を基本とし，血糖コントロールに努める ・降圧治療 ・脂質管理 ・禁煙 ・蛋白質の過剰摂取は好ましくない
第3期（顕性腎症期）	・普通生活	25〜30[注4)]	0.8〜1.0[注4)] g/kg 標準体重/日	6g未満/日	・制限せず（高カリウム血症があれば＜2.0g/日）	・原則として運動可 ・ただし病態によりその程度を調節する	・普通勤務	・普通	推奨しない	・適切な血糖コントロール ・降圧治療 ・脂質管理 ・禁煙 ・蛋白質制限食
第4期（腎不全期）	・疲労を感じない程度の生活	25〜35	0.6〜0.8g/kg 標準体重/日	6g未満/日	＜1.5g/日	・原則として運動可 ・ただし病態によりその程度を調節する	・原則として軽勤務 ・疲労を感じない程度の座業を主とする ・残業，夜勤は避ける	・疲労を感じない程度の軽い家事	推奨しない	・適切な血糖コントロール ・降圧治療 ・脂質管理 ・禁煙 ・蛋白質制限食 ・貧血治療
第5期（透析療法期）	・軽度制限 ・疲労の残らない範囲の生活	血液透析(HD)[注5)]：30〜35 腹膜透析(PD)[注5)]：30〜35	0.9〜1.2g/kg 標準体重/日 0.9〜1.2g/kg 標準体重/日	6g未満/日[注6)] PD 除水量 (l)×7.5＋尿量 (l)×5(g)/日	＜2.0g/日 ・原則制限せず	・原則として運動可 ・ただし病態によりその程度を調節する	・原則として軽勤務 ・超過勤務，残業は時に制限	・普通に可 ・疲労の残らない程度にする	推奨しない	・適切な血糖コントロール ・降圧治療 ・脂質管理 ・禁煙 ・透析療法または腎移植 ・水分制限（血液透析患者の場合，最大透析間隔日の体重増加を6%未満とする）

注1）軽い労作の場合を例示した．
注2）尿蛋白量，高血圧，大血管症の程度により運動量を慎重に決定する．ただし，増殖網膜症を合併した症例では，腎症の病期にかかわらず激しい運動は避ける．
注3）一般的な糖尿病の食事基準に従う．
注4）GFR＜45 では第4期の食事内容への変更も考慮する．
注5）血糖および体重コントロールを目的として 25〜30 kcal/kg 標準体重 / 日までの制限も考慮する．
注6）尿量，身体活動度，体格，栄養状態，透析間体重増加を考慮して適宜調整する．
日本糖尿病学会糖尿病性腎症合同委員会：糖尿病性腎症病期分類 2014 の策定（糖尿病性腎症病期分類改訂）について．糖尿病 **57**：529-534，2014 に基づいて作成

[表 2-13] **糖尿病腎症生活指導基準**

（日本糖尿病学会，2018，88-89）[21)]

病期		生活一般			運動		
		2012-2013 *	2014-2015 *	2016-2017 *	2012-2013 *	2014-2015 *	2016-2017 *
第 1 期 （腎症前期）		普通生活	普通生活	普通生活	原則として糖尿病の運動療法を行う	原則として糖尿病の運動療法を行う	原則として糖尿病の運動療法を行う
第 2 期 （早期腎症期）		普通生活	普通生活	普通生活	原則として糖尿病の運動療法を行う	原則として糖尿病の運動療法を行う	原則として糖尿病の運動療法を行う
第 3 期 （顕性腎症期）	第 3 期 A （顕性腎症前期）	普通生活	普通生活	普通生活	原則として運動可 ただし病態により，その程度を調節する 過激な運動は不可	原則として運動可 ただし病態により，その程度を調節する 過激な運動は不可	原則として運動可 ただし病態により，その程度を調節する 過激な運動は避ける
	第 3 期 B （顕性腎症後期）	軽度制限 疲労の残らない生活			運動制限 体力を維持する程度の運動は可		
第 4 期 （腎不全期）		制限	軽度制限	疲労を感じない程度の生活	運動制限 散歩やラジオ体操は可	運動制限 散歩やラジオ体操は可 体力を維持する程度の運動は可	体力を維持する程度の運動は可
第 5 期 （透析療法期）		軽度制限 疲労の残らない範囲の生活	軽度制限 疲労の残らない範囲の生活	軽度制限 疲労の残らない範囲の生活	原則として軽運動 過激な運動は不可	原則として軽運動 過激な運動は不可	原則として軽運動 過激な運動は不可

［表 2-14］ **糖尿病腎症生活指導基準**

*「糖尿病治療ガイド」の年度版を示す．

（日本糖尿病学会，2012[25]，日本糖尿病学会，2014[26]，日本糖尿病学会，2016[27]，を参考に作成）

CKD ステージ	運動強度
G1	5〜6 METs 以下
G2	
G3a	4〜5 METs 以下
G3a	
G4	3〜4 METs 以下
G5	

［表 2-15］ **CKD ステージと対応する運動強度**

（日本腎臓学会，2015）[28]

不足となりやすい．その結果，筋蛋白の崩壊が起こり，異化亢進状態となる．また，安静や活動性低下による廃用，尿毒症性ミオパチーやニューロパチーなどによってもサルコペニアをきたしやすい．

❷水分・食塩摂取量

CKD 患者では，水分の過剰摂取や極端な制限は有害である．食塩摂取量の基本は 3 g/日以上

METs	3 METs 以上の運動の例
3.0	ボウリング，バレーボール，社交ダンス（ワルツ，サンバ，タンゴ），ピラティス，太極拳
3.5	自転車エルゴメータ（30～50 ワット），自体重を使った軽い筋力トレーニング（軽・中等度），体操（家で，軽・中等度），ゴルフ（手引きカートを使って），カヌー
3.8	全身を使ったテレビゲーム（スポーツ・ダンス）
4.0	卓球，パワーヨガ，ラジオ体操第 1
4.3	やや速歩（平地，やや速めに＝93 m/分），ゴルフ（クラブを担いで運ぶ）
4.5	テニス（ダブルス）*，水中歩行（中等度），ラジオ体操第 2
4.8	水泳（ゆっくりとした背泳）
5.0	かなり速歩（平地，早く＝107 m/分），野球，ソフトボール，サーフィン，バレエ（モダン，ジャズ）
5.3	水泳（ゆっくりとした平泳ぎ），スキー，アクアビクス
5.5	バトミントン
6.0	ゆっくりとしたジョギング，ウエイトトレーニング（高強度，パワーリフティング，ボディビル），バスケットボール，水泳（のんびり泳ぐ）
6.5	山を登る（0～4.1 kg の荷物を持って）
6.8	自転車エルゴメータ（90～100 ワット）
7.0	ジョギング，サッカー，スキー，スケート，ハンドボール*
7.3	エアロビクス，テニス（シングルス）*，山を登る（約 4.5～9.0 kg の荷物を持って）
8.0	サイクリング（約 20 km/時）
8.3	ランニング（134 m/分），水泳（クロール，ふつうの速さ，46 m/分未満），ラグビー*
9.0	ランニング（139 m/分）
9.8	ランニング（161 m/分）
10.0	水泳（クロール，速い，69 m/分）
10.3	武道・武術（柔道，柔術，空手，キックボクシング，テコンドー）
11.0	ランニング（188 m/分），自転車エルゴメータ（161～200 ワット）
METs	**3 METs 未満の運動の例**
2.3	ストレッチング，全身を使ったテレビゲーム（バランス運動，ヨガ）
2.5	ヨガ，ビリヤード
2.8	座って行うラジオ体操

*試合の場合

[表 2-16] **運動のメッツ表**
（宮地元彦 他：健康づくりのための運動基準 2006 改定のためのシステマティックレビュー．厚生労働省，2012）

6 g/日未満とするのが基本である．ただし，CKD ステージ G1～G2 で高血圧や体液過剰を伴わない場合には，食塩摂取量の制限緩和も可能である．健常人および保健指導レベルの人を対象とする「日本人の食事摂取基準 2015 年版」の目標量は，男性では 8 g/日未満，女性では 7 g/日未満である[30]．逆に，ステージ G4～G5 で，体液過剰の徴候があれば，より少ない食塩摂取量に制限しなければならない場合がある[29]．

❸体重[29]

「日本人の食事摂取基準（2015 年版）」の当面目標とする BMI の範囲は，18～49 歳では 18.5～24.9，50～69 歳では 20.0～24.9，70 歳以上では 21.5～24.9 である[30]．一方，CKD では体重や体格の大きいほうが，生命予後が良好という肥満のパラドックスの存在がある．目標とする体重は，尿蛋白の有無，腎予後と生命予後のリスク，合併症の有無などを考慮して，個々の症例で設定する

<table>
<tr><th>ステージ（GFR）</th><th>エネルギー
(kcal/kgBW/日)</th><th>たんぱく質
(g/kgBW/日)</th><th>食塩
(g/日)</th><th>カリウム
(mg/日)</th></tr>
<tr><td>ステージ G1
（GFR≧90）</td><td rowspan="6">25～35</td><td>過剰な摂取をしない</td><td rowspan="6">3≦　<6</td><td>制限なし</td></tr>
<tr><td>ステージ G2
（GFR 60～89）</td><td>過剰な摂取をしない</td><td>制限なし</td></tr>
<tr><td>ステージ 3Ga
（GFR 45～59）</td><td>0.8～1.0</td><td>制限なし</td></tr>
<tr><td>ステージ 3Gb
（GFR 30～44）</td><td>0.6～0.8</td><td>≦2,000</td></tr>
<tr><td>ステージ G4
（GFR 15～29）</td><td>0.6～0.8</td><td>≦1,500</td></tr>
<tr><td>ステージ G5
（GFR<15）</td><td>0.6～0.8</td><td>≦1,500</td></tr>
<tr><td>5D
（透析療法中）</td><td colspan="4">別表*</td></tr>
</table>

注）エネルギーや栄養素は，適正な量を設定するために，合併する疾患（糖尿病，肥満など）のガイドラインなどを参照して病態に応じて調整する．性別，年齢，身体活動度などにより異なる．
注）体重は基本的に標準体重（BMI＝22）を用いる．
*筆者注：表 2-18

［表 2-17］ CKD ステージによる食事療法基準（保存期）　（日本腎臓学会，2014）[29]

ステージ 5D	エネルギー (kcal/kgBW/日)	たんぱく質 (g/kgBW/日)	食塩 (g/日)	水分	カリウム (mg/日)	リン (mg/日)
血液透析（週 3 回）	30～35注1，2)	0.9～1.2注1)	<6注3)	できるだけ少なく	≦2,000	≦蛋白質(g)×15
腹膜透析	30～35注1，2，4)	0.9～1.2注1)	PD 除水量(*l*)×7.5＋尿量(*l*)×5	PD 除水量＋尿量	制限なし注5)	≦蛋白質(g)×15

注 1）体重は基本的に標準体重（BMI＝22）を用いる．
注 2）性別，年齢，合併症，身体活動度により異なる．
注 3）尿量，身体活動度，体格，栄養状態，透析間体重増加を考慮して適宜調整する．
注 4）腹膜吸収ブドウ糖からのエネルギー分を差し引く．
注 5）高カリウム血症を認める場合には血液透析同様に制限する．

［表 2-18］ CKD ステージによる食事療法基準（透析）　（日本腎臓学会，2014）[29]

べきと考えられる．尿蛋白の陽性率と BMI との間には J 字型の関係があり，それが低い BMI は 19～23 の範囲にあると考えられる．適正な体重や BMI を考える際には，性差による筋肉量や脂肪量など体組成の違いも考慮する必要がある．透析患者では，死亡リスクの低い BMI は 22 を含む幅広い範囲にあると考えられる．

❹摂取エネルギー量・蛋白量

摂取エネルギー量は，性別，年齢，身体活動レベルで調整するが 25～35 kcal/kg 体重/日が推奨される．摂取蛋白質量は，CKD ステージ G1～G2 では，過剰にならないように注意する．ステージ G3 では，0.8～1.0 g/kg 体重/日の蛋白質摂取を推奨する．ステージ G4～G5 では，蛋白質摂取を 0.6～0.8 g/kg 体重/日に制限することにより，腎代替療法（透析，腎移植）の導入が延長できる可能性がある．

しかし，十分なエネルギー摂取量確保と，医師および管理栄養士による管理が不可欠である．エネルギーが不足すると，身体中の蛋白質が分解されエネルギー源になり（異化作用），体内のBUNが増えるため，蛋白質を多く食べたことと同じ状態になり，蛋白質を制限する意味がなくなってしまう．そこで，十分なエネルギー摂取量確保と，特殊食品の使用経験が豊富な腎臓専門医と管理栄養士による継続的な患者指導が必要になる．蛋白調整ごはん，パン，もち，でんぷん加工製品など，治療用特殊食品も市販されているので，積極的に利用する．十分なエネルギーの確保が必要で，サルコペニア，PEW，フレイルなどの発症に十分に注意する．

腎臓リハビリテーションの留意点

1）本人の希望や社会的背景の考慮

リハビリでは，個々の患者の身体的，精神・心理的，社会的背景および本人の希望の個人差を十分考慮して，個々に治療目標を立て，包括的に診療に当たることが肝要である．同時に，重複障害を呈する患者の機能予後や生命予後を改善するためのFITT（頻度，強度，時間，種類）に関して，従来の臓器別リハビリのFITTを見直すとともに，今後十分な検証が必要である．

2）心不全の合併

「心腎連関」という言葉があるように，心不全と腎不全は共通の基盤で病態機序があり，互いに影響し合っている．腎不全患者の水分摂取量が多いと，体内の水分量が増え，心不全になりやすい．

腎臓リハビリを考えるうえで，ぜひ知っておいてほしいのは心不全リハビリのエビデンスである．最近の心臓リハビリの著しい進歩により，心不全患者に対する運動療法は生命予後を改善する「有効な治療」としての地位を確立した．すなわち，安定期にある慢性心不全に対して運動療法を実施することにより，運動耐容能が増加するのみならず，生存率改善，心不全入院減少，健康関連QOL改善，血管内皮依存性血管拡張反応改善，左室駆出率改善など，その効果はまさに全身に及んでいる．

心不全を伴う場合でも，安定期にあるコントロールされた心不全で，NYHA Ⅱ～Ⅲ度の患者であれば運動療法の適応となる．「安定期にある」とは，少なくとも過去1週間において心不全の自覚症状（呼吸困難，易疲労性など）および身体所見（浮腫，肺うっ血など）の増悪がないことを指す．「コントロールされた心不全」とは体液量が適正に管理されていること，具体的には，中等度以上の下肢浮腫がないこと，および中等度以上の肺うっ血がないことなどを指す．詳細は成書を参考にされたい[7]．

3）重複障害

いかなる臓器も単独では存在し得ず，臓器は相互に影響を及ぼし合っている．これを臓器連関という．

わが国は世界がこれまで経験したことのない超高齢社会となった．超高齢社会では多疾患患者が増えるため，障害も単一ではなく，重複障害という新たな課題に直面している[31, 32]．重複障害を有する患者では安静・臥床が長くなり，身体活動は不活発になりがちである．これは身体諸器官における廃用症候群，すなわち全身臓器の機能低下，能力低下やQOLの悪化，肥満，インスリン抵抗性，糖尿病，脂質異常症，動脈硬化につながり，心血管疾患などに罹患して寿命を短縮するという悪循環に陥りやすい．その悪循環を予防し，断ち切るために，積極的にリハビリを行う必要がある．

腎臓機能障害患者では，合併症や重複障害を理由に安静を余儀なくされている場合も少なくなく，リハビリ専門職の積極的な参入が期待される．一般的に，低体力者ほどリハビリの効果が大きい可能性が高い．事実，虚血性心疾患のために冠動脈バイパス術を行ったCKD透析患者がリハビリを行うことで，全死亡率，心死亡率ともに30%以上も低下したとの報告[33]や，保存期CKD患者が心筋梗塞になり，回復期心臓リハビリを行った結果，eGFRが改善したという報告[34, 35]もあり，重複障害リハビリの有効性が大いに期待できる．重複障害によりリハビリを積極的に行えない患者やリハビリを行ってもらえない患者が増加することを避けるために，スタッフは重複障害のリハビリに臨機応変に対応する知識と経験を有する必要がある．

【症例提示】腎臓リハビリテーションでADLの著明な改善をみた症例 —自験例における効果

筆者らも，廃用症候群に陥った透析患者に対して，包括的な腎臓リハビリを行い，自覚症状やQOLが著明が改善した症例を経験している[36]．

症例：62歳，男性．

既往歴：連合弁膜症に対する大動脈および僧帽弁置換術，房室ブロックに対する心臓ペースメーカー植え込み術，多発性脳梗塞など多くの既往歴を有し，廃用症候群と慢性心不全を合併．

現病歴：慢性腎炎に起因する末期腎不全のため週3回，4時間の血液透析療法を受けていた．体動時のみならず安静時においても強い立ちくらみや倦怠感を自覚し，それらによってADLが困難な状態となり，リハビリを目的に紹介された．

著明な低血圧（76/51 mmHg），四肢体幹の筋力低下（徒手筋力検査で3～4），運動耐容能の低下（最高酸素摂取量9.3 ml/kg/分，2.7 METs）を呈していた．

経過：はじめに，食事内容と水分摂取量を管理するとともに，心エコー検査を施行して左右両心機能と下大静脈径を評価し，体重を調整した．
次に，非透析日の体調がよい日を選んで，寝返り，起き上がり，四つん這い位保持などの床上動作訓練を開始した．

これを数日間行った後，全身のストレッチ体操，床上全身運動，嫌気性代謝閾値の強度で自転車エルゴメータ運動を非透析日に行った．

経過中に心臓ペースメーカーのジェネレーター交換手術のために約20日間にわたって運動療法を中断したが，リハビリ開始から約80日後に退院し，外来治療に移行した．

退院時には四肢筋力は増強し，自覚症状は消失した．また，Barthel Indexは，入院時の55から，退院時には100に上昇した．さらに，腎疾患特異的QOL尺度KDQOL-SFTMの各下位尺度のスコアは入院時に比較して多項目にわたって上昇し，QOLの向上が示唆された．

考察：このように，廃用症候群に陥った血液透析症例に対する適切な体重調整，水分管理と食事療法，運動療法を含む包括的リハビリが，自覚症状の改善やQOLの向上に有用であった．すなわち，本症例のような極めて体力が減弱している症例に対しても，運動療法の積極的な適応があると考える．

（上月正博）

文献

1）上月正博：腎臓リハビリテーション現況と将来展望．リハ医学 **43**：105-109，2006
2）Kohzuki M：Renal rehabilitation：present and future perspectives. Hemodialysis（Suzuki H, eds）, InTech, pp 743-751, 2013
3）Johansen KL：Exercise in the end-stage renal disease population. *J Am Soc Nephrol* **18**：1845-1854, 2007
4）日本腎臓リハビリテーション学会：腎臓リハビリテーションの手引き：http://jsrr.jimdo.com/ 腎臓リハビリテーションの手引き /
5）NKF-K/DOGI：K/DOQI Clinical Practice Guidelines for Cardiovascular Disease in Dialysis Patients. *Am J Kid Dis* **45**（Suppl 3）：S1-S128, 2005（塚本雄介訳：K/DOQI 透析患者における心血管病 CVD ガイドライン：http://www.jinzou.net/）
6）American College of Sports Medicine：ACSM's Guidelines for Exercise Testing and Prescription, 10th ed, Lippncott Williams & Wilkins, Philadelphia, 2017
7）日本循環器学会，他：心血管疾患におけるリハビリテーションに関するガイドライン（2012 年改訂版）：http://www.j-circ.or.jp/guideline/pdf/JCS2012_nohara_h.pdf
8）日本腎臓学会編：エビデンスに基づく CKD 診療ガイドライン 2018，東京医学社，2018
9）日本腎臓学会編：CKD 診療ガイド 2012，東京医学社，2012
10）Levin A, et al：Chapter 3：Management of progression and complications of CKD. *Kidney Int Suppl* **3**：73-80, 2013
11）Smart NA，et al：Exercise & Sports Science Australia（ESSA）position statement on exercise and chronic kidney disease. *J Sci Med Sport* **16**：406-411, 2013
12）日本腎臓リハビリテーション学会編：腎臓リハビリテーションガイドライン，南江堂，2018
13）Tentori F, et al：Physical exercise among participants in the Dialysis Outcomes and Practice Patterns Study（DOPPS）：correlates and associated outcomes. *Nephrol Dial Transplant* **25**：3050-3062, 2010
14）Smart N, Steele M：Exercise training in haemodialysis patients：a systematic review and meta-analysis. *Nephrology*（*Carlton*）**16**：626-632, 2011
15）上月正博：CKD と腎臓リハビリテーション．治療学 **44**：315-320，2010
16）Pupim LB, et al：Exercise augments the acute anabolic effects of intradialytic parenteral nutrition in chronic hemodialysis patients. *Am J Physiol* **286**：E589-597, 2004
17）Vaithilingam I, et al：Time and exercise improve phosphate removal in hemodialysis patients. *Am J Kidney Dis* **43**：85-89, 2004
18）Kouidi E：Exercise training in dialysis patients：why, when, and how? *Artif Organs* **26**：1009-1013, 2002
19）昭和電機：http://www.showadenki.co.jp/terasu/product/erugo/erugo2/
20）Konstantinidou E, et al：Exercise training in patients with end-stage renal disease on hemodialysis：comparison of three rehabilitation programs. *J Rehabil Med* **34**：40-45，2002
21）日本糖尿病学会編著：糖尿病治療ガイド 2018-2019，文光堂，2018
22）日本循環器学会運動に関する診療基準委員会：運動療法に関する診療基準（1989 年報告）．*Jpn Circ J* **55**：386, 1991
23）日本糖尿病学会編著：糖尿病治療ガイドライン 2016，南江堂，2016
24）上月正博：新編 内部障害のリハビリテーション（上月正博編），第 2 版，医歯薬出版，2017
25）日本糖尿病学会編著：2012-2013 糖尿病治療ガイド，文光堂，2012
26）日本糖尿病学会編著：2014-2015 糖尿病治療ガイド，文光堂，2014
27）日本糖尿病学会編著：2016-2017 糖尿病治療ガイド，文光堂，2016
28）日本腎臓学会編：医師・コメディカルのための慢性腎臓病生活・食事指導マニュアル．2015：https://www.jsn.or.jp/guideline/pdf/H26_Life_Diet_guidance_manual.pdf
29）日本腎臓学会編：慢性腎臓病に対する食事療法基準 2014 年版．日腎会誌 **56**：553-599, 2014
30）厚生労働省：「日本人の食事摂取基準（2015 年版）策定検討会」報告書：http://www.mhlw.go.jp/stf/shingi/0000041824.html
31）上月正博：重複障害のリハビリテーション（上月正博編），三輪書店，2015
32）Kohzuki M：The definitions of multimorbidity and multiple disabilities（MMD）and the rehabilitation for MMD. *Asian J Human Services* **8**：120-130, 2015
33）Kutner NG, et al：Cardiac rehabilitation and survival of dialysis patients after coronary bypass. *J Am Soc Nephrol* **17**：1175-1180, 2006
34）Toyama K, et al：Exercise therapy correlates with improving renal function through modifying lipid metabolism in patients with cardiovascular disease and chronic kidney disease. *J Cardiol* **56**：142-146, 2010

35) Takaya Y, et al：Impact of cardiac rehabilitation on renal function in patients with and without chronic kidney disease after acute myocardial infarction. *Circ J* **78**：377-384, 2014
36) 金澤雅之，他：慢性心腎不全のリハビリテーション―運動療法と心エコー検査に基づく体重調整によりQOLが改善した1例．リハ医 **40**：134-140，2003

3 腎移植患者の運動療法

腎移植患者では，移植後早期に腎機能が改善するものの，日常生活動作（ADL）や生活の質（QOL）の回復は，それまでの臓器障害，廃用症候群，移植後に起きやすい生活習慣病などのために遅れがちである．腎移植患者がより早期にADLやQOLを高めるためにも，移植前後に適切な腎臓リハビリを行う必要がある．

移植前

移植前は通常の透析療法を行っている場合が多い．移植前の運動療法は透析中に行う場合と，非透析日に行う場合の2つの方法がある．運動療法の詳細は前項を参照されたい．

移植後

一般的に腎移植後の運動耐容能の自然回復効果はあまり芳しくない．Habedankらは，成人腎移植患者では腎移植によりクレアチニンクリアランス（Ccr）は8.0±3.1 ml/分から60.9±18.1 ml/分（移植後1カ月），51.6±16.3 ml/分（移植後3カ月）と著明に改善したものの，最高酸素摂取量（peak$\dot{V}O_2$）は23.2±6.0 ml/kg/分から17.6±5.1 ml/kg/分とむしろ低下した（$p<0.001$）[1]．そして術前のレベルに戻るのに1年を要したと報告している（図3-1）[1]．

腎移植患者では，年齢とは関係なく，術後の身体活動はメタボリックシンドローム，心血管疾患の既往，空腹時インスリン値，空腹時トリグリセリド値と負の相関を呈する．一方，腎機能，24時間尿中クレアチニン（Cr）排泄量（すなわち筋肉量を反映）と正の相関がある[2]．腎移植患者の移植後の身体活動と死亡に関する前向き研究を行った結果，図3-2に示すように，術後の身体活動が多い移植患者ほど心血管疾患死亡率と総死亡率が低く，移植後の身体活動を活発にすることの重要性が明らかになった[2]．

また，腎移植患者に対する運動療法の効果に関しては肯定的なものが多い．Romanoらは，腎移植患者を自転車エルゴメータの運動療法を1回40分間のセッションを週3回，計30回施行した．その結果，腎機能は不変であったが，運動耐容能やQOLの向上や血中IL-6値の低下を認めたと報告している[3]．また，Greenwoodらは，1回60分，週3回，12週間の有酸素運動やレジスタンス運動の前向きパイロットランダム化比較試験で，peak$\dot{V}O_2$や筋力が増加し，脈波伝播速度（PWV）が有意に低下したと報告した[4]．さらに，Teplanらは，腎移植後は内因性一酸化窒素（NO）合成

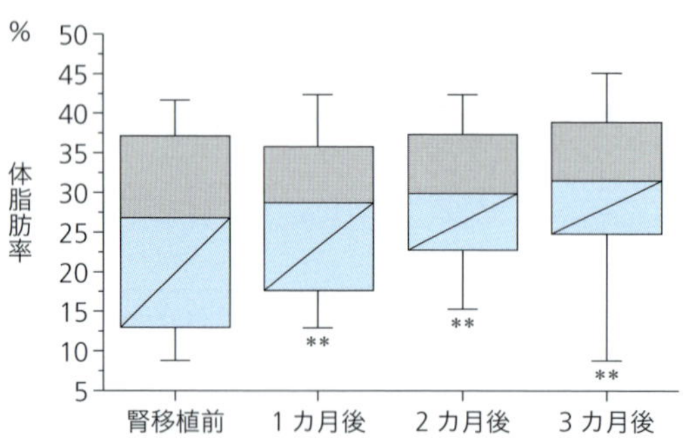

**p<0.01 腎移植前，箱：75 パーセンタイル値平均値，線：90 パーセンタイル値.

A．体脂肪率の推移

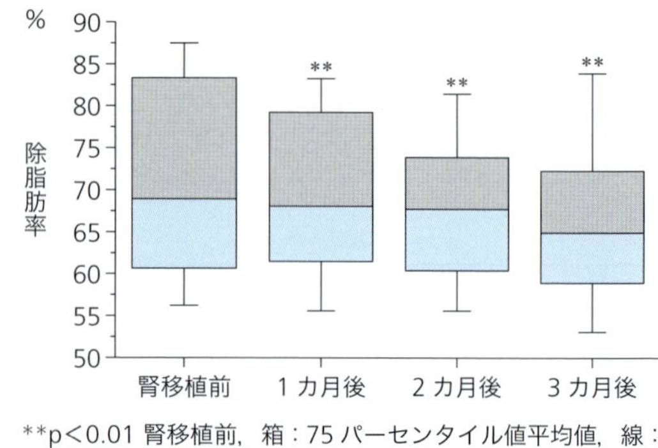

**p<0.01 腎移植前，箱：75 パーセンタイル値平均値，線：90 パーセンタイル値.

B．除脂肪率の推移

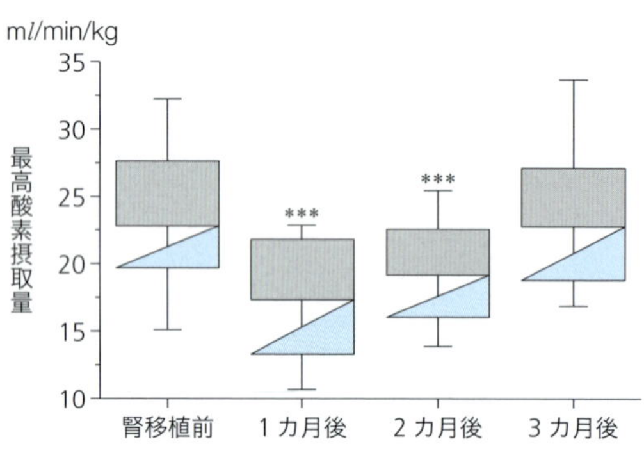

***p<0.01 腎移植前.

C．最高酸素摂取量の推移

［図 3-1］ 腎移植前後の脂肪率，除脂肪率，最高酸素摂取量の推移

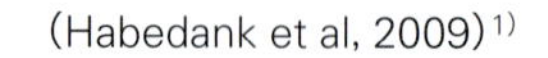
(Habedank et al, 2009)[1]

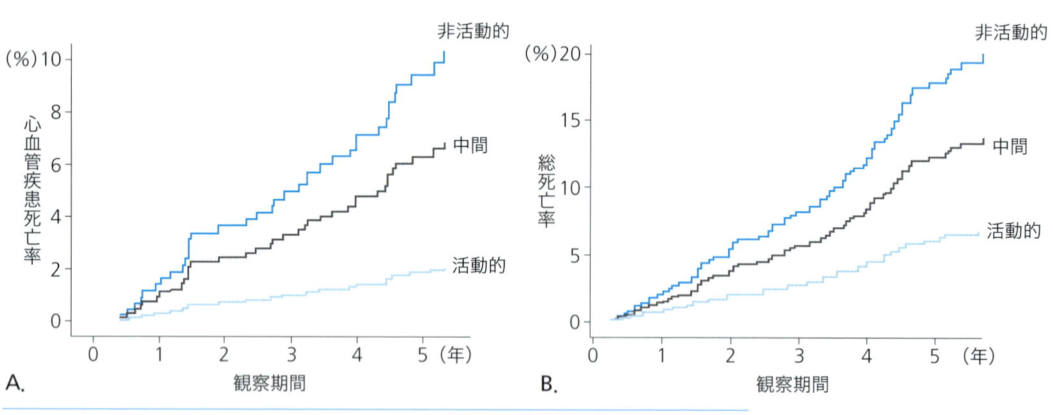

［図 3-2］ 身体活動の大きさで 3 分位値した際の心血管疾患死亡率および総死亡率 (Zelle et al, 2011)[2]

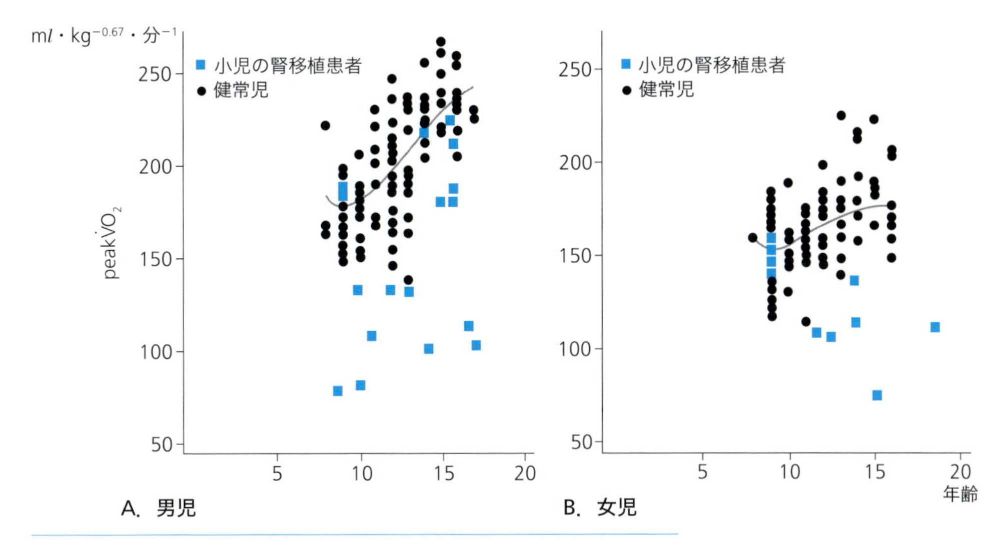

[図 3-3] **小児の腎移植患者のトレッドミルによる最高酸素摂取量の値**
男女ともに同年代の健常児と比較して値が低い. (Tangerras et al, 2010)[7]

酵素阻害作用を有する非対称性ジメチルアルギニン（asymmetrical dimethylarginine；ADMA）が増加する一方，血管内皮前駆細胞（endothelial progenitor cell；EPC）が減少するが，6カ月間の有酸素運動でそれぞれ減少，増加することが報告されている[5]．一方，肥満患者では有酸素運動を行ってもADMAの改善は小さいことも明らかにされた[6]．このように，腎移植患者への運動療法は有効であり，積極的にかかわるべきものである．

小児の腎移植患者でも事情は同じである．Tangerrasらは，小児の腎移植患者でも，心肺フィットネスやADLは健常人に比較して優位に低下していること（図 3-3），生活習慣病危険因子を重複して有する者も多いことを報告している[7]．小児の腎移植患者の最高酸素摂取量（peak$\dot{V}O_2$）は，メンタルヘルスやQOLの低下とも相関しており[8]，小児の腎移植患者でも運動療法を積極的に行うべきである．さらに免疫抑制薬には交感神経系賦括作用があるものもあり高血圧を呈する患者も多い．また透析歴の長い者は，股関節，骨障害に体重増加は危険因子となる．食事療法と運動療法の継続が必要である．小児の腎移植患者の場合，週3〜5時間の運動をしてようやく健常児で週3時間未満の運動群（座りっきりの群）と同じフィットネスになるという報告もある[9]．

腎移植後のリハビリテーションのポイント

1）時期別の注意点

医学的に成功した腎移植後患者は，移植術後8日といった早期に運動トレーニングを開始してよい[10]．移植後患者には，標準的な運動負荷試験方法により，運動耐容能と運動の安全性を確認し，その結果に基づいた運動処方による歩行運動，自転車エルゴメータが運動療法の中心となる．一方，鉄棒，柔道，サッカー，格闘技など腹部に圧迫を加えたり激しい振動を与えたりするものは，腹腔内に移植した腎臓への影響を考えると望ましくない．

移植後3カ月くらいまでは免疫機能抑制薬の量も多く，腎不全に伴う免疫能の低下の影響もあり感染症などに注意が必要である．同時に激しい運動も勧められない．腎移植手術から回復し，移植後の急性拒絶反応の起きやすい期間を超えて，副腎皮質ホルモンの内服量も減少すると，比較的激しい運動ができるようになる．拒絶反応の期間中でも，運動の強度と時間は減少されるべきであるが，運動は継続して実施してよい[11]．

腎移植後3カ月からは移植前よりも活動的になりフルタイムの仕事もできる．その後移植後6カ月くらいまでの期間は軽度～中等度の有酸素運動を1日30分以上するよう心がける．その後は通常の運動が可能である．しかし，移植後3年くらいまでは骨塩量が減少を続けるため，足に大きな負担のかかる運動は4年目以降が望ましい．臓器移植を受けた患者による全国移植者スポーツ大会，世界移植者スポーツ大会も開催されている．

単腎の移植患者が運動を行っても腎機能に悪影響を与えることはあまり心配しなくてよい．Poortmansら[12]によれば，健常人では一定の運動負荷により糸球体濾過量（GFR）が17%低下したが，むしろ腎移植患者ではGFRの有意な変動はなかったと報告している．

2）水分摂取と食事療法の注意点

1日の尿量が1,500 *ml* 以上は確保できるように水分を十分とるようにすることも重要である．移植患者は発熱などの脱水が促進される状況に追い込まれると，たちまち軽度の血清Cr値の上昇を示す．夏場の高温期には，それだけでも血清Cr値がやや高くなる症例もある．運動中も十分な水分補給をしながら行う必要がある．また，運動後には十分な安静をとることも説明する必要がある[13]．

さらに，移植後のリハビリで大切な点の1つは栄養状態の改善に伴う生活習慣病の予防である[14]．腎移植後は，尿毒症が改善するため食欲が増し，体重が増加しやすい．その結果，肥満やインスリン抵抗性から，高血圧，糖尿病，脂質代謝異常を生じやすくし，さらに動脈硬化の進行のために虚血性心疾患や脳血管障害のリスクが高くなる．また，免疫抑制剤としてのステロイドの使用によってその傾向が助長される（p226参照）．腎不全期では高脂肪，高炭水化物の食事であったが，移植後は低カロリー，高蛋白質の食事に変更し，カロリーのとり過ぎによる生活習慣病の発症・増悪を予防することが必要である．移植患者は，その前の透析期間が長いほどやせている傾向にある．重症の臓器不全であるほど食欲は低下しており，さらに腎不全では厳しい食事制限が課されていたため，移植後にそれらから解放され，腎移植手術から1～2カ月を経過し，腎機能が安定すると体調は非常に良好になる．食事をおいしく感じるようになり，カロリーをとり過ぎて肥満が起きやすい．さらに，免疫機能抑制薬としてのステロイドの副作用によっても肥満をきたしやすい．

肥満は糖尿病，高血圧，高脂血症など生活習慣病による動脈硬化につながったり，腎機能に関しても糸球体過剰濾過を助長する側面もあり，腎機能保護の視点からも避けたい．Jindalら[15]は，肥満を有する腎移植患者ではさまざまな合併症により死亡率が高まることを報告している．

3）感染症対策

移植後は免疫抑制療法とともに，厳重な日常生活上の衛生管理により感染症予防に努める．感染症を発症した際はすぐに治療を開始し，免疫抑制薬を慎重に減量する場合もある（詳細はp226を参照）．

4）移植コーディネーターの役割

全体を通して移植コーディネーターの果たす役割はとても大きい．移植待機中から患者，ほかの医療スタッフとの連絡を密にとり，情報提供に努め，患者の不安を軽減する．そしてQOLの評価は，移植が生命予後を改善するだけでなく，本当に生活そのものを改善しうるのか，問題点として何が残されているのかを明らかとし，今後の移植医療に必要なものが何なのかを明確にする大切な手段と考えられる．

（上月正博・伊藤大亮）

文献

1）Habedank D, et al：Exercise capacity and body composition in living-donor-renal transplant recipients over time. *Nephrol Dail Transplant* **24**：3854-3860, 2009
2）Zelle DM, et al：Low physical activity and risk of cardiovascular and all-cause mortality in renal transplant recipients. *Clin J Am Soc Nephrol* **6**：898-905, 2011
3）Romano G, et al：Phisical training effects in renal transplant recipients. *Clin Transplant* **24**：510-514, 2010
4）Greenwood SA, et al：Aerobic or resistance training and pulse wave velocity in kidney transplant recepients：a 12-week pilot randomized controlled trial（the Exercise in Renal Transplant [ExeRT] Trial. *Am J Kidney Dis* **66**：689-698, 2015
5）Teplan V, et al：Endothelian progenitor cells and asymmnetric dimethylarginine after renal transplantation. *J Renal Nutrition* **25**：247-249, 2015
6) Teplan V, et al：Early exercise training after renal transplantation and asymmetric dimethylarginine：the effect of obesity. *Kidney Blood Press Res* **39**：289-298, 2014
7）Tangerras T, et al：Cardiorespiratory fitness is a marker of cardiovascular health in renal transplanted children. *Pediatr Nephrol* **25**：2343-2350, 2010
8）Diseth TH, et al：Kidney transplantation in childhood：mental health and quality of life of children and caregivers. *Pediatr Nephrol* **26**：1881-1892, 2011
9）Lubrano R, et al：Influence of physical activity on cardiorespiratory fitness in children after renal transplantation. *Nephrol Dial Transplant* **27**：1677-1681, 2012
10）ACSM's Guidelines for Exercise Testing and Prescription, 10th ed, Lippincott Williams & Wilkins, Philadelphia, 2017
11）Painter PL, et al：Physical functioning：definitions, measurement, and expectations. *Adv Ren Replace Ther* **6**：110-123, 1999
12）Poortmans JR, et al：Renal responses to exercise in heart and kidney transplant patients. *Transpl Int* **10**：323-327, 1997
13）西 慎一，他：腎移植と生活習慣病．日腎会誌 **46**：792-797，2004
14）上月正博：新編 内部障害のリハビリテーション（上月正博編），第２版，医歯薬出版，2017
15）Jindal RM, et al：Obesity and kidney transplantation. *Am J Kidney Dis* **43**：1943-1952, 2004

4 慢性腎臓病（CKD）患者に対する地域での運動療法—運動習慣の普及と定着

本項では慢性腎臓病（CKD）に限定した運動療法ではなく，健康の重要な決定要因であり，すべての人が実践することが望ましい運動習慣について，最近の知見と，その普及，定着のために考慮すべき事項を概説する．

1.	禁煙　Never smoking cigarettes
2.	定期的な身体活動　Regular physical activity
3.	飲酒は適量しかしない　Moderate or no use of alcohol
4.	7～8 時間の睡眠　7～8 hrs sleep regularly
5.	適正体重維持　Maintaining proper weight
6.	朝食を欠かさない　Eating breakfast
7.	間食をしない　Not eating between meals

[表 5-1]　**Breslow の 7 つの健康習慣**　(Belloc et al, 1972)[1]

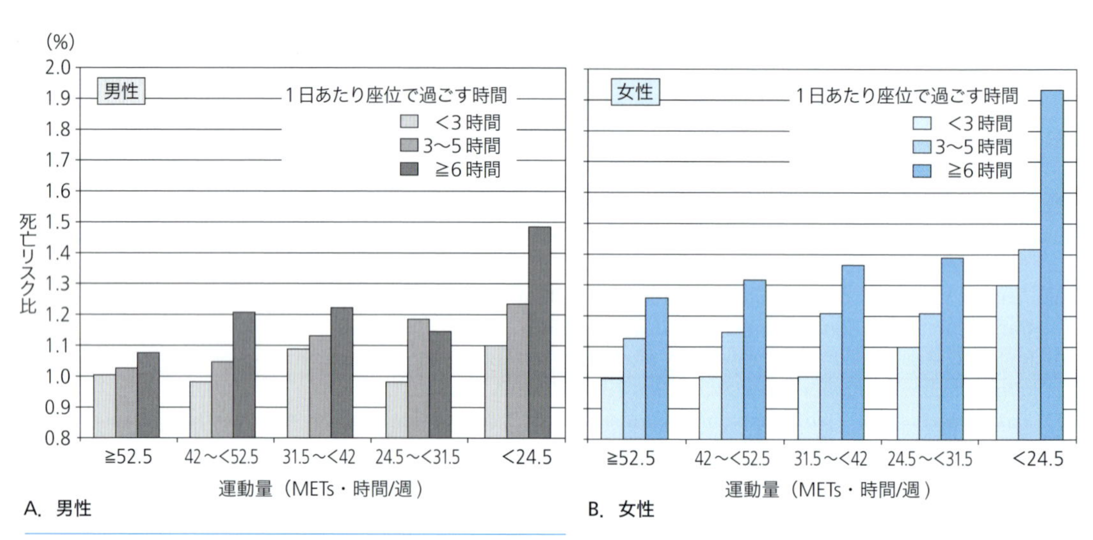

[図 5-1]　**運動量と座位時間は独立した死亡リスク規定因子**
縦軸が全死亡のリスク，横軸は身体活動量（METs・時間）による群分けで，同じ身体活動量でも座位時間の長短で死亡リスクが大きく異なる．
(Patel et al, 2010[2] を改変)

健康習慣としての運動・身体活動

1）運動療法の概念の拡大

余命の規定因子として有名な「Breslow の 7 つの健康習慣」(表 5-1)[1] にあげられるように，運動は疾患治療の手段以前に普遍的な健康習慣である．

加えて最近，身体不活発（physical inactivity），あるいは座りづくめの生活（sedentary life-style）の有害性も明らかとなってきた．図 5-1 に示した Patel らの疫学調査[2] では，週あたりの身体活動量を運動の強度×時間（METs・時間）で評価し，対象者を 24.5 METs・時間/週未満の比較的身体活動の少ない群から，52.5 METs・時間/週以上の活発に体を動かしている群まで，5 群に分けて相対的死亡リスクを求めている．身体活動量と相対的死亡リスクは逆相関を示し，これまでの運動と死亡リスクの関係に関する報告と一致している．しかしそれ以上に注目されるのは，これら運動量の異なる各群において，さらに 1 日あたりの座位時間が 3 時間未満から 6 時間以上までの 3 群のサブグループに分けると，運動量が多い群でも少ない群でも，座位時間が長いサブグループが座位時間が短いサブグループより相対的死亡リスクが高い点である．すなわち健康面において，運動のメリットと，過剰安静の健康リスクはそれぞれ，独立した事象といえる．

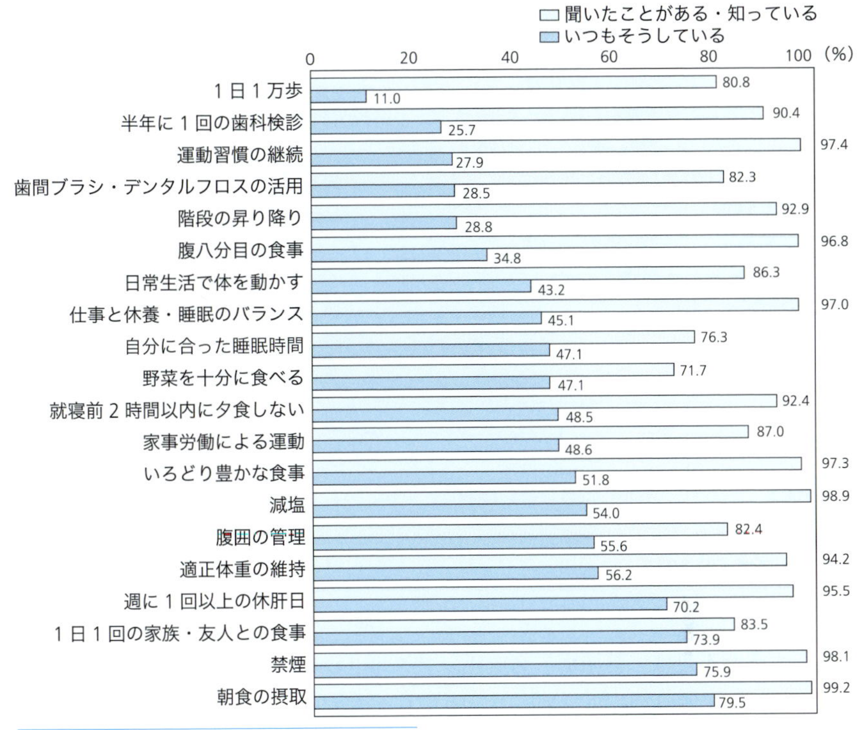

［図 5-2］　**健康習慣の認知と実践のギャップ**

（健康・体力作り事業財団，2008）[6]

この研究を嚆矢として，その後の複数の研究で 3 METs（METs の解説は p271 を参照）以上の活発な身体活動量が同程度であっても，座位・座業（1 METs 台）の時間が長いほど全死亡や心血管イベントのリスクが増加することが確認され[3]，また従来，運動としての効能に乏しいとされてきた 3 METs 未満の身体活動にも動脈硬化抑制[4] などの有益な効果があることも確認されている．

したがって運動療法は従来のような「積極的な運動」だけでなく，「座りづくめの生活の修正」も視野に入れる必要がある．特に後者は高齢，低 ADL で，しばしば複数の合併症を抱える透析患者や保存期 CKD 患者においても，中強度（3 METs）以上の運動と比較して心血管イベントや運動器損傷のリスクが低く，健常人と区別することなく実施できる点が特徴であり，特に高齢者，低体力者では積極的な運動療法以前に日常生活上の自立的な身体機能の維持，すなわち介護予防のための運動療法として重要である．

2）認知と実践のギャップが大きい運動習慣

国民健康・栄養調査では，運動習慣者を，「週 2 回以上，1 回 30 分以上の運動を 1 年以上続けている者」と定義しているが，この定義に該当する国民は，2003 年が 3 割弱，2009 年でも 3 割程度に過ぎない[5]．成人を対象として健康・体力作り事業財団が行ったアンケート調査[6] でも，運動習慣の必要性を認知している人が 8 割以上なのに対し，実践者は 2 割台にとどまり，運動は認知と実践の乖離が最も大きな健康習慣でもある（図 5-2）．

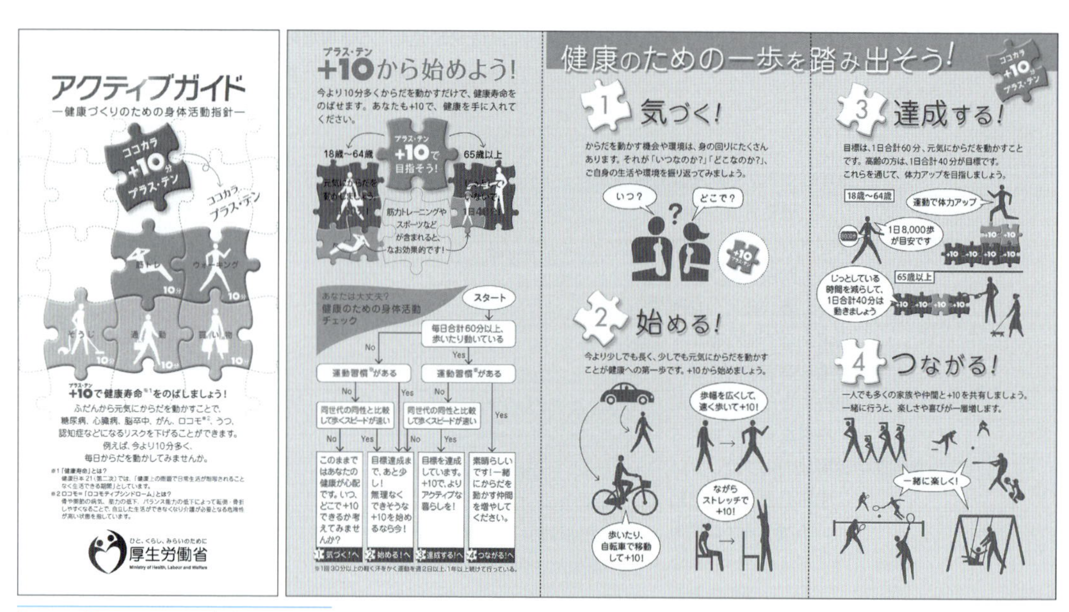

［図 5-3］ アクティブガイド 2013

（厚生労働省，2013）[8]

わが国に限らず運動不足は，糖尿病，高血圧，メタボリックシンドローム，がんなど各種の慢性疾患（生活習慣病）に共通する危険因子の中で突出して高率であり[7]，CKD など有病者のみならず，健常人でも身体不活発は，「運動不足病（hypokinetic disease）」としてとらえる必要がある．

日常生活における運動・身体活動量の指標

健康習慣としての運動を考えるうえでの基本資料としては，厚生労働省が生活習慣病予防を念頭に置いて 2006 年に作成した「エクササイズガイド 2006」があったが，2013 年にこれが改訂され，「健康づくりのための身体活動基準」，および「健康づくりのための身体活動指針（アクティブガイド）」としてインターネット上で公開されている[8] ＊1．

この中で運動量は「運動強度（METs，メッツ）×時間（hour）」，すなわち METs･時間で表され，目標運動量としては，65 歳未満の成人は 3 METs 以上の強度で 23 METs・時間/週，65 歳以上の高齢者では 3 METs 以上という運動強度の限定がなく，運動強度を問わずに 10 METs・時間/週となっているが，これは保健指導者向けであり，一般国民向けにはより簡便なガイドライン（アクティブガイド）として，65 歳未満の成人は 1 日 60 分以上，65 歳以上は 40 分以上の身体活動を目標とし，毎日 10 分多く体を動かすことを推奨している（図 5-3）[8]．

この基準を満たす国民の割合についての大規模調査のデータは見当たらないが，筆者らが 2011 年に栃木県内の透析施設の医療スタッフと血液透析患者に市販の身体活動量測定計を数カ月にわたって装着してもらって測定したところ，65 歳未満でも 23 METs・時間/週に満たない者が，透析患者のみならず健常スタッフでも多数存在し（図 5-4），CKD 患者に限定せず健常人を含めた身体不活発是正の必要性が再確認された．

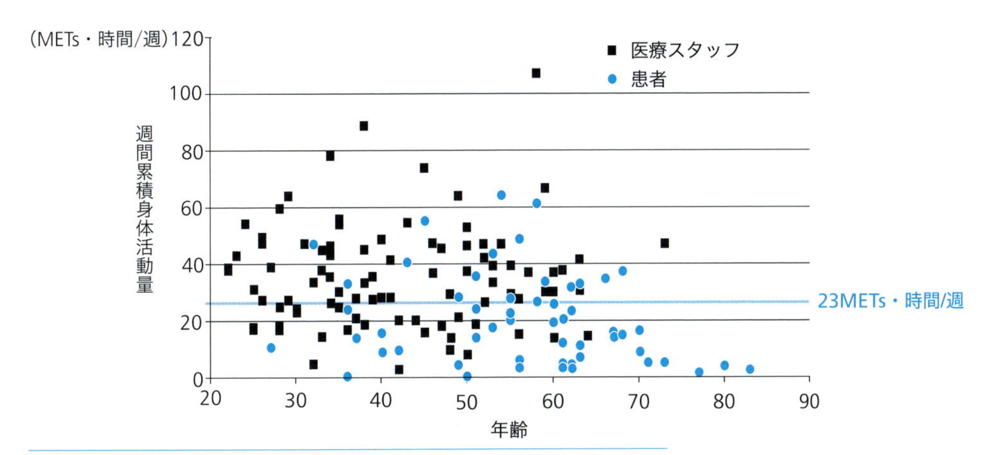

［図 5-4］ 透析施設の医療スタッフと患者の週間累積身体活動量の分布

慢性腎臓病（CKD）患者の運動療法としての運動習慣

1）安静重視から身体活動重視へ

CKD 患者においては，長年医療側が安静を重視し，運動に対しては消極的あるいはむしろ抑制的に考えてきた経緯もあり，一般住民よりさらに身体活動量は少ない．しかし，運動療法が心肺疾患やがんなど各種慢性疾患の発症や進行抑制，さらには機能改善の標準的治療の 1 つとして確立し，

side memo

＊1 ｜ 身体活動基準

「エクササイズガイド 2006」の策定当時は明らかな効果が認められる身体活動の強度は 3 METs 以上というコンセンサスに基づき，身体活動量評価にあたって 3 METs 未満の身体活動は除外していた．しかし前述したように，安静時間の長さ自体が，運動量とは独立した健康リスク規定因子であることがここ数年で明確になり，また，3 METs 未満の低強度身体活動の有用性もわかってきたことから，2013 年に改訂された「健康づくりのための身体活動基準」[8] では，65 歳以上では運動強度の下限は設けず，また 65 歳未満でも 4 METs 以上の活発な運動という部分は 3 METs 以上といずれも緩和されている．

しかしむしろ大きな変更点は, 座りづくめの生活（sedentary lifestyle）あるいは身体的不活発（physical inactivity）の是正を重視した点であり，「アクティブガイド」はこれを反映したものといえる．

なお 2013 年改訂版は，安全上の規定が「エクササイズガイド 2006」よりもかなり綿密になり，保健指導者と運動する本人がそれぞれ運動前に運動のリスクについて確認するためのチェックリストが用意されている[8]．

運動のリスクについての理解と配慮は不可欠ではあるが，故障や事故を起こさないためには運動をしないのが一番といった解釈となってしまえば，本末転倒である．身体活動の基準は「運動制限ではなく，身体活動増加による健康メリットの獲得」を目的としたものであり，高齢者や慢性疾患の有病者を含め，各人の体力に応じて日常生活の中で行っている範囲の身体活動や運動強度は，一般的には安全であることを念頭に置き，故障や不調あるいは疲労の蓄積がないことを確認しながら徐々に身体活動量を上げていくことが，安全管理上は重要な点であろう．

運動のリスクに関しては，米国のガイドライン “Physical Activity Guidelines for Americans 2008” の安全に関する記載[9] も参考にするとよい．保健指導者や医師のアドバイスは無論推奨しているが，それとともに第 6 章には「不活発な人でも時間をかけて徐々に運動強度を中強度まで上げていけば，突然の心障害のリスクは報告がなく，筋や骨の損傷のリスクも極めて低い」, また第 7 章には「慢性疾患の患者でも，身体能力の範囲の身体活動は安全」と明記されている．

CKD診療においても，腎機能保持のみならず，CKDの原因疾患自体および心血管系を中心としたCKD合併症がもたらす健康障害の抑制が極めて重要であること，また中強度（3～5 METs）までの運動は高齢者を含めて一般に安全であり，長期的な腎機能への悪影響は否定的であること[10]などが明らかになり，運動療法推進へと流れが変わってきている[11, 12]．さらに透析患者の低栄養状態やサルコペニア，フレイルといった病態は，栄養学的アプローチのみでは改善が難しく，運動療法の併用が不可欠である[13]．

このような背景に鑑みて，CKD患者に対する機能訓練としての運動療法と並んで，日常生活の中での身体活動量を適切に保つことは，基本的な健康維持のためにも極めて重要であろう．

そしてCKD対策の観点からは，対象を限定しないポピュレーションアプローチ*2としての運動習慣の普及定着は，CKD発症予防にもつながることが期待できる．

2）日常生活の中の身体活動を主体に

CKDステージ0（ハイリスク群）を含め，膨大な数のCKD患者を考えた場合，個々のメディカルチェックやモニタリングは非現実的であり，通常の生活の中で経験する範囲の運動強度（主に中強度以下；－4 METs）で，運動習慣の主体を構成するのが適当である．

特に高齢，低ADL，低体力で，心肺血管合併症が高率な透析患者の場合は，上記の改訂された身体活動基準に準じて，運動強度や23 METs・時間/週にこだわらず，まずは自力歩行能力の保持や改善を目指して体を動かすことが第一目標となる．

具体的には次項に記した事項を考慮のうえで，座位～臥位のままでも可能なストレッチ体操をする，屋内でも座りづくめで過ごさず，ときどき立ち上がって台所や庭へ移動する用事を作るなどで座りづくめの生活を修正し，散歩（3 METs），ラジオ体操（4 METs）や各種健康体操，歩行と転倒防止に有効な下肢筋のレジスタンス運動（筋トレ），さらには娯楽性のあるレクリエーション的身体活動を加えて，運動を質的・量的に漸増させていくような，体力と嗜好に合わせたフレキシブルな長期プログラムが，低負担で安全性が高く長期継続の確率を高めるという観点からも適している．

運動習慣の普及・定着

1）困難な運動の習慣化

身体活動は適切な内容で継続する限りさまざまなメリットがあるが，止めればその効果の大半は短期間で消失するので，運動習慣への取り組みは習慣としての定着が不可欠要件である．

side memo

＊2 ｜ ポピュレーションアプローチ

疾患予防にあたって，高いリスクをもった人を選択して対処していく手法がハイリスクアプローチであり，例えば心血管障害予防にあたって，透析患者など進行したCKD患者へのアプローチなどはこれにあたる．その一方で，ポピュレーションアプローチとは，メタボリックシンドロームのように，特異的なハイリスク集団ではなく一般住民の生活習慣の中から発生する疾患の予防にあたって，対象を限定せず，健康習慣の普及などを住民全体に働きかけることでリスク低減を目指す手法をいう．運動不足も広く蔓延する不健康習慣であり，ポピュレーションアプローチの対象となる．

運動習慣定着の促進因子	• 楽しさ，目に見える成果などメリットの実感 • 達成感，自己効力感増大が得られる到達可能な目標 • 場所，時間，運動種目の多様さなどやりたい運動へのアクセスの容易さ • 仲間や指導者の存在 • 家族や職場のサポートなど日常習慣や人づきあいに結びついている
運動習慣定着の阻害因子	• 忙しい，時間がない • 近くに場所や機会がない • 仲間や指導者がいない • 目標が達成できない，メリットが感じられない • 疲れる，怪我が心配

[表 5-2] アンケートに現れる運動習慣定着の代表的な規定因子

運動習慣定着のためのプログラムは多くの自治体で実施されており，健康・体力づくり事業財団による調査[14]では，運動指導の中途脱落率 10％未満の自治体が最多の 62％と高い完遂率が報告されているが，半年間のプログラムで半数が脱落というような現場からの言葉も聞かれる．

実際，わが国全体でみると運動習慣者の割合は 10 年以上増加がなく[5]，第 1 次健康日本 21 の最終報告でも運動習慣者の増加は目標に到達せず，男性では微増だが女性では微減，また 1 日歩数は男女とも低下している[15]．すなわち小集団での短期介入は成功例も多いのだが，国民全体の長期経過をみる限り，国をあげて運動推進に取り組んでも，運動習慣が定着せずに座りづくめの生活に戻る人が多数いると推察され，まさに継続こそが運動療法の最大の壁といえよう[16]．

2）運動習慣定着のうえで考慮すべき点

運動習慣定着の困難さの背景として，身体活動は飲食や睡眠，休養などほかの健康規定因子とは違い，生理的欲求によっては惹起されないことがあげられる．生理的欲求は身体活動にむしろ抑制的で，ほかの生理的欲求を満たすうえで必要最低限というのが本来であり，生物学的合目的性のない自発的身体活動の継続には心理的動機，特に「自分はそれをうまく続けられる」という自己効力感（self-efficacy）*3 の増大が不可欠である．また，多くのアンケート調査であがってくる運動習慣定着の促進因子と阻害因子はほぼ共通しており[14]，阻害要因の筆頭は「忙しい，時間がない，負担感」，促進要因の筆頭は「メリットの実感，達成感」といった主観的要素である（表 5-2）．

したがって，運動習慣定着という行動変容には心理面へのアプローチが重要であり，コーチングを含めた認知行動療法の手法を用いるのが標準的である[17]．「エクササイズガイド 2006」でも，運動への関心の高さをレベル分けし，それぞれのレベルに応じた介入をするなどの認知行動療法的

side memo

＊3 | 自己効力感（セルフエフィカシー；self-efficacy）

人がある行為を行おうとするときの動機づけに密接に関係する心理状態で，「自分がそれをうまくやり遂げられそうだ」という心のもちようを示す．自分の過去の成功体験のみならず，未経験の行為に関しても，ほかの人の成功体験の見聞（モデリング），繰り返しの言語的説得，あるいは実現可能な中間目標を設定し最終目標へと漸進していく（スモールステップ法）など，本人のみならず周囲からの働きかけを含めて，さまざまな方法を用いて自己効力感を維持，あるいは高めていくことが可能である．セルフエフィカシーは運動習慣定着への取り組みには不可欠な要素である．

な取り組みが推奨されている．

しかしこれが万能でないことは，前述の運動習慣普及の停滞からも明らかである．現状では運動の習慣化に関して有効性が確立した画一的な手法やプロトコールはなく，運動習慣定着を規定する諸因子に配慮したうえで，試行錯誤と情報交換を重ね，プロトコールを改善していく過程が不可欠である．

筆者らの長年の試行錯誤の経験から実施可能で有効と思われる方法として，透析患者の運動習慣定着のために，健康運動指導士，あるいは健康運動実践者など専門職種による透析施設への定期的訪問があげられる．訪問頻度は，費用負担が可能な範囲で施設ごとにフレキシブルに設定し，透析中のベッドサイドでの個別指導と，透析以外の時間帯に屋内外での集団指導を実施することで専門的指導ならではの効果が上がり，継続するうちに医療スタッフも運動への介入のノウハウを習得できる．

3）閉じた運動療法と開かれた運動療法（図 5-5）

CKD 患者への運動療法，特に透析運動療法というと，とかく血液透析中のベッド上でのエクササイズなど，医療施設という閉じた環境の中での限定的な機能訓練のイメージ（いわば，閉じた運動療法）が先行してしまいがちだが，長期継続は患者にとってもスタッフにとっても容易ではない．リハビリの理念に沿った腎臓リハビリ的介入[11]として，患者は患者以前に地域社会の中で暮らす生活者であることをベースとし，医療施設内での介入に限定しない生活の場での運動療法も併用し，医療者はプロボノ*4としてそこに参加するという関わり方が，長期継続の可能性を高めてくれるだろう．

具体例をあげれば，ウォーキングなど全国各地で行われている一般公募のレクリエーションイベントへの参加，近隣の医療施設が協力してもちまわりで定期開催する運動系のレクリエーション，あるいはスポーツやダンスのインストラクターと連携して楽しめる運動教室を企画するなど，患者が社会との接点を増やす形で運動習慣定着を目指すこと（いわば，社会に開かれた運動療法）は，医療的リハビリにとどまらず，それ自体が社会的リハビリであり，まさに包括的リハビリの実践といえる．

運動に限らず生活習慣は各個人の価値観の反映であり，一時的な介入で恒常的に変化させるのは極めて困難である．特に身体活動は意識的に補正しない限り，加齢とともに減少していくのが通常の経過である．

それゆえポピュレーションアプローチとしての運動習慣の定着は，容易に達成できないのが当然という認識を出発点として，運動量増加だけでなく，座りづくめの生活様式の是正や 3 METs 未満

side memo

*4 | **プロボノ**

専門技能を生かしたボランティア活動のことをいう．ラテン語の“pro bono publico”（公共善のために）の略．

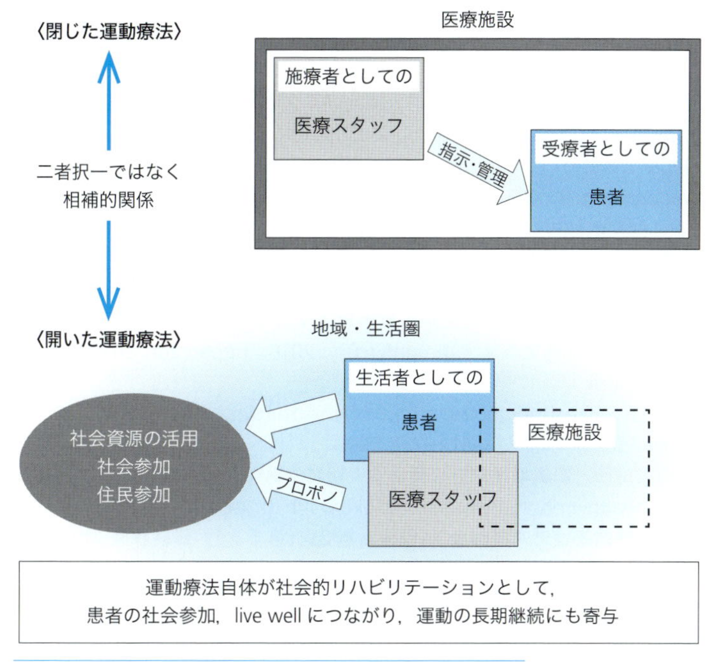

［図 5-5］ **閉じた運動療法と開いた運動療法のイメージ**

の運動以外の身体活動（non-exercise physical activity；NEPA）増加も組み込んだ，具体的で現実的な目標を設定し，その目標に向けて，低負担と娯楽性に留意した長期継続可能なプログラムを策定，修正していくことが実践上の重要なポイントと考える[11, 16]．

ちなみに医師や看護師など医療者自身が運動習慣をもっているほうが，それに関する患者からの相談に自信をもって適切に応対できるという研究報告がある[18]．その一方で医師の運動習慣者の割合は一般住民と大差なく[19]，「運動習慣の認知と実践のギャップ」はより大きい．CKD 患者の運動療法の壁を乗り越えるうえで，医療従事者は一方的に「運動処方という医療」を患者に施す（閉じた運動療法）ばかりではなく，いわば運動不足の仲間同士として患者と一緒に運動習慣の獲得に取り組む（開かれた運動療法）という姿勢があってもよいのではないだろうか．

（安藤康宏）

文献

1） Belloc NB, Breslow L：Relationship of physical health status and health practices. *Prev Med* **1**：409-421, 1972
2） Patel AV, et al：Leisure time spent sitting in relation to total mortality in a prospective cohort of US adults. *Am J Epidemiol* **172**：419-429, 2010
3） Alicia AA, et al：Sedentary behaviors and subsequent health outcomes in adults：a systematic review of longitudinal studies, 1996-2011. *Am J Prev Med* **41**：207-215, 2011
4） Gando Y, et al：Longer time spent in light physical activity is associated with reduced arterial stiffness in older adults. *Hypertension* **56**：540-546, 2010
5） 厚生労働省：平成 28 年度国民健康・栄養調査報告書：結果の概要，p24：http://www.mhlw.go.jp/file/04-Houdouhappyou-10904750-Kenkoukyoku-Gantaisakukenkouzoushinka/kekkagaiyou_7.pdf
6） 健康・体力作り事業財団：平成 19 年度 高齢者を中心とした健康知識と行動のちぐはぐ度調査事業報告書．

2008：http://www.health-net.or.jp/tyousa/houkoku/h19_chiguhagu.html
7）Weiler R, et al：Should health policy focus on physical activity rather than obesity? Yes. *BMJ* **340**：c2603, 2010
8）厚生労働省：健康づくりのための身体活動基準・指針（アクティブガイド）．2013：http://www.mhlw.go.jp/seisakunitsuite/bunya/kenkou_iryou/kenkou/undou/index.html
9）United States Department of Health and Human Services：Physical Activity Guidelines for Americans 2008：http://www.health.gov/PAGuidelines/guidelines/default.aspx
10）Santaba DA, et al：Acute exercise does not impair renal function in nondialysis chronic kidney disease patients regardless of disease stage. *Am J Physiol Renal Physiol* **313**：F547-F552, 2017
11）安藤康宏：腎臓リハビリテーション．腎疾患・透析 最新の治療 2017-2019，南江堂，pp327-331，2016
12）日本腎臓学会腎疾患重症化予防実践事業生活・食事指導マニュアル改訂委員会編：医師・コメディカルのための慢性腎臓病生活・食事指導マニュアル，pp57-61，2016：https://cdn.jsn.or.jp/guideline/pdf/H26_Life_Diet_guidance_manual.pdf
13）Bailey JL, Franch HA：Getting to the meat of the matter：beyond protein supplementation in maintenance dialysis. *Semin Dial* **22**：512-518, 2009
14）健康・体力づくり事業財団：健康増進施設に関する実態調査事業―保健指導における運動中止者の阻害要因について：http://www.health-net.or.jp/tyousa/houkoku/pdf/h19_kenkou_zoushin.pdf
15）厚生科学審議会地域保健健康増進栄養部会：「健康日本 21（第 1 次）」最終評価：http://www.mhlw.go.jp/stf/houdou/2r9852000001r5gc-att/2r9852000001r5np.pdf
16）安藤康宏：運動療法の壁．腎と透析 **68**：461-462, 2010
17）甲斐裕子，他：行動変容型プログラムと知識提供型プログラムの身体活動促進効果の比較：無作為化比較試験．体力研究 **105**：1-10，2007
18）Howe M, et al：Patient-related diet and exercise counseling：do providers' own lifestyle habits matter? *Prev Cardiol* **13**：180-185, 2010
19）和田耕治，他：わが国の勤務医の喫煙，飲酒，運動，食事の習慣の現状．日医雑誌 **139**：1894-1899, 2010

補　運動療法の腎保護作用―腎不全動物モデルでの最新成果

糖尿病，心筋梗塞，心不全，高血圧，呼吸器疾患，肥満，脂質異常症などに対する運動療法の有効性は確立している．運動は心血管疾患を有する患者の身体的運動能力の向上や最大酸素摂取量（$\dot{V}O_2max$）の増加，生活の質（QOL）の改善をもたらすとされている．

透析患者に対する運動療法の有効性については近年明らかになってきた．一方，これに対し，透析に至らない腎機能障害患者への運動療法の有効性に関してはいまだ明らかでない．

しかし，以下に示すような腎不全動物モデルでの結果では，運動療法の有効性が検討されてきている．

長期間の運動による腎機能変化

1990 年代半ばまでは，腎障害動物モデルにおいて，長期的運動が腎保護作用を有するかどうかに対しては，肯定的であるとする報告，不変であるとする報告，否定的であるとする報告が出ており，一定の結論には至らなかった．

長期的運動の腎保護作用に関しては，Heifets ら[1]が Sprague-Dawley ラットの 3/4 腎摘による中等度の腎障害モデルを用い，2 カ月間にわたる 1 日 2 時間の水泳負荷により，対照群に比較して糸球体濾過量（GFR）は 24％増加し，尿蛋白排泄量は約 1/2 に減少し，腎糸球体の硬化性変化も軽減したと報告している．また，Osatoら[2]はアドリアマイシン投与Lewisラットの進行性腎障害モデルを用い，1日2時間，20週間にわたる水泳運動負荷を行ったところ，摂餌量調節＋運動負荷群では，対照群に比べてGFRは約1.6倍高く，尿蛋白排泄量は63％に減少し，また，腎糸球体の硬化性変化も軽減されたと報告している．

一方，腎保護作用を否定した報告もあり，家兎の急性血清病腎炎モデル[3]を用い，トレッドミルによる7.2 m/分，45～60分の運動負荷を行ったところ，血清尿素窒素（BUN）が増加し，尿蛋白排泄量も増加した．また，不変の報告としては，Bergamaschiら[4]がMunich-Wistarラットの5/6腎摘出による慢性腎不全モデルを用い，1日30分，週5回，2カ月間のトレッドミル運動負荷（65～75％ $\dot{V}O_2max$）を行ったところ，GFR，尿蛋白排泄量および腎糸球体の硬化性変化ともに非運動群に比較して差異を認めなかったと報告している．

このように運動の腎機能に与える長期的影響について，一致した結論が得られなかった原因として，用いる動物モデルが異なること，運動負荷の手段，運動強度，運動期間がそれぞれまちまちであることなどが考えられる（表1）[5]．

トレッドミルを用いての長期間の運動による腎不全モデルラットでの成績

ヒトにおける長期的運動を考える際には，歩行，ランニング，水泳を有酸素運動として用いることが多い．しかし，動物種が異なる場合には運動種目を見直す必要がある．例えば，ラットに水泳を行わせることは非日常の運動を行わせることであり，絶えず溺死のストレスにさらすことであり，ヒトの水泳と同じ次元で考えることは不可能である．そこで筆者らは，動物モデルに対する運動の手段としてラット専用トレッドミルでの運動という方法を選択した．この方法を選択したことで，同じ動物モデルに対して異なる運動強度が腎機能に与える影響について詳細に研究することが可能になった[6-8]．

1）高血圧腎不全モデルでの検討

❶長期的運動の影響

高血圧自然発症ラット（spontaneously hypertensive rat；SHR）において5/6腎摘出を行い，高血圧腎不全動物モデルラットを作成した．その後，①非運動群，②軽度運動群（トレッドミル，20 m/分×30分/日），③中等度運動群（20 m/分×60分/日），④強度運動群（35 m/分×60分/日）の4群に分類し，連日週5日間，4週間にわたり慢性運動負荷を行った[7,8]．SHRでの20 m/分は $\dot{V}O_2max$ の65％，35 m/分は $\dot{V}O_2max$ の85％にあたり，強度運動負荷は高血圧腎不全動物モデルラットが耐えられるほぼ最大の負荷であった．

運動負荷群では，収縮期血圧の上昇抑制傾向が認められたが，統計学的に有意ではなかった．一方，尿蛋白排泄量は腎不全の進行に伴って増加するが，軽度運動負荷群では非運動群に比較し，有意でないものの増加抑制傾向を，中等度および強度運動負荷では明らかな増加抑制効果と強度依存性が認められた．一方，体重，飲水量，尿量，尿ナトリウム（Na）排泄量には運動による有意な変化は認めなかった．

血清BUN，クレアチニンでは，各群間で有意差は認められないものの，運動群，特に中等度運動群で増加抑制傾向を認めた．一方，血清総コレステロールは，運動強度に応じて低下し，強度運

モデル	A 5/6 腎摘 SHR 高血圧慢性腎不全モデル	B 5/6 腎摘 WKY 慢性腎不全モデル	C Thy-1 1/2 腎摘 Wistar MPGN モデル	D ADR 1/2 腎摘 Wistar ネフローゼ症候群モデル	E 1/2 腎摘 後藤・柿崎糖尿病腎症モデル	F Zucker 糖尿病肥満モデル
運動法	トレッドミル	トレッドミル	トレッドミル	トレッドミル	トレッドミル	トレッドミル
強度	20 m/分 60 分間/日	20 m/分 60 分間/日	20 m/分 60 分間/日	20 m/分 60 分間/日	20 m/分 60 分間/日	20 m/分 60 分間/日
頻度	5 回/週	5 回/週	5 回/週	5 回/週	5 回/週	5 回/週
期間	4 週間	12 週間	8 週間	8 週間	12 週間	8 週間
腎機能	改善傾向	改善	増悪傾向	不変	不変	改善
蛋白尿	改善	改善	増悪傾向	不変	改善	改善
血圧	改善傾向	改善	増悪傾向	不変	不変	不変
腎組織病変	糸球体硬化改善	糸球体硬化改善，皮質間質容積比改善	糸球体硬化増悪傾向	糸球体脂肪沈着減少,糸球体硬化と皮質間質容積比が改善傾向	糸球体硬化改善，皮質間質容積比改善	糸球体硬化不変，糸球体足細胞傷害抑制，尿細管間質傷害抑制
骨格筋組織	未検討	ヒラメ筋のタイプⅠ線維比上昇と毛細血管密度増加	未検討	未検討	未検討	未検討
運動耐容能	未検討	未検討	未検討	未検討	運動負荷試験時の総走行距離延長	未検討
降圧薬との併用効果	エナラプリルまたはロサルタンの併用で有意な降圧と糸球体硬化改善	エナラプリルの併用で腎組織病変改善効果が増強	エナラプリルの併用で有意な降圧，蛋白尿減少，糸球体硬化改善	エナラプリルの併用で有意な降圧，腎皮質間質容積比の改善	ロサルタンの併用で糸球体硬化改善効果が増強，糸球体マクロファージ浸潤・線維芽細胞増殖・足細胞傷害抑制，メサンギウム細胞活性化	未検討

［表 1］ 各種腎不全モデルラットにおける長期的運動の効果　（上月，2010[5] を改変）

動負荷群では非運動群に比べて著明に減少していた．

さらに，腎臓の組織を検討したところ，腎糸球体硬化指数[7,8] は運動群で低値傾向を示し，特に中等度運動群で有意に低値であり，長期的運動を行うと組織学的にも腎組織の悪化防止をもたらす可能性が示された．

❷腎保護作用を有する各種降圧薬と運動の相互作用（表 1A）

高血圧腎不全動物モデルラットを非運動群と中等度運動群に分け，運動群をさらに，薬物非投与群とレニン・アンジオテンシン系阻害薬（renin-angiotensin system inhibitor；RASI）であるアンジオテンシン変換酵素（angiotensin converting enzyme；ACE）阻害薬エナラプリル，アンジオテンシンⅡ受容体拮抗薬（angiotensin Ⅱ type 1 receptor blocker；ARB）ロサルタン持続投与群に分け，4 週後に断頭し検討した．その結果，RASI は，運動の蛋白尿減少作用や腎糸球体硬化指数増加抑制などの腎保護作用をさらに増強することが明らかになった[9]．

一方，同じ動物モデルに，強力な腎保護作用を有するエンドセリン A 受容体拮抗薬を運動群に併用したところ，エンドセリン A 受容体拮抗薬が有するとされる腎保護作用（尿蛋白減少，腎糸球体硬化指数増加抑制）は，運動単独群の場合と差異を認めなかったことから，適切な降圧薬の併用が運動の腎保護作用を増強するが，エンドセリン A 受容体拮抗薬の腎保護作用は運動の腎保護作用を凌駕するものではないことが組織学的にも証明された[6].

以上のように，本研究において高血圧腎不全動物モデルを用い，長期的運動の影響を解析した結果，①強度の運動負荷によっても腎機能は悪化せず，むしろ腎機能を保護する方向に働く可能性が初めて示唆され，腎機能障害を有する場合にも，長期的に運動療法が有効である可能性が腎組織学的にも示された．また，②長期的運動負荷による降圧作用，脂質代謝の改善作用が高血圧腎不全モデルの腎保護作用にも寄与している可能性が示唆された．さらに，③ RASI は運動の腎保護作用を増強することが明らかになった．

2）5/6 腎摘慢性腎不全モデルでの検討

❶長期的運動の影響（表 1B）

正常血圧 Wistar-Kyoto（WKY）ラットに 5/6 腎摘除手術を行って慢性腎不全モデルを作成し，長期的にトレッドミル運動を行った[10]．運動により有意な血圧降下，蛋白尿の減少，血清クレアチニンと BUN の低下，糸球体硬化病変の改善，腎皮質間質容積の減少を認めた．また，運動により，体力（持久力）の改善に重要なヒラメ筋筋線維のタイプⅠ線維比は上昇し，その毛細血管密度は増加した[10].

❷腎保護作用を有する各種降圧薬と運動の相互作用（表 1B）

運動にエナラプリルを併用すると，運動の効果が増強した[10]．また，運動に ARB のオルメサルタン（OLS），Ca 拮抗薬のアゼルニジピン（AZN）を併用すると，お互いに相加的な腎保護作用を示し，三者併用の作用が一番強力であった[11]．さらに，腎組織を分析したところ，これらの腎保護作用は，①腎糸球体へのマクロファージの侵潤の抑制，②腎糸球体メサンギウム細胞の活性化や線維芽細胞の増殖の抑制，③腎生成や足細胞の分化促進などを介している可能性が明らかになった[11].

3）膜性増殖性糸球体腎炎モデルでの検討（表 1C）

Wistar ラットの右腎を摘出し，特異的抗 Thy-1 抗体 OX-7 を投与して膜性増殖性糸球体腎炎（membranoproliferative glomerulonephritis；MPGN）モデルを作成し，長期的にトレッドミル運動を行った．運動群の腎機能，蛋白尿，腎組織病変に増悪傾向を認めた．一方，運動にエナラプリルを併用すると，運動のみでは増悪傾向を示した蛋白尿は減少し，腎皮質間質容積比は改善した[12].

4）ネフローゼ症候群モデルでの検討（表 1D）

Wistar ラットにアドリアマイシン（ADR）を投与してネフローゼ症候群モデルを作成し，長期的にトレッドミル運動を行った．運動により有意な血清トリグリセリドの低下，糸球体脂肪沈着スコアの改善を認めた．また，蛋白尿，糸球体硬化病変，腎皮質間質容積比に改善傾向を認めた．運動にエナラプリルを併用すると運動による腎皮質間質容積比改善効果は増強した[13].

5）糖尿病腎症モデルでの検討（表 1E）

後藤・柿崎ラットに片腎摘出手術を行い，高カロリー食と 30％ショ糖溶液を与えて糖尿病腎症モデルを作成し，長期的にトレッドミル運動を行った．運動により蛋白尿，糸球体硬化，皮質間質容積比，運動負荷試験時の総走行距離は改善し，運動にロサルタンを併用すると運動による糸球体硬化改善効果が増強した．免疫組織学的検討では，長期的運動とロサルタンはいずれも糸球体でのマクロファージ浸潤や線維芽細胞増殖を抑制し，メサンギウム細胞の活性化や足細胞の分化に影響を与えて腎保護効果を発揮する可能性が示唆された[14]．

6）Zucker 糖尿病肥満モデルでの検討（表 1F）[15]

Zucker diabetic fatty（ZDF Lepr$^{fa/fa}$）ラット（ZDF Lepr$^{fa/fa}$）は，遺伝子の突然変異と飼料Purina5008（蛋白質 23.5%，脂肪 6.5%）の投与により，ヒトの 2 型糖尿病およびその合併症に近い病態を発症する近交系ラットである．長期的にトレッドミル運動を行った．また，運動により，腎臓での一酸化窒素合成酵素（eNOS）が増加し，一酸化窒素（NO）産生を増加させ，蛋白尿増加，糸球体過剰濾過を防止した[15]．免疫組織学的検討では，長期的運動はいずれも糸球体足突起や尿細管間質への傷害を抑制して腎保護効果を発揮する可能性が示唆された[16]．

以上の基礎的検討から，慢性腎不全の病態下において長期的に運動を行っても腎機能や腎病変は必ずしも増悪せず，むしろ腎を保護する可能性のあることが示唆された．また，長期的運動による腎保護作用は腎障害の原因により異なる可能性があることが示唆された．さらに，腎保護作用を有するとされる降圧薬は，運動療法による腎保護効果を増強したり，運動への認容性を高める可能性が示唆された．これらの筆者らの腎不全モデル動物における成績をそのままの形で臨床に応用することはできないが，現在さまざまな角度から有効な治療法の開発を目指して研究が進められており，これらの成績は，運動による腎保護という新たな局面からの保存期腎不全治療法の開発を試みる契機となりうるものと考える[17-19]．

慢性腎不全透析患者の運動療法は，現在のところは廃用予防が主たる目的として普及しつつあるが，腎不全モデル動物で peak$\dot{V}O_2$ 65〜85%という嫌気性代謝閾値程度の運動で腎保護作用を呈した結果を考えれば，透析導入前の慢性腎不全患者への運動療法が，腎不全の進行予防という「攻めの医療」への積極的な意味を有する可能性も期待される．

今後，さまざまな腎疾患における長期的運動の有効性の検討やその機序に関する検討，腎疾患の急性期，慢性期に分けた検討，さらに至適強度や期間に関する検討が慎重に進められ，早期に十分な科学的根拠に基づいた腎障害患者に対する運動指針が作成され，腎臓リハビリが確立されることが望まれる．

（上月正博）

文献

1）Heifets M, et al：Exercise training ameliorates progressive renal disease in rats with subtotal nephrectomy. *Kidney Int* **32**：815-820, 1987
2）Osato S, et al：Effect of swimming exercise on the progress of renal dysfunction in rat with focal glomerulosclerosis. *Nephron* **55**：306-311, 1990
3）Cornacoff JB, et al：Adverse effect of exercise on immune complex-mediated glomerulonephritis. *Nephron* **40**：292-296, 1985
4）Bergamaschi CT, et al：Effects of long-term training on the progression of chronic renal failure in rats. *Med Sci Sports Exerc* **29**：169-174, 1997
5）上月正博編：新編 内部障害のリハビリテーション，第 2 版，医歯薬出版，2017
6）Kohzuki M, et al：Chronic effects of FR139317 and enalapril on renal failure rats with moderate exercise. *J Cardiovasc Pharmacol* **31**（Suppl 1）：S486-S488, 1998
7）呉 学敏，他：慢性運動負荷が高血圧腎不全モデルラットの腎に及ぼす影響．日腎会誌 **41**：35-42, 1999
8）Kohzuki M, et al：Effects of chronic exercise on renal function in rats with chronic renal failure. *Med Sci Sports Exer* **31**：S100, 1999

9) Kohzuki M, et al : Renal-protective effects of chronic exercise and antihypertensive therapy in hypertensive rats with renal failure. *J Hypertens* **19** : 1877-1882, 2001
10) Kanazawa M, et al : Combination of exercise and enalapril enhances renoprotective and peripheral effects in rats with renal ablation. *Am J Hypertens* **19** : 80-86, 2006
11) Lu H, et al : Combination of chronic exercise and antihypertensive therapy enhances renoprotective effects in rats with renal ablation. *Am J Hypertens* **22** : 1101-1106, 2009
12) Kohzuki M, et al : Disability prevention of renal failure : Effects of exercise and enalapril in Thy-1 nephritis rats. Proceedings of the 2nd World Congress of the International Society of Physical and Rehabilitation Medicine, Monduzzi Editore, Bologna, pp521-524, 2003
13) Ji L, et al : Disability prevention of renal failure : effects of exercise and enalapril in nephrotic rats. Proceedings of the 2nd World Congress of the International Society of Physical and Rehabilitation Medicine, Monduzzi Editore, Bologna, pp525-528, 2003
14) Tufescu A, et al : Combination of exercise and losartan enhances renoprotective and peripheral effects in spontaneously type 2 diabetes mellitus rats with nephropathy. *J Hypertens* **26** : 312-321, 2008
15) Ito D, et al : Chronic running exercise alleviates early progression of nephropathy with upregulation of nitric oxide synthases and suppression of glycation in zucker diabetic rats. *PLoS One* **10** : e0138037, 2015
16) Ito D, et al : Chronic running alleviated early progression of nephropathy with upregulation of nitric oxide synthases and suppression of glycation in Zucker diabetic rats. *PLoS One* **10** : e138037, 2015
17) 上月正博, 他：腎不全における運動の影響：高血圧腎不全モデルラットの成績. 現代医療 **32**：1431-1438, 2000
18) 上月正博：腎不全と運動—動物モデルでの成績を中心に. リハ医学 **43**：371-379, 2006
19) 上月正博：透析患者の栄養治療としてのリハビリテーション・運動療法. 栄養 **25**：361-366, 2008

2 食事療法

1 保存期慢性腎臓病（CKD）患者の食事療法

慢性腎臓病（CKD）の食事療法

慢性腎臓病（CKD）の食事療法は,「慢性腎臓病に対する食事療法基準」に基づき，腎機能と個々の病態に応じた蛋白質制限食を実施する（表 1-1）[1]．しかし，画一的かつ不変的な食事指導は，食事療法の継続が難しくなるだけでなく，栄養障害を招くおそれもある．管理栄養士をはじめとした医療者は，患者個々の病態や生活背景，アドヒアランスなどを総合的に判断し，経時的な変化をふまえて，適宜，栄養アプローチを調整していかなければならない．

1）蛋白質制限

CKDの重症度は，糸球体濾過量（GFR）と原疾患，蛋白尿により分類される．ステージG3ではさらに2つのステージに分類され，より細やかな食事管理が必要となる（p5 図 1-3 参照）．ステージG3a（GFR 45～59）は軽度尿蛋白量がみられるA2から，G3b（GFR 30～44）は，尿蛋白量によって死亡，末期腎不全，心血管疾患のリスクが高くなる．そのため，ステージG3aから蛋白質制限開始の目安となる（表 1-1）[1]．ステージG3b～G4（GFR 30未満）では，厳格な食事管理

ステージ（GFR）	エネルギー（kcal/kgBW/日）	たんぱく質（g/kgBW/日）	食塩（g/日）	カリウム（mg/日）
ステージ G1（GFR≧90）	25～35	過剰な摂取をしない	3≦　<6	制限なし
ステージ G2（GFR 60～89）		過剰な摂取をしない		制限なし
ステージ G3a（GFR 45～59）		0.8～1.0		制限なし
ステージ G3b（GFR 30～44）		0.6～0.8		≦2,000
ステージ G4（GFR 15～29）		0.6～0.8		≦1,500
ステージ G5（GFR＜15）		0.6～0.8		≦1,500
5D（透析療法中）	別表*			

注）エネルギーや栄養素は，適正な量を設定するために，合併する疾患（糖尿病，肥満など）のガイドラインなどを参照して病態に応じて調整する．性別，年齢，身体活動度などにより異なる．
注）体重は基本的に標準体重（BMI＝22）を用いる．
*筆者注）別表は文献 1）を参照のこと．

［表 1-1］ 慢性腎臓病に対する食事療法基準（成人）　（日本腎臓学会，2014）[1]

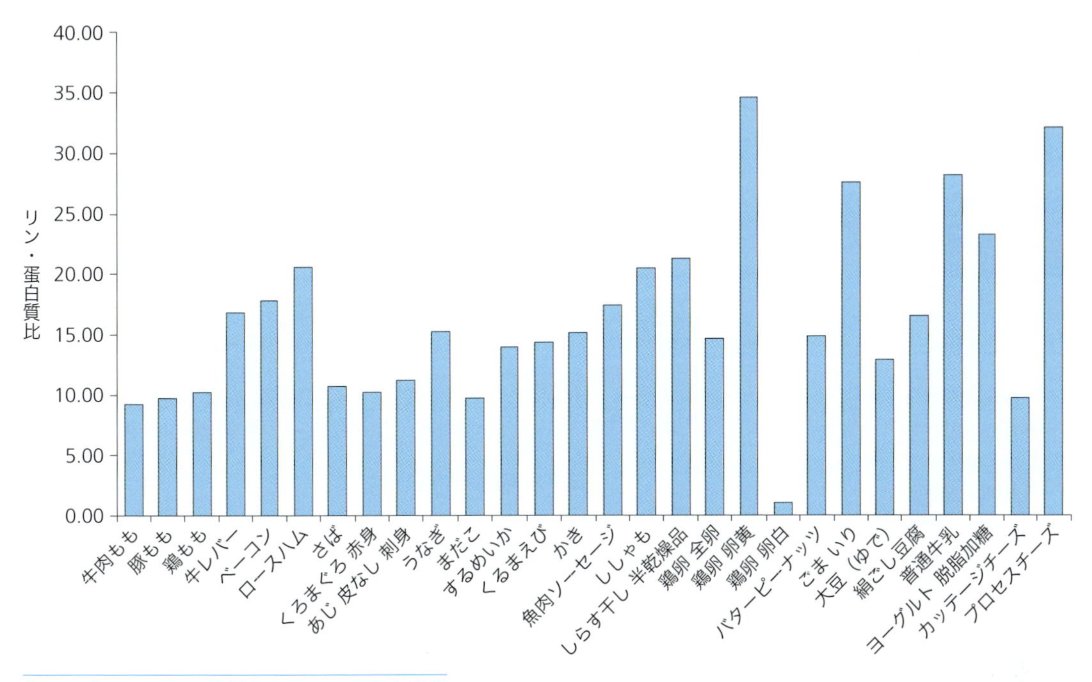

[図 1-1]　おもな蛋白質食品のリン・蛋白質比

（文部科学省科学技術・学術審議会資源調査分科会編：日本食品標準成分表 2015 年版（七訂），2015 より）

が腎代替療法までの時間を遅らせるとされている．厳格な蛋白質制限食は，患者側と医療者側における食事療法の技術面や詳細な栄養管理ができる環境面などが奏効して実践可能となる．不適切な摂取制限により栄養障害や合併症の発症リスクが高まる可能性を考えると，安易に実施すべきではない．推奨されている蛋白質制限 0.6〜0.8 g/kgBW/日を標準的治療として，症例に合った指導を行う．

蛋白質を制限する食事では，蛋白質の質に配慮する必要がある．必須アミノ酸を多く含む動物蛋白質の不足は，体蛋白の異化亢進につながる．蛋白質は，さまざまな食品に含まれているが，主菜となる肉類や魚類の摂取量を最大限確保し，動物性蛋白質比を 60%以上とすることが望ましい．

また，血清リン（P）値の異常が生命予後や心血管疾患の発症と関係することが明らかになっている．そのため，透析療法期に限らず，P の摂取量にも注意が必要である．食品中の蛋白質量と P 量は正の相関があるため，良質な蛋白質の摂取は確保し，P/蛋白質比の高い食品や食品添加物を使用した食品の摂取を避けるよう指導する（図 1-1）．

2）食塩制限およびエネルギー摂取

CKD に限らず生活習慣病の発症および重症化予防は，食塩の摂取制限と適正体重の維持を目指した適正なエネルギー摂取が基本となる．

CKD 食事療法における食塩摂取量は，3 g 以上 6 g/日未満である．食塩摂取量 3 g/日未満は，死亡リスクが高くなるという研究報告から，極端な食塩制限は推奨されていない[1]．

エネルギーは，合併する疾患に応じて調整する．過体重および肥満傾向がみられる場合は，摂取エネルギー量および消費エネルギー量を評価して適正な体重を目指す．蛋白質の摂取制限に伴う異

病　期	総エネルギー（軽労作の場合）(kcal/kg 標準体重/日)	たんぱく質 (g/kg 標準体重/日)	食塩相当量 (g/日)	カリウム	ポイント
第 1 期（腎症前期）	25～30	20%エネルギー以下	高血圧があれば 3 以上 6 未満	制限せず	・糖尿病を基本とし，血糖コントロール ・降圧治療 ・脂質管理 ・禁煙
第 2 期（早期腎症期）		20%エネルギー以下*1			
第 3 期（顕性腎症期）	25～30 *2	0.8～1.0 *2	3 以上 6 未満	制限せず（高カリウム血症の場合<2.0 g/日）	・適切な血糖コントロール ・降圧治療 ・脂質管理 ・禁煙 ・たんぱく質制限食 ・貧血治療（第 4 期）
第 4 期（腎不全期）	25～35	0.6～0.8		<1.5 g/日	
第 5 期（透析療法期）	透析食事療法基準に従う				

*1：一般的な糖尿病の食事基準に従う．
*2：GFR 45 ml/分/1.73 m^2 未満では，第 4 期の食事内容への変更も考慮する．

[表 1-2]　糖尿病腎症の食事基準　（糖尿病性腎症合同委員会，2016[2] を参考に作成）

化亢進を防ぐためには，個々に応じた適正なエネルギー摂取が必要であるが，エネルギー摂取源に配慮する．脂質摂取量や動物性蛋白質などの脂質の質に配慮したエネルギー摂取源のバランスを指導する．

3）カリウム制限

蛋白質制限はカリウム（K）制限を伴っているが，病態の進行や合併症，レニン・アンジオテンシン系阻害薬の影響などにより，特に CKD ステージ G3b から高 K 血症を伴う場合がみられる．血清 K 値 5.5 mEq/l 以上から要注意とし，K 含有量の多い食品の摂取量や頻度を指導する．なお，薬剤による副作用に関しては他項を参照とする．

糖尿病腎症の食事療法

糖尿病腎症の病期分類と食事基準を表 1-2 に示す(p166 表 2-2 も参照)．蛋白質制限においては，慢性腎臓病の食事療法基準でのステージ G3b と異なる点はあるが，食事療法の基本的な考え方は同じである．この基本に糖尿病腎症患者では血糖管理が加わる．

糖尿病腎症患者への血糖管理の指導は，血糖値が影響する栄養素についてエネルギーではなく炭水化物（糖質）であることを再教育する．血糖に影響する食品を十分に理解したうえで，主食の炭水化物の固定化，野菜の摂取量や間食の選び方，規則正しい食事リズムなど，糖尿病の食事療法の基本を再教育するとスムーズである．

栄養アセスメント

低栄養や過栄養，サルコペニア，フレイルなどの栄養障害を回避するために，栄養状態を適切かつ総合的に評価しなければならない．そのためには，尿所見を基本に，体重，体重変化，浮腫，尿毒症症状などの身体所見や身体計測値，血液検査値，食事摂取量を定期的かつ継続的に評価する．

(蓄尿での) **推定食塩摂取量** (g/日)
　=[尿中ナトリウム排泄量 (mmol/日)÷17
　=[尿中ナトリウム値 (mEq/dl)×1日の尿量 (dl)]÷17

(早朝第一尿での) **推定24時間尿中ナトリウム排泄量** (mmol/日)
　=21.98×早朝第一尿ナトリウム (mmol/l) 尿クレアチニン (g/l)×{−2.04×年齢+14.89×体重 (kg)+16.14×身長 (cm)−2244.45}$^{0.392}$

推定蛋白質摂取量 (g/日)
　=[1日尿中尿素窒素排泄量 (g)+0.031×体重 (kg)] ×6.25
　=[(尿中尿素窒素値 (mg/dl)×1日の尿量 (dl)+31 (mg)×体重 (kg))÷1000]×6.25

[表1-3] 24時間蓄尿からの推定食塩摂取量および推定蛋白質摂取量
(日本腎臓学会, 2014[1] を参考に作成)

エネルギー摂取量と消費量の収支は体重に反映する. 体重減少がみられた場合は, エネルギー摂取量が少ない可能性が大きいため, 食事内容を見直し, 必要に応じて指示栄養素量を調整する. 食事摂取量の調査方法には, 食事記録法や思い出し法, 写真撮影などがあるが, それぞれ一長一短がある. より正確な情報を得て評価するためには, 秤量し記録をする食事記録法が望ましいが, 年齢や生活背景などを考慮し患者が実践できる方法を用いるとよい. 外食や中食の利用が多い場合は, レシートによる情報収集も可能である.

CKDステージG3以降は, 24時間蓄尿の実施や早朝第一尿を用いて食塩摂取量と蛋白質摂取量を評価し, 指示栄養素量の遵守度を確認することが望ましい (表1-3)[1].

食事療法の実際

食事療法の基本は,「制限」ではなく「適正な摂取管理」であることを教育, 指導することである.

1) エネルギーおよび蛋白質摂取

エネルギー摂取源の基本は, 主食である. 主食量 (種類, 量) を決めることで, エネルギーの確保と主食に含まれる蛋白質量が決まる. 残りの蛋白質のほとんどを主菜となる肉類や魚類の摂取にあて, 調理法やそのほかのでんぷん食品, 特殊食品などのエネルギー補給食品で不足するエネルギーを補う. 脂質エネルギー比率は, 25%前後とする. 動物性蛋白質食品は, 肉類に偏ることなく, 魚類からの多価不飽和脂肪酸の摂取や, エネルギーアップの油脂類の使用には中鎖脂肪酸を利用するなど, 脂質の質にも配慮する. 実際に患者に指導する際には, 食品構成表をもとに患者の食生活背景を考慮した具体的な1日の摂取目安量を示した媒体を用いて, 1日や1食の食事摂取量を示すとわかりやすい.

2) 食塩管理

外食や中食などに頼る患者も多い. 患者の生活背景に応じた減塩指導は重要である. 過剰摂取が続く患者には, 減塩に慣れることを目指した目標設定をし, 段階的に減らしていく. 減塩のためのポイントを表1-4に示す.

3) カリウム管理

K制限の指示が出た場合, まず, 生果物や果汁飲料, いも類, 緑黄色野菜や野菜ジュースのようなK含有量の多い食品の摂取量や頻度を確認し, 摂取制限の指導を行う. また, 蛋白質食品にも

1. 調味料，食品，おもな外食や加工食品に含まれる食塩量を理解する．
2. 栄養成分表示を活用する．
   ・食品や弁当，パンなどの包装，パッケージに栄養成分表示があるか確認する．
   ・栄養成分表示がある場合，必ず食塩相当量（Na）の記載がある．
   ・表示の栄養成分値の単位量（100 g あたり，1 食分，1 包装など，単位量が異なる）．
3. 漬物，佃煮，練り物（ちくわやかまぼこなど），加工食品，インスタント食品の摂取を控える．
4. 調味料の計量は，目分量ではなく「計量スプーン」を使う．
5. しょうゆや塩，ドレッシングなどは，かけるより，別皿にして「つける」．
   ・外食時などは，注文時に対応可能か確認する．
6. 煮物料理は，しょうゆ以外の調味料も減らし，全体の調味のバランスを整える．
7. 味付けは 1 品重点とする（主菜を副菜より濃い味付けとし，調味の強弱をつける）．
8. しょうゆや味噌を使用した料理ばかりを重ねない．
9. 新鮮な食材（食材がもつ風味を味わう）や出汁（かつおだし，こんぶだし，いりこだし）やうまみ（しいたけ，かつおぶし，昆布など）を利用する．
10. 酢や酸味（レモン，すだちなど），香辛料（からし，わさび，カレー粉，七味，黒こしょうなど）や薬味（しそ，みょうが，ごまなど）を利用する．

［表 1-4］ **減塩の工夫**

K が多く含まれていることにも注意する．健康食品やサプリメントの利用は危険を伴うことがあるため，初期指導時には必ず指導する．

4）リン管理

P・蛋白質比の高い食品（図 1-1）や食品添加物を使用した食品（スナック菓子，インスタント食品，ファーストフード，冷凍加工食品，清涼飲料水など）の摂取頻度や摂取量を確認し，それらの利用を避ける，または減らすよう指導する．

5）治療用特殊食品

CKD 患者向けの治療用特殊食品には，「エネルギー調整食品」，「蛋白質調整食品」，「食塩調整食品」，「P 調整食品」がある．腎臓病食品交換表[3] を参考に，患者の必要度などを考え，相談しながら食品を選ぶ．

6）栄養補給手段

栄養補給手段は，腸管機能により大別され，さらに摂食嚥下機能も検討した補給手段を検討する（図 1-2）．

透析導入前の栄養管理と栄養指導

透析導入前では，高 K 血症や悪心や嘔吐，食欲不振など尿毒症症状によって十分に食事が摂れない状況が多くみられる．また，透析導入回避のために長年，食事療法に取り組んだ患者では，すぐには状況が受け入れられない場合もある．食事摂取ができないことで，エネルギー不足による異化亢進，低蛋白血症，浮腫，高 K 血症，代謝性アシドーシスを招き，透析導入後の栄養・身体状態に影響を及ぼす可能性もある．十分な食事摂取ができない状況下では，エネルギー確保を中心に，ゼリーやアイスの利用や食事と併行した経腸栄養剤も検討する．

透析導入前の栄養管理の目的は，栄養障害の進行と合併症発症を防ぐことである．患者や家族の

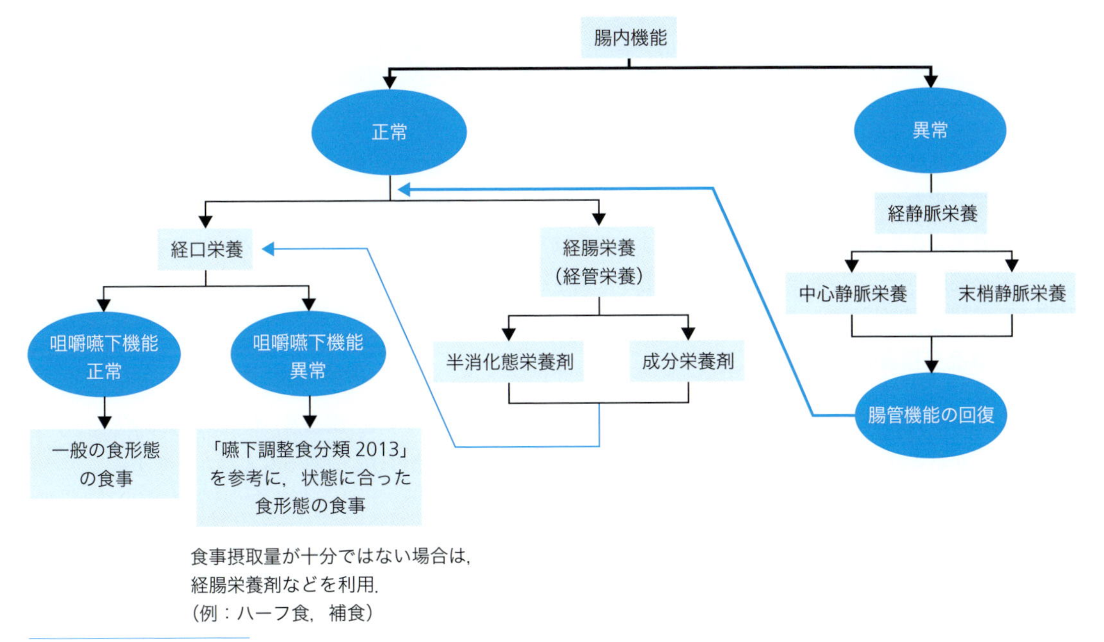

［図 1-2］ **栄養補給手段**

気持ちを考え，多職種協働で指導のタイミングや内容を検討し，個々に応じた栄養管理と栄養指導を行う.

（北島幸枝）

文献

1）日本腎臓学会編：慢性腎臓病に対する食事療法基準 2014 年版．日腎会誌 **56**：553-599，2014
2）糖尿病性腎症合同委員会：糖尿病性腎症病期分類 2014 の策定（糖尿病性腎症病期分類改訂）について．糖尿病 **57**：529-534，2014，糖尿病学会編：糖尿病治療ガイド 2016-2017，文光堂，2016
3）黒川 清監：腎臓病食品交換表，第 9 版，医歯薬出版，pp82-90，2016
4）日本腎臓学会編：エビデンスに基づく CKD 診療ガイドライン 2012，東京医学社，p3，2012
5）糖尿病性腎症合同委員会：糖尿病性腎症病期分類 2014 の策定（糖尿病性腎症病期分類改訂）について．日腎会誌 **56**：547-552，2014

column

食品交換表とは

食品交換表とは，各疾患の食事療法において調整すべき主たる1栄養素の量を単位として，指示栄養素量内で1食および1日の食事に配分できるように構成されている．食品成分表のような栄養素の数値とは異なり，単位としてまとめられていることから，一定の規則を理解しやすく，食品を交換することで簡単にバラエティ豊かな食生活を送れることを目的として考えられた．

食品交換表の利点

①単位を基本にした食品の量と，エネルギーや栄養素量（蛋白質量，食塩量，カリウム量など）が示されている．注意する食品や栄養素には，マークや色付けがされるなどわかりやすく示されている．

②食品群の配分と各食の摂取量の目安が具体的である．指示栄養素量に準じた1日の総単位と3食に配分した単位，配分の原則など具体的に例が示されている．そのため，1日にどの表からどのくらい（何単位）をとればよいか，食品交換表に慣れた患者にも，初めて交換表を使用する患者にもわかりやすい．

③各表（食品群）での食品の交換がしやすい．常用量や写真による分量が具体的に示されている．

④指示例や献立例を参考にして，指示栄養素量の変更にも対応できるようになっている．

⑤治療用特殊食品についての記載がある．

糖尿病腎症の食品交換表

2016年に13年ぶりに改訂された「糖尿病腎症の食品交換表 第3版」は，その3年前に改訂された「糖尿病食事療法のための食品交換表 第7版」（以下，糖尿病食品交換表）の考え方に基づき，1単位80 kcalで構成されている．腎症の合併に伴い，血糖管理と並行して蛋白質制限がスムーズに行えるよう，蛋白質制限をふまえ各表の1単位中の蛋白質量が示されている（図）．

腎臓病食品交換表

2016年9月に「腎臓病食品交換表 第9版」が発表された．今改訂では，腎機能の重症度と症例の標準体重から「蛋白質量」を腎機能とは関係なく，症例の性別や身体活動量，標準体重から「エネルギー量」を決め，食事療法を進めることが基本であることを明記している．食品群グループ（表）や1単位蛋白質3 g，1単位あたりの平均エネルギー量（表1～4）の構成に変更はない．表1～4は，蛋白質を含む食品群（主食，主菜，副食，デザート），表5，6は，蛋白質を含まない食品群（エネルギー源となる食品），別表1～5と特殊（治療用特殊食品）で構成されている（表）．

（北島幸枝）

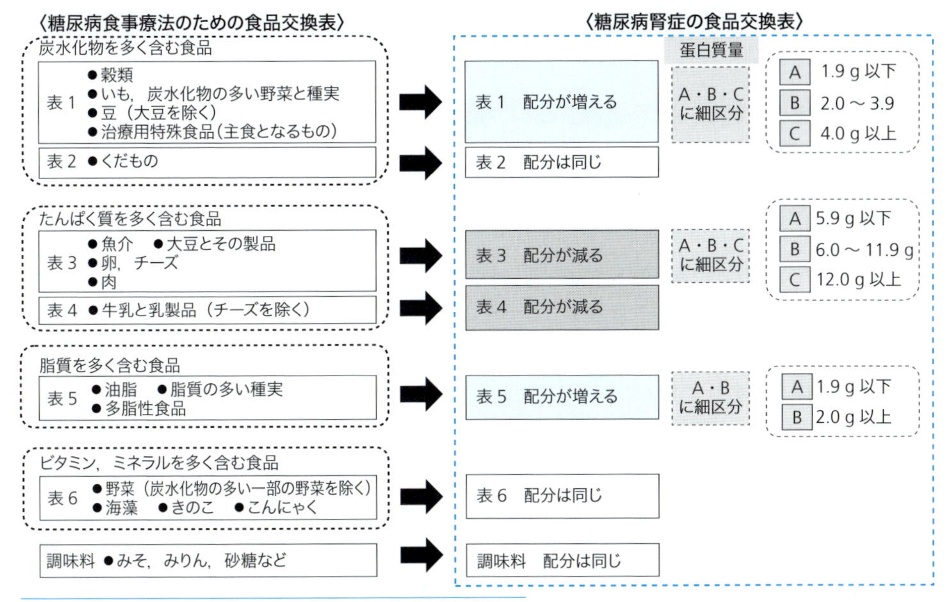

[図] 糖尿病食品交換表と糖尿病腎症食品交換表の違い

（日本糖尿病学会編：糖尿病腎症の食品交換表 第3版，文光堂，2016，pp7-11 を参考に作成）

食品分類				単位	蛋白質	1単位の平均エネルギー
蛋白質を含む食品	表1	主食	ご飯 パン・めん そのほか	1単位	3 g	150 kcal
	表2	副食・デザート	果実 種実 いも	1単位	3 g	150 kcal
	表3	副食・付け合わせ	野菜	1単位	3 g	50 kcal
	表4	メインとなる副食（主菜）	魚介 肉 卵 豆とその製品 乳とその製品	1単位	3 g	30 kcal
蛋白質を含まない食品	表5	エネルギー源となる食品	砂糖 甘味品 ジャム ジュース でんぷん	－	－	不足エネルギーを補う
	表6	エネルギー源となる食品	油脂	－	－	
別表	別表1～5		別表1 きのこ・海藻・こんにゃく 別表2 嗜好飲料（アルコール飲料）（茶・コーヒーほか） 別表3 菓子 別表4 調味料 別表5 調理加工食品			
特殊	治療用特殊食品		エネルギー調整食品 蛋白質調整食品 食塩調整食品 リン調整食品			

[表] 腎臓病食品交換表 食品分類

（黒川 清監：腎臓病食品交換表 第9版，医歯薬出版，2016 を参考に作成）

column 食品の選択にあたって

慢性腎臓病患者の増加，また，高齢者のみや独居者という世帯構造が多くみられるようになった今日，宅配食（適温宅配または冷凍弁当）を利用する患者や，加工食品やインスタント食品，中食の利用に頼る患者など，食生活の背景はさまざまである．

中食で最も注意する点は食塩摂取量である．コンビニなどのおにぎりは，1個ではエネルギー量が少なく，2個では塩分摂取量が多くなってしまう．

エネルギー源となる米飯は，炊飯器で数日分を炊き，1回分ずつ小分けの保存をしておく工夫や，レンジや熱湯で温めるパック米飯の利用をまず検討する．おにぎりを購入する場合は，おにぎり1個と炒め物や揚げ物のサイドメニューとを組み合わせ，エネルギーの確保と食塩摂取量に配慮した内容とする．

弁当は丼物ではなく，幕の内弁当やのり弁当など調味料が加減できるものを選び，漬物や付属のしょうゆ，ソースは食べずに捨てるように指導する．下味が付いているためそれらを使わなくても十分である．肉，魚，卵などの蛋白質食品を用いた主菜が2～3品入っている弁当は，主菜はどれか1つと決め，残りは半量もしくは全量は次の食事用とするように考える．

次に，加工食品やインスタント食品は，食塩やリン（P）の過剰摂取の問題がある．Pの管理は，透析期だけでなく，保存期から心血管疾患など合併症予防のために重要である．食品添加物のP酸塩は，酸味料，着香剤，安定剤，pH調整剤，乳化剤，アルカリ剤などとして多種にわたり，かまぼこやハム，ソーセージ，麺類など加工食品やインスタント食品，菓子類，清涼飲料水などに広く使用されている．しかし，食品添加物の詳細な表示義務はないため，一見わかりにくい．一般食品中に含まれる有機P酸に比べ，P酸化合物（無機P酸）の吸収率は高く90%以上である．

宅配食の利用は，調理ができない状況の患者や食事療法を始めたばかりで不安に感じている患者など，さまざまな状況下で選択することができる．副食のみの宅配ができる場合もあり，利用頻度や価格面も含め患者に見合ったものを検討するとよい．家族の外出時のように毎日の利用ではない場合は，冷凍弁当の常備も便利である．しかし，宅配食を利用していても，物足りなさや飽きにより，インスタント食品や惣菜を追加したりする場合もある．一方，エネルギーなど必要栄養素量が不足している症例もある．そのため，必ず利用状況などをアセスメントする．

（北島幸枝）

文献

1）Sullivan CM, et al：Phosphorus-contained food additives and the accuracy of nutrient databases：implications for renal patients. *J Ren Nutr* **17**：350-354, 2007

2）金澤良枝，他編：CKD（慢性腎臓病）の最新食事療法のなぜに答える 実践編，医歯薬出版，p135，2015

2 透析患者の食事療法

透析患者における食事療法の重要性

わが国の維持透析を受けている患者は30万人を超え[1]，新規導入患者の原疾患は糖尿病由来の腎症，高血圧を原因とする腎硬化症など，食事をはじめとする生活習慣に関連した疾患が高頻度にみられる．一方，二次性副甲状腺機能亢進症，高カリウム血症など透析特有の合併症も食事とのかかわりが強い．さらに，患者の高齢化によるフレイル，サルコペニアも増加しているといわれている[2]．また2008年，国際腎臓栄養代謝学会（International Society of Renal Nutrition and Metabolism；ISRNM）より，慢性腎臓病（CKD）患者の体蛋白や体脂肪の消耗した低栄養状態を，PEW（protein-energy wasting；蛋白質エネルギー障害）とする概念が提唱された（表2-1）[3]．低栄養状態は生命予後や合併症と密接に関連している．

これらすべての病態を考慮し，合併症や低栄養の予防，改善のための食事療法が求められている．具体的には，食欲不振の訴えを見逃さないことである．食欲がないと答えた患者には食事摂取調査，身体計測と生化学検査を併せながら問題点を把握する．炎症があり，食欲がない場合には治療を優先する．経口的に十分な食事摂取量が期待できない場合，例えばエネルギーの摂取不足や蛋白質の摂取不足がある場合，現在の状態で食べられる食材や食形態の提案，一時的に患者に合った経腸栄養剤や治療用特殊食品を勧めエネルギー不足や蛋白質の不足を補う．また低栄養状態の患者に対しては，透析中に腎不全用アミノ製剤と50%のグルコースを使ったIDPN（intradialytic parenteral nutrition）を行い，糖尿病腎症の患者にはグルコースの代わりに脂肪乳剤を使用することもある．

透析患者の低栄養の原因は，尿毒症物質の蓄積，透析液への栄養素の損失など食事以外の要素も多いため，他職種と連携し情報を集め患者に対応することが大切である．

	定義
血液生化学	血清アルブミン<3.8 g/d*l* 血清プレアルブミン（トランスサイレチン）<30 mg/d*l*（維持透析患者のみ） 血清コレステロール<100 mg/d*l*
体格	BMI<23 kg/m² 体重減少（減量をせず）：3カ月で5%，6カ月で10% 総体脂肪率<10%
筋肉量	筋肉の減少：3カ月で5%，6カ月で10% 上腕筋周囲径の減少（50パーセンタイルより10%低下） クレアチニン産生率の低下
食事量	蛋白質摂取量：意図的でなく<0.8 g/kg/日が2カ月未満または<0.6 g/kg/日が少なくとも2カ月以上持続する（CKDステージG2～G5） エネルギー摂取量：意図的ではなく，25 kcal/kg/日未満が少なくとも2カ月以上持続する

［表2-1］ PEW（protein-energy wasting）の診断基準　(Fouque et al, 2008)[3]

栄養評価法

1）栄養スクリーニング

栄養評価は，再現性が強く，臨床経過に即した指標を用いることが大切である．栄養状態を評価するためには，患者を判定するための栄養スクリーニングが行われる．栄養スクリーニングとして，①身体計測，② SGA（subjective global assessment；主観的包括的栄養評価）[4]，③ MNA（mini nutritional assessment），④ MNA-SF（mini malnutrition assessment short form），⑤ MIS（malnutrition-inflammation score；栄養失調-炎症スコア）（図 2-1）[4,5]，⑥ GNRI（geriatric nutritional risk index；高齢者向けの栄養評価法）[6] などの方法がある（表 2-2）．

SGA は身体計測値に問診や病歴を組み合わせ主観的に評価する方法であり，米国の K/DOQI（National Kidney Foundation Kidney Disease/Dialysis Outcomes and Quality Initiative）ガイドライン[7] では，7 点式 SGA を推奨している．MNA は 65 歳以上の高齢者を評価するツールで，現在までさまざまな改訂が加えられている[8]．MNA を簡便にしたうえで，MNA と同様の栄養スクリーニングの精度を保つものが MNA-SF である[9]．

GNRI は高齢者向けに作成された栄養スクリーニングツールで，血清アルブミン値と体重を用いて評価する．計算式に理想体重と血清アルブミンを加え計算するが，透析患者は理想体重を BMI 22 kg/m^2 となるように計算する．GNRI は透析患者において簡便で有用な指標とされており，血液透析患者では 91 以上で「栄養障害リスクなし」，91 未満で「栄養障害リスクあり」とする．

MIS は（A）病歴，（B）身体所見，（C）BMI，（D）血液検査データを 4 分類 10 項目でスコア化し合計得点で評価する．最近の研究で，非透析患者ではあるが 8 点以上の群で生命事後が不良であったとされている[5]．

2）栄養アセスメント

栄養アセスメントとは，①身体計測（身体組成成分，各組織における栄養素の貯蔵状態），②生化学的検査（各組織，臓器の栄養状態および機能状態），③臨床診査（栄養障害による自覚症状・他覚症状の調査観察，既往歴，現病歴，家族歴，体重歴），④食事摂取調査（エネルギーおよび各栄養素の摂取状況），⑤環境要因（社会的・経済的要因，家族環境，ADL），⑥心理状態（うつ，孤独感，あきらめなど）の 6 つの項目からなる（一部，表 2-3）[10]．これらのアセスメントより得られた客観的データや主観的データから栄養状態を総合的に判定する[1]．また，透析の場合，透析条件を考慮することも必要で，経過を追い継続的に栄養評価を行うことが重要である[2,3]．栄養スクリーニングでふるいにかけられた患者を，多方面から栄養アセスメントを行い，総合的に判断することが重要である．

血液透析患者の低栄養患者の抽出は，PEW の概念が提唱されている．診断基準は表 2-1 に示す．4 つの定義どれか 1 項目で判定とし，これらの 4 項目から 3 つ該当すれば PEW と診断される[3]．

診断された患者に対し栄養療法を行い，経過観察することが大切である．

透析患者の食事摂取基準

透析患者の栄養療法の目標は，必要十分なエネルギー摂取，適切な蛋白質摂取，食塩制限，水分・カリウム（K）・リン（P）制限である．個々人に合わせた必要十分なエネルギーの確保は蛋白質の

ID：　　　　　　　　　　氏名：　　　　　　　　　　　　　　　　　様

(A) 病歴

1-体重変化：過去3～6カ月におけるドライウエイトの変化

0	1	2	3
0＜体重減少＜0.5 kg	0.5≦体重減少＜1 kg	体重減少 1 kg 以上 ただし＜5%	体重減少＞5%

2-食事摂取

0	1	2	3
食欲低下なく摂取良好	やや摂取不良	中等度摂取不良または 流動食のみ摂取可能	少量の流動食または 絶食

3-消化器症状

0	1	2	3
問題なし 食欲良好	食欲不振から嘔気などの 軽度症状あり	ときどき嘔吐などの 中等度症状あり	頻回の嘔吐・下痢・ 重度の食欲不振あり

4- 身体機能

0	1	2	3
正常もしくは改善傾向 気分不快なし	ときどき歩行困難や 倦怠感あり	日常生活に一部 介助必要（入浴など）	自立生活困難 ベッド/車椅子上での生活

5-透析年数または合併症

0	1	2	3
透析導入 1 年以内 健康状態良好	透析歴 1～4 年 軽度合併症あり （MCC *は除く）	4 年を超える透析歴 中等度合併症あり （MCC *を 1 つ含む）	重症で多数の合併症あり （MCC *2 つ以上）

*心不全 class Ⅲ or Ⅳ，心筋梗塞，エイズ，中等度～重症 COPD，脳血管障害，悪性腫瘍の転移もしくは化学療法の施行

(B) 身体所見

6-皮下脂肪減少の有無：下眼瞼，三頭筋，二頭筋，胸部

0	1	2	3
変化なし	軽度	中等度	重度

7-筋肉量減少の有無：こめかみ，鎖骨・肩甲骨・肋骨・膝などの突出，大腿四頭筋部

0	1	2	3
変化なし	軽度	中等度	重度

(C) BMI

8-BMI＝Wt(kg)/Ht^2(m)

0	1	2	3
BMI≧20 kg/m^2	BMI：18～19.99 kg/m^2	BMI：16～17.99 kg/m^2	BMI＜16 kg/m^2

(D) 血液検査データ

9-血清アルブミン

0	1	2	3
Alb≧4.0 g/d*l*	Alb：3.5～3.9 g/d*l*	Alb：3.0～3.4 g/d*l*	Alb＜3.0 g/d*l*

10-血清 TIBC **

0	1	2	3
TIBC≧250 mg/d*l*	TIBC：200～249 mg/d*l*	TIBC：150～199 mg/d*l*	TIBC＜150 mg/d*l*

**血清トランスフェリンの場合は以下に従う：＞200(0)，170～200(1)，140～170(2)，＜140 mg/d*l*(3)

総合評価：10 項目の合計（0～30）　　　/30

[図 2-1]　MIS（栄養失調 - 炎症スコア）

MCC：major comorbid condition，COPD：慢性閉塞性肺疾患，Wt：体重，Ht：身長，Alb：血清アルブミン，TIBC：総鉄結合能．

(Kalantar-Zadeh et al, 2001 より)[4]

栄養スクリーニング	方法	評価
SGA （主観的包括的栄養評価）	評価する側が患者を主観的に判断する．	問診，身体計測，病歴などを組み合わせて行う． 評価：A（良好），B（低下傾向），C（不良）など各施設において取り決めをして行う．
MIS （栄養失調 - 炎症スコア）	(A) 病歴，(B) 身体所見，(C) BMI，(D) 血液検査データをスコア化し合計点で評価	MICS を評価するためのスクリーニング法． 0～5 点　：栄養状態良好 6～10 点 ：軽度栄養障害リスク 11 点以上：中等度・高度栄養障害
GNRI （高齢者向けの栄養評価法）	GNRI＝14.89×血清アルブミン値 g/dl＋41.7×（現体重÷理想体重） ※現体重が理想体重より多い場合，現体重÷理想体重の値を 1 とする．	Bouillanne らによって作られた原法 82 未満：重度栄養障害リスク 82～92 未満：中等度リスク 92～98 未満：軽度栄養障害リスク 99 以上：リスクなし

［表 2-2］ **透析患者のスクリーニング方法と注意点**

異化作用の阻止に働き，栄養療法の基本となる．蛋白質の過剰摂取は，P，K コントロールのうえからも避けることが望ましい．蛋白質の摂取目標についてはまだ結論が出ていない．

日本腎臓学会の「慢性腎臓病に対する食事摂取基準 2014 年版」における目標栄養素摂取量は表 2-4 のとおりである[11]．

腹膜透析（PD）においても，PD の食事療法基準が表 2-4[11] に示されている．摂取エネルギー 30～35 kcal/日，蛋白質 0.9～1.2 kcal/kg/日，食塩は個々の尿量，除水量を勘案して決定する（ナトリウム除水量の実測が有用）．目安として，残存腎機能ありが「〔PD 除水（l）×7.5 g〕＋〔残腎尿量 1 l につき 5 g 追加〕」，残存腎機能なしが上限 7.5 g/日であり，「水分 CAPD 除水量＋残腎尿量」となっているのでこちらも参考に患者の目標を設定したい[11]．どちらもあくまでもガイドラインであるため，個々の症例に合わせた設定が必要となる．

エネルギーの設定は，2015 年版の日本人の食事摂取基準によると，個人のエネルギー必要量に関連する要因を性，年齢（または年齢階級），体重，身長〔体重と身長に代えて体格（body mass index；BMI）〕，身体活動レベルにより算出する．すなわち，「推定エネルギー必要量＝（性，年齢，体重，身長，身体活動レベル）」の関数となる（表 2-5）．成人（18 歳以上）では，「推定エネルギー必要量（kcal/日）＝基礎代謝量（kcal/日）×身体活動レベル」として算出する（表 2-5B，C）．

2015 年版の日本人の摂取基準は，観察疫学研究結果から得られた総死亡率などを配慮し，総合的に判断した結果，当面の目標とする BMI の範囲を設定した（表 2-5A）．透析患者の BMI と生命予後について，日本透析医学会の報告によると，透析患者は BMI が小さいほど生命予後が悪く，BMI が大きいほど生命予後が良好という報告（図 2-2）[12] もある．しかし，実際，透析患者の食事のエネルギー量は，健常人と同じように，慢性腎臓病に対する食事摂取基準のエネルギー 30～35 kcal/kg/日を参考に設定し，BMI とドライウエイト（DW）の変動を考慮し経過を追っていく必要がある．参照体重における基礎代謝量（表 2-5B）を示すが，基礎代謝基準値はあくまでも参考値と考える．むしろ，基準値内に入っていない患者や糖尿病の有無，肥満の有無，炎症所見がある場合など個別の設定が必要となる．

アセスメント項目	方法	評価	評価法	ポイント・アドバイス
1. 身体計測	身長・体重	BMI	体重/[身長(m)]^2. 体重減少率 5%/1カ月, 10%/6カ月栄養不良 観察疫学研究において報告された総死亡率が最も低かったBMIを基に, 総合的に判断し目標とする範囲を設定.	最も一般的に計測される項目. 透析患者は体重減少率を指標とするとよい. BMIは身長に対する体格指標
		標準体重(IBW)	標準体重(IBW)=[身長(m)]^2×22	ガイドラインの基準値では総エネルギーと蛋白質は標準体重で示されている
	体脂肪	上腕三頭筋皮下脂肪厚(TSF)	80～90%軽度栄養不良, 70～79%中等度栄養不良, 70%未満, 高度栄養不良	浮腫がある場合やや不正確になる. 測定者間の誤差あり, 測定者内の変動係数を算出しておくとよい
	筋肉量	上腕筋囲(AMC)	上腕筋囲(AMC)=上腕周囲長−π×TSF(cm) 80～90%軽度栄養不良, 70～79%中等度栄養不良, 70%未満, 高度栄養不良	浮腫がある場合やや不正確になる
	除脂肪体重	BIA (bioelectrical impedance analysis)		浮腫の影響は受けるが再現性がよい, 経過を追うことが大切である
	体脂肪量			浮腫の影響を受けにくいが一般的でない
	細胞外液量/体内総水分量		細胞外液量が多くなると, 細胞外液量/体内総水分量が高くなる	
	除脂肪体重 体脂肪量	DEXA (dual energy X-ray absorptiometry)	骨塩定量：Tスコア評価	浮腫の影響は受けるが再現性がよい. 筋肉量, 体脂肪量, 細胞外液量/体内総水分量, AMCなど透析終了時に測定し経過を追うことが大切である
			Zスコア評価	浮腫の影響を受けにくいが一般的でない
2. 生化学検査	血液検査	血清アルブミン(g/dl)	3.5 g/dl未満栄養障害のリスク有 4.0 g/dl未満の血清アルブミン濃度では, 血清アルブミン濃度が低いほどの1年生存率に与えるのリスクが高い	血液透析患者は, ほとんど透析前での採血となるため体重増加量により見かけ上低値となる場合あり 低値の場合原因を考える(摂取不良, 代謝亢進, 合成能低下, 透析時の排泄増加, 炎症所見)
		トランスサイレチン(mg/dl)	30 mg/dl以下栄養不良	アルブミン値の値そのものより経過をみることで低栄養のリスクと考える
		BUN(mg/dl)	低値の場合精査必要	炎症の存在や体液量の違いにより影響を受けるため, 注意が必要. 透析量の確認も必要
		Cr(mg/dl)	低値の場合精査必要	透析量の確認も必要
		総コレステロール(mg/dl)	低値の場合精査必要	低値の場合栄養障害や炎症の影響の確認必要
	透析指標	標準化蛋白異化率(n-PCR)(kg/dl/日)	n-PCRが血液透析患者の1年生存率に与える危険度0.7 g/kg/日で死亡のリスクは高い(糖尿病) 1.1～1.3 g/kg/日で死亡のリスクは低い(非糖尿病)	体蛋白質の異化速度を示し, n-PCRは蛋白質摂取量の指標となる
		%クレアチニン産生速度(%Cr-G)(%)	%クレアチニン産生速度>90	%クレアチニン産生速度が高いほど死亡リスクは低く, %クレアチニン産生速度が低いほど死亡リスクは高い
3. 食事摂取調査	食事記録法	影響評価	行動の変容や行動形成など個別の目標に対する評価を行う食事記録法に, 患者が撮った食事の写真があればなお評価しやすい	記録期間中の食物摂取量が量的に正確である 記録のための負担は少ないが日ごとにより食事の内容は大きく異なる場合がある
	24時間思い出し法			食習慣の変更があったかどうかの確認に有効である
	食物摂取頻度調査			食物の習慣的摂取状況の把握

[表 2-3] **栄養アセスメントと評価法(一部)** (Mullen et al, 1984)[10]

	エネルギー (kcal/kgBW/日)	たんぱく質 (g/kgBW/日)	食塩 (g/日)	水分 (ml/日)	カリウム (mg/日)	リン (mg/日)
血液透析 (週3回)	30～35[*1,2]	0.9～1.2[*1]	<6[*3]	できるだけ少なく	≦2,000	≦蛋白質 (g) ×15
腹膜透析	30～35[*1,2,4]	0.9～1.2[*1]	PD除水量(l)×7.5 ＋尿量 (l)×5	PD除水量＋尿量	制限なし[*5]	≦蛋白質 (g) ×15

kgDW：ドライウエイト（透析時基準体重）
PD：腹膜透析
*1：体重は基本的に標準体重（BMI＝22）を用いる.
*2：性別，年齢，合併症，身体活動度により異なる.
*3：尿量，身体活動度，体格，栄養状態，透析間体重増加を考慮して適宜調整する.
*4：腹膜吸収ブドウ糖から糖からのエネルギー分を差し引く.
*5：高カリウム血症を認める場合には血液透析同様に制限する.

[表 2-4] CKDステージによる食事療法基準

（日本腎臓学会，2014）[11]

A. 目標とするBMIの範囲（18歳以上）[*1,2]

年齢（歳）	目標とするBMI (kg/m^2)
18～49	18.5～24.9
50～69	20.0～24.9
70以上	21.5～24.9[*3]

*1：男女共通．あくまでも参考として使用すべきである.
*2：観察疫学研究において報告された総死亡率が最も低かったBMIを基に，疾患別の発症率とBMIとの関連，死因とBMIとの関連，日本人のBMIの実態に配慮し，総合的に判断し目標とする範囲を設定.
*3：70歳以上では，総死亡率が最も低かったBMIと実態との乖離がみられるため，虚弱の予防および生活習慣病の予防の両者に配慮する必要があることもふまえ，当面の目標とするBMIの範囲を21.5～24.9 kg/m^2 とした.

（菱田 明，他：日本人の食事摂取基準2015年度版，第一出版，2014，p54より）

B. 参照体重における基礎代謝量

性別	男性			女性		
年齢	基礎代謝基準値 (kcal/kg体重/日)	参照体重 (kg)	基礎代謝量 (kcal/日)	基礎代謝基準値 (kcal/kg体重/日)	参照体重 (kg)	基礎代謝量 (kcal/日)
18～29	24	63.2	1,520	21.1	50	1,110
30～49	22.3	68.5	1,530	21.7	53.1	1,150
50～69	21.5	65.3	1,400	20.7	53	1,100
70以上	21.5	60.0	1,290	20.7	49.5	1,020

基礎代謝基準値は，わが国で測定された13の研究における成人の基礎代謝測定値，および6～17歳の多数例の検討を改変.

（菱田 明，他：日本人の食事摂取基準2015年度版，第一出版，2014，p62-66より）

C. 年齢階級別にみた身体活動レベルの群分け（男女共通）

身体活動レベル	レベルⅠ (低い)	レベルⅡ (ふつう)	レベルⅢ (高い)
18～29（歳）	1.50	1.75	2.00
30～49（歳）	1.50	1.75	2.00
50～69（歳）	1.50	1.75	2.00
70以上（歳）	1.45	1.70	1.95

（菱田 明，他：日本人の食事摂取基準2015年度版，第一出版，2014，p70より）

[表 2-5] 2015年版日本人の食事摂取基準より抜粋

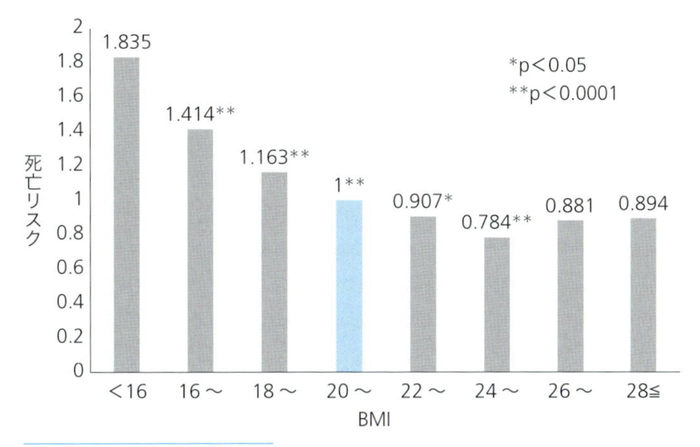

［図 2-2］ **BMI と生命予後** （日本透析医学会，2009[14] より作成）

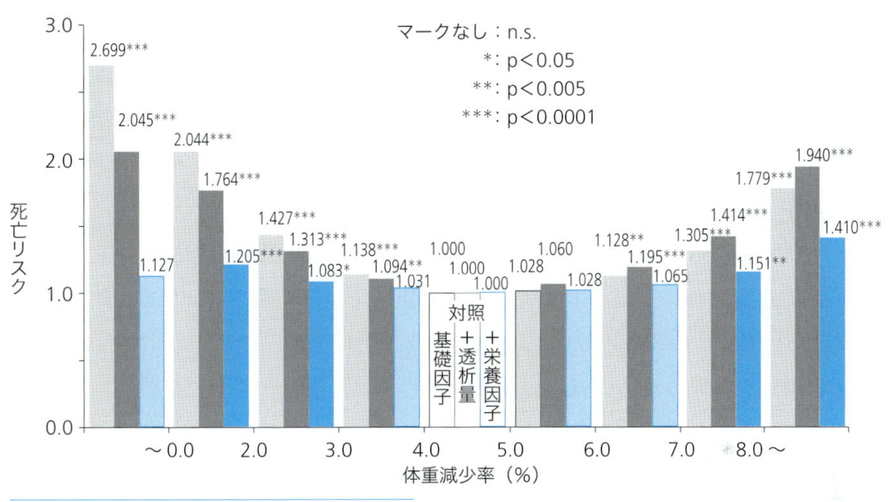

［図 2-3］ **体重減少率（増加率）と生命予後** （日本透析医学会，2009）[14]

エネルギー産生栄養素の摂取

透析食のエネルギー産生栄養素は，目標摂取量から換算すると炭水化物 62～67%，蛋白質 12～14%，脂質 20～25%の割合になる．健常人の蛋白合成は同化であるが，透析患者の場合，異化亢進傾向にあるため，エネルギー源は主食を主体としたご飯やパン，麺など多糖類で十分に摂取することが望ましく，単糖類，ショ糖の砂糖類や菓子類の摂取はできるだけ避ける．蛋白質は体内で組織や臓器の構成成分となる．また，透析中，透析液へアミノ酸，蛋白質が漏出し，異化亢進の原因となるため[15]．1日の食事の蛋白質に占める動物性蛋白質が少なくならないように考慮し，肉や魚，卵，大豆製品は十分摂取させたい．乳製品についてはP/蛋白比が高く乳製品の摂取によりPが上昇しやすいため摂取は少量とする．

脂質については 20～25%と健常人と同じだが，脂質からのエネルギーを優先させるために 25%以上になってしまうのは好ましくない．n-6/n-3 比や油脂の種類の選択に気を配った内容の食事が望まれる．

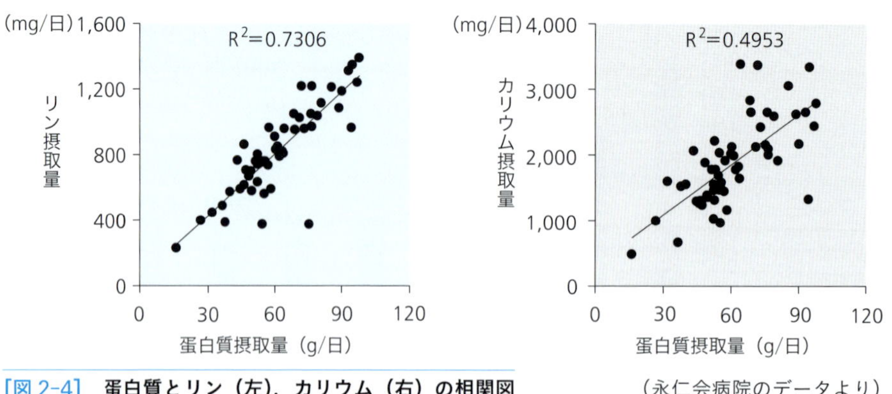

［図 2-4］　**蛋白質とリン（左），カリウム（右）の相関図**　（永仁会病院のデータより）

食塩・水分摂取

腎機能が廃絶した透析患者において，食塩を過剰に摂取すると体液管理が困難になる．食塩を過剰に摂取すると体内ナトリウム（Na）濃度が上昇し，血漿浸透圧が上昇し，浸透圧受容体を介して渇中枢を刺激するため口渇が起こり，飲水量が増え体重増加につながり，体重増加，血管内水分の増加から体液の増加を助長し，血圧コントロールも不良になる．また，血液透析での除水量が増えるため，透析中の血圧低下の原因になる．

そのため，水と食塩は一体として考えなければならない．透析間体重増加が多くても少なくても生命予後が不良となるため，食塩・水分管理は最も重要である（図 2-3）[14]．透析間体重増加上限をドライウエイト（DW）の 3～5%とするのが望ましい．

透析間体重の増加を抑えるため，減塩の具体案としては，漬物，干物，塩蔵品，加工食品などを控え，調味料に含まれる食塩量にも注意する．水分は飲水量ばかりでなく，果物，お粥，豆腐など食品に含まれる水分量にも注意が必要である．

なお，「CKD ステージによる食事療法基準」による食塩の目標値は，「透析患者は特殊な病態であるため，食塩摂取 6 g/日未満を原則とするが，尿量，身体活動，体格，栄養状態，透析間体重増加を考慮して適宜調整する」という注釈が加えられた[15]．

カリウム（K）の摂取

K は通常の食事でおよそ 2,500～3,500 mg/日摂取され，透析患者は尿からの排泄がないため，食事の影響を強く受ける[16]．透析患者における高 K 血症は不整脈などの合併症が起こるため，K の過剰摂取は避ける．K はすべての食品に入っており，特に蛋白質摂取と相関関係にあるため（図 2-4），主菜となる肉や魚などの蛋白質を過剰に摂取しないことが有効である．また緑黄色野菜類，いも類，果物類にも多く含まれる．特に干し柿などのドライフルーツは K が多く含まれるため，食べる量が多くなりやすく注意が必要である．

K の多い食品を表 2-6 に示したが，これは 100 g あたりの数値であり，あくまでも実際に食べる量に換算することが必要である．また，体蛋白の異化亢進時にも K が上昇することがあるため，エネルギーを十分に摂取させることが重要である．

最近，栽培方法の工夫により K を少なくした野菜や果物も出回っているので利用するのもよい．

	食品名	100 g あたり (mg)
いも類	さつまいも	480
	さといも	640
	じゃがいも	410
	ながいも	430
まめ類	あずき（ゆで）	460
	いんげんまめ（ゆで）	470
	大豆（ゆで）	530
	きなこ	2000
	糸引き納豆	660
種実類	アーモンド	740
	カシューナッツ	590
	甘ぐり	560
	落花生・いり	770
野菜類	おかひじき	680
	えだまめ（ゆで）	490
	西洋かぼちゃ	450
	カリフラワー	410
	ごぼう	320
	こまつな	500
	たけのこ	520
	トマト	210
	スイートコーン（とうもろこし）	290
	洋種なばな（菜の花）	410
	にら	510
	にんじん	270
	ブロッコリー	360
	ほうれんそう	690
	リーフレタス（レタス）	490
	れんこん	440
果実類	いちご	170
	みかん	150
	かき	170
	干しがき	670
	キウイフルーツ	290
	さくらんぼ	210
	パインアップル	150
	バナナ	360
	プルーン（乾）	480
	干しぶどう	740
	メロン	350
	もも	180
きのこ類	えのきだけ	340
	エリンギ	340
	しいたけ	280
	ぶなしめじ	380
	まいたけ	230
	マッシュルーム	350
藻類	焼きのり	2400
	刻み昆布	8200
	干しひじき	6400
	生わかめ	12
魚介類	まあじ	360
	あゆ	370
	まいわし	270
	うなぎのかば焼き	300
	しらす干し（微乾燥品）	210
	めかじき	440
	かつお	430
	きんめだい	330
	しろさけ	350
	まさば	330
	さわら	490
	さんま	200
	まだら	350
	ぶり	380
	くろまぐろ	380
	かき	190
	ほたてがい	310
	くるまえび	430
	毛がに	340
	するめいか	300
	うに	340
	まだこ	290
肉類	和牛サーロイン	200
	和牛もも	330
	和牛ヒレ	340
	豚ロース	310
	豚もも	360
	豚ヒレ	400
	豚ひき肉	290
	鶏むね皮なし	370
	鶏もも皮なし	320
卵類	全卵（鶏卵）	130
乳類	普通牛乳	150
	ヨーグルト（全脂無糖）	170
	プロセスチーズ	60
し好飲料	玉露浸出液	340
	コーヒー浸出液	65
	ミルクココア	730

［表 2-6］ **カリウム（K）の多い食品**　〔文部科学省：食品成分表 2015 年版（七訂），2015 より作成〕

	食品名	P（mg）	Ca（mg）
乳類	普通牛乳	93	110
	ヨーグルト（全脂無糖）	100	120
	プロセスチーズ	730	630
卵類	全卵（鶏卵）	180	51
豆類	木綿豆腐	110	86
	糸引き納豆	190	90
魚介類	まあじ	230	66
	まいわし	230	74
	丸干しいわし	570	440
	しらす干し（微乾燥品）	470	210
	うなぎ蒲焼	300	150
	かつお	280	11
	きんめだい	490	31
	しろさけ	240	14
	いくら	530	94
	まさば	220	6
	さわら	220	13
	さんま	180	28
魚介類	ししゃも（生）	430	330
	まだら	230	32
	たらこ	390	24
	わかさぎ（生）	350	450
	さくらえび（ゆで）	360	690
	するめいか	250	11
	さきいか	430	23
	うに	390	12
肉類	和牛サーロイン	100	3
	和牛もも	170	4
	和牛ヒレ	180	3
	豚ロース	200	5
	豚もも	210	4
	豚ヒレ	230	3
	鶏むね皮つき	200	4
	とりもも皮つき	170	5
	とりささみ	220	3
	ロースハム	340	10
	ウインナー	190	7

［表 2-7］ **食品に含まれるリン（P），カルシウム（Ca）（100 g あたり）**

〔文部科学省：食品成分表 2015 年版（七訂），2015 より作成〕

これは K の施肥量を制限することで，可食部の生育を維持しつつ，K 含有量の少ない栽培方法により生産されたものである[17]．

リン（P）の摂取

透析患者特有の合併症に慢性腎臓病に伴う骨ミネラル代謝異常（CKD-MBD）という全身疾患の概念があり，全身の血管の動脈硬化を管理する必要がある．適切に管理されなければ二次性副甲状腺機能亢進症を発症する[18]．蛋白質の多い食品には P も多く含まれており[19, 20]，蛋白質摂取量と P 摂取量は相関関係にある（図 2-4）．そのため高 P 血症抑制には，過剰な蛋白質摂取を避けることが重要である．肉類，魚介類，卵類，乳製品，納豆や豆腐など大豆製品の蛋白質に P が多く含まれている（表 2-7）．しらす干しやししゃものように小骨や内臓を食べる小魚は特に P が多く含まれている．また，P には，食品由来の有機 P と食品加工の際添加される無機 P があり，生物学的利用率は，食品由来の P 20〜60%，無機 P は 100% と考えられている[21]．無機 P を多く含む食品添加物を少なくするため，加工食品やファーストフード，清涼飲料水の摂取を控えることが大切である[18]．P 吸着薬の飲み忘れのチェック，透析量の不足でも P が上昇することがあるため注意が必要である．

食物繊維の摂取

食物繊維の多い食品は野菜，果物，海藻類となっているが，同時にこれらの食品は K も多い食品となる．図 2-5 は透析患者の食事記録より筆者がグラフを作成したものだが，K と食物繊維は相関していることがわかる．しかし，透析食では K 制限があるため，これらの食品が少ない食事になりがちである．そのため便秘の原因にもなっている[22]．食物繊維は 2 種類あり，不溶性食物

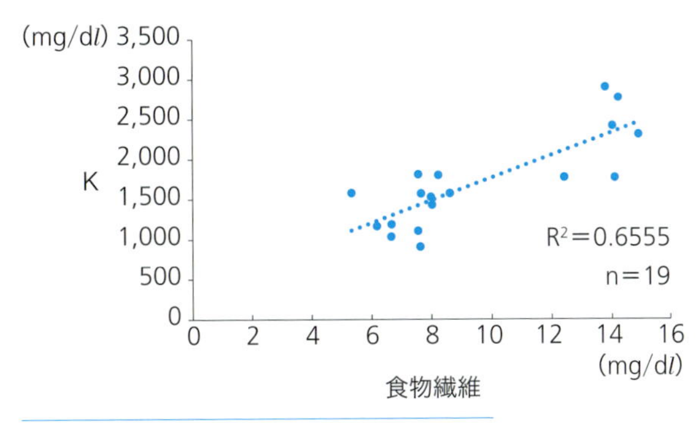

[図 2-5] カリウム（K）と食物繊維の相関

繊維は腸内細菌の分解を受けにくい性質をもち，水分を吸収し便の容量を増し腸の蠕動運動を促進する．水溶性食物繊維は水分に溶けてゲル化し腸内細菌のエサとなり，腸内環境を整える．

便秘予防・改善のための野菜は，Kの多いものと少ないものを組み合わせ 1 日 250 g，果物は 50 g 程度が望ましい．どうしても不足するときは，食物繊維のサプリメントを料理に利用するのもよい．

腹膜透析（PD）患者の食事

腹膜透析（peritoneal dialysis；PD）患者の食事では，腹膜導入時には PD による透析量と除水量を上回らない摂取量を維持すべきである[23]．PD の食事基準を表 2-4（p338）に示した[11]．食事療法の特徴は，PD の除水を行うために浸透圧物質としてブドウ糖が添加されているため，腹膜を通して体内にブドウ糖が吸収されるので，吸収される量を差し引き食事からのエネルギーとする．低濃度透析液 2 *l* を 1 日 4 回交換として約 200 kcal，1.5 *l* で約 160 kcal となる．そのため食事からのエネルギー摂取は，単純糖質ではなく複合糖質を選ぶとよい．

導入初期は腹膜からのブドウ糖吸収が少ないため，体重あたり 30 kcal/kg/日，蛋白質 0.6 g/kg/日から始め，2 週間後蛋白質 0.9～1.0 g/kg/日[24]，その後は適切なエネルギー摂取を前提として腹膜透析ガイドライン[12] に添った内容とするとよい．しかし，蛋白質は体外損失もあるので腹膜機能に応じて考える必要がある[22]．気を付けなければならないのが K 値で，K が透析液に抜けるため低くなる場合がある．そのときは K の多い果物や野菜 100％ジュースなどを献立に取り入れるよう指導する[23]．水の過剰摂取を抑制するため食塩制限は必要である．食塩摂取量は 6～8 g が一般的である．

治療用特殊食品

現在，腎疾患患者の食事療法に有用であると考えられている治療用特殊食品には，でんぷん製品，蛋白質調整食品，低甘味ブドウ糖重合体製品，中鎖脂肪酸食品，低 Na 調味料，低 K 食品，低 P 食品がある．これらの食品を日常の食生活へ上手に取り入れることが大切である．透析患者の場合，特に低 Na 食品がお勧めである．経口栄養食品の経腸栄養剤は，食欲が落ちてきたときや合併症のため入院したときに食事を補完するために使用する．基本は 125 m*l* でエネルギー 200 kcal，蛋白質 7.5 g 前後のものが多いが，蛋白質を低く抑えた腎用の商品もある．しかし，経腸栄養剤は患者の栄養状態が悪いときに使用する場合が多いため，あえて腎用のものを選ばなくてもよい．食事の摂取量を把握し，それに合わせて経腸栄養剤をプラスする．

また，透析患者の高齢化に伴い摂食嚥下の問題を抱えている患者も多くなった．その場合，「日本摂食嚥下リハビリテーション学会嚥下調整食分類 2013」を理解し，言語聴覚士とともに評価を行い，食事のアドバイスをする．さらに，農林水産省から「スマイルケア食」という新しい介護食品が示され，次の内容なので上手に利用したい[24]．

「青マーク」：噛むこと・飲み込むことに問題はないものの，健康維持上栄養補給を必要とする人向けの食品

「黄色マーク」：噛むことに問題がある人向けの食品

「赤マーク」：飲み込むことに問題がある人向けの食品

これらの治療用特殊食品や経口栄養食品を使うことは，あくまでも食事療法を補助するものであり，基本は食事療法を正しく理解して実行することである．

嗜好食品

嗜好食品は生活を潤す楽しみの 1 つでもあるが，患者の病態により使い分けが必要である．原疾患が糖尿病の場合は血糖コントロール上，積極的に摂取させないよう注意が必要である．一方，エネルギー不足の患者はエネルギー不足を間食で上手に補いたい．

現在，商品にはすべて食品成分表示がなされているので，成分表示を確認しながら食品を選ぶよう心がける．

外食・旅行時の食品

透析療法における食事管理の基本は外食や旅行時においても変わらない．患者自身が食品を適確に選ぶ能力を育てておくことが大切である．

外食や旅行時の食事は全体量が多くなりがちなため，体重増加や高 K 血症に注意する．また，味付けご飯や寿司など味の付いた主食が多くなるので食塩過剰となりやすい．主菜となる肉・魚料理は通常よりも量が多いので，できれば残す．また旅館やホテルの食事は，刺身，焼き魚，ローストビーフ，茶碗蒸し，鍋物など蛋白質の多い料理が多くなるので，肉類，魚介類，卵類，牛乳・乳製品，大豆製品の中から 1～2 品選ぶ．K 制限のため，野菜類は小鉢と小皿程度とする．生の果物類は量に注意が必要である．

食塩制限や水分制限を意識しながら，調味量の調節や飲水量，特に嗜好飲料の制限を意識する．

（瀬戸由美）

文献

1）日本透析医学会統計調査委員会：図説 わが国の慢性透析療法の現況 2015：http://docs.jsdt.or.jp/overview/index2016.html
2）若林秀隆：サルコペニア・フレイルの原因と治療．CKD（慢性腎臓病）・透析患者の食事療法と運動療法（中尾俊之編），医療ジャーナル社，p192，2016

3) Fouque D, et al : A proposed nomenclature and diagnostic criteria for protein-energy wasting in acute and chronic kidney disease. *Kidney Int* **73** : 391-398, 2008
4) Kalantar-Zadeh K, et al : A malnutrition-inflammation score is correlated with morbidity and mortality in maintenance hemodialysis patients. *Am J Kidney Dis* **38** : 1251-1263, 2001
5) Ampara FC, et al : Diagnostic validation and prognostic significance of the Malnutrition-Inflammation Score in nondialyzed chronic kidney disease patients. *Nephrol Dial Transplant* **30** : 821-828, 2015
6) Bouillanne O, et al : Geriatric nutritional risk index : a new index for evaluating at-risk elderly medical patients. *Am J Clin Nutr* **82** : 777-783, 2005
7) Clinical practice guidelines for nutrition in chronic renal failure. K/DOQI, National Kidney Foundation . *Am J Kidney Dis* **35** (6 Suppl 2) : S1-S140, 2000
8) Guigoz Y, et al : Mini Nutritional Assessment: A Practical Assessment tool for grading the nutritional state of elderly ptients. *Facts Res Gerontol* **4** : 15-59, 1994
9) Rubenstein LZ, et al : Screening for undernutrition in geriatric practice: developing the short-form mini-nutritional assessment (MNA-SF). *J Gerontol A Biil Sci Med Sci* **56** : M366-M372, 2001
10) Mullen BJ, et al : Validity of a food frequency questionnaire for the determination of individual food intake. *Am J Clin Nutr* **39** : 136-143, 1984
11) 日本腎臓学会編：慢性腎臓病に対する食事療法基準 2014 年版．日腎会誌 **56**：553-599，2014
12) 日本透析医学会：腹膜透析ガイドライン 2009．透析会誌 **42**：285-315，2009
13) 松永智仁：年齢病態に見合った腎不全患者の栄養管理．臨透析 **21**：37-42，2005
14) 日本透析医学会統計調査委員会：図説 わが国の慢性透析療法の現況，2009：http://docs.jsdt.or.jp/overview/index2010.html
15) 日本透析医学会学術委員会ガイドライン作成小委員会栄養問題検討ワーキンググループ：慢性透析患者の食事療法基準．透析会誌 **47**：287-291，2014
16) 松永智仁：高カリウム血症．透析ケア **75**（冬季増刊）：60-61，2007
17) 小川 淳，他：腎臓病透析患者のための低カリウム含有量ホウレンソウの栽培方法の確立．日作紀 **76**：232-237，2007
18) 日本腎臓学会編：CKD 診療ガイド 2012，東京医学社，p82，2012
19) 臼井昭子，他：リン．透析食ガイドブック，東京メディカルセンター，pp39-42，2006
20) 菅野丈夫：カリウムとリンの正しい栄養指導法．透析ケア **75**（冬季増刊）：220-228，2007
21) Sullivan CM, et al : Phosphorus-containing food additives and the accuracy of nutrient databases : Implications for renal patients. *J Ren Nutr* **17** : 350-354, 2007
22) 丸山之雄，他：腹膜機能評価 . 臨牀透析 **21**：153-158，2005
23) 瀬戸由美：腹膜透析 2006．腎と透析 **61**（別冊）：271-274，2006
24) 農林水産省：スマイルケア食（新しい介護食品）：http://www.maff.go.jp/j/shokusan/seizo/kaigo.html

column 透析時の食事療法 Q&A

血液透析（HD）と腹膜透析（PD）では食事内容が違うのですか？

透析の方法による違いが食事療法にも表れる．腹膜透析（PD）は透析液に使われるブドウ糖が腹膜から吸収されエネルギー源となるため，その分のエネルギーを食事から差し引く．蛋白質は透析液，PD 排液中にも損失されるので考慮する[15]．PD では排液中にカリウム（K）が抜けるため K が低くなった場合，K の多い果物や野菜 100%ジュースなどを追加する．

蛋白質制限で体力は落ちないのですか？

蛋白質は 0.9 ～ 1.2 g/IBW/日と健常人と変わらない値になっている．しかし先述したように，蛋白質が異化亢進されやすい状態であるため，しっかりエネルギーを摂取する必要がある．ご飯など主食をしっかり食べておけば体力が落ちることはない．

塩分制限されたときでも，食事をおいしく食べる方法は？

鮮度のよい食材を使うことが大切である．鮮度のよい食材はそのままで食品の味が十分楽しめる．調理法を工夫し，レモンや酢などの酸味を加えたり，香辛料を上手に使う．調味料はかけるのではなく，付けて食べるようにするとよい．麺料理の汁は飲まず，つけ麺にする．味の付いた主食を選ばず，できるだけ白いご飯を選ぶようにする．最も大切なことはそうした習慣に「慣れる」ことである．

食品のナトリウム（Na）表示にだまされるな！

表示を見るとわかるが，食塩相当量とナトリウム（Na）の数字の意味が違う．Na 2.3 g は食塩 2.3 g とはならず，計算式を使うと 5.8 g の食塩の量となる．食塩は塩化 Na であるため食塩に換算しなければならない．

換算方法は，「Na（mg）× 2.54 ÷ 1000 ＝食塩相当量（g）」である．

カリウム（K）が多く含まれている食品は？

K は細胞内に含まれるため，ほとんどの食品に入っている．特に肉や魚など動物性食品，いも類，緑黄色野菜，果物，海藻，山菜などの植物性食品に多く含まれる．また，干し柿やレーズンなどドライフルーツや，干しいもなどの乾燥食品にも多く含まれており，注意が必要である．

リン（P）が多く含まれている食品は？

蛋白質とリン（P）は相関関係にあるため（図 2-4 参照），肉類，魚介類，卵類，牛乳・乳製品や，納豆や豆腐など大豆製品が P の高い食品となる．良質な蛋白質は摂取したいが P が多く含まれているため，過剰摂取は避けたほうがよい．また，小魚や加工食品（ハム，練り製品），ナッツ類，プリン，アイスクリームなど菓子にも多い．

（瀬戸由美）

3 薬物療法

1 保存期慢性腎臓病（CKD）患者の薬物療法

保存期慢性腎臓病（CKD）で使われる薬剤

1）降圧薬

糖尿病合併慢性腎臓病（CKD）患者，蛋白尿を呈する糖尿病非合併CKD患者では，レニン・アンジオテンシン（RA）系阻害薬＊1であるアンジオテンシンⅡ受容体拮抗薬（angiotensin Ⅱ receptor blocker；ARB）とアンジオテンシン変換酵素阻害薬（angiotensin converting enzyme inhibitor；ACEI）を第一選択薬とする[1,2]．また，蛋白尿（－）の糖尿病非合併CKD患者では，RA系阻害薬，カルシウム（Ca）拮抗薬あるいは利尿薬が推奨される[2]．

ACEIとARBは，輸出細動脈を拡張して糸球体内圧を低下させる．また，全身血圧を低下させることで糸球体内圧を低下させる．その結果，糸球体過剰濾過の是正により尿蛋白の減少効果に優れ，腎保護作用を示す（図1-1）．CKD患者にRA系阻害薬を投与すると血清クレアチニン（Cr）値が上昇することがあるため，投与開始後は，血清Cr値や推算糸球体濾過量（estimated GFR；eGFR），血清カリウム（K）値を2週間～1カ月以内に測定し，その後もモニタリングを行う必要がある．

CKD患者の場合，降圧目標を達成するためにRA系阻害薬を中心とし，利尿薬やCa拮抗薬の併用を考慮する．利尿薬は循環血液量を減少させて降圧効果を示すため食塩感受性高血圧を呈するCKD患者の降圧に優れ，またRA系阻害薬と併用することで，RA系阻害薬の副作用である血清Kの上昇を抑えることができる．ただし，サイアザイド系利尿薬はGFR 30 ml/分/1.73 m^2以上の場合に用い，K保持性利尿薬は高K血症の副作用に十分な注意が必要である．Ca拮抗薬もRA系

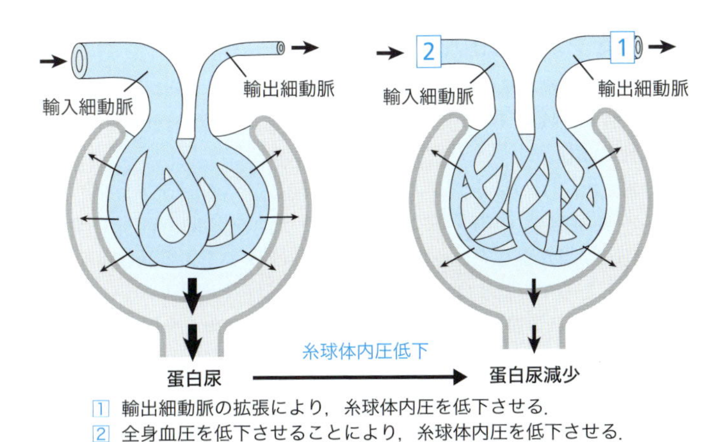

［図1-1］ レニン・アンジオテンシン系阻害薬の降圧機序

阻害薬と降圧作用の機序が異なるため，併用療法によって相加・相乗効果を発揮する．現在ではARBとサイアザイド系利尿薬，ARBとCa拮抗薬との合剤，ARBとサイアザイド系利尿薬とCa拮抗薬の3剤が配合された合剤が市販されている．

2）脂質異常症治療薬

スタチン*2には，CKDにおける尿蛋白減少効果や腎機能障害の進行抑制効果が示されているため，脂質異常症を伴うCKDでは長期的にスタチンを投与することが推奨されている[3]．

CKD発症の危険因子である糖尿病では，脂質異常の特徴として高トリグリセリド（TG）血症と低HDL-コレステロール（HDL-C）血症があげられる．そのため，高トリグリセリド血症に対して最も効果的なフィブラート系薬が選択される場合が少なくない．

しかし，フィブラート系薬は腎排泄型薬剤であり，中等度以上の腎機能障害のある患者は投与禁忌となる．また，スタチンやフィブラート系薬の投与による横紋筋融解症の報告例の多くが腎機能障害を有する患者であり，また，横紋筋融解症に伴って急激な腎機能の悪化が認められるため，CKD患者に投与する場合には注意が必要である．

3）経口吸着薬

CKDステージG4～5の患者は，経口吸着薬を服用することによって，尿毒症症状の改善と透析導入を遅らせる効果が期待できる．経口吸着薬は毒素だけではなく，同時に服用したほかの薬剤も吸着させる可能性があるため，30分～1時間，ほかの薬と時間をずらして服用する必要がある．また，服用量が多いため患者が指示どおり服用できているか確認し，飲みにくい場合には，服用方法の工夫を指導する（図1-2）．

経口吸着薬の副作用として，便秘，食欲不振，悪心・嘔吐，腹部膨満感といった消化器症状が現れることがあり，便秘によって二次的に高アンモニア血症が引き起こされる可能性があるため，十分な注意が必要である．

side memo

＊1 ｜ レニン・アンジオテンシン（RA）系阻害薬

強力な昇圧系の体液性血圧調節機構であるRA系の阻害薬で，アンジオテンシン変換酵素阻害薬（ACEI）やアンジオテンシンⅡ受容体拮抗薬（ARB），直接的レニン阻害薬（direct renin inhibitor；DRI）が高血圧治療薬として用いられている．

腎臓からレニンが分泌され，アンジオテンシノーゲンに作用し，アンジオテンシンⅠ（AⅠ）を産生する．AⅠはアンジオテンシン変換酵素（ACE）によりアンジオテンシンⅡ（AⅡ）に変換される．ACEIはACEを阻害してAⅠからのAⅡの産生を減少させ，ARBはAⅡタイプ1型受容体へのAⅡの作用を選択的に抑制して降圧効果をもたらす．DRIは，RA系サイクルの起点となるレニンを強力かつ選択的に阻害することにより，AⅠおよびAⅡの濃度を低下させ，持続的な降圧効果を発揮する．

＊2 ｜ スタチン

コレステロール合成の律速酵素であるHMG-CoA還元酵素を拮抗的に阻害し，コレステロール合成を抑制し，LDL受容体の合成を促進し，LDL-C値の減少をもたらす．

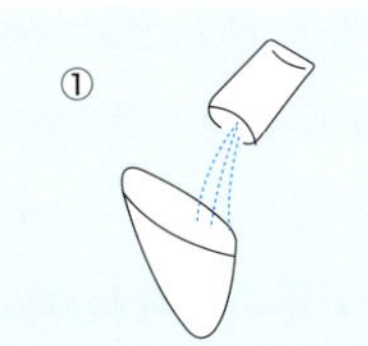

薬をこぼさないように袋オブラートに移す

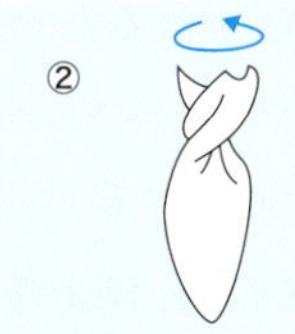

上の部分をねじって細長くし，飲みやすくする

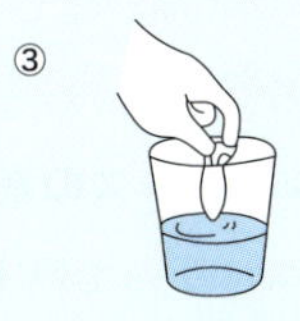

コップに注いだ水に 1 秒くらい浸し，そのあと少量の水で飲む

A．袋オブラートを使う

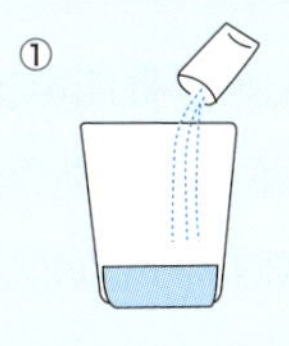

1 cm ほど水を張ったコップに薬を移す

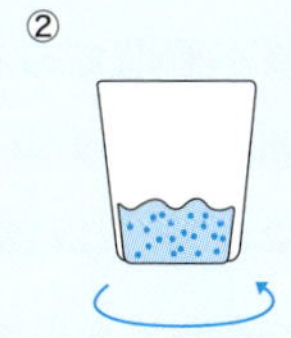

コップを回して薬を拡散させ，一気に飲む

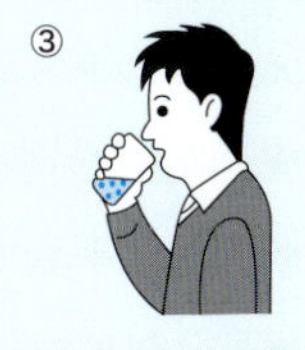

コップにさらに少量の水を足して口の中の薬を飲む

B．コップの水で

［図 1-2］ **細粒を服用するときの工夫**

症状に対応する薬剤の選択

1）腎性貧血に対して

腎性貧血のおもな原因は腎障害に伴うエリスロポエチン（EPO）の産生低下であり，赤血球造血刺激因子製剤（erythropoiesis stimulating agent；ESA）の投与が行われる．特に保存期 CKD 患者では，ESA 療法により貧血を改善することで，腎障害や心不全の悪化を抑制することができる．

ESA 療法時にはヘモグロビン（Hb）の合成が亢進し，鉄の必要量が増大するため，必要に応じて鉄剤の投与を行う．鉄補充療法の開始基準は，血清フェリチン値が 100 ng/ml 未満かつトランスフェリン飽和度（transferrin saturation；TSAT）が 20％未満の場合とされている[4)]．保存期 CKD 患者の場合，経口鉄剤を鉄として 1 日あたり 100～200 mg 投与し，鉄欠乏状態や Hb 値の改善が認められない場合は，静注鉄剤に変更する．

ESA，鉄剤ともに過剰投与とならないよう検査値のモニタリングが必要である．

2）高カリウム血症に対して

腎機能の低下が進むと，尿細管からの K 排泄低下，アシドーシスによる細胞内から外への K の移動により高 K 血症を生じる．そのため，投与されている薬剤の中で K 値を上昇させる薬剤がないかどうかを確認する必要がある．特に RA 系阻害薬（ACEI や ARB），スピロノラクトンは CKD における高 K 血症のおもな原因であり，投与中は血清 K 値のモニタリングを行う必要がある．利尿薬（K 保持性利尿薬を除く）は，RA 系阻害薬と併用することで，血清 K 値の上昇を抑えることができる．そのほか，β 遮断薬，非ステロイド抗炎症薬（NSAIDs）[＊3]，メシル酸ナファモスタットなども高 K 血症を引き起こす恐れがある．

高 K 血症の原因薬を中止できない場合には，陽イオン交換樹脂を投与する．陽イオン交換樹脂の投与により腸管穿孔，腸閉塞が現れることがあるので，高度の便秘，持続する腹痛などに注意する必要がある．高度の高 K 血症では陽イオン交換樹脂の注腸投与を行う．また，CKD における高

K血症のおもな原因としてKの過剰摂取もあげられるため，K含有量の多い食品を避けるなど食事にも注意する．

3）代謝性アシドーシスの是正

アシドーシスによって高K血症が助長されるため，代謝性アシドーシスが認められれば，重曹（炭酸水素ナトリウム）で補正を行う．ただし，pHが7.20～7.55では致死的でないので，アシドーシスがあるからといって安易に重曹を投与しない．

4）高尿酸血症に対して

尿酸降下薬は病型によって選択することが基本原則であるが，中等度以上の腎機能障害がある場合には尿酸生成抑制薬を選択する．尿酸生成抑制薬のアロプリノール（ザイロリック®）は腎排泄性であり，腎機能が低下している患者に投与する場合には副作用が出現しやすいために，腎機能に応じて用量を減量しなければならない[5]．フェブキソスタット（フェブリク®）とトピロキソスタット（ウリアデック®，トピロリック®）は肝排泄性の尿酸生成抑制薬であり，軽度から中等度腎機能が低下している場合においても用量調節を必要としない．

また，中等度以下の腎障害例では，アロプリノール（50～100 mg/日）と尿酸排泄促進薬であるベンズブロマロン（ユリノーム®）（25～50 mg/日）の少量併用療法も有効である．ベンズブロマロンは劇症肝炎などの重篤な肝障害が起こることがあるので，注意が必要である．

高尿酸血症患者の適正な尿pHは6.0～7.0であり，食事療法と尿アルカリ化薬により適正に保つ．胃部膨満感やNa負荷による血圧上昇の副作用が少ないウラリット®が使用されることが多いが，Kを含むため腎機能低下例では注意する．重曹は，1 g中にNaを12 mEq含んでいるので，心不全，高血圧，腎機能低下例には注意が必要である．

5）高リン血症に対して

CKDの進行とともにリン（P）の糸球体濾過の減少や排泄障害により高P血症を生じる．高P血症の場合，低蛋白食でPのコントロールを図り，効果不十分であればP吸着薬〔セベラマー塩酸塩（フォスブロック®，レナジェル®）を除く〕の投与を考慮する．

6）低カルシウム血症および二次性副甲状腺機能亢進症の是正

低Ca血症の場合，炭酸Caや活性型ビタミンD_3製剤を投与する．また，副甲状腺ホルモン（PTH）が高値の場合，食事でのP制限やP吸着薬の投与を行い，それでもPTHが高値であれば，活性型ビタミンD_3製剤を投与する[6]．活性型ビタミンD_3製剤は小腸からのCaの吸収を促進し，PTHの分泌を抑制する．しかし，高P血症の状態で活性型ビタミンD_3製剤を投与すると，血管石灰化を助長する可能性がある．また，Ca製剤と活性型ビタミンD_3製剤の投与により高Ca血症をきたし

side memo

＊3｜NSAIDs（non-steroidal anti-inflammatory drugs）

非ステロイド抗炎症薬（NSAIDs）は血管透過性亢進に関するプロスタグランジン（PG）の合成を抑制することによって抗炎症作用を発揮する．PGはレニン産生に関与しているため，NSAIDs投与によりレニン，アルドステロンの分泌が抑制されて，K排泄が抑制され，高K血症をきたす場合がある．また，NSAIDsが引き起こす腎障害の発生機序として，PG合成抑制，過敏反応，中毒作用の3つが考えられている．

て腎機能を悪化させる可能性があるため，注意が必要である．

7）そのほか

CKD患者に薬剤の常用量を投与すると，腎排泄性の薬剤や活性代謝物が蓄積し，薬効の増強だけではなく，副作用の発現リスクが高くなる．そのため，CKD患者に薬剤を投与する場合には，腎機能に応じて薬剤の減量や投与間隔の延長を行う必要がある．

また，多くの薬剤で急性腎不全を起こすことがあり，抗菌薬，NSAIDs，抗悪性腫瘍薬，造影剤，抗リウマチ薬で薬剤性腎障害の発症が多い．CKD患者に腎障害を起こす可能性がある薬剤が処方されている場合は，他剤に変更するか，やむを得ず投与の必要性がある場合には血清Cr値や血中尿素窒素（BUN）値，K値の上昇や，尿量減少，浮腫，食欲低下，悪心・嘔吐，意識障害，痙攣などの自覚症状の発現に注意する．

（木村　健）

文献

1）日本腎臓学会編：CKD診療ガイド2012，東京医学社，pp61-70, 2012
2）日本高血圧学会高血圧治療ガイドライン作成委員会：高血圧治療ガイドライン2014，日本高血圧学会，pp67-73, 2014
3）日本腎臓学会編：CKD診療ガイド2012，東京医学社，pp76-78, 2012
4）日本透析医学会：慢性腎臓病患者における腎性貧血治療のガイドライン．2015年版，透析会誌 **49**：89-158，2016
5）日本痛風・核酸代謝学会ガイドライン改訂委員会：高尿酸血症・痛風の治療ガイドライン第2版，2012年追補版，メディカルレビュー社，p11，2012
6）日本透析医学会：慢性腎臓病に伴う骨・ミネラル代謝異常の診療ガイドライン．透析会誌 **45**：328-331，2012

2 透析患者の薬物療法

薬剤投与の注意点

1）保存期慢性腎臓病（CKD）患者との相違点

保存期慢性腎臓病（CKD）患者では，蓄積しやすい腎排泄性の薬剤などについては個々の腎機能に応じた用量調節が必要であるが，透析患者では，腎機能が廃絶していることから腎排泄に関する投与量調節は患者個々に大きな差はない．透析患者の場合，透析患者独自の投与法や薬剤の透析性の有無などを考慮して投与量や投与間隔を検討する必要がある．

2）在宅腹膜透析（CAPD）患者との相違点

在宅腹膜透析（CAPD）では体液量や組成の変動が少ないが，血液透析（HD）ではその変動が大きいため，透析中に発生する血圧低下や不均衡症候群に対する薬物治療も必要となる．また，透析液組成や食事制限の違いによっても合併症が異なるため，用いられる薬剤も異なる．HDでは，透析で急速に除去される薬剤の透析後の追加投与が必要となるが，CAPDでは，24時間連続して透析が行われるため，追加投与を考慮しなくてよい．

使用される薬剤

1）昇圧薬

透析中に起こる低血圧予防に，透析開始時にアメジニウム（リズミック®），ミドドリン（メトリジン®）あるいは透析開始2～3時間前にドロキシドパ（ドプス®）を服用する．ドロキシドパは透析後の起立性低血圧や意欲の低下に対しても効果が認められる．ただし，過剰な水分摂取による体重増加，透析中の食事，持続性降圧薬の投与など低血圧の原因を除去する．また，常時低血圧の場合，原因に応じた対処を行い，改善されない場合には昇圧薬の投与を考慮する．

2）降圧薬

まずは，塩分・水分摂取が過剰となっていないか確認する．透析導入後も排尿が認められる場合にはループ利尿薬の投与により，水分制限がやや軽減される．カルシウム（Ca）拮抗薬とアンジオテンシンⅡ受容体拮抗薬（ARB）は，透析性が低く，肝排泄性のため，用法・用量は腎機能正常者と同じでよい．アンジオテンシン変換酵素阻害薬（ACEI）は陰性に荷電したAN69膜*1を用いるとアナフィラキシー様反応を誘発すると考えられており，併用禁忌である．α遮断薬は投与量の調節は必要ないが，起立性低血圧が問題となる可能性がある．β遮断薬の多くは脂溶性で透析性がないため減量する．

3）狭心症治療薬

硝酸薬は肝排泄性であり，用法・用量は腎機能正常者と同じでよい．狭心症発作時には硝酸薬の舌下錠やスプレーが用いられるが，透析中に血圧が低下したときに起こった場合には，まずは生理食塩液を投与する．そのほか，Ca拮抗薬やβ遮断薬が用いられる．

4）強心薬

ジギタリスは腎排泄性であり，かつ組織移行性が高いため透析ではほとんど除去されないため，減量し，投与間隔を空ける必要がある．また，ジギタリスの有効血中濃度域は狭く，薬物相互作用の多い薬剤であるため，薬物血中濃度を測定し，投与量の評価を行う．

5）抗不整脈薬

抗不整脈薬は薬剤により排泄や透析性が異なり，また有効血中濃度域が狭い薬剤が多い．ジソピラミド（リスモダン®）は腎排泄性であり，徐放性製剤は透析患者には適さない．シベンゾリン（シベノール®）は腎排泄性で，かつ透析で除去されないため，意識障害を伴う低血糖などの重篤な副作用を起こしやすいため，投与禁忌である．

side memo

*1 ｜ AN69膜

アクリロニトリルとメタリルスルホン酸ナトリウムの共重体による合成高分子透析膜である．AN69を用いた血液透析施行中の患者にACEIを投与すると，陰性に荷電したAN69によりブラジキニンの産生が刺激され，さらにACEIがブラジキニンの代謝を抑制するため，ブラジキニンの血中濃度が上昇し，アナフィラキシー様反応を誘発すると考えられている．

6）解熱鎮痛薬・非ステロイド抗炎症薬（NSAIDs）

減量の必要はないが，透析患者では上部消化管出血などの消化器障害を有することがしばしばみられるため，慎重に投与する必要がある．

7）睡眠薬

透析患者に対する投与量は腎機能正常者と同じでよい．睡眠薬は作用時間に応じて超短時間作用型，短時間作用型，中間作用型，長時間作用型に分類され，不眠の状況に応じた薬剤を選択する．多くは透析によって除去されない．

8）抗不安薬

抗不安薬の投与量は腎機能正常者と同じでよい．不安障害の第一選択として抗うつ薬である選択的セロトニン再取り込み阻害薬（selective serotonin reuptake inhibitors；SSRI）が推奨されている．フルボキサミン（デプロメール®，ルボックス®），セルトラリン（ジェイゾロフト®）は用量調節の必要はないが，パロキセチン（パキシル®）は1/2に減量する．また，セロトニン・ノルアドレナリン再取り込み阻害薬（serotonin-norepinephrine reuptake inhibitors；SNRI）であるミルナシプラン（トレドミン®）は尿中排泄率が高いため，約1/2の減量が必要である．三環系・四環系抗うつ薬は減量の必要はない．

9）抗精神病薬

非定型抗精神病薬は，精神病エピソードの第一選択である．リスペリドン（リスパダール®）は活性代謝物の蓄積が考えられるため，1/2～2/3に減量する必要があり，リスペリドンの主活性代謝物であるパリペリドン（インヴェガ®，ゼプリオン®）は，中等度から重度の腎機能障害患者〔クレアチニンクリアランス（Ccr）50 m*l*/分未満〕には投与禁忌である．ほかの多くは減量の必要はない．非定型抗精神病薬は，高血糖や体重増加，起立性低血圧，頻脈など副作用発現に注意する必要がある．定型抗精神病薬の多くは透析患者対しても減量の必要はない．ただし，スルピリド（ドグマチール®）は尿中排泄率が高いため，減量し，投与間隔を延長する．

10）副腎皮質ステロイド

肝排泄性であり，用法・用量は腎機能正常者と同じでよい．投与中は，感染症，高血糖，血圧上昇，骨粗鬆症，消化性潰瘍などの重症副作用に注意する．また，急な投与の中止により離脱症状（発熱，頭痛，食欲不振，脱力感，筋肉痛，ショックなど）が現れることがあるので，服用状況を確認する．

11）糖尿病治療薬

透析患者には，インスリン療法が原則である．透析患者では血中インスリンの半減期が延長するため，超速効型あるいは速効型インスリンが適している．不均衡症候群や体調不良により食事量が減少することがあれば，透析日と非透析日でインスリン投与量を変更しなければならないこともある．α-グルコシダーゼ阻害（α-GI）薬は，常用量で投与できる．速効性インスリン分泌促進薬の一部〔ミチグリニド（グルファスト®），レパグリニド（シュアポスト®）〕，DPP-4（dipeptidyl peptidase-4）阻害薬〔トレラグリプチン（ザファテック®）を除く〕，GLP-1受容体作動薬の一部〔エキセナチド（バイエッタ®，ビデュリオン®）を除く〕は，透析患者にも使用される場合がある．

12）高尿酸血症治療薬

透析患者では尿酸生成抑制薬の適応となる．アロプリノール（ザイロリック®）は腎排泄性であり，また透析で除去されるために毎透析後に投与する．フェブキソスタット（フェブリク®）とトピロキソスタット（ウリアデック®，トピロリック®）は肝排泄性であり，減量や投与間隔を延長する必要はないと考えられるが，透析患者を含む重度の腎機能低下患者に対する安全性は十分に確立していないため，慎重に投与する．

13）脂質異常症治療薬

スタチンは，肝排泄性であり，腎機能正常者と同じでよい．陰イオン交換樹脂は減量の必要はないが，副作用である便秘に注意する．小腸コレステロールトランスポーター阻害薬は腸管循環を伴う胆汁排泄であり，減量する必要はない．

14）消化器治療薬

H_2受容体拮抗薬は主として腎排泄性であり，意識障害，痙攣などの副作用が発現するおそれがあるため減量し，投与間隔を延長〔ラフチジン（プロテカジン®）を除く〕する．プロトンポンプ阻害薬は減量の必要がない．アルミニウム（Al）を含有する消化性潰瘍治療薬や健胃消化薬は投与禁忌である．また，マグネシウム（Mg）含有薬を長期投与する場合には定期的に血清Mg濃度を測定するなど特に注意する．メトクロプラミド（プリンペラン®）は肝クリアランス*2が低下するため1/3に減量する．そのほかの多くは腎機能正常者と同じでよい．

15）抗菌薬

多くは腎排泄性であり，減量する必要がある．また，薬剤により透析性が異なるが，透析性のある薬剤では透析後の投与とする．アミノグリコシド系やグリコペプチド系〔バンコマイシン，テイコプラニン（タゴシッド®）〕抗菌薬は，薬物血中濃度を測定し，投与量の評価を行う．

16）抗真菌薬

アムホテリシンB（ファンギゾン®），ミコナゾール（フロリード®F），ミカファンギン（ファンガード®），イトラコナゾール（イトリゾール®），テルビナフィン（ラミシール®）は，尿中未変化体排泄率が低く，減量の必要はない．イトラコナゾールの注射薬はCcrが30 ml/分未満の患者には添加物が蓄積し，腎機能の悪化を招く恐れがあるため投与禁忌とされているが，透析により除去されるため，透析患者には常用量の投与が可能である．

17）抗結核薬

リファンピシン（リファジン®）は減量する必要はないが，イソニアジド（イスコチン®）は尿中未変化体排泄率は低いものの，透析患者では半減期が延長するためやや減量する．ピラジナミド（ピラマイド®）は代謝物に活性があるため透析後に投与する．また，エタンブトール（エサンブトー

side memo

＊2 | 肝クリアランス

薬物クリアランスとは，臓器が体液中の薬物を除去する能力を示す指標で，薬物を含む血液容積から単位時間当たりに薬物が除去された血液容積を示す．肝臓における薬物クリアランスを肝クリアランスといい，肝臓での薬物除去能を示す．

ル®，エブトール®)，ストレプトマイシンは腎排泄性のため減量し，投与間隔を延長するが，透析性があるため透析後の投与も考慮する．

18）抗ウイルス薬

抗ヘルペス薬は，腎排泄性であるが透析で除去される．そのため，減量し，透析後に投与する．腎不全患者では精神神経系の副作用が出現しやすいため注意する．

抗インフルエンザウイルス薬のザナミビル（リレンザ®）吸入薬は減量の必要はない．オセルタミビル（タミフル®）は腎排泄性であり，単回投与で5日間有効治療濃度を維持できる．ペラミビル（ラピアクタ®）注射液は腎排泄性であり，減量する必要はあるが，透析により速やかに除去される．ラニナミビル（イナビル®）吸入薬は，腎機能低下患者では薬物血中濃度－時間曲線下面積（area under the blood concentration time curve；AUC）が上昇するが，1回の治療で完結するため，減量の必要はない．アマンタジン（シンメトレル®）は大部分が未変化体として尿中に排泄され，透析によって少量しか除去されないため，投与禁忌である．

19）造血薬

赤血球造血刺激因子製剤（ESA）である遺伝子組換えヒトエリスロポエチン（rHuEPO），ダルベポエチンアルファ（DA）（ネスプ®）は原則として透析終了時に透析回路から静注する．Hb値（Ht値）の上昇により，血圧の上昇，血栓塞栓症の発症のおそれがあるため，Hb値12 g/d*l*を超える場合，減量・休薬する．また，貧血の改善状況と鉄評価を行いながら週1回鉄剤を投与し，13回の投与を区切りとし，血清フェリチン値が300 ng/m*l*以上にならないよう投与する[1]．

20）血液凝固阻止薬

抗血小板薬，抗凝固薬のワルファリン（ワーファリン®）は腎機能に応じて用量調整をする必要はないが，ワルファリンに対する感受性は個体差が大きく，慎重に投与する．ヘパリンは即効性があり，低分子ヘパリンはヘパリンに比べ出血傾向を助長しない．ナファモスタット（フサン®）は，半減期が短く，抗凝固作用はダイアライザ内にほぼ限局されるので，出血傾向のある場合の血液透析に用いられる．

21）骨代謝関連薬

リン（P），Ca，副甲状腺ホルモン（PTH）の順に優先して治療薬を選択する．Pは透析でも除去されにくく，食事療法によってP摂取量を制限するには限界があるため，P吸着薬が必要となることが多い．P吸着薬には，炭酸CaとCaを含まないCa非含有P吸着薬がある．チュアブル錠は，口中で噛み砕いて服用する必要があり，歯が悪く噛み砕くことができないことによる効果不十分や，誤嚥を引き起こす可能性がある．リンゴ酢Caは P吸着作用を有し，Ca値の上昇をきたしにくい薬剤であるが，保険適用となっていない．P，Caを管理目標値内にコントロールしてもPTHが高値であれば，活性型ビタミンD_3製剤もしくはCa受容体作動薬〔シナカルセト（レグパラ®），エテルカルセチド（パーサビブ®）〕の投与を考慮する（図2-1）[2]．

22）高カリウム血症治療薬

カリウム（K）は主に尿中に排泄されるため，まずはKの摂取量を控えることが重要である．イオン交換樹脂は，便秘を起こしやすい薬剤であり，腸管穿孔，腸閉塞を起こす恐れがある．透析患者は便秘の発生頻度が高いため，緩下薬を併用し，便秘にならないように注意する．

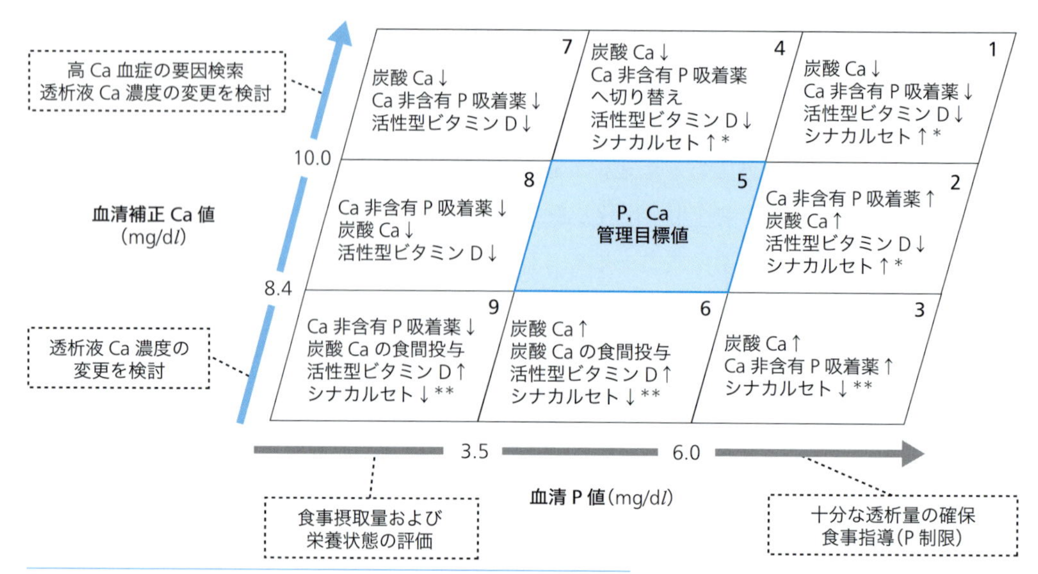

[図 2-1]　リン（P），カルシウム（Ca）の治療管理法「9 分割図」
「↑」は開始または増量，「↓」は減量または中止を示す．
＊：血清 PTH 濃度が高値，＊＊：もしくは低値の場合に検討する．　（日本透析医学会，2012）[2)]

23）抗悪性腫瘍薬

抗悪性腫瘍薬は薬剤により排泄や透析性が異なり，透析性が不明，あるいは使用経験がない薬剤もある．副作用も薬剤によって異なるが，骨髄抑制や消化器症状などが出現しやすいため注意が必要である．

（木村　健）

文献

1）日本透析医学会：慢性腎臓病患者における腎性貧血治療のガイドライン，2015 年版．透析会誌 **49**：89-158，2016
2）日本透析医学会：慢性腎臓病に伴う骨・ミネラル代謝異常の診療ガイドライン．透析会誌 **45**: 309-316，2012

3　腎移植患者の薬物療法

免疫抑制薬（表 3-1）

腎移植では，拒絶反応を抑制し，長期生着のために免疫抑制薬が投与される．免疫抑制薬は腎移植前または腎移植時から投与を開始する．拒絶反応予防薬として，カルシニューリン阻害薬，代謝拮抗薬，ステロイド，抗体製剤の 4 剤併用療法が行われる．また mTOR 阻害薬が併用される場合もある．

カルシニューリン阻害薬であるシクロスポリン（サンディミュン®，ネオーラル®），タクロリムス（プログラフ®）は移植後の免疫抑制療法の中心的役割を果たしている．シクロスポリンやタクロリムスは有効血中濃度域が狭く，過量投与による副作用の発現および低用量投与による拒絶反応の発現などを防ぐため，血中濃度の測定を移植直後は頻回に行い，その後も定期的に測定し，投与量の評価を行う．また，同成分であっても剤型によって生物学的に同等ではなく吸収が変化するた

一般名	商品名	注意すべき副作用
タクロリムス	プログラフ	腎障害，高血糖，心不全，高カリウム血症，全身痙攣，意識障害，肝障害，高尿酸血症，振戦　など
シクロスポリン	サンディミュン ネオーラル	腎障害，高血圧，多毛，振戦，肝障害，低マグネシウム血症，全身痙攣，意識障害，高血糖，高尿酸血症，高脂血症（脂質異常症），歯肉肥厚　など
ミコフェノール酸モフェチル	セルセプト	下痢，白血球減少，高尿酸血症　など
ミゾリビン	ブレディニン	骨髄抑制，腎障害，消化器系障害，高尿酸血症　など
アザチオプリン	アザニン イムラン	肝障害，骨髄機能抑制，脱毛，口内炎　など
バシリキシマブ	シムレクト	アナフィラキシー症状　など
エベロリムス	サーティカン	口内炎，脂質異常症，創傷治癒不良，感染症，浮腫，蛋白尿，高血糖　など

［表 3-1］　**免疫抑制薬の注意すべき副作用**

め，切り換える際には血中濃度を測定し，投与量の評価を行う必要がある．また，薬物相互作用の多い薬剤であり注意が必要である．グレープフルーツジュースが代謝酵素を阻害し，両薬剤の血中濃度が上昇することがあるので，服用時はグレープフルーツジュースの飲食を避ける．

代謝拮抗薬の中ではミコフェノール酸モフェチル（セルセプト®）を第一選択薬とすることが望ましい[1]．ミコフェノール酸モフェチルは定期的に血中濃度を測定し，投与量を調節する．ミゾリビン（ブレディニン®）は，腎排泄性であるため，腎機能に応じた用量調節が必要である．また，アザチオプリン（アザニン®，イムラン®）は尿酸生成抑制薬であるアロプリノール（ザイロリック®）との併用で血中濃度が上昇し，骨髄抑制などの副作用が増強されるため，併用する場合には，アザチオプリンの投与量を通常の1/3～1/4に減量する．

移植後初期にはステロイドを大量に投与し，維持量まで急速に減量するが，増量・再開しなければならない場合も少なくない．

抗体製剤のバシリキシマブ（シムレクト®）は，移植術日と移植術4日後に投与を行う．リツキシマブ（リツキサン®）は，ABO血液型不適合移植における抗体関連型拒絶反応予防に使用される．

mTOR阻害薬のエベロリムス（サーティカン®）は，投与開始または用量変更後4～5日以上経過してから血中濃度を測定し，その後も定期的に血中濃度を測定する．

そのほか，グスペリムス（スパニジン®）は難治性の拒絶反応治療に用いられる．

免疫抑制薬の共通の副作用として易感染性があげられ，感染予防，早期発見に努める．また，免疫抑制薬は，移植腎が生着している限り継続する必要がある．そのため，医師の指示どおりに長期間服用し，自己判断による服用の中止や減量は急性拒絶反応を起こすため，絶対にしてはならない．免疫抑制薬による副作用が出現した場合には投与量や種類を変更する必要があるため，副作用の前駆症状について十分に説明し，患者が理解していることを確認し，症状があればすぐに申し出てもらうよう指導する．

（木村　健）

文献

1) Kidney Disease：Improving Global Outcomes（KDIGO）Transplant Work Group：KDIGO clinical practice guideline for the care of kidney transplant recipients. *Am J Transplant* **9**（Suppl 3）：S1-S157, 2009

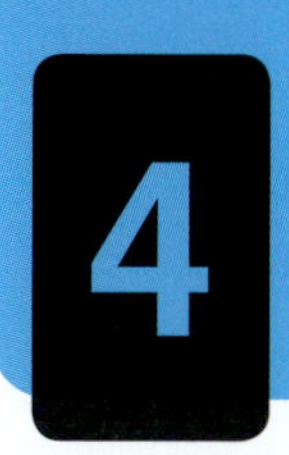

教育・日常生活指導

1 保存期慢性腎臓病(CKD)患者の教育・日常生活指導

保存期慢性腎臓病（CKD）の進行因子としては，日常生活上における不適切な食事療法や薬物療法のほかに，高血圧，糖尿病における血糖異常，肥満およびメタボリックシンドロームの有無，脂質異常，喫煙の有無，代謝性因子，高蛋白摂取/高塩分摂取，腎毒性薬剤・サプリメント，尿路結石･感染，心血管疾患（CVD）の合併，片腎，低体重出生，感染症の罹患，侵襲のある外科手術，妊娠・出産の影響などが考えられる（表 1-1）[1]．本項においては食事療法や薬物療法を除いた日常生活における教育・生活指導について解説する．

血圧管理

CKD の進行に最も関与している因子として高血圧があるが，血圧に関する自己管理の基本としてナトリウム（Na）摂取量の問題がある．保存期 CKD では，食塩の過剰な摂取により細胞外液量の増加を招き，高血圧をきたしやすいことが知られている．臨床的には浮腫をきたし，重篤になると心不全や肺水腫をきたす．したがって，高血圧をきたさないためには CKD 患者の食塩摂取量は 6 g/日未満とすることが推奨されている．CKD ステージ G1～3 で高血圧や体液過剰を伴っていない場合は，尿中 Na 排泄量に合わせた食塩摂取量でよいが，CKD ステージ G4～5 では，浮腫や体液過剰の徴候があれば，より少ない塩分摂取量に制限が必要な場合がある．日本腎臓学会による「慢性腎臓病に対する食事療法基準 2014 年版」が提示されている[2]．なお，CKD においては血圧は 130/80 mmHg 未満に，そして蛋白尿が 1 g/日以上の場合には，さらに低い 125/75 mmHg 未満が降圧目標とされている[3]．

自己による血圧の管理はまず正しい血圧測定が必要である．血圧は測定時間，食事，飲酒，喫煙，

- 高血圧
- 耐糖能異常，糖尿病
- 肥満，脂質異常症，メタボリックシンドローム
- 膠原病，全身性感染症
- 尿路結石，尿路感染症，前立腺肥大
- 慢性腎臓病の家族歴，低体重出産
- 過去の健診での尿所見の異常や腎機能異常，腎の形態異常の指摘
- 常用薬（特に NSAIDs），サプリメントなどの服用歴
- 急性腎不全の既往
- 喫煙
- 高齢
- 片腎，萎縮した小さい腎臓

［表 1-1］ CKD 発症あるいは腎障害進行の危険因子　（日本腎臓学会，2009）[1]

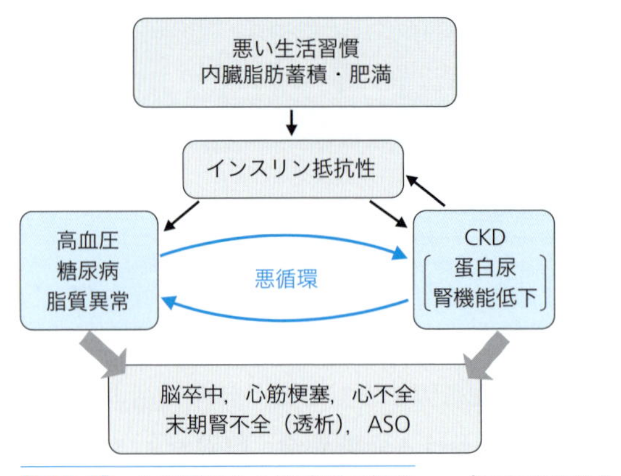

［図 1-1］ **生活習慣と心腎連関の概念** （日本腎臓学会，2009）[1]

運動，入浴などの影響，仕事量やストレスなどの状況によっても変動する．したがって，血圧に影響する状況があった場合は1時間くらい後に測定するように指導する．測定するときは必ず座位で心臓の高さの上腕に血圧計を巻き，同じ時間帯に測定するように指導する．指先用，手首用血圧計もあるが，現段階では上腕用血圧計が推奨されている．

高血圧には起床時の血圧が異常に高くなる早朝高血圧，医療機関では正常でも家で測ると高くなる仮面高血圧や，測定時に緊張して血圧が上がってしまう白衣高血圧などがある．朝の血圧測定は，起床後1時間以内，排尿を済ませてから1〜2分間安静にした後に朝食前に毎日同じ時刻に測る．血圧の薬を飲んでいる人は，薬を飲む前に測る．夜は就寝前に1〜2分間安静にした後に測るように指導する．血圧の変化を正しく把握するために継続的に測ってグラフなどに記録して持参してもらう．ある期間にわたる朝と夜の平均値と標準偏差によって評価する．家庭血圧では135/85 mmHg以上ならば，治療の対象とする．125/75 mmHg未満を降圧目標とする．このような日常の家庭での血圧の状態を把握して，血圧の管理および治療を行う．ただし，急激な降圧は腎機能を悪化させる危険があり，また，脳梗塞や狭心症・心筋梗塞などを有している患者では，過度の降圧により心血管疾患を悪化させるも懸念があるので．2〜3カ月かけて経過を観察しながら，緩徐な降圧を行う．

生活習慣病の改善

CKDに生活習慣病やメタボリックシンドロームが深く関与していることが明らかになっている[4-6]（図 1-1）[1]．生活習慣病は遺伝的要因のほかに，個人個人の生活習慣が大きく関与する．過食と運動不足により内臓に脂肪が蓄積した結果，高血圧，糖尿病や脂質代謝異常が起こるとメタボリックシンドロームを呈し，脂肪が蓄積する腹部肥満では蛋白尿や腎機能低下をきたしやすい．肥満にはインスリン抵抗性が関与しており，肥満に伴う蛋白尿がみられる場合は肥満腎症が考えられ，腎機能低下の要因となるので，標準体重への体重のコントロールを勧める．

血糖異常を有する場合は，血糖コントロールとして空腹時血糖を80〜110 mg/*dl*，食後2時間血糖を80〜140 mg/*dl*の間に，HbA1cを5.8以下に保つように食事療法を指導する[1]．糖尿病だけでなく食後高血糖に対しても血糖コントロールが必要であり，食事の取り方や内服薬による血糖

1. 減塩	6g/日未満
2a. 野菜・果物	野菜・果実の積極的摂取*
2b. 脂質	コレステロールや飽和脂肪酸の摂取を控える 魚（魚油）の積極的摂取
3. 減量	BMI（体重(kg)÷［身長(m)］^{2}）が25未満
4. 運動	心血管病のない高血圧患者が対象で，有酸素運動を中心に定期的に（毎日30分以上を目標に）運動を行う
5. 節酒	エタノールで男性20～30 ml/日以下， 女性は10～20 ml/日以下
6. 禁煙	受動喫煙の防止も含む

生活習慣の複合的な修正はより効果的である

*重篤な腎障害を伴う患者では高カリウム血症をきたすリスクがあるので，野菜・果物の積極的摂取は推奨しない．糖分の多い果物の過剰な摂取は，肥満者や糖尿病などのエネルギー制限が必要な患者では勧められない．

［表1-2］ 生活習慣の修正項目　（日本高血圧学会，2014）[11]

上昇を抑えるように指導する．糖尿病治療の基本は食事療法と運動療法であり，糖尿病腎症の生活指導基準（日本糖尿病学会・日本腎臓学会糖尿病性腎症合同委員会報告）が提唱されている[7]．

喫煙は肺がんの危険因子だけでなく，心筋梗塞，脳梗塞，糖尿病の危険因子でもあり，さらに特に動脈硬化が強い場合は蛋白尿，腎機能低下の危険因子でもある．糖尿病を合併しない65歳以上の高血圧患者を対象としたコホート研究で，喫煙本数が増えるに従い腎機能増悪のリスクが高まることが示されている．したがって，特にCKDの患者には禁煙を推奨する[8]．大量の飲酒もCKDのリスクとなる[9]．CKD患者の運動・身体活動は制限を一律に行うものではなく，肥満などの是正のために身体活動を維持するべきである．運動療法に関しても疲労を起こさない程度の運動がCKDを悪化させる根拠はない[10]．表1-2に日本高血圧学会による「高血圧治療ガイドライン2014」の生活習慣の修正項目を示す[11]．

慢性腎臓病（CKD）に侵襲を与える要因

CKDの進行因子には高齢者，感染症，侵襲がある外科手術などがある．

特に高齢者はこのような要因に対して容易にさらなる腎機能低下をきたしやすい．CKDをもっている高齢者は，CKDを有さない高齢者より加齢による腎機能低下速度が速い．CKDが進行すると易感染性を有するようになり，特に高齢者の肺炎は重症になりやすく，致命的になることがある．微熱程度で発熱などの臨床症状がはっきりしないことがあり注意を要する．その場合，脈拍数や酸素飽和度などを参考にする必要がある．

CKDのステージによっては等張尿の多尿の時期があり，感染症などで水分バランスがマイナスになりやすく，その結果，腎機能の低下をきたしやすい．特にアンジオテンシンII受容体拮抗薬（ARB）を内服しているときには注意を要する．浮腫がみられない限り，十分に水分を摂ってバランスを保つように指導する．侵襲がある外科手術はできるだけ避けることが望ましいが，やむをえない場合は術前・術後の水・電解質のバランスを十分に取る必要がある．食事は必要なだけ十分に摂取するように指導が必要であるが，ただし，過剰な水分摂取は避け，摂取できないときは必要な量の輸液を施行する．

慢性腎臓病（CKD）患者の在宅運動

CKD 患者の運動療法に関しては，腎機能の悪化を危惧しこれまで制限されることが多かったため，日常社会生活の QOL を損なっていた．しかしながら，実際は適度な運動は腎機能に悪影響なく，運動耐容能や QOL の向上，耐糖能の改善，脂質代謝の改善がみられ，心血管疾患の予防になるとの報告がある[4]．運動強度は軽度から中等度の運動強度とされているが，CKD 患者が自宅で行う運動療法は，個々の患者の運動耐用能に合わせた運動療法を勧める．

妊娠・出産

日本腎臓学会の「腎疾患患者の妊娠診療：ガイドライン 2017」[12] によると，CKD 患者の妊娠のリスクに関しては，ネフローゼ症候群，尿蛋白（3.5 g/日以上）が持続，腎機能障害が重くなればなるほど妊娠合併症のリスクは高くなる．高血圧合併症患者の妊娠に関しては，降圧薬は ACE 阻害薬およびアンジオテンシンⅡ受容体拮抗薬の胎児毒性が明らかであり，妊娠判明後直ちに中止する．カルシウム拮抗薬は妊娠初期の内服で催奇性は上昇せず，ラベタロール，メチルドーパは妊娠中も安全に使用できる．妊娠中の蛋白尿は，尿中蛋白量排泄 300 mg/日あるいは 0.27 g/gCr 異常を病的蛋白尿とする．高血圧合併患者の妊娠時における降圧目標は収縮期血圧軽度高血圧レベル（140～160/～110）とされている．妊娠・出産は腎機能低下例では腎予後に影響を及ぼす．妊娠高血圧症候群の既往は末期腎不全のリスクとなりうる．

（原田孝司）

文献

1) 日本腎臓学会編：CKD 診療ガイド 2009，東京医学社，2009
2) 日本腎臓学会編：慢性腎臓病に対する食事療法基準 2014 年版．日腎会誌 **56**：553-599，2014
3) 日本腎臓学会，日本高血圧学会編：CKD（慢性腎臓病）診療ガイド- 高血圧編，東京医学社，2008
4) 日本腎臓学会編：エビデンスに基づく CKD 診療ガイドライン 2013，東京医学社，2013
5) Hsu CY, et al：Body mass index and risk for end-stage renal disease. *Ann Intern Med* **144**：21-28, 2006
6) Iseki K, et al：Body mass index and the risk of development of end-stage renal disease in a screened cohort. *Kidney Int* **65**：1870-1876, 2004
7) 日本腎臓学会編：腎疾患の生活指導・食事療法ガイドライン，東京医学社，1998
8) Jones Burton C, et al：Cigarette smoking and incident chronic kidney disease：a systematic review. *Am J Nephrol* **27**：342-351, 2007
9) Shankar A, et al：The association among smoking, heavy drinking and chronic kidney disease. *Am J Epidemiol* **164**：263-271, 2006
10) Eidemak I, et al：Exercise training and the progression of chronic renal failure. *Nephron* **75**：36-40, 1997
11) 日本高血圧学会編：高血圧治療ガイドライン 2014，日本高血圧学会，2014：https://www.jpsh.jp/data/jsh2014/jsh2014v1_1.pdf
12) 日本腎臓学会学術委員会腎疾患患者の妊娠：診療の手引き改訂委員会編：腎疾患患者の妊娠：診療ガイドライン 2017，診断と治療社，2017

2 通院透析患者の教育・日常生活指導

血圧管理

透析患者の血圧は，血圧の測定条件によって血圧の値が異なる．体液増加による体重増加の影響を強く受け，透析前は高く，透析操作に伴う除水により体液量は減少し血圧は下がる．また，レニン活性は透析前には体液量の増加を反映し軽度低下または正常であるが，透析後は除水の影響で腎血流量が低下し上昇する．また，自律神経調節からは交感神経系の亢進により血圧は上昇する．そのため，透析前血圧，透析後血圧に加えて，血圧の測定時間を明記した家庭血圧を加味し，同じ条件で評価することが重要である．したがって，透析患者の血圧測定については，場所（待合室，ベッドサイド），時間（透析開始時，終了時，穿刺直前，終了時の返血前か後），体位（座位か臥位か），食事前，食事後などの要因を考慮しなければならない．

安定した慢性維持透析患者における降圧目標値は，週初めの透析前血圧で 140/90 mmHg 未満とされている．一方，透析中に生じる血圧低下は，透析により循環血液から除水を行うことによる循環血漿量の低下により起こる．透析中の血圧低下だけでなく，起立性低血圧や常時低血圧がみられることがある（図 2-1）[1]．透析中の血圧低下を避けるためには時間当たりの除水量を軽減することが必要である．栄養障害などによる低アルブミン血症があると，膠質浸透圧が低値となり plasma refilling rate が減少し，除水に伴う間質から血管内への体液移動が不十分となって血圧低下を惹起する．

ドライウエイト（DW）

ドライウエイト（dry weight；DW）とは，浮腫がなく，血圧が正常で，心胸比が 50％以下の状態で，それ以下では血圧が下がる体重である．ただし，末梢循環が維持できる最低体重を目標とするべきである．特に高齢者や末梢血管病変，脳血管障害を有する例では少し高めに，一方，心不全症例では少し低めに設定することも必要である．

日本透析医学会の統計調査委員会によれば，透析間の体重増加量が体重の 2％以下と 6％以上で

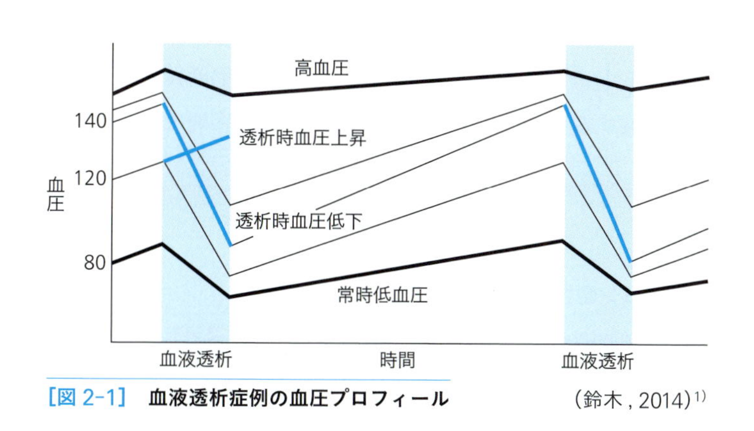

［図 2-1］ 血液透析症例の血圧プロフィール （鈴木，2014）[1]

予後が不良であったことより，透析間の体重増加は中1日でDWの3%，中2日では5%以内になるように水分摂取を抑えるように指導すべきである．

感染症の管理

透析患者は感染免疫能の低下により易感染性状態にある．したがって，種々の感染症に罹患する．感染経路からは血液媒介感染症，接触感染症，飛沫感染症，空気感染症が考えられる[2)]．日本透析医学会および日本透析医会より「透析医療における標準的な透析操作と院内感染予防に関するマニュアル」が出されており，透析施設はこのマニュアルを遵守する必要がある[3)]．

血液媒介感染症としてはB型肝炎ウイルス（HBV）感染，C型肝炎ウイルス（HCV）感染，ヒトT細胞白血病ウイルスI型（HTLVI）感染，ヒト免疫不全ウイルス（HIV）感染がある．透析患者におけるHBVおよびHCV陽性率は健常人に比し極めて高く，いまだ血液汚染した薬剤・処置や環境を介した感染により陽性化する例がみられる．陽性透析患者には感染を告知しておき，シャント抜針後の血液汚染に注意するように指導する必要がある．透析時のベッドの配置や穿刺順番を考慮する．スタッフは穿刺時に手袋，ゴーグルなどの感染防止策を遵守する必要がある．

接触感染ではMRSA*をはじめとする耐性菌の感染が問題となるが，最近では多剤耐性緑膿菌が問題となっている．MRSA保菌者の把握と接触後の手指の消毒の励行を行う．飛沫感染にはインフルエンザ感染があるが，患者にはマスクを着用してもらい，ベッド間隔を1m以上離し，スタッフもマスクを着用する．空気感染には結核があるが，原則として陰圧空調設備がある部屋で透析を行い，スタッフはN96マスクを着用する．排菌がある場合は，結核予防法に基づいた処置が必要である．

腹膜透析（PD）においては腹膜炎の合併症が最も多く，腹膜機能劣化の大きな原因の1つである．バッグ交換時およびトンネル感染から腹膜炎が発症する．バッグ交換手順を遵守し，自宅でのバッグ交換時の環境感染の可能性の機会をできるだけ避けるように指導する．

内シャントおよび腹膜カテーテルの自己管理

バスキュラーアクセスの長期使用のためにはシャントの自己管理ができるように指導する．常日頃からシャント部は清潔に保つようにし，透析前は流水にてシャント部の洗浄を行うよう指導する．シャント血流の評価としてのスリル，狭窄部，穿刺部位の発赤・腫脹・熱感，静脈瘤などの観察，シャント針抜去後の止血管理などを行うように指導する．

腹膜カテーテルに関するトラブルには液漏れ，注排液不良，位置異常，カテーテル損傷などいろいろあるが，腹膜炎に進展する可能性があるため特に出口部の感染に注意する．カテーテルを覆っ

side memo

＊ | MRSA（メチシリン耐性黄色ブドウ球菌）

MRSA（methicillin-resistant Staphylococcus aureus）とは抗菌薬メチシリンに対して薬剤耐性を獲得した黄色ブドウ球菌である．ほかの多くの抗菌薬に対しても耐性を示す．

- 骨・関節の異常（二次性副甲状腺機能亢進症，線維性骨炎，病的骨折）
- 腎性貧血
- 呼吸器疾患（肺水腫，睡眠時無呼吸）
- 心疾患（心不全，心外膜炎，虚血性心疾患，不整脈）
- 脳・神経疾患（脳出血・脳梗塞，末梢神経障害）
- 消化器疾患（胃・十二指腸病変，虚血性腸炎，便通異常，血管形成異常）
- 内分泌異常
- 血圧異常（高血圧，常時低血圧）
- 末梢血管障害（閉塞性動脈硬化症，壊疽）
- 後天性嚢胞性腎疾患，泌尿器科系疾患
- 悪性腫瘍（腎がん，消化器がん，肺がん）
- 感染症（肺炎，結核症，血液媒介感染症，敗血症）
- 蓄積症，沈着症（透析アミロイドーシス，破壊性脊椎関節症，手根管症候群，異所性石灰化）
- 眼科系疾患（眼底出血，網膜症）
- 性機能異常
- 掻痒症
- 栄養障害（MIA 症候群）

［表 2-1］ **透析患者の合併症**

ての入浴も可能であるが，毎日出口部の消毒を行うように指導する．

そのほかの生活指導

腎不全では肝，末梢組織でのインスリン作用低下や細胞レベルでの糖代謝異常など，耐糖能異常がみられる．糖尿病における血糖コントロールの指標として，HbA1c は腎不全では赤血球寿命が短縮していることにより低めに出るので，グリコアルブミンが推奨されている．腎不全では十分なカロリー摂取が必要であるが，血糖のコントロールにはインスリン療法が必要となる．透析日は透析液の糖濃度が 100～150 mg であり，低血糖の出現に注意する．低血糖に対する経口糖補充を携帯することを指導する．

近年，透析患者は高齢化しており，心疾患，脳血管障害，末梢血管障害など種々の合併症を有し，介護を必要することが多い（表 2-1）．特に認知症のために家族による介護，ホームヘルパー，訪問看護などが必要となることが多い．経口摂取が十分できないときは経管栄養や中心静脈栄養（IVH）または胃瘻造設が必要となる．

外科手術に関しては，術前に十分な透析を施行し，尿毒症症状を改善しておく必要がある．特に高カリウム血症，アシドーシスの改善を行っておく．術後の透析は抗凝固薬はメシル酸ナファモスタット（フサン®）を使用する．

透析患者の在宅運動

透析患者の運動療法は，心機能の改善，骨格筋の増加，血圧低下，血清脂質の改善，malnutrition, inflammation and atherosclerosis（MIA）症候群の改善，ADL や QOL の改善などの効果がみられる[4]．長期外来維持透析患者における在宅運動療法（歩行，筋力増強訓練）の効果は，運動量に依存して体力やQOLが改善し，心疾患系や運動器疾患の発生および入院などの発生が抑制された[5]．

妊娠管理

透析症例の妊娠は自然流産が約半数にみられ，胎児死亡率，新生児死亡率が高い．しかも子宮内胎児発育遅延が多いことが指摘されている．一方，母体の予後は良好で，死亡例の報告はまれであるが，妊娠中の高血圧合併頻度が高いことが知られている．したがって，透析患者に対しては原則として妊娠は勧められない[6]．

妊娠継続する場合には，透析回数を多くし，透析時間を20時間/週以上にし透析前のBUN値を50 mg/*dl*未満に保つことを目標とする．透析間の体重増加を抑え，時間当たりの除水量を少なくすることが必要である．ヘモグロビン（Hb）値は8 g/*dl*以上，ヘマトクリット（Ht）値は30～35%を目標とする．妊婦はアルカローシスになりやすいので，血清カルシウム濃度をモニターする必要がある．

（原田孝司）

文献

1）鈴木正司監：透析療法マニュアル，改訂第8版，日本メディカルセンター，2014
2）原田孝司：透析患者における感染症対策の変遷と将来．臨透析 **25**：1736-1743，2009
3）日本透析医会，他：透析医療における標準的な透析操作と院内感染予防に関するマニュアル（4訂版），日本透析医会・他，2015
4）上月正博：透析患者の栄養治療としてのリハビリテーション・運動療法．栄評治 **25**：361-366，2008
5）上月正博編：新編・内部障害のリハビリテーション，第2版，医歯薬出版，2017
6）日本腎臓学会学術委員会腎疾患患者の妊娠：診療の手引き改訂委員会編：腎疾患患者の妊娠：診療ガイドライン2017，診断と治療社，2017

3 在宅持続携行式腹膜透析（CAPD）患者の教育・日常生活指導

腹膜透析の現状と患者への教育・指導

末期腎不全の治療として透析療法を受けることは，急激なライフスタイルの変化を強いられる．当初，腹膜透析（peritoneal dialysis；PD）は血液透析（hemodialysis；HD）と比較し，在宅で可能でありかつ残腎機能保持効果がある透析療法として評価を受けてきたが，残腎機能消失後もPD単独で長期に継続した場合の限界や問題点が明らかになり，現在，PDは残腎機能消失までのアシストツールとしての透析療法（図3-1）や，心機能が低下した高齢者などへの透析療法へと評価が変化してきている．この観点からはPDは下記の2つの時期に分けられる．

1）導入期～維持期

保存期腎不全の延長としてのPDである．この時期は残腎機能があるためPD処方は少量から開始することが可能で，残腎機能低下に合わせてPD処方を徐々に増量していくインクリメンタルPDが患者には受容されやすい．高齢者には少量のPDのまま長期に継続できる場合もある．

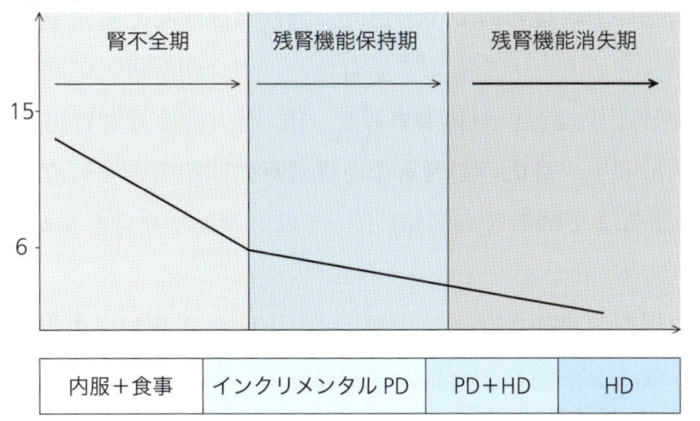

・インクリメンタル PD：1〜2 回 / 回の少量の PD で開始し，しだいに増量していく.
・PD＋HD：PD に週 1 回の HD を併用.
・HD：週 3 回の HD.
PD：腹膜透析，HD：血液透析.

［図 3-1］ 病期に応じた段階的透析療法の例

2）残腎機能消失期

この時期には自尿がほとんどなく，透析不足や体液過剰をきたしやすい．PD 透析量を十分に増量することで小分子の除去は確保できても，中分子除去に関しては残腎機能消失を凌駕するほどの効果はなく，PD＋HD 併用療法（多くは週 1 回の HD を併用する）や週 3 回の HD へ移行を検討する必要が出てくる．また，逆に重度の心不全のため HD 単独治療困難な例に PD を併用，または PD へ切り替える場合もある．

在宅透析療法である PD は，患者背景（ADL，就労，住居，家族支援）に基づき，患者や家族の高い QOL を達成するために，上記のように HD 併用も含めたテーラーメイドのフレキシブルな PD 処方が可能である．それを可能にするためには実践者である患者または家族への教育が必須である．さらにその教育の指導者としては，多くのほかの疾患同様に医師よりも看護師のほうが適している[1)]．ときにはピア・ラーニング*を取り入れることも，孤独になりがちな PD 患者の教育には有効な場合がある[2)]．

side memo

＊｜ピア・ラーニング

「ピア・ラーニング」とは，文字どおりにはピア（peer：仲間）と学ぶ（learning）ことであるが，対話を通して学習者同士が互いの力を発揮し協力して学ぶ学習方法である．

指導者（看護師・医師）→学習者（患者）の知識伝達の流れが有効ではない場合もあり，ときに患者→患者や患者↔患者の知識伝達が真に有効な場合がある．例として，塩分制限したいがうまくいかない患者が，塩分制限が良好な患者から意見を聞くなどがこれにあたる．この場合，医療者は患者が間違った知識や行動へいかないように導く立場になる．

腹膜透析液のバッグ交換

バッグ交換の手技習得がPD成否のカギであり，通常は問題なく習得できる．しかし，上肢の麻痺，認知機能の低下や視力障害などを有する場合はバッグ交換が最大の壁でもあり，その場合は家族を含めた支援者の確実な手技習得が必須である．PD導入前から練習用キットなどで習得しておくと，スムーズに導入できる．高齢者の腎不全では透析の開始とともに認知機能が回復してくる例もあり，初期を乗り越えるまではあせらずに，じっくりと補助や見守りを続けることも必要である．

❶腹膜透析液の管理

PD液の管理も在宅医療の重要なポイントである．PD液は多くは1日6～10 *l* を使用し，2週間分が自宅に宅配されることが多く，それだけの保管スペースが必要である．さらに個人で数種類のPD液を使用する例もある．通常糖濃度の液なのか，高糖濃度の液なのか，イコデキストリン液なのか，さらには低カルシウムの透析液なのか，PD液の種類を理解して管理，使用し，在庫の確認をする必要がある．このため，導入期には慣れるまで単一のPD液の使用がよいと考えられる．

❷腹膜透析液の準備

使用するPD液をダンボール箱から取り出し，前もって加温器で温め，使用直前にパッケージからPD液を取り出し，上室と下室に分けている隔壁を開通させ混合する．この一連の単純な作業も，筋力や認知能の低下している高齢者や麻痺を有する患者には介助者が必要となる場合がある．

❸腹膜透析液の接続

不潔ではない室内(必要に応じて，ときには職場の一室や宿泊先など)で，接続チューブ側のキャップをはずし，PD液側のキャップもはずし，両者を清潔に速やかに接続する必要がある．清潔操作で接続が確実にできれば腹膜炎をきたすことはまずないが，しだいに自己流となり清潔操作を守れなくなってくる患者が存在し，腹膜炎の原因となる場合がある．紫外線照射下での自動清潔接続をする機器を利用する方法もある．しかし，災害時や故障時，外出時には使用できない場合もあり，手動での接続を患者または家族が確実に習得しておくべきである．

❹腹膜透析液の排液，プライミング，注液（CAPDの場合）

接続後は，接続チューブ側のクランプと，注液バッグ側のクランプと，排液バッグ側のクランプと，計3つのクランプを操作し，排液，プライミング，注液を実行することになる．まず排液から始め（約15分），注液バッグから排液バッグに少量流すことでチューブ内の空気を排出（プライミング）してから，注液（約5分）を行う．単純な行程ではあるが，認知機能の低下した高齢者には困難となる．

❺交換の終了

新しいキャップを準備してから，接続部分をはずして接続チューブ側に新しいキャップを清潔に装着する．

❷～❺まで約30分間かかることになる．多くは1日4回施行することになるが，患者や家族のライフスタイルと残腎機能により，交換回数や貯留時間は個々で違う．自動交換装置を用いて就寝中などに機器が自動で数サイクル交換する自動腹膜透析（automated PD；APD）の場合は，就寝時に接続し起床時にはずすだけの方法もある．しかし，アラームに対する対応や故障時などにも対応できるように，手動の持続携行式腹膜透析（CAPD）の手技を確実にしておく必要がある．

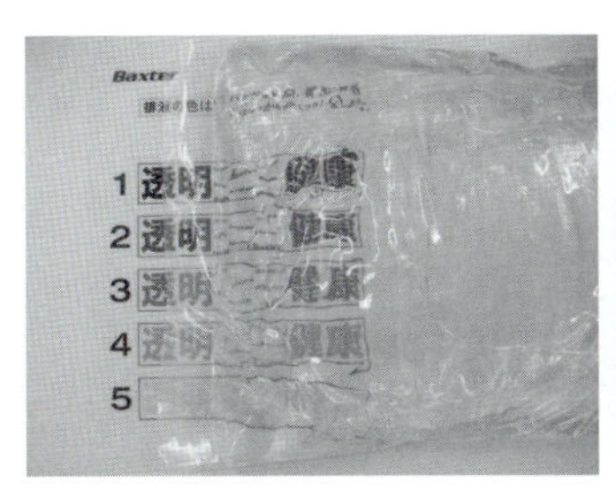

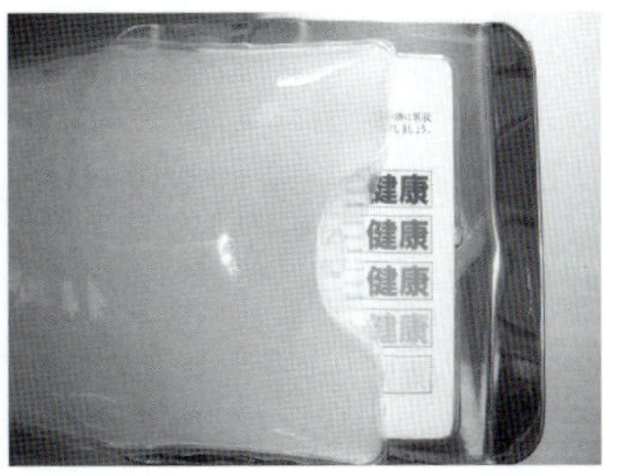

透明⟷混濁

［図 3-2］ 排液の性状（混濁の有無）

日常の観察項目

PD患者の通院頻度は，多くの場合，2〜4週間に1回程度である．受診までの間は患者や家族が身体の状態を把握しておく必要がある．特に体重，血圧，除水量は食事療法の見直しやPD処方変更の重要な判断材料となる．それらのもつ意味を理解し自己記録を継続することは，患者自身の治療へのモチベーションを高めることにも寄与する．

1）体重測定

HDでは透析前にスタッフが体重を測定しドライウエイト（dry weight；DW）より増加した分を除水するが，PDの場合，受診までの間は自分で計測記録する．連日治療であるPDはHDと比較し急な体重変動は生じにくいが，短期間での体重変動の原因は，体液量の変動によるものであることを理解させる必要がある．急な変動は溢水や脱水の重要な指標であり，塩分や水分摂取量見直しの判断材料になる．

2）血圧測定

HDなら施設で毎回HD前，HDの最中およびHD後にスタッフが適宜血圧を測定するが，PDは保存期腎不全の管理と同様，家庭血圧（朝，または朝夕）を測定することが望ましい．血圧上昇なら溢水の可能性があり，夏場や食欲不振や発熱時などに血圧低下なら脱水の可能性があることを理解させる必要がある．HDでしばしば経験する透析中の急な血圧変動はPDでは認められないが，持続した高血圧は珍しくなく，体液過剰がその原因であることが多い[3, 4]．保存期腎不全同様に高血圧は残腎機能低下を早め，さらには心血管系の合併症を進行させることを認識する必要がある．

3）排液の量と性状の観察

除水量の測定は重要である．日常管理においては，除水量はプライミングの量やバッグ自体の重量などは無視して，「交換ごとの排液の重量(g)－注液量(ml)≒除水量(ml)」と簡単に考えて差し支えない．APDであれば，排液量を含めた治療結果が自動的に測定されているため，それを記録しておけばよい．1週間の平均除水量が安定していれば1回ごとの除水量に一喜一憂する必要はない．除水量が少なくとも尿量が十分で体重の急激な増加がなければ，体液量のバランスは安定していることになる．

排液の性状では，排液の混濁の有無も重要な観察項目であり（図 3-2），混濁がある場合には腹膜炎を疑い，すぐに受診すべきである．血性の場合，カテーテルによる微小損傷や，女性の場合は排卵による場合も考えられる．あわてずに，次のバッグ交換時の排液でも性状を確認させる．多くの場合，しだいに改善してくるのを確認できる．

4）出口部の観察

入浴時には毎回観察すべきである．感染を示唆するような発赤や不良肉芽の有無，トンネル部分の発赤や圧痛の有無をみる．オープン入浴かクローズ入浴（バッグを用いて閉鎖状態とした）が適しているのかは出口部の状態から主治医と相談する必要がある．

5）ヘルニアの有無

PD液貯留による腹圧上昇で生じることがある．鼠径ヘルニアや臍ヘルニアが多い．ヘルニアの生じやすい部位をあらかじめ認知しておけば発見は容易であり，軽症はHDへの切り替えで改善するが，ヘルニアの手術後にPDを再開することも可能である．

早急に受診すべき病態

体液量のバランスなどに関しては食事療法などで調節できる部分もあるが，症状によってはすぐに来院すべき病態があることも理解させるべきである．

1）腹膜炎

通常は発熱や腹痛（圧痛・反跳痛）を伴うが，高齢者の場合，初期にはこれらの随伴症状が軽微な場合もある．排液の混濁を生じた場合（図3-2）には腹膜炎を疑い，早急に抗菌薬治療を行う必要がある．多くは接続時のタッチコンタミネーションが原因である．適切な治療が遅れることによりバイオフィルム形成から難治化する可能性がある．また，腹膜炎発症時には除水不良を伴うことも多く，特別の体液管理も必要となる．このため，一度腹膜炎を発症した場合には，バッグ交換の手技などを再度確認・指導し再発防止に努めるべきである．

2）脱水

HDはドライウエイトから体重増加がなければ除水量を0に設定することもできるが，PDは除水量を設定することができず，患者の状態によっては必要以上に除水される場合もある．特に発熱や摂食不良のときには，相対的に過度の除水により脱水をきたし，残腎機能を急速に低下させる原因にもなる．高度な脱水にはPD処方や降圧薬の減量，さらには補液による対応が必要となる．

3）溢水

残腎機能の低下・腹膜機能の変化による除水量の低下，相対的塩分摂取過多などの原因でPDは慢性的な体液過剰の状態をきたしやすい．連日の治療を行うため，急激な溢水症状を呈することはないが，逆に慢性の溢水状態を見過ごされてしまう危険もある．時期を逸せずに，除水を増加させるためのPD液の変更（高糖濃度液やイコデキストリン液）や，HDの併用もしくはHDへの移行を検討する必要もある．

4）注液困難・排液困難

注液や排液に過度に時間がかかる場合や腹壁に痛みを自覚する場合には，原因として，腹腔内のカテーテルへの大網の絡みつきや，カテーテル先端がダグラス窩から逸脱したカテーテル位置異常などが多い．腹腔鏡を用いた修復が必要となる例もある．

5）接続チューブの破損

チューブの折れ曲がりが持続することによるチューブの亀裂や，キャップの脱着部位などの破損

• 総エネルギー量　30〜35 kcal/kg/ 日を目安 腹膜吸収ブドウ糖エネルギー量を差し引く 低濃度液　70 kcal 中濃度液　120 kcal 高濃度液　220 kcal
• 蛋白質量　0.9〜1.2 g/kg/ 日
• 食塩，水分量 個々の症例の尿量，除水量を勘案して指導する． 1 *l* の腹膜透析除水量では，1 日 7.5 g 程度の食塩が目安． 尿中排泄量を加算．

［表 3-1］　**腹膜透析患者の食事内容の目安**
（日本透析医学会，2009 より作成）[5)]

が生じる場合がある．放置すれば腹膜炎のリスクとなるためすぐに交換が必要になる．また，接続チューブは消耗品として 4〜6 カ月に 1 回は交換することが望ましい．

日常生活における注意点

PD は連日の治療であること自体にストレスを感じる場合もあるが，連日治療であるからこその利点もある．例えば，一時的な揺らぎ（安定した PD 患者が仕事の都合でバッグ交換を 1 回休止すること）などは臨床的に問題になりにくい．しかし，患者によっては恒常的に自己流となる危険性もはらんでおり，あくまでも一次的と理解すべきである．

1）食事

PD は連日治療のため，HD より食事制限が少ないと思われがちであるが，腹膜機能や残腎機能さらには心機能により制限は個々の患者で異なる．PD は除水量が設定できないため，日々の塩分制限は特に重要である．また，PD はその治療の特性ゆえ持続したブドウ糖負荷や蛋白喪失による栄養障害をきたしやすい．特に糖尿病患者や高齢者には適切な摂取カロリーや蛋白摂取量の指導も必要となる（表 3-1）[5)]．

2）入浴

前述の日常の観察項目における出口部の観察の項を参照．

3）旅行

PD 液をあらかじめ滞在先に配送しておくように手配するか，短期の旅行なら自家用車に必要分を積んで，目的地や車内で PD を施行すればよい．交換時間が多少ずれても大きな問題にならないのが PD の自由度の高いところの 1 つでもある．

4）妊娠

PD 患者が妊娠した場合には，子宮拡大による腹腔容積の減少から透析不足が予想される．また，透析不足は胎児の発育にも大きく影響するため，原則として妊娠は積極的には勧められない．妊娠を希望するなら腎移植後の計画妊娠が望ましい．PD 継続中に妊娠した場合には早期に主治医に相談し，HD へ移行し透析量を増加させ，妊娠を継続するかどうかを検討すべきである[6)]．

5）訪問看護による定期評価

独居の高齢者や ADL の低い患者では，訪問看護者による定期的な PD の手技確認が重要である．

核家族化，高齢化の現状からは，社会的弱者となる患者がPDを施行するには訪問看護による支援や介護スタッフによるPD支援も必須と思われるが，現状はPDに通じたスタッフが不足しており，今後の課題である．

（林　義満・中山昌明）

文献

1) Wang L, et al：Empowerment of patients in the process of rehabilitation. *Perit Dial Int* **27**：S32-S34. 2007
2) 菊池美鈴，他：ピア・ラーニング法をとり入れた患者教育を試みて．腎と透析 **69**：770-772, 2010
3) Nakayama M, et al：Multicenter survey on hydration status and control of blood pressure in Japanese CAPD patients. *Perit Dial Int* **22**：411-414, 2002
4) 田中仁英，他：腹膜透析患者の早朝血圧と来院時血圧の実態．腎と透析 **69**：565-566, 2010
5) 日本透析医学会腹膜透析療法ガイドライン作成ワーキンググループ委員会：2009年版日本透析医学会 腹膜透析ガイドライン．日透析医学会誌 **42**：285-315, 2009
6) 春山直樹，他：CAPDの経過中に妊娠し，出産後に腹膜透析再開が可能であった一例．日透析医学会誌 **43**：329-333, 2010

5 腎不全患者の精神・心理的問題とその対応

末期腎不全（end-stage kidney disease；ESKD）に対する腎代替療法の3本の柱として，腹膜透析（peritoneal dialysis；PD）と血液透析（hemodialysis；HD），さらに腎移植（transplantation）が知られている．慢性的に腎代替療法を行っている患者は，腎移植を受けない限りは永遠に透析療法を行っていかねばならない．HD患者は週に3日間，毎回3～5時間のHDを，腎移植を行わない限り死ぬまで行っていく．この精神的なストレスは計り知れないほど大きなものである．

そのほかにも透析患者は多くのストレスを背負っている．そのストレスは，身体的なストレス，精神的なストレス，経済的なストレス，さらに社会的なストレスなど多岐にわたるものであり，透析を行っていない者には決して想像することのできないものである．このストレスは，患者本人ばかりでなく，患者の家族にも大きな負担となってのしかかってくる．透析を導入するということは，家族のストレスも極めて大きなものであり，患者の家族に対しても十分な気を配る必要がある．これらのストレスから，透析の導入はESKD患者にさまざまな心理的な変化を生じさせる．この変化はエリザベス・キュブラー・ロスの提唱した末期がん患者の「死の受容」につながる変化を生じさせる．しかし透析の導入は，「死」につながるものではなく，むしろ「生」につながる変化でもある．そこに大きな違いがある．

これまでにも，透析患者の心理的特徴に関する検討は多数報告されている．田上ら[1]は過去に報告された22の国内論文を分析し，心理的な特徴，受容の面から議論している．透析患者の特徴として，「透析療法は生きるために必須の治療でも，できることならやりたくない」と，透析を「受容」した後にも，常に精神的な葛藤があることを述べている．このように，透析患者は導入後も心理的な変化があり，心理的特徴を一概に論じることは極めて難しい．ここではこれまでの報告に基づき，ESKD患者の透析導入に伴う精神的，心理的な諸問題に関して概説する．

逆に透析患者の心理的な問題として近年話題になるものとして，透析の中止，あるいは透析の非導入といった終末期医療の問題がある．これまでわが国では終末期医療に関して議論することは少なく，むしろタブーであった．しかし近年，高齢透析患者が多くなり，医療費増大に関する経済的な問題も生じており，今後避けて通れない問題である．また，最近話題になっている「療法選択外来」や「shared decision making（SDM）」も患者が透析療法を受け入れる過程として，重要である．

ここでは，前半は「導入期患者の精神・心理的変化と問題点」を中心に議論し，後半は「終末期医療」，「shared decision making（SDM）」に関する最新の考え方に関して述べる．

1 透析導入期の精神・心理的諸問題

透析への導入に伴う透析患者のストレス

透析を受ける患者は多くのストレスを感じている．ストレスの意味はひずみであり，身体にひずみを生じさせる侵襲性の刺激を総称していう．その侵襲性の刺激（ストレス）は身体的な問題，精神的な問題，そして社会的，経済的な問題に分けられる．透析導入に伴い生じるストレスを表 1-1 にあげる[2]．

透析導入に伴う患者の心理的変化—死の受容との比較（図 1-1）

エリザベス・キュブラー・ロス（1926-2004）は『死ぬ瞬間（On Death and Dying）』の中で，人が死を受け入れる（受容）までの流れにはいくつかの段階があり，その段階として，①否認（自分が死ぬということは嘘ではないのかと疑う段階），②怒り（なぜ自分が死ななければならないのかという怒りを周囲に向ける段階），③取引（何とか死なずに済むように取引をしようと試みる段階，何かにすがろうという心理状態），④抑うつ（落ち込んで何もできなくなる段階），そして⑤受容（最終的に自分が死にゆくことを受け入れる段階）に至ることを終末期患者多数例の分析から明らかにした[3]．患者が重篤な疾患を受け入れる過程には，同様なプロセスが必要と考えられる．同様な経過をたどる例として，末期がん患者が自分の病気を受け入れる過程はよく比較されている．

ESKD に伴う透析導入に関しても，透析を受け入れる過程は同様な心理的経過をたどる．しかしながら「死の受容」と「透析の受容」では，いくつかの大きな違いがある．まず慢性腎不全患者

A．身体的なストレス	B．精神的（心理的）なストレス	C．社会的，経済的なストレス
1．慢性腎不全の尿毒症に伴う身体的な不良（尿毒症症状）． 2．糖尿病，慢性腎臓病，高血圧などの原疾患に伴う身体的不良． 3．貧血，掻痒症などの腎不全合併症に伴う身体的な不良． 4．脳梗塞，脳出血，心血管合併症などの脳循環障害合併による身体的不良． 5．二次性副甲状腺機能亢進症，レストレスレッグス症候群，主根幹症候群，皮膚掻痒症など透析特有の合併症に伴う身体的な不良． 6．末梢循環不全，スチール（Steal）症候群，Sore thumb 症候群などの四肢合併症，さらに ADL の低下に伴う身体的な不良． 7．使用薬物（アルミニウム，吸着薬，ステロイドなど）に伴う身体不良． 8．透析不足に伴う身体不良． 9．加齢に伴う身体不良． 10．長期透析に伴う身体不良． 11．そのほか．	1．透析を行うこと自体への拒否． 2．今後一生透析を行っていくことへのストレス． 3．自分が障害者になったという意識． 4．時間的な制約へのストレス． 5．食事摂取制限（K 制限，P 制限，塩分制限，蛋白制限など）のストレス． 5．飲水制限のストレス． 6．日常生活が制限されることへのストレス． 7．家族や周囲の人への精神的な負担． 8．医療スタッフに対する精神的な負担． 9．糖尿病などのほかの疾患管理のストレス． 10．そのほか．	1．仕事を継続できるかという不安． 2．人間関係のストレス． 3．今後の経済的負担への不安． 4．家族への経済的負担のストレス． 5．そのほか．

［表 1-1］ 透析に伴うストレス　（平松，2005）[2]

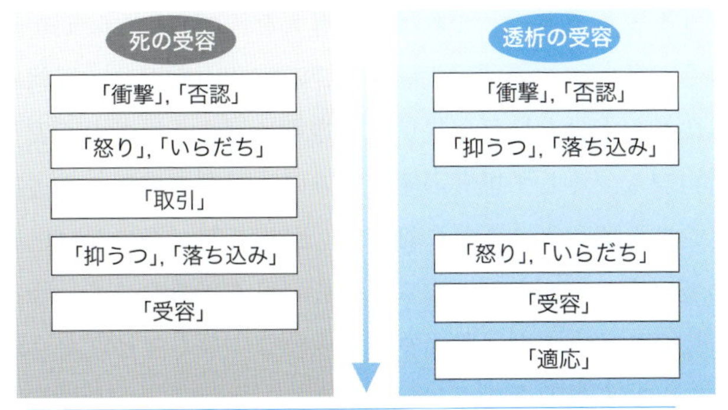

[図 1-1] 「死の受容」と「透析の受容」に至る心理的な変化

は透析を行うことで，直ちに死に至ることはない．その点は，末期がんや死を受け入れる過程とは大きく異なる．特に透析の受容によって患者の状態は改善し，一般人と変わらない生活を行っていける可能性も十分にある．透析後，素晴らしい仕事をしている患者もおり，その点では「透析の受容」は「希望」につながる可能性を秘めている．したがって，早い時期から透析を「受容」し，その後の生活設計をしっかり立てることはその後の豊かな生活のためにも重要である．医療者側は，そのことを十分に説明し，患者が透析を「受容」し次の生活設計を立てられるように導いていく責任がある．

透析を「受容」し，充実した透析生活を送れるようになるまでの過程には，エリザベス・キュブラー・ロスの「死の受容」に至る過程と同一の傾向がある．しかし患者自身が腎機能の悪化を告げられ，実際に透析導入に至る時期の心理的な変化は，その経過や状態，患者背景によってさまざまである．糖尿病などの慢性疾患に伴い数年をかけ徐々に腎機能が悪化した場合，また慢性腎炎の患者が厳しい食事療法を行った結果数十年で透析に至った場合，一方外傷や急性腎炎などで急激な腎機能の悪化から数日で緊急の透析導入に至る場合の，それぞれの患者の心理的な変化には大きな違いがある．しかしながら，どのような場合にも維持透析へ移行する場合の心理的な変化には，疾患を理解して，その治療を受容するというプロセスがある．疾患ならびに治療を受容するプロセスには一定の経過がある．この受容へ至るプロセスにはいくつかのモデルが提唱されているが，おおむね以下のような経過をたどる．

透析導入に伴う患者の心理的変化（図 1-1）

透析導入を告げられたとき，まず患者の心理で最初に起こる反応は「衝撃」と「否認」である．患者は透析という現実に直面し，大きな「衝撃」を受ける．この時期に感じる感情は多くの場合，「なぜ私が透析を行わねばならないのか？」という透析そのものへの「否認」であり，これは末期がんなどを告げられたときに生じる「否認」と共通な感情である． この時点ではショックのために，大きく落ち込む患者もいる．透析導入という現実を目の前にして，初めて今までの健康な生活を失った事実に気が付き，落ち込むことになる．このときに生じる感情は，多くの場合「喪失感」と「不安」であり，その結果「うつ状態」になる患者もいる．「健康な生活を失うことへの喪失感」，そして「これまでどおりの社会生活を続けていけるのか？」，あるいは「周囲や社会から見放されるのではないか？」という「不安」である．これは透析導入を告げられた時期から，透析導入初期にわたって数カ月間続く場合が多い．この「喪失感」と「不安」の原因は，情報不足に伴うところも多く，このときにできる限りの十分な情報を提供し，透析に対する患者の不安を少しでも取り除くことが重要である．患者自身も，そして患者の家族もこの透析導入前期から透析導入直後には前に示したような多くのストレスを感じる．それに対して，医療者側が十分な対応をすることで，この状況を少しでも改善させていくことが重要となる．透析の導入にあたって，腎不全教室などで十分な情報提供を行っている場合には，このような感情の変化は少なく，初期から透析を「受容」し，透析生活に「適応」することが可能となる．

この時期を過ぎると，一部の患者では自分の置かれた透析という状況，そして自分の運命に対して「怒り」と「いらだち」が表面に出てくる場合がある．これも「死の受容」と同一の反応であるが，透析患者に生じるこの時期の「怒り」と「いらだち」は先の喪失感，そして不安に対する表現方法の１つである．一番の「怒り」の根源は,「なぜ私が透析をしなければならないのか？」という，透析を行うこと自体への「否認」から発生する「怒り」である．この時期に患者の家族につらく対応し，医療者側に対して攻撃的な態度をとる患者がいる．医療者側への指導に対して拒否的な態度をとり，ちょっとしたミスに対して過剰な反応を示すことがある．この状態が長期にわたって持続する患者が一部にいるが，多くの場合は一過性であり，その後透析という現実を「受容」し，透析を行う生活に「適応」していく．この「受容」と「適応」が，その後の豊かな透析ライフを送るための重要な筋道なのであるが，この「受容」と「適応」が不十分な場合，透析の「拒否」につながることがある．

また，「透析の受容」では「死の受容」でみられるような，「生きるために何かにすがろう」とする「取引」の過程はみられない．これは透析は死に至る病態ではなく生きるための手段であり，確立した方法のためであり，「取引」をする必要はないためである．

透析の「拒否」とその対応

透析の「拒否」は，透析導入後の「受容」へ至る過程に，しばしば生じてくる心理状況である．多くの患者では「否認」の心理が生じても，一過性で軽度の場合が多く，そのために透析治療への妨げになることは少ない．しかしながら，医療スタッフの患者への対応が不十分であった場合や，透析初期に何らかの合併症などが生じた場合に，透析に対する強い「否認」が生じて，その後の治療やケアに対する妨げとなる場合もある．これを「病的否認」といい，最悪の場合には透析の「拒否」につながる．そのようなことがないよう，導入期患者への初期からの十分な対応が望まれる．

このような問題に対応しようとするときに重要なことは，個々の患者ごとに症状や経過，疾患や治療，苦痛に感じること，さらに生活への影響などを詳しく聞いて（聴取，傾聴），患者の心理的，社会的な状況も含めて十分に理解し（理解），この理解に基づいて共通の理解のうえで共通目標などを設定し（共感），患者を前進できるよう導き，そして支えていくことである（支持）[1]．そして，個々の患者の直面する問題があれば，可能な限りその問題を解決していく，あるいは解決するよう努力していく．このような透析導入期の患者への理解を深めるために，患者の多数に共通すると思われる心理を知ることは大きな助けになる．

このような心理的な変化に影響を与える因子として田上らは，原因疾患，さらに家族・友人のサポートが大きく影響をすることを報告している[1]．特に原因疾患としての糖尿病はそれまでの疾病の管理が不良である場合が多く，自己を否定的に考える傾向がある．そのような患者では，透析の「受容」も困難な場合がある．一方，「受容」の過程に家族･友人のサポートは大きな影響を及ぼす．そのためにも，早期の情報提供と患者への聴取，傾聴は重要であることを報告している．

コミュニケーションスキルの重要性

透析を「受容」できない患者では，しばしば透析への「拒否」が生じる．そのときに医療者側への態度は「怒り」，そして「いらだち」の形で現れる．

自己管理ができない患者，わがままを言って怒ってばかりいる患者，医療者側に反抗的な態度をとる患者，これらはいずれも「困った患者」であり，「悪い患者」としてのレッテルを貼られる．これらの患者は，患者本人の性格や認知症など修正困難な原因をもつ場合も多いが，一方何らかの理由がある場合もある．この理由はちょっとした誤解や認識不足から生じている場合もある．例えば「言葉使いへの不満」，「隣の患者さんと相性が悪い」など，ほんのちょっとした理由から発生している場合である[4]．しかしながら，十分なコミュニケーションができないために，それが波及して透析への「拒否」に至った，という例である．ここで重要なことは，先に示したように「聴取」，「理解」，「共感」，そして「支持」というプロセスを認識して，患者に対応することである．そのためには医療者側に十分なコミュニケーションスキルを有することが必要となる[5]．医療者側の意見を一方的に押し付ける，逆に十分な知識をもたずに感情だけで患者さんに対応する，などといった態度は慎むべきである．医療側も「困った医療者」にならないよう，十分なコミュニケーションスキルを身につける必要がある．

透析の「受容」と「適応」

このようなプロセスを経て，大多数の透析患者は「受容」と「適応」に達する．「適応」はわかりにくい言葉であるが，①自分の苦境に対処する方法を考えることかできる（病気のことはなるべく考えない，病気に関する情報を集め心理的なストレスを軽減させる，少しでも体によいことをするなど），②将来に対して見通しを立て，ある程度楽観的な見方ができるようになる，③そして社会活動を再開させるなどの前向きな生活状況を送ることを意味している[3]．なお「適応」できた患者でも，透析への「否認」が完全に消失することはまれで，腎移植などによって今の苦境からいつかは脱却することかできるという「希望」などの形で残ることが多い．

チーム医療と腎不全教室

個々の患者の問題を解決することで，患者の透析生活を快適にし，患者が少しでも早く透析を「受容」し，透析生活に「適応」させることが重要である．その場合の医療スタッフの対応は，個々のスタッフが行うのではなく医療チームとして対応していく．慢性維持透析に対しては医師，看護師，そして臨床工学技師が患者に直接対応することが多いが，そのほかにも薬剤師，管理栄養士，さらにソーシャルワーカー，医療事務などのスタッフが透析患者に対応する．透析患者の薬剤の注意は薬剤師が説明し，透析患者の食事指導や食事の相談には管理栄養士が対応する．また社会資源の活用についてはソーシャルワーカーや医療事務が対応する．透析導入にあたっての情報提供に関しても，これら多くのスタッフがチームとして対応することで，透析患者の負担（ストレス）を減らすことが可能となる．

透析導入時の患者のストレスを減らす方法に，十分な情報提供は重要であるが，その1つの方法として腎不全教室の活用がある．腎不全患者に対して，医療スタッフが定期的に腎不全や透析に関する情報提供を行っていく方法で，多くの病院で開催されている．これは典型的なチーム医療の形態であり，透析導入後も透析患者への情報提供を行っていく場として重要である．そのほかに患者会などを通じて，情報提供の場をつくることも重要である．患者同士で話し合うことで，透析を「受容」し，透析生活に「適応」できる場合も多い．

療法選択外来と「shared decision making（SDM）」

このように透析療法を受け入れる過程において，療法選択外来を設置する病院が増加している．療法選択外来とは，透析療法にかかわる医療スタッフが協働して患者に透析療法の説明，さらに導入方法の決定（血液透析，腹膜透析，腎移植）へ導く外来である．これは透析療法を多職種（医師，看護師，臨床工学技士，理学療法士，管理栄養士，薬剤師，ソーシャルワーカーなど）によるチームで説明することで，患者の透析療法の「受容」を容易にするとともに，透析療法の選択に患者自身が関与することで，透析療法への「適応」へ導くことを目的としている．ここでは患者自身と患者家族へ十分な説明を行い，ときにはすでに透析を行っている患者もその説明者として加わることがある．その結果，患者自身だけではなく患者家族も透析療法を十分に理解することで，その後の心配や不安，ストレスが減ることが期待できる．

また，療法選択における説明方法として「shared decision making（SDM）」も重要な療法説明のテクニックである．SDMはもともとがんの治療方法選択に用いられた手法である．透析療法の説明には医療者側からの療法説明が行われ，患者自身がその療法説明に同意することで透析療法が開始される（インフォームドコンセント，情報の提供と同意）．これまでは医療者側からの一方的な説明が中心に行われていた．しかしながら，この個々の説明を患者が十分に理解し，さらに患者自身の生活状況や将来への希望を述べて双方向性の議論を十分に行い，患者が納得したうえで透析導入，さらにESKD療法を決定するのがSDMである．この双方向性の議論は，患者の透析療法の「受容」と「適応」に大きく役立つものと期待されている[6]．

（中元秀友）

2 維持透析患者の精神・心理的諸問題

長期（維持）透析患者の心理的変化

維持透析患者の心理的な特徴に，上記の心理的なプロセスが繰り返されることがある．すなわち「適応」した後も，「落ち込み」，「否認」，そして「怒り」の感情が繰り返して生じてくる場合がある．

その理由は維持透析が長期にわたって継続する治療であり，合併症の発症などでその環境や状況が大きく変化するためである．特に糖尿病などが原疾患である慢性腎不全患者では，心血管合併症や末梢循環不全，網膜症などの合併症により，歩行困難となったり，ときには失明に至ることもある．これらの合併症によって，せっかくうまくいっていた透析生活が急に変化することもある．多くの透析医が経験することであるが，突然の眼底出血によって失明し，透析病院への通院が困難となる場合や脳出血の合併によって寝たきりになる患者など，急激に生活状態が悪化する場面に直面する．このような合併症の発症によって，再び抑うつ状態となる患者，さらには「怒り」から，透析を「拒否」する患者もみられる．この「怒り」や「拒否」の背景には，思いどおりにいかない状況への「いらだち」，家族や医療スタッフへの迷惑をかけることへの心理的負担（ストレス），さらに自分が生きていくことへの不安などの心理状況を反映しているものである．このような患者に対して，医療スタッフは「聴取」，「理解」，そして「共感」の態度で接し，患者の問題をできる限り明確にし，それを解決する方法を示していくことが重要である．

また，医師や看護師からの繰り返される生活指導に自尊心を傷つけられ，心ないひと言に抑うつ状態となる場合もときにみられる．また，十分な自己管理ができないことへの「いらだち」，「自信の低下」，さらに落ち込んでいるところに繰り返される指導への「反発」，これらの感情から医療スタッフに対して「拒否的」な対応をとる患者もいる．特に透析患者は高齢者が多く，自尊心を傷つけられた場合などに生じることが多い．自分の子どもや部下のような若いスタッフに怒られることへの「いらだち」から拒否的な態度をとる患者も多い．患者に対しては常に同じ目線で対応することが重要である．特にへりくだる必要は全くないが，「聴取」，「理解」，そして「共感」の態度で接することが重要である．

（中元秀友）

3 終末期患者の現状と精神・心理的諸問題

透析患者における終末期医療

終末期医療に対する関心は，医療従事者に限らず国民における重大な問題である．終末期医療の定義についてはさまざまな見解があるが，「ターミナルケア（terminal care）」と訳され緩和ケアの対象となる医療と考えるのが一般的である．医科点数表の解釈によれば「緩和ケア病棟は，主として末期の悪性腫瘍および後天性免疫不全症候群の患者を入院させ，緩和ケアを行う病棟」と定義されており，高齢化に伴う老衰や，末期透析患者の状態不良などは考慮されていない．当然，末期腎不全（ESKD）患者の緩和ケア病棟への入院に関しては一般患者として扱われる[7]．これは透析が導入された黎明期と比較して，その生命予後が急速に良好となり，ほとんどの患者で社会復帰が可能となったためであり，多くの先人達の努力の賜物と考えられる．数十年前ではESKDは死を意味しており，初期には透析自体が膨大な費用を必要とした特別な医療であった．

現在の社会情勢や医療情勢から，はじめから透析導入を拒否する患者はほとんどいないし，高齢者の寝たきりの患者であっても家族が透析導入を拒否することは少ない．そのため，高齢透析患者の増加に伴い透析医療費の増加が社会問題となり，医療経済の面においても透析医療は大きな問題に直面している[8].

理想の高齢者医療とは

203X 年，札幌市近郊にある巨大なエアドーム．

ライトに照らされたクリーンドームに，縦 25 列，横 40 列，合計 1,000 のカプセルが並んでいる．新生児室を思わせるような，透明プラスチックのインキュベータ．そのすべてに両手両足を切断され，頭と胴体だけになった老人が入れられている．—中略—

彼らは手足の切断だけではなく，腹に中央に胃瘻チューブ，左側に人工肛門，股間には導尿チューブをつけられている．栄養は流動食，排泄は浄化ホース，床ずれ防止に定期的にエアマットがふくらみ，入浴のかわりに週２回インキュベータ内洗浄が行われる．車の自動洗浄の要領だ．すなわちこの施設では，介護を極限まで合理化し，効率の良いケアを実践しているのである．今日も千葉博士が回診をする．「E 列５番，表情が暗い，モノトロンを７ミリユニットに増やして」．モノトロンとは千葉博士が開発した脳内悦楽刺激装置である．頭頂部に特殊なチューブを植え込んで脳を活性化する．これにより，老人の脳は刺激され，快感に満たされる．

(久坂部 羊，「廃用身」幻冬舎，2003 より一部改変して引用)

これは「廃用身」という久坂部羊の小説からの引用である．久坂部羊はもともと外科医から高齢者医療に転じ，長く高齢者医療の現場にかかわった関係から，現在最も問題となっている高齢者医療に関する小説を独特な観点から書いている新進気鋭の作家である．この内容は未来の老人医療の理想像として描かれている．ここでは，患者に苦痛を与えないために麻薬類似の薬品を投与し，むしろ多くの患者は恍惚とした状態となっている．さらに経管栄養管理，自動洗浄と衛生管理も行き届いている．手足の切断は，麻痺した手足は管理に不要であり，切断すべきとする「廃用身」という小説の流れから描かれているものである．この小説はもともと現在の高齢者医療の問題点を指摘するために書かれたものであり，非常にショッキングな描写をしている．実際この小説を読んで理想の高齢者医療という者はいないであろう．むしろ嫌悪感を抱く読者がほとんどと思う．しかしながら，この小説中に描かれている高齢者医療は，多くの面で現代の医療の状況を描いている．家族から見放され，病院に放置された高齢者，意識もないのに投与される多くの薬剤，死という結末が明らかであるにもかかわらず延々と行われる治療と介護．われわれ医療従事者は，患者や家族が望む限り延命治療を行う義務があるが，その結果医療費が高騰し，われわれ医療者にとっても大きな負担となっている事実がある．

このドームでの高齢者に施されている医療は患者には苦痛がなく，栄養管理，衛生管理も行き届いており，非の打ちどころのない医療のように作者は描いている．それなのになぜわれわれは嫌悪感を覚えるのであろうか．なぜならば，ここでは患者の尊厳が完全に無視されているためであろう．そして治療に患者の意思，家族の意思が全く反映されていない．意識のない患者も一人の人間であり，その人間としての尊厳を無視したこのような医療は，誰にとっても認められないのである．

わが国と米国における終末期医療の考え方の違い

わが国では仏教を基本とした転生輪廻(てんしょうりんね)の考え方があり，死んだ場合でも霊魂は再び生まれ変わるとの考えから死亡した肉体を傷付けることを嫌う傾向がある．また，循環の停止を確認する肉体の死をもって死とする考え方が強い．したがって死後であっても，肉体を傷付ける臓器移植には強い抵抗がある．それに対して，キリスト教の教えが中心となる欧米では，魂こそが肉体を司るものと考え，脳の機能停止をもって生体の死と考える．受精の瞬間に生命は宿り，そして生命は神からの授かり物である．したがって中絶は禁じられ，神から与えられた生命の中断を意味する自殺も強く禁じられている．したがって，肉体が死んだとしても神を信じることで魂は救われ天上へと導かれるとの考えから，臓器提供をも容易に受け入れることができる．

また，日本人はもともと農耕民族であり，家族主体としての生活形成をしていることから家族としての意識が強く，自分の死の決定に対しても家族の意識が強く影響してくる．したがって，生前に本人が臓器提供を希望していても，家族が拒否するために希望が叶わない場合も多々ある．一方，多民族で形成される米国などは，各個人の意思を尊重するために，死に対しても個々の意思決定が重視される．そのために生前の意思（living will）*1 をきちんと確認し，事前指示（書）（advance directives）*2 の記載がなされている．そして社会的にもその意思を尊重する基盤が形成されている[9]．米国では自らの意思で終末期医療に対する希望を記載する事前指示書の保有率は30％（1,590/5,335）であり，日本の0.07％（2/2,859），ドイツの0.35％（22/6,294）をはるかに上回っている[10]．透析医療においても透析中止による死亡は米国では22％，カナダでは28％に上り，透析医療の中止による死亡が公式の統計調査項目にも記載されている[11, 12]．また1994年にHirsch

side memo

＊1｜生前の意思（living will, リビング・ウィル）

リビング・ウィルとは，医療ケアに関する患者の希望を表明した文書のこと．リビング・ウィルは，生前に行われる尊厳死に対してであれば「尊厳死の権利を主張して，延命治療の打ち切りを希望する」といった自分の終末期医療に対する意思表示を示す．近年，わが国でも終末期医療に対して自ら意思表示をする場面も増加している．患者が生きている間は有効なので，リビング・ウィルとよばれる．米国では以前からリビング・ウィルを明確に表す傾向があるが，リビング・ウィルに関する米国の州法は州ごとに大きく異なっている．例えば，終末期患者のみが法的効力をもつリビング・ウィルを作成できる州もある．わが国でもインフォームドコンセントの浸透とともに，このような考え方が広まってきており，リビング・ウィルに関しても広く知られるようになった．ほかに葬儀の方法や臓器提供の可否などもリビング・ウィルの対象として論じられている．

＊2｜事前指示（書）（advanced directives）

意思決定不能状態に陥った場合に，医療ケアに関する個人的希望を伝える法的文書の1つ．事前指示（書）には「リビング・ウィル」と「医療判断代理委任状」の2種類がある．どちらの文書も，意思決定に必要なコミュニケーションができなくなっている間に行われる医療ケアに対し，事前に（つまり決定能力があるときに）判断を決めて指示した書類なので，事前指示書（アドバンスド・ディレクティブ）とよばれる．事前指示書は，意思決定不能と診断された後に有効になる．

事前指示書が作成されていない場合，医療に関する意思決定をコントロールする，ほかの誰かを指名する必要が生じる．この場合，医師や病院は最も親しい家族に頼むのが普通である．適当な家族が見つからない場合，ケアを監視する後見人あるいは保護者を裁判所が任命する．患者の友人が後見人に指名される場合もあれば，関係のない他人が指名される場合もある．事前指示書があれば，裁判所が介入する必要はほとんどなくなるので，医療に関する患者の意思が強く尊重されることになる．

ら[13]は慢性透析への非導入ガイドラインを，2001年にMoss[14]は透析中断のガイドラインを報告しており，慢性透析への非導入や中止は広く認知されている．

わが国における透析患者の終末期医療の現状と医療スタッフの思い

目的：「透析患者における終末期医療の現状と医療スタッフの思い」を明らかにするため，透析療法における「尊厳死」*3ならびにliving willの認識に対する現状，特にコメディカルスタッフの関与に関する全国アンケート調査を行った．

方法：全国の腹膜透析を行っている透析施設1,200施設より無作為に450施設を選び，看護師ならびに臨床工学技士に対して郵送法により透析非導入，透析中止の現状，さらに各施設における終末期医療の現状，それに対するコメディカルのかかわりに関してアンケート調査を行った．また各施設の看護師への透析非導入，透析中止の認識，さらに尊厳死に対する認識状況を明らかにし，今後のコメディカルのかかわりに関して明らかにした．

結果：①231施設（51.3%）から回答があった．②231施設中90施設（40.0%），309名の患者で透析の非導入を経験していた．③231施設中172施設（74.5%）で，714名の透析中止例を経験していた．④透析非導入，中止決定後の患者本人ならびに家族の心のケアに関与するのは多くの場合看護師である．⑤透析非導入，中止に関するliving willならびにadvanced directivesを行っているのは約10%の施設であった．⑥887名の患者のうち166（18.8%）の患者がadvanced

side memo

***3 | 尊厳死（death with dignity）**

尊厳死とは，人間が人間としての尊厳を保ちつつ死に臨むことである．一方，安楽死（euthanasia）とは，末期がんなど「不治」かつ「末期」で「耐えがたい苦痛」を伴う疾患をもつ患者自身の求めに応じ，医師が積極的あるいは消極的手段によって死に至らしめることをいう．

安楽死に関しては，1962年に名古屋高等裁判所で安楽死の6要件が示された（積極的安楽死，山内裁判）．その後，1976年に日本安楽死協会が設立され，その目的を安楽死の理解と合法化とした．しかしながら，その頃より苦痛なく死を受容する立場の安楽死をさらに進めて，個々の患者自身の意思を尊重し，自らが自分の意思で死を選択する尊厳死としての立場が重視されるようになった．そのために，1983年に日本安楽死協会が日本尊厳死協会に改称され，その目的は尊厳死の研究普及に変更された．

1991年に医師が昏睡状態となった患者の家族から要望され，カリウムを静脈内投与し患者を死亡させる東海大安楽死事件が社会問題化し，1995年には東海大安楽死事件（患者の意思，横浜裁判）に懲役2年執行猶予2年の有罪判決が下り，このときの横浜地方裁判所の判決で「安楽死の4要件」と「治療行為中止の3要件」が示された．1997年に臓器移植法が施行され，患者が生前に臓器提供の意思を文書に残し，かつ家族も同意したときにのみ，脳死を死と認める限定的な脳死を認めた．しかしながら，この法律も遺族の同意がなければ臓器提供は行えず，本人の意思が生かされない場合もある．

2007年4月に厚生労働省が「終末期医療の指針」を発表し，2007年4月に日本救急医学会が「延命治療中止基準」を発表したが，これらはいずれも急性期医療に対する基準であり，あくまで助かる可能性のない急性期患者への延命治療の中止基準である．また，2007年8月に日本医師会は「終末期医療に対するガイドライン」を発表した．

終末期医療に関する世間の関心は急速に高まりつつある．しかしながら，透析などの慢性疾患に対する延命治療の中止基準に関しては，現在まだ議論さえなされていない．

A. 透析非導入の経験（1999〜2003 年）

あり	なし	考慮した経験あり	合計
36 (46.8%)	29 (37.7%)	29 (37.7%)	77 (100.0%)

B. 透析中止の経験（1999〜2003 年）

あり	なし	考慮した経験あり	合計
49 (63.6%)	21 (27.3%)	12 (15.5%)	77 (100.0%)

［表 3-1］ 北海道における高齢者透析ならびに慢性透析患者の終末期医療 （大平 他，2004）[18]

理由	件数（%）
血液透析の施行困難	39（29.1）
意識障害	18（13.4）
末期悪性腫瘍	17（12.7）
高度認知症	13（9.7）
原因を問わず極めて重症な病態	23（17.2）
本人の希望	13（9.7）
その他	11（8.2）
合計	134（100.0）

［表 3-2］ 高齢者透析ならびに慢性透析患者の終末期医療 （大平 他，2004）[18]

directives を提示していた．⑦約 80％のコメディカルは「尊厳死」を認識しており，「尊厳死」の必要性を認識していた．

結語：①透析の終末期医療の現場でコメディカルは，本人ならびに家族への身体的ならびに精神的なケアに対応しており，極めて重要な立場にある．②多くのコメディカルは尊厳死と living will の必要性と重要性を十分理解している．③しかしながら，現状での透析療法の終末期医療におけるコメディカルの立場は確立していない．早急に法的な面を含めた整備が必要である．

慢性疾患である透析医療における終末期医療の現状と問題点

数十年前では ESKD は死を意味しており，初期には透析自体自費支払いで膨大な費用を必要とした特別な医療であった．しかしながら，現在はすべての患者において透析医療費は保障されており，ESKD 患者でも透析導入によって長期にわたり安定した生活を送ることができる．またその予後も，急激に改善している．さらにわが国では，寝たきりの高齢患者であっても，透析に関する医療費はすべて保険機構から支払われる．医療費に関して家族の負担は全くない．したがって今日では透析導入を拒否する患者はほとんどいないし，高齢者で寝たきりの患者であっても家族が透析導入を拒否することは少ない．しかしながら透析患者数の急激な増加，さらに高齢透析患者の増加，重篤な合併症を有する患者の増加に伴い多くの問題が発生している．特に透析医療費の増加は社会問題となっており，今後の透析医療のあり方を考える時期にきている[8, 15, 16]．

透析療法における「終末期医療」に関しても，現実に議論される機会が多くなっている．2006 年の日本透析医学会の「終末期医療」に対する医師へのアンケート調査では透析非導入や透析中止を経験した医師は，それぞれ 17.9％，13.1％と高率であった[17]．さらに北海道内の透析医へのアンケート調査では，5 年間に透析非導入ならびに透析中止の経験した率はそれぞれ 46.8％ならびに 63.6％と極めて高率であった（表 3-1）[18]．その理由の多くは血圧低下などの透析困難例であったが（表 3-2）[18]，中止理由の中には高度認知症などの症例も含まれており，これらの症例における透析中止にはいくつかの問題が生じてくる[17-20]（表 3-3）．ESKD 患者における透析中止は即「死」を意味しており，実際の臨床の現場では，これだけ透析患者の終末期医療が問題となっているのである．その意味でも透析患者でも日本透析医学会や日本透析医会が中心となり，早急に「透析非導入指針」，さらに「透析中止基準」を明確にする必要がある[17-20]．

- 透析の中止は死につながる.
- 法的に認められていない死の提供.
- 中止させる原因を除去できないのか？
- 中止後の患者の身体的ケアをどうするのか？
- 中止後の患者の精神的ケアをどうするのか？
- 患者の家族の精神的ケアは大丈夫か？
- 患者を支える医療スタッフは大丈夫か？
- 患者の死に場所はどうするか？

[表 3-3] 透析の非導入・中止に関して考えるべき問題点

これからの超高齢社会に向けて

わが国は世界で最も高齢化が急速に進んでいる国である．また慢性疾患の代表疾患としての透析患者数が多く，世界でも透析医療が最も進んだ国である[18]．わが国の透析医療の将来は今後の世界の医療の試金石であり，わが国の医療制度の行方に世界が注目している．しかしながら，これまでのわが国の医療は個々の患者の意思に対してあまりに無頓着であった．

どのようなりっぱな人間でも年をとり，いつの間にか高齢者の仲間になる．われわれは，そのときに初めて高齢者の立場を理解することになる．高齢者の世界は誰もが通らざるを得ない世界でありながら，誰もが避けようとしている「タブー」なのである．子どもに対して親は自分を犠牲にしても全力で救おうとするが，親に対する尊敬の念はいつの間にか忘れている．

決して忘れてはならないこと，高齢者は自らを犠牲にして今の社会をつくってくれたのである．そのためにも高齢者への尊敬の念を忘れてはならない．尊敬の念をもって対応すれば，自ら個々の患者の意思を尊重する「尊厳死」として慢性透析を行わない選択枝，さらに透析を中止する選択枝も生じてくることが理解できる．しかしながら，注意していなければならないこととして，すべての高齢者で「尊厳死」を認めた場合に，高齢者や身体障害者など弱者の医療切り捨てから尊厳死の強要，ひいては積極的な安楽死への移行がありうることである．その意味でも慢性疾患に対する尊厳死の決定は，慎重である必要がある．特に高度認知症など本人の明確な意思を伴わない場合の安楽死に対しては慎重に取り扱う必要がある．

さらに透析を行わない選択をした場合の患者本人や家族への対応，心理的な負担へのフォローなど，きちんと対策を考えておくべき問題も多数ある．コンサルタントや宗教的なバックアップ体制がしっかりしている米国などと比較して，わが国での対応状況はまだ十分であるとはいえない．こうした点についてもきちんと考えておく必要がある[17-20]．

ESKD 患者の精神・心理的な変化と諸問題を，透析導入期と終末期に分けて論じた．透析導入期には，「死の受容」に類似した心理的な変化を遂げ，最終的に透析を「受容」し，さらに「適応」していく．透析導入期に速やかに透析を「受容」するには医療者サイドの十分な情報提供が重要であるが，そのためには医療者サイドが「聴取」「理解」「共感」そして「支持」というプロセスを認識して，患者に対応することである．

一方，ESKD 患者の終末期医療に関しては，最近問題となることに「透析の非導入」と「透析の中止」がある．ESKD患者における透析の非導入と透析の中止は即「死」を意味しており，わが国の臨床現場でも「透析患者の終末期医療」が問題となっている．その意味でも透析患者でも日本透析医学会や日本透析医会などが中心となり，早急に「透析非導入指針」や「透析中止基準」を明確にする必要がある．

（中元秀友）

文献

1）田上 功，渡會丹和子：血液透析療法を受ける患者の心理的特徴に関する研究の分析．医療保健学研究 **2**：175-183，2011
2）平松美紀：透析患者および家族の心理．透析看護，第2版（日本腎不全看護学会編），医学書院，pp284-289，2005
3）大平整爾：企画にあたって―透析患者の心の揺れ動き．臨床透析 **24**：1361-1362，2008
4）大坪みはる：総論・困った患者と困った医療者．透析ケア **15**：12-15，2009
5）水附裕子：コミュニケーション技術の概要と実際．透析看護（日本腎不全看護学会編），第2版，医学書院，pp197-202，2005
6）Rosner MH, et al：Perspectives from the Kidney Health Initiative on Advancing Technologies to Facilitate Remote Monitoring of Patient Self-Care in RRT. *CJASN* **14**. pii：CJN.12781216, 2017
7）大平整爾，他：透析患者のターミナルケアに関する医師の意識調査．日透医誌 **21**：442-460，2006
8）杉崎弘章，他：透析医療におけるグランドデザイン．日透医誌 **19**：468-479，2004
9）大平整爾：透析の中止（4）日本における透析中止の現況とあり方．臨床透析 **14**：1341-1347，1998
10）Sehgal AR, et al：Advance directives and withdrawal of dialuysis in the United States, Germany and Japan. *JAMA* **276**：1652-1656, 1996
11）Kjellstrand CM：Practical aspects of stopping dialysis and cultured differences. Ethical Problems in Dialysis and Transplantation（Kjellstrand CM, Dossetor JB, eds.）, Kluwer Academic Pub, Dordnecht/Boston/London, pp103-116, 1992
12）Neu S, Kjellstrand CM：An empirical study of withdrawal of life-supporting treatment. *N End J Med* **314**：14-20, 1986
13）Hirsch DJ, et al：Experience with not offering dialysis to patients with a poor prognosis. *Am J Kidney Dis* **23**：463-466, 1994
14）Moss AH：Shared decision-making in dialysis：the new RPA/ASN guideline on appropriate initiation and withdrawal of treatment. *Am J Kidney Dis* **37**：1081-1091, 2001
15）中元秀友，他：本邦CAPD患者の現況（2）高齢者CAPD医療―そのメリット・デメリット．臨床透析 **24**：167-174，2008
16）中元秀友，他：要介護透析患者，介護者に対するサポートと課題．臨床看護 **33**：1318-1325，2007
17）杉澤秀博，他：透析導入見送り・維持透析中止の決定過程における患者・家族・透析医の心理的ダイナミクス．日透医誌 **21**：542-550，2006
18）大平整爾，他：北海道における高齢者透析並びに慢性透析患者の終末期医療．日透医誌 **19**：324-346，2004
19）勝部真弓，他：透析患者の終末期医療に関与するコメディカルスタッフの認識度全国調査．腹膜透析 2010（内藤秀宗監），東京医学社，pp722-725，2010
20）勝部真弓，中元秀友：高齢者透析患者の終末期医療―現状と問題点．腎と透析 **65**：603-607，2008

6 看護ケア

1 生活者を支える看護の視点

看護者の倫理綱領（2003年，日本看護協会）によれば，看護とは，「人々は，人間としての尊厳を維持し，健康で幸福であることを願っている．看護は，このような人間の普遍的なニーズに応え，人々の健康な生活の実現に貢献することを使命としている．看護はあらゆる年代の個人，家族，集団，地域社会を対象とし，健康の保持増進，疾病の予防，健康の回復，苦痛の緩和を行い，生涯を通してその最期まで，その人らしく生を全うできるように援助を行うことを目的としている」とある．また，第2条では，「人々は平等に医療や看護を受ける権利を有し，看護者は個人の習慣，態度，文化的背景，思想を尊重する」と示されている．

透析患者を含む慢性腎臓病（CKD）患者を対象とする腎臓リハビリにおいて，看護者は徹底的にその対象である患者，個にフォーカスを当てる．本項において，看護の使命・目的であり，リハビリの理念でもある「患者が人間らしく（その人らしく）生きる権利の回復」について，患者個々の習慣や思想，これまでの生活を尊重した生活者を支えるという視点で論じたいと考える．

慢性腎臓病の看護

医療機関の看護師にとって，看護の対象は疾患や臓器ではなく，病気となった臓器をもち，医療やケアが必要となっている患者である．看護は，患者を生命体としての側面と，家庭人または社会人として生きる生活者としての側面との両方に働きかける．例えば透析患者の場合，腎機能の廃絶により体内に蓄積してしまった老廃物を除去するため，透析膜を介して血中の物質交換を行うという透析治療を実施している．看護師はこの科学的な治療（物質交換）の原理や仕組みを理解し，安全で適切な体外循環を専門技術によって行い，食事や水分摂取状況，運動や薬剤の内服状況，活動状況や仕事，家族のことなど，生活者としての情報を確認する．というのも看護師は，透析中の患者の状態が，透析以外の時間の社会生活を反映していることを知っているからである．看護師は，病気自体ではなく病気をもつ人をさまざまな角度からとらえ，病気の治癒や安定にその人自身が向き合うことを援助することに高い価値を置いている．

特に，CKD患者の生活の大きな特徴は食事制限である．CKD看護の実践では，患者が病状に応じて食事や水分などを患者自身が適切に自己管理できることを目指す介入に，最も時間とエネルギーを費やす．それは，飲食は人間の基本的欲求であって，かつ個別性が高く，まさにその人の「暮らし」であり，患者自らが向き合わないと効果は期待できない．さらに飲食の状況は生活のさまざまな要素にも影響を受けるという特徴があるからである．例えば，寝坊をしたので朝食をパン1個で済ませたり，仕事が忙しく朝から午前中一杯は全く水分を取らない日もあったり，夜は友人と外食をしたので普段よりカロリーも塩分も高い食事を摂り，ついでにビールも飲んだりするなど，飲食は生活のさまざまなシーンにより日々変化している．また，食べることには，生命維持に必要なエネルギーや栄養補給だけでなく，香り，味わい，歯ごたえ，舌ざわり，喉ごしなどの食感やおいしさを楽しむなどの要素がある．さらに，ともに食事をする相手や場の雰囲気や時間，食事を作る人の気持ちの表現などの多くの要素があり，生活の重要な彩りの1つとなっている．医療者は毎日同じ食事を摂り続けている人がいないことを知っていながら，飲食を治療の一部ととらえ，患者に1日塩分6g，蛋白60gなどと画一的な表現で示している．看護師は，患者の病状に合わせた，エビデンスのある治療やリハビリや食事を，患者が生活の中に落とし込み，実践できる工夫や方法を支援する必要がある．

セルフケア支援

CKDのような慢性疾患は長期的な経過をたどり，その病状は生活習慣とも密接な関係があるため患者自身によるセルフケアが必要となる．セルフケアとは人が自分の生命や健康を維持するために自分自身で行うことであり，通常は外出から帰宅したら手洗い，うがいをするなど習慣的に行っていることであるが，腎臓病のように健康逸脱状態が永続する患者には，治療の意味合いをもつセルフケアが求められる．それには食事療法，薬物療法，運動療法など治療や生活に関する新たな知識と，自分の健康状態を理解する理性と適切な行為を選択する力が要求される．看護師は，患者の知識の不足やこれまでの生活習慣の変容，新たに治療に効果的な生活を獲得していくことへの困難さを十分理解し支援する必要がある．医療者が一方的に必要事項を指示し，それを遵守（コンプライアンス）することのみを求めることは，セルフケアという能動的な現象を支援することにはならないことに留意する必要がある．

セルフケア確立に向けた課題

正木は，慢性疾患患者のセルフケア確立に向けて5つの課題を示している[1]（表1-1）．

1）医学的・実践的知識の獲得

セルフケア支援でまず行うのが，疾患特有の病状や予後，治療方法や症状などの医学的知識を獲得してもらうための教育的なかかわりである．実践的知識とは患者が日常生活の中でセルフケアを実践していくうえで必要となる行動に関する知識である．例えば水分制限のある患者には「コップが大きいとつい飲み過ぎてしまうので，小さなコップがよいのではないか」，「水をガブガブと飲むよりも，氷のほうが口の中に水分を長い時間保てる」などといった日常生活における工夫を提案することである．患者はたとえ医学的知識が十分ではなくても，透析にきちんと通院し，塩分や水分のコントロールをできることも多い．看護師は，患者の生活に合わせて，効果的なセルフケアのための実践的知識を提案できる引き出しをたくさんもつことが重要になる．

2）自己管理プロセスの習得

自己管理プロセス[2]（表1-2）とは，まずは自分の体調を把握し，「安静が必要か」など何をすべきかを考え，「今日は仕事を休んで寝ていよう」などと決断し，「熱が下がるまでは」と目標を決め，それを実行し，「これで大丈夫か？　受診したほうがいいか？」など自己評価し，さらに工夫するというような，自己で能動的に実践していく一連のプロセスをいう．このプロセスを病状に応じて

- 医学的・実践的知識の獲得
  身体の変化：病状，予後，治療，症状
  日常生活での実践の具体的方法
- 自己管理プロセスの習得
- 情緒の安定
  主体的活動，自己を客観視，安寧な生活
- 人生上の選択・自己決定
  病とともに生きる：人生観，価値観に影響
- 患者としての家族・社会での役割：
  役割の喪失や変化を受け入れて新たな役割へ

[表 1-1] セルフケア確立への課題

→ 自己の状況を把握　：例）咽頭痛，発熱
→ 何をすべきかを考える：　安静が必要かな
→ 決断　：　臥床したほうがいい
→ 目標を決定　：　熱が下がるまで
→ 実行　：　仕事がたまっているけど休む
→ 自己評価・工夫　：　大丈夫/受診したほうがいい

治療的セルフケアの確立は，人にとって非常に高度な課題である！

[表 1-2] 自己管理プロセスの習得

適切に踏むことは，患者自身が知識や体験を実際の生活の中で生かそうとする主体的活動であり，高度な課題である．その高度なプロセスを正しく踏めないことに対して，ノンコンプライアンスや脱落者といったレッテルを張るのではなく，「人は常に健康の保持増進に正しいプロセスのみを選択するわけではない」ことを前提に，個々の患者のどこに課題があるのかをよく見極めた看護介入こそが重要である．

3）情緒の安定

自己管理プロセスを踏むという主体的活動は，病気になったことによって自暴自棄になっていたり，仕事を失うかもしれないといった不安などに心が支配されている状態では継続できない．自分を客観的に見つめ，適切な決定ができる情緒の安定のための支援が必要である．

4）人生上の選択・自己決定

病気や治療とともに生きることは人生や価値観に大きく影響し，病気や治療を考慮しながら人生上の選択をしたり，自己決定することが患者の大きな課題となる．看護師は，患者が慢性疾患をもちながら，これまでの人生の局面ごとに，どのように折り合いを付けて生活をしてきたのかを丁寧に傾聴し少しずつ理解していく．その過程で，患者自身が現状の病気に向き合い，未来に向かって自己決定できるよう支援する．

5）患者としての家族・社会での役割

患者は病気に罹患したことで，それまでの社会や家族の中での役割を失ってしまったり，大きく変化してしまうことが多い．それに加えて，腎不全となり腎臓機能を失い，透析治療を受ける患者としての新たな役割の受容が必要である．

主観的な思いを支えるケア

CKD 患者は，治療の開始によりこれまでとは異なる生活を再構築しなければならない．患者がセルフケアを確立するということは，単に病気の悪化を予防するということではなく，症状の変化，治療法の変更とそれに伴う生活の変容，患者を取り巻くさまざまな環境の変化，病期や加齢などによる自己概念の変化など多くの影響を受けながら，その変化に対応していくということである．腎不全の診断を受けた患者が，「透析をするなんて人生の終わりだ．生きている意味がわからない」と感じるか，「透析によって命が救われた．頑張って長生きしよう！」と思えるかは，その人の受け止め方（主観）で決まる．腎不全という状況を変えることはできないが，看護師は患者と自分の

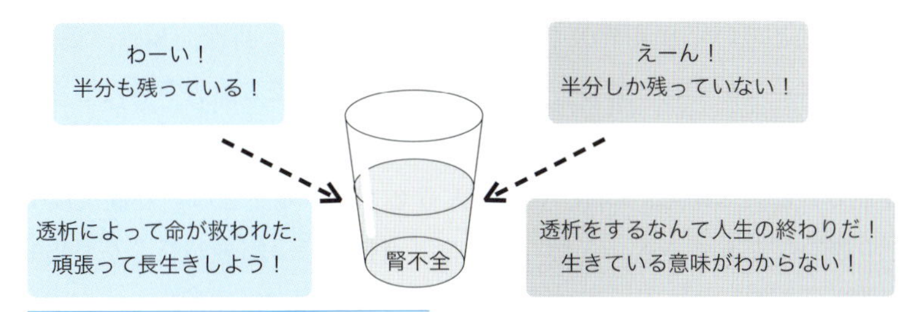

[図 1-1]　主観的な思いを支えるケア
同じ状況であっても，受け止め方（主観）が違う関係性の力をつかって，主観的な想いが変わることを支える．患者自身が病気に向き合う．

関係性の力を用いて，患者の主観的な思いが変わることや，患者がその人らしく病気や治療とともに生きていくことを支え続ける（図 1-1）．

【症例提示】

症例：34 歳，男性．妻と 2 人暮らし，子どもなし．20 歳代に腎硬化症と診断されたが放置．透析歴 1 年未満．透析導入のための入院により退職．現在無職．生計は妻の収入．

看護上の問題点：本人は食事や水分の制限はしていないと言い，体重増加が多く透析中血圧低下があり，看護師は繰り返し指導するが改善がみられない．「俺は長生きしなくていいんだ．早く死んだほうが妻も助かる」などの発言がある．

アセスメント：30 歳代の男性として，職を失ったことによる喪失感とともに，妻に対しても夫としての役割が果たせていないと感じているのではないか．社会的な苦痛の緩和や生きる意味を取り戻す必要がある．妻（家族）からの承認が必要ではないか．

看護実践：本人の了承を得て妻と連絡を取り，病院での言動，自己管理の現状について妻に相談した．自宅での様子や妻の考えを確認すると，次のとおりであった．

夫は家事を手伝ってくれるようになり助かっている．仕事が終わって帰宅すると「おかえり」と言ってくれる夫に感謝している．でもわかってくれていると思っているので，夫に口に出して気持ちを伝えたことはない．夫が病院でネガティブな発言をしているとは驚いた．

患者が自己の存在意味を取り戻すかかわりとなるのではないかと考え，夫に対する今の気持ち，夫を家族として大切な存在と思っていることを言葉で伝えることを妻に勧めた．数日後，妻より「気持ちを伝えてみました」と電話があった．

患者の反応：透析開始後，患者より受け持ち看護師に「どうすれば体重が増えすぎないか，初めから教えてほしい」という発言があった．その後，あらためて透析治療に関する医学的，実践的知識の獲得や自己管理プロセス習得の支援を進め，患者とともに回復過程をふむ看護展開となった．

考察：患者にとって大切な人である妻から，妻にとっても家族として大切な存在であることを伝えられたことによって，自己の存在の意味を再確認し，自己を客観視して主体的行動であるセルフケアや治療に向き合う準備が整ったのだと考える．患者個々の状況を丁寧に把握し，セルフケア確立の課題がどこにあるのかを見極めながら介入することが重要である．

人間が人間らしく生きていくうえで欠くことができない食事，排泄，歩行，更衣などの動作は，健康であるときにはごくありふれた動作であるが，それが少しでも障害されたときの苦しみは大きい．リハビリにおいては取り戻したいQOLを，便宜上日常生活活動の状況に置き換えて，評価尺度をつくり評価している．しかし，QOLやその人らしく生きることは，評価尺度では言い表せられない個別的で主観的なことである．また，酒井は「意欲とは，患者がひとりで出せるものではない．辛さを認められ，失敗を許され，見守ってもらえる安心感が保証されることで，患者なりのリハビリテーションの意味づけを支えられ，患者は意欲的になることができる」[3]としている．看護はリハビリの中心が患者の生活や主観から離れることのないように，生活者としての患者を支える視点で，腎臓リハビリを実践するべきである．

（内田明子）

文献

1）正木治恵：慢性疾患患者のセルフケア確立に向けてのアセスメントと看護上の問題点．臨看 **20**：508-511，1994
2）日本腎不全看護学会編：腎不全看護，第3版，医学書院，pp265-266，2009
3）酒井郁子：超リハ学，文光堂，p39，2005

column 高齢透析患者の看護のポイント

透析患者の高齢化の現状

日本透析医学会のわが国の透析療法の現況によれば，2016年12月31日現在の慢性維持透析患者数は329,609人，透析患者の平均年齢は68.15歳で，女性は65歳以上の患者が70%を超えている．また，透析導入患者の平均年齢は69.4歳で，男性の67.8%，女性の73.9%が65歳以上である．このように透析治療は高齢者医療へすでにシフトしている．

高齢透析患者の特性

一般的に高齢者は，心血管機能，呼吸予備能，消化機能，免疫機能，運動機能，感覚機能，認知機能の低下，不安やうつ状態などの精神的障害など，加齢による生理的な変化が全身にみられ，複数の疾患を合併していることが多い．したがって，高齢者の透析治療は，加齢による変化によって起きている多くの合併症と，透析治療に伴うさまざまな症状とをコントロールする必要がある．

ハヴィガーストは，高齢者の特有の発達課題を，肉体的な力と健康の衰退，隠退と収入の減少，配偶者の死などに適応することとしている．高齢透析患者は，この老年期の課題に加え，さらに腎不全という生命にかかわる状況や死への恐怖などを受け入れ，老年期の発達課題と透析治療を継続するという課題を乗り越えなければならないことになる．

高齢透析患者の看護のポイント

高齢者に対しては，安全で苦痛のない透析治療と体調の維持，高齢者の長年の習慣や生活を軸に必要な療養生活が検討され，家族の介護力や社会資源を活用し，希望や楽しみがもて，人として大切にされ，在宅療養生活ができるだけ長く継続できることが目標である．

●高齢者の透析治療

高齢者の透析治療のポイントは，血液データ上の十分な透析によって逆にADLや意欲の低下，低栄養や愁訴の出現につながっていないかを確認しつつ，透析治療と高齢者個々の生活との調和を考慮し，適正で安全な透析治療を継続できることである．また，透析治療中の急激な血圧低下や筋痙攣などの苦痛が生じないことを優先した調整や，認知症などによる理解力の低下などによる穿刺針の抜針事故や透析室内での転倒・転落の予防が重要である．

●高齢者の療養生活支援

外来透析治療の継続については，家族やヘルパーなどによる通院介助が必要であり，安全で適正な透析治療の提供は医療機関で，生活上の制限や病状や治療法に合わせた調整は家族やヘルパー，訪問看護師，介護支援専門員などの支援が必要となり，透析医療機関の看護師と在宅療養支援者との連携が重要である．また，特に高齢透析者は筋肉量の減少による身体機能，ADLの低下や，栄養状態の不良や免疫機能の低下などによる感染症の罹患などをきっかけに在宅療養や通院透析が困難となることが多い．関連する検査データの管理や適度な運動の継続などにより家族とともに予防に留意する必要がある．

食事の管理については，十分な透析治療を前提として，食事制限よりも長期予後を考えた食欲優先の献立の提案や，高齢者の長年の食生活に着目した楽しみにつなげるケア，補食や少量で高エネルギーの食品，ゼリーやとろみ剤などの提案，状況に合わせたドライウエイト（DW）の見直しなどが必要である．

●高齢者の意思決定支援

高齢者は日常生活に援助を必要とすることによる我慢や遠慮，認知機能低下などにより，本人よりも家族の意向で治療の選択を決定する状況が起こりやすい．しかしながら，本人がこれからの人生をどこで，誰と，どのように暮らしたいか，本人の意思が尊重されなければならない．本人の意思が明確でない場合も，これまでの生き方や大切にしてきたこと，人柄などから本人の意思を家族とともに推察し，本人にとっての最善を検討するプロセスが重要となる．

（内田明子）

文献

1）日本透析医学会統計調査委員会：図説・わが国の慢性透析療法の現況（2016年12月31日）：http://docs.jsdt.or.jp/overview/（2018年6月13日閲覧）
2）日本腎不全看護学会編：腎不全看護，第5版，医学書院，2016，pp213-218
3）内田明子：後期高齢透析患者の看護・介護―看護・介護の特性．臨牀透析 **32**：291-296，2016

column 小児透析患者の看護のポイント

小児透析患者の現状

日本透析医学会のわが国の透析療法の現況によれば，2016 年 12 月 31 日現在の慢性維持透析を行っている 20 歳未満の患者数は 188 人であった[1]．日本小児腎臓病学会統計調査委員会の 2006 年から 2011 年末までの調査報告[2] では，6 年間の 20 歳未満の小児新規発生末期腎不全（ESKD）患者発生数は 540 例であり，男性 322 例，女性 216 例，未記載 2 例であった．男女比は 1.49 と男性が多かった．540 例の初回腎代替療法の選択は，腹膜透析（PD）が 327 例（60.6%），血液透析（HD）が 85 例（15.7%），先行的腎移植が 118 例（21.9%），腎代替療法を開始しなかった症例が 6 例（1.1%），未記載が 4 例であった．腎代替療法を開始しなかった 6 例と不明の 4 例を除いた 530 例のうち 252 例（47.5%）で腎移植が実施されていた．5 歳未満の症例では約 87%で PD が実施され，5 歳以上の症例では約 30%で先行的腎移植が実施されていた．原疾患は低形成・異形成腎が 30.3%，次いで巣状分節性糸球体硬化症が 12.2%であった．

小児透析患者の特性

近年の医療技術の進歩により，延命のみを考えるのではなく，腎疾患をもちながらも健常児と変わらず，小児特有の成長・発達を遂げなければならないことへの配慮が重要である．また小児は，幼児期から学童期，思春期，青年期と年齢に応じた特徴があり，各期に応じたかかわりが必要となる．さらに，慢性疾患の小児患者の場合，親のかかわりは過保護や過干渉などが問題となることがあり，疾患や治療への理解や，服薬や食事・水分の制限へのコンプラライアンスの低下にも影響する[3]．

日本腎臓学会と日本小児腎臓病学会では，小児医療から思春期・成人に至る継続的な医療の提供が重要であるとして，良質な医療が継続されることを目的に，特別な移行プログラムを作成している[3]．「移行プログラムとは，小児科から内科への転科を含む一連の過程を示すもので，思春期の患者が内科に移るときに必要な医学的・社会心理的・教育的・職業的支援に必要性について配慮した多面的な行動計画である」と定義されている[3]．

移行プログラムは，以下の点について行動計画を作成している．

・患者が自分の健康状態を自ら説明できる．
・患者が自ら受診して健康状態を説明し服薬を自己管理する．
・妊娠への影響や避妊を含めた性的問題を話し合うことができる．
・さまざまな不安や危惧を周囲の人に伝えサポートを求めることができる．
・自らの能力と適性にあった就業形態の計画を立てられる．
・生活上の制限や注意事項，趣味などを含めたライフスタイルを話し合うことができる．

小児透析患者の看護のポイント

●セルフケア

小児期に末期腎不全へ至る原疾患は先天性疾患が多く，幼児期，学童期前期は病状に係る生活上の制限や管理など子どもの状態に合わせた複雑なケアを，家族が中心となって行うことになる．学童期後期から思春期においては，家族中心の管理から子どもによるセルフケアへ移行する時期となり，成人期の生活習慣確立への重要な時期となる．小児は成長・発達の途上であるため体重の変化も大きく，成長に応じた体重設定には細やかなデータのチェックが必要であり，子ども自身も主体的に自分の体調や治療に興味をもてるよう，子どものできたことを承認し自己効力感の高まる支援が重要となる．

●小児の血液透析治療

小児の場合，HD は腹部疾患の合併などにより PD を続けられない理由がある場合に選択される．しかし，HD には，バスキュラーアクセスの作成や穿刺の痛み，体重が少ないことによる血圧低下の危険性が高いなど，体外循環の循環動態への影響，週 3 回の通院に伴う学校生活の送りにくさなど生活の質（QOL）への影響と課題も多い[4]．小児 HD の看護目標は，身体的・精神的に苦痛のない無症状 HD の実施と継続となる．循環動態への影響を考え，血圧低下の予防，異常の早期発見のための頻回なバイタルサインのチェック，適正な除水量の調整が必要である．また，子どもの不安を最小限にするためには，成人や高齢患者がほとんどを占める治療現場である透析室の中での治療であることを考慮し，子どもとの友好的なコミュニケーションが確立できている看護師のかかわりが重要となる．

（内田明子）

文献

1）日本透析医学会統計調査委員会：図説・わが国の慢性透析療法の現況：http://docs.jsdt.or.jp/overview/（2018 年 6 月 13 日閲覧）
2）日本小児腎臓学会統計調査委員会：2006 年～2011 年末までの期間中に新規発生した 20 歳未満の小児末期腎不全患者の実態調査報告．日児腎誌 **26**：330-340，2013
3）日本腎臓学会，日本小児腎臓病学会：小児慢性腎臓病患者における移行医療についての提言―思春期・若年成人に適切な医療を提供するために，pp4-5，2015
4）星井英里：小児透析患者の看護．腎臓リハビリテーション（上月正博編），医歯薬出版，pp334-339，2012

2 妊娠・出産時の看護

透析患者の妊娠

透析患者の妊娠は学会では推奨されていないのが現実である．それは，健常女性の妊娠と比較して胎児死亡率，新生児死亡率が高いこと，子宮内胎児発育遅延が多いことが理由とされている．

過去，腎臓病患者は腎性貧血による月経不順により妊娠する確率は低いとされていた．また，妊娠しても早期流産や死産がほとんどであった．しかし，造血ホルモン製剤の進歩により，腎性貧血が改善されることで月経も順調となり，適齢期の女性であれば，妊娠・出産ができる確率が高くなっている．近年の学会では妊娠・出産に関する発表も増え，症例数は増加している．しかし，透析患

1. 危険性について十分な説明を受け理解している
2. 自己管理ができている
3. 経済的に安定している
4. 周囲に援助してくれる人がいる
5. 透析施設と産科施設との連携がとれている

［表 2-1］ 透析患者の妊娠・出産の条件

初期（20 週まで）	200 g/ 週
中期（21〜26 週）	300 g/ 週
後期（27 週以降）	500 g/ 週

［表 2-2］ ドライウエイト増加の目安

者の妊娠・出産をケアしている施設はまだ少数である．透析患者の妊娠・出産の管理にあたっては，母体や胎児の安全のため，看護の介入は不可欠である．

妊娠・出産の条件

妊娠・出産を希望する透析患者は，透析施設の医師にその希望を伝え，計画的に妊娠することが望ましい．ハイリスクでの出産になるため，その危険性を十分理解していること，日頃から自己管理ができていることが必要とされる．また，出産後も定期的に透析には通院しなければならず，その間，子どもの世話ができる人の存在が必要となる．母体の透析管理と妊娠管理の点から，透析施設と産科施設は同一病院が望ましい（表 2-1）．

透析患者がすでに妊娠している場合は，本人・配偶者はじめ家族に，①健康な妊婦に比べて生児を得る確率が低いこと，②胎児が成熟していない妊娠中期に人工早産が必要な場合があること，③腎疾患の悪化をきたす場合があること，などについて十分な説明を行い，本人・家族の理解を得て，妊娠・分娩の見通しをつけることを原則としている．本人・配偶者の挙児希望が強い場合は，安易に人工中絶を勧めるべきではないとされる．

妊娠中の透析管理

1）血液透析中の管理

透析量を増やすことで妊娠期間が延長し，その結果，出生時体重の増加，胎児生存率の増加，児の合併症減少につながるといわれている．透析前の血清尿素窒素（BUN）値を 50 mg/*dl* 未満に保つことで生児率が上昇することが報告されている．

ダイアライザは生体適合性の高いものを選択し，膜面積を小さくすることがよいとされる．エチレンオキサイドガスやホルマリンによる滅菌は，胎児への影響が否定できず使用すべきではない．

透析中の急激な血圧低下は，胎児への循環不全を招くため，血圧値に注意する．妊娠 20 週を超えると母体や胎児へのリスクが高くなるため，入院して管理することが望ましい．入院後の透析療法は，時間の短縮を図り，週 3 回の透析から，週 5〜6 回，1 回 3〜4 時間へと透析回数を増やす．週あたりの透析時間は 24 時間以上が望ましいとされている．しかし透析回数を増やすことで，透析による蛋白喪失が多くなり，喪失分は食事で補う必要がある．ドライウエイト（DW）は胎児の成長を加味して設定する．また，妊婦は X 線での心胸部比（CTR）評価ができないことから，血液検査（hANP）の値を指標とする（表 2-2）．

①看護目標

・安全安楽な透析

・異常の早期発見

②看護上の問題点と看護ケア

妊娠後期では透析中の体位の工夫も，苦痛軽減のため必要な援助となる．患者が側臥位のときは，ベッドからの転落防止など，安全・安楽に留意する．透析中の血圧低下は胎児への血流不足を招く危険があるため，頻繁に血圧測定を行い，血圧低下時に早めの対処ができるようにする．また，出産徴候や胎児の異常の早期発見のために，透析中も腹部の張りを観察する．

2）妊娠中の援助

患者は，透析回数が増えることでの穿刺に対するストレスや，血圧低下による胎児の成長への影響に対する不安などが生じてくる．穿刺については失敗のないよう熟練者が対応することが望ましい．血圧低下に対する不安に関しては，頻繁に血圧測定を行い，ナースコールを設置するなど，異常時に速やかに対応できるような環境を整える．透析中の環境も，患者が落ち着いて治療が受けられ，感染者とは隔離されたベッド配置にすることが望ましい．同時期に妊婦のベッドを隣同士に配置する方法もあるが，それぞれのバッググラウンドが異なるため，お互いの存在がストレスになることもあり，最善の策とは言い難い．透析療法と妊娠の管理については，産科病棟との情報交換が必要である．

食事に対しては管理栄養士との調整が必要となるが，病院食だけでは必要な栄養摂取が望めないので，家族の差し入れや患者の好む食事の調整を行っていく．入院が長期になるため，ストレスにも対応する必要がある．ときには，患者が入院している産科病棟で，健常人が同室の場合などの「自分は透析をしているから，こんなに元気な子どもを出産できるだろうか……」という不安やほかの新生児の泣き声もストレスとなる場合がある．産科病棟と連携をとり，短時間の外出など，ストレス軽減に努める必要がある．

出産時の援助

透析患者のほとんどが経膣分娩ではなく帝王切開を選択する．胎児の成長と母体の状態によって出産の日程が計画される．出産が近づくと抗凝固薬が変更され，必要に応じて透析日も調整される．

妊娠期間 30 週以上，胎児の大きさ 1,000 g 以上が望ましいとされ，胎児の大きさは超音波検査で推定する．

①看護目標

・出産徴候の早期発見

②看護上の問題点と看護ケア

透析患者は早産になる傾向がある．25 週経過した頃より，週 5～6 回の短時間連日透析を施行される．出産徴候として，透析中も腹部の張りや性器出血の有無を観察する必要がある．破水した場合は即時に透析を中断し，分娩の準備に取りかかる．透析患者は透析中に抗凝固薬を使用するため，計画的な分娩になることが多い．妊娠後期の抗凝固薬は，低分子ヘパリンもしくはメシル酸ナファモスタットが使用されることが多いが，看護師は止血状況を観察する必要がある．

東京女子医科大学病院　2006〜2010年

	症例1	症例2	症例3	症例4	症例5	症例6	症例7
透析歴	3年目	3カ月	6年目	6年目	19年目	9年目	3年目
糖尿病の有無	2型糖尿病	2型糖尿病	1型糖尿病	なし	なし	なし	なし
在胎週数	31週	28週	20週	36週	33週	37週	36週
A/Pスコア	6点→8点	6点→8点	死産	2点→9点	7点→9点	6点→8点	5点→7点
児の体重	1,200 g	1,010 g	胎胞脱出	2,480 g	1,420 g	2,150 g	1,620 g

［表2-3］　妊娠週数と児の出生時体重の比較　（沼田真奈美，他：第55回日本透析医学会，2010より）

出産後の援助

出産の翌日か翌々日には透析が必要であり，帝王切開の場合は創痛を抱えての透析となるため，移動時や透析中の痛みに対するケアが必要である．DWは新生児と胎盤と羊水を差し引いて新たに設定する．新生児は新生児集中治療室（NICU）で管理されていることが多い．母親に対しては，分娩の疲れをねぎらい，出産した喜びを分かち合うことも励ましとなることがある．出産後は通常の週3回の透析に戻る．

①看護目標

・透析治療と育児の両立

②看護上の問題点と看護ケア

患者が退院しても，児は入院しての管理となることが多い．その間，維持透析施設の選択も行う．合併症を抱えている児も少なくなく，児と面会後の患者の思いを傾聴し，児の現在，将来に対する不安の軽減を図る．児が退院してからの生活設計を家族とともに相談することも必要な援助となる（表2-3）．

透析患者は腕にバスキュラーアクセスを作成しているため，児の抱き方など，バスキュラーアクセスを守る工夫が必要である．出産前から人形を使って練習しておくとイメージしやすい．

腹膜透析（PD）患者の妊娠

腹膜透析（PD）を継続しての妊娠の報告はほとんどない．妊娠が判明した時点で血液透析（HD）へ移行する．HD中の看護は，HD患者と同様であるが，穿刺など慣れない治療を行うことになるため，不安が増強することが考えられる．穿刺時に寄り添うなどの精神的援助が必要となる．腹腔内に胎児の成長スペースを考え，PD液は貯留せず洗浄を定期的に行う．妊娠後期になると胎児の成長に伴い，洗浄の手技や出口部消毒などの処置にも支障が生じるため，看護師が援助する．出産後は創部の治癒経過をみながらPDへ戻すことができる．

腎移植患者の妊娠

透析患者よりもリスクは低く，健常女性と同様な妊娠が期待できる．妊娠週数も胎児成長も健常女性と大差ない．腎移植後2年（生体腎移植では1年）後からの妊娠が認められる．免疫抑制薬や降圧薬の調整もあるため，挙児希望者は医師と相談して計画的に妊娠することが望ましい（表2-4）．

降圧薬		免疫抑制薬
経口	静注	
メチルドパ ヒドララジン ラベタロール 徐放性ニフェジピン	ニカルジピン ニトログリセリン ヒドララジン 硫酸マグネシウム	副腎皮質ホルモン シクロスポリン タクロリムス

［表 2-4］ 妊娠中に使用できる降圧薬・免疫抑制薬

日本透析医学会のデータでは，133 例の出産例で，31 例が移植腎機能低下，13 例で移植腎機能を喪失している（このうち出産後 3 年以内に 8 例が移植腎機能喪失）．

欧米では妊娠時血清クレアチニン濃度が 1.5 mg/dl 未満であれば，妊娠・出産が移植腎機能の予後に悪影響を及ぼすことはないとされている．

（星井英里）

文献

1）日本腎臓学会編：腎疾患患者の妊娠―診療の手引き，東京医学社，2007
2）日本腎臓学会学術委員会，他編：腎疾患患者の妊娠：診療ガイドライン 2017，治療と診断社，2017

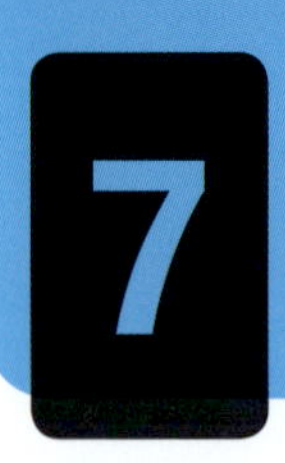

透析中の症状と対策

不均衡症候群

〈定義〉

透析による血中有害物質の急速な除去のため，細胞内外に濃度勾配が生じることによって出現するさまざまな症状．透析により尿毒症性物質が急速に血液中から除去されて血清浸透圧が低下し，その結果，脳浮腫をきたすためと考えられている．

〈診断〉

透析前後に生じる中枢神経症状（頭痛，嘔吐，痙攣，興奮，昏睡，見当識障害など），全身倦怠感，不整脈などで診断する．

〈治療〉

脳圧を低下させること（グリセロール点滴，10%食塩水点滴など）．

〈対策〉

ダイアライザの膜面積を小さくし，頻回短時間透析を実施し，血液流量を落とす．

高血圧

〈定義〉

透析導入期には約80～90%に高血圧を認める．体液量依存型高血圧が多いが，レニン依存性高血圧もかかわっている．過量な循環血液量，不適切な降圧薬使用，昇圧ホルモン異常など．

〈診断〉

頻回のバイタルサインチェック，脳性ナトリウム利尿ペプチド（BNP），昇圧ホルモンなどの採血．

〈治療〉

循環血液量の適正化，適切な降圧薬投与，（まれだが）外科的処置．

〈対策〉

適切な食事指導，ほどよい運動，規則正しい生活リズムの獲得など．

低血圧

〈定義〉

まず，常時低血圧，透析時低血圧，起立性低血圧かを判断する．体外循環・除水，浸透圧低下などにより循環血液量が減少して血圧低下を引き起こす．そのほか，圧受容体反射減弱，不整脈，過剰な降圧薬投与，過大なダイアライザの使用，透析液温上昇，アレルギー，空気塞栓，溶血・出血などによるショック状態，虚血性腸壊死などでも出現．

〈診断〉

頻回のバイタルサインのチェック．

徐脈性不整脈	頻脈性不整脈	原因
• 房室ブロック • 脚ブロック • 洞不全症候群	• 上室性期外収縮 • 発作性上室性頻拍 • 心房細動・粗動 • 心室性期外収縮 • 心室性頻拍 • 心室細動	• さまざまな基礎心疾患の合併 • 透析に伴う電解質異常，pH 変化，体液変化，低酸素血症，貧血など

［表 1］ 透析患者の不整脈とその原因

〈治療〉

緊急を要するか否かの判断を行い，緊急であれば救急蘇生の ABC を実施．次いで，原因の特定を行う．原因に対する処置を行ったうえで心肺機能の再調整（リハビリ）を行うことが望ましい．

〈対策〉

下肢挙上，生理食塩水・昇圧薬投与，透析前昇圧薬内服，除水プログラムの再検討，透析方法の再検討〔血液濾過透析，血液濾過，体外限外濾過法（extracorporeal ultrafiltration method；ECUM）の併用など〕，透析液組成の再検討（特にナトリウム濃度），透析間体重増加の抑制，貧血改善，心不全のコントロールなど．

胸痛

〈定義〉

除水に伴う循環血液量減少がもたらす狭心症，心筋梗塞，空気塞栓，気胸，胸膜炎，解離性大動脈瘤など．

〈診断〉

自覚症状，心電図，採血，X 線所見，CT スキャンなどで総合的に判断する．

〈治療〉

まず，緊急を要するか否かを判断し，必要に応じて応急処置を施し，原因の特定を行う．次いで，適正体重の設定，心肺機能の再調整，必要に応じて経皮的冠動脈形成術（PCI）治療，冠血管拡張薬の処方，外科的処置など原因に対する直接的治療を行う．

〈対策〉

貧血の改善，除水プログラムの再検討，透析方法の再検討，内服の再検討などを行う．

不整脈

〈定義〉

一般的な不整脈と同様に頻脈性不整脈と徐脈性不整脈がみられる．突然死の原因になったり，循環動態の変動により血液透析（HD）治療を阻害する．透析患者の多くが心臓に基礎疾患（冠動脈疾患，心肥大，心筋変性など）をもち，加えて，前負荷・後負荷異常，電解質異常，循環血漿量の急激な変化が生じるため，不整脈が出現しやすい環境に常時さらされている（表 1）．

〈診断〉

自覚症状，心電図（特にホルター心電図が有用）．

皮膚異常	• 乾皮症（発汗障害，皮脂腺機能障害） • 皮膚 pH の高値 • 皮膚内肥満細胞増加（ヒスタミン遊離） • 皮膚内カルシウム，リン，マグネシウム含量増加 • 皮膚内亜鉛欠乏
血中掻痒原因物質	• 続発性副甲状腺機能亢進症，異所性石灰化 • 高カルシウム血症，高リン血症，高マグネシウム血症 • 亜鉛欠乏 • 尿毒症物質（メチルグアニジン，インドール硫酸，p-クレゾールなど） • 内因性オピオイド
透析に起因するアレルギー反応	• 透析膜・血液回路・穿刺針由来の炎症起因物質の活性化（補体，サイトカイン） • 滅菌薬（EOG など） • ヘパリンなど薬剤に対するアレルギー
皮膚疾患	• 接触性皮膚炎 • 白癬，疥癬など

［表 2］ 皮膚掻痒症の原因

〈治療〉

突然死の予防と自覚症状の改善が目的．第一に心基礎疾患の治療と原因の除去が必須である．そのためには的確な診断が必要（心エコー，心カテーテル検査，電気生理学的検査など）であり，その結果に基づいて治療方針を決定する．

〈対策〉

①前負荷・後負荷のコントロール，血圧のコントロール，電解質のコントロールを念頭に置いた透析方法の選択をし，至適透析を実施する．

②詳細な循環器的治療に関しては成書に譲る．

皮膚のかゆみ・皮膚異常

〈定義〉

透析患者にみられる皮膚異常の中で最も多い（約 70〜80％）のが掻痒症であり，皮膚乾燥症と合併することが多い．その病態として，自由神経終末が表皮内に侵入してかゆみの閾値が低下し，神経ペプチドや角層由来の起痒因子を発現するといわれている．その原因としては，アレルギー，電解質異常，続発性副甲状腺機能亢進症，末梢神経障害などが考えられている（表 2）．

〈診断〉

本人の訴えにより判断する．

〈治療〉（表 3）

①乾燥予防のスキンケアが主となる．

②続発性副甲状腺機能亢進症のコントロール．

③透析条件の変更（透析液温の変更，ダイアライザの変更，回路の変更など）．

④電解質のコントロール．

⑤薬剤．

<table>
<tr><td colspan="2">スキンケア</td><td>• 清潔を保つ
• 保湿クリーム塗布</td></tr>
<tr><td rowspan="2">原因除去</td><td>続発性副甲状腺機能亢進症コントロール，電解質異常コントロール</td><td>• 副甲状腺摘出
• 活性型ビタミンD
• オキサロール
• リン吸着薬</td></tr>
<tr><td>透析の工夫</td><td>• 透析量の増加（時間，血液量，透析流量，膜面積など）
• ダイアライザの変更（ハイパフォーマンス膜の使用）
• 滅菌方法変更
• 透析方法変更（血液濾過，血液濾過透析，吸着，腹膜透析など）
• 透析薬剤の変更
• 透析液組成の変更
• 透析液温低下</td></tr>
<tr><td rowspan="3">薬剤</td><td>内服薬</td><td>• 抗アレルギー薬，抗ヒスタミン薬
• 活性炭
• コレスチラミン
• ラクツロース
• トランキライザー，睡眠薬，抗不安薬
• 内因性オピオイド拮抗薬
• セロトニン拮抗薬</td></tr>
<tr><td>外用薬</td><td>• 外用抗ヒスタミン薬
• 外用抗炎症薬
• 副腎皮質ステロイド</td></tr>
<tr><td>注射薬</td><td>• グリチルリチン製剤
• リドカイン</td></tr>
<tr><td colspan="2">そのほか</td><td>• 紫外線照射</td></tr>
</table>

［表 3］ 皮膚掻痒症の治療

〈対策〉

原因として取り除くことができるものは可能な限り除去する．

意識障害

〈定義〉

周囲の刺激に対する適切な反応が損なわれている状態を指す．一般的には「清明度」の低下をいう．

〈診断〉

意識障害をきたしている基礎疾患としての鑑別（AEIOUTIPS）をすばやく行う（表 4）．カーペンターの分類が有名である．生命にかかわることがあるため，意識障害の人をみたら，第一に救命処置を行う．次いで，意識障害をきたしうる脳幹障害，大脳皮質障害，全身性疾患などの鑑別を行う（表 5）．

〈治療〉

救命救急処置を行いながら鑑別診断を進めていく（表 6）．診断確定したら原因に対する治療を行う．なお，それぞれの治療は成書に譲る．透析方法は臨機応変に変更，選択する〔HD，腹膜透析（PD），持続的血液濾過透析（CHDF），持続的血液濾過（CHF）など〕．

A	alcoholism（急性アルコール中毒）
E	endocrine（内分泌疾患）
I	insulin（インスリン）
O	oxygen（低酸素血症），opiate（麻薬，薬物）
U	uremia（尿毒症）
T	trauma（外傷），temperature（体温異常）
I	infection（感染症）
P	psychiatric（精神科疾患），porphyria（ポルフィリア）
S	syncope（失神），stroke（脳卒中），SAH（クモ膜下出血）

［表 4］ AEIOUTIPS

•脳血管障害	脳梗塞，脳出血，クモ膜下出血，高血圧性脳症など
•頭部外傷	脳挫傷，外傷性出血（硬膜外，硬膜下，実質内）など
•脳腫瘍	
•感染症	髄膜炎，各種脳炎
•てんかん発作	
•代謝性疾患	糖尿病，尿毒症，肝性脳症など
•内分泌疾患	甲状腺異常，下垂体機能不全など
•中毒	薬物，アルコール，ガスなど
•心疾患	急性心筋梗塞，不整脈など
•過換気症候群	
•そのほか	

［表 5］ **意識障害をきたす疾患**

〈対策〉

透析患者においてはさまざまな合併疾患が多く併発しており，意識障害に陥る可能性がほかの患者に比べて高いので，救命救急処置を行える物品（薬品など）を一式常備しておき，技量を整えておくことが望ましい．

筋肉の痙攣・こむらがえり

〈定義〉

激しい疼痛を伴い，持続性の筋痙攣を生じる．おもな原因は循環血液量の減少，低血圧，血漿浸透圧低下や電解質異常（低ナトリウム血症，低カルシウム血症など）．

〈診断〉

特に下肢（腓腹筋）に好発．

〈治療〉

透析間の体重コントロール，標準体重の再設定，透析時の除水速度コントロールや透析時間の延長などで対処する．補液〔生理食塩水急速静注，グルコン酸カルシウム（カルチコール®）静注，高張液急速静注〕，抗痙攣薬，痙攣筋の伸展やマッサージなども実施する．透析中の下肢保温，エ

救命救急のABCに沿って行う.

① 気道確保，エアウェイ，挿管
② 呼吸補助，人工呼吸
③ 血管確保，輸液，循環動態の安定
④ 薬剤投与
⑤ 心電図，X線，CTスキャン，採血，採尿
⑥ 各種生体反応の計測

［表6］ **意識障害の救急処置**

循環器疾患	•狭心症，急性心筋梗塞などの冠動脈疾患 •急性心不全（原因はさまざま）
呼吸器疾患	•感染症：急性気管支炎，急性肺炎，急性気管支喘息，急性胸膜炎，肺結核など •胸水貯留 •肺がん •無気肺 •肺塞栓 •肺出血，膠原病 •尿毒症 •肺水腫 •透析時低酸素血症 •続発性副甲状腺機能亢進症に起因する肺石灰化
上記以外	•心身症 •過換気症候群 •睡眠時無呼吸症候群

［表7］ **呼吸困難の鑑別診断**

ルゴメータを利用しての下肢運動で予防できることがある.

〈対策〉

患者教育を行い，痙攣を生じるような状況をなるべく回避する.

呼吸困難

〈定義〉

さまざまな肺疾患，循環器疾患および心肺循環動態異常などに基づき呼吸困難が出現する.

〈診断〉

鑑別診断を行う（表7）.

〈治療〉

救急を要する場合は応急処置を行いながら，鑑別診断を実施する．診断に基づき最適な治療を実施する．透析患者特有の原因として透析時低酸素血症がある．これは生体適合性の低いダイアライザにより補体が活性化され，活性化白血球が肺の毛細血管で捕捉されて拡散障害を生じ，一過性の呼吸困難を発症する.

〈対策〉

可能な限り予防する.

吐血・下血

〈定義〉

トライツ（Treitz）靱帯より口側の消化管出血では吐血が起こりうる．下血はどこの消化管出血でも起こりうる.

〈診断〉

早期の鑑別診断が重要である．上部消化管か下部消化管かの鑑別をすばやく行い，必要な検査を実施する（表8）.

食道	逆流性食道炎，静脈瘤，腫瘍，潰瘍，マロリー・ワイス（Mallory-Weiss）症候群など
胃	急性胃粘膜病変，潰瘍，腫瘍，静脈瘤など
十二指腸	潰瘍，腫瘍など
小腸	腸管膜動脈血栓症，腸重積，腸炎，憩室炎，クローン病など
結腸	潰瘍性大腸炎，虚血性腸炎，腫瘍，憩室炎，軸捻転，結核など
直腸・肛門	痔核，潰瘍性大腸炎，裂肛など

［表 8］ 吐血・下血をきたす疾患

中枢系疾患	脳出血，クモ膜下出血，脳梗塞，髄膜炎，各種脳炎，頭部外傷など
消化器系疾患	胃炎，腸炎，虫垂炎，消化性潰瘍，イレウス，胆石症，膵炎，胆道炎，肝炎，尿管結石，がん，婦人科疾患など
代謝性疾患	糖尿病，尿毒症など
中毒	薬剤，毒物，アルコール，各種ガス，金属など
そのほか	めまい，中耳炎，電解質異常など

［表 9］ 悪心・嘔吐をきたす疾患

〈治療〉

まず，ショック状態であれば，早急にショックに対する治療を行い，次に出血源の精査を行う．病歴を把握したうえで緊急内視鏡，CT スキャン，必要なら血管造影も実施する．

〈対策〉

HD 時に使用する抗凝固薬の使用量や種類を検討する．

悪心・嘔吐

〈定義〉

嘔吐中枢（延髄第 4 脳室近傍）の興奮により生ずる防御反応．

〈診断〉

まず，中枢性か末梢性かを鑑別する（表 9）．

①中枢の直接刺激：脳圧亢進，脳血管障害など．

②消化管由来：求心性神経路を介する．

③化学受容器由来：代謝性異常，中毒など．

〈治療〉

原因疾患に対する治療，制吐，脱水に対する輸液，誤嚥による気道閉塞や肺炎を予防する．

〈対策〉

前駆症状である悪心出現時に早急に対処して嘔吐を避ける．

腹痛

〈定義〉

内臓痛，体性痛，関連痛がある．腹腔内に生じた異常からの警告サイン（表 10）．

内臓痛	臓器の虚血，炎症，痙攣，拡張などにより生じる
体性痛	壁側腹膜，腸間膜，横隔膜の物理的な刺激や炎症などの科学的な刺激で生じる
関連痛	脊髄後角で皮膚知覚神経が内臓痛によって刺激され生じる皮膚の疼痛
緊急手術を必要とする原因疾患	• 腸間膜動脈閉塞（透析患者では決してまれではなく，致命的な疾患である），大動脈瘤破裂，急性虫垂炎，イレウス，穿孔性腹膜炎，急性胆嚢炎，急性壊死性膵炎，卵巣嚢腫茎捻転，子宮外妊娠破裂など
必要としない疾患	• 急性胃腸炎，消化性潰瘍，尿管結石，急性膵炎，急性膀胱炎など
腹部臓器以外の疾患	• 急性心筋梗塞，帯状疱疹など

［表 10］ 腹痛の種類と原因疾患

〈診断〉

まず，緊急手術必要性の有無を判断する．病歴，臨床所見（腹痛の場所，性状，持続時間など），血液検査，尿検査，画像診断（X 線，超音波検査，CT スキャン，血管造影など），腹腔穿刺などから速やかに診断する．全身状態をくまなく診察すること．判断に迷ったら専門医にコンサルトするか高次病院へ搬送する．

〈治療〉

基本は絶飲食で，輸液を中心とした全身管理が重要である．

〈対策〉

特にショック状態を回避することが大切である．頻回に診察を行い，速やかに対処する．

血管痛

〈定義・診断〉

穿刺部痛，大量の溶血，血管炎などにより血管もしくはその周辺に疼痛を生じる．

〈治療〉

穿刺部位の変更，溶血を生じた原因の除去，重症例では血漿交換，冷湿布，消炎鎮痛薬投与を行う．

〈対策〉

予防はなかなか難しい．

レストレスレッグス症候群（むずむず脚）

〈定義〉

足がいらいらしてじっとしていられない状態や灼熱感の出現．

〈診断〉

中枢神経障害，末梢神経障害，尿毒症，ビタミン欠乏症，副甲状腺ホルモン異常，血流障害，心理的要因などが原因といわれている．

〈治療〉

ハイパフォーマンス膜の使用，HD，血液濾過透析（HDF），血液吸着など透析方法の変更（透析効率の改善），腎移植．

〈対策〉

早期から上記原因物質のコントロールができればよいが，現実的にはなかなか困難である．透析療法の進歩に伴って改善が期待される.

脱血不良

〈定義〉

ほとんどの場合，シャント不全に起因する.

〈診断〉

透析時に透析血流量（quantity of blood flow；QB）が取れなくなることで診断する.

〈治療〉

経皮的血管形成術（percutaneous transluminal angioplasty；PTA）やシャント再建術を行って新しいブラッドアクセスを使用する.

〈対策〉

普段からシャント運動を行うことを勧めるが，シャント狭窄そのものを予防することは困難なことが多い．定期的にシャント血管造影を実施して，狭窄を認めたら早めに対処することが望ましい.

回路・ダイアライザの凝血

〈定義〉

抗凝固薬の不足によって生じることが多い.

〈診断〉

透析中に回路内圧が上昇する.

〈治療〉

抗凝固薬の使用量変更，種類の変更，ダイアライザの変更などで対処する.

〈対策〉

透析回路モニターの設定基準を臨機応変に考慮する．早期発見を心がける．実際は回路とダイアライザを透析中に取り替えることが多い.

針が抜けることによる出血

〈定義〉

ほとんどが自己抜針による．偶然であったり，認知症のため引っ張ったりすることで出現する．患者本人が気づくことは少ない.

〈診断〉

一見で判明する．バイタルサイン測定を行い，ショック状態の有無を即座に判断する.

〈治療〉

緊急事態である．ショック状態の場合は救命救急に準じて処置を行う．次いで出血量を計算して輸血が必要か否かを判断する．透析の継続が望ましいか否かも判断したうえで，再穿刺を行って透析を継続する.

〈対策〉

透析装置の回路内モニターはあるが，必ずしも即座に警報が鳴るとは限らないので，自己抜針の恐れがある患者に対しては頻回に監視を行い，やむを得ない場合には薬剤で抑制をかけたり，抑制帯を使用する．

災害時―地震・停電・火災

〈対策〉

普段から災害時の緊急マニュアルを作成し，定期的に訓練を実施する．単なる停電であれば，復帰までの間，血液回路内の凝固を予防すればよい．この間，透析モードは解除するべきである．非常用電源や緊急用充電池が備わっているコンソールでは問題ないが，備わってない場合は手動でモーターを回転させる．

地震，火災の場合は緊急事態であり，血液透析から離脱すべきか否かを早急に判断する．また，万一の場合の避難場所も事前に決めておくべきである．地震や火災により病院機能が停止した場合は速やかに透析可能な避難病院を確保し，患者を移送することが大切である．そのためには普段からシミュレーションを行っておき，緊急時のネットワーク構築をしておくことが大切である．スタッフ間でも緊急時の連絡方法を確認しておく．携帯電話がつながりにくくなるため，そのほかの連絡方法を考える（無線が有効であったという報告がある．バッテリーで稼動する業務用無線やアマチュア無線が手軽である）．緊急時には１人でも多くのスタッフを集めることが大切である．

日本透析医会の災害情報伝達システムや日本臨床工学技士会の災害時情報伝達網も利用（ホームページを参照）できる．

（武居光雄）

文献

1）鈴木正司監：透析療法マニュアル，改定第８版，日本メディカルセンター，2014
2）秋澤忠男：透析療法―これは困ったぞ，どうしよう！　中外医学社，2006
3）細谷龍男，重松　隆：透析患者合併症のマネジメント，医薬ジャーナル社，2002
4）飯田喜俊，他：透析療法のリスクマネジメント，中外医学社，2002
5）山縣邦弘，南学正臣：腎疾患・透析最新の治療 2017-2019，南江堂，2017
6）Daugirdas JT, et al：Handbook of Dialysis, 4th ed, Lippincott Williams & Wilkins, Philadelphia, 2007，飯田喜俊，他監訳：臨床透析ハンドブック，第４版，メディカル・サイエンス・インターナショナル，2009
7）大林完二，他編：症状からみた救急処置―内科編．日本医師会誌 **95**：1-299，1986
8）三井香児：意識障害．クリニシアン **368**：57-62, 1988

透析合併症と対策

1 呼吸・循環器系合併症

透析患者における心不全

〈定義〉

心不全とは心臓のポンプ機能が低下し，十分な血液を各臓器に送ることができない病態を指す．透析患者では高血圧性心疾患や虚血性心疾患など基礎疾患に関連する病態に加えて，透析間の体重増加や腎性貧血，動静脈シャントに伴う容量負荷なども原因となる．透析患者の約4人に1人が心不全で死亡するとされており，心不全の予防と治療は重要課題といえる[1]．

〈診断〉

自覚症状は体動時の呼吸苦，起座呼吸であり，血圧低下などの症状も認める．特に透析患者では透析間の体重増加の程度は重要な問診事項である．胸部X線写真では心胸郭比（cardiothoracic ratio；CTR）の拡大，肺野のうっ血，胸水貯留がみられる．心エコーによる心機能評価は有用な検査であり，心肥大の程度，左室収縮能，さらには拡張障害，虚血性心疾患における局所的な壁運動低下，心囊液貯留の程度などを低侵襲に評価可能である．血中における心房性ナトリウム利尿ペプチド（atrial natriuretic peptide；ANP）や脳性ナトリウム利尿ペプチド（brain natriuretic peptide；BNP）*1，同前駆体N端フラグメント（NT-proBNP）は体液量や心機能を反映する指標であるが，心血管イベント発症予測や生命予後予測因子としても有用である[2]．

〈治療〉

慢性期の薬物療法ではβ遮断薬が透析患者の予後を改善し，レニン・アンジオテンシン系阻害薬は心肥大を抑制すると報告されている．また，透析患者では体液過剰に伴う長期的な心負荷が心機能を低下させるため，適正体重〔ドライウエイト（dry weight；DW)〕を設定し，厳格な塩分制限により過度な透析間体重増加を抑えることが重要である．貧血は心拍出量を増加させ容量負荷を増大させる一因となりうるので，エリスロポエチン製剤を用いた貧血コントロールも大切である[2]．

虚血性心疾患

〈定義〉

虚血性心疾患とは，心筋に対する血液供給（酸素供給）の絶対的もしくは相対的欠乏が起こり心

side memo

＊1 | 脳性ナトリウム利尿ペプチド（BNP）

脳性ナトリウム利尿ペプチドは心臓（主に心室）から分泌されるホルモンであり，心臓に負荷がかかると血中濃度が上昇する．心筋梗塞や心不全の判定，予後因子として用いられる．

機能障害をきたす病態である．主に狭心症，心筋梗塞に大別されるが，古典的動脈硬化因子（年齢，性，高血圧，脂質代謝異常，喫煙，糖尿病）以外にも透析患者では腎性貧血，二次性副甲状腺機能亢進症，慢性炎症などの関与が示唆されている．透析導入時に約50％の患者で冠動脈有意狭窄病変を認めるとの報告もあり，透析患者において虚血性心疾患の合併頻度は高い[3)]．

〈診断〉

自覚症状は胸部圧迫感，絞扼感などであるが，まれに左肩や歯の痛みを訴えることもあり診断に苦慮する．狭心症発作であれば数分～10分程度で消失し，ニトログリセリン舌下投与に反応する．30分以上持続する場合は心筋梗塞を疑う．特徴的な心電図変化（ST変化）を認め，心筋梗塞では心筋酵素の上昇を伴う．急性期ではトロポニンTの測定が診断に有用であるが，腎機能低下例において偽陽性を示す場合もあり，注意が必要である．

〈治療・対策〉

発症・進行予防として血圧管理，糖尿病であれば血糖コントロール，脂質管理も重要である．さらに透析患者では二次性副甲状腺機能亢進症も適切に管理しなければならない．腎性貧血の管理では高ヘモグロビン（Hb）群でむしろ心筋梗塞などの有害事象が多かったとの報告がされており，ガイドラインでは目標Hb値は10～12 g/d*l*を推奨している（成人血液透析患者）．薬物療法としては硝酸薬や抗血小板薬，カルシウム拮抗薬，β遮断薬を用いる．

冠動脈血行再建術には経皮的冠動脈形成術（percutaneous coronary intervention；PCI），冠動脈バイパス術（coronary artery bypass grafting；CABG）があげられる．

心膜炎

〈定義〉

心臓（心筋）を覆う心膜に炎症を起こす病態を指し，心嚢液貯留が進行すれば拡張障害をきたすこともある．特発性が多いものの，ウイルス感染，結核，自己免疫疾患が関与する場合もある．透析患者の場合は尿毒症，および体液管理不良（体液過剰）も要因となりうる．

〈診断〉

労作に伴わない胸痛や発熱を呈し，診察所見として心膜摩擦音が聴取される．心エコーが簡便かつ非侵襲的であり汎用される．心嚢液を採取し，その性状を評価する．心電図上は特徴的な心電図変化（ST上昇）を示す．

〈治療〉

原疾患に対する治療（抗菌薬，抗結核薬など）が行われるが，透析不足に起因する場合は十分な透析と適切な体重管理を行う．結核感染が否定できない場合は抗結核薬を開始し，治療的診断を試みる場合もある．

肺水腫

〈定義〉

肺にはガス交換のために無数の毛細血管が分布しており，そこからの漏出液はリンパ管から吸収され体循環へ戻る．肺水腫はそのバランスが破綻し肺実質に水が貯まる病態である．特に透析患者では体重増加に伴う水分貯留が圧倒的に多いが，急性に発症した場合は心筋梗塞などによる心不全増悪も念頭に置かなければならない．

〈診断〉

診察上はチアノーゼや湿性ラ音，浮腫を認める．胸部X線では肺野の透過性が低下し，葉間胸水，心拡大を認める．血液ガス検査で呼吸不全を呈する．

〈治療〉

体重増加が原因の場合は透析で除水する．予防策として塩分制限，水分管理により体重増加を防ぐことが大切である．

初回透析症候群

〈定義〉

腎不全患者の尿毒症物質が透析によって急激に除去されたときに頭痛，失見当識障害，痙攣などを呈する病状を指す．特に初回透析患者に高効率の透析を行った際に発症する頻度が高い．

〈診断〉

軽症であれば頭痛，嘔吐，筋痙攣などを認めるが，重症例では意識障害，全身痙攣を呈する．

〈治療〉

多くは透析後数時間で症状の改善を認める．導入期の患者では膜面積の小さいダイアライザを選択すること，透析時間を短くすることなどの配慮が必要である．

閉塞性動脈硬化症（ASO）

〈定義〉

主に下肢の大動脈が閉塞することで起こる虚血性障害である．四肢末梢の冷感から，間欠性跛行，重症であれば潰瘍，壊死病変をきたす場合もある．慢性腎不全自体が閉塞性動脈硬化症（arteriosclerosis obliterans；ASO）の危険因子となっており，特に透析患者では血管の石灰化が進行しASO合併のリスクが高く，下肢切断例の生命予後は著しく不良である．

〈診断〉

問診では冷感やしびれの有無，間欠性跛行などの訴えがないか確認する．足背動脈や後脛骨動脈の拍動が触知可能か診察する．足関節/上腕血圧比（ankle brachial pressure index；ABI）の測定も重要であり，ASOでは0.9以下となる．画像検査では超音波検査，CT，MRIが用いられる．重症度はフォンテイン（Fontaine）分類で判定され，Ⅰ：無症状，Ⅱ：間欠性跛行（Ⅱa：200 m以上で出現，Ⅱb：200 m以下で出現），Ⅲ：安静時疼痛，Ⅳ：潰瘍・壊疽の4段階に分類される．

side memo

＊2 | クォンティフェロン検査

クォンティフェロン検査は結核菌特有の蛋白質を抗原としてリンパ球を刺激し，それより産生されたサイトカイン（インターフェロンγ）を測定する．結核感染の有無を判定する検査法である．

〈治療〉

基本的治療は皮膚・爪のケア，禁煙や運動療法である．抗血小板薬を中心とした薬物療法が施行される．カテーテルによる血管内治療，自家静脈や人工血管を用いたバイパス術も行われている．

結核症

〈定義〉

結核菌によって起こされる感染症である．特に透析患者は免疫能低下状態（易感染）にあり結核菌感染のリスクが高く，肺外結核（リンパ節，骨関節，髄膜，心外膜）の比率が高いことも特徴的である．

〈診断〉

症状の多くは発熱であり，倦怠感や食欲不振を伴う．画像検査（胸部X線，CT）や喀痰・胸水の塗抹検査，PCR検査，培養検査を行う．ツベルクリン反応は免疫能低下を反映し低下している場合がある．クォンティフェロン検査*2も有用である．

〈治療〉

多剤併用療法が基本であり，イソニアジド（イスコチン®），リファンピシン（リファジン®，リマクタン®）を中心とし，ピラジナミド（ピラマイド®），エタンブトール（エサンブトール®，エブトール®），ストレプトマイシンのいずれかを併用する．透析患者では薬剤によっては投与量，投与間隔を調整する必要がある．一般的には6カ月以上の治療期間を必要とする[5]．

インフルエンザ感染症

〈定義〉

インフルエンザウイルスによる感染症で，1～3日間の潜伏期間のあとに38℃以上の発熱に加え，鼻汁，咽頭痛，咳，筋肉痛，関節痛が起こる．

〈診断〉

迅速診断キットが有用である．しかし発症初期では偽陰性となる場合もあり，注意が必要である．

〈治療〉

解熱薬などの対症療法に加えて，抗インフルエンザウイルス薬としてオセルタミビル（タミフル®），ザナミビル（リレンザ®），ベラミビル（ラピアクタ®）などが用いられる．透析患者では投与量を適宜調整する必要がある．

（大江佑治・佐藤壽伸）

文献

1）中井 滋，他：わが国の慢性透析療法の現況（2005年12月31日現在）．透析会誌 **40**：1-30，2007

2）日本透析医学会：血液透析患者における心血管合併症の評価と治療に関するガイドライン．透析会誌 **45**：337-425，2011

3）Ohtake T, et al：High prevalence of occult coronary artery stenosis in patients with chronic kidney disease at the initiation of renal replacement therapy：An angiographic examination. *J Am Soc Nephrol* **70**：1142-1148, 2005

4）日本透析医学会：慢性腎臓病患者における腎性貧血治療ガイドライン．透析会誌 **47**：269-285，2014

5）平田純生：腎不全と薬の使い方Q&A，じほう，pp383-388，2008

2 血液・消化器系合併症

貧血

透析患者における貧血の主原因は腎臓からのエリスロポエチン分泌低下による腎性貧血であるが，潰瘍やがんによる消化管出血，感染や慢性炎症による貧血も健常人に比べて高率であるため注意が必要である．貧血は透析患者のQOLや予後にかかわる重要な合併症であるため，原因を特定したうえで腎性貧血と診断された場合は，赤血球造血刺激因子製剤（erythropoiesis stimulating agent；ESA）や鉄剤による治療を行う．透析患者において，腎性貧血の治療開始は血中ヘモグロビン濃度（sHb）11 g/d*l* 未満，治療目標はHb 11～13 g/d*l* が目安であり，健常人の正常よりやや低い[1,2]．

ヘパリン起因性血小板減少症（HIT）

ヘパリン起因性血小板減少症（heparin-induced thrombocytopenia；HIT）は，血液透析中の抗凝固薬としても用いられるヘパリンにより，血小板減少と血栓・塞栓形成が起こる疾患である．物理的刺激が誘因とされるⅠ型と免疫機序を介するⅡ型があるが，臨床上問題となるのは高度の血小板減少を伴うⅡ型HITであり，ヘパリン投与開始後2～3週間での発症が多い[3,4]．

Ⅱ型HITはヘパリン投与患者の0.5～5%に，血小板第4因子（PF 4）とヘパリンの複合体に対する抗体であるHIT抗体が産生されることにより発症する．確定診断はHIT抗体の検出とそのほかの原因の除外である．治療としてはヘパリンを中止し，血液透析の継続とHITによる血栓予防のために抗凝固療法をヘパリンの代替薬で継続する．わが国ではアルガトロバンでの開始が第一選択である．重篤な血栓を生じている場合，ウロキナーゼや組織プラスミノゲンアクチベーター（rt-PA）による血栓溶解療法や外科的血栓除去を行うこともある[3,4]．

HITは早期治療が予後の改善につながる疾患であるため，特に血液透析導入時や抗凝固薬を変更した際には，HITを念頭に置いて血小板減少や血栓症（脳梗塞，心筋梗塞，下肢の壊死など），透析回路の凝固，残血などの徴候に気を配るべきである．

鉄沈着症

鉄剤や輸血により鉄過剰が起こると体内に蓄積されるが，臓器に沈着して障害をきたすことを鉄沈着症という．赤血球造血刺激因子製剤の登場により透析患者の輸血の需要は著明に減少したが，体内の鉄動態は常に気を配るべき事項である．

皮膚の青銅から灰白色の色素沈着，肝硬変，糖尿病（膵 β 細胞への沈着による）が鉄沈着症の三大症状である．そのほかに心不全や性腺機能障害がみられることもある．血清フェリチン値1,000 ng/m*l* 以上や輸血40単位以上が鉄沈着症が現れる目安とされ，腹部CTで肝臓のびまん性高吸収像がみられる．治療には鉄キレート剤が用いられるが，適切なESA投与により不必要な鉄剤投与や輸血を避けて予防することが最も重要である[2]．

ウイルス性肝炎

わが国におけるウイルス性肝炎の90%以上はB型肝炎ウイルス(HBV), C型肝炎ウイルス(HCV)による肝炎であるが, 特にC型肝炎は肝硬変や肝がんへの進展率が高く, 透析患者の保有率が健常人の約10倍であるため重要である. HCV抗体検査やHCV-RNA検査で診断し, 血清AST, ALT値で活動性を評価する. 透析患者ではAST, ALT値は低値であり健常人の正常値は当てはまらないが, それでもALT 80 IU/l以上では正常である場合の2.8倍の死亡リスクになるとの報告もあり, 高いほど発がん率や死亡リスクが上がる. 以上から, 治療効果が期待できる場合は積極的に抗ウイルス療法を行うべきである[5,6].

また肝硬変, 肝細胞がんの早期発見のために定期的な超音波検査を実施し, 血液透析施設においては, 感染の拡大を防ぐために厳格な感染コントロール手順の実施, 感染者の同定ないし隔離, および専用の透析器の使用が望ましい.

肝硬変・肝細胞がん

肝硬変はあらゆる慢性進行性肝疾患の終末像であり, 不可逆的な病態である. わが国では80%以上が肝炎ウイルスによるものであり, 肝硬変は肝細胞がんの発生母地であることから, 肝硬変, 肝細胞がんの発症には肝炎ウイルス感染が密接にかかわるといえる.

肝硬変では肝機能障害, 汎血球減少, 凝固系の異常を認め, 画像検査では肝表面の凹凸や萎縮, 脾腫, 腹水などを認める. 食事療法としては透析患者と同じ低蛋白食に加えて, 分枝鎖アミノ酸(BCAA)の補充が必要である[6]. 治療には肝移植のほか, 肝庇護薬の内服や浮腫などの諸症状への対症療法が行われる.

肝細胞がんの診断はPIVKA-ⅡやAFPなどの腫瘍マーカー, 画像検査による腫瘍の同定などで行われる. 保存的治療として肝動脈塞栓術(transcatheter arterial embolization;TAE), 経皮的エタノール注入(percutaneous ethanol injection therapy;PEIT), ラジオ波焼灼(RFA)*がある[7]. 外科的治療としての肝切除は, 肝予備能と病変の大きさ, 術後の出血や感染などの合併症リスクを考慮して適応を決定する[8].

多嚢胞化萎縮腎

後天性嚢胞性腎疾患(acquired cystic disease of the kidney;ACDK)ともいわれ, 機能の廃絶に伴い萎縮した腎臓に多数の嚢胞が発生する病態である. 透析導入時にも12%の患者にみられるが, 導入後3年未満で44%, 3年以上で79%, 10年以上で90%と頻度が高くなる. ACDKは嚢胞感染, および腎がんの発生母地となるため, 定期的な超音波検査やCT検査によるフォローアッ

side memo

*** | ラジオ波焼灼(radiofrequency ablation;RFA)**

肝細胞がんの病変部に電極を挿入し, ラジオ波により局所を100℃前後に加熱し焼灼する治療法. 1回の治療で径3 cm程度の範囲を治療可能である.

プが必要である[9].

尿路感染症

透析患者は尿量が少なくドレナージされにくいため，尿路感染症をいったん発症すると慢性化しやすく，免疫能の低下を背景に重症化することもある．膀胱炎や尿道炎では残尿感や下腹部痛，排尿痛，腎盂腎炎や前立腺炎では発熱などの症状に注意し早期発見に努めるべきであり，症状を有し尿検査，尿培養などで診断されれば原因菌に対する抗菌薬治療を行う．診断に際し，無尿の患者ではカテーテル挿入による洗浄液の採取を検討することがあり，尿量が少ない場合でも外尿道口の常在菌の混入を防ぐために導尿を行うことがある[10].

また，透析患者の尿路感染症で重要なものとして感染性腎嚢胞があり，尿異常を認めにくく，薬剤が感染巣に移行しにくいため慢性化しやすい．状況により経皮的ドレナージなどを検討する[10].

腎がん

腎細胞がんの有病率は透析患者の1.5％であり，年間発症率は健常人の10～20倍である．ACDKが腎がんの発生に強く関与しているため，透析が長期になるほど発生頻度が高くなる．スクリーニングには超音波検査が有用であり，確定診断にはCT検査を用いる．

治療は手術療法が原則であり，放射線治療や化学療法には抵抗性である．腎摘出術のほか早期発見例では部分切除も選択される．また近年では進行がんに対するインターフェロン投与など，新たな治療も試みられている．

9割が無症状であり，早期診断が予後改善につながることから，透析患者では定期的なスクリーニングが推奨されており，特に透析歴10年以上の男性，ACDKの著しい患者ではリスクが高く，腎移植予定者においても重要である．腎がんは進展速度がさまざまでありスクリーニングの頻度についての結論は得られていないが，透析患者では1～2年に1度は腹部エコーやCT検査を行うのが望ましい[10].

消化管出血

胃・十二指腸潰瘍の原因はヘリコバクター・ピロリ（Helicobacter pylori）菌感染症と非ステロイド抗炎症薬（NSAIDs）が大部分を占め，透析患者では慢性胃・十二指腸炎，尿毒症，二次性副甲状腺機能亢進症，抗凝固薬内服などの要因から消化管出血をきたしやすく，さらに健常人と比較して腹痛を呈しにくいことから吐血，タール便，貧血などで発見されることが多い．さらに透析時の抗凝固薬による出血の助長などの要因も加わり，重症化することもある[11].

治療は消化管内視鏡による止血術を行うが，困難な場合は外科的手術を検討する．薬物療法はプロトンポンプ阻害薬（proton pump inhibitor；PPI）が第一選択であり，健常人と同量の投与が可能である．急性期における血液透析では，出血予防のために抗凝固薬としてはメシル酸ナファモスタットを用いる．輸血が必要となる場合，高カリウム血症予防のため透析中の投与を検討する[11].

上記から，消化性潰瘍の既往のある患者ではヘリコバクターピロリ菌感染の有無を調べること，NSAIDs内服患者ではプロントポンプ阻害薬などの併用を考慮すること，消化器症状がなくても貧血の進行やタール便の有無に注意することなどが対策となる．

悪性腫瘍（肝・腎を除く）

透析患者のがんによる死亡率は非透析者の1.6倍である．膀胱がんなどの尿路系悪性腫瘍の発症率が非透析者に比べて著増するのが特徴であるが，一般人口で頻度が高い胃がん，肺がん，大腸がんの発症率も増加する．

消化器がんのスクリーニングには胃X線検査，便潜血検査が安全かつ有用であり，これらの検査で異常が疑われた場合は消化管内視鏡検査を行う．肺がんの診断は咳，痰の自覚症状のほか，透析患者で定期的に撮影される胸部X線写真がきっかけとなることがある．膀胱がんは尿量の減少に伴い肉眼的血尿や頻尿，残尿感などの症状が出現しにくい．尿が出ている患者では，血尿が出現した場合，積極的に細胞診を施行するべきである．治療は，いずれの場合も外科的切除が第一選択である．

上記の背景から定期的なスクリーニングが重要であるが，わが国では現在のところ，透析患者における統一された指針は存在しない．そのため医療者が患者それぞれのリスクに応じて判断する必要がある[12]．

（佐藤浩司・佐藤壽伸）

文献

1）日本腎臓学会編：エビデンスに基づくCKD診療ガイドライン2013，2013
2）平川暁子，青柳一正：鉄代謝と鉄剤の適切な治療法．腎と透析 **62**：785-791, 2007
3）松尾武文，尾崎由基男編：HIT診療の手引き，HIT情報センター，2004
4）和中敬子，他編：Okamoto's 目で見るHIT，HIT情報センター，2008
5）日本透析医学会：透析患者のC型肝炎治療ガイドライン．日透析医学会誌 **44**：481-531，2011
6）岩田加壽子，垣内雅彦：慢性肝炎・肝硬変．臨透析 **23**：1789-1793, 2007
7）篠原正裕：肝硬変・肝癌のある透析患者の治療—保存的治療法TAE，PAI，レーザー，PEIT，ラジオ波など．臨透析 **18**：653-659，2002
8）佐々木洋，他：肝硬変・肝癌のある透析患者の治療—透析患者の肝癌に対する肝切除．臨透析 **18**：661-666，2002
9）石川 勲：透析患者にとって重要となるスクリーニング—画像診断：ACDK腎癌．臨透析 **25**：237-242, 2009
10）香野日高，中川 健：透析患者の前立腺癌と尿路感染症．臨透析 **27**：163-167, 2011
11）高桑 浩：維持透析患者の上部消化管出血．臨透析 **22**：1143-1148, 2006
12）松橋尚生：透析患者にとって重要となるスクリーニング—上部・下部消化管癌．臨透析 **25**：243-248, 2009

3 骨・関節合併症

二次性副甲状腺機能亢進症

腎機能障害により糸球体濾過量（GFR）が50 *ml*/分未満に低下すると腎臓でのビタミンD活性化障害を生じ，小腸でのカルシウム（Ca）吸収が低下する．さらに腎機能障害が進行すると腎臓からのリン（P）排泄が低下し，高P血症によりCaが低下する．これら低Ca血症のため，フィードバック機構により副甲状腺ホルモンの分泌は亢進し，二次性副甲状腺機能亢進症が生じる（Brickerのtrade off仮説）．また，腎不全では副甲状腺ホルモンに対する骨の反応性低下がみられ，副甲状腺機能亢進の一因になっている（図3-1）．

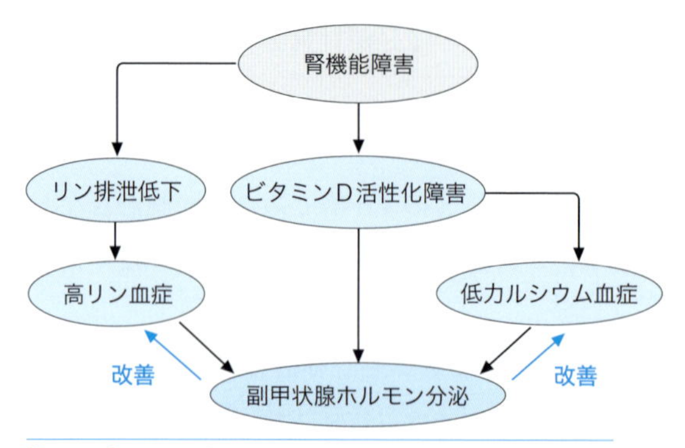

［図 3-1］ 腎不全におけるリン・カルシウム代謝異常

T : turnover（骨回転）	M : mineralization（石灰化）	V : volume（骨塩量）
high		high
normal	normal	normal
low	abnormal	low

［表 3-1］ 骨形態計測に基づく TMV 分類　（Moe et al, 2006[1] を改変）

1）腎性骨異栄養症，異所性石灰化，CKD-MBD

腎不全による高度な二次性副甲状腺機能亢進症と活性型ビタミン D 産生障害に伴う骨関節合併症を腎性骨異栄養症（renal osteodystrophy；ROD）とよぶ．骨形態計測に基づく TMV 分類がよく用いられる（表 3-1）[1]．

腎不全に伴う Ca·P 代謝異常により非生理的な石灰化を生じることを異所性石灰化とよぶ．血管壁，軟部組織，心・肺などの石灰化は重要であり，血流障害や機能障害を起こす．近年，特に血管石灰化に伴う心血管合併症が患者予後に大きく影響することが判明したため，① Ca，P，副甲状腺ホルモン（PTH），ビタミン D を含む代謝異常，②異所性石灰化，③従来の ROD を包括する考えとして，2006 年，CKD-MBD（chronic kidney disease-mineral and bone disorder；慢性腎臓病に伴う骨ミネラル代謝異常）の概念が提唱された[2]．

2）二次性副甲状腺機能を含む透析患者のカルシウム・リン代謝異常への対応

血清 Ca·P 濃度の正常化を試みるが，同時に副甲状腺ホルモン（PTH）の値にも注意を払う．ビタミン D 製剤，P 吸着薬，Ca 受容体作動薬などの内科的治療に加え，必要に応じ副甲状腺へのエタノール局注療法や摘出術も行われる．

3）線維芽細胞増殖因子（FGF）23

線維芽細胞増殖因子（fibroblast growth factor；FGF）23 は骨細胞によって生成され腎臓に作用し血中の P を低下させるホルモン様物質である．

慢性腎臓病（CKD）においては P 上昇を防ぐべく比較的早期から FGF 23 が上昇することが知られている．一方で，FGF 23 の上昇は活性型ビタミン D 濃度を低下させ，二次性副甲状腺機能亢進症に対しては促進的に働くものと考えられている．FGF 23 を介したこの悪循環を発生させないために早期からの P 制限が理論上は推奨される可能性があり，今後のさらなる研究が望まれる．

関節	関節痛，可動域制限など
手根管部	手根管症候群
肘管部	肘管症候群
腱	腱断裂
椎間板・椎体	破壊性脊椎関節症
骨	骨嚢胞，骨折
皮膚	アミロイド皮下結節
心臓	心筋アミロイド，弁石灰化
消化管	吸収不良症候群，麻痺性イレウスなど
血管	血管収縮機能の障害による透析低血圧・末梢循環不全

［表 3-2］ **透析アミロイドーシスによる臓器障害の種類**　（鈴木，2005[3] を改変）

透析アミロイドーシス

透析アミロイドーシスは長期透析患者にみられる合併症であり，手根管症候群，破壊性脊椎関節症などを起こす（表 3-2）[3]．透析アミロイドーシス発症の危険因子としては，血中 β_2 ミクログロブリン（β_2-m）高値のほか，長期透析，高齢での導入，清浄化不十分な透析液や low-flux 膜の使用などがあげられる．確定診断は病理組織学的に行われ，手術などで局所の組織が得られた場合に確定診断を得ることが多い．

発症予防のための治療として，① high-flux 膜による血液浄化，②血液濾過透析（hemodiafiltration；HDF），③透析液の清浄度を上げる，④ β_2-m 吸着カラムの使用などが報告されている．透析アミロイドーシスによる関節痛に対して少量ステロイドが使用される場合もある．しかし，いずれもエビデンスは不十分である

1）手根管症候群

横手根靱帯内で透析アミロイドーシスにより正中神経が圧迫され，手指の疼痛やしびれ，母指球筋の麻痺と萎縮をきたす．症状が固定化する以前の早期の手術により，その圧迫を解除することが推奨される．

2）透析脊椎症

破壊性脊椎関節症をはじめとしてさまざまな透析にかかわる脊椎病変を透析脊椎症という．透析期間の長期化，導入年齢の高齢化に伴い発症頻度が高くなっている．透析アミロイドーシスにより靱帯付着部に炎症が起きることで生じる骨・軟骨の破壊と，脊柱管内の軟部組織へのアミロイド沈着による脊柱管狭窄がおもなものである．特有の症状はなく，椎骨の病変に伴う疼痛，神経根圧迫による症状，脊髄圧迫による症状，馬尾圧迫による間欠性跛行などを生じる．保存的治療で改善しない場合は手術療法を検討する．

アルミニウム蓄積症

透析患者の高 P 血症に対して，過去に血清 P 低下作用がある水酸化アルミニウム（Al）が使用され，Al の沈着により骨軟化症がみられた．現在，P 吸着薬として水酸化 Al は使用されなくなり，ほとんどみられない．

（宮坂康宣・佐藤壽伸）

文献

1）Moe S, et al：Definition, evaluation, and classification of renal osteodystrophy：a position statement from Kidney Disease：Improving Global Outcomes（KDIGO）. *Kidney Int* 69：1945-1953, 2006
2）Moe S, et al：Kidney Disease：Improving Global Outcome（KDIGO）：Definition, evaluation and classification of renal osteodystrophy：A position statement from Kidney Disease：Improving Global Outcome（KDIGO）. *Kidney Int* 69：1945-1953, 2006
3）鈴木正司：透析アミロイド症．透析療法マニュアル（信楽園病院腎センター編），第6版，日本メディカルセンター，pp430-440，2005

4 脳神経合併症

脳血管障害

脳血管障害には脳梗塞，脳出血，くも膜下出血があり，現在透析患者の死亡原因の第4位を占めている[1]．脳梗塞が頻度としては多く，除水による血液濃縮や血圧低下などの影響が考えられる．脳血管障害の診断は神経学的診察と頭部画像所見によりなされる．歩行障害やめまい，しびれなどの運動・感覚神経の異常や，痙攣，意識障害，髄膜刺激症状（頭痛，項部硬直，嘔気など）を呈する．頭部CTは出血と梗塞の鑑別に有用である．急性期の脳梗塞の診断にはMRIが有用である．背景因子の検索として，心電図，心臓・頸部血管エコー，脳血管造影，血液凝固検査なども必要となる．

1）脳梗塞の治療

抗血小板療法と抗凝固療法を行う．急性期の過度な降圧は控え，緩徐な降圧を目指す．発症4.5時間以内の超急性期に限り，条件を満たせば血栓溶解療法が適応となる．フリーラジカルスカベンジャー*であるエダラボンは投与初期における急性腎不全の報告が相次いだため，因果関係は不明だが，重篤な腎不全患者では原則禁忌である．しかし腎機能が廃絶した透析患者における安全性に関しては，明確なエビデンスは得られておらず，減量して投与されているケースもある[2]．

2）脳出血の治療

再発や脳浮腫，脳ヘルニア予防のために降圧療法を行う．脳浮腫にはグリセオールで対応する．出血部位や症状により，手術が適応となる．

3）くも膜下出血の治療

降圧療法，安静，鎮痛・鎮静管理を行う．動脈瘤破裂によるものは，外科的手術もしくは血管内治療を行い，必要であれば脳室ドレナージを行う．

side memo

＊ | フリーラジカルスカベンジャー

脳血管や神経細胞の傷害因子であるフリーラジカルを消去する脳保護薬である．本来，生体内ではフリーラジカルは適切に処理されているが，虚血あるいは血流再開通後にフリーラジカル産生が過剰となることにより，血管内皮細胞や神経細胞が傷害され，脳浮腫や脳梗塞が進展するとされる．

4）透析時の注意点

いずれの疾患でも，脳圧亢進，脳浮腫増悪を抑制し，血圧の変動を最小限にすることが重要で，持続的血液濾過透析（CHDF）や持続的血液濾過（CHF）などの持続的血液浄化療法への切り替えが必要となることもある．透析中はグリセオール®を併用し，出血を悪化させないために，抗凝固薬としてナファモスタットメシル酸塩（フサン®）を用いる．

透析脳症

アルミニウム（Al）脳症ともいわれ，Al蓄積による中毒症である．リン吸着薬として水酸化Alが投与されていた時代や水道水を透析液として使用していた時代にアルツハイマー病に似た症状を呈する疾患群として報告され，言語障害，異常行動，認知症および精神障害，痙攣発作を呈した．脳CTや脊髄液には異常がなく，脳波異常や血中Al濃度の異常高値を呈する．

視力障害

1）緑内障

眼圧上昇による視神経障害で，視力・視野障害，頭痛や眼痛が生じる疾患である．血液透析（HD）では眼圧が上昇することが知られている[3]．治療は点眼薬が中心で，適宜手術となる．

2）白内障

水晶体が混濁し視力低下や羞明をきたす疾患である．糖尿病や長期のステロイド使用，高齢者はその発症リスクとなる．また，透析自体による酸塩基平衡の変化や異所性石灰化によっても白内障は進行する[4]．進行した場合は手術となる．

3）糖尿病網膜症

単純型，前増殖型，増殖型に分類される．透析導入により網膜症が鎮静化することが知られているが[5]，透析導入6カ月以内に悪化することもあり，定期的な眼科受診が必要である．進行した場合の治療は光凝固術などの手術となる．

4）網膜中心静脈閉塞症

網膜の静脈が血栓により閉塞し，うっ血性の出血や浮腫をきたし視力障害を起こす．高度な場合は動脈閉塞も起こす．動脈硬化，高血圧，透析による血液粘度の上昇，エリスロポエチンの過剰投与がリスクとなる．治療は眼科的手術や血栓溶解療法である．

なお，眼底出血時には，出血リスクを抑えるため抗凝固薬をナファモスタットや低分子へパリンに変更することが望ましい．

末梢神経障害

四肢の知覚・運動神経が尿毒素などにより障害され，手袋靴下型の多発性神経障害を呈する．灼熱感（burning feet syndrome）や異常知覚（レストレスレッグス症候群，p151，405参照）などの症状を訴える．透析膜などの透析処方の工夫や向精神薬，抗痙攣薬などで対応する．

• 高血圧（薬物抵抗性含む） • 起立性低血圧 • 透析時低血圧 • 血圧の日内変動の異常 • 血糖コントロールの悪化	• 体温の異常（発汗異常） • 嘔気・下痢・便秘（胃腸運動障害） • 性機能障害（特にインポテンツ） • 不整脈 • 睡眠時無呼吸症候群

［表 4-1］ **透析患者の自律神経障害の症状**

自律神経障害

各臓器や内分泌器官は，自律神経である交感神経，副交感神経により生体内のさまざまな恒常性を維持調節されている．尿毒素などによりこの自律神経が障害されると表 4-1 のような症状を呈する．また腎不全患者では交感神経系が亢進し[5]，高血圧や心血管イベント発症に関与するとも考えられており[6]，治療抵抗性の高血圧となりやすい．また長期透析患者や糖尿病合併患者の場合，起立性低血圧や透析時低血圧も起こしやすく交感神経刺激薬で対応する．

（水野真一・佐藤壽伸）

文献

1）日本透析医学会統計調査委員会：わが国の慢性透析療法の現況（2015 年 12 月 31 日現在）．透析会誌 **50**：1-62，2017
2）豊田一則：維持透析患者における脳梗塞急性期のエダラボン治療．*Geriat Med* **41**：673-679，2003
3）Ramsel JT, et al：Intraocular pressure changes during hemodialysis. *Am J Ophthalmol* **72**：926-930, 1971
4）Converse RL Jr, et al：Sympathetic overactivity in patient with chronic renal failure. *N Engl J Med* **327**：1912-1918, 1992
5）加賀達志：眼障害．臨透析 **21**：1243-1247，2005
6）Schlaich MP, et al：Sympathetic activation in chronic renal failure. *J Am Soc Nephrol* **20**：933-939, 2009

5 糖代謝系合併症

栄養障害

1）定義

人体の健康維持に必要なエネルギーおよび栄養素が，量的あるいは質的に不足することにより陥る病的状態．

2）診断

❶患者からの問診と診察

栄養状態は慢性の内科的疾患，例えば心不全，糖尿病，消化管疾患，慢性炎症性疾患や，抑うつなどの精神状態にも影響されるため，背景となる疾患，悪心・嘔吐，食思不振などの症状や最近の体重の変化を聴取する．

❷食事摂取量の評価

定期的な食事量の調査を行い，推奨される栄養摂取量を満たしているか（表 5-1），確認する．

総エネルギー (kcal/kgBW/日)	蛋白質 (g/kgBW/日)	食塩 (g/日)	水分	カリウム (mg/日)	リン (mg/日)
30〜35 *1, 2	0.9〜1.2 *1	<6 *3	できるだけ少なく	≦2,000	≦蛋白質(g)×15

*1 体重は基本的に標準体重（BMI＝22）を用いる.
*2 性別，年齢，合併症，身体活動度により異なる.
*3 尿量，身体活動度，体格，栄養状態，透析間体重増加を考慮して適宜調整する.

［表 5-1］ **血液透析患者（週 3 回）の食事療法基準**　（日本腎臓学会，2014[2] を改変）

❸薬物の服用

アルミニウム含有制酸薬や鉄剤の服用による消化不良は食事摂取量を低下させる．ステロイドや一部の抗菌薬は，蛋白異化を促進する．

❹身体所見

① BMI（body mass index）：24〜26 kg/m^2 で最も死亡リスクが低下する．

② SGA（主観的包括的栄養評価）：K/DOQI（Kidney Disease Outcomes Quality Initiative）のガイドラインで示されている栄養状態を客観的に評価する項目．

❺検査所見

①透析前のアルブミン（Alb）：Alb 低値は死亡率と入院率の強い予測因子である．血清 Alb 値が 3.5 g/d*l* 以下では，栄養障害の可能性が高い．

②透析前の血液尿素窒素（BUN）：かなりの残存腎機能がある場合を除いて，透析前 BUN が 50 mg/d*l* 以下は栄養障害があると考える．一方で，蛋白摂取量が減少していても透析不足や消化管出血の際には BUN は高めを推移することに注意が必要である．

③透析前の血清クレアチニン，コレステロール，プレアルブミン：経時的な減少は栄養障害を示唆する．

④ PCR（蛋白異化率）*：蛋白摂取量を反映している．1.0〜1.2 g/kg/日が目標で，1.0 g/kg/日では栄養障害の可能性がある．

⑤そのほか，二重エネルギー X 線骨塩分析法（dual energy X-ray absorptiometry；DEXA）：体脂肪量の測定．

3）治療

❶食事摂取量の見直し

日本腎臓学会の「慢性腎臓病に対する食事療法基準」[2]（表 5-1）を参考にして，定期的に食事量の調査を行い，条件を満たしているか確認する．エネルギー所有量は BMI 22 の標準体重を維持する量が基本となるが，栄養障害時には増量する．透析患者の高齢化に伴い，経口摂取が困難な場合には経静脈栄養も考慮する．

side memo

* ｜ **PCR（protein catabolic rate；蛋白異化率）**

体重 1 kg あたり 1 日に産生される尿素窒素の量で，蛋白摂取量を反映する．

❷透析の量と質の見直し

尿毒症状態では食欲が低下し蛋白異化も亢進するために栄養障害は進行する．また慢性心不全状態では，食欲低下に加え栄養吸収障害も併発する．このため，適正な透析量，体重に常に気を配る．膜素材も栄養状態に関与するため，生体適合性に優れた透析膜を選択する．

❸合併症対策

慢性炎症性疾患や抑うつなどの合併症は，栄養障害を引き起こす．特に，透析導入前後の半年間や糖尿病の合併，免疫抑制薬およびステロイド内服中の患者においては免疫力が低下しており，結核や肺炎などの感染症のリスクが高い．合併症の存在は栄養状態の悪化のみならず生命予後にも影響するため，透析量や質が保たれている場合の栄養障害においては合併症の存在を疑うことが必要である．

4）対策

慢性維持透析患者では栄養障害がよく認められる．透析患者の栄養障害は生命予後を悪化させることが知られているため，早期発見と対策が必要となる．これには多角的な評価が必要であり，医師のみならず管理栄養士，薬剤師，臨床工学技士，看護師，理学療法士などの多職種が連携して対策にあたる必要がある．

高血糖・低血糖

1）定義

高血糖の定義は食事の間隔により異なる．空腹時血糖の正常値は 110 mg/*dl* 未満，食後 2 時間血糖の正常値は 140 mg/*dl* 未満とされる．低血糖は 70 mg/*dl* 以下である．

2）診断

症状から高血糖や低血糖を疑い血糖測定を行うことにより診断する．ただし，透析患者において，高血糖あるいは低血糖であっても症状が現れない場合もあるため，定期的な血糖測定が必要である．

①高血糖の症状：口渇，多飲，体重増加，肺水腫，昏睡，など．

②低血糖の症状：発汗，不安，頻脈，手指振戦，顔面蒼白など．50 mg/*dl* 以下では頭痛，眼のかすみ，空腹感，眠気，意識レベルの低下，痙攣，昏睡，など．

3）治療

❶食事療法

透析導入後においても食事療法が基本である．栄養所要量の基準は，糖尿病の有無にかかわらない．しかし，非透析日と透析日では摂取エネルギー量や，血糖値・インスリンの体内動態の日差や日内変動がある．以上をふまえて，オーダーメイドの栄養管理を行う．必要であれば，透析中に回路内へ補充することも考慮する．

❷薬物療法

①高血糖：透析中あるいは透析直前の高血糖に対するインスリン投与は極力控えるべきである．インスリンは超速効型が基本であるが，長時間作用型の使用が必要な場合もある．ここでも血糖の日内変動や日差変動に注意が必要である．

②低血糖：低血糖出現時には 50％ブドウ糖を血液回路内より注入する．透析中の低血糖は，透

析開始2時間後が最も多く注意が必要である．

❸透析方法の変更

低血糖や透析起因性高血糖の予防として，ブドウ糖濃度の高い透析液を選択する方法もある．また，透析中の血中インスリン濃度低下を抑えるために，ダイアライザを変更することもある．

4）対策

透析患者ではさまざまな理由により血糖コントロールを厳格に行うことが難しい．低血糖を起こさないことが最も重要であるが，それに加え，日内変動および日差変動を極力抑えることも重要である．これを達成するためには，栄養評価と同様に，個人の生活スタイルおよび透析条件に合わせた管理が必要である．

（古川暁子・佐藤壽伸）

文献

1）K/DOQI, National Kidney Foundation：Clinical practice guidelines for nutrition in chronic renal failure. *Am J Kidney Dis* **35**（6 Supple 2）：S1-S140, 2000
2）日本腎臓学会（編）：慢性腎臓病に対する食事療法基準 2014 年度版．日腎会誌 **56**：553-599，2014

6 脂質代謝系合併症

本項では，透析患者に合併する脂質異常症について，成因，病態〔動脈硬化および心血管疾患（cardiovascular disease；CVD）発症との関連など〕，診断基準，治療について概説する．

成因

糸球体濾過量（GFR）で表される腎機能が高度に低下した慢性腎不全の状態では，以下に示すようなリポ蛋白*代謝障害が存在しており（図 6-1），その結果，トリグリセリド（TG）高値，総コレステロール（TC），高比重リポ蛋白（HDL）コレステロール（HDL-C）は低値を示す．

慢性腎不全の状態では，リポ蛋白リパーゼ（LPL）作用の低下，およびアポ C-Ⅱの低下/アポ C-Ⅲの増加が原因となって，肝臓から分泌された超低比重リポ蛋白（VLDL）や小腸から分泌されたカイロミクロンレムナントの増加を認める．また，腎不全では肝性リパーゼ（肝性トリグリセリ

side memo

＊ ｜ リポ蛋白

血液中で脂質（エステル型コレステロール，中性脂肪など）を運搬する蛋白．内部の核層に疎水性の中性脂肪とコレステロールエステルが存在し，表層は親水性のリン脂質，遊離コレステロール，アポ蛋白から構成されており，血液中で疎水性の脂質の運搬が可能となっている．アポ蛋白の役割は，粒子の構造保持（アポ B），受容体との結合（アポ B, E），酵素反応の調整（アポ C-Ⅱ，C-Ⅲ）などである．脂質構成によって比重や粒子の大きさが異なる．比重によってカイロミクロン，超低比重リポ蛋白（VLDL），中間比重リポ蛋白（IDL），低比重リポ蛋白（LDL），高比重リポ蛋白（HDL）に分類され，比重はこの順に重く，粒子の大きさはこの順に小さくなる．

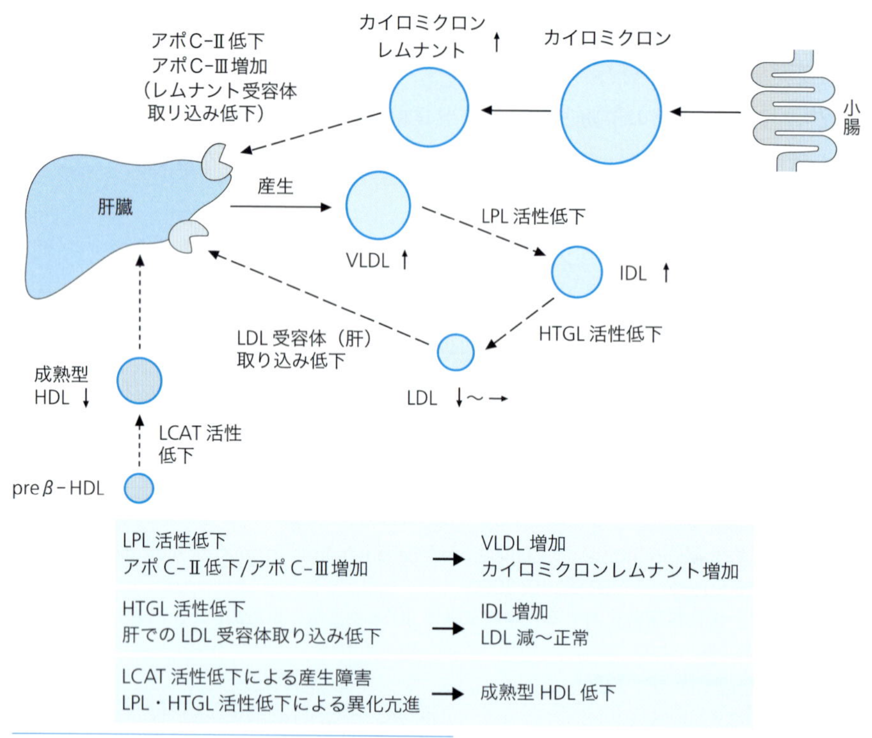

[図 6-1] **透析患者における脂質代謝異常の機序**

ドリパーゼ;hepatic triglyceride lipase;HTGL) 作用の低下が原因となって中間比重リポ蛋白 (IDL) の増加をきたしており，これらの TG-rich リポ蛋白の増加は血清 TG の上昇としてとらえられる．

低比重リポ蛋白（LDL）は IDL の異化障害により産生が低下するが，同時に LDL 受容体による LDL の異化も障害されており，LDL の血中滞在時間が延長しているため，LDL-コレステロール（LDL-C）は正常または低値を示す．

HDL-C の低下には，レシチン・コレステロール・アシルトランスフェラーゼ（LCAT）の活性低下による lipid-poor な pre β-HDL から cholesterol-rich な成熟型 HDL への変化の遅延，LPL および HTGL 活性による成熟型 HDL の異化亢進が寄与している．

病態

脂質異常症は，動脈硬化および CVD 発症の重要な危険因子として知られている．

透析患者での脂質異常症と動脈硬化の関連については，主要な動脈硬化の指標である大動脈脈波速度 (PWV)[1] および頚動脈内膜中膜肥厚度 (頚動脈 IMT)[2] は，動脈硬化促進性リポ蛋白 (VLDL-C, IDL-C, LDL-C など）の合計である non-HDL-C（TC から HLD-C を引いて算出）と独立した正の相関を示すことが報告されている．

透析患者における脂質異常症と CVD 発症リスクの関連を示した報告は少ないが，日本透析医学会による 2003 年，2004 年の透析統計調査をもとに脂質異常症と心血管合併症の新規発症リスクの関連を検討した結果，HDL-C 低値および non-HDL-C 高値は心筋梗塞の発症リスクの独立した予測因子であることが報告されている[3]．

診療ガイドライン	対象	脂質指標と管理目標値（単位はmg/dl）	備考
日本動脈硬化学会「動脈硬化性疾患予防ガイドライン2017年版」[4]	冠動脈疾患の一次予防（高リスク群：CKDを含む）	LDL-C＜120 non-HDL-C＜150 TG＜150 HDL-C≧40	• 空腹時採血 • TG≧400や食後採血の場合はLDL-C直接法，non-HDL-Cを使用．ただし，LDL-C直接法はTG≧1,000の場合，non-HDL-CはTG≧600の場合には正確性が担保できないため，ほかの方法での評価を考慮． • 冠動脈疾患の二次予防において，糖尿病にCKDを合併する場合，家族性高コレステロール血症，急性冠症候群の場合は，LDL-C＜70，non-HDL-C＜100を考慮．
	冠動脈疾患の二次予防	LDL-C＜100 non-HDL-C＜130 TG＜150 HDL-C≧40	
日本透析医学会「血液透析患者における心血管合併症の評価と治療に関するガイドライン」[10]	透析患者での虚血性疾患の一次予防	LDL-C＜120 TG＜150 HDL-C≧40 non-HDL-C＜150	• 透析前随時採血で可
	透析患者での虚血性疾患の二次予防	LDL-C＜100 TG＜150 HDL-C≧40 non-HDL-C＜130	
「慢性腎臓病の脂質管理のためのKDIGO診療ガイドライン」[5]	CKD（ステージ明記なし）	管理目標値示さず（多くの患者で追跡測定は不要）	
日本腎臓学会「エビデンスに基づくCKD診療ガイドライン2013」[11]	CKD（ステージ明記なし）での冠動脈疾患の一次予防	LDL-C＜120またはnon-HDL-C＜150	• 随時採血で可
	CKD（ステージ明記なし）での冠動脈疾患の二次予防	LDL-C＜100またはnon-HDL-C＜130	

[表6-1]　各ガイドラインでの脂質管理目標

診断基準

脂質異常症の診断基準は，日本動脈硬化学会による「動脈硬化性疾患予防ガイドライン2017年度版」[4]によると，空腹時採血でLDL-C 140 mg/dl以上，TG 150 mg/dl以上，HDL-C 40 mg/dl未満，non-HDL-C 170 mg/dl以上とされている．透析患者では空腹時採血が困難な場合が多いが，LDL-C直接法，non-HDL-C，HDL-Cは食後採血でも評価が可能である．

対策・治療

現時点で発出されている各ガイドラインでは，透析患者を含むCKD患者はCVDの高リスク病態として扱われ，「慢性腎臓病の脂質管理のためのKDIGO診療ガイドライン」[5]（以下，KDIGOガイドライン）を除いて管理目標値が設定されている（表6-1）．KDIGOガイドラインでは，管理目標値を設定せず，治療するかどうかにポイントを置いた「Fire and forget方式」が推奨されている．

脂質異常症と診断された場合には，まず食事療法，運動療法を行う．ただし，食事療法を行う際には，透析患者では低栄養と生命予後不良の関連が報告されていることから，摂取エネルギー量が不足し，低栄養をきたさないように注意する．

薬物治療としては，スタチンが第一選択薬とされている．スタチンは強力なLDL-C低下作用（25〜40％低下）を有しており，多くは肝代謝で，透析患者に対して減量の必要はなく，海外での透析を含むCKDを対象としたメタアナリシス[6]において安全に使用できることが報告されている．まれに肝機能障害や横紋筋融解症の副作用がみられることから，自覚症状やAST，ALT，CKなどのモニタリングを行うべきである．ただし，透析患者を対象とした大規模臨床試験4D study（アトルバスタチン投与）[7]，AURORA study（ロスバスタチン投与）[8]，SHARP study（シンバスタチンおよびエゼチミブ併用）の透析患者の部分集団解析[9]において，強力なLDL-C低下にもかかわらず有意なCVD発症リスク低下は示されなかったことから，KDIGOガイドラインでは，透析患者に対し新規にスタチン単独またはスタチンとエゼチミブ併用療法を開始することは推奨されていない．一方，4D studyでは二次エンドポイントである虚血性心イベントは有意に低下したこと，治療開始前のLDL-Cが高い患者でサブグループ解析を行った結果，有意なCVD発症リスク低下が認められたと報告されていることから，治療前の脂質検査値の高い患者では，スタチンによる治療が有益と考えられる．なお，同ガイドラインでは，透析導入の段階ですでにスタチン治療が行われていた場合は，治療を継続することを推奨している．

フィブラート系薬剤はTGを強力に低下する作用を有しているが，クリノフィブラートとペマフィブラート以外は腎排泄性であり，透析患者では横紋筋融解症発症の恐れがあるため，クリノフィブラート以外は投与禁忌である．また，スタチンとの併用は横紋筋融解症発症リスクが高まるため原則禁忌である．胆汁酸結合レジン（コレスチミド），多価不飽和脂肪酸製剤（イコサペント酸エチル，オメガ-3脂肪酸エチル），小腸コレステロールトランスポーター阻害薬（エゼチミブ）は，透析患者で常用量が使用可能である．ニコチン酸誘導体であるニセリトロールは，透析患者では血小板減少の副作用をきたすことから慎重投与とされ，減量が必要である．最近では，PCSK 9阻害薬（エボロクマブ，アリロクマブ）が，家族性高コレステロール血症または心血管イベントの発症リスクが高く，最大耐用量のスタチン治療でも効果不十分な高コレステロール血症の患者に対して使用可能である．皮下注射が必要だが，既存の薬剤の中で最も強力なLDL-C低下作用を有する．

そのほか，酸化ストレスの軽減を目的に，抗酸化物質（ビタミンC，ビタミンEなど）の投与などが検討されているが，まだ確立した治療法はない．

（三ツ木加代・庄司哲雄）

文献

1）Shoji T, et al：Intermediate-density lipoprotein as an independent risk factor for aortic atherosclerosis in hemodialysis patients. *J Am Soc Nephrol* **9**：1277-1284, 1998
2）Shoji T, et al：Advanced atherosclerosis in predialysis patients with chronic renal failure. *Kidney Int* **61**：2187-2192, 2002
3）Shoji T, et al：Elevated non-high-density lipoprotein cholesterol（non-HDL-C）predicts atherosclerotic cardiovascular events in hemodialysis patients. *Clin J Am Soc Nephrol* **6**：1112-1120, 2011
4）日本動脈硬化学会：動脈硬化性疾患予防ガイドライン2017年版，日本動脈硬化学会，2017
5）Kidney Disease：Improving Global Outcomes（KDIGO）Lipid Work Group：KDIGO Clinical Practice Guideline for Lipid Management in Chronic Kidney Disease. *Kidney Int* **3**（Suppl）：259-305, 2013
6）Strippoli GF, et al：Effects of statins in patients with chronic kidney disease：meta-analysis and meta-regression of randomised controlled trials. *BMJ* **336**：645-651, 2008

7) Wanner C, et al：Atorvastatin in patients with type 2 diabetes mellitus undergoing hemodialysis. *N Engl J Med* **353**：238-248, 2005
8) Fellstrom BC, et al：Rosuvastatin and cardiovascular events in patients undergoing hemodialysis. *N Engl J Med* **360**：1395-1407, 2009
9) Baigent C, et al：The effects of lowering LDL cholesterol with simvastatin plus ezetimibe in patients with chronic kidney disease（Study of Heart and Renal Protection）：a randomised placebo-controlled trial. *Lancet* **377**：2181-2192, 2011
10) 日本透析医学会：血液透析患者における心血管合併症の評価と治療に関するガイドライン．透析会誌 **44**：337-425，2011
11) 日本腎臓学会編：エビデンスに基づくCKD診療ガイドライン2013，東京医学社，2013

7 腹膜合併症

持続携行式腹膜透析（CAPD）のカテーテルトラブル

〈定義〉

挿入手技に伴う早期の合併症と，カテーテルの長期間体内留置の結果生じる後期の合併症がある．おもなものは，カテーテル周囲からの漏液，注・排液障害である．

〈診断〉

ブドウ糖検出試験紙を用いて漏出液が透析液であることを証明することで，カテーテル周囲からの漏液と診断できる．注・排液障害は，排液量の減少および注・排液時間の延長により診断され，凝血塊やフィブリンの析出の有無，腹部エコー，X線・CT，カテーテル造影を行い，原因を明らかにする．

〈治療〉

挿入早期におけるカテーテル周囲からの漏液は，カテーテル留置時の縫合不全が原因であり，透析液の減量または腹膜透析（PD）を中止し，挿入部の創部治癒を待つ必要がある．挿入後期でみられる漏液は，内部カフの感染やカテーテル損傷によるものであり，カテーテル抜去，再挿入が必要となる．

注・排液障害は，凝血塊やフィブリンによる閉塞，機械的閉塞，膀胱による圧迫，カテーテル先端の位置異常，大網巻絡などが原因である．まず生理食塩水のフラッシングを行い，改善がなければチューブのミキシングやヘパリンの注入を行う．カテーテル位置異常や大網巻絡は自然修復しないことが多く，スタイレットでの修復を試みる．それでも修復困難であれば，腹腔鏡下での修復を検討する．修復不能の排液不良が持続する場合は，カテーテルの入れ替えが必要となる．

〈対策〉

カテーテルトラブルを予防するためには，確実なカテーテル留置手技を行うことが基本となる．早期の漏液の予防には，段階的腹膜透析導入法（stepwise initiation of peritoneal dialysis using Moncrief and Popovich technique；SMAP）を用いてカテーテル留置部の創部治癒後にPDを開始することが有効である．位置異常の予防法として，カテーテルを腹膜に固定するPWAT（peritoneal wall anchor technique）が有効との報告がある[1)]．

腹膜透析腹膜炎

〈定義〉

PD患者に生じる腹膜炎であり，最も頻度の高いPD合併症である．感染経路ではカテーテル・透析液バッグ接合部を介しての感染が最も多い．

〈診断〉

腹痛，発熱，悪心・嘔吐，下痢などの症状とともに排液混濁がみられる．診断基準として，①腹痛を伴う排液混濁，②排液中の白血球数が100/mm^{3}以上（好中球分画50%以上），③排液から微生物の同定，以上のうち2項目以上を満たすものとされている[2)]．

〈治療〉

感染経路から起因菌を想定し，ただちに抗菌薬投与を開始する．起因菌の約半数は皮膚常在菌である黄色ブドウ球菌，表皮ブドウ球菌であるが，起因菌には施設特異性があるため，過去の起因菌を参考にすることが望ましい．難治性・再燃性腹膜炎では，カテーテル抜去が必要となる．

〈対策〉

正しいバッグ交換手技を行うことが接触感染の予防の基本である．出口部・トンネル感染症は腹膜炎のリスクであり，これらの予防・治療を積極的に行うことが重要である．

腹膜透析出口部感染症・皮下トンネル感染症

〈定義〉

カテーテル出口部，皮下トンネルに生じる感染症で，しばしば腹膜炎を続発する．

〈診断〉

カテーテル出口部周囲の発赤，腫脹，出口部からの排膿などの炎症所見によって診断する．

〈治療〉

急性感染の場合，培養結果を待たずにただちに抗菌薬投与を行う．おもな起因菌は黄色ブドウ球菌，表皮ブドウ球菌，緑膿菌，大腸菌である．頻度・重篤性から黄色ブドウ球菌，緑膿菌に対し有効な抗菌薬を選択し，培養の感受性に応じて抗菌薬の変更・追加を検討する．慢性感染の場合，過去に使用した抗菌薬に，培養結果で感受性を示した別の抗菌薬を追加することが推奨されている[3)]．抗菌薬による治療が奏効せず感染が遷延する場合には，外部カフのアンルーフィングを検討する．腹膜炎を合併した場合にはカテーテル抜去を考慮する．

〈対策〉

出口部の皮膚を清潔に保ち，皮膚の自浄作用が発揮されやすい環境を保つことが重要である．黄色ブドウ球菌保因者では感染予防として出口部へのムピロシン軟膏（バクトロバン®）の塗布が行われる．

腹膜機能低下

〈定義〉

PD療法に伴い腹膜の線維化が生じ，限外濾過不全と腹膜透過亢進をきたした状態である．

〈診断〉

腹膜平衡試験（peritoneal equilibration test：PET）を行い，腹膜透過性亢進を確認することによって診断される．

〈治療〉

自動腹膜灌流装置を使用して短時間貯留を行うことで，浸透圧勾配を保ち除水を確保する．腹膜洗浄によるフィブリンの除去，腹膜線維化の予防としてタモキシフェン（ノルバデックス®）の投与が試みられている．

〈対策〉

腹膜線維化が進行すると腹膜機能の回復は困難である．生体適合性のよい透析液を用いて適切な透析液処方を行い，腹膜炎を抑制することにより腹膜の線維化を防ぐことが重要である．

被嚢性腹膜硬化症（encapsulating peritoneal sclerosis；EPS）

〈定義〉

「びまん性に肥厚した腹膜の広範な癒着により，腸閉塞症状を呈する症候群」と定義される．PDにより劣化した腸管腹膜が強固なフィブリン被膜に覆われ，これが変性硬化し腸管全域を圧迫することにより腸閉塞症状が出現する．

〈診断〉

臨床的には，PD患者で腸閉塞症状を認め，腹部CTにて肥厚した腹膜，隔壁化された腹水，拡張した腸管を認めることで診断される．腹膜石灰化の所見も診断に有用である．

〈治療〉

絶飲食，中心静脈栄養管理とし，発症直後よりステロイド投与を行う．被膜が形成され腸閉塞症状が確立してしまうとステロイドの効果は期待できず，開腹癒着剥離術を検討することとなる．手術の絶対適応は，腸管減圧が必要な状態，完全静脈栄養法を要する低栄養状態であり，手術を行わない場合致死的である．短期間に腸閉塞症状を繰り返す症例は相対適応となるが，時間とともに症状が進行するため，早期の手術が望ましい．

〈対策〉

被嚢性腹膜硬化症は腹膜劣化の進行が原因であり，発症率は腹膜透析期間に比例し増加する．定期的にPETを行い腹膜機能を評価し，腹膜劣化の進行が疑われる場合，腹膜透析の中止を検討する必要がある[3)]．

（髙橋和也・佐藤壽伸）

文献

1）深澤瑞也，他：腹腔鏡下に腹膜透析カテーテル腹壁固定術を施行した2例．日透析医学会誌 **36**：1567-1572, 2003
2）富野康日己編：よくわかるCAPD療法―腹膜透析のノウハウ，改訂3版，医療ジャーナル社，2009
3）Li PK, et al：ISPD Peritonitis Recommendations：2016 Update on Prevention and Treatment. *Perit Dial Int* **36**：481–508, 2016

第V章

合併症に対するリハビリテーションのポイント

1 心不全合併例へのリハビリテーション

心不全合併例への運動療法の有効性と心腎連関

心不全患者の主症状である労作時の呼吸困難や易疲労性は運動耐容能（最高酸素摂取量；peak $\dot{V}O_2$）の低下に伴うものであるが，慢性心不全の病態が，遷延する心機能障害によって引き起こされた運動器や神経体液性調節因子の異常が主体であり，運動耐容能低下の中心は末梢因子によることが明らかとなった[1-3]．また，過度の安静は筋委縮，骨粗鬆症，内分泌障害などの身体的脱調節（デコンディショニング）を招き，さらに運動耐容能を低下させる悪循環を形成する．こうした点から安定期心不全患者に対する適切な運動療法の実施は，心不全患者の運動耐容能の向上をもたらす．わが国の「心血管疾患におけるリハビリテーションに関するガイドライン」ではクラスⅠエビデンスレベルAで心不全患者への運動療法の実施が推奨されている[4]．一方，腎障害の進行とともに心血管イベントの発生数は比例して増加する[5]．心不全と腎機能障害の合併はそれぞれの病態を悪化させ，結果として予後の悪化を引き起こすことから心腎連関として注目されている．JCARE-CARD研究は，推算糸球体濾過量（eGFR）の低下に従って心不全患者の生存率が低下し，eGFRが独立した予後規定因子であることを示した（図1-1）[6]．しかし，慢性腎臓病（CKD）合併心不全患者についての運動療法の効果をみた報告は極めて限られている．進行したCKDでは常に溢水状態への注意が必要と考えられ，CKD合併例の心不全患者の運動療法を計画するにあたっては，心不全患者への運動療法のガイドラインに従いながら極めて慎重に行うことが求められる[7,8]．

心臓リハビリテーションの効果

安定期慢性心不全患者への適切な運動療法の効果を表1-1に示す．

1）運動耐容能

左室駆出率の高度低下例（LVEF*1平均20〜30％）に対しても2〜6カ月間の適切な運動療法はpeak$\dot{V}O_2$で平均20％の増加をもたらす[9-11]．また，嫌気性代謝閾値（anaerobic threshold；

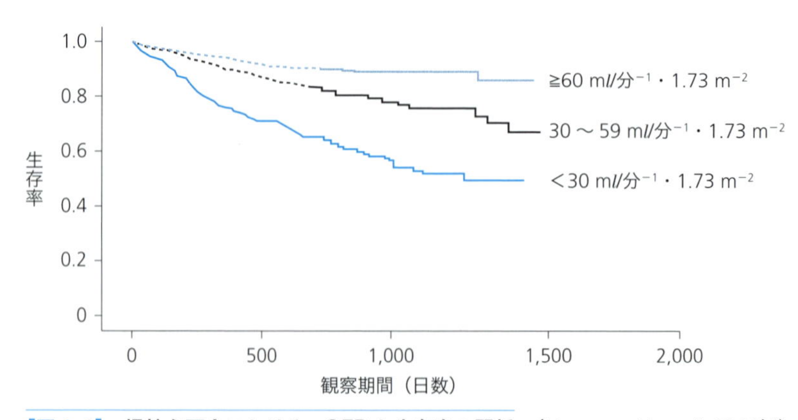

［図1-1］ 慢性心不全における eGFR と生存率の関係 （Hamaguchi et al, 2009）[6]

1. 運動耐容能		改善
2. 心臓への効果	① 左室機能	安静時左室駆出率不変または軽度改善 運動時心拍出量増加反応改善，左室拡張早期機能改善
	② 冠循環	冠動脈内皮機能改善，運動時心筋灌流改善，冠側副血行路増加
	③ 左室リモデリング	悪化させない，BNP 低下
3. 末梢効果	① 骨格筋	筋量増加，筋力増加，好気的代謝改善，抗酸化酵素発現増加
	② 呼吸筋	機能改善
	③ 血管内皮	内皮依存性血管拡張反応改善，eNOS 発現増加
4. 神経体液性因子	① 自律神経機能	交感神経活性抑制，副交感神経活性増大，心拍変動改善
	② 換気応答	改善，呼吸中枢 CO_2 感受性改善
	③ 炎症マーカー	炎症性サイトカイン低下，CRP 低下
5. QOL		健康関連 QOL 改善
6. 長期予後		心不全入院減少，無事故生存率改善，総死亡率低下（メタアナリシス）

BNP：脳性ナトリウム利尿ペプチド
eNOS：一酸化窒素合成酵素
CRP：C 反応性蛋白

［表 1-1］ 心不全に対する運動療法の効果

AT）の増加も認められるが[11, 12]，AT の改善は日常生活レベルでの自覚症状（息切れ感）の改善をよく反映するので，効果判定や生活指導の面で利用価値が大きい．

2）心機能，左室リモデリング

運動療法による心不全患者の左室収縮能改善効果は少ない[10]．拡張能については早期流入速度や弛緩速度の改善の報告がみられる[12, 13]．左室リモデリングへの影響については悪化させることはないと考えられているが，広範前壁梗塞例については注意が必要とされている[14, 15]．一方 ELVD-CHF 研究では，対象群全体で運動療法による明らかなリモデリング抑制効果が報告されている[16]．

3）末梢への効果

運動耐容能改善効果の多くは骨格筋，末梢血管などの末梢への効果を介するものである．すなわち骨格筋筋肉量[11]とともに代謝の改善[17]，血管内皮機能改善による骨格筋への酸素供給の増加効果が報告されている[18]．

4）神経体液性因子

交感神経系の抑制と副交感神経系の活性化が知られている[19]．心不全の生命予後，特に突然死に関して自律神経バランスの異常が注目されていることから，この改善効果は重要である．

side memo

＊1 ｜ **LVEF（left ventricular ejection fraction；左室駆出分画（駆出率））**

左心室の拡張末期容積の何％の血液を駆出できるかという最も基本的な心機能の指標．
「LVEF（％）＝LVEDV（拡張末期容積）－LVEDS（収縮末期容積）/LVEDV×100」
で表現される．正常値は一般に 55％以上とされる．

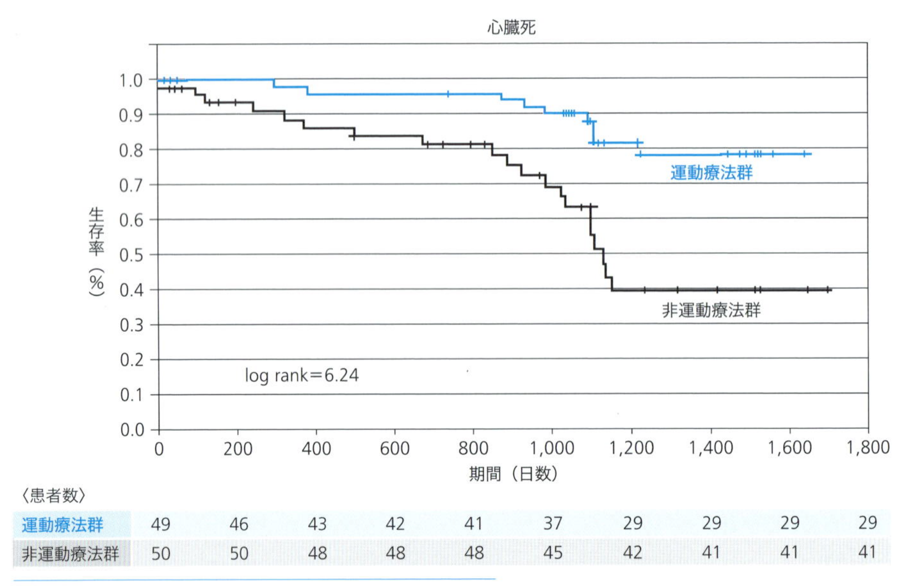

〈患者数〉

運動療法群	49	46	43	42	41	37	29	29	29	29
非運動療法群	50	50	48	48	48	45	42	41	41	41

[図 1-2]　心不全患者の予後に及ぼす運動療法の効果
AT 法では係数（x/100）を 0.8～1.0，直接%法では係数を 0.5～0.7 程度とする．
カルボーネン法（心拍予備能からの処方）では係数は 0.3～0.5 程度とし，目標心拍数を設定する（詳細は本文参照）．
(Belardinelli et al, 1999 より)[9)]

5）生命予後

1999 年に Belardinelli は無作為群間試験による報告で，運動療法は再入院や心臓死の明らかな減少をもたらすことを報告した（図 1-2）[9)]．その後，メタアナリシス*2 による報告でも心血管イベントの減少[20)]，生命予後の改善効果が示された[21)]．しかし，引き続く多施設前向き試験である HF-ACTION の 2 年間の成績では全例の死亡率に有意差がみられなかった[22)]．本研究は運動療法が非監視下で行われ運動療法の実施時間などに明らかな問題があり，逆にいえば心不全の運動療法についてはいまだ厳密で慎重な運動処方が重要と考えられる．

心臓リハビリテーションプログラム

心不全はあらゆる心疾患の終末像であり，基本的に進行性の病態である．したがって運動療法開始やその継続にあたっては，病態の把握とともに患者の状態の変化を的確に評価していくことが極めて重要となる．表 1-2 に運動療法の禁忌の病態を示す．こうした病態の評価を行うにあたっては運動負荷試験が必須となる．まず運動療法の適否を検討する意味で，屋内歩行や低速のトレッド

side memo

＊2 ｜ メタアナリシス

過去に独立して行われた複数の臨床研究の成績を統合して統計処理を行う手法．採用するデータは信頼できるものに絞り，重みづけを行いながら総合評価を行う．個々の研究ではデータ数の不足などから有意の結果が出なかった場合でも，メタアナリシスによって精度の高い結果を得ることができる．

絶対的禁忌	① 過去 1 週間以内の心不全の自覚症状の増悪 ② 不安定狭心症，閾値の低い心筋虚血（2 METs 以下） ③ 手術適応の弁膜疾患（特に大動脈弁狭窄症） ④ 重症の左室流出路狭窄（閉塞性肥大型心筋症） ⑤ 未治療の運動誘発性重症不整脈（心室性） ⑥ 活動性心筋炎 ⑦ 急性全身性疾患または発熱 ⑧ そのほかの禁忌疾患（重症高血圧，中等度以上の大動脈瘤，血栓性静脈炎，2 週間以内の塞栓症など）
相対的禁忌	① NYHA Ⅳ度または静注強心薬投与中の心不全 ② 過去 1 週間に 2 kg 以上の体重増加 ③ 中等症の左室流出路狭窄 ④ 運動による収縮期血圧の低下 ⑤ 運動誘発性の不整脈（非持続性 VT，頻脈性心房細動など） ⑥ 高度房室ブロック ⑦ 運動による自覚症状の悪化（疲労，めまい，発汗多量，呼吸困難など）

Mets：metabolic equivalents(代謝当量)，VT：ventricular tachycardia（心室頻拍)，NYHA：New York Heart Association.

［表 1-2］ 心不全の運動療法の禁忌

AT 法	AT 時心拍数 × (x/100) （AT：嫌気性代謝閾値）
カルボーネン法	(最高心拍数－安静時心拍数) × (x/100)＋安静時心拍数
直接%法	最高心拍数 × (x/100)

カルボーネン法：安静時心拍数に，心拍予備能の 30〜50%を加えた心拍数を目標心拍数とする（詳細は本文参照).

［図 1-3］ 心拍処方

ミルなどによるエントリー試験（運動療法が可能かどうかの判断を行う試験）を実施することも推奨される．

運動強度の設定には，可能であれば心肺運動負荷試験（cardio-pulmonary exercise test；CPX）によりATを測定する．運動強度が高まると必要なエネルギー量に対して有酸素的代謝では十分な供給が困難となる．このとき無酸素的代謝によるエネルギー供給が加わるようになる．この無酸素的代謝が加わる時点の酸素摂取量がATである．AT時の心拍数，AT1分前（運動開始時の循環応答の遅れを勘案し）の運動強度を用いれば有酸素レベルの運動強度ということになり，安全で効果的な運動療法が施行可能となる．心機能低下の著しい例では，AT時の負荷量の80〜90％レベルの運動強度を設定する．ただし，重症心不全例ではAT決定が困難な場合もある．こうした症例では極めて低負荷の運動量から運動療法を開始することが必要である．CPXが困難な施設であれば，症候限界性の負荷試験を行い，最大心拍数と安静時心拍数からカルボーネン（Karvonen）法に従って目標心拍数を設定し，運動強度を決定する（図 1-3）．これは心拍予備能を指標とした心拍数による処方であるが，心不全の場合は軽症では通常係数を0.4〜0.5，中等症から重症では0.3〜0.4の低強度に設定する[4]．負荷試験を行わず，年齢による簡易換算式を最大心拍数について適用することは，ほとんどの症例にβ遮断薬が投与されていること，心不全そのものが自律神経応答異常をきたしている可能性が高いことから行うべきではない．運動負荷試験による評価を繰り返しながら運動療法を継続することも重要である．

運動処方

1）運動の種類

屋内歩行，自転車エルゴメータ，軽いエアロビクス，低強度のレジスタンストレーニングが推奨される．ジョギングや水泳などは負荷が大きく，心不全患者へは適用すべきでない．

2）運動強度

低強度かつ短時間の運動の繰り返しから開始し，徐々に（通常1週間程度をかけて）強度と時間を増していく．導入初期には平地歩行50 m/分，自転車エルゴメータ0～20 W（筋力低下の著しい例では電動アシスト付きのエルゴメータも有用である）の極めて低強度から開始し，可能となれば前項の運動負荷試験を導入して運動強度を決定する．

3）運動の持続時間と頻度

初期には低強度の運動を5～10分間の持続時間から始める．徐々に持続時間を延長する．有酸素運動の持続時間としては，1日1回30分間を目標とする．1日2回が可能であれば合計40～60分間を目標とする．頻度は週に3回以上を目標とする．

抵抗運動（レジスタンストレーニング；RT）

以前は心疾患患者へは血圧上昇が著しい等尺性運動を主体とする抵抗運動〔レジスタンストレーニング；resistance training（RT）〕は，心負荷を増加させ禁忌と考えられていた．しかし，筋力の著しく低下した例では有酸素運動のみでは効果が上がりにくく，低強度のレジスタンストレーニングを併用することが勧められている．特に透析患者では筋肉量の減少は単なる活動性の低下のみならず代謝性のアシドーシスの影響や，CKDに伴う慢性炎症などの複合的な要因に伴うことが知られている[23, 24]．また，これらに伴う筋肉量の減少が生命予後にも影響することも報告されている[25]．

具体的にはRM（repetition maximum）10以上（繰り返せる運動強度が10回以上）を目安とし，ゴムベルトや軽いダンベル（1～2 kg）を使用し，全身の筋群に対する運動をそれぞれ1セットあたり8～15回として，1～3セット施行する[26, 27]．週に2～3回程度施行するが，血圧変動に注意が必要で，特に重症心不全例では過負荷にならないように注意が必要である．

運動の注意点

過度の運動負荷は心不全の増悪因子であることを常に念頭に置き，毎回の患者状態の把握を継続することは重要である．特に運動療法開始時には負荷量の決定が正しく行われているか，自覚症状や運動中の心拍数，不整脈発生に注意が必要である．CPXで負荷量を決定した場合，負荷試験時のマスクをつけない分，死腔換気量が減少し分時換気量が減少するので負荷は減少する．したがって負荷試験による設定心拍数より実際の運動中の心拍数は減少傾向を示すとされている[28]．

- 著明な息切れまたは倦怠感
- 運動中呼吸数 40/分以上
- Ⅲ音または肺ラ音の出現
- 肺ラ音の増強
- Ⅱ音肺動脈成分の増強
- 脈圧の減少（10 mmHg 未満）
- 運動中の血圧低下（10 mmHg 以上）
- 運動中の上室性または心室性期外収縮の増加
- 発汗過多，蒼白，または意識混濁

［表 1-3］ 運動療法を中止あるいは変更する基準

運動負荷量が過大である指標としては，体重の増加（1 週間に 2 kg 以上増加），血中尿素窒素（BNP）上昇（前回に比べ 100 pg/m*l* 以上の上昇），心拍数の増加（同じ負荷量での 10/分以上の増加）などがある．運動療法の中止あるいは変更をすべき基準を表 1-3 に示す．

薬物療法

レニン・アンジオテンシン系阻害薬や β 遮断薬による心不全患者の予後改善効果は確立され，運動療法はこれら薬物療法との併用療法となることは当然である．β 遮断薬は健常人では peak$\dot{V}O_2$ の上昇を弱めることもあり，運動と β 遮断薬の関係については議論があった．しかし，心不全患者では β 遮断薬治療を受けていても，運動療法が運動耐容能とともに QOL を改善することも示された[29]．

日常生活指導

心臓リハビリでは予後の改善，重症化の予防のため運動療法のみでなく，リハビリチームによる包括的アプローチが重要である[30]．心不全の病態の理解と増悪因子についての正しい理解を進めるため，できれば栄養指導，食事指導などは集団指導と個別指導を組み合わせて行うことが望ましい．個別指導ではアプローチする多職種がカンファレンスを通じて患者の固有の問題点を明確にし，共通の視点で指導する．集団指導では，指導がスムーズに受け入れられるよう患者相互のピアサポートが発揮されるよう工夫する．

心不全患者への運動療法が腎機能へ及ぼす影響

心不全患者に対する運動療法と腎機能の関係をみた報告は少ないが，心筋梗塞後の回復期リハビリの腎機能に及ぼす影響の報告がある[31]．運動強度は AT レベル週 4〜7 回，1 日 30〜60 分の運動が継続された．3 カ月後，腎機能正常群とともに，CKD 合併群（eGFR＜60 m*l*/分/1.73 m^2）でも運動耐容能，脳性ナトリウム利尿ペプチド（BNP）は改善した．この報告で注目すべきは，腎機能についても運動療法前後で有意な改善がみられた点である．特に積極的な運動療法施行群で有意な腎機能改善を認めている（図 1-4）[31]．

このほか，Venkataraman らは心臓リハビリに参加した冠動脈疾患患者を CKD 合併群（eGFR＜60 m*l*/分/1.73 m^2）と非合併群に分けて検討を行っているが，運動耐容能の改善効果は同等であったと述べている[32]．腎機能改善効果は明らかではないが，安全に腎機能を悪化させることなく心

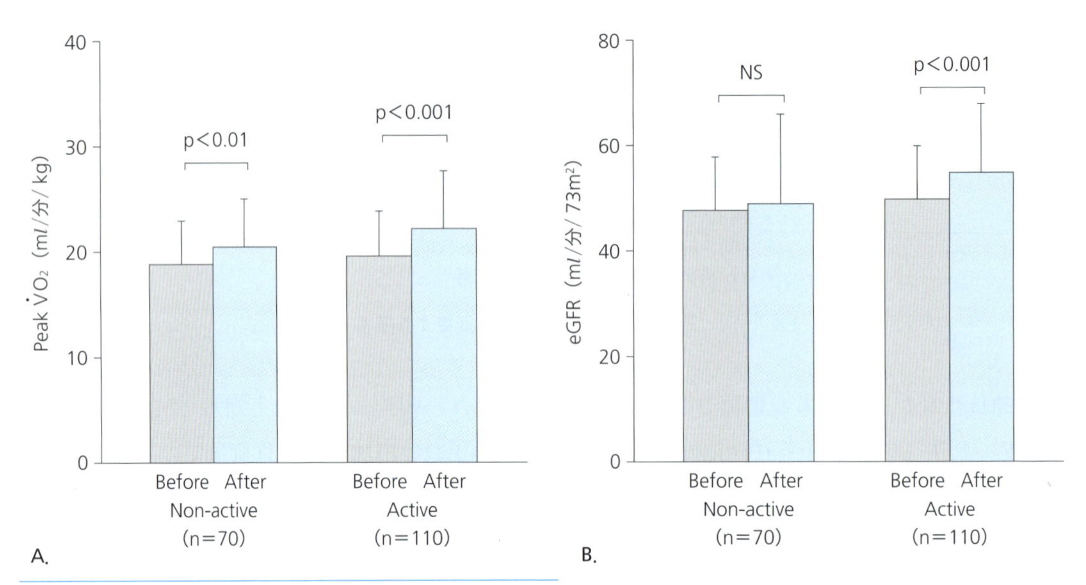

[図 1-4] **CKD 合併急性心筋梗塞患者への運動療法の効果**
A：積極的な運動療法群（Active），非積極的な運動療法群（Non-active）両群ともに，peak$\dot{V}O_2$ は運動療法後増加を示した．
B：積極的な運動療法群（Active）のみ，有意な腎機能（eGFR）改善を示した．
（Takaya et al, 2014）[31)]

疾患患者に心臓リハビリが行えることを示している．

【症例提示】

症例：71 歳，男性，165 cm，55 kg.

診断：CKD（ステージ G5），慢性心不全，虚血性心疾患，脊柱管狭窄症．

病歴：51 歳時，慢性糸球体腎炎に伴う腎機能障害の進行で血液透析（HD）導入．他院で虚血性心疾患に伴い冠動脈ステント留置．60 歳で退職後は自宅で畑仕事もするなど ADL は自立し，積極的な活動を続けていた．

66 歳時，体力の維持向上を目的に透析中の運動療法に参加．

運動療法開始時評価：心エコーでは左室壁運動は全周性に低下し左室駆出率は 42%，左室拡張末期径，収縮末期径はそれぞれ 55 mm，44 mm と拡大し，左房径も 40 mm と拡大していた．CPX では AT 3.32 METs，peak$\dot{V}O_2$ 5.67 METs と比較的運動耐容能は維持されていた．血清 BNP は 542 pg/ml と上昇していた．

運動療法経過：AT1 分前の負荷量 28 W で設定し，透析中に半座位自転車エルゴメータ運動を 20 分間から開始した．運動時間を徐々に 30〜35 分間まで延長した．有酸素運動開始前に半座位でストレッチとゴムチューブを用いたレジスタンストレーニングも併用した．

6 カ月後の CPX では AT 4.18 METs，peak$\dot{V}O_2$ 6.25 METs と増加を示し，自覚症状の改善を認めた．

その後は透析中の運動療法，在宅での非監視下の運動療法を約 5 年間継続した．半座位ではレジスタンストレーニングが十分に行えないことから，現在は透析開始前の時間を利用し別室でスト

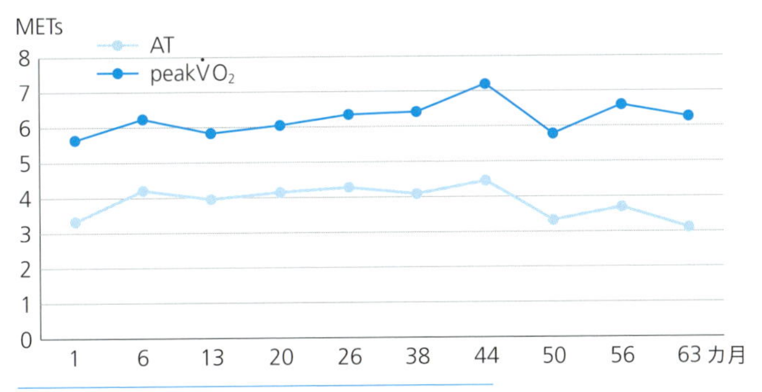

[図 1-5] **症例の CPX による運動耐容能経過**

レッチ，上下肢のレジスタンストレーニング，機械を用いたレッグプレスなどを継続している．

運動耐容能経過を図 1-5 に示す．途中，脊柱管狭窄症に伴う腰痛などにより運動療法の中断期間もあったが，開始後 5 年の経過で開始時と同等の運動耐容能が維持されている．また本症例では，最終の心エコー所見で左室駆出率は 66％と改善し，左室拡張末期径，収縮期径，左房径は 50 mm，32 mm，37 mm とすべて縮小を示していた．併用薬剤の影響もあると思われるが，心機能を増悪させることなく積極的な運動療法が継続できた症例である．

今後への展望

心臓リハビリの発展，経験の蓄積の成果として心不全患者に対する積極的で適切な運動療法が行われるようになってきた．また心不全患者の高齢化に伴う，合併疾患（複数の併存疾患の管理）や身体虚弱性（フレイル）の評価も重要視されるようになってきており，心臓リハビリの必要性はますます高まっている．適切な運動療法によって CKD 合併の心不全患者について，運動耐容能の改善とともに保存期腎機能障害患者にとっては腎機能の改善をも目指す取り組みが期待される．

（平松義博）

文献

1) Wilson JR,Mancini DM：Factors Contributing to the exercise limitation of heart failurde. *J Am Coll Cardiol* **22**（4 Suppl A）：93A-98A, 1993
2) Clark AL, et al：Exercise limitation in chrocic heart failure：Central role of the periphery. *J Am Coll Cardiol* **28**：1092-1102, 1996
3) Pina IL, et al：AHA Scientific Statement. Exercise and heart failure. A Statement from the American Heart Association Committee on Exercise, Rehabilitation, and Prevention. *Circulation* **107**：1210-1225, 2003
4) 日本循環器学会，他：心血管疾患におけるリハビリテーションに関するガイドライン（2012 年改訂版）．循環器病の診断と治療に関するガイドライン（2011 年度合同研究班報告）：http://www.jacr.jp/web/pdf/RH_JCS2012_nohara_h_.pdf
5) Go AS, et al：Chronic kidney disease and the risks of death, cardiovascular events, and hospitalization. *N Engl J Med* **351**：1296-1305, 2004
6) Hamaguchi S, et al：Chronic kidney disease as an independent risk for long-term adverse outcomes in patients hospitalized with heart failure in Japan -Report from Japanese cardiac registry of heart failure in cardiology（JCARE-CARD）. *Circ J* **73**：1442-1447, 2009
7) National Kidney Foundation：K/DOQI Clinical Practice Guidelines for Cardiovascular Disease in Dialysis Patients. *Am J Kidney Dis* **45**（4 Suppl 3）： S1-153, 2005
8) 倉富暁子：心不全患者の運動療法．*J Clin Reha* **26**：794-802, 2017

9) Belardinelli R, et al：Randomized, controlled trial of long-term moderate exercise training in chronic heart failure：effects on functional capacity, quality of life, and clinical outcome. *Circulation* **99**：1173-1182, 1999
10) Sullivan MJ, et al：Exercise training in patients with severe left ventricular dysfunction. Hemodynamic and metabolic effects. *Circulation* **78**：506-525, 1988
11) Hambrecht R, et al：Physical training in patients with stable chronic heart failure.：Effects on cardiorespiratory fitness and ultrastructural abnormalities of leg muscles. *JACC* **25**：1239-1249, 1995
12) Myers J, et al：Effects of exercise training on left ventricular volumes and function in patients with nonischemic cardiomyopathy：Application of magnetic resonance myocardial tagging. *Am Heart J* **144**：719-725, 2002
13) Belardinelli R, et al：Effects of exercise training on left ventricular filling at rest and during exercise in patients with ischemic cardiomyopathy and severe left ventricular systolic dysfunction. *Am Heart J* **132**：61-70, 1996
14) Takagi S, et al：Predictors of left ventricular remodeling in patients with acute myocardial infarction participating in cardiac rehabilitation. –Brain natriuretic peptide and anterior infarction. *Circ J* **68**：214-219, 2004
15) Kubo N, et al：Exercise at ventilator threshold aggravates left ventricular remodeling in patients with extensive anterior acute myocardial infarction. *Am Heart J* **147**：113-120, 2004
16) Giannuzzi P, et al：Antiremodeling effect of long-term exercise training in patients with stable chronic heart failure：Results of the Exercise in Left Ventricular Dysfunction and Chronic Heart Failure (ELVD-CHF) trial. *Circulation* **108**：554-559, 2003
17) Adamopoulos S, et al：Physical training improves skeletal muscle metabolism in patients with chronic heart failure. *J Am Coll Cardiol* **21**：11101-1106, 1993
18) Hornig B, et al：Physical Training improves endothelial function in patients with chronic heart failure. *Circulation* **93**：210-214, 1996
19) Coats AJ, et al：Controlled trial of physical training in chronic heart failure. Exercise performance, hemodynamics, ventilation, and autonomic function. *Circulation* **85**：2119-2131, 1992
20) Smart N, et al：Exercise training for patients with herart failure：A systemic review of factors that improve mortalityand morbidity. *Am J Med* **116**：693-706, 2004
21) Piepoli MF, et al（ExtraMATCH Collaborative）：Exercise training meta-analysis of trials in patients with chronic heart failure（ExTraMATCH）. *BMJ* **328**：189, 2004
22) O'Conor CM, et al：Efficacy and safety of exercise training in patients with chronic heart failure. HF-ACTION randomized controlled trial. *JAMA* **301**：1439-1450, 2009
23) Rhee CM, et al：Resistance exercise：an effective strategy to reverse muscle wasting in hemodialysis patients? *J Cachexia Sarcopenia Muscle* **5**：177-180, 2014
24) Bonanni A, et al：Protein-energy wasting and mortality in chronic kidney disease. *Int J Environ Res Public Health* **8**：1631-1654, 2011
25) Isoyama N, et al：Coparative association of muscle mass and muscle strength with mortality in dialysis patients. *Clin J Am Soc Nephrology* **9**：1720-1728, 2014
26) Conraads VM, Beckwers PJ：Exercise training in heart failure：Practical guidance. *Heart* **96**：2025-2031, 2010
27) Piepoli ME, et al：Exercise training in heart failure：from theory to practice. A consensus document of the Heart Failure Association and the European Association for Cardiovascular Prevention and Rehabilitation. *Eur J Heart Fail* **13**：347-357, 2011
28) 濱本 紘，野原隆司監：心臓リハビリテーション昨日・今日・明日，最新医学社，p229, 2007
29) Demopoulos L, et al：Nonselective β-adrenergic blockade with carvedilol does not hinder the benefits of exercise training in patients with congestive heart failure. *Circulation* **95**：1764-1767, 1997
30) 上月正博編：現場の疑問に答える心臓リハビリ 徹底攻略Q&A，中外医学社，pp2-8, 2010
31) Takaya Y, et al：Impact of cardiac rehabilitation on renal function in patients with and without chronic kidney disease after myocardial infarction. *Circ J* **78**：377-384, 2014
32) Venkataraman R, et al：Outcomes in patients with chronic kidney disease undergoing cardiac rehabilitation. *Am Heart J* **150**：1140-1146, 2005

2 狭心症合併例の心臓バイパス術後のリハビリテーション

リハビリテーションのポイント

心臓リハビリは，狭心症・心筋梗塞患者の予後を改善させる．透析患者においても，心臓バイパス術後の心臓リハビリは，心臓死を36%，全死亡を35%低下させると報告されている[1)]．

腎臓病患者において，狭心症に対する冠動脈バイパス術の術後心臓リハビリを行う際には，不整脈，虚血，心不全の発症に十分留意する必要がある．心血管系の危険因子である高血圧症，脂質異常症，糖尿病などの術前評価が重要である．また，慢性腎臓病（CKD）による日常生活動作（ADL）の低下が術後のリハビリの進行に大きく影響を及ぼすため，ADLの術前評価は必須である．

済生会山形済生病院の心臓術後の心臓リハビリプログラムを表2-1に示す．腎臓病患者における心臓バイパス術後の心臓リハビリもこれに沿って行うが，術前のADLが低下している場合には，状態に合わせて進行を調整する．人工透析患者では，透析日にはリハビリ開始時刻の遅延や透析後の倦怠感からうまく進行できないこともあり，本人のリハビリ意欲保持のために，多職種がチーム医療で支えていく必要がある．術前のリハビリ室での評価，訓練は，本人への動機付けにもなり，術後のリハビリを円滑に行うために大変重要である．

【症例提示】

慢性腎不全で維持透析を施行しており，整形外科的合併症のため術前からADLが低く，術後にも予期せぬ合併症を起こしたが，多職種の協力でリハビリを進めることができた心臓バイパス術後の症例を提示する（表2-2，3）．

症例：74歳，女性．

ステージ	負荷内容	安静度
1	ベッドアップ90度（5分間）	ベッドアップ90度 自力体位変換 自力食事
2	立位，体重測定（2分間）	立位体重測定 ポータブルトイレ 自力座位
3	室内1周歩行	室内歩行 検査時は車椅子使用
4	50m歩行	トイレ歩行（1日3回くらい）
5	120m歩行	病棟内歩行 エレベーター使用にて看護師付き添いで検査室歩行
6	シャワー浴（5分間）	自力シャワー浴
7	入浴（5分間）	自力入浴 院内歩行

［表2-1］ **心臓術後リハビリプログラム（成人用）** （済生会山形済生病院）

患者の状態に合わせて，おおむね手術翌日以降からステージ1を開始し，1つのステージを1～2日で進行していく．

月日	術後日数	透析	特記事項	ST介入	リハビリ回数（各40分）	ステージ	リハビリ内容	患者の反応
10/24		週3回血液透析	入院					
10/27					術前1,2	術前評価 術前リハビリ	ADL評価 立位バランス，平行棒内歩行，筋力訓練，サイドステップ	
10/29					術前3,4	術前リハビリ	立位バランス，平行棒内歩行，筋力訓練，サイドステップ	意欲的「手術終わったらまたお願いします」
11/ 4			IABP挿入					
11/ 5	0	CHDF施行	心臓バイパス手術					
11/ 6	1		IABP離脱 ICUから一般病棟へ					
11/ 7	2		気管内挿管抜去					
11/ 9	4	毎日血液透析	CHDF離脱， 経口摂取開始	●				
11/10	5							
11/11	6		心囊ドレナージ抜去 Aライン抜去		術後1	座位負荷	ベッドサイドリハビリ 四肢末梢自動運動誘導，座位保持	（両下肢筋力低下あり）
11/12	7			●	2	立位負荷	立ち上がり介助（歩行器利用）	
11/13	8		酸素吸入中止	●	3	足踏み負荷	歩行器利用して足踏み	
11/14	9			●				
11/15	10			●	4	室内歩行負荷， ポータブルトイレ可	歩行器利用して室内歩行誘導	
11/16	11				5	トイレ歩行負荷	歩行器で病棟トイレ歩行	
11/17	12	週3回血液透析	透析が週3回へ戻る		6			
11/18	13		胆囊炎にて絶食	●				
11/19	14			●	7	ベッド上安静	四肢自動運動誘導（左膝痛あり） 起居動作誘導，起き上がり介助，端座位20分，ベッド上四肢自由運動指導	（左膝痛あり）
11/20	15				8		四肢自動運動誘導（左膝痛あり） 起居動作誘導，起き上がり介助，端座位15分，ベッド上四肢自由運動指導	めまい軽度「ご飯食べていないから，体がだるくて……」
11/21	16		経口摂取再開	●				
11/23	18			●				
11/24	19		本人希望で「やわらかトロミ食」へ変更	●	9		両下肢リラクセーション， ベッド上四肢自由運動指導	両下肢疼痛・膝痛，膝関節の熱感腫脹「歩けなくなった」
11/25	20				10	立位負荷	両下肢リラクセーション，下肢自動運動 起居動作，端座位，歩行器利用して立位	膝関節腫脹軽減
11/26	21			●	11（午前） 12（午後）	 室内歩行負荷	端座位，歩行器利用して立位 歩行器利用して立位，室内歩行	「朝，トイレに行ってきました」と活気あり
11/27	22			●	13		歩行器利用して立位，室内歩行	
11/28	23				14	廊下歩行	歩行器利用して病棟廊下歩行10～15m	
11/30	25			●	15		歩行器利用して病棟廊下歩行10～15m	
12/ 1	26			●	16（午前） 17（午後）	 リハビリ室で訓練	歩行器利用して病棟廊下歩行10～15m 平行棒内立位，平行棒内歩行（半往復）	
12/ 2	27		入浴負荷（Ns施行）		18	入浴負荷	歩行器利用して病棟廊下歩行10～15m ハバード浴（介助浴）	「お風呂，久しぶりで気持ちよかった」

IABP：intra-aortic ballon pumping（大動脈内バルーン・パンピング）
CHDF：continuous hemodiafiltration（持続的血液透析濾過）

［表2-2］ リハビリ経過表（その1：術前～入浴負荷完了まで）

月日	術後日数	特記事項	ST介入	リハビリ回数（各40分）	リハビリ施行場所		下肢自動運動	起居動作	車椅子移乗	平行棒内立位	平行棒内歩行	歩行器使用立位	歩行器歩行	シルバーカー歩行	歩行距離	患者の反応
					リハビリ室	病棟										
12/ 3	28		●	19	●		●	●		●	●				半往復	
12/ 5	30		●													
12/ 6	31															
12/ 7	32	ST口腔ケア指導終了	●	20		●	●	●				●	●		15m	
12/ 8	33	車椅子移乗開始		21	●		●	●	●	●	●				半往復	
12/ 9	34			22		●	●	●				●	●		10m	
12/10	35			23	●		●	●	●	●	●					両肩痛部へホットパック施行「気持ちいい」
12/11	36			24		●	●	●				●	●		10m	
12/14	39	シルバーカー歩行開始		25		●	●	●				●		●	10m	
12/15	40			26		●	●	●				●	●	●	15/10m	
12/16	41			27		●		●						●	10m	「今日も透析で血圧下がって，時間いっぱいかかって疲れた」
12/17	42			28	●		●	●	●	●	●				1往復	
12/18	43	冠動脈CT施行														
12/21	46			29		●		●					●	●	15m	
12/22	47	経皮的冠動脈ステント留置術施行														
12/26	51			30		●		●					●		15m	
1/ 4	60	本人の希望に応じておかずを軟らかくした	●													
1/ 5	61			31	●		●	●	●	●	●				1往復	「まだ立てないもんなぁ，無理だ」
1/ 6	62			32		●		●					●	●	15/10m	「膝痛くて，歩けない」
1/ 7	63			33	●		●	●		●	●			●	1往復/10m	
1/ 8	64			34		●		●					●	●	20/20m	
1/12	68			35										●	20m	
1/13	69			36	●		●	●	●	●	●			●	1往復/10m	
1/14	70			37		●								●	20m	
1/15	71			38	●		●	●	●	●	●			●	1往復/20m	
1/18	74			39	●		●	●	●	●	●			●	1往復/20m	
1/20	76	転院														

[表2-3] リハビリ経過表（その2：ADLのさらなる拡大～転院まで）

経過：4年前より，他院で人工透析を週3回施行されていた．

透析時間3.5時間，ドライウエイトは51.5 kg，透析液流量500 m*l*/分，血流量250 m*l*/分，抗凝固剤として，透析用ヘパリンNa500単位m*l*，4,000 Uを使用している．透析後に心室性期外収縮が頻発したため，薬物負荷心筋シンチグラムを施行したところ，前側壁と下壁に虚血反応が認められ，冠動脈造影で左主幹部病変と3枝病変が発見された（右冠動脈#1：90%，左主幹部#5：50%，左前行枝#6：75%，左回旋枝#11：50%，#12：90%，#13：100%）．冠動脈バイパス術目的で当院心臓血管外科へ紹介され，入院した．

手術前にADL評価をかねて術前リハビリを2回，リハビリ室で施行した．ADLは，両変形性

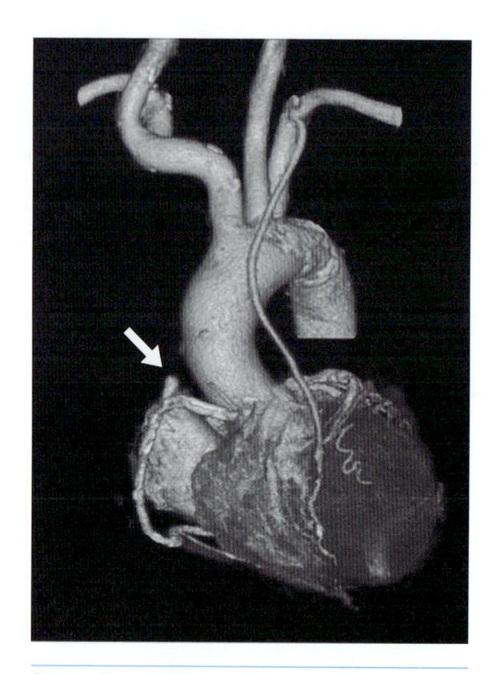

［図 2-1］ **冠動脈 CT（術後）で判明したバイパスの閉塞**
3本のバイパスのうち，LITA-左前下行枝は良好に造影されて吻合部も問題ない．SVG-右冠動脈は右冠動脈吻合部の直上で閉塞している（矢印）．また，SVG-左回旋枝も大動脈吻合部直後から造影されず，閉塞が疑われた．

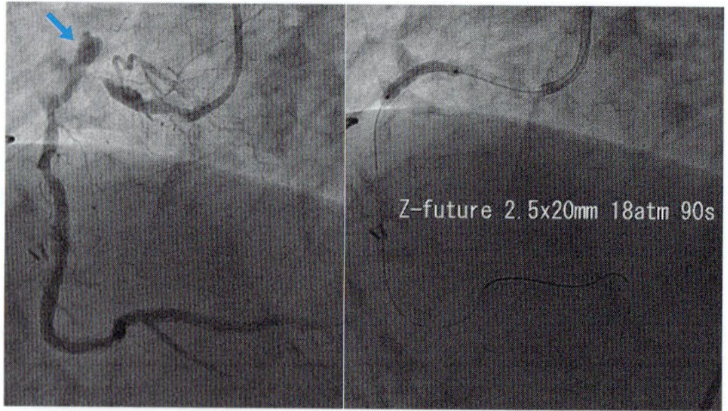

A. 右冠動脈 治療前　B. バルーンで拡張

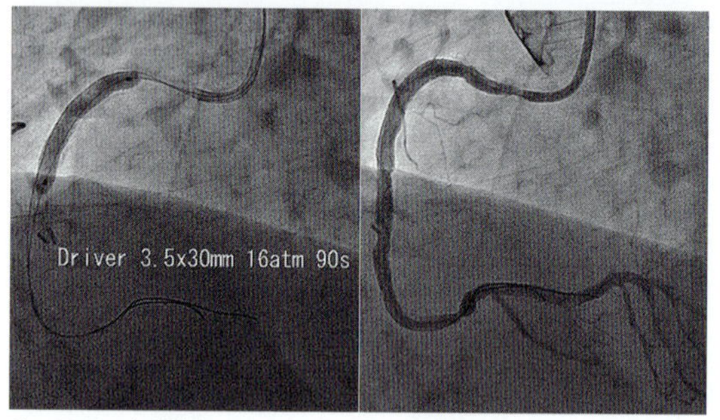

C. ステント留置　D. 治療終了

［図 2-2］ **右冠動脈への経皮的冠動脈ステント留置術施行**（12月22日）
治療前，右冠動脈狭窄部の直後に，SVGの吻合部端がわずかに造影されすぐに閉塞しているのが認められる（矢印）（A）．右冠動脈#1の90%狭窄部をバルーンで拡張し（B），ステント留置を行って（C），0%へ拡張した（D）．

膝関節症，変形性腰椎症のため低下しており，室内ではT字杖を使用しての歩行，または伝い歩きの状態であった．術後は，腰痛・下肢痛に注意しながら，プログラム（表 2-1）に沿って，ベッドサイドから，病棟，リハビリ室へと拡大していった．胆嚢炎が発症して，途中で絶食，安静を行ったり，バイパス閉塞（図 2-1）による狭心症再発に対して経皮的冠動脈ステント留置術を行う（図 2-2）など，予期せぬ合併症があり，心臓術後76日間の入院・39回の心臓リハビリを要したものの，術前のADLにほぼ回復し得た．

膝痛があり，リハビリの進行の障害となっていたが，痛みや腫脹が強いときは訓練内容をリラクセーション中心に変更し，本人の意欲が回復・向上したタイミングに合わせて積極的に進めていった．ADLが低いため，平行棒，歩行器，シルバーカーなどを利用し，日常生活に合わせた訓練を進めていった．胆嚢炎後の食事再開の際には，嚥下訓練で言語療法士も介入し，看護師とも協力し，多職種のチーム医療でリハビリを続けることができた．リハビリが進行することで，本人の意欲が向上するという，よい効果も認められた．長期の入院となるも，ほぼ術前のADLまで回復し得たため，リハビリは成功したと考える．

（池田こずえ・丸子扶美枝）

文献

1）Kutner NG, et al：Cardiac rehabilitation and survival of dialysis patients after coronary bypass. *J Am Soc Nephrol* **17**：1175-1180, 2006

3 呼吸不全のある人へのリハビリテーション

慢性腎臓病（CKD）と呼吸器疾患

わが国の慢性腎臓病（CKD）患者数は約1,330万人と推定され，また維持透析患者数は2016年末には約32万9千人と増加の一歩をたどり，また患者数の増大もさることながら平均年齢も67.8歳と高齢化している[1)]．慢性呼吸器疾患の代表格である慢性閉塞性呼吸器疾患（COPD）*1の日本国内における総患者数は，2014年時点で26万1千人と報告されているが，40歳以上の一般住民での有病率は約8.4%とされ，潜在的に約530万人のCOPD患者が存在すると推測されている[2)]．COPDの危険因子である喫煙はCKD発症と関連があるともされており[3)]，これらのことからも透析を含むCKD患者では慢性呼吸器疾患の合併例が増加していくことが予想される．またCKDおよびCOPDではサルコペニア，フレイルを有する例が多く[4, 5)]，運動療法を含めた包括的な対応も必要とされる．本項では呼吸不全を合併する透析患者におけるリハビリに関し解説する．

呼吸リハビリテーションと効果

呼吸リハビリは呼吸困難の軽減や運動耐容能の改善のみならず，健康関連の生活の質（QOL），日常生活動作（ADL）の改善を目的とし，図3-1に示すように包括的な治療方法である．呼吸リハビリが呼吸不全患者の運動耐容能を改善させ，さらに呼吸リハビリで認められたQOLの改善は薬物療法より明らかに大きいことが示されている．欧米ではすでにACCP/AACVPR[7, 8)]，BTS[9)]，GOLD[10)]などの各種ガイドラインにおいて，その有用性が認められ推奨されている．これらのガイドラインは慢性呼吸器疾患の中でもCOPDを対象とした側面が強かったが，そのほかの慢性呼吸器疾患においても運動療法の有用性を示すエビデンスは増加し（表3-1）[11)]，運動療法は呼吸リハビリの中心をなしている．

呼吸リハビリテーションプログラム

わが国においても日本呼吸ケア・リハビリテーション学会から「呼吸リハビリテーションマニュアル」が2003年に刊行され[12)]，その後2012年に第2版[11)]に改訂され幅広く活用されている．プログラム内容は表3-2[13)]であり，多職種によってサポートされる．CKD患者の呼吸リハビリにおいても本プログラムが有用と考えられるが，運用にあたってはCKD患者，特に透析患者特有の病

side memo

*1 | **慢性閉塞性呼吸器疾患（chronic obstructive pulmonary disease；COPD）**

慢性気管支炎，肺気腫などの非可逆的に気道が閉塞状態になる病気の総称．COPD患者の90%以上は喫煙歴を有する．症状として咳，痰，息切れなどの症状などが多くみられる．禁煙，薬物療法，酸素療法などの治療法があるものの，根治的治療方法はない．

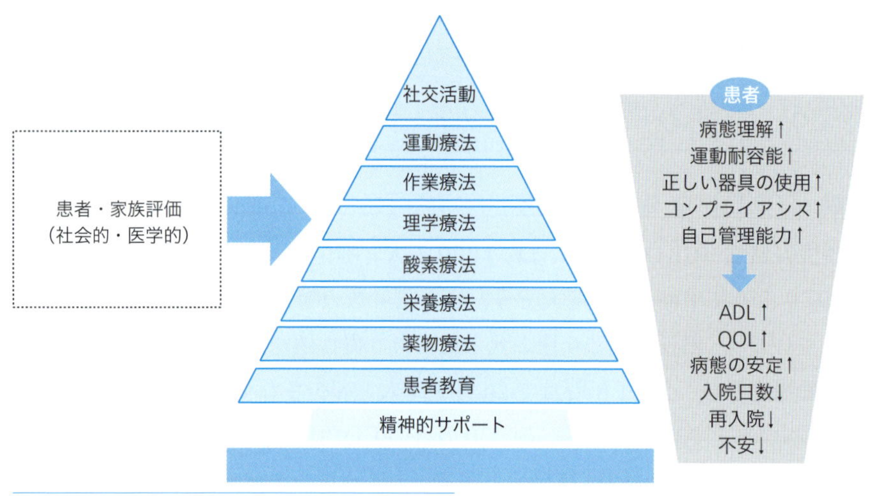

［図 3-1］ **呼吸リハビリテーションの基本的構築** （日本呼吸器学会，2013[6]を一部改変）

症状	呼吸理学療法における運動療法			ADL トレーニング
	全身持久力トレーニング	筋力トレーニング	コンディショニング	
COPD	+++	+++	++	++
気管支喘息	+++		+	+
気管支拡張症	++	++	++	++
結核後遺症	++	++	++	++
神経筋疾患			++	+
間質性肺炎	++	+	++	++
術前・術後の患者	+++	++	+++	+
気管切開下の患者	+	+	+	+

空欄：現段階で評価できず，+：適応が考慮される，++：適応である，+++：適応であり有用性を示すエビデンスが示されている．

［表 3-1］ **呼吸理学療法，ADL トレーニングの呼吸器関連疾患における委員会の推奨レベル**
（日本呼吸ケア・リハビリテーション学会，2012[11]を一部改変）

態や生活環境を考慮しつつ，運動処方を決定する必要がある．

患者状態の評価

患者の状態評価は運動療法処方決定のため必要とされ，表 3-3 に示す評価をすることが推奨されている[13]．

CKD 患者の中でも特に透析患者では虚血性心疾患など合併による心機能低下例も多く，心不全は透析患者の死因の 26％を占めている[1]．また心血管疾患患者において，COPD を疑う頻度が男性 33.7％，女性 24.2％と一般人口を対象とした調査よりも有意に高いことが報告されている[14]．これらのことからも慢性呼吸器疾患を有する CKD 患者では心疾患合併リスクは高いことが推定される．心機能低下例は運動療法における運動強度などに制約が生じるため，必須評価以外にも心エコー検査および脳性ナトリウム利尿ペプチド（BNP）検査などを行い，心機能や透析患者におけ

教育・指導	理学療法・運動療法
• 呼吸器疾患に対する指導 • 禁煙指導および環境因子の改善 • 薬物指導 • 感染予防の指導 • 患者の生活に合わせた動作の工夫 • 栄養指導 • 在宅酸素療法や在宅人工呼吸器の指導（必要時） • 疾患の自己管理 • 心理面の援助 • 社会福祉サービスの利用	• コンディショニング • ADL トレーニング • 全身持久力・筋力トレーニング

［表 3-2］ **呼吸リハビリテーションプログラム内容** （日本呼吸管理学会 他，2002[13] を一部改変）

必須評価	行うのが望ましい評価	可能であれば行う評価
• 問診・身体所見 • スパイロメトリー • 胸部 X 線 • 心電図 • 呼吸困難感（安静時・労作時） • 経皮的酸素飽和度（SpO_2） • 時間内歩行試験 • 握力 • 血清アルブミン測定 • 貧血評価（ヘモグロビン測定）	• ADL における SpO_2 モニタリング • 栄養評価 • ADL 評価 • 上肢下肢筋力測定 • 健康関連 QOL • BNP 測定 • 心エコー	• 心肺運動負荷試験 • 呼吸筋力測定 • 血液ガス測定 • 心理・社会的評価 • 身体活動量評価

［表 3-3］ **CKD 患者の状態評価に必要な検査項目**

るドライウエイトの適正性を評価することが望ましい．そのほかに，貧血，栄養状態の評価も必要と考えられる．特に血清アルブミンは透析患者，COPD 患者双方において生命予後と関連があると報告されている[15-18]．また貧血は運動耐容能，疲労感などに直結することが示されている．CKD 患者の特徴として腎性貧血＊2 があげられるが，治療に関しては赤血球造血刺激因子製剤と鉄代謝，また慢性炎症の側面から対応を検討しなければならない[19]．

運動療法

包括的呼吸リハビリにおいて，運動療法はその基盤をなしており，①コンディショニング，②ADL トレーニング，③全身持久力・筋力トレーニングから成り立っている．これらの要素を患者評価に応じて組み合わせメニューを組み立て，プログラムを構成し評価していく．重症例ではコン

side memo

＊2 ｜ 腎性貧血

赤血球をはじめとした造血は骨髄で行われており，腎臓からは赤血球の産生を促進させる働きのあるホルモンとしてエリスロポエチン（EPO）が分泌されている．腎機能低下が進行すると腎臓からのエリスロポエチン産生が低下し骨髄での造血能力が低下し，結果貧血をきたす．定期的な赤血球造血刺激因子製剤（ESA）の投与により貧血の改善は可能である．

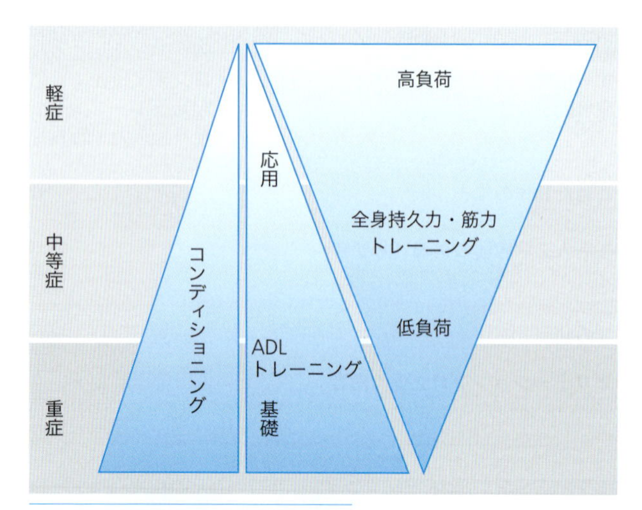

［図 3-2］ **開始時のプログラム構成**
縦軸は患者重症度，横軸は運動療法の割合を示している．重症例では，コンディショニングや基礎的なADLトレーニングの割合を増やし，低負荷の全身持久力，筋力トレーニングから開始することが望ましい．
（日本呼吸ケア・リハビリテーション学会，2003[12]を一部改変）

ディショニング，ADLトレーニングの比重が大きくなり，全身持久力・筋力トレーニングは低負荷から開始となる（図 3-2）．また定時的に経皮的酸素飽和度（SpO_2），血圧，心拍数，呼吸回数に加え，胸痛・めまいなどの自覚症状を監視しつつ実施することが推奨され，トレーニングは患者に見合ったFrequency（運動の頻度），Intensity（運動の強度），Time（運動時間），Type（運動の種類）の“FITT”を提示し指導する必要がある．

1）コンディショニング

❶身体的介入

呼吸訓練（腹式呼吸，口すぼめ呼吸），リラクセーション，胸郭可動域訓練などを行う．慢性呼吸器疾患患者にみられる全身の筋肉，関節の柔軟性低下や呼吸運動の異常を，ストレッチングや口すぼめ呼吸などの練習により改善させることで運動療法の効率を高めることを目的とする．

❷心理的介入

運動療法への不安の解消，運動への意欲向上などを目的とする．

❸薬物療法による介入

運動療法前の薬物吸入指導などを行い，呼吸機能の改善を図る．

2）ADLトレーニング

疾病により損なわれたADLの改善を目的にし，日常生活の基本動作（離床，起立，立位保持，更衣動作，階段昇降など）のトレーニングを行い，呼吸能力の改善に加え動作遂行能力の向上を目的とする．

3）全身持久力トレーニング

有酸素運動を中心とした全身の筋群を用いるトレーニングである．上肢下肢による運動があるが，歩行などの下肢運動によるトレーニングが最も強く推奨される[7-10]．トレーニングの方法としては，平地歩行，階段昇降，自転車エルゴメータやトレッドミルを用いた運動がある．歩行は器具なども使用しないことからも最も行いやすい運動療法とされている．

4）筋力トレーニング（レジスタンストレーニング）

COPDなどでは骨格筋の機能障害を有する例が多い[20, 21]．このため全身持久力トレーニング実施前に筋力トレーニングを必要することが多い．四肢・体幹筋力トレーニングとしてベッド上での自重を利用したものや，ゴムチューブやダンベルを用いたトレーニングがあり，呼吸筋トレーニングとして呼吸抵抗負荷法や腹部重錘負荷法などがある．

運動療法による症状，運動耐容能の改善は基本的に肺機能，血液ガスの推移と関連なく効果が得られ，またすでに薬物療法，酸素療法が行われている例においても改善が期待できる[9]．

運動処方

運動処方はFrequency，Intensity，Time，Typeの“FITT”で構成される．患者評価の後にFITTは決定されるが，特に透析患者では一般的に，週3回・1回4～5時間の透析を行っており，時間的制約や透析による疲労，透析後の血圧低下などから，透析日は健常な透析患者であっても運動量は少ない．また，透析患者は非透析患者に比べて下肢筋力の低下が有意であり，リハビリを要する病状においてはその差はさらに拡大する．これらの評価，運動処方の実行を繰り返しながら，運動療法を拡大・継続して行う必要がある．

運動負荷試験および自覚症状からの運動強度の決定と注意点

1）トレッドミルおよび自転車エルゴメータによる運動負荷試験

連続呼気ガス分析を行い，運動負荷試験で得られた最高酸素摂取量（peak$\dot{V}O_2$）の40～80％の間で運動強度を処方する．ただし，これらの装置は所有する施設が限られている．

2）シャトルウォーキング（SWT）・6分間歩行試験（6MWT）

歩行という簡便な方法で，どこでも行える利点がある．シャトルウォーキング（SWT），6分間歩行試験（6MWT）はともにpeak$\dot{V}O_2$を直接測定する方法ではないが，歩行距離からpeak$\dot{V}O_2$が推測できる．

SWT予測式：peak$\dot{V}O_2$（ml/kg/分）＝4.19＋0.025×歩行距離（m）
6MWT予測式：peak$\dot{V}O_2$（ml/kg/分）＝0.006×距離（feet*）＋3.38

それぞれpeak$\dot{V}O_2$が推測できるが，6MWTは日常生活の機能障害の重症度を評価することに適している．また，SWTは6MWTに比しpeak$\dot{V}O_2$との相関性も高く，予測式から運動強度の処方に用いることが可能である[22, 23]．

3）自覚症状

患者の呼吸困難を指標に運動強度を決定する運動療法（目標呼吸困難スコア；Target Dyspnea Rating）がある[24]．運動時の$\dot{V}O_2$と呼吸困難（ボルグCR-10指数；Borg CR-10 scale）が相関す

* 1 feet＝0.3048 m.

負荷の強さ	高強度負荷 (high intensity)	低強度負荷 (low intensity)
定義	患者個々の peak$\dot{V}O_2$ に対して 60〜80%の負荷	患者個々の peak$\dot{V}O_2$ に対して 40〜60%の負荷
利点	同一運動刺激に対して高い運動能力の改善がみられ，生理学的効果は高い	在宅で継続しやすい 抑うつや不安感の改善効果が大きい リスクが少ない アドヒアランスが維持されやすい
欠点	すべての患者への施行は困難 リスクがあり，付き添いや監視が必要 患者のアドヒアランス低下	運動能力の改善が少ない 運動効果の発現に長時間を要する
適応	モチベーションが高い症例 運動時に SpO_2 が 90%以上である 肺性心，重症不整脈，器質性心疾患などがない	高度な呼吸困難例 肺性心合併例 後期高齢者（85 歳以上）

[表 3-4] **高強度負荷と低強度負荷**　（日本呼吸ケア・リハビリテーション学会，2012[11] より一部改変）

ることを利用したものである．通常，ボルグ CR-10 スケール 3〜4 の運動強度で行われるが，より低強度での有用性も報告されている[25]．

CKD 患者は心血管疾患合併症例も多く，リハビリ開始初期は低強度負荷を選択するケースが多いと予想される（表 3-4）[11]．運動強度の決定に際しては，自律神経障害を有することの多い糖尿病腎症由来の CKD 患者においては嫌気性代謝閾値でも心拍数が低い傾向を示すことが多く，また起立性低血圧などの調節障害もみられるため，リハビリ開始時に有効で安全な運動負荷量を見極めることが大変重要である．また，体液過剰状態での運動療法により心不全が誘発される恐れや，透析患者においては透析後の疲労による運動量の低下に配慮しなければならない．

酸素療法および薬物療法

わが国の呼吸不全患者の在宅酸素療法の適応は，動脈血酸素分圧（PaO_2）が 55 mmHg 以下，および PaO_2 60 mmHg 以下で睡眠時または運動負荷時に著しい低酸素血症をきたす者とされている．同様に，運動に伴い SpO_2 が 90%以下に下がらないように酸素療法が必要である．
また慢性呼吸器疾患としての薬物療法は多岐にわたるが，COPD において長時間作用性抗コリン薬，長時間作用性 β_2 刺激薬，長時間作用性 β_2 刺激薬/吸入用ステロイド配合薬，去痰薬，テオフィリン，マクロライドの有効性が認められている．

栄養指導および生活指導

CKD ステージ G3〜5 の栄養指導の基本は塩分制限および低蛋白食である．一方，栄養障害が顕著な COPD などの呼吸器疾患においては，高エネルギー，高蛋白食が基本となる．このため呼吸器疾患合併 CKD 患者においては患者個々に合わせた栄養評価および食事指導が必要となる．また生活指導において，禁煙は CKD，慢性呼吸器疾患双方の観点から必須である．CKD 患者も慢性呼吸器疾患患者同様に感染症による死亡や合併症のリスクは高く，インフルエンザワクチンや肺炎球菌ワクチンなどの接種が推奨される．

このように包括的治療である呼吸リハビリでは，含まれる治療内容が多岐にわたるため，多職種のサポートがあって初めて成り立つことを十分理解し行っていかなければならない．

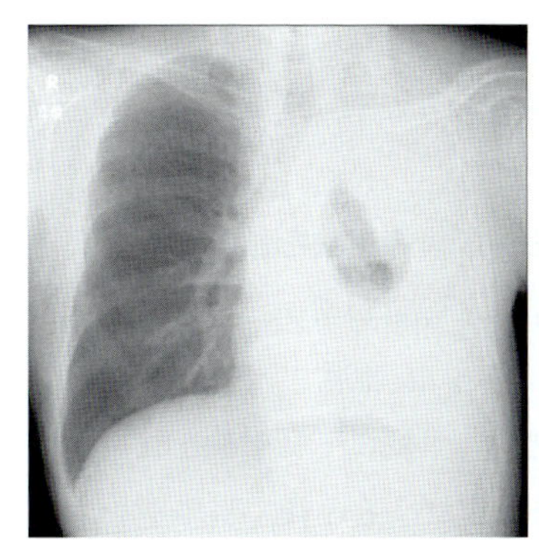

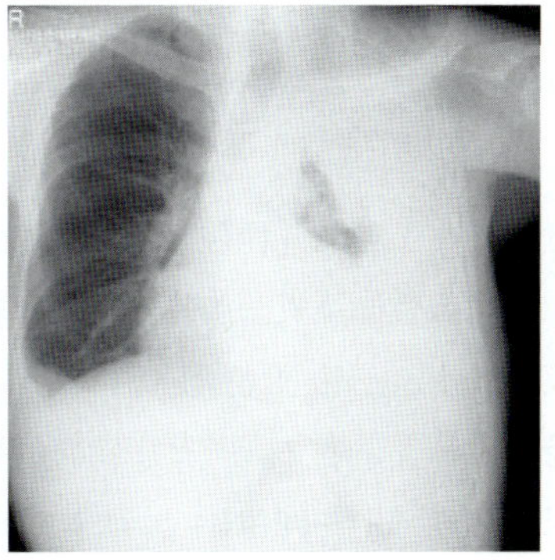

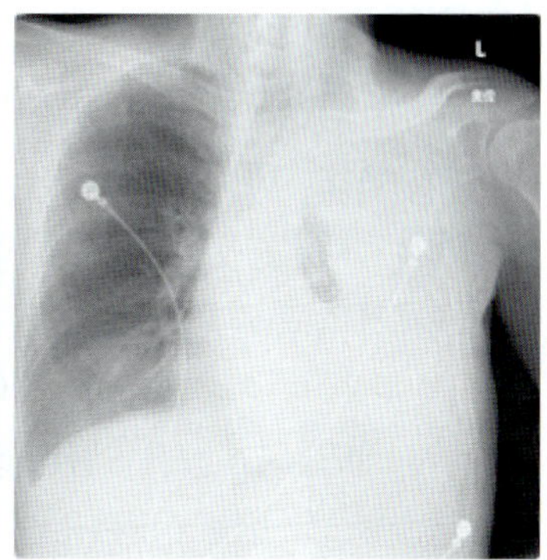

A：7月14日	BNP 233 pg/ml
	Room air
pH	7.444
PCO_2	34.7 mmHg
PO_2	87.5 mmHg
HCO_3^-	23.3 mmol/l
BE	−0.2 mmol/l
肺活量	1.96 l
%肺活量	55.5%
1回換気量	0.99 l
努力性肺活量	1.92 l
1秒量	1.53 l
1秒率	80.05%

B：8月29日	BNP 648 pg/ml
O_2	3 l/min
pH	7.446
PCO_2	27.4 mmHg
PO_2	95.3 mmHg
HCO_3^-	18.4 mmol/l
BE	−4.6 mmol/l

C：9月15日	BNP 594 pg/ml
O_2	2 l/min
pH	7.406
PCO_2	36.3 mmHg
PO_2	79.3 mmHg
HCO_3^-	22.3 mmol/l
BE	−1.8 mmol/l
肺活量	1.44 l
%肺活量	40.9%
1回換気量	0.56 l
努力性肺活量	1.66 l
1秒量	1.32 l
1秒率	79.3%

［図3-3］ **胸部X線および呼吸状態**

検査	値	検査	値	身体評価
WBC	8,850/μl	蛋白尿	1.5 g/日	身長 162.6 cm　体重 43.5 kg
RBC	285×10⁴/μl	尿量	300 ml/日	血圧 102/75 mmHg
Hb	9.6 g/dl			
Hct	30.2%	心電図：洞調律		Barthel Index：30
PLT	15.3×10⁴/μl		心拍数 94回/分	寝返りは打てるが，自力座位は不可能であり，排泄は介助が必要．
TP	5.7 g/dl	心エコー		
Alb	2.8 g/dl	EF：67%		
BUN	52 mg/dl	LAD 30 mm		
Cr	4.62 mg/dl	LVDd 37 mm		ROM：両側足底背屈に軽度制限あるも，そのほかに制限は認めない．
Na	136 mEq/l			
K	3.6 mEq/l			
Cl	101 mEq/l			
Ca	7.6 mg/dl			上肢MMT：左右差なく3
P	4.4 mg/dl			下肢MMT：左右差なく2〜3
BNP	594 pg/ml			

EF：左室駆出率，LAD：左房径，LVDd：左室拡張末期径，ROM：関節可動域，MMT：徒手筋テスト．

［表3-5］ **症例の検査結果および身体評価**（X＋9年9月15日）

【症例提示】

慢性透析導入期に呼吸リハビリを実施し，効果が得られた一例を提示する．

症例：男性，67 歳．

現病歴と経過：X 年，進行性食道がんと判明．他院にて化学療法＋放射線療法を施行．食道がんは完全寛解に至ったが，その後，放射線性肺臓炎，胸膜炎に伴う左胸水貯留が増加．

X＋4 年 2 月，クレアチニン（Cr）1.4 mg/dl，血清総蛋白（TP）3.7 g/dl，血清アルブミン（Alb）2.2 g/dl，蛋白尿 6 g/日と腎機能障害およびネフローゼ症候群が判明．当院にて腎生検を行い膜性腎症と診断，ステロイド療法などを施行し，蛋白尿 1 g/日まで減少した．その後，胸腔ドレナージおよび胸膜癒着術による左胸水除去および左無気肺の拡張を試みたが，左肺の十分な進展が得られず断念した．

その後，徐々に腎機能が悪化し，X＋9 年 8 月，息切れを主訴に当院外来受診．尿素窒素（BUN）79 mg/dl，Cr 3.59 mg/dl，BNP 648 pg/ml，両側右胸水貯留あり，入院となった．利尿薬などによる治療を開始したが，腎機能はさらに悪化し尿量は低下．元来の左無気肺に加え，心不全による呼吸状態の悪化もあり，8 月末から血液透析を開始した．しかしその後も心タンポナーデや肺炎などの合併をみた．その後，心タンポナーデや肺炎などの合併症は改善したが，維持透析を要する状態となった．

図 3-3 および表 3-5 に状態評価，身体評価を示す．自覚症状としては安静時息切れはないものの，体動時息切れを感じる状態であった．ベッド上安静の状態が約 2 週間持続した結果，全身の筋力が低下し体重は 48.5 kg から 43.5 kg へ減少，自力歩行は困難であり，鼻カニューレでの酸素吸入 2 l/分継続が必要な状態となった．

貧血，低アルブミンの存在に加え，右胸水は消失したものの BNP が 594 ng/ml と依然高く，リハビリ施行時の心負荷には注意が必要と考えられた．

このため，図 3-2 における重症例のプログラム例を参考にコンディショニング，ADL トレーニングに中心とした低負荷の筋力トレーニングを開始した．

透析処方においては，赤血球造血刺激因子製剤（ESA）および鉄投与による貧血の改善に努め，また蛋白漏出の少ないダイアライザの選択や血圧変動を少なくするための緩徐な除水・透析時間の設定などを行った．透析後は疲労感が強かったため，トレーニング時間の短縮や，また透析前にトレーニングを行うなどの対策を講じた．また，透析患者では塩分，カリウム，蛋白質などの食事制限が多いため，管理栄養士を中心とした栄養介入も同時に行い，全身状態の改善に努めた．

約 3 カ月間のリハビリを要したが，リハビリの効果が得られ，12 月には Barthel Index 100 点，SpO_2 96～97％となり，日常軽労作では息切れを訴えることなく独歩にて退院．以後，透析施設への通院となった．しかしながら，体重の変化をみると，X＋4 年にネフローゼ症候群が不完全寛解に至った時期の体重は 50.5 kg，X＋9 年 8 月の透析導入直前には 48.5 kg，慢性透析が安定して退院する直前の体重は 44 kg となり，筋肉量が大きく減少した．

（土屋善慎）

文献

1）日本透析医学会統計調査委員会：図説 わが国の慢性透析療法の現況 2015：http://docs.jsdt.or.jp/overview/index2016.html
2）Fukuchi Y, et al：COPD in Japan：the Nippon COPD Epidemiology study. *Respirology* **9**：458-465, 2004
3）Jones-Burton C, et al：Cigarette smoking and incident chronic kidney disease：a systematic review. *Am J Nephrol* **27**：342-351, 2007
4）Barnes PJ, Celli BR：Systemic manifestations and comorbidities of COPD. *Eur Respir J* **33**：1165-1185, 2009
5）Shlipak MG, et al：The presence of frailty in elderly persons with chronic renal insufficiency. *Am J Kidney Dis* **43**：861-867, 2004
6）日本呼吸器学会 COPD ガイドライン第 4 版作成委員会：COPD 診断と治療のためのガイドライン第 4 版, メディカルレビュー社，2013
7）Rises AL, et al：Pulmonary rehabilitation：joint ACCP/AACVPR evidence-based guidelines. ACCP/AACVPR Pulmonary Rehabilitation Guidelines Panel. *Chest* **112**：1363-1396, 1997
8）Ries AL, et al：Pulmonary Rehabilitation：Joint ACCP/AACVPR Evidence-Based Clinical Practice Guidelines. *Chest* **131**（5 Suppl）：4S-42S, 2007
9）British Thoracic Society Standards of Care Subcommittee on Pulmonary Rehabilitation：Pulmonary rehabilitation. *Thorax* **56**：827-834, 2001
10）Pauwels RA, et al：Global strategy for the diagnosis, management, and prevention of chronic obstructive pulmonary disease. NHLBI/WHO Global Initiative for Chronic Obstructive Lung Disease（GOLD）Workshop summary. *Am J Respir Crit Care Med* **163**：1256-1276, 2001
11）日本呼吸ケア・リハビリテーション学会呼吸リハビリテーション委員会（他・編）：呼吸リハビリテーションマニュアル—運動療法第 2 版，照林社，2012
12）日本呼吸ケア・リハビリテーション学会呼吸リハビリテーション委員会（他・編）：呼吸リハビリテーションマニュアル—患者教育の考え方と実践，照林社，2003
13）日本呼吸管理学会，日本呼吸器学会：呼吸リハビリテーションに関するステートメント．日呼吸会誌 **40**：536-544，2002
14）佐田 誠：COPD と心血管系疾患．呼吸と循環 **58**：133-141，2010
15）Locatelli F, et al：Anemia management for hemodialysis patients：Kidney Disease Outcomes Quality Initiative（K/DOQI）guidelines and Dialysis Outcomes and Practice Patterns Study（DOPPS）findings. *Am J Kidney dis* **44**（5 Suppl 2）：27-33, 2004
16）de Miguel Díez Jde M, et al：Impact of anemia on COPD. *Arch Bronconeumol* **45**（Suppl 4）：47-50, 2009
17）Cano NJ, et al：Clinical Research Group of the Société Francophone de Nutrition Entérale et Parentérale. C-reactive protein and body mass index predict outcome in end-stage respiratory failure. *Chest* **126**：540-546, 2004
18）Pifer TB, et al：Mortality risk in hemodialysis patients and changes in nutritional indicators：DOPPS. *Kidney Int* **62**：2238-2245, 2004
19）山本裕康：慢性腎臓病における貧血と鉄代謝異常．日内会誌 **104**：960-966，2015
20）A statement of the American Thoracic Society and European Respiratory Society：Skeletal muscle dysfunction in chronic obstructive pulmonary disease. *Am J Respir Crit Care Med* **159**（4 P2）：S1-S40, 1999
21）Gosker HR, et al：Skeletal muscle dysfunction in chronic obstructive pulmonary disease and chronic heart failure：underlying mechanisms and therapy perspectives. *Am J Clin Nutr* **71**：1033-1047, 2000
22）ATS Committee on Proficiency Standards for Clinical Pulmonary Function Laboratories：ATS Statement Guidelines for the Six-Minute Walk Test. *Am J Respir Crit Care Med* **166**：111-117, 2002
23）俵 祐一，他：慢性呼吸器疾患患者における shuttle walking test の有用性について．6 分間歩行距離テストとの比較から．日呼吸管理会誌 **9**：193-197，1999
24）Horowitz MB, et al：Dyspnea ratings for prescribing exercise intensity in patients with COPD. *Chest* **109**：1169-1175, 1976
25）Takahashi H, et al：Effects of low-intensity exercise training Chronic Obstructive Pulmonary Disease Sitting Calisthenics）in patients with stable Chronic Obstructive Pulmonary Disease. *Jpn J Compr Rehabil Sci* **2**：5-12, 2011

4 脳卒中片麻痺合併例へのリハビリテーション

慢性腎臓病（CKD）・透析患者と脳卒中との関係

わが国における慢性腎臓病（CKD）患者数は約1,330万人と推計されており，これは成人の約8人に1人にあたる[1]．CKDは脳卒中のリスク因子として注目されており，軽度の腎機能低下でもリスク因子となり，腎機能が重度に低下した透析患者では脳卒中のリスクは著しく高い[2]．CKDは諸外国の報告では心疾患との関連を指摘されているが，わが国では脳卒中との関連のほうが強い．

日本透析医学会の統計によると，慢性透析療法を施行している患者数は2015年末現在，324,986人で，前年度より4,538人増加した[3]．2015年の透析導入患者は39,462人で，原疾患は糖尿病腎症，慢性糸球体腎炎，腎硬化症の順で，毎年，糖尿病腎症の割合が増加している[3]．

透析患者では一般人に比べ脳卒中を発症しやすい．透析患者では脳出血の発症率が高いとの報告が多かったが，近年の報告では脳梗塞の割合が増加している．特にアテローム血栓性脳梗塞*1が増えている[4]．脳梗塞の病変部位として，椎骨脳底動脈領域が比較的多い[4]．虚血性脳卒中は，透析中または直後に発症する可能性が高い．脳出血は透析患者において一般に比べ5～10倍高く，死亡率も2倍高い[5]．血腫も大きく，開頭手術の成績は不良である[6]．脳出血の部位では大脳基底核病巣が多いが，非透析者に比べ皮質下出血の頻度が高い．透析患者の脳血流量は低く，透析による除水と血圧低下により，主幹動脈に狭窄，閉塞病変を有すると，下流域に脳虚血や梗塞を生じる可能性がある（血行力学的脳梗塞）[7]．透析患者では心房細動の有病率も高い．

透析患者の増加に伴い，透析患者にリハビリを施行する機会は増加している．近年，透析患者にも積極的に運動することが推奨されるようになった．本項では脳卒中を併発したCKD，透析患者の急性期治療について簡単に触れた後，リハビリについて述べる．

CKD・透析患者における脳卒中の急性期治療

脳保護薬として承認されているエダラボン（ラジカット®）は，重篤な腎機能障害患者への使用は禁忌とされている．透析患者では原則使用しない．抗血小板療法として使用されるオザグレルナ

side memo

＊1 ｜ アテローム血栓性脳梗塞

アテローム血栓性脳梗塞は，動脈硬化に伴う動脈壁に沈着したアテローム（粥腫）のため，動脈内腔が狭小化して閉塞が起こるもの（脳血栓症）と，アテロームがはがれて末梢の血管に詰まったもの（動脈原性梗塞）が存在する．脳梗塞の中ではラクナ梗塞に次いで多いが，最近では増える傾向にある．アテロームが徐々に成長するためその経過で側副血行による代償が起こり，壊死範囲が大きくならないことがある．脳梗塞発症以前に壊死に至らない一過性脳虚血発作（transient ischemic attack；TIA）を起こすことが多い．部位としては中大動脈領域が多いが，最近では頸部内頸動脈起始部が増加している．リスク因子として，喫煙，肥満，高血圧，糖尿病，高脂血症などがあり，予防として抗血小板薬の投与や原疾患に対する治療，コントロールが必要である．

トリウム（カタクロット®，キサンボン®）は投与上注意が必要である．健常人と比較して1/4～1/2量での投与が推奨されている[8]．血栓溶解療法*2（rt-PA治療）は慎重投与項目に該当する．透析中のヘパリン投与により活性化部分トロンボプラスチン時間（APTT）が前値の1.5倍以上に延長している場合は治療禁忌であり，ほとんどの患者では適応がない[9]．

脳卒中発症直後は頭蓋内圧が急速に亢進しており，発症当日は可能な限り透析は避けたほうがよい．血液透析により溶質除去と除水が進むと，不均衡症候群のため頭蓋内圧亢進が増悪する．そのため，脳卒中急性期には透析の必要性を慎重に検討し，循環動態の変動が少なく頭蓋内圧への影響が小さい連続携行式腹膜透析（continuous ambulatory peritoneal dialysis；CAPD），持続的血液透析濾過（continuous hemodiafiltration；CHDF），透析効率を低くとどめた短時間の連日血液透析（hemodialysis；HD）が推奨される[7,10-12]．

脳梗塞では，血液濃縮による脳血流減少が脳虚血を増悪させるため，急速で大量の除水は避けるべきである[7,11]．脳出血の急性期にはできる限り透析は避けるべきであるが，施行時にはグリセオール®の持続投与，抗凝固薬はヘパリンに比べ半減期が短いため，ナファモスタットメシル酸塩（フサン®）を使用する[7,11]．

CKD・透析患者における脳卒中リハビリテーション

脳卒中は運動機能障害だけでなく，認知，コミュニケーション，嚥下機能障害などの多彩な障害を呈する．機能障害(impairment)として片麻痺，感覚障害，失語，嚥下障害など，能力低下(disability)として歩行障害，日常生活動作（ADL）障害など，社会的不利（handicap）として家庭復帰障害，復職障害などがある．

運動麻痺としては片麻痺が圧倒的に多いが，単麻痺や四肢麻痺のこともあり，失調症状が主体となる症例もある．脳卒中発症後ほぼ回復する人が3割，死亡が2割，片麻痺などの障害を残す人が5割である．脳卒中における運動麻痺は，発症後3カ月までの回復は著しく，その後は徐々に遅くなり，6カ月～1年でほぼプラトーに達する．生存した患者のうち，7割が装具の有無にかかわらず歩行が可能となる[13]．しかし，上肢では早い時期に回復の徴候が出現しなければ実用手とはならない．

リハビリの目的は，①廃用症候群の予防，②麻痺した機能の回復，③回復不能となった機能の代償を図ることである[14]．リハビリの流れとして，急性期，回復期，維持期（生活期）に分けると

side memo

＊2 ｜ 血栓溶解療法

脳血管障害により脳が壊死になる前に血栓を溶解し脳血流を再開させ，回復させる方法である．2005年10月にわが国でも保険適応の承認が得られた．使用するのは遺伝子組み換え組織プラスミノゲンアクチベーター〔rt-PA，アルテプラーゼ（アクチバシン®，グルトパ®）〕で，静脈内投与は原則として発症から4.5時間以内の治療可能な虚血性脳血管障害である．除外項目，慎重投与項目が定められており，慎重に適応を判断する．最初に体重で換算した総量（0.6 mg/kg）の10％を急速投与し，残りを約1時間かけて投与する．脳出血を起こす危険性があり，投与後（36時間以上）は厳格な管理を行う．

透析患者のリハビリテーション訓練中止基準
1. 透析効果が不十分で尿毒症状態にあるとき
2. 最高血圧 180 mmHg，または最低血圧 100 mmHg 以上
3. 安静時心拍数 120/分以上
4. 易疲労感が強いとき
5. 37.5℃以上の熱発時
6. 狭心症症状・心不全の所見があるとき
7. 不整脈が著しいとき
8. 訓練時に動悸・息切れ・めまいなどの症状があるとき

［表 4-1］ 透析患者のリハビリテーション訓練中止基準

（猪飼 他，2004）[18]

理解しやすい．

1）急性期リハビリテーション

急性期リハビリの目的は，廃用症候群の予防，可及的早期の離床，健側機能の維持，麻痺側機能の回復である．急性期リハビリがその後の機能予後を左右するので，極めて重要な時期である．意識がほぼ回復し，最低限の意思疎通が可能となった時点で開始する．多くの症例では，発症翌日よりベッドサイドでのリハビリは可能である．

ベッドサイドでの訓練は，患肢保護を目的とした良肢位保持（positioning），褥瘡や沈下性肺炎予防のための体位変換，関節拘縮予防のための他動的関節可動域（range of motion；ROM）訓練，座位訓練などである．全身状態のよい患者では，背もたれなしの座位，いわゆるベッドの端に座る端座位訓練から開始してもよい．

意識消失や転倒の原因にもなる血圧低下には十分注意する．起立性低血圧に対しては，下肢の弾性ストッキング着用やベッドアップ時間の延長による耐性向上を図る．栄養摂取に関して，蛋白とエネルギーの補充は必須であり，体重当たり 1 日 1.2～1.5 g の蛋白と 35～40 kcal のエネルギー投与を基本とする[15]．経口摂取が困難な場合は経鼻チューブからの経管栄養を行う．水分過剰になることに注意が必要である．

一般的にリハビリ訓練実施の基準として，土肥[16]や中村[17]の基準が広く用いられているが，透析患者の脳卒中合併例の明確な訓練実施基準は存在しない．脳卒中早期離床基準と心筋梗塞リハビリ基準を参考にしたものが利用されている．収縮期血圧の変動が 20 mmHg 以内，心拍数 120/分以下，危険な不整脈が出現しない，自覚症状や意識レベルが低下しないなどである[15]．筆者ら[18]も訓練を中止するか，またはベッドサイドでのリハビリに変更したほうがよい基準を提唱している（表 4-1）[18]．

2）回復期リハビリテーション

30 分車椅子上での座位耐久性が可能になったら，訓練室でのリハビリを開始する．この時期では適切な機能評価に基づいて治療計画が決定される．麻痺の程度の評価*3（運動回復評価）には Brunnstrom Stage が用いられることが多く，ADL 評価には Barthel Index，FIM（Functional Independence Measure）が用いられる．回復期は急性期に増してチームアプローチが重要である．現在，回復期リハビリ病棟は 7.7 万床を超えたが，透析患者を受け入れてくれる病院，施設は少なく[19]，急性期病院からの転院に難渋することがある．

理学療法（PT）では，ROM訓練，マット上基本動作訓練，移乗（ベッドや車椅子など）訓練，起立訓練，歩行訓練，筋力増強訓練，麻痺側の促通訓練（ファシリテーション）などが行われる．歩行訓練は平行棒内から始め，下肢装具や杖（4点杖やT字杖）を用いて歩行させる．下肢装具として，短下肢装具（AFO）を用いることが多く，プラスチック装具（靴べら型など）や金属支柱付き装具がある．装具処方の時期について異論もあるが，早期に作製すべきであると考える．

透析患者では骨，関節の痛みを訴える患者は多い．運動器の痛みに対しては装具などを使用して除痛を図り，筋力強化（維持）として等尺性・等張性運動訓練を行う．運動耐容能低下に対して，1回のリハビリ時間を短くして午前・午後に分けて施行する場合がある[15,20]．透析後に疲労感を訴える患者に対しては透析前にリハビリを施行するのもよい．患者の状態により透析日の訓練内容を変更することも必要である．全身状態の悪い患者では透析日にリハビリを施行できないことも多い．

作業療法（OT）では，食事動作，整容動作，更衣動作，排泄動作などのADL訓練を施行する．機能的OTとして，上肢の筋力増強訓練，促通訓練，巧緻性訓練を行う．麻痺側だけでなく，両手動作での作業を取り入れ，麻痺側の回復が悪い患者に対しては，片手動作訓練，利き手交換訓練を行う．高次脳機能障害の中の失行，失認の評価や訓練もOTで行う．肩関節亜脱臼は急性期に多く認められるが，麻痺の回復とともに改善する例が多い．急性期にはスリングなどにより予防する必要があるが，内転内旋拘縮を生じやすいため，長期間の使用は避けるべきである[21]．

シャント保護のため，シャント側の肘の強い屈曲，長時間の圧迫に注意する．シャントが麻痺側の場合は，感覚障害，意識障害，注意障害などにより患者本人の管理が不十分になりやすいため，十分な配慮が必要である．また，リハビリ施行側もシャント保護意識が優先し，積極的な訓練を施行しなかったり，長期にわたって三角巾を使用することがある．正しい管理下にシャント側も訓練を行い，機能の改善を図る．リハビリ施行後はシャント音を確認し，外傷がないことをチェックする[22]．

失語症，構音障害に対する詳細な評価や訓練は言語聴覚士により行われる．急性期では30〜40%存在していた嚥下障害は，回復期では10%以下となる．嚥下障害が残存した症例に対して，摂食嚥下訓練（間接的嚥下訓練，直接的訓練）が施行される．長期的に経口摂取が困難な場合は，胃瘻の造設や間欠的経管栄養法も検討する．

透析患者における脳梗塞再発予防のための抗血小板薬〔アスピリン，チクロピジン（パナルジン®），クロピドグレル（プラビックス®）〕は，非透析例と同様に使用可能である[11,23]．腎排泄性

side memo

＊3 ｜ 麻痺の評価

脳卒中患者の麻痺を徒手筋力テスト（Manual Muscle Testing；MMT）で評価することがあるが，中枢性神経障害である脳卒中ではBrunnstrom Stageを用いて評価したほうがよい．脳卒中患者では，弛緩状態から連合運動，共同運動が出現し，分離した運動へ移行するが，回復過程を上肢，手指，下肢に分け6段階に区分して表す．最近，single-task assessmentによる評価で，麻痺側運動機能だけでなく，筋緊張，感覚，体幹機能，ROM，非麻痺側機能，高次脳機能などを総合的に評価するSIAS（Stroke Impairment Assessment Set）も用いられるようになった．

薬剤の投与には慎重を期す必要がある．アマンタジン（シンメトレル®）は副作用が出現しやすい．痙縮に対しては，抗痙縮薬（筋弛緩薬）を投与することがあるが，筋力低下や脱力感などの副作用が起こりやすいので注意する．

退院前には，リハビリスタッフとともに家屋評価を行い，家屋の問題点を指摘し，手すりやスロープの設置，風呂場の住宅改造を指導する．家族に対しては，介護や自宅での訓練方法の指導を行う．介護保険，身体障害者手帳の申請，社会資源の活用について医療ソーシャルワーカー（MSW）とともにアドバイスを行う．在宅への移行に関して，通院先の外来透析施設の確認が必要である．通院手段が問題となるが，送迎してくれる施設もあり，介護保険で通院援助を利用することも可能である[15]．非透析日に，介護保険によるデイケアや通所施設でのリハビリ，訪問リハビリも検討する．

3）維持期（生活期）リハビリ

機能の維持に重点を置く時期である．透析を施行している患者では筋力やADL低下は著しい．防止するために，自宅や日常生活で実行可能な訓練（立ち上がり，歩行訓練）を指導する．定期的な外来での経過観察，デイサービスや通所施設での集団訓練，訪問リハビリを行う．本人だけでなく家族への指導が大切である．

【症例提示】

X年1月から1年半の間に透析患者で脳血管障害を発症し，当院に入院してリハビリを施行した患者は12名であった．脳梗塞9名，脳出血3名，平均年齢69.2歳，発症までの平均透析期間99.5カ月で，平均入院期間54.1日，自宅退院7名，転院4名，入院中死亡1名であった．そのうちの1名の患者を提示する．

症例：78歳，男性．

疾患名：出血性脳梗塞．

障害名：左片麻痺．

既往歴：糖尿病，高血圧．X-13年1月より糖尿病による慢性腎不全のため，近医にて週3回透析施行．

現病歴と入院経過：X年1月6日より起立困難，便失禁，呂律（ろれつ）障害あり，1月11日のCT，MRIにて右中大脳動脈領域の梗塞（左基底核から放線冠，一部出血）を認め，当院入院となった．

1月14日，リハビリ科医診察によりリハビリ（PTとOT）が開始された．リハビリ初診時，軽度の左片麻痺，感覚障害を認め，Brunnstrom Stageは上肢5，手指5，下肢5であった．1月25日に意識レベルの低下，左片麻痺の悪化がみられ，CT検査で出血巣の拡大が認められた．

数日後よりリハビリが再開されたが，Brunnstrom Stageは上肢2，手指2，下肢3に悪化しており，Barthel Indexは10点であった．その後，肺炎が原因と思われる熱発を繰り返し，透析日・透析時間の問題から，しばらくの間ベッドサイドでのリハビリを十分に施行することはできなかった．その結果，非麻痺側の廃用，体力低下，意欲の低下が認められた．

3月16日に肺梗塞を併発し，ワルファリン（ワーファリン®）投与が開始された．4月になり状態は落ち着いたため毎日のリハビリが可能となった．嚥下機能障害に対して言語聴覚士も介入し，全粥，刻み食でむせもなく食事は可能となった．

在宅への希望が強かったため転院は検討せず，家族への移乗動作指導，MSW と協力して在宅に向けての調整を行い，5 月 19 日自宅へ退院した．退院時，麻痺の程度には変化はなく，食事以外の ADL には介助を要し，Barthel Index は 35 点であった．退院後は送迎付きの透析施設に通うことになった．

退院後の経過：退院後，誤嚥性肺炎により，2 回他院で入院加療を行った．在宅での介護が困難になったため，X+1 年 3 月に療養型病院へ入院となった．

まとめ：長期間の透析患者で脳血管障害を発症した患者では併発症を惹起するリスクは高い．臥床による廃用，透析後の疲労などにより満足なリハビリを行うことはできなかった．在宅移行により家族の介護負担が増大し，最終的に療養型病院に入院となった症例である．

脳卒中を併発した CKD，透析患者では，合併症や転院に難渋することから急性期での入院期間が長期化する傾向がある．透析患者でも，訓練量増加により非透析患者と同様に能力が向上し，ADL の向上，在宅復帰につながる[24]．全身管理のもとで積極的なリハビリを施行すべきである．在宅復帰率や QOL（生活の質）を高めるためにも，透析可能なリハビリ病院や送迎付きの通所透析施設の充実が望まれる．

（猪飼哲夫）

文献

1）日本腎臓学会：生活習慣病からの新規透析導入患者の減少に向けた提言：http://www.jsn.or.jp
2）内山真一郎，丸山健二：透析患者のおもな循環器合併症―脳血管障害．臨透析 **24**：1659-1664，2008
3）日本透析医学会統計調査委員会：図説・わが国の慢性透析療法の現況 2016：http://docs.jsdt.or.jp/overview/index.html
4）Toyoda K, et al：Stroke in patients on maintenance hemodialysis：a 22-year single center study. *Am J Kidney Dis* **45**：1058-1066, 2005
5）溝渕佳史，他：腎透析患者の脳出血の治療と予後の検討．脳卒中の外科 **31**：290-294，2003
6）権藤学司，他：腎不全を合併した脳卒中患者の治療戦略．脳卒中の外科 **28**：248-253，2000
7）藤崎毅一郎，平方秀樹：脳血管障害における診療の留意点について教えてください．腎と透析 **66**：795-800，2009
8）平塩秀磨，頼岡徳在：透析患者の合併症―脳卒中．*Mebio* **27**：68-75，2010
9）豊田一則：透析患者における脳血管障害の診断と治療．大阪透析研究会 **7**：121-126，2009
10）Murakami M, et al：Clinical features and management of intracranial hemorrhage in patients undergoing maintenance dialysis therapy. *Neurol Med Chir* **44**：225-233, 2004
11）藤崎毅一郎，平方秀樹：透析患者の合併症とその対策―脳血管障害の診断と治療．腎と透析 **60**：813-821，2006
12）鶴屋和彦，平方秀樹：維持透析療法―治療と進歩―脳・末梢血管障害の病態と管理．医学のあゆみ **227**：443-450，2008
13）Skilbeck CE, et al：Recovery after stroke. *J Neurol Neurosurg Psychiatry* **46**：5-8, 1983
14）猪飼哲夫，宮野佐年：脳卒中のリハビリテーション．医と薬学 **47**：899-906，2002
15）太田昭生：透析実施の脳卒中例に対するリハビリテーションプログラム．*MB Med Reha* **85**：222-230，2007
16）土肥 豊：運動療法とその背景．運動療法と循環．総合リハ **12**：223-227，1984
17）中村 昭：脳卒中リハビリテーションにおける合併症のマネージメント―心疾患．総合リハ **21**：1027-1031，1993
18）猪飼哲夫，宮野佐年：脳血管障害後の透析患者のリハビリテーションの実際．腎と透析 **56**：223-225，2004
19）古賀正利，他：脳卒中地域医療の現状を把握するための全国アンケート調査―回復期リハビリテーション病棟の現状．脳卒中 **30**：735-743，2008
20）菅原英和，宮野佐年：実例にみる透析リハビリテーションの実際．臨床リハ **9**：786-789，2000
21）Ikai T, et al：Evaluation and treatment of shoulder subluxation in hemiplegia. Relationship between subluxation and pain. *Am J Phys Med Rehabil* **77**：421-426, 1998
22）吉田瑠璃，並木幸司：糖尿病（合併症）をもつ人への作業療法―人工透析と作業療法．作療ジャーナル **44**：1235-1239，2010

23）鶴屋和彦：脳梗塞が発症したらどう対応すればよいでしょうか？　腎と透析 66：573-578，2009
24）加藤譲司，他：透析患者の脳卒中リハビリテーション．*MB Med Reha* 168：59-63，2014

5 高次脳機能障害合併例へのリハビリテーション

高次脳機能障害とは

われわれの脳は，外界からの多様な感覚入力に対し，瞬時で情報処理を行い，それに従って行動に移すことが可能である．この感覚入力から出力に至る一連の流れを担っているのが高次脳機能であり，その過程が損傷され，適切な認識や行動表出ができなくなった状態を高次脳機能障害という．従来，高次脳機能障害は学術的用語として，失語・失行・失認といった大脳皮質，皮質下の巣症状をとらえ，運動障害や感覚障害を除いた大脳機能全般の認知障害を指してきたが，行政上，厚生労働省の診断基準（表 5-1）[1)] が設けられている．

脳卒中や脳外傷，低酸素脳症など脳損傷に起因する高次脳機能障害は，家庭生活，社会生活への適応を困難にする後遺症状として，診断と適切な環境調整，生活支援が重要である．また，慢性腎不全患者における高次脳機能障害合併例では，透析患者に特有な易疲労性の症状に留意した評価，対応が必要である．

診断—画像診断，神経心理学的検査

まず局所的な症状の診察の前に，病棟や家庭内での生活における問題点を聴取し，どのような高次脳機能障害によって問題が生じているのかを推測する．自覚的な訴えは少なく，家族や医療・福祉スタッフなどの第三者の意見が参考となることが多い．また，発症前の能力に個人差があるため，以前の性格や家庭・社会的環境からどのように変化したかを把握する必要がある．

画像検査や神経心理学的検査は，高次脳機能障害を客観的に評価するうえで必須である．初期面接の段階では，あらかじめ画像所見を確認し，障害の予測を行うとよい．画像から責任病巣を診断し，発症機序の解明，予後の推定，加齢性変化や随伴する所見を確認することができる．病巣の形

Ⅰ．主要症状など	1. 脳の器質的病変の原因となる事故による受傷や疾病の発症の事実が確認されている． 2. 現在，日常生活または社会生活に制約があり，その主たる原因が記憶障害，注意障害，遂行機能障害，社会的行動障害などの認知障害である．
Ⅱ．検査所見	MRI，CT，脳波などにより認知障害の原因と考えられる脳の器質的病変の存在が確認されているか，あるいは診断書により脳の器質的病変が存在したと確認できる．
Ⅲ．除外項目	1. 脳の器質的病変に基づく認知障害のうち，身体障害として認定可能である症状を有するが上記主要症状（Ⅰ-2）を欠く者は除外する． 2. 診断にあたり，受傷または発症以前から有する症状と検査所見は除外する． 3. 先天性疾患，周産期における脳損傷，発達障害，進行性疾患を原因とする者は除外する．
Ⅳ．診断	1. Ⅰ～Ⅲをすべて満たした場合に高次脳機能障害と診断する． 2. 高次脳機能障害の診断は脳の器質的病変の原因となった外傷や疾病の急性期症状を脱した後において行う． 3. 神経心理学的検査の所見を参考にすることができる．

［表 5-1］ 高次脳機能障害の診断基準　　（厚生労働省，2009）[1)]

知能	Wechsler 成人知能検査（WAIS-R，WAIS-Ⅲ） Wechsler 知能検査（WISC-Ⅲ） Kohs 立方体組み合わせテスト Raven 色彩マトリックス検査
前頭葉機能	Behavioral Assessment of Dysexecutive Syndrome（BADS） Wisconsin Card Sorting Test（WCST） Frontal Assessment Battery（FAB） Trail Making Test（TMT） Paced Auditory Serial Addition Task（PASAT）
記憶	三宅式記銘力検査 Benton 視覚記銘検査 Rey Auditory-Verbal Learning Test Wechsler 記憶検査（WMS-R） 日本版リバミード行動記憶検査（RBMT）
視空間性認知	Behavioral Inattention Test（BIT） 標準高次視知覚検査（VPTA）
言語	標準失語症検査（SLTA） Western Aphasia Battery（WAB）失語症検査

［表 5-2］ おもな神経心理学的検査

態学的な診断には，CT（computed tomography）や MRI（magnetic resonance imaging）が用いられるのが一般的だが，症状があるにもかかわらず十分に病巣を描出できないことがあり，SPECT（single photon emission CT）や PET（positron emission tomography）などの脳機能画像検査による局所脳循環代謝の評価が有効である[2]．

神経心理学的検査は，確定診断，定量的評価，経過観察を行う目的で実施する．スクリーニングとして汎用されるのは，MMSE（Mini-Mental State Examination）または長谷川式簡易知能評価スケール（HDS-R）であるが，そのほかの各障害に対する定型的な検査で代表的なものを表 5-2 にあげる．検査時の注意点は，あらかじめ予測した障害に注目して必要最低限の検査を選択することと，測定が可能な状況であるか確認することである．特に発症後急性期の時点では，意識障害の評価が重要である．意識障害を伴う場合は，無理に検査を行う必要はなく，過度な訓練負荷に注意しなければならない．

リハビリテーションの基本

高次脳機能障害は，外観上，見えない障害として見逃されやすく，周囲の理解を得難いことが対応を困難にしている．国際生活機能分類（International Classification of Functioning, Disability and Health；ICF）の構造にあてはめて考えると，脳損傷（＝「健康状態」）に伴う高次脳機能障害（＝「心身機能・構造」）は，症状として，日常生活における「活動制限」および社会生活における「参加制約」をきたすといえる．この症状は「環境因子」と「個人因子」によって修飾され，すなわち，周囲の環境・対応しだいでよくも悪くもなる．そのため，高次脳機能の症状に対する直接的な機能訓練だけでなく，症状が最小限となるような周囲の環境調整がリハビリの中核となる．神経心理学的検査の結果は，特定の刺激に対する反応から障害を推測することにとどまるのに留意し，検査結果のみではなく，実際の日常生活場面での観察と照らし合わせて問題点の整理と必要な環境調整を行う．介入は一度きりではなく，生活の展開に応じて適宜問題点を見直し，調整を行うことが必要である．また，症状の種類や程度に応じて，薬物療法を併用する場合もある．

1）問題点の整理の方法

高次脳機能障害では，複数の症状が相互に影響し合っていることが多く，問題点のリストを整理し，順位付けしていく必要がある．まず対応すべきなのは，感覚入力の段階である覚醒・注意機能の障害であり，次に，情報処理の段階である失語・失行・失認などの認知機能，記憶障害に着目する．これらの問題を優先して対応しない限り，最終的に行動へ移す出力段階である遂行機能障害への対応は難渋する．

2）環境調整の方法

高次脳機能障害における環境調整では主に，①代償手段を含む物理的環境の調整，②行動支援に向けた人的環境の調整，③適切な社会資源の導入の３つがポイントとなる[3)]．１つ目の望ましい物理的環境とは，患者にとってわかりやすく整理された環境である．どのような刺激が患者のストレスとなりうるのかを観察し，周囲の明るさや音，広さ，人の多さなどが患者にとって落ち着ける場となるようにする．また，定期的な日常の生活リズムを作ることも必要である．記憶障害や遂行機能障害のある患者では，代償手段としてのメモ書きやチェックリスト，スケジュール表などを使うのが有効である．２つ目に，患者に接するときは，患者を否定，非難せず，できること，望ましい行為に対して褒めるなどのポジティブなサポートを行う行動変容療法が効果的である．特に，医療者だけでなく，日常生活の中で密にかかわる家族や支援を行うスタッフ，職場の人々が，本人の障害を理解したうえで，適切なかかわり方を習得できるようにすることが重要である．そのため家族および関係者に対し，面談や書面による十分な情報提供と対応方法についての直接的な指導を繰り返し行っていくことが必要となる．３つ目に，適切な社会資源の選択により，日常生活における介護力の軽減や福祉機器の導入，就労を含めた社会復帰支援が可能である．

慢性腎不全患者の意欲低下と易疲労性

慢性腎不全患者で，特に透析が導入されている患者のリハビリ場面では，すぐに疲れたと言ってなかなか訓練に参加しようとせず，臥床傾向の者が多い．リハビリの訓練計画やゴール設定から逸脱し，医療者側が苦渋することも少なくない．このような場合，「患者の意欲が乏しいから」と性格の問題としてとらえるのではなく，患者の意欲を低下させている要因を検索していく必要がある．特に，長期透析患者の多くが訴える易疲労性の背景には，図 5-1 のとおり４つの因子に分別されるさまざまな要因[4, 5)]があり，うつ病，甲状腺機能低下症，不十分な透析による尿毒症，貧血，睡眠障害などの可能性を鑑別したうえでリハビリを進めていく必要がある．透析患者は慢性的な炎症状態にあるという考えから，４つの疲労因子に共通して炎症性サイトカインとの関与[6)]が注目されている．

さらに，器質的脳損傷のある患者では，高次脳機能障害の症状として易疲労性，発動性低下を疑う必要がある[7)]．いずれも前頭葉を主病巣とする症状であるが，高次脳機能における入力情報の処理および出力を行うための基盤が障害された状態であり，リハビリとして第一に取り組むべき問題である．

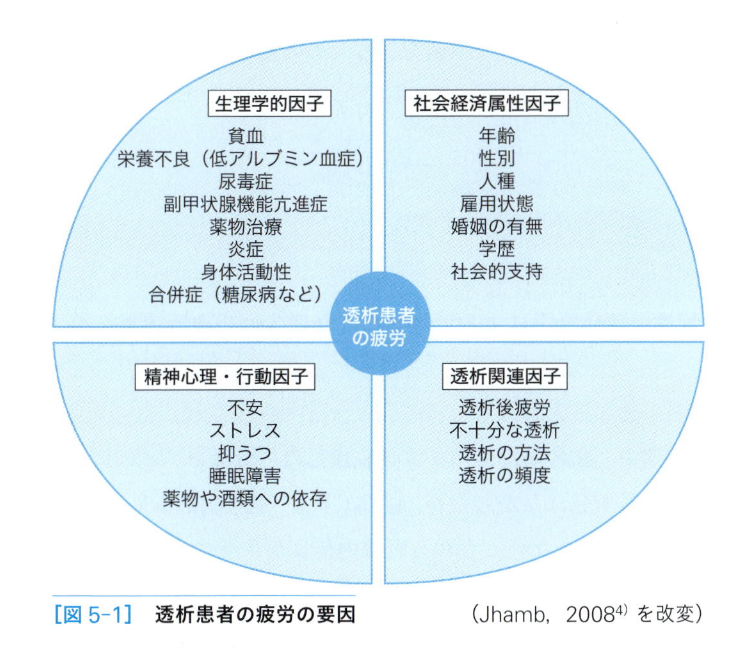

［図 5-1］ 透析患者の疲労の要因 （Jhamb，2008[4]）を改変）

易疲労性は刺激に対する反応性低下により注意力が低下した状態で，情報入力量および作業容量が制限される．会話や読書のような肉体的運動を伴わない課題においても傾眠となり，作業を持続できず，正確性を欠いたりする．この場合，日中の適度な刺激入力と休息の時間を調整し，睡眠・覚醒リズムを作ることが大切となる．また，課題は小分けにして，周囲からの余分な刺激が入らない環境作りに配慮する．

発動性の低下では，意思欠如により自発的な行動が乏しく，動作を開始するにあたって促しを必要とする．さらに動作開始後も，その動作を維持することが困難であることが多い．対応としては，一連の動作について細かく単純な手順に分けて，それぞれ段階的に声かけを行う．一方，遂行機能障害のように，意思があるにもかかわらず，明確な目標設定ができないために行動の計画が立てられず，発動性が低下しているようにみえる場合がある．この場合は実行する能力自体はあるため，目標を明確にし，チェックリストなどを参考に，単純でわかりやすい行動計画を立てて，1つずつ実行できるように指示するとよい．

また，易疲労性の鑑別として，うつ症状への配慮が大切である．抑うつ気分自体は発症後にみられる心理的反応であるが，自罰的で，身体症状の訴えが多く，症状の日内変動がある場合や睡眠障害，不安焦燥を伴う場合は，うつである可能性が高く，注意を要する．また，脳機能画像所見の重症度に比較して，認知機能の低下が軽度であるか伴わない場合も，うつである可能性が高い[7]．うつの場合は，三環系抗うつ薬，選択的セロトニン再取り込み阻害薬（SSRI），セロトニン・ノルアドレナリン再取り込み阻害薬（SNRI）などの抗うつ薬を開始する．リハビリでは，評価や訓練でできないことを再認識すると，うつが増悪することがあるため，過度な負担，強制的な対応に注意し，受動的な訓練から徐々に達成感のある訓練を進めるよう強度，難度を調整していく．

以上のとおり，慢性腎不全患者における高次脳機能障害合併例では，特に意欲低下と易疲労性の症状に留意し，その背景にある要因を鑑別したうえで，適切な治療の選択，環境調整を行うことが重要である．このような支援により，日常生活を送るための基盤作り，さらに社会参加へと生活活動範囲を広げていくことが可能となる．

【症例提示】

症例：63 歳，男性．

診断：脳挫傷．

既往歴：55 歳時，慢性糸球体腎炎による腎障害により週 3 回の血液透析を導入されている．透析歴 8 年．

社会的背景：元会社員，妻と二人暮らし．

現病歴：透析後の帰宅途中，駅の階段でつまずき転倒した．意識レベルの低下があり大学病院へ救急搬送された．四肢の骨折所見はなかったが，頭部 CT 上，脳挫傷の診断で保存的に加療された．受傷 12 日目，病棟での離床が進まないことから腎臓内科よりリハビリ兼科依頼があった．

リハビリ開始時現症：意識 Glasgow Coma Scale（GCS）E4 V5 M6．表情は乏しく，会話は成立するものの，途中で閉眼してしまう．明らかな麻痺はないが，両下肢筋力の軽度低下あり（Manual Muscle Test；MMT）[4]．日常生活活動（ADL）上，すべての動作が非常に緩慢で，声かけをしないと停止する．見守り下で伝い歩き可能だが，30 m 程度で疲労を訴え，車椅子での移動を好む．病棟スタッフは，本人の疲労の訴えが強いため，要求どおりベッドで寝かせていることが多かった．

血液検査：RBC 310 万/μl，Hb 10.7 g/dl，TP 6. 2g/dl，Alb 3.2 g/dl，Na 136 mmol/l，K 4.2 mmol/l，Ca 8.0 mg/dl，IP 3.3 mg/dl．

画像検査：頭部 CT で両側前頭葉に斑点状の高吸収域を伴う低吸収域を認める．SPECT で両側前頭前野背外側皮質領域を中心とした局所脳循環代謝の低下を認める．

神経心理学的検査：MMSE 29/30，TMT（Trail Making Test）A＝224 秒 B＝261 秒，WAIS-Ⅲ（Weschlar 成人知能検査）言語性 IQ 99，動作性 IQ 98，全 IQ 98（言語理解 109，知覚統合 108，作動記憶 85，処理速度 60）．

リハビリテーション経過：透析後疲労に配慮し，透析時間を午後に変更して，週 5 回の頻度で理学療法，作業療法を開始．理学療法では歩行能力，耐久性向上を主に訓練を進め，作業療法では高次脳機能を中心とした評価，訓練を実施した．開始当初，訓練への参加意欲が低く，疲労を理由に拒否する傾向があった．食欲不振や睡眠障害，精神的不安などの訴えがないことから，うつは否定的であり，血液検査上，貧血の進行や尿毒症の合併を認めなかった．画像検査および神経心理学的検査の結果から，前頭葉損傷に由来する高次脳機能障害として発動性低下，易疲労が離床の遅れ，訓練拒否に影響していると判断し，リハビリスタッフは，病棟スタッフへ協力を要請し，病棟生活の環境調整に取り組んだ．

まず，毎日の生活リズムができるよう 1 日のスケジュール表（食事，訓練，散歩，休憩，デイルームで過ごす時間など）を作り，表を繰り返し確認しながら行動するようにした．スタッフは，すべての ADL 動作を性急に手伝うのではなく，声かけのみで見守るよう対応を統一化した．訓練は室内の混雑が少ない時間帯を選び，こまめに休息を入れ，病前の趣味だった将棋を取り入れることで訓練への関心を引くようにした．

徐々に訓練を拒否することがなくなり，身体的耐久性の向上とともにベッド上で過ごす時間が減った．また，妻の理解により，怠けていると怒られることや過度なプレッシャーがなくなり，表情が穏やかになっていった．訓練開始から1カ月後，一定のスケジュールについては表を見なくても行動できるようになり，それ以外の事項についてはチェックリストを作ることで対応できるよう訓練を進めた．ADL上，常時介護者が見守っている必要がなくなり，屋外歩行1 km程度までの耐久性向上を認めたため，訓練開始から1カ月半後，自宅退院した．今後はリハビリ科外来を定期受診する予定である．

まとめ：本症例では発症当初，医療スタッフの高次脳機能障害に対する理解不足が，症状をより増悪させていた．高次脳機能障害患者への対応の仕方は，医療者間においても不十分であることが多く，適切な環境作りが治療上欠かせないことを伝えていく必要がある．機能訓練を重視するよりも，患者周囲の環境因子に働きかけることが，症状の最小化へつながる．

（上出杏里・安保雅博）

文献

1）厚生労働省・援護局障害保健福祉部国立障害者リハビリテーションセンター編：高次脳機能障害者支援の手引き，国立障害者リハビリテーションセンター，2009
2）粳間 剛：高次脳機能障害におけるMRI・SPECT診断．脳疾患画像読影のコツとpitfall（安保雅博編），全日本病院出版会，pp143-151，2011
3）橋本圭司：リハビリテーションの原則．高次脳機能障害対応マニュアル─初回面接から長期支援までのエッセンシャルズ（米本恭三監），南江堂，pp97-112，2008
4）Jhamb M, et al：Fatigue in patients receiving maintenance dialysis：A review of definitions, measures, and contributing factors. *Am J Kidney Dis* **52**：353-365, 2008
5）Jhamb M, et al：Impact of fatigue on outcomes in the hemodialysis（HEMO）study. *Am J Nephrol* **33**：515-523, 2011
6）Pecoits-Filho R, et al：The malnutrition, inflammation, and atherosclerosis（MIA）syndrome─the heart of the matter. *Nephrol Dial Transplant* **17**（Suppl 11）：28-31, 2002
7）後藤杏里，他：リハ患者の意欲が乏しい．リハ医のモヤモヤ解決！こんなときどうする？ 臨床リハ **19**：393-397，2010

6 摂食嚥下障害合併例へのリハビリテーション

摂食嚥下障害の原因

摂食嚥下障害はさまざまな疾患で生じる症候群である．ヒトの咽頭においては，解剖学的に気道と食道が交差しており，嚥下機能が低下することで誤嚥や咽頭残留などが生じ，食欲不振や低栄養，肺炎や窒息の原因となる．

嚥下障害の原因は多様で，複数の要因が重なっていることも多い．嚥下障害の治療やリハビリを行うためには，嚥下障害の原因と病態を理解する必要がある（図6-1）．

腎機能障害患者と摂食嚥下障害

腎機能障害患者のすべてが嚥下障害を合併するわけではない[1]が，透析の合併症は嚥下機能に悪

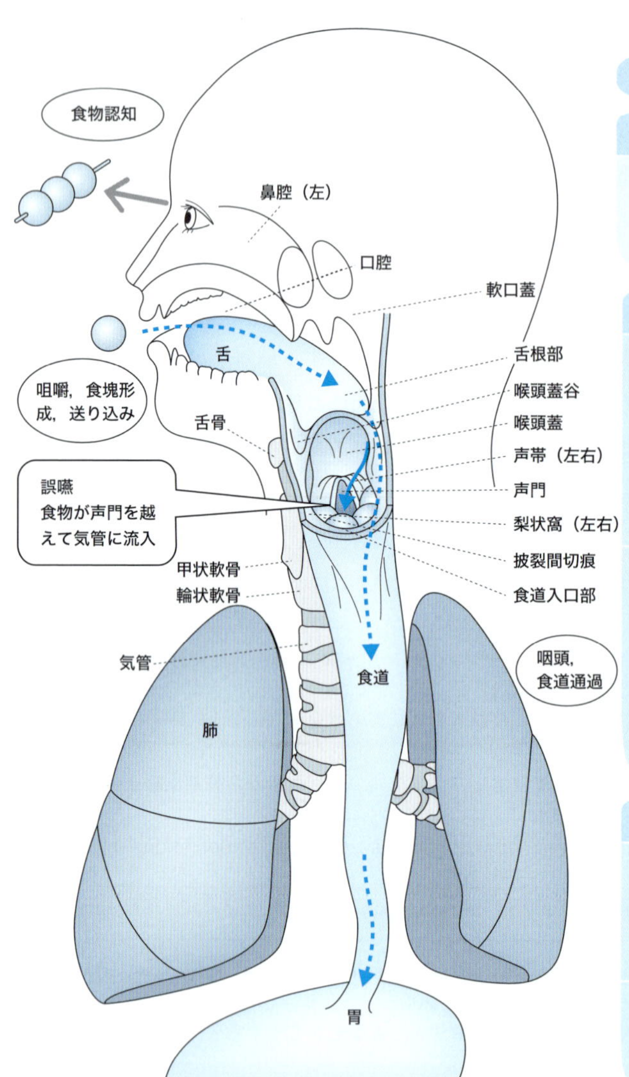

嚥下障害の原因

分類	区分	原因
心理的原因		神経性食思不振症，認知症，拒食，心身症，うつ病，うつ状態，そのほか
口腔・咽頭の障害	器質的	舌炎，アフタ性口内炎，歯槽膿漏，扁桃炎，扁桃周囲膿瘍，咽頭炎，喉頭炎，咽後膿瘍 口腔・咽頭腫瘍（良/悪性），口腔咽頭部の遺物，術後，外からの圧迫（頚椎症，腫瘍など），そのほか（義歯不適合など）
	機能的	脳血管障害，脳腫瘍，脳炎，頭部外傷，脳膿瘍，多発性硬化症，パーキンソン病，筋萎縮性側索硬化症，末梢神経炎（ギラン・バレー症候群など），重症筋無力症，筋ジストロフィー，筋炎（各種），代謝性疾患（糖尿病など），薬剤の副作用（抗精神病薬など）
食道の障害	器質的	食道炎，潰瘍，食道ウェブ，ツェンカー憩室，狭窄，異物，食道裂孔ヘルニア，外からの圧迫（頚椎症など），腫瘍（良/悪性），そのほか
	機能的	脳幹部病変，アカラシア，筋炎，強皮症，全身性エリテマトーデス，薬剤の副作用，そのほか

［図 6-1］ 嚥下の模式図と嚥下障害の原因疾患
嚥下の段階は食物認知（認知期），口腔期（口腔準備期，口腔嚥下期），咽頭期，食道期に分類され，どこに問題があるのかを評価することが，その後の対応を検討するための重要な手がかりとなる．

影響を及ぼす可能性がある．カルシウム代謝異常に起因して歯牙異常（咀嚼の問題）が起こりやすい．脳血管障害の合併や耐久性の低下，感染症，電解質異常，呼吸障害など全身状態の悪化，サルコペニアの合併に伴い，嚥下機能も低下しうる．

聖隷三方原病院外来透析患者に対し，嚥下障害に関する質問紙[2]を用いたアンケートを行ったところ，回答を得られた 75 名のうち，嚥下障害と判断された患者は 15 名（20%）であった．

嚥下障害 → 栄養障害 → 全身状態の悪化 → 嚥下障害の悪化という悪循環に陥らないよう，特に高齢者では摂食嚥下障害の存在を念頭に置き，先手を打って対応する必要がある．

摂食嚥下障害のアセスメント

嚥下障害を疑った場合，咳や痰，発熱の有無などの全身状態を確認する．食事をしている人では，

食事に意識が向かない
- 注意障害，認知障害

➡カーテンで区切る，嗜好を調査，内服調整，家族介助を試みる

途中から食べなくなる
- 疲労，食欲低下，認知障害，咽頭残留，誤嚥，体力低下

➡体力向上訓練，分食，補助栄養の活用など

食事中に姿勢が崩れる
- 疲労，麻痺など

➡適宜姿勢を整える，ポジショニングやシーティングの工夫，体力向上訓練

食器の使用困難，取りこぼし
- 麻痺，失調，失行，失認，認知・注意障害

➡機能訓練，ADL訓練，食器の工夫

食事ペースが速い
- 習慣，口腔内の感覚低下

➡声かけ，介助摂取，誰かと食べるなど

一口量が多い
- 習慣，口腔内の感覚低下

➡スプーンを小さくする（嚥下スプーンの使用），声かけ，介助摂取など

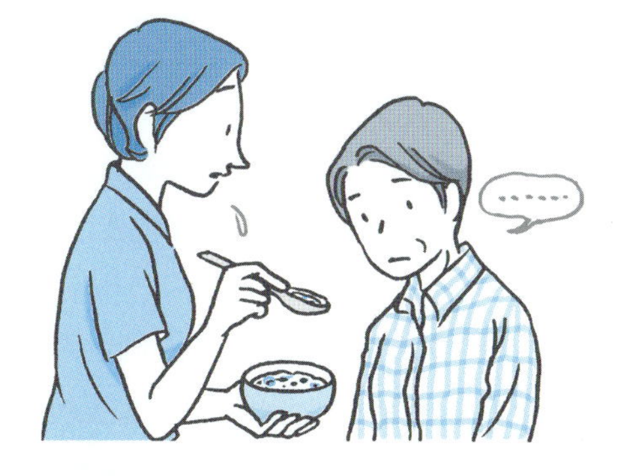

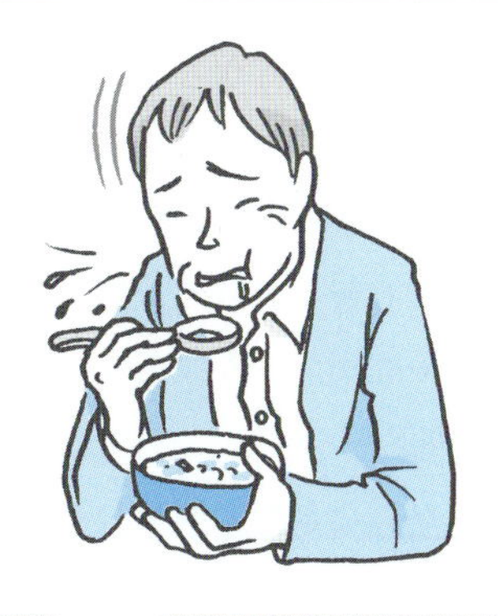

口腔内残留，口からこぼす
- 認知機能・口腔機能の問題

➡義歯の調整，リクライニング位，口腔機能訓練など

咀嚼が不十分
- 下顎の上下運動・回旋運動の障害，義歯不適合，歯周病など

➡口腔機能訓練，歯科治療など

口にたまる，上向きに飲む
- 口腔期の問題，送り込み障害

➡リクライニング位，義歯の調整，口腔内装具の適応を検討

食事中・食後の咳，声の変化
- 誤嚥，咽頭残留，胃食道逆流

➡食形態や姿勢の工夫，随意咳嗽と空嚥下

特定のものを避けている
- 味覚・唾液分泌低下，口腔内疾患，嗜好の問題

➡口腔内の状態を確認，う歯や口内炎があれば治療，義歯の調整

➡嗜好調査，環境設定

むせる
むせのタイミング（嚥下前/中/後），むせやすい食品を確認
- むせ（誤嚥）のタイミング
  - 嚥下前：不注意
  - 嚥下中：咽頭残留
  - 嚥下後：咽頭残留，疲労，筋力低下，胃食道逆流

➡とろみをつける，むせやすいものを避ける，頸部回旋，リクライニングや側臥位での嚥下

［図 6-2］ 摂食場面の観察における問題点と，予想されるおもな原因，対応法
むせの有無だけではなく，食事の姿勢やペース，食事姿勢，食事環境や歯牙の状態などを確認する．

摂食場面の観察が大変有意義である（図 6-2）．肺炎を繰り返す例では，嚥下障害がないと思われても，むせない誤嚥や胃・食道逆流症による慢性的な誤嚥の存在を念頭に置く．

絶食から食事開始する場合は，意識明瞭で〔Japan Coma Scale（JCS）1 桁，Glasgow Coma Scale（GCS）14 点以上；E-4 必須〕，全身状態が安定していることが必要条件となる．

1）スクリーニングテスト

〈反復唾液飲みテスト（repetitive saliva swallowing test；RSST）〉

口腔内を湿らせた後，空嚥下を 30 秒間で可能な限り繰り返す．2 回以下が異常とされる．随意的な嚥下の繰り返し能力を確認する意味がある．

〈水飲みテスト〉

30 m*l* の水を嚥下してもらい，むせの有無，呼吸状態の変化を観察する．口への取り込み，送り

込み，誤嚥の有無などのスクリーニング．30 *ml* では誤嚥が多く危険と判断される症例では 3 *ml* で行う（改訂水飲みテスト）．頸部聴診（呼吸音の変化を確認）を併用するとよい．

そのほか，食事中の経皮的酸素飽和度（SpO_2）の低下がないか，患者に食事中に声を出してもらい湿性嗄声の有無を確認することも，判断の手がかりとなる．

2）検査

以下は医師が行う必要のある検査であるが，嚥下障害の病態と問題点をより明確にし，訓練方針を決定するために有用である．耐久性や症状の変動は評価しきれないため注意する．施設により実施状況は異なるが，徐々に行うところが増えてきている．

〈嚥下内視鏡検査（VE）〉

外径 3～4 mm 程度の細いファイバースコープを鼻から挿入し，咽頭喉頭の動きや構造に異常はないか，食物残留の有無，誤嚥の有無などを確認する．ベッドサイドや外来で随時施行でき，普段食べている食品で検査ができる．

〈嚥下造影検査（VF）〉

透視下に，バリウムなど造影剤を含んだゼリーやとろみ水，クッキーなどを用い，内視鏡でわからない口腔から咽頭，食道への移行部分や食道内の様子，むせない誤嚥（silent aspiration）の有無などを確認する．リハビリで必要な訓練，代償的方法をその場で行って効果をみることができ，得られる情報は多い．

摂食嚥下訓練

摂食嚥下訓練の目標は，患者・家族の希望や主治医の意見に加え，嚥下機能，基礎疾患の特性や予後を考慮して決定する．

嚥下障害に対する訓練は，大きく分けて間接訓練と直接訓練がある．

1）間接訓練

間接訓練は，食物を用いない訓練である．摂食前の準備としても実施する．

アイスマッサージ空嚥下*1，頸部肩甲帯のリラクセーションは嚥下をスムーズにして痙性をとる効果がある．口腔ケアは，口腔内の保清にて誤嚥性肺炎を予防する．呼吸訓練は，非特異的に呼吸と嚥下に好影響を与える．これらはほぼ全例で適応となる．

嚥下が起こりにくい場合は，嚥下反射促通手技や K ポイント刺激，氷なめ，チューブを飲む訓練などを行う．咀嚼や口腔機能に問題がある場合は，口腔・舌の運動訓練，咀嚼訓練，必要に応じて義歯の調整や口腔内装具の作成を行う．反回神経麻痺などにより声門閉鎖不全がある場合は pushing exercise（押し運動）や息こらえ嚥下を，鼻咽腔閉鎖不全例ではコップの水にストローを

side memo

＊1 ｜ アイスマッサージ空嚥下

凍った綿棒に少量の水を付けて，軟口蓋，舌根部，咽頭後壁などの嚥下反射誘発部位を刺激して嚥下反射を誘発する方法．化学的刺激（水），物理的刺激，温冷刺激によって嚥下反射を誘発させる．口腔ケアとしての意義もある．

入れて吹く blowingを行う．輪状咽頭嚥下障害*2ではバルーン法，頭部挙上訓練，頚部突出法，メンデルゾーン手技*3などを行う．バルーン法は食道狭窄の症例も適応となるが，嘔吐反射や迷走神経反射*4に注意が必要である．頭部挙上訓練では血圧上昇に注意する．

2）直接訓練

直接訓練は，食物を嚥下する訓練である．肺炎や窒息のリスクが伴うため，医師の管理下に行うことが望ましい．ポイントとなるのは，①食形態（食べやすい食品の選択，調理法，見た目など），②食べ方（体幹や頚部の姿勢，一口量，食べるペースなど）である．食事内容は栄養や水分量も考慮しながら決定する．

必要に応じて摂食条件を設定し，以下のような代償手段を導入する．

むせや誤嚥がある場合，嚥下の意識化や一口量の調整（嚥下障害患者では2～3 g），複数回嚥下，ゼリーなどとの交互嚥下，頚部前屈，横向き嚥下，側臥位での嚥下などを行う．口腔からの送り込み困難例では，リクライニング姿勢や食物を奥舌に入れるなどの方法を試みる．食道期の問題がある例では食後にすぐ臥床せず座位保持を促す．

3）訓練での注意点

食事に集中できる環境設定も重要である．体力向上のための運動療法や日常生活動作（ADL）訓練も，筋力向上や食事姿勢の安定化などの効果があり有用である．訓練経過中に経口のみで栄養摂取量が不足する例では，経管栄養や中心静脈栄養（total parenteral nutrition；TPN）による補助栄養を行うことが望ましい．

訓練はいずれも，適応とリスクを理解し，全身状態や運動負荷量に配慮しながら行う必要がある．事前に患者の全身状態や呼吸状態の確認，吸引の準備，患者本人や家族へのインフォームドコンセントを行っておくことも忘れてはならない．

腎機能障害患者では，食事や飲水量の制限のほか，高血圧症，心不全，低栄養，糖尿病による自律神経障害などを合併している場合が多い．訓練を有効に行うためには全身状態の改善や栄養の確保，薬剤の調整も必要であり，主治医，看護師，リハビリ科医，療法士などの連携が不可欠である．

なお訓練法の詳細については日本摂食嚥下リハビリテーション学会医療検討委員会「訓練法のまとめ」[13]を参照いただければ幸いである．

side memo

＊2 | 輪状咽頭嚥下障害

咽頭期における食道入口部の開大が不良である場合に疑う．脳血管障害やミオパチー，器質的瘢痕化などが原因となる．

＊3 | メンデルゾーン手技

徒手的に喉頭と舌骨を挙上位に保つことで，機械的に上食道括約筋を開かせる方法．なお，訓練により徒手的に補助しなくても挙上できるようになる．

＊4 | 迷走神経反射

突然の血圧低下，徐脈などにより気分不快，意識障害などの症状をきたす．速やかに臥位にし，安静にすることで回復することが多い．

【症例提示】

症例：82 歳，男性．

既往歴：肺気腫，喘息，慢性心不全，慢性腎不全，脳梗塞（ごく軽度の右片麻痺のみ）．

発症前 ADL：独居にて自立．食事も座位で普通食を自力摂取．

概要：食欲不振で入院し，食道機能異常を認めたほか，症候性てんかんの合併や腎機能低下とともに全身状態が悪化し，咽頭期の嚥下機能も悪化した症例である．嗜好の問題もあって対応に難渋し，最終的に胃瘻栄養を行いつつ楽しみとしての摂食を継続することとなった．

現病歴：第 1 病日，食欲不振と大量胸水貯留，腎不全増悪にて A 市民病院へ入院．治癒後も食欲不振が続いた．上部消化管内視鏡検査では異常を認めず，第 34 病日，精査加療目的にて当院腎臓内科へ転院．第 36 病日，嚥下障害の疑いにて，リハビリ科へ相談あり．

経過：主訴は「飲むことは可能で空腹感もあるが，飲み込もうとすると吐きそうになる」とのことであり，少量の水はむせなく摂取できていた．第 43 病日，VF を行った．口腔・咽頭期は問題なかったが，食道逆流が著明で，下部食道に残留した物が咽頭まで逆流していた．食道残留は，ゼラチンゼリースライス型食塊の丸飲みで除去された．食欲不振の一因として食道の機能異常が考えられ，食事中・食後のゼリー摂取，消化管運動機能改善薬使用，ならびに食後の運動を指導した．しかし，嗜好の問題もあり，食事摂取量 1～2 割程度でそれ以上伸びなかった．

全身状態は小康状態となったが，第 61 病日，外泊した際，脳梗塞後遺症による症候性てんかんを起こし，以後，意識状態が不良のため絶食となった．意識状態の改善を待ち，第 70 病日，飲水テストを施行，ミキサー食を開始したところ，食後に湿性咳嗽を認めた．ADL はほぼ全介助となっており，易疲労性が著明で，消耗による体力低下とともに嚥下機能が悪化したものと考えられた．本人からはサイダーが飲みたいとの強い希望があった．

第 72 病日に 2 回目の VF を施行．座位で検査を開始したが，口腔内の食物の送り込みに時間がかかり，疲労感と呼吸苦が著明で，リクライニング姿勢とした．咽頭期ではゼリーを誤嚥，とろみで咽頭残留を認めた．一方，下部食道の食物残留量は減少しており，逆流も中部食道までと改善していた．咽頭・食道の残留除去には，3 m*l* のサイダーの嚥下が最も有効であった．摂食訓練はハイリスクと考えられたが，本人・家族の強い希望で，体幹角度 45 度，ティースプーン 1 杯のサイダーととろみの液体を用い，嚥下訓練を慎重に行うこととした．一方で，主治医や家族と相談して栄養法を検討していた．その後，腎機能と全身状態が徐々に悪化してむせが増加，嚥下性肺炎を合併して絶食となった．第 92 病日，透析導入．第 102 病日，下大静脈血栓症および肺梗塞を指摘され，下大静脈フィルターを挿入．

第 104 病日より TPN にて腎不全用アミノ酸製剤を含む補液を行い，第 110 病日より経鼻経管栄養（1.6 kcal/m*l*，1,000 kcal/日まで漸増）を開始した．全身状態は徐々に安定．第 155 病日，胃瘻造設．栄養は経鼻経管栄養と同内容で継続された．第 167 病日，本人から食事再開希望があり VE 施行．言語聴覚士（ST）にて基礎訓練開始し，徐々に離床も進んだ．第 232 病日，本人より「カステラが食べたい」との希望があり VE 施行．少量ずつであれば，咽頭残留はあったが誤嚥は認めなかった．疲労時には嚥下機能が低下することが懸念されたため，非透析日，希望食として上記を少量ずつ摂取していくこととし，以後はトラブルなく経過した．

（杉山育子・藤島一郎）

文献

1）若林秀隆：リハビリテーション栄養ハンドブック，医歯薬出版，pp255-262, 2010
2）大熊るり，他：摂食・嚥下障害スクリーニングのための質問紙の開発．日摂食嚥下リハ会誌 **6**：3-8，2002
3）聖隷三方原病院嚥下チーム：嚥下障害ポケットマニュアル，第 2 版，医歯薬出版，pp25-40，2003
4）藤島一郎：よくわかる嚥下障害，改訂第 2 版，永井書店，pp80-92，2005
5）藤島一郎：ナースのための摂食・嚥下障害ガイドブック，中央法規，pp42-49，70-73，2005
6）橋本育子，藤島一郎：腎不全医療における栄養管理の基礎知識—嚥下リハビリテーション．臨透析 **1**：121-127，2010
7）吉村吾志夫，他：食事療法と栄養指導の注意点．臨床リハ **19**：538-543，2010
8）百崎 良，他：透析患者における脳卒中後リハビリテーションの経験．臨床リハ **19**：544-548，2010
9）日本嚥下障害臨床研究会：嚥下障害の臨床，医歯薬出版，pp74-85，2006
10）小林健太郎，小林美加：嚥下訓練のリスク管理．*MED REHABIL* **120**：83-90，2010
11）若林秀隆，藤本篤士：サルコペニアの摂食・嚥下障害，医歯薬出版，pp196-201，2012
12）國枝顕二郎，藤島一郎：CKD 患者のサルコペニア・フレイル—摂食嚥下リハビリテーション．腎と透析 **80**：751-756，2016
13）日本摂食嚥下リハビリテーション学会医療検討委員会：訓練法のまとめ：https://www.jsdr.or.jp/wp-content/uploads/file/doc/18-1-p55-89.pdf

7 腎不全に伴う末梢神経障害例へのリハビリテーション

腎不全に伴う神経系の障害には，尿毒症性脳症，透析不均衡症候群，透析脳症（透析認知症），腎移植の神経系合併症，尿毒症性ニューロパチー（uremic neuropathy；UN），手根管症候群，自律神経ニューロパチーなどがある．これらの中で本項では，特に UN の病態とリハビリ処方のポイントを述べる．

尿毒症性ニューロパチー（UN）

1）頻度

UN は頻度の高い末期腎疾患合併症であり，遠位部優位で上肢よりも下肢がより高度に対称性に障害される[1]．Ropper は透析を導入する患者の 2/3，すでに透析を受けている患者の 70％に UN を生じ[2]，Krishnan は透析患者の 60～100％に UN を生じると述べた[1]．臨床的には重度 UN は減少してきたが，神経伝導検査を行うと透析期間が 10～15 年の患者では軽症 81.1％，中等症 10.8％，重症 2.7％であり，透析を行っても UN 発症を完全には阻止できない[3]．

2）成因

UN は腎不全の進行に伴い増加し，透析を導入すると軽減する．腹膜透析（PD）は血液透析（HD）よりも UN 改善効果が大きく，腎移植を行うと 6～12 カ月の経過で消失する．これらの臨床経験より，血液透析では除去されにくい 300～12,000 Da の中分子量物質がニューロパチーの原因と考えられた[4]．尿毒症を引き起こす可能性のある中分子量物質として，副甲状腺ホルモン，β_2 ミクログロブリン，メチルグアニジン，ミオイノシトールなどが想定された．中分子物質の透過性に優れる膜を利用するとUNの発症は劇的に減少するので，ニューロパチーの原因物質と推定されたが同定されていない．ミオイノシトールが高値であると感覚神経伝導速度は遅延し，腎移植後に低下すると伝導速度は改善するが，神経毒性を示す根拠はない．副甲状腺ホルモンは動物実験では運動神経伝導速度の遅延と関連するが，腎不全患者では関連性は明らかではない．結局，神経障害を引き起こす物質は特定されておらず，依然として原因は不明である．

Krishnanは総説の中で，尿毒素が軸索のNa^+/K^+ポンプの活動を抑制してニューロパチーを生じるというNielsenの仮説を提示している[1)]．軸索の興奮性を調べる新しい測定方法を用いると，透析前は末梢神経の慢性的な脱分極状態にあるが，透析後は膜電位が改善した．また，脱分極の程度は血中カリウム（K^+）と関連があり，慢性的な高K性脱分極が神経障害の発症に重要な役割を果たしていた．この仮説によれば，腎機能が低下しても透析導入までの間，血中K^+を正常範囲内に維持して高K血症を防止すると，UNの発症頻度を減少させ，障害を軽減できる可能性がある．

3）臨床所見

UNの基本形は，左右対称性で四肢遠位優位の感覚運動多発ニューロパチーであり，下肢は上肢よりも障害が高度である．初期症状は，アキレス腱反射の消失，振動覚の閾値上昇であるが，重症度，障害の進行と分布，dysesthesia（錯感覚）は個人差が大きい．しばしば患者は手掌や足底にdysesthesiaを認め，チクチクする感じ，不快な感じ，締め付けられる感じ，むくんだ感じと表現する．一方，足の灼熱感，むずむず感，掻痒感を訴える患者もいる．その中で，感覚異常のため脚をじっとしていることが困難で，特に夜間に増悪するレストレスレッグス症候群（restless legs syndrome）（むずむず脚，p151，405参照）とよばれる病態がある．筋痙攣は慢性腎不全の患者にしばしばみられる症状であるが，UNの存在を示唆するものではない．筋力低下や筋萎縮は一般に軽度であるが，下腿筋群の筋力低下により遊脚期のつま先接地や立脚後期の蹴り出し減弱を認めることがある．

UNの診断は，腎不全があり，下腿，足部や手内筋の萎縮または筋力低下，四肢遠位部の感覚障害，特に母趾の振動覚低下，神経伝導速度の遅延があれば容易である．

4）電気生理学的検査

臨床所見に先立ち，運動神経や感覚神経の伝導速度は遅延する．運動神経伝導速度が遅延しても複合筋活動電位の振幅は比較的保たれる．腓腹神経の感覚神経活動電位の振幅減少や下肢全体の伝導速度を反映するF波の最短潜時も，UNのよい指標となる．単一線維筋電図（single-fiber electromyography；EMG）*によれば，運動単位における筋線維密度は正常であり再神経支配は起こりにくいと予想される．しかし，ジッター（2個の筋線維電位が反復して放電する際の時間差）は増加するので，軸索変性に伴う節性脱髄を反映している可能性がある．単一線維筋電図のジッター

side memo

＊｜単一線維筋電図

単一線維筋電図（single-fiber electromyography；EMG）は，専用の特殊な針電極を用いて個々の筋線維からの活動電位を選択して判定する筋電図検査のことである．

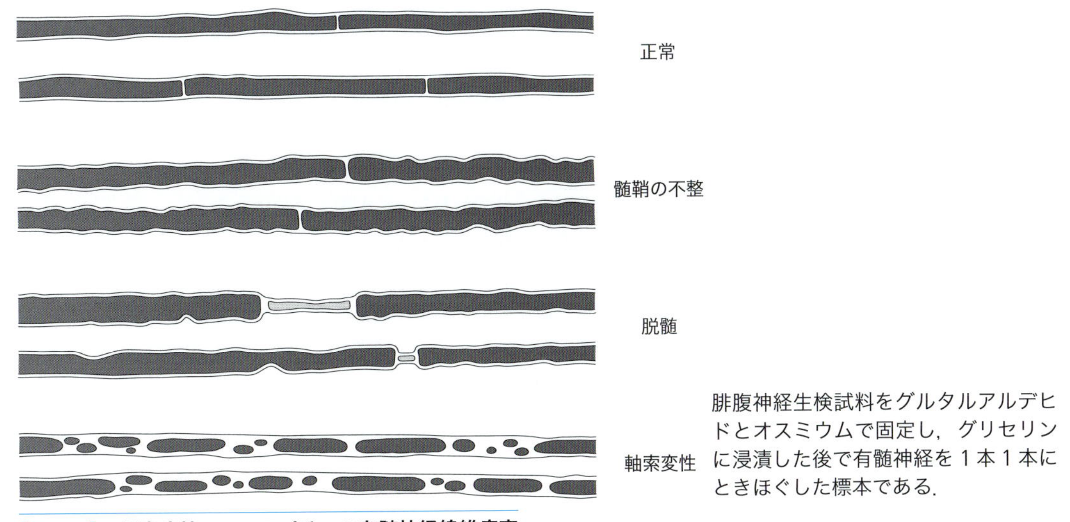

［図 7-1］ 尿毒症性ニューロパチーの有髄神経線維病変

異常は透析により改善する．

5）病理学的検査

Asbury らの剖検例の報告によれば[5]，末梢神経遠位部の軸索萎縮と変性が足底神経に際立っており，腓骨神経や脛骨神経にも同様の所見があった．下肢近位部では異常所見に乏しく，坐骨神経や神経根には異常はなかった．脊髄内では前角細胞の中枢性染色質溶解（central chromatolysis）があり，頚髄後索内側にある薄束では髄鞘の染色性低下を認めた．これらは軸索変性を伴う多発ニューロパチーの典型的な所見である．Dyck らは，腓腹神経生検により大径有髄神経線維の消失，節性脱髄および非薄化した再生髄鞘を認め（図 7-1），定量的解析により軸索萎縮と変性に伴い髄鞘の変化や節性脱髄を生じると報告した[6]．また，猫の下肢切断による軸索切断モデルを作成して，残存する末梢神経を詳細に観察し，髄鞘に不整や節性脱髄を生じると報告した[7]．触覚，位置覚，振動覚に関与する大径有髄感覚神経では，神経節を経由して中枢側に伸びる薄束核近傍の軸索終末でも微細構造の変化を生じていた[8]．これらの実験的軸索切断モデルにより，UN の軸索変性と随伴する節性脱髄および振動覚障害の病態をある程度説明することができる．

リハビリテーション

1）障害の評価

UN の障害評価は原則としてほかのリハビリ対象疾患と同じである．

機能障害として，筋萎縮の有無（特に母指球，骨間筋，母趾外転筋），四肢主筋の徒手筋力テスト（特に第１背側骨間筋，短母指外転筋，前脛骨筋，腓腹筋，母趾屈筋・伸筋），感覚障害（特に手指の触覚，母趾の振動覚，足部・足趾の位置覚），主関節の可動域を診察する．四肢遠位部に軸索変性があるので[7,8]，手指や足部・足趾の筋力を，また，頚髄薄束および薄束核近傍の大径有髄線維に異常があるので[7,10]，手指触覚と母趾振動覚もていねいに診察する必要がある．UN は弛緩性麻痺なので関節拘縮は少ない．

スコア（%）	定義
100	正常．自他覚症状がない．
90	通常の活動ができる．軽度の自他覚症状がある．
80	通常の活動に努力を要する．中等度の自他覚症状がある．
70	自分の身の回りのことはできる．通常の活動や活動的な作業はできない．
60	ときに介助が必要であるが，自分でやりたいことの大部分はできる．
50	かなりの介助と頻回の医療ケアが必要である．
40	活動にかなりの障害があり，特別なケアや介助が必要である．
30	高度に活動が障害され，入院が必要である．死が迫った状態ではない．
20	非常に重篤で入院が必要である．死が迫った状態ではない．
10	死が迫っており，死に至る経過が急速に進行している．
0	死亡．

［表 7-1］ Karnofsky Performance Scale（KPS） （Karnofsky et al, 1948）[9]

ステージ	内容
ステージ 0	ニューロパチーなし
ステージ 1	無症候性ニューロパチー 神経学的所見，伝導速度，定量的検査所見の中で 2 項目以上該当する． 神経学的自覚症状はない．
ステージ 2	症候性ニューロパチー 神経学的所見，伝導速度，定量的検査所見の中で 2 項目以上該当する． 神経学的自覚症状があるが，障害は生じていない．
ステージ 3	障害のあるニューロパチー 神経学的所見，伝導速度，定量的検査所見の中で 2 項目以上該当する． 神経学的自覚症状があり，障害を生じている．

［表 7-2］ ニューロパチー重症度ステージ （Dyck, 1993）[11]

日常生活動作（ADL）は Barthel Index または Functional Independence Measure（FIM）を用いて評価し，椅子からの立ち上がり，移乗や歩行なども観察する．全身的総合評価として Karnofsky Performance Scale（KPS）（表 7-1）[9]，生活の質の評価として Short Form-36（SF-36 日本語版）[10] などを用いる．

疾患特異的な機能障害評価に Neuropathy Symptom Score があるが，包括的な重症度分類であるニューロパチー重症度ステージ（表 7-2）のほうが有用である[11]．これを用いて UN の重症度を分類すると，Laaksonen らによれば[12]，ステージ 1（無症候性ニューロパチー）19%，ステージ 2（症候性ニューロパチー）48%，ステージ 3（障害のあるニューロパチー）14%であった．

2）リハビリテーションの内容

典型的な UN であれば身体障害の程度は軽度であり，必要に応じて起立訓練や抵抗運動による下肢筋筋力強化を行う．遊脚期につま先接地や下垂足の傾向があれば，足関節サポーターまたは後方板バネ型プラスチック短下肢装具（オルソレン®）を処方する．また，散歩やエルゴメータなどを用いて体力向上に努める．ADL の制限は少ない．

3）問題となる病態

リハビリ科医療上難渋するのは UN 患者の重複障害である．UN に脳卒中片麻痺が加わると，非

	運動神経			感覚神経		
	伝導速度(m/秒)	遠位潜時(msec)	振幅(mV)	伝導速度(m/秒)	遠位潜時(msec)	振幅(mV)
(右) 正中神経	46.2	4.34	4.5	41.7	3.36	11.7
(左) 正中神経	48.2	4.02	5.3	44.9	3.12	4.0
(右) 尺骨神経	48.7	3.12	4.8	44.8	3.06	11.4
(左) 尺骨神経	45.1	3.32	3.2	42.2	3.32	5.4
(右) 脛骨神経	39.6	6.36	1.9			
(左) 脛骨神経		−				
(右) 腓骨神経		No evoked response				
(左) 腓骨神経		−				
(右) 腓腹神経				38.3	3.36	2.0
(左) 腓腹神経				−		

上肢正常値：神経伝導速度≧45 m/秒，下肢正常値：神経伝導速度≧40 m/秒.

[表 7-3] **症例の神経伝導速度**

麻痺側下肢にもUNによる筋力低下や感覚障害があるので立位，歩行が一層不安定になる．一方，糖尿病があり，閉塞性動脈硬化症や壊疽を生じ大腿切断や下腿切断に至った場合はさらに問題は大きい．非切断下肢にUNによる筋力低下や感覚障害があるので立位や歩行は不安定になり，手指巧緻性障害，糖尿病性白内障による視力障害，透析による断端周径変動が加わり，ソケット装着自体が困難になる．そのため，患者が装着しやすいソケット形状を選択し，ソケット型取りは断端周径が最大時に行い，周径減少時は断端袋で調節する．

【症例提示】ソケットに工夫を要した大腿切断症例

症例：49歳，男性，運送業．

障害名：左大腿切断，末梢神経障害．

診断名：慢性腎不全，閉塞性動脈硬化症，2型糖尿病，UNおよび糖尿病性ニューロパチー．

現病歴と入院後経過：X−7年に糖尿病，X−5年に慢性腎不全と診断され，血液透析を開始した．X−1年に閉塞性動脈硬化症と診断され，X年2月，左大腿切断術が施行された．6月に義足作製目的でリハビリ科に紹介入院した．断端は中断端であり，透析前/後で周径変動があり，手指と足部に筋力低下と感覚障害を認め，神経伝導速度は遅延した（表7-3）．最初に，断端周径変動を考慮し吸着式四辺形大腿義足を処方した．仮義足を用い歩行は自立したが，義足装着が困難であった．まず，位置覚障害のため，片脚で立ちながら断端に布を巻きつけソケットに差し込むのが不安定であった．さらに手指筋力低下と巧緻性障害のため，断端に巻いた布をソケット先端のバルブ穴から引き出し，断端を差し込みながら布を引き抜く動作が困難であった．そこでシリコーンライナーを内ソケットとする二重ソケットに変更し，座位で断端にシリコーンライナーを転がすように装着させるようにした（図7-2A）．その後で立位になり，断端を外ソケット（図7-2B）に差し込み，キャッチピンを外ソケット底部の接合装置に固定させるようにした．ソケット変更により義足装着がようやく自立した．

UNは，慢性的な高K性脱分極による軸索変性により発症する可能性があり，左右対称性で四肢

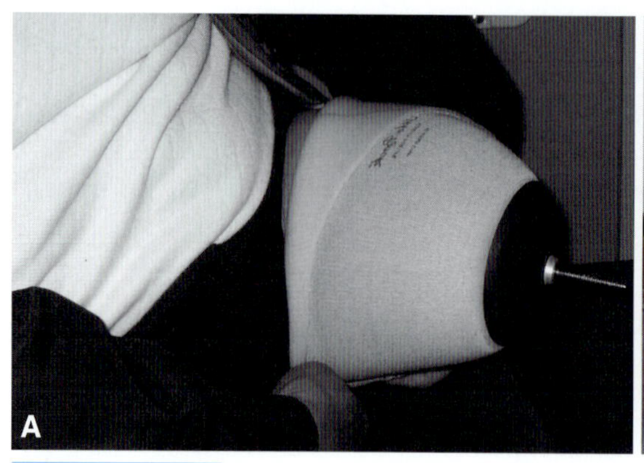
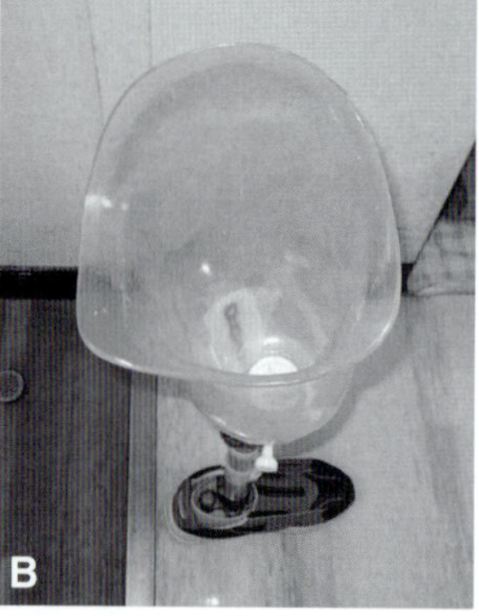

［図 7-2］ **大腿義足**
A：内ソケットを装着（有薗製作所 狩野綾子氏提供）.
B：外ソケット．ソケット底部に接合装置が見える.

遠位優位の感覚運動多発ニューロパチーを呈する．起立訓練や抵抗運動による下肢筋の筋力強化や，要すれば下肢装具を処方し，体力向上のために散歩やエルゴメータを勧める．重複障害では著しい障害となるので注意を要する．

（蜂須賀研二・和田　太）

文献

1) Krishnan AV, Kiernan MC：Uremic neuropathy：clinical features and new pathophysiological insights. *Muscle Nerve* **35**：273-290, 2007
2) Ropper AH, Samuels MA：Uremic polyneuropathy, Adams & Victor's Principles of Neurology, 9th ed, McGraw-Hill, New York, pp1295-1297, 2009
3) Bazzi C, et al：Uremic polyneuropathy：a clinical and electrophysiological study in 135 short- and long-term hemodialyzed patients. *Clin Nephrol* **35**：176-181, 1991
4) Vanholder T, et al：Uremic toxicity：the middle molecule hypothesis revisited. *Semin Nephrol* **14**：205-218, 1994
5) Asbury AK, et al：Uremic polyneuropathy. *Arch Neurol* **8**：413-428, 1963
6) Dyck PJ, et al：Segmental demyelination secondary to axonal degeneratiohn in uremic neuropathy. *Mayo Clin Proc* **146**：400-431, 1971
7) Dyck PJ, et al：Permanent axotomy, a model of axonal atrophy and secondary segmental demyelination and remyelination. *Ann Neurol* **9**：575-583, 1981
8) Hachisuka K, et al：Ultrastructural alterations of primary afferent axons in the nucleus gracilis after peripheral nerve axotomy. *J Neuropathol Exp Neurol* **48**：413-424, 1989
9) Karnofsky D, et al：The use of nitrogen mustard in the palliative treatment of cancer. *Cancer* **1**：634-656, 1948
10) Fukuhara S, et al：Translation, adaptation, and validation of the SF-36 Health Survey for use in Japan. *J Clin Epidemiol* **51**：1037-1044, 1998
11) Dyck PJ：Quantitating severity of neuropathy. Peripheral Neuropathy, 3rd ed (Dyck PJ, Thomas PK, eds), WB Saunders, Philadelphia, pp686-697, 1993
12) Laaksonen S, et al：Neurophysiologic parameters and symptoms in chronic renal failure. *Muscle Nerve* **25**：884-890, 2002

8 大腿骨近位部骨折合併例へのリハビリテーション

原因と誘因

大腿骨近位部骨折の誘因には2つの因子があり，易転倒性と易骨折性である．原因には2つのカテゴリーがあり，1つは，慢性腎不全由来の高リン（P）血症による骨軟化症や線維性骨炎*1を含めた骨粗鬆症[1,2]，高齢者では加齢性および閉経性骨粗鬆症も加わる．転倒外力によって骨折が生じるものである．もう1つは，透析によるβ_2ミクログロブリン-アミロイド沈着による骨破壊，あるいは関節症に伴う脆弱性骨折（insufficiency fracture）あるいは軽微外力による骨折である[3,4]．易転倒性は慢性腎不全に伴う末梢神経障害や敗血症性あるいは透析脳症*2，多発性ラクナ型脳梗塞，重度視力障害，下肢筋力低下によって危険性が高まる（図8-1）．

リハビリテーションの意義とアセスメント

リハビリの意義あるいは目標は，寝たきり状態の回避であり，よりよい生活や人生の質を実現することである．しかし大腿骨近位部骨折患者におけるリハビリの問題点は，透析によるアミロイド沈着による透析関節症の局所的問題のほかに，高P血症由来の血管骨化による虚血性心疾患や心不全など全身性合併症によって外科的治療が可能かどうか，さらに運動療法に耐えうる心血管合併症の評価が必要である．また，易転倒性に関連した破壊性脊椎関節症，ニューロパチー，脳血管障害，視力障害を評価し，転倒予防も必要である．

帝京大学病院リハビリ科2000～2010年の新患数14,677人のうち，慢性腎不全透析患者は351

side memo

***1 ｜ 線維性骨炎**

副甲状腺ホルモン（PTH）の過剰分泌によって骨が粗鬆化する病態をいう．

腎不全ではリン酸の排泄が阻害され高リン（P）血症となる．血中にあふれたリン酸は血清カルシウム（Ca）と結合し，軟部組織に沈着するので，低Ca血症が起こる．同時に腎臓で活性化されるビタミンDも阻害され，ビタミンD不足に陥り，腸管からの血中Ca吸収も阻害される．高P血症とビタミンD欠乏によって慢性低Ca血症が続き，これによって血中Ca濃度を高める副甲状腺ホルモン（PTH）が常に分泌され高PTH血症になる．PTHは骨からのCaを血中へ移動させ，血中Ca濃度を高めるために，骨からCaが吸収されて骨がスカスカ状態になってしまう．しかしすべての骨が一様に反応するわけでなく，骨の一部はほとんどCa沈着がなく，極めて脆弱な部位になることがある．この状態は嚢胞性線維性骨炎とよばれている．

***2 ｜ 透析脳症**

慢性透析によって呂律（ろれつ）が回らなくなり，構音障害，せん妄などの症状が起こり，さらに不随意運動，痙攣，記銘障害，行動異常が生じる．従来水道水が透析水として使われており，これに含まれるアルミニウム中毒によって生じる症例が多かった．しかし，透析中に同様の症状が出現することもあり，急性高Ca血症や重度低P血症が原因である．そのほかに，糖尿病性高ケトン症，低血糖，敗血症による代謝性脳症も同様の症状を呈する．

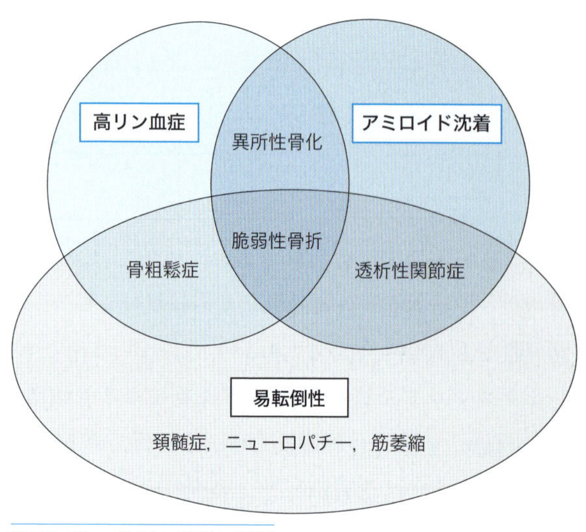

［図 8-1］ 骨折の原因と誘因

		症例数	%
糖尿病		138	39.3
虚血性心疾患		101	28.8
脳卒中	脳梗塞	59	16.8
	脳出血	22	6.3
悪性腫瘍		44	12.5
末梢神経障害/脳症		43	12.2
関節症/骨折		28	8.0
ASO/切断		21	6.0
極度視力障害		20	5.7

［表 8-1］ 透析患者の合併疾患（n＝351）

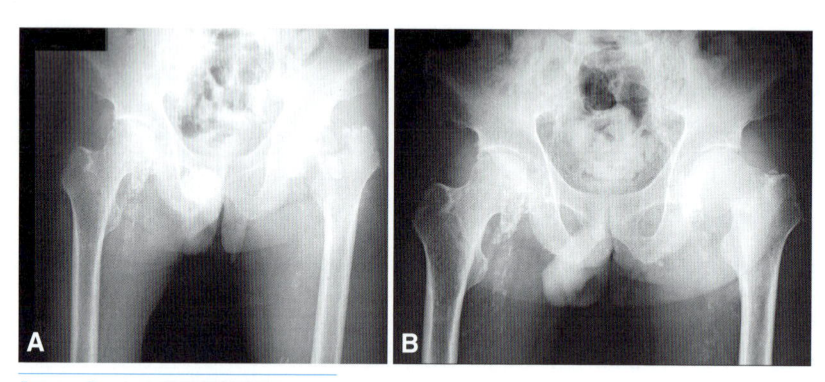

［図 8-2］ 左大腿骨頚部脆弱性骨折
A：発症時．左透析股関節症による脆弱性骨折で，骨折転移が著明である．
B：3 年後．関節包炎は改善している．しかし大腿骨の骨粗鬆症は著明で，大腿動静脈の石灰化も著明である．

人（男 229 人，女 122 人，平均年齢 67.5 歳）であった．これらの患者の併存疾患は，糖尿病，虚血性心疾患，脳卒中，悪性腫瘍，末梢神経障害や脳症，関節症や骨折，閉塞性動脈硬化症（arteriosclerosis obliterans；ASO）と下肢切断，重度視力障害の順であった．虚血性心疾患は冠動脈バイパス術（coronary artery bypass grafting；CABG）やペースメーカーが必要な症例であり，生命予後と密接に関連していた．大腿骨近位部骨折や透析性あるいは破壊性関節症は 28 症例（8%）であった（表 8-1）．

1）【症例提示】骨折治療ができない症例

症例 1：63 歳，男性．糖尿病腎不全，透析歴 12 年．30 歳代より糖尿病は HbA1c 7.0%，随時血糖値 200 mg/dl，尿蛋白 100 mg/dl であり，40 歳代になって持続尿蛋白 1 g/日，クレアチニン（Cr）4.0 以上になり，50 歳時に透析導入に至った．高血圧と高 LDL-コレステロール血症を合併していた．58 歳時，洞不全症候群でペースメーカー挿入し，さらに狭心症発作を起こした．

評価・注意すべきリスク：左大腿骨頚部脆弱性骨折（図 8-2A）は，アミロイド沈着性滑膜炎や

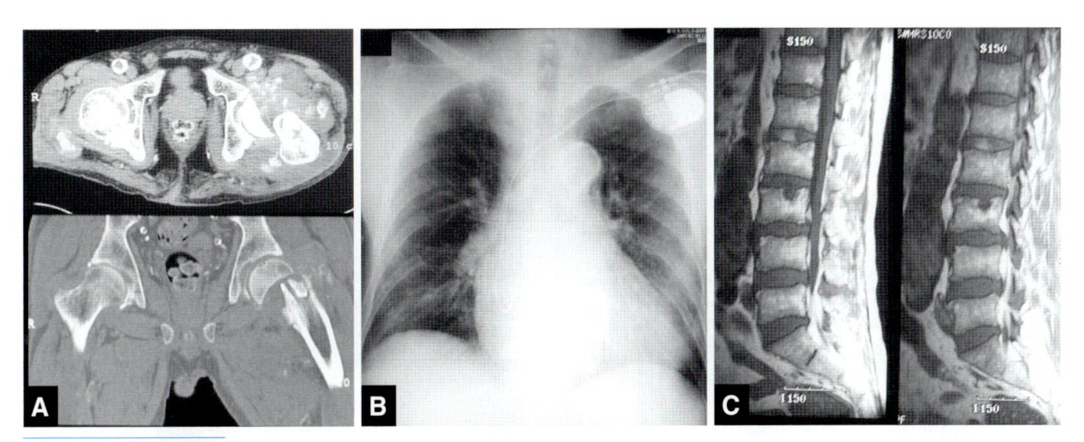

［図 8-3］ **透析合併症**
A：左股関節のアミロイド沈着滑膜炎と関節包が著明に腫脹している．
B：心肥大がみられ，ペースメーカーが挿入されている．
C：L 1/2 椎間板がアミロイド沈着と思われる高信号域．第 3 腰椎に嚢胞が認められる．

関節包炎を伴った左透析股関節症であり，頚部骨折周囲の軟部組織の炎症が強く，骨折転移が著明であり，外科的適応はなかった．腰椎アミロイド沈着や嚢胞なども合併していた（図 8-3）．

リハビリは両上肢筋力強化，右健側下肢に荷重し，車椅子への移乗動作の練習を行った．大腿筋萎縮および下肢筋力低下が著明であった．車椅子移乗動作，自走が自立し，自宅退院になった．

3 年後の骨盤 X 線では関節包炎は治まり，骨折転移はなくなっている（図 8-2B）．

2)【症例提示】両側人工骨頭置換症例

症例 2：72 歳，男性．

糖尿病腎不全，透析歴 10 年．両側大腿骨頚部脆弱性骨折．ときどき左股関節痛があったが，歩行は可能であった．3 カ月後に画像診断で両側性脆弱性骨折が確認され，人工骨頭置換術を行った（図 8-4）．術後の歩行練習で歩行は自立し，外来通院となった．

3)【症例提示】人工骨頭再挿入の症例

症例 3：48 歳，男性．

腎炎による透析歴 15 年．左大腿骨頚部脆弱性骨折に対して人工骨頭置換術，半年後に右大腿骨人工骨頭置換術を実施した．2 年後に副甲状腺切除術，3 年後に人工骨頭のルーズニングのために右人工骨頭再置換術を行った．その半年後に左人工骨頭再置換術も実施する（図 8-5A）．破壊性頚椎症による頚髄症によって易転倒性があり（図 8-6），11 年後に転倒によって右大腿骨骨折に対して観血的整復固定術を実施した．さらに転倒を繰り返し，左右大腿骨骨折が発生した．16 年後に ASO のために左大腿切断を行い（図 8-5B），さらに血行不全のために股離断術を実施した（図 8-5C，8-7）．さらに，透析性肩関節症のためにリーチ障害を合併している（図 8-8）．

本症例は転倒を繰り返し，そのたびに骨折治療を行った．自宅での伝い歩き，屋外での松葉杖歩行を行っていた．大腿骨幹部骨折後も短い距離は歩行を行っていたが，屋外長距離は車椅子移動になった．切断後は車椅子生活になった．

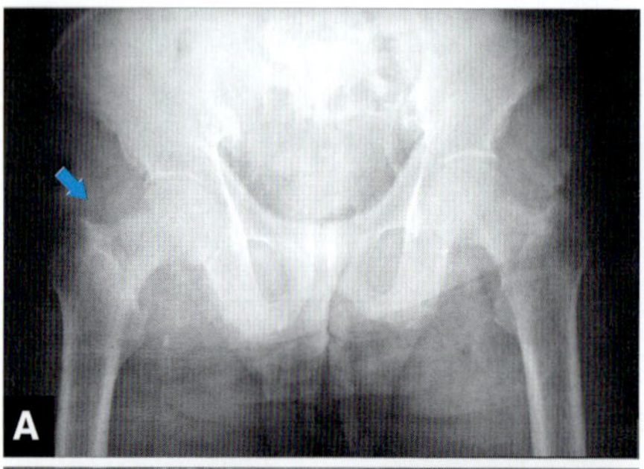
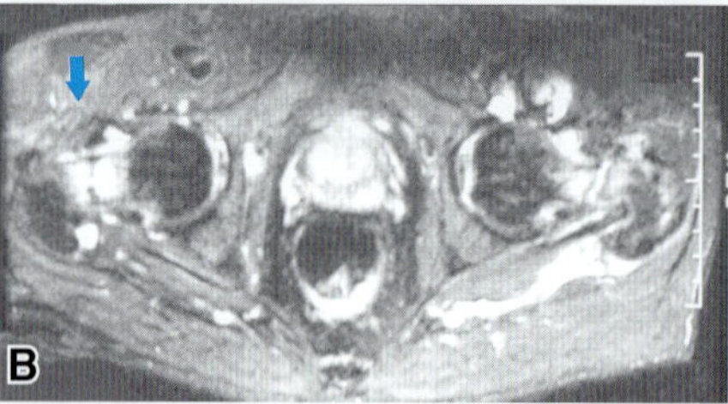
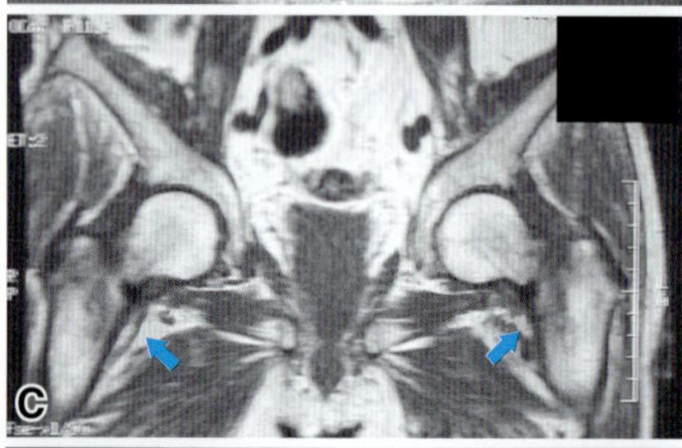
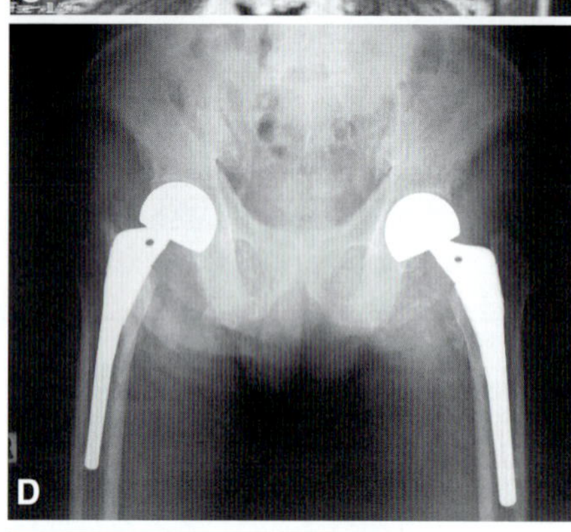

[図 8-4] **両側人工骨頭置換術**

A：両側大腿骨頸部骨折，術前.
B：MRI 水平断.
C：MRI 冠状断.
D：人工骨頭置換術後.

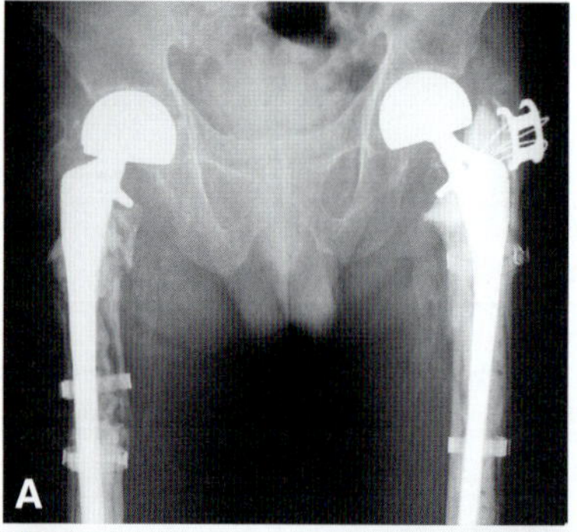
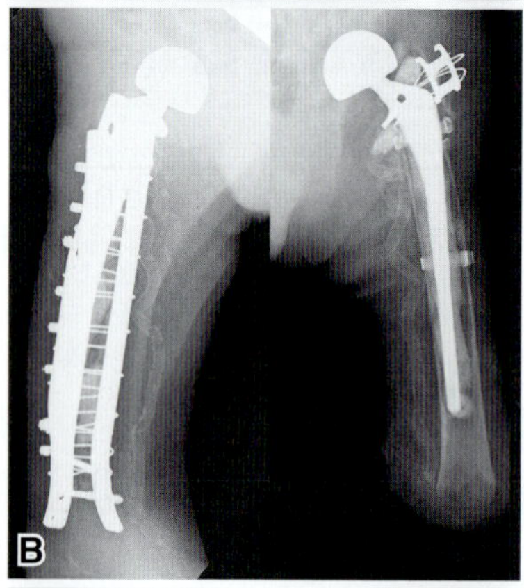
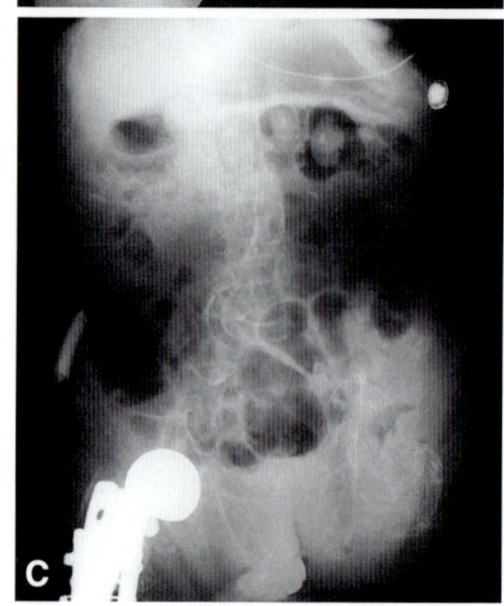

[図 8-5] **人工骨頭再置換術後**

A：人工骨頭周囲のアミロイド沈着のためにルーズニングが生じ，二度目の人工骨頭再置換術を行っている.
B：転倒を繰り返し，左右大腿骨骨折があり，右大腿骨は観血的整復固定術を行い，左大腿はASOのために大腿切断を実施した.
C：血行不全のために股離断を行った.

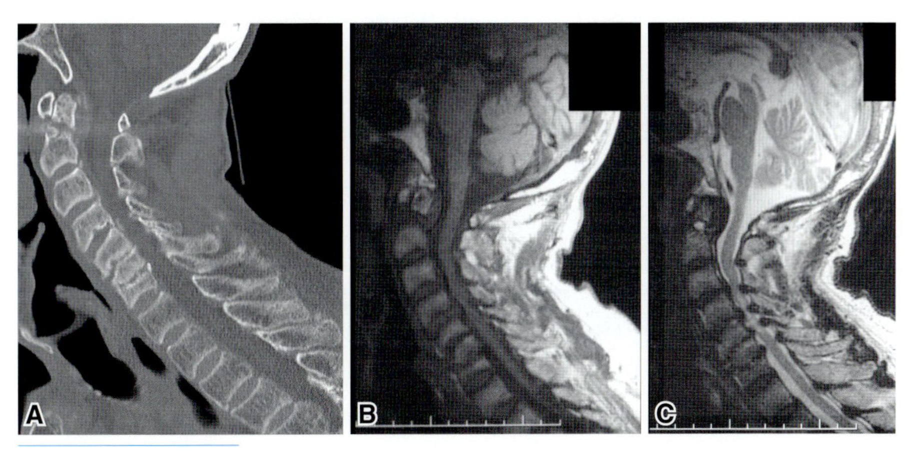

［図 8-6］ **破壊性頚椎症**
A：CT，B：MRI T1，C：MRI T2 画像である．
歯状突起はアミロイド沈着性滑膜炎で脆弱性骨折が起こっている．C5〜7 椎体は破壊されている．異所性骨化として後縦靭帯骨化症があり，脊柱管狭窄症が認められる．

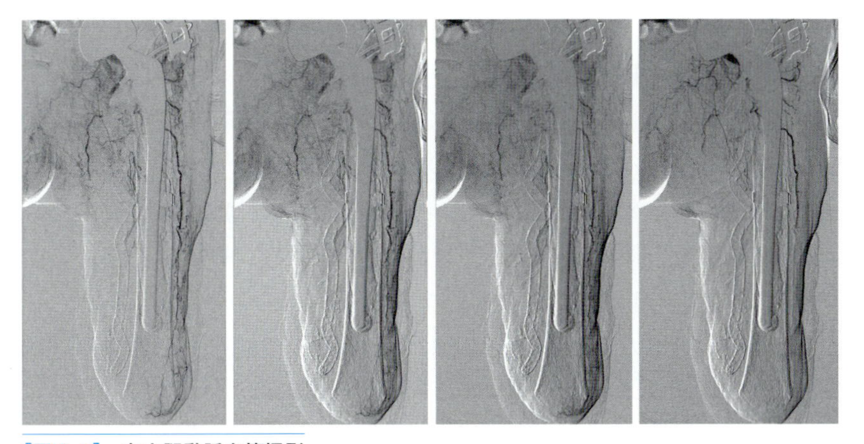

［図 8-7］ **左大腿動脈血管撮影**
ASO のために左大腿にはほとんど血流がない．

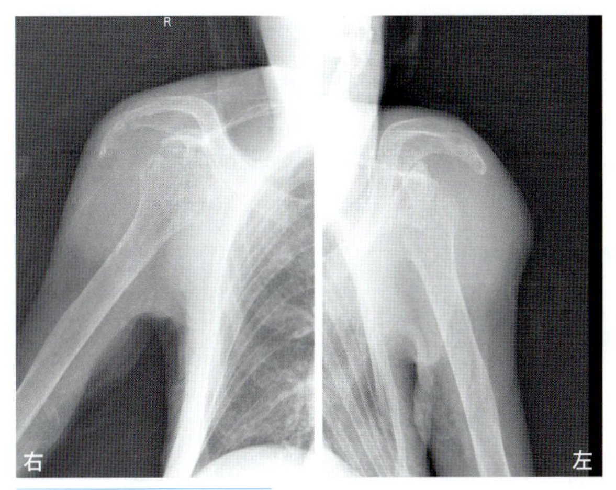

［図 8-8］ **透析性肩関節症**
股，膝，足関節の透析性関節症のほかに，肩関節も侵されている．

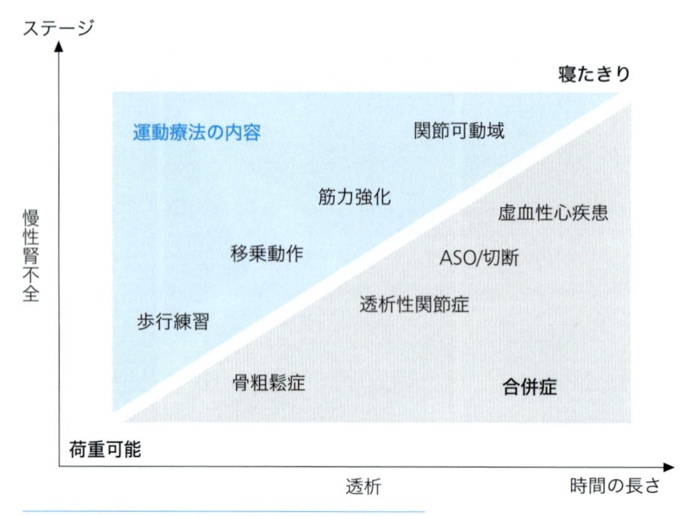

［図 8-9］ 腎不全ステージと運動療法の内容

リハビリテーションの内容と注意点

慢性腎不全の時間的長さとステージによって，あるいは下肢荷重が可能か，併存疾患のために ADL 一部介助あるいは寝たきり状態かによって理学療法が異なる．外科的に骨折治療が可能な症例では，下肢荷重による歩行練習が適応になる．透析性股関節症が著明な場合，外科的治療が難しいこともあり，部分荷重での移乗動作を行う．虚血性心疾患や心不全が著明でも，荷重が可能な場合には歩行練習になるが，大腿筋萎縮症や脳卒中などでベッド臥位を余儀なくされている症例では，筋力強化や下肢血栓予防のために関節可動域訓練が適応になる（図 8-9）．日常生活で重要なことは，転倒を回避することである．

（栢森良二）

文献

1）Hruska KA, et al：Hyperphosphatemia of chronic kidney disease. *Kidney Int* **74**：148-157, 2008
2）Stehman-Breen CO, et al：Risk factors for hip fracture among patients with end-stage renal disease. *Kidney Int* **58**：2200-2205, 2000
3）Onishi S, et al：Beta 2 microglobulin deposition in bone in chronic renal failure. *Kidney Int* **39**：990-995, 1991
4）Crawford R, Athanasou NA：β2-microglobulin amyloid deposition in hip revision arthroplasty tissues. *Histopathology* **33**：479-484, 1998

9 下肢切断合併例へのリハビリテーション

切断に対するリハビリテーション

2016 年 12 月 31 日時点での慢性透析患者数は 329,609 人であり，以前は毎年約 1 万人ずつ増加していたが，近年は患者数の増加は鈍化している．近年，特に糖尿病由来（1998 年から導入原因第 1 位）の患者と腎硬化症由来の患者が増え，社会問題となっている[1]．

1.	心胸比（CTR）：男性 50%以下，女性 55%以下
2.	透析指標（kt/V）：1.6 以上（十分な透析量の確保）
3.	蛋白異化率（PCR）：1.2 以上
4.	神経伝導速度（NCV）：可能な限り正常範囲内
5.	心エコーにおける機能（透析後）： 左房径 40 mm 以下，左室拡張終末期径 45 mm 以下，左室駆出率 60% 以上
6.	適切な（生体適合性のよい）透析膜の選択
7.	適切な透析液の作製
8.	適切な透析条件の選択
9.	貧血の改善（Hb 10 g/dl 以上，Hct 30% 以上）
10.	TP 6.0 g/dl 以上，Alb 3.0 g/dl 以上，透析前 BUN 80 mg/dl 以下，透析後 BUN 35 mg/dl 以下
11.	エネルギー摂　取 35 kcal/kg/日以上

［表 9-1］ 至適透析のための理想的な目標（値）

1.	至適透析の担保
2.	原疾患のコントロール
3.	心肺機能の再調整
4.	リスク管理
5.	適切な切断部位の選択（切断前からかかわることができる場合）
6.	義足作成適応の有無，シンプルな義足作成，義足への理解，自己脱着可能なこと
7.	切断端の周径差のコントロール
8.	切断側・非切断側下肢および上肢・体幹のリハビリテーション，移動能力の獲得，体位変換，ポジショニング，トランスファー
9.	自己管理教育（原疾患および自主訓練），日常生活指導
10.	褥瘡予防，切断面の保護
11.	具体的なリハビリテーション

［表 9-2］ 症例における管理のポイント―リハビリテーション成功のために

さて，下肢切断合併例へのリハビリであるが，リハビリを論じる前に最低限必要なことは至適透析（表 9-1）の実施である．すなわち，必要十分な透析を行うことが担保されて，かつ心肺機能の向上がリハビリの成功につながるといっても過言ではない．

下肢切断合併例における管理のポイント（表 9-2）に沿って述べることとする．

1）至適透析の担保

各項目における理想値を表 9-1 にまとめた．

2）原疾患のコントロール

透析患者における切断は，そのほとんどが糖尿病由来もしくは閉塞性動脈硬化症（ASO）であり，原疾患の病状コントロールが基本である．

3）心肺機能の再調整

切断透析患者のほとんどは全身的な血管疾患の合併を認める．特に心肺機能が低下している場合が多く，心エコー，心肺運動負荷試験（cardiopulmonary exercise test；CPX）などの心負荷試験を積極的に実施し，正確な心肺機能を評価して必要に応じて心血管造影や PCI（percutaneous coronary intervention；経皮的冠動脈形成術）治療を行うことが望ましい．心肺機能の再調整を行わないと十分な切断のリハビリは実施できない.

4）リスク管理

心血管イベントを予防するリスク管理が大切である．特に循環器系合併症の有無とそのコントロールがリハビリの成功に強く関与する.

5）適切な切断部位の選択（切断前からかかわることができる場合）

あらかじめ血管造影などで切断部位を検討するが,最終的には術中の評価で決められる．その際，できることなら切断部位を評価する時点からリハビリ科医がかかわることが望ましい．前もってリハビリの戦略が立てられるからである.

6）義足作成適応の有無，シンプルな義足作成，義足への理解，自己脱着可能なこと

切断部位によって義足作成の可否を十分に検討しなければならない．術前の日常生活活動(ADL)，歩行状態，全身状態などで判断する．また，退院後の予想されるADLや生活スタイルにも左右される．膝下切断，膝上切断での義足歩行の際のエネルギー消費率の違いも考慮する必要がある．実際は膝上切断での義足歩行獲得は健常人の切断に比べてかなり困難であり，病院内での訓練にとどまることも多い．ただし，その際でも車椅子の使用を目的とした訓練が十分に必要である.

7）切断端の周径差のコントロール

切断部において透析日と非透析日に周径差が出現することが多いが，可能な限りその差を小さくする努力を行う．透析間における増量が多いこと，栄養状態（血中総蛋白値やアルブミン値にも影響される）の悪化，末梢循環不全などに起因する．義足を作製した場合は毎日装着し，かつ，弾性包帯などを用いて浮腫のコントロールをしっかりと行い，せっかく作成したのに使用しないという事態は避けるべきである.

8）切断側・非切断側下肢および上肢・体幹のリハビリテーション，移動能力の獲得，体位変換，ポジショニング，トランスファー

透析日のリハビリに関しては透析後の疲労感が強く，なかなかリハビリの実施が困難なため，透析前や透析中（下肢エルゴメータの使用がよい）に実施する．リハビリは毎日実施することが大切である．また，上肢をトレーニングすることで「できるADL，およびしているADL」が増加する．非切断側の下肢や体幹の筋力を増強することで，自力でトランスファーができるようになる．トランスファーは移動するために最低限担保されるべき事項であり，自分で移動できるとそれだけで活動の場が広がるため，可能な限り移動能力獲得のためのリハビリを行う．自宅退院する際のキーポイントは1人でトイレに行けるかである．入浴に関しては，デイサービス，デイケア，入浴サービスなどの社会資源を利用すればよい.

また，切断者では膝関節，股関節において屈曲拘縮を生じやすいので体位変換やポジショニングが大切である.

9）自己管理教育（原疾患および自主訓練），日常生活指導

特に現在導入原因第1位である糖尿病そのもの（血糖コントロール，合併症コントロール）や透析に対しての自己管理教育が大切である．その中には食事指導，自主訓練，日常生活指導も含まれる.

10）褥瘡予防，切断面の保護

切断のほとんどが糖尿病もしくはASOによるものであり，外傷によるものは少ない．適切な切断面が選択されないと創傷部位の治癒が遷延することが多い．通常はあらかじめ術前検査にて最適な切断面を考慮するが，術中所見（特に創部からの出血の程度）で変更することもある．創面での血流が十分に保たれないと創傷治癒が遷延する．この際はいたずらに時間をかけて創処置を継続するよりも新たに上部での再切断を考慮したほうがよい．切断部位としては指，膝下（下腿），膝上（大腿）切断がほとんどを占める．基本的にドレッシングは自分で行う．ASOの場合は血流評価を定期的に実施する．周径差のコントロール（透析日と非透析日の周径差をなるべく少なくする）も大切な予防因子である．当然，創を清潔に保つべきである．弾性包帯の上手な利用や毎日の義足装着が大切である．

11）具体的なリハビリテーション

基本は非透析切断患者に対するリハビリと同じである．耐久性の低下に対しては，まず心肺機能の再調整を行ったうえで毎日リハビリを行う（透析中もリハビリを継続）．その重要性を自覚してもらい，リハビリ継続のための工夫も必要である．そのための環境調整を行い，専属チーム（スタッフの協業）でリハビリを実施する．訓練プログラムとしては，下記のように通常の切断者と同じメニューを実施する．

❶術直後の断端創処置

どの方法がよいかはケースバイケースで決定する．

・soft dressing：弾性包帯を巻いて断端を固定する方法．

・rigid dressing：ギプスソケットを作成し断端を固定する方法．

・semirigid dressing：上記2方法の利点を活かした固定方法．

・controlled environment treatment：環境制御による固定方法．

❷拘縮予防

切断後の肢位に配慮する．中でも大腿切断での屈曲・外転・外旋拘縮に注意する．早期のリハビリを開始する．

❸浮腫予防

透析間の増量，温度，義足の適合具合・装着方法などにより増強するので，十分にコントロールする必要がある．このためには適切な弾性包帯を適切な方法で使用することがポイントである．熟練を要するが，最終的には患者本人が自分自身で巻けるようになる必要がある．弾性包帯は終日装着し，義足もなるべく多くの時間装着することが大切である．

❹義足装着前訓練

全身耐久力向上訓練，呼吸訓練，四肢体幹筋力増強，可動域訓練，巧緻性訓練，基本動作・ADL訓練，座位訓練，起居移乗動作訓練，立ち上がり訓練（健脚起立訓練），バランス訓練，片足跳び訓練，歩行訓練など．

❺早期義肢装着訓練

上記の訓練を続行するが，特にADL訓練が大切である．最終的にはどの程度の実用性を目指すかが問題となる．

❻断端の衛生保持

断端の清拭（透析日），入浴（非透析日）を行う．ソケットは毎日洗浄し，断端袋は毎日交換する．断端の観察を毎日注意深く実施する．

下肢切断患者のADL・QOL向上のために

透析症例での下肢切断率は2%，糖尿病性症例では5%との報告があり[3]，当院ではさらに高頻度で5.2%（切断部による割合は大腿21%，下腿64%，そのほか14%，両側21%）であった．これは当院には重症例が多く紹介されてくることに由来すると考えられる．義足作製後，装着部の傷を生じさせないようなケアは当然であるが，反対側へも荷重負荷がかかるため，機械的な圧迫により反対側の足壊疽を生じないように十分なケアも必要である．

透析患者の活動性は同世代に比べると低く，最高酸素摂取量（peak$\dot{V}O_2$）は健常人の50%程度，身体活動量は40%程度，運動耐容能は50%程度といわれている[4]．

これらの原因の1つとして乳酸アシドーシスの遷延状態があげられる．疲労感が強く持続し，運動継続の支障になっている[5]．

低負荷の運動強度でも，腎性貧血によりミトコンドリアに供給される酸素量が低下すると，容易に乳酸生成が増加し嫌気性代謝閾値レベルを超えてしまう．このため，最低限のADLでも疲労が蓄積する運動強度となり，身体活動量が低下，筋肉量も低下するという悪循環に陥ってしまう[6]．

現実的な日常生活を考えると，実際は通院のための移動能力とトイレへの移動能力を最低限担保できればよいことが多い．そのためには，次の点が大切であるが，原疾患である糖尿病やASOそのもののコントロールは必要最低条件である．

①なるべく軽量でシンプルな義足を作成すること．
②義足への理解を十分に深め，自己脱着を可能にし，かつ毎日装着して使用できるようにすること．
③使用するための環境調整を行うこと．
④最大限義足を利用できるように多職種から構成された専属リハビリチームを配置すること．
⑤透析前後に伴う周径差をなるべく少なくすること，そのためには教育（食事や透析間の増量に関して）を行い，なるべく透析1回あたりの除水量を減らす工夫を行うこと，また，栄養状態の改善を図ること．
⑥透析後はなかなかリハビリが実施できないので，透析前もしくは透析中にリハビリを継続（下肢エルゴメータの利用など）し，廃用症候群を可能な限り防止すること．
⑦断端に傷をつくりやすく，また治りにくいため保護に注意すること．

血液透析（HD）そのものは主として大循環系の血液の浄化を行っているが，透析中の運動療法により，末梢血流を豊富にすることで，より透析効率が向上する可能性が示されている[7]．

実際にHeiweやOtaらは，透析患者においても運動を行うことで下肢筋力や移動能力の向上は可能であり，peak$\dot{V}O_2$も増加したと報告している[8,9]．

また紅露や山崎は，非透析日のみの15～30分の運動で循環器系に改善がみられ，運動療法の効果が現れると報告している．透析導入前の腎不全期において過度な安静を図り，見かけ上の腎機能低下を遅らせ導入時期を延ばしても，長期的な予後や廃用症候群に陥る危険性を考えると無用な安静は必ずしも好ましくないと考えている[10,11]．

ところで，両側下腿義足患者のエネルギー消費率は正常肢患者に比べると約123％である[12]．歩行能獲得に際して合併症の有無（特に循環器系）が重要であり，義足歩行訓練そのものが心肺機能維持のために，ひいては長期的なQOLおよびADLの維持のために必要と思われる．また，動機づけにもプラスの方向に働くと思われる．透析患者では易疲労感が強く，精神的なストレスも大きいが，わずかなADLの改善でも大きな喜びとなることがある．

及川らは血液透析患者の下肢切断症例は2年生存率が50％以下と報告しているが，これらの大きな要因として冠動脈病変の有無が重要である[13]．

金は糖尿病腎症透析患者の下肢切断において虚血性心疾患の合併は実に62％に及ぶと報告した[14]．定期的に心エコーを行い，必要に応じて心肺運動負荷試験（CPX），心カテーテルを実施，常に心機能をチェックすることが生命予後改善につながると考えられる．心エコーは手軽で，かつ非侵襲的な検査であり，得られる情報が多いので有意義である．できればリハビリ科医もその手技を極めるようにしたい．

【症例提示】

症例：61歳，女性．

病名：糖尿病，慢性腎不全，血液透析（週3回），透析アミロイドーシス，閉塞性動脈硬化症．

障害名：腎臓機能障害，歩行障害，ADL障害，軽度左片麻痺．

既往歴：高血圧，第12胸椎圧迫骨折，陳旧性脳梗塞（右視床，橋右側）．

現病歴：X－16年　糖尿病

X－2年1月　糖尿病合併症3症増悪，強化インスリン開始

9月　血液透析導入，以降週3回4時間血液透析（HD）実施

X年1月　閉塞性動脈硬化症増悪

7月　右下腿切断術（他院にて）

8月　右下腿断端形成術（他院にて）

X＋1年10月　当院へ転院

12月　右下腿切断術後断端再形成術

身体障害者手帳：1種1級（腎臓機能障害）．

入院時現症：体重56.2 kg，身長158.0 cm，全身浮腫．

血液データ：HbA1c 6.4％，BUN 54.6 mg/*dl*，Cr 8.15 mg/*dl*，Hb 9.8 g/*dl*，Hct 31.4％，TP 5.9 g/*dl*，Alb 3.3 g/*dl*，PTH-インタクト137 pg/m*l*，β_2-m 28.2 mg/*l*．

心電図：側壁の虚血所見（軽度）．

リハビリテーション評価：**表9-3**参照．

入院後の経過：全身状態不良，断端の創状態不良が顕著であった．すなわち，全身が溢水状態であり，断端浮腫が著明であった．耐久性と心肺機能が著明に低下していたため，まず，全身状態の改善を図り，心肺機能を向上させることから開始．循環器系合併症を生じないように各種モニターを監視しながら負荷量のコントロールを行った．基本的なリハビリは非透析切断患者に対するリハ

	入院時	再断端形成術前	再断端形成術後	再断端形成術3カ月後
断端周径				
膝蓋骨直下	32.0	−	31.5	30.0
5cm下	32.5	−	30.0	28.5
8cm下	32.0	−	26.5	25.0
10cm下	30.0	−	−	−
断端長	13cm	−	12cm	−
筋力（MMT）	右上肢：肩関節屈曲3+ 外転3+ 肘関節屈曲4 手関節掌屈4 背屈4 右下肢：股関節屈曲3+ 伸展3+ 内転3+ 外転3+ 膝関節伸展4 左上肢：肩関節屈曲3+ 外転3+ 肘関節屈曲3+ 手関節掌屈3 背屈3 左下肢：股関節屈曲3 伸展2 内転3 外転3+ 膝関節伸展3 足関節底屈2+ 背屈3+	右上肢：肩関節屈曲3+ 外転4 肘関節屈曲4 手関節掌屈4 背屈4 右下肢：股関節屈曲4 伸展3+ 内転3+ 外転3+ 膝関節伸展4 左上肢：肩関節屈曲3 外転3+ 肘関節屈曲3+ 手関節掌屈3 背屈3 左下肢：股関節屈曲3 伸展2 内転3 外転3+ 膝関節伸展3 足関節底屈2+ 背屈3+	右上肢：肩関節屈曲3+ 外転4 肘関節屈曲3+ 手関節掌屈4 背屈4 右下肢：股関節屈曲3+ 伸展3 内転3+ 外転3+ 膝関節伸展4 左上肢：肩関節屈曲3 外転3 肘関節屈曲3 手関節掌屈3 背屈3 左下肢：股関節屈曲3 伸展2 内転3 外転3+ 膝関節伸展3 足関節底屈2+ 背屈3+	右上肢：肩関節屈曲3+ 外転4 肘関節屈曲4 手関節掌屈4 背屈4 右下肢：股関節屈曲3+ 伸展3+ 内転4 外転4 膝関節伸展4 左上肢：肩関節屈曲3+ 外転3+ 肘関節屈曲3 手関節掌屈3 背屈3 左下肢：股関節屈曲3 伸展2 内転3 外転3+ 膝関節伸展3 足関節底屈2+ 背屈3+
ROM制限	右膝関節伸展−25度	なし	なし	なし
Br.stage（左）	上肢Ⅵ-手指Ⅴ-下肢Ⅵ	著変なし	著変なし	著変なし
握力	右21.0kg/左10.0kg	右22.5kg/左12.0kg	右25.0kg/左12.0kg	右22.5kg/左13.5kg
ピンチ力	右2.0kg/左1.5kg	右2.0kg/左0.5kg	右4.0kg/左2.0kg	右5.0kg/左2.5kg
感覚障害	表在感覚は右下肢，左上肢鈍麻，深部感覚は左上下肢中等度鈍麻．左下肢に異常感覚（しびれ）あり．	著変なし	著変なし	著変なし
幻肢	右下腿，足趾まで幻肢あり．透析中や夜間の幻肢痛が強い．	著変なし	著変なし	著変なし
視覚障害	右：約30cmの距離にて文字などの認識可 左：失明	著変なし	著変なし	著変なし
FIM	62点 （運動35点，認知27点）	87点 （運動59点，認知28点）	78点 （運動53点，認知25点）	85点 （運動60点，認知25点）
HDS-R	24点 （日付の見当識，計算，短期記憶にて誤答あり）	26点 （日付の見当識にて誤答あり）	24点 （場所の見当識，計算，数字の逆唱，短期記憶にて誤答あり）	26点 （日付の見当識にて誤答あり）
心機能	CTR 62.5%（10月5日） 心エコー（10月10日） LAD 45.2 LVDd 54.3 LVEF 54.0% BNP 5,620（10月13日）	CTR 54.3%（11月10日） 心エコー（11月17日） LAD 39.6 LVDd 52.3 LVEF 50.0%	CTR 52.0%（1月9日）	CTR 49.6%（3月10日） 心エコー（3月20日） LAD 29.4 LVDd 39.6 LVEF 70.0% BNP 116（3月27日）
NCV	MCV 正中N 右：45.9m/秒 左：43.1m/秒 後脛骨N 左：32.6m/秒 深腓骨N 左：30.2m/秒 SCV 正中N 右：52.8m/秒 左：43.0m/秒			MCV 正中N 右：42.7m/秒 左：43.2m/秒 後脛骨N 左：35.6m/秒 深腓骨N 左：29.9m/秒 SCV 正中N 右：測定不能 左：46.2m/秒

［表9-3］ 提示症例のリハビリテーション評価

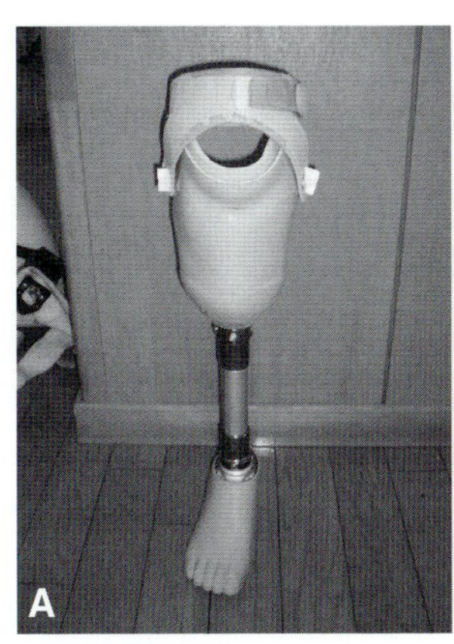
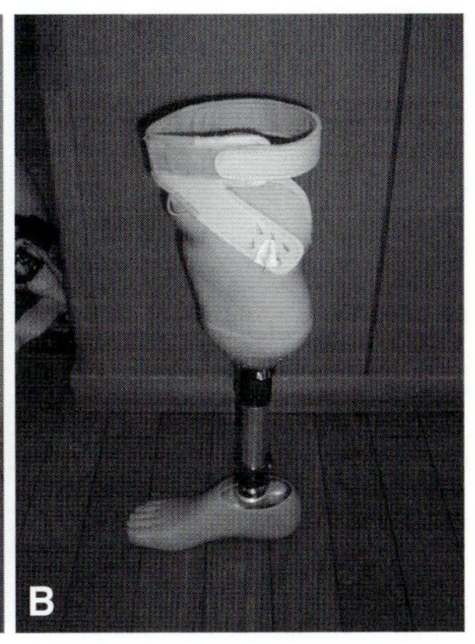

［図 9-1］ **義足**
A. 正面
B. 側面

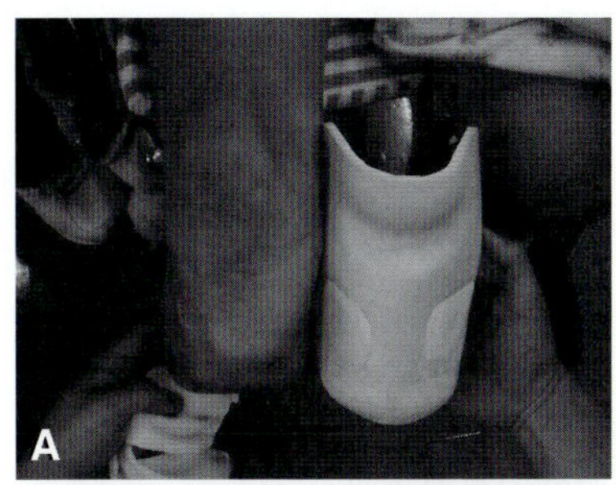
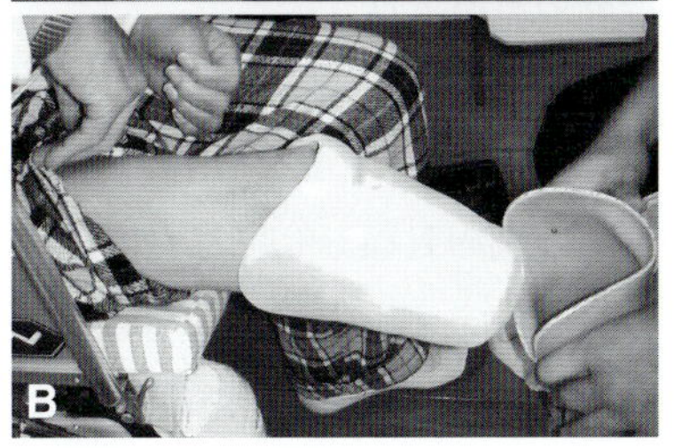

［図 9-2］ **ソケット**
A. ソフトインサートと断端
B. アライメント調整（頻回に実施）

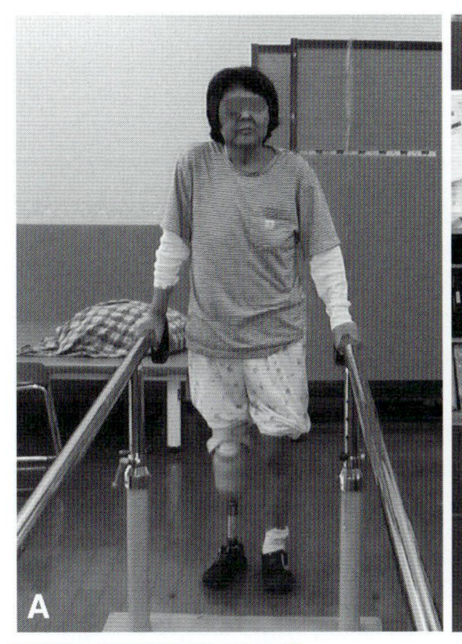
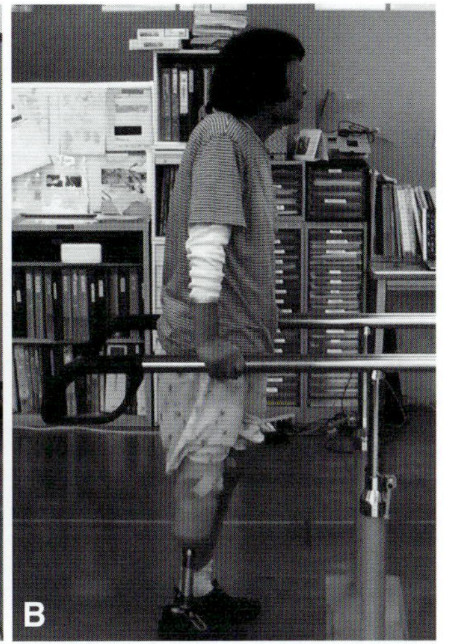

［図 9-3］ **義足歩行訓練**
A. 正面
B. 側面

ビリと同様である（表 9-2 の 11 項目に準じたリハビリを実施）．特に健側の下肢・患側股関節周囲筋，体幹筋の筋力増強訓練を中心に行い，車椅子操作訓練も行った．工夫した点はいかに毎日リハビリを継続するかであった．そのため，午前中はリハビリ，午後は透析を実施し，また，透析中も可能な限りエルゴメータなどを利用して筋力増強を図った[2]．在宅復帰願望を動機付けとし，移動能力が向上すれば退院できると，意識づけを強く行った．入院時および退院時評価は表 9-3 を参照．

まず，至適透析を実施して標準体重を徐々に落とした．減量に伴い，断端の浮腫が消失し皮膚のたるみが出現し，再度断端形成術を実施した．術後より rigid dressing を行い，浮腫と出血を予防し透析前後や透析日・非透析日でも周径差が極力出現しないような工夫を行った．平行棒内での立位訓練，松葉杖の使用訓練も行った．

創部が落ち着いた時点で義足作製（PTB，骨格構造，単軸足，PTB カフベルト）した．ソケットの調整を必要に応じて頻回に実施．常に適合性を高めるように臨機応変に対処した（図 9-1〜9-3）．

次いで，プログラムを変更し，移動能力向上を図り，住宅訪問を行って，トイレの改修と玄関前段差の解消を行った．

断端処置も弾性包帯をうまく利用して，虚血を生じないよう，かつ透析による浮腫を可能な限り軽減することで，患者自身での義足着用を可能にした．

本症例の目標としては室内義足歩行獲得，室外は車椅子併用の在宅復帰であり，可能な限りのADL 自立と地域社会への再統合である．これは，外来通院する際の介助量軽減および自宅での（特にトイレへの）移動能力獲得を目指し，かつ，なるべく早期に退院を図るためである．

断端再形成術後 3 カ月を要したが，最終的には心肺機能向上し室内義足歩行獲得，移動能力の向上が図られ自宅退院，近医通院となった．

また，陳旧性脳梗塞後遺症による軽度左片麻痺が残存していたが，右上肢をうまく利用することで代償した．

（武居光雄）

文献

1）日本透析医学会統計調査委員会：図説・わが国の慢性透析療法の現況（2016 年 12 月 31 日現在），日本透析医学会，2017
2）上月正博：透析患者の栄養治療としてのリハビリテーション・運動療法．栄評治 **25**：361-366, 2008
3）新城孝道：糖尿病腎不全透析患者と足病変．*Angiol Front* **2**：41-47, 2003
4）Painter P, et al：Exercise capacity in hemodialysis, CAPD, and renal transplant patients. *Nephron* **42**：47-51, 1986
5）松嶋哲哉：透析患者の運動療法―血液透析中の下肢運動．日透析医学会誌 **23**：349-356, 2008
6）谷口興一：エリスロポエチンと血液レオロジー―真空採血管粘度計の開発と臨床応用．循環制御 **14**：41-49, 1993
7）江口 圭，他：新しい HDF 療法（間歇補液 HDF：intermittent infusion HDF）の考案とその臨床効果．日透析医学会誌 **40**：769-774, 2007
8）Heiwe S, et al：Twelve weeks of exercise training increases muscle function and walking capacity in elderly predialysis patients and healthy subjects. *Nephron* **88**：48-56, 2001
9）Ota S, et al：Exercise rehabilitation for elderly patients on chronic hemodialysis. *Geriatr Nephrol Urol* **5**：157-165, 1996
10）紅露恒男：運動療法の適応と禁忌．腎と透析 **44**：665-669, 1998
11）山崎裕功：治療上の問題点と対策―運動療法とリハビリテーション．腎と透析 **42**：903-907, 1997
12）Steinberg FU：Prosthetic rehabilitation of geriatric amputee patients；a follow-up study. *Arch Phys Med Rehabil* **66**：742-745, 1985
13）及川道雄，他：透析患者の大腿または下腿切断の治療成績の検討．中部整災誌 **45**：631-632, 2002
14）金 昌雄：糖尿病性腎症透析患者の下肢切断．腎と透析 **36**：19-23, 1994
15）武居光雄：下肢切断のリハビリテーション．臨床リハ **19**：561-567, 2010
16）武居光雄編：腎透析リハビリテーション．*Med Rehabil* **131**, 全日本病院出版会，2011

10 皮膚障害合併例へのリハビリテーション

慢性腎臓病（CKD）患者においては，糖尿病などの腎臓にも影響を与える全身性基礎疾患の併発，また腎機能悪化に伴う溶質除去能の低下により，何らかの皮膚病変を合併している患者を多く認める[1]．皮膚疾患の併存は患者のQOL，またリハビリにも影響を与えると考えられ，この項ではCKDに多く合併する皮膚疾患とその対策について述べる．

慢性腎臓病（CKD）患者に多く認める皮膚疾患の疫学と病態

1）疫学

CKDの患者に起こる皮膚疾患について表10-1に示す．日本人での統計調査によれば，CKD患者の皮膚疾患の頻度としては尿毒症湿疹（uremic pruritus；UP）が一番多く，次いで乾皮症，アミロイド沈着に伴う皮膚炎症などが多いとされている[2]．

また，DOPPS（Dialysis Outcomes and Practice Patterns Sutdy）のデータでは全体の42～52％の透析患者が罹患していることが報告されている[3]．

尿毒症湿疹の症状としては，全身の皮膚のかゆみが非常に強いことが特徴的である．このかゆみはしばしば不眠を伴い，死亡率を上昇させることも報告されている[4, 5]．

2）病態

❶ CKD患者の皮膚の構造変化

CKD患者の皮膚疾患の病態としては，①局所の著明な乾燥，②水分含有濃度の低下，③皮膚に炎症性細胞の浸潤を特徴的に認めることから何らかの炎症の関与が示唆されているが，詳細な機序についてはいまだ不明である．このかゆみは，カルシウム（Ca）・リン（P）積の上昇や，血中や皮膚のヒスタミン濃度の上昇，神経ペプチドの増加に伴う科学伝達物質の増加，オピオイド仮説などがあげられている[1]．

特にCKDの中でも透析患者の皮膚病変を病理像でみると，局所の炎症細胞浸潤と同時にハイド

• 色素沈着	• 匙状爪
• 蒼白	• 横爪甲白斑症
• 乾皮症	• 爪白癬
• 魚鱗癬	• 爪甲剝離症
• 掻痒	• スプリンター出血
• 結節性痒疹	• 爪下角質増殖症
• 後天性穿孔性皮膚疾患（カール病）	• 脆性髪
• 細菌，真菌およびウイルス感染症	• 脱毛症
• 紫斑	• 赤眼 (pingueculitis)
• 晩発性皮膚ポルフィリン症	• 口角炎
• 偽ポルフィリン症	• 尿毒症性湿疹
• 石灰化尿毒症動脈病（calciphylaxis）	• 腎性全身性線維症 (nephrogenic systemic fibrosing dermopathy；NSF)
• 良性結節性石灰化	

［表10-1］ CKD患者に認める皮膚病変

ロキシアパタイト*の沈着を認めること，副甲状腺切除やシナカルセットの使用にてCa・P積を改善させた患者では皮膚掻痒の改善を認めたという臨床的知見から，Ca・Pの病態コントロールが重要であると考えられる．

さらにCKD患者では，血管の動脈硬化が著明であることも知られている．この動脈硬化は，通常の高血圧の患者などで認められるものとは異なり，中膜肥厚と石灰化を伴う動脈硬化であることが特徴的であり，比較的末梢の血管から閉塞をきたすことが知られている．末梢の虚血・灌流障害は皮膚細胞にも影響を与える．例えば，灌流障害が水疱として皮膚に表れる場合もあり，注意深い観察が必要である．

❷ CKD患者のもう1つのかゆみ（中枢神経性掻痒）

近年，透析患者のかゆみには，皮膚そのもののトラブルに伴う末梢性のかゆみのほかに，尿毒症性物質などによると思われる中枢神経性掻痒の存在が明らかとなった．一般的に知られている末梢性の掻痒は，表皮真皮境界部に分布するC線維神経終末が物理的刺激やヒスタミンなどの化学刺激で活性化することにより生じる．一方で，透析患者に生じる中枢神経性の掻痒は，尿毒症性物質の1つであるβ-エンドルフェンの血中濃度の増加に伴い，細胞膜のμオピオイド受容体が活性化されることで起こることがわかってきた．この機序を元に，かゆみを抑制するκオピオイド受容体をより活性化させる薬物，TRK 820（レミッチ®）が開発，市販されており，透析患者のかゆみの治療は変化しつつある[6]．

CKD患者の皮膚疾患のアセスメント・治療・予防

1）アセスメントと治療

CKD患者の皮膚症状は前述のようにさまざまであり，原因が一律でない場合も多い．表10-2[7]に示す6つのポイントのどれに最も起因するかを考えながらのアセスメント，その後の治療介入がよいとされている．

2）予防

❶基本的スキンケア

慢性的な免疫力の低下があるCKD患者では，微細な創部や皮膚バリア欠損部位より，局在している皮膚の表在菌が血管内に流入し感染を起こす例も少なくないため，まずは流水洗浄にて皮膚を清潔に保つことが重要である．

❷皮膚障害時の治療的スキンケア

基本的スキンケアのみで対処できない場合は，軟膏，薬剤などを用いてのケアを行う．

side memo

* | **ハイドロキシアパタイト**

リン酸カルシウム〔$Ca_{10}(PO_4)_6(OH)_2$〕のこと．歯，骨などの主成分となっている．

腎機能障害の患者では，尿中のP排泄低下，ホルモン異常（ビタミンD活性の低下）に伴い，血中P濃度が上昇し，皮膚，血管壁などの異所でのリン酸カルシウムの合成・沈着を認める．

	アセスメントポイント	治療
1. 皮膚の病的変化	•乾燥性皮膚の有無（角質水分量，経皮水分喪失量，皮下脂腺・汗腺の数と機能の低下） •発汗量の低下の有無 •皮膚表面 pH 高値の有無	保湿剤・入浴剤の使用による皮膚湿潤 適切な洗浄剤の使用 保湿クリームの使用
	•皮膚血液灌流量の低下の有無	保温・血流改善薬の使用
2. 腎障害に起因する病態	•Ca/P の高値→異所性石灰化	血清 Ca/P 値のコントロール Ca 製剤の適正使用
	•末梢神経障害	ビタミン製剤の補充
	•微小血管の血栓症	保温・血流改善薬の使用
	•ビタミン A，フェリチン，尿酸などの体内過剰蓄積	薬剤の適正使用 十分な効率の透析
3. 透析療法に起因する病態	•尿毒素物質の除去の不足	十分な効率の透析 中分子除去膜の検討
	•透析膜の生体不適合性（補体の活性化）	生体適合性の高い透析膜の使用
4. 掻痒を呈する基礎疾患	•悪性腫瘍，肝疾患，甲状腺機能異常の合併などの有無	基礎疾患あれば治療
5. 使用中の薬剤	•新規薬剤，変更薬剤の有無など	被疑薬あれば変更
6. そのほかの要因	•心因性の除外	心療内科医やリエゾン看護師，心理士などとの連携 ストレスの解放
	•栄養不良の有無	ビタミン，微量元素の補充
	•テープなどの固定剤によるかぶれの有無	テープの変更 糊剤の清拭
	•感染の有無	局所感染の治療

［表 10-2］ CKD 患者の皮膚疾患のアセスメントポイントと治療 （加曽利，2002）[7]

よく使用される外用薬，洗浄剤，消毒薬の特徴を表 10-3 に示す[8]．

CKD 患者で皮膚疾患患者のリハビリテーション上の注意点

1）けが・外傷の予防

CKD 患者ではしばしば，関節痛・腰痛，あるいは掻痒に伴う不眠などに伴い，身体活動が低下している患者を多く認める．これらの患者では，ふらつき，転倒などに伴うけがの予防が必要である．杖などの歩行補助具を早めに使用する，靴などについても体に合ったものであるか確認する，見守り下での作業になるべくするなどの工夫が必要である．前述のとおり，これらの患者では微細な外傷から感染を起こすことも多く，まずは原因をつくらないようにリハビリ補助者も留意が必要である．

また CKD 患者では，前述のような病態，免疫の不全に伴い，皮膚が非常に脆弱である場合が多い．移動，リハビリなどで補助を行うために四肢を支えた際に，薄い皮膚がはがれてしまうこともしばしば認める．補助の際，できるだけ皮膚を保護しながら体を支えることも重要である．

2）平素からの軽い運動の実践

皮膚疾患があると，外見的な問題，痛みなどから患者は外出や運動を避ける傾向にある場合が多い．しかし，適度な運動により皮膚血流を保つことは皮膚疾患の予防，治癒に対しては重要な要素

		種類	商品名	特徴
保湿剤	医薬品	尿素配合軟膏	ウレパール®，ケラチナミン®など	皮膚角質層水分保有能の増強作用をもつ．皮膚の乾燥を改善する．
		ヘパリン類似物質配合軟膏	ヒルドイド®，ピーソフテン®など	乾燥した角質層に水分と油分を外から補う．
		抗ヒスタミン薬含有軟膏	レスタミン®など	止痒成分が含有されている．
		非ステロイド軟膏	スタデルム®，アンダーム®など	湿疹の抗炎症に効果がある．
		ステロイド軟膏	リンデロン®，マイザー®など	抗炎症作用によって，湿疹・皮膚炎が治まる．皮膚の状態，感染合併の有無などにより使い分ける．
	医薬部外品	ホホバ油，ツバキ油	コラージュ乳液®，アトピコ®など	
		合成セラミド類似物質	キュレル薬用クリーム®など	
洗浄剤・消毒薬	医薬品	ヨードホルム	イソジン®	殺菌力が強く，一般的に使用されるが，ヨード過敏症患者には使用できない．
		グルコン酸クロルヘキシジン	ヒビテン®，ヘキザック®	一般の栄養型菌には効果があるが，結核菌などの抗酸菌，芽胞，真菌，ウイルスには効果が低い．
		イソプロパノール	イソプロ液®	簡便で使用しやすいが芽胞には効果がない．創面には刺激が強い．
		塩化ベンザルコニウム	オスバン®	逆性石鹸ともよばれる．殺菌力が大変強い．面膜刺激性があるので，患部には使用しない．
		アルコール	消毒用エタノール	一般的な消毒薬であるが，主として正常な皮膚の洗浄に用いる．
	医薬部外品	石鹸	スタデルム®，アンダーム®	pH 9～10 界面活性剤を含有しており，泡立てて用いる．
		弱酸性石鹸	ミノン®，ビオレ®	pH 6.4～7.1 皮膚に近いpHであることから刺激が少ないとされている．

［表 10-3］ **皮膚疾患治療に使用される外用薬・洗浄剤・消毒剤の特徴**

でもある．また，掻痒感については，皮膚疾患の重症度，質以外にも精神的要素も大きいことが知られており，運動などに伴う気分転換やストレスの解除が掻痒軽減の一助となりうる[9]．

（瀧　史香・小松康宏）

文献

1）Kuypers DR：Skin problems in chronic kidney disease. *Nat Clin Pract Nephrol* **5**：157-170, 2009
2）飯野則昭，成田一衛：透析皮膚瘙痒症の実態．透析患者合併対策 **20**：11-19，2011
3）Pisoni RL, et al：Pruritus in haemodialysis patients：International results from the Dialysis Outcomes and Practice Patterns Study (DOPPS). *Nephrol Dial Transplant* **21**：3495-3505, 2006
4）Udayakumar P, et al：Cutaneous manifestations in patients with chronic renal failure on hemodialysis. *Indian J Dermatol Venereol Leprol* **72**：119-125, 2006
5）服部 瑛，江畑俊哉：臨床所見・徴候からのアプローチ―かゆみ．臨透析 **24**：799-801, 2008
6）Hasebe K, et al：Possible pharmacotherapy of the opioid kappa receptor agonist for drug dependence.

Ann N Y Acad Sci **1025**：404-413, 2004
7）加曽利良子：透析療法を受けている人のスキンケア．Vol. 1, 日本看護協会出版会，2002
8）木津純子：消毒薬適正使用の原則と実践．*Infect Control* **14**：320-325, 2005
9）de Bes J, et al：Patient education in chronic skin diseases：a systematic review. *Acta Derm Venereol* **91**：12-17, 2011

11 外来維持血液透析患者における長期在宅運動療法

近年の透析技術の進歩は慢性腎不全患者の長期生存を可能にしてきたが，長期透析患者の増加，透析導入年齢の上昇による高齢透析患者の増加，糖尿病腎症，腎硬化症など生活習慣病関連の疾患を原疾患とする患者の増加など，維持透析患者の多くがさまざまな問題点を抱えながら長期の透析を送らざるを得なくなっていることも事実である．一般に透析患者では循環器系，神経系，代謝免疫系，筋骨格系，骨関節系，精神心理系，腎性貧血などの合併症により運動耐容能は低下し，頻回の通院による時間的拘束，慢性的な食事制限による活動性，意欲の低下，栄養状態の悪化，慢性炎症も加わり，QOL の低下へとつながっていく．したがって，透析患者の体力維持，廃用症候群の対策として運動療法は非常に重要であり，近年では透析患者に対する運動療法の有効性が数多く報告されている．運動療法の重要性は入院患者のみならず，外来維持血液透析患者においても廃用症候群予防，入院を伴わない長期生存という面において極めて重要である．

透析患者における運動能力の現状

透析患者と健常人の身体活動の比較をすると，維持透析患者では運動強度の指標である METs (metabolic equivalents) が有意に低く（1.3 METs 対 1.5 METs），3 METs 以上の活動の時間が短く（89 分対 143 分），1 日の歩数が少なく（5,584 歩対 11,735 歩），その結果としてエネルギー消費量が低かった（2,190 kcal 対 2,462 kcal）[1]．また，維持透析患者の運動耐容能は低下しており，最高酸素摂取量（peak$\dot{V}O_2$）は同年代健常人平均のおよそ 60％であり[2]，歩行速度の低下（同年代健常人の 66.1％）や立ち上がり，座り速度の低下（同年代健常人の 25％以下），そして身体機能スケールでも心不全患者や慢性閉塞性肺疾患（COPD）患者と同程度に低下している．また身体的に虚弱した状態であるフレイルは，維持透析患者において 41.8％（若年者で 35％，高齢者で 50％）と高率であった[3]．

一般的に透析患者の場合，4～5 時間の透析療法を週 3 回実施している．そのため，透析療法による時間的拘束や疲労感などの身体的制限により，透析療法実施日の身体活動量が低下してしまうことが多いと考えられる．

透析患者における運動療法の意義

米国で実施された透析患者 2,264 人の調査では[4]，795 人（35.1％）がほとんどまたは全く運動や身体的活動を行っていなかった．これらの非運動・非身体的活動患者は，何らかの運動・身体的活動を行っている患者に比較して高齢者で女性の割合が多かった．心疾患や末梢血管疾患の合併も

絶対的禁忌	•重篤な心疾患の合併 •最近の血栓塞栓症 •急性感染性疾患 •合併症治療のため安静が指示されている場合
相対的禁忌	•コントロールされていない糖尿病を含めた内分泌・代謝性疾患 •コントロールされていない高血圧症 •重症の貧血 •明らかな精神神経障害 •運動制限を有する神経筋疾患，筋骨格疾患，関節疾患 •運動による自覚症状の悪化（疲労，めまい，発汗多量，呼吸困難など）

［表 11-1］　維持透析患者における運動療法の禁忌

多く，透析前の血圧は低値であった．また SF-36（Medical Outcomes Study Short-Form 36-Item Health Survey）の身体機能スコアや全体的健康感スコアは低値であった．

このような患者を 1 年間経過観察したところ，非運動・非身体的活動患者群の 1 年後の死亡のリスクは，運動・身体的活動群の 1.62 倍であった．また，維持透析患者において上腕の筋肉量と死亡のハザード比*の検討では，筋肉量を少ないほうから 4 分割したときにそれぞれの群の死亡ハザード比は 1.00，0.86，0.69，0.63 となり，筋肉量が多いほど予後がよいとの報告がされている[5]．したがって，維持透析患者の予後を改善させるには，長期的に在宅でも可能で，適切な運動や身体活動を積極的に行い，身体活動や筋肉量を向上させるように指示することが重要である．

わが国の 182 名の維持透析患者の前向き研究においても，高齢で日常生活動作（ADL）が低下した維持透析患者に対して非透析日に 60 分のリハビリ介入を行う（透析日は 20 分）ことで ADL の改善のみならず，死亡のハザード比を低下させることが報告されている[6]．

透析患者における運動療法の適応と禁忌

「K/DOQI 透析患者における心血管病 CVD ガイドライン」では[7]，すべての維持透析患者に対して運動レベルを引き上げるように推奨している．維持透析患者運動療法の禁忌としての具体的な基準はないが，合併する疾患により制限が必要になる場合がある（表 11-1）．また，運動療法を行う時間帯としては，透析直前は潜在的な心不全の合併や高血圧を，透析直後は起立性低血圧などの合併に注意が必要である．そのため非透析日の継続した在宅で行える運動療法を実施していくことが実際的である．

透析患者における運動療法の方法・頻度

Konstantinidou らの報告では[8]，48 名の外来維持透析患者を対象として 6 カ月にわたる 3 種類

side memo

＊ ｜ **ハザード比（危険率）**

ある治療を行った群で事象が起こる危険性を 1 として，ほかの治療でどのくらいの危険性になるかということを数字としてみたもの．

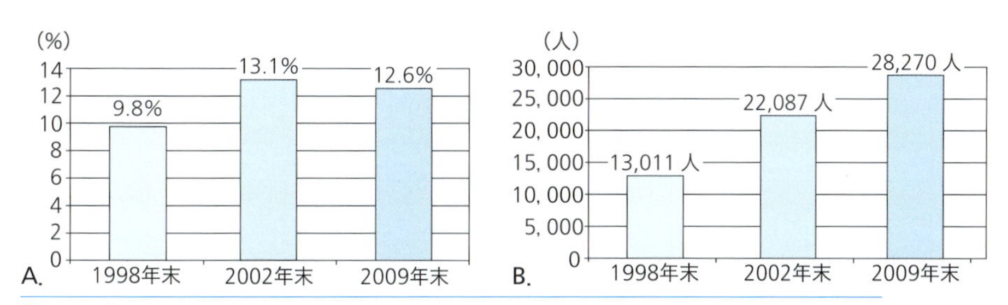

［図 11-1］ 維持透析患者全体に占める日中の 50%以上〜終日就床している患者の割合

（日本透析医学会統計調査委員会，2017）[10]

の異なる運動療法を負荷し効果を検討している．患者を A 群：非透析日にリハビリセンターでの監視下運動療法（約 1 時間で強度 60〜70% HRmax の有酸素運動を週 3 回），B 群：透析中の運動療法（A 群と同様の時間，強度の有酸素運動を週 3 回），C 群：自宅での非監視下運動（約 1 時間で強度 50〜60% HRmax の有酸素運動で週 5 回以上），D 群：運動療法を行わない対照透析患者，の 4 群に分けて効果を判定している．トレッドミル試験における運動時間および peak$\dot{V}O_2$ は A, B, C 群ともに改善し，D 群では変化を認めなかった．改善率は A 群が最も高値であり（43%・33%），次いで B 群（24%・22%），C 群（17%・14%）の順であった．監視下で非透析日にリハビリセンターで行う運動療法が最も効果的であったが，一方，脱落率は A 群が最も高率であった（被験者の 24%が脱落）．脱落理由は運動療法と直接関連するものではなく，運動する時間がない，リハビリセンターへの通所が困難であるなどであった．B 群および C 群の脱落率は A 群に比べ低く（17%），継続しやすい運動療法であることが示唆された．

以上から，運動療法の効果を考えると，非透析日に監視下のもとで通所運動療法が最も有効であるものの，わが国における透析環境や患者の高齢化，透析関連の医療従事者の数や長期間透析療法を受けなければならないことなどを考慮した場合，在宅で行う運動療法が非常に重要になってくることが理解される．頻度については，週 2 回未満では効果が得られず，週 5 回を超えてもほとんど有益性に差がないと報告されている[9]．

透析患者が抱える社会的背景

日本透析医学会の統計によると，維持透析患者の中で日中の 50%以上〜終日就床している患者の割合は 1998 年末で 9.8%，2002 年末で 13.1%，2009 年末で 12.6%であった（図 11-1A）[10]．一見，2002 年と比べて 2009 年で改善しているようにみえるが，透析患者全体の数が増加していることを考慮して実数で比較すると，1998 年末は 13,011 人，2002 年末で 22,087 人，2009 年末で 28,270 人であった（図 11-1B）[10]．増加人数の傾きはやや改善しているものの，50%以上〜終日就床している患者数は着実に増加しており，しかも全体の 1 割以上の 3 万人近い患者の ADL が非常に低下していることは驚くべきことである．

さらに同統計による透析患者の生活場所についての報告では，在宅患者について，1998 年末は全体の 89.8%（120,730 人）で，2009 年末は 89.8%（204,891 人）と在宅患者は全体の割合では変化ないものの，実数では約 1.7 倍と増加している（図 11-2）[10]．ケア付き住宅，有料老人ホームや養護老人ホームなどの老人ホーム群，グループホームなどの施設入所患者も，1998 年末は全体

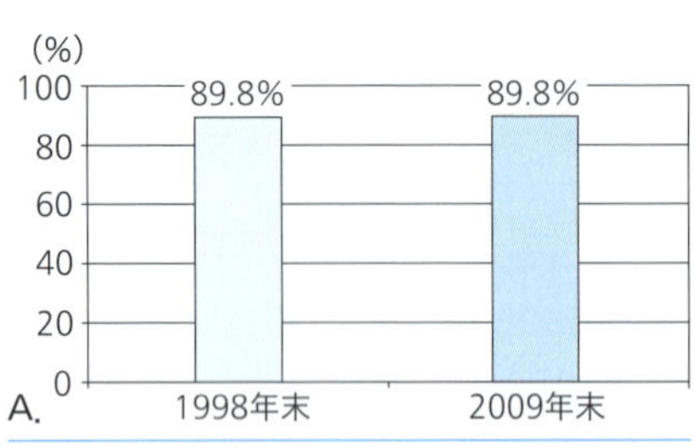

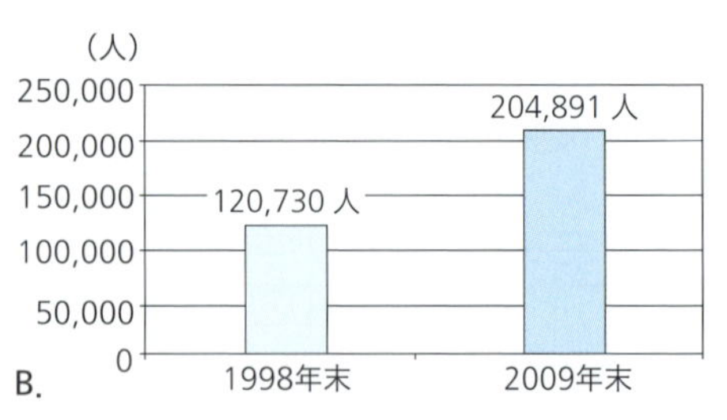

[図 11-2] **透析患者の生活場所（在宅患者）** （日本透析医学会統計調査委員会，2017）[10]

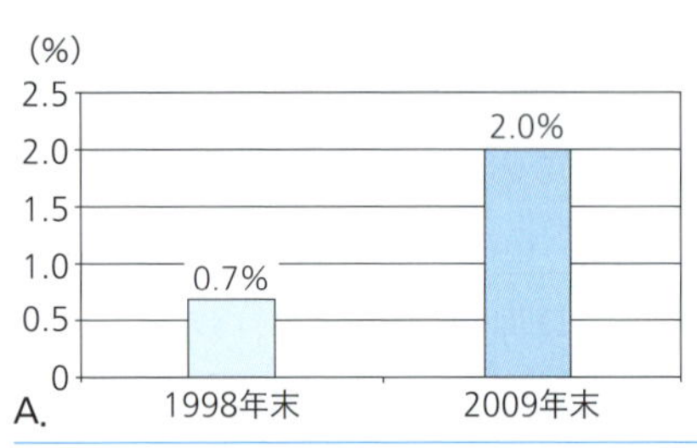

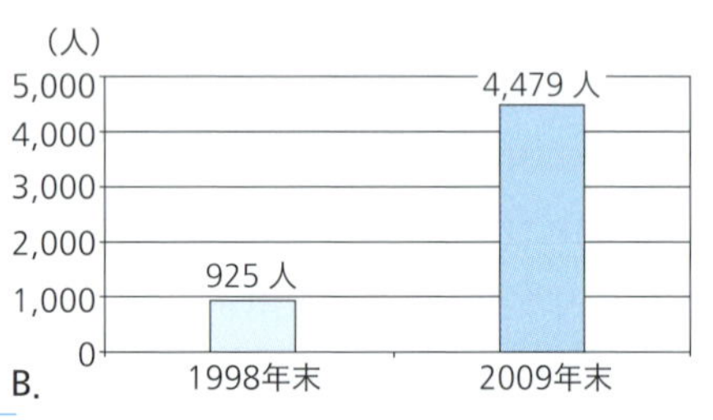

[図 11-3] **透析患者の生活場所（施設入所患者）** （日本透析医学会統計調査委員会，2017）[10]

の 0.7%（925 人）であったものの，2009 年末では 2.0%（4,479 人）と，実数では約 4.8 倍と著増している（図 11-3）[10]．

透析患者の高齢化が進行する一方，ADL は低下し，さらに施設入所の維持透析患者が大きく増加していることなど，社会情勢の変化を示す結果と考えられる．この透析患者が置かれている社会背景を理解すると，施設も含めた在宅の運動療法がいかに効果を上げる可能性を秘めているか，また必要性がいかに高いかが推測される．

具体的な在宅運動療法

透析患者に特別に有用な運動療法の報告はない．また，個々の患者において合併症や既往症，もともとの ADL などに大きな差があるため，症例ごとに必要とされる在宅運動療法は適切に検討されるべきである．標準的なメニューとしては，非透析日に週 3～4 回，1 回に 30～60 分の歩行，エルゴメータなどの中強度（最大の 60%未満）有酸素運動が推奨される．低強度の筋力増強訓練を加える場合もある．可能であれば運動施設で行うことが望ましいが，長期的な継続を考慮し，自宅での実施の工夫も必要である．また，運動前後にストレッチング，関節可動域（range of motion；ROM）維持訓練，筋力増強訓練として上月らの報告している運動（上月の腎臓体操）[11]（p289 図 2-2 参照）も簡便であり，習慣づけやすく推奨される．

平均 66 歳の男女 76 人を対象に約 4 カ月間，平均 3.9 METs から 5.5 METs という比較的軽度の運動療法を行った結果，高齢者においても循環器系の改善（心胸比の低下や心筋収縮力の増加），基礎代謝の上昇，血清脂質の改善（中性脂肪の低下や HDL-コレステロールの増加）を認めている[12]．在宅でできる運動療法は，可能であれば 4～6 METs の運動量で行うことを目安に施行することが望ましい（表 11-2）．

METs	身体活動	身体運動
0.9	睡眠	
1	音楽鑑賞/映画鑑賞	ジャグジーに入る（座位）
1.5	入浴	
2	料理（立位/座位)/洗濯	
2.5	子供と遊ぶ（座位/軽度）	上月の腎臓体操
	皿洗い/ゴミ捨て	
3	洗車/窓ふき（きつい）	ダンス（ワルツ/スロー）
	階段の昇降（軽度）	自転車エルゴメータ：50W（非常に軽度）
3.5	掃除機での掃除	柔軟体操（自宅）
4	庭掃除/屋根の雪下ろし	アクアビクス/水中ウォーキング（軽度）
4.5		ダンス（フラダンス/ベリーダンス/フラメンコ）
5	子供と遊ぶ（歩・走行 / きつい）	エアロビックダンス（軽度）
5.5	芝刈り（電動芝刈り機にて）	自転車エルゴメータ：100W（軽度）
6	家財道具の移動	ジャザサイズ（ジャズダンスをベースに）

［表 11-2］ **運動強度の目安** （国立健康栄養研究所ホームページより）

- 十分な透析効率を確保し，尿毒症の因子を少しでも排除する（Kt/V 1.2 以上）
- 必要外の心不全状態を予防するための適切な基準体重の管理を行う
- 過度の貧血状態を避ける（ヘモグロビン 10g/dl 以上を目標に）
- 必要以上の貧血の改善を行わない（梗塞病変の予防）
- できるだけ安定した血圧管理を行う
- 血管の石灰化や骨病変など，ある程度予防可能な合併症の予防，管理を行う
- かゆみ対策など，睡眠コントロールを十分行い日中の ADL を下げないよう管理を行う
- 必要十分な栄養をとれるように栄養指導を行う

［表 11-3］ **運動療法を妨げないための治療上の注意点**

維持透析患者に対する運動療法の課題

医学的な，運動療法への妨げを取り除くためには，表 11-3 にあげる点の注意が必要になる．運動療法の妨げとなる原因として，医療従事者が注意すべき点は多数ある．これは，運動療法への妨げのみならず，入院，全身状態悪化を回避するための注意点としても重要であると考えられる．

一方，外来維持透析患者に対して，運動療法をいかにして習慣づけるかは非常に困難な問題である．また，透析患者への運動療法の必要性や有効性がこれだけ示されているにもかかわらず，医師をはじめ透析スタッフが十分認識していないことも重要な問題である．また，透析患者へ運動療法が十分に浸透しない理由として透析患者の高齢化がある．2015 年における透析導入平均年齢は男性が 68.4 歳，女性は 71.0 歳で，2010 年と比較して男女ともに 1.5 歳高齢化した．透析患者全体の平均年齢は 67.9 歳で，2010 年と比較して 0.6 歳増加した．ちなみに 2005 年は 63.9 歳であるので，高齢化の速度は少し緩やかとなった．導入患者を年齢層でみると，男性は 65～69 歳が最も多く，女性では 80～84 歳が最も多い[10]．

高齢の透析患者には，高度の廃用，整形外科的疾患，心血管疾患，さらには抑うつや認知症を含めた精神神経疾患など，運動療法の実施にあたり問題となる合併症を有しているものも多い．この

ような場合，看護職員のみで運動療法への対応を行うことは極めて困難であり，理学療法士や作業療法士などの専門家が介入する必要がある．しかし，わが国での現状を考えると，多くの患者が通院している透析クリニックでは，そのような運動療法の専門家が必ずしも常勤しておらず，仮にいたとしても透析患者の運動療法への診療報酬は設定されていない．また，現実的に業務量過多や十分な知識がないため，医療従事者が透析患者へ運動療法を積極的に推奨していない可能性も示唆される．外来維持透析患者に対して運動療法を習慣付けるためには，医療スタッフ側の一段の理解と，2016（平成28）年度の診療報酬改定に伴い，進行した糖尿病腎症に対する運動指導の評価として，糖尿病透析予防指導管理料に運動指導を行うことで腎不全期患者指導加算が新設され，また人工透析患者では下肢の血流障害を適切に評価し早期治療介入を行う下肢末梢動脈疾患指導管理加算が新設されたものの，保険による報酬制度のさらなる確立，透析患者に対する運動療法のプロトコールの作成が重要である．

【症例提示】

症例：65歳，女性．

現病歴：長年の糖尿病による腎不全のために血液透析導入となり，週3回の維持透析に通院していた．糖尿病網膜症のため視力が低下し歩行が不自由であったが，さらに脳梗塞を発症し左不全麻痺が出現した．

〈リハビリテーションの注意点〉

①合併症管理：糖尿病合併であり，心機能低下や心不全のリスクが高いため心機能評価を行った．起立性低血圧のリスクもあるため，透析直後のリハビリは避けるように指導した．

②栄養状態：インスリン使用中であったが偏食，低栄養の状態であったため，積極的に栄養士に介入を依頼し，宅配の食事の導入などの栄養状態向上にも留意した．

③透析状況：シャントの血流不足から透析効率が悪化している可能性と透析後の血圧低下を認め，リハビリの施行に悪影響を与える可能性があったため，シャントの再建や基準体重の再設定を行った．

④生活状況：自宅でのリハビリは個人で継続することが困難であるため，在宅サービスを積極的に利用し，リハビリの見守り（管理，介入ではない）を依頼した．状況の報告があるためリハビリ状況の把握が可能となった（施行状況も含め参考となった）．

⑤リハビリ内容：自宅では上月の腎臓体操に基づき，足上げや万歳，臥位での膝の曲げ伸ばしなどを行った．無理のない範囲で非透析日に自宅で30～60分の範囲で行った．

経過：リハビリを行うことで左不全麻痺はほとんど消失した．さらに脳梗塞発症直後はやや抑うつ傾向であったが，リハビリ開始後から日常生活に対し意欲的になり食欲も増進し，在宅サービスの方とも積極的に会話を行うようになった．単に機能回復だけでなく，QOLの改善をも認め，良好な経過をたどった症例であった．

（海老原至・山縣邦弘）

文献

1）Cupisti A, et al：Assessment of habitual physical activity and energy expenditure in dialysis patients and relationships to nutritional parameters. *Clin Nephrol* **75**：218-225, 2011
2）Painter P：Physical functioning in end-stage renal disease patients：Update 2005. *Hemdial Int* **9**：218-235, 2005
3）McAdams-DeMarco MA, et al：Frailty as a novel predictor of mortality and hospitalization in individuals of all ages undergoing hemodialysis. *J Am Geriatr Soc* **61**：896-901, 2013
4）O'hare AM, et al：Decreased survival among sedentary patients undergoing dialysis：Results from the dialysis morbidity and mortality study wave 2. *Am J kidney Dis* **41**：447-454, 2003
5）Noori N, et al：Mid-arm muscle circumference and quality of life and survival in maintenance hemodialysis patients. *Clin J Am Soc Nephrol* **5**：2258-2268, 2010
6）Endo M, et al：Rehabilitation improves prognosis and activities of daily living in hemodialysis patients with low activities of daily living. *Phys Ther Res* **20**：9-15，2017
7）K/DOQI Workgroup：K/DOQI clinical practice guidelines for cardiovascular disease in dialysis patients. *Am J Kidney Dis* **45**（Suppl 3）：S1-S153, 2005
8）Konstantinidou E, et al：Exercise training in patients with end-stage renal disease on hemodialysis：comparison of three rehabilitation programs. *J Rehabil Med* **34**：40-45, 2002
9）大塚恭弘，他：運動療法．透析ケア（夏季増刊）：218-231，2006
10）日本透析医学会統計調査委員会：図説 わが国の慢性透析療法の現況 2016：http://docs.jsdt.or.jp/overview/index.html（2017 年 10 月 1 日閲覧）
11）上月正博：透析患者の栄養治療としてのリハビリテーション・運動療法．栄養 **25**：361-366，2008
12）紅露恒男：ハイリスク・グループに対する身体トレーニングについて．公衆衛生 **44**：681-689, 1980

第Ⅵ章

腎臓リハビリテーションの運営

診療報酬制度の概要

わが国の診療報酬制度では，リハビリは心大血管疾患，脳血管疾患等，廃用症候群，運動器，呼吸器の５つの疾患別リハビリ料として算定できるようになっている．各リハビリ料の対象疾患は表１[1]のように定められ，疾患別リハビリ料は表２[1]に，訓練施設基準および人的要件は表３[1]のように示されている[1,2]．

米国の「K/DOQI 透析患者における心血管病ガイドライン」では，すべての透析患者に対して，スタッフはその運動レベルを引き上げるように奨励すべきであると述べられている[3]．しかし，わが国における診療報酬制度には腎臓リハビリ料としての項目はいまだ収載されていない．わが国での透析患者への運動療法の普及はいまだ十分とはいえず，その理由としては，透析患者の高齢化，運動困難な合併症，専門職がいない，医療スタッフが積極的でないことなどが考えられるが，診療報酬制度に腎臓リハビリの項目がないことも大きな要因であることは明らかであろう．今後，エビデンスを積み重ねていき，透析中の運動療法などへの診療報酬を要求していく必要があると考えられる．

腎不全期患者指導加算

2016（平成 28）年度診療報酬改定で「腎不全期患者指導加算」が新設された．これは，糖尿病腎症の患者が重症化し，透析導入となることを防ぐため，進行した糖尿病腎症の患者に対する質の高い運動指導を行い，それを評価するためのものであり，世界で初めてのことである．本項では，「腎不全期患者指導加算」の内容と，腎臓リハビリに関する診療報酬の現在と今後の展望に関して概説する．

1）「腎不全期患者指導加算」点数新設の背景，取り組む意義

2014（平成 26）年度の診療報酬改定で，糖尿病腎症患者に対し，透析予防のための指導を行った場合に糖尿病透析予防指導管理料（月１回 350 点）が設けられた．この糖尿病透析予防指導管理料は，通院中の患者のうち，HbA1c が 6.1％以上または内服薬やインスリン製剤を使用している者であって，透析を行っていない糖尿病腎症第２期以上の患者に対し，医師が糖尿病透析予防に関する指導の必要性があると認めた場合に，月１回に限り算定する．この管理料は，専任の医師，当該医師の指示を受けた専任の看護師（または保健師）および管理栄養士（以下，透析予防診療チーム）が，日本糖尿病学会の「糖尿病治療ガイド」などに基づき，患者の病期分類，食塩制限および蛋白制限などの食事指導，運動指導，そのほか生活習慣に関する指導などを必要に応じて個別に実施した場合に算定する．

さらに，2016（平成 28）年度診療報酬改定では，糖尿病腎症の患者が重症化し，透析導入となることを防ぐため，進行した糖尿病腎症の患者に対する質の高い運動指導を評価するために腎不全期患者指導加算（月１回 100 点）〔推算糸球体濾過量（eGFR）30 ml/分/1.73 m^2 未満〕が新たに設定され，2018（平成 30）年度診療報酬改定では高度腎機能障害患者指導加算（eGFR 45 ml/分/1.73 m^2 未満）に拡大された（表４）[1]．

別表第九の四（心大血管疾患リハビリテーション対象患者）
急性心筋梗塞，狭心症発作そのほかの急性発症した心大血管疾患またはその手術後の患者
慢性心不全，末梢動脈閉塞性疾患そのほかの慢性の心大血管疾患により，一定程度以上の呼吸循環機能の低下および日常生活能力の低下をきたしている患者
別表第九の五（脳血管疾患等リハビリテーション対象患者）
脳梗塞，脳出血，クモ膜下出血そのほかの急性発症した脳血管疾患またはその手術後の患者
脳腫瘍，脳膿瘍，脊髄損傷，脊髄腫瘍そのほかの急性発症した中枢神経疾患またはその手術後の患者
多発性神経炎，多発性硬化症，末梢神経障害そのほかの神経疾患の患者
パーキンソン病，脊髄小脳変性症そのほかの慢性の神経筋疾患の患者
失語症，失認および失行症ならびに高次脳機能障害の患者
難聴や人工内耳植込手術などに伴う聴覚・言語機能の障害を有する患者
顎・口腔の先天異常に伴う構音障害を有する患者
舌悪性腫瘍などの手術による構音障害を有する患者
リハビリテーションを要する状態の患者であって，一定程度以上の基本動作能力，応用動作能力，言語聴覚能力および日常生活能力の低下をきたしているもの（ただし，心大血管疾患リハビリテーション料，廃用症候群リハビリテーション料，運動器リハビリテーション料，呼吸器リハビリテーション料，障害児（者）リハビリテーション料またはがん患者リハビリテーション料の対象患者に該当するものを除く.）
別表第九の六（運動器リハビリテーション対象患者）
上・下肢の複合損傷，脊椎損傷による四肢麻痺そのほかの急性発症した運動器疾患またはその手術後の患者
関節の変性疾患，関節の炎症性疾患そのほかの慢性の運動器疾患により，一定程度以上の運動機能および日常生活能力の低下をきたしている患者
別表第九の七（呼吸器リハビリテーション対象患者）
肺炎，無気肺，そのほかの急性発症した呼吸器疾患の患者
肺腫瘍，胸部外傷そのほかの呼吸器疾患またはその手術後の患者
慢性閉塞性肺疾患（COPD），気管支喘息そのほかの慢性の呼吸器疾患により，一定程度以上の重症の呼吸困難や日常生活能力の低下をきたしている患者
食道がん，胃がん，肝臓がん，咽・喉頭がんなどの手術前後の呼吸機能訓練を要する患者
別表第九の八（疾患別リハビリテーションに規定する算定日数の上限の除外対象患者） 別表第九の八　一号
失語症，失認および失行症の患者
高次脳機能障害の患者
重度の頚髄損傷の患者
頭部外傷および多部位外傷の患者
慢性閉塞性肺疾患（COPD）の患者
心筋梗塞の患者
狭心症の患者
軸索断裂の状態にある末梢神経損傷（発症後 1 年以内のものに限る.）の患者
外傷性の肩関節腱板損傷（受傷後 180 日以内のものに限る.）の患者
回復期リハビリテーション病棟入院料を算定する患者
回復期リハビリテーション病棟において在棟中に回復期リハビリテーション病棟入院料を算定した患者であって，当該病棟を退棟した日から起算して 3 カ月以内の患者（保険医療機関に入院中の患者，介護老人保健施設又は介護医療院に入所する患者を除く.）
先天性または進行性の神経・筋疾患の患者
障害児(者)リハビリテーション料に規定する患者（加齢に伴って生ずる心身の変化に起因する疾病の者に限る）

[表 1]　リハビリテーション対象疾患規定　　（厚生労働省，2018）[1)]

2）慢性腎臓病（CKD）患者を診療している施設が「高度腎機能障害患者指導加算」を獲得するための方策

❶糖尿病透析予防指導管理料に関する施設認定

糖尿病透析予防指導管理料に，高度腎機能障害の糖尿病腎症の患者に運動指導を行い，一定水準以上の成果を出している保険医療機関に対して高度腎機能障害患者指導加算（月 1 回 100 点）を設けることになった[1)]．すなわち，高度腎機能障害患者指導加算を取得するためには，まず，糖尿

	脳血管疾患	運動器	廃用症候群	心大血管	呼吸器
標準算定日数	180日	150日	120日	150日	90日
施設基準Ⅰ	245点 維持期リハビリ*1 147点	185点 維持期リハビリ*1 111点	180点 維持期リハビリ*1 108点	205点	175点
施設基準Ⅱ	200点 維持期リハビリ*1 120点	170点 維持期リハビリ*1 102点	146点 維持期リハビリ*1 88点	125点	85点
施設基準Ⅲ	100点 維持期リハビリ*1 60点	85点 維持期リハビリ*1 51点	77点 維持期リハビリ*1 46点	–	–

*1 要介護被保険者などに対して維持期リハビリテーションを実施する保険医療機関において，介護保険のリハビリテーションの実績がない場合は所定点数の100分の80に相当する点数により算定する．

[表2] 疾患別リハビリテーション料（1単位） （厚生労働省，2018）[1]

	医師数 （回復期リハビリ病棟の従事者との併任は不可）	医療職数 （回復期リハビリ病棟の従事者との併任は不可）	訓練室
心大血管疾患リハビリ(Ⅰ)	循環器科または心臓血管外科の医師が実施時間帯に常勤経験を有する専任の常勤医師1名以上	経験を有する専従の常勤のPTまたは専従の常勤看護師2名以上（いずれか一方は専任でよい）	病院30 m² 以上 診療所20 m² 以上 時間外の兼用は可能
心大血管疾患リハビリ(Ⅱ)	実施時間帯に循環器科または心臓血管外科の医師（非常勤を含む）および経験を有する医師（非常勤を含む）がそれぞれ1名以上	経験を有する専従の常勤のPTまたは専従の常勤看護師いずれか1名以上	病院30 m² 以上 診療所20 m² 以上 時間外兼用は可能
運動器リハビリ（Ⅰ）	（3年以上の経験または適切な研修を修了した）専任の常勤医師が1名以上	専従の常勤PTまたは専従の常勤OTが併せて4名以上	病院100 m² 以上 診療所45m² 以上 （病院・有床診療所に限る）
運動器リハビリ（Ⅱ）	（3年以上の経験または適切な研修を修了した）専任の常勤医師が1名以上	①専従の常勤PTが2名以上，または②専従の常勤OTが2名以上，または③専従の常勤PTおよびOTを併せて2名以上（研修を修了した代替医療者は（Ⅲ）を算定）	病院100 m² 以上 診療所45 m² 以上
運動器リハビリ（Ⅲ）	専任の常勤医師が1名以上	専従の常勤PTまたは専従OTがいずれか1名以上	45 m² 以上
呼吸器リハビリ（Ⅰ）	経験を有する専任の常勤医師が1名以上	経験を有する専従の常勤PT 1名を含む常勤PTまたは常勤OT合わせて2名以上	病院100 m² 以上 診療所45 m² 以上
呼吸器リハビリ（Ⅱ）	専任の常勤医師が1名以上	専従の常勤PTまたは常勤OTがいずれか1名以上	45 m² 以上
脳血管疾患等リハビリ(Ⅰ)	専任の常勤医師が2名以上（1名は3年以上の経験を有するもの）	①専従の常勤PTが5名以上，②専従の常勤OTが3名以上，③STを行う場合は専従の常勤STが1名以上 ④ ①～③までの専従の従事者が併せて10名以上	160 m² 以上，STを行う場合は専用の個別療法8 m² 以上
脳血管疾患等リハビリ(Ⅱ)	専任の常勤医師が1名以上	専従の常勤PTが1名以上，専従の常勤OTが1名以上， STを行う場合には専従の常勤ST 1名以上（PT，OT，ST併せて4名以上）	病院100 m² 以上 診療所45 m² 以上
脳血管疾患等リハビリ(Ⅲ)	専任の常勤医師が1名以上	専従の常勤PT，OT，STのいずれか1名以上	病院100 m² 以上 診療所45 m² 以上

つづく

[表3] リハビリテーションに関する施設基準および人的要件

脳血管疾患等リハビリ(Ⅰ)STのみ	専任の常勤医師が1名以上	専従の常勤STが3名以上	専用の個別療法室8 m^2 以上
廃用症候群リハビリ(Ⅰ，Ⅱ，Ⅲ)	脳血管疾患等リハビリ（Ⅰ，Ⅱ，Ⅲ）とそれぞれ同様	専従の常勤PT，OTは，脳血管疾患等リハビリ（Ⅰ）または（Ⅱ），運動器リハビリ（Ⅰ），（Ⅱ）または（Ⅲ），呼吸器リハビリ（Ⅰ）または（Ⅱ），障害児（者）リハビリおよりがん患者リハビリにおける常勤PT，OTとの兼任は可能．専従のSTは別に定めがある場合を除き，兼任可能	脳血管疾患等リハビリ（Ⅰ，Ⅱ，Ⅲ）とそれぞれ同様

（厚生労働省，2018）[1]

〈筆者注〉

（注1）診療報酬改定までの流れと診療報酬改定のすべての詳細に関しては，以下の厚生労働省のホームページを参照されたい．
http://www.mhlw.go.jp/bunya/iryouhoken/iryouhoken12/
また，個別の診療報酬項目の内容，届け出に関する問い合わせは，各都道府県事務所などへ，診療報酬改定に関する基本的な考え方や経緯などについては，厚生労働省保険局医療課に問い合わせられたい．
https://www.mhlw.go.jp/file/06-Seisakujouhou-12400000-Hokenkyoku/0000196837.pdf

（注2）心臓リハビリの「専従者」とは，自分の勤務時間のうち，心臓リハビリが提供されている時間帯については必ず心臓リハビリを提供するものをいう．なお，心臓リハビリが施設内で提供されていない時間については，ほかのリハビリを行ってよい．心臓リハビリの「専任者」とは，自分の勤務時間内で，心臓リハビリが行われている時間であっても，心臓リハビリを提供する場合もあれば，ほかのリハビリを提供する場合もあるものをいう．

（注3）「従事者1人につき1日18単位を標準とし，週108単位までとする」となっているが，18単位はあくまで標準なので，週108単位を超えなければ1日24単位行う日があってもよい．

（注4）従事者当たりの単位数の算定は，従事者は心臓リハビリに従事した時間20分を1単位とすることとしている．すなわち，従事者1人が患者1人を20分行っても，従事者1人が患者6人を集団で20分行っても，従事者当たり1単位という計算になる．

[表3] リハビリテーションに関する施設基準および人的要件（つづき）

糖尿病透析予防指導管理料として
高度腎機能障害患者指導加算　100点

〈算定要件〉

高度腎機能障害〔eGFR（ml/分/1.73 m^2）が45未満〕の患者に対し，専任の医師が，当該患者が腎機能を維持する観点から必要と考えられる運動について，その種類，頻度，強度，時間，留意すべき点等について指導し，また既に運動を開始している患者についてはその状況を確認し，必要に応じてさらなる指導を行った場合に，腎不全期患者指導加算として100点を所定点数に加算する．

〈施設基準〉

次に掲げる②の①に対する割合が5割を超えていること．

① 4カ月前までの3カ月間に糖尿病透析予防指導管理料を算定した患者で，同期間内に測定したeGFRcreatまたはeGFRcys（ml/分/1.73 m^2）が45未満であったもの（死亡したもの，透析を導入したもの，腎臓移植を受けたものを除き6人以上の場合に限る）．

② ①の算定時点（複数ある場合は最も早いもの．以下同じ）から3カ月以上経過した時点で以下のいずれかに該当している患者．
ア）血清クレアチニンまたはシスタチンCが①の算定時点から不変または低下している．
イ）尿蛋白排泄量が①の算定時点から20%以上低下している．
ウ）①でeGFRcreatまたはeGFRcysを測定した時点から前後3カ月時点のeGFRcreatまたはeGFRcysを比較し，その1カ月あたりの低下が30%以上軽減している．

[表4] 高度腎機能障害患者指導加算

（厚生労働省，2018）[1]

病透析予防指導管理料に関する施設基準を取得することが必要である．これには，①透析予防診療チームが設置されていること，②薬剤師，理学療法士が配置されていることが望ましいこと，③糖尿病教室を定期的に実施することなどにより，糖尿病について患者およびその家族に対して説明が行われていること，④糖尿病透析予防指導管理料を算定した患者の状態の変化などについて，所定の用紙を用いて，地方厚生局（支）局長に報告していること，⑤糖尿病透析予防指導管理料の施設基準に係る届出を所定の様式で行うこと，が条件である．

❷高度腎機能障害患者指導内容と加算条件

高度腎機能障害患者指導加算の算定要件は，腎不全期〔eGFR（ml/分/1.73 m^2）が45未満〕の糖尿病腎症患者に対し，専任の医師が，当該患者が腎機能を維持する観点から必要と考えられる運動について，その種類，頻度，強度，時間，留意すべき点などについて指導し，またすでに運動を開始している患者についてはその状況を確認し，必要に応じてさらなる指導を行う．施設基準の条件として，表4[1)]のように運動療法の介入前と介入後3カ月程度のアウトカムとして，①血清クレアチニンもしくはシスタチンCの不変・低下，②尿蛋白排泄量の軽減，③血清クレアチニン推定GFR（eGFRcreat）もしくは血清シスタチンC推算GFR（eGFRcys）の低下率の軽減を確認する，の3条件のうちいずれか1つを満たす症例が5割を超えていることが必要である[1)]．

❸保険者による保健指導への協力に関する事項を追加

糖尿病透析予防指導管理料の算定要件に，保険者による保健指導への協力に関する事項を追加する．すなわち，保険者から保健指導を行う目的で情報提供などの協力の求めがある場合に，患者の同意を得て，必要な協力を行う．

❹運動療法の適応・禁忌・具体的内容・中止基準

具体的な運動療法の適応，禁忌，具体的内容，中止基準などに関しては，日本腎臓リハビリテーション学会「腎臓リハビリテーションガイドライン」を参考にされたい[4)]．運動中は心疾患における運動療法に関するガイドラインに示されている運動負荷試験の禁忌と中止基準に準ずる[5)]．

❺運動療法の注意点と効果判定指標

尿毒症の症状の出現や進展に注意する．運動することで逆に腎機能が低下していないかをチェックする．そして何よりも，運動療法の介入前と介入後3カ月程度のアウトカムとしては，上記の3条件，つまり①血清クレアチニンもしくは血清シスタチンCの不変・低下，②尿蛋白排泄量の軽減，③eGFRcreatもしくはeGFRcysの低下率の軽減を確認する必要があるので，介入3カ月前，介入開始時，介入3カ月後の3回の採血検査が必須である．算定にはこれらの3条件のうちいずれか1つを満たす症例が5割を超えていることが必要である[4)]．

3）現存の診療報酬制度下での工夫

K/DOQIによる「透析患者における心血管病ガイドライン」では，すべての透析患者に対して，スタッフはその運動レベルを引き上げるように奨励すべきであると述べられている．しかし，今回，認定された腎不全期患者指導加算は，認定された対象は糖尿病腎症で高度腎機能障害（eGFRが45 ml/分/1.73 m^2未満）の患者というあくまで限定的なものであり，糖尿病腎症以外のCKD患者，eGFRが45 ml/分/1.73 m^2以上の患者，透析患者は対象になっていない．今後，対象範囲を早急に広げていく必要がある．

一方，わが国の診療報酬制度では，リハビリは心大血管疾患，脳血管疾患等，廃用症候群，運動器，呼吸器の5つの疾患別リハビリ料として算定できるようになっている（表2）[1]．各リハビリ料の対象，訓練施設基準および人的要件はそれぞれ示されている．透析患者にリハビリを行いたい場合は，腎不全患者の死因の代表である心不全は心大血管疾患リハビリ料として，腎不全患者の合併症として多い脳卒中，運動器疾患，廃用症候群では，脳血管疾患等リハビリ料，運動器疾患リハビリ料，廃用症候群リハビリ料として行うことは，そのような訓練施設基準および人的要件を満たして施設認定を取得済みの施設であれば不可能ではない（表3）[1]．

自転車エルゴメータの透析ベッドへの設置

筆者らは，透析中のリハビリでは，透析ベッドにネジで固定して動かないようにするなど工夫した電動アシスト付きエルゴメータを用いた下肢運動と，ゴムバンドやボールを用いたレジスタンス運動を行っている（p290）．エルゴメータ運動は透析開始から原則2時間以内とし，10～15分間の運動後に同時間の休息をとり，それを繰り返す．運動強度は，可能であれば運動負荷試験を実施して，得られた嫌気性代謝閾値（AT）の40～60%程度から開始し，徐々に100%に近付けていく．より簡便な運動強度設定法として，自覚的運動強度（Borg scale）の13/20（ややきつい）以下と安静時心拍数+30（β遮断薬投与例では20）拍/分以下とを組み合わせて設定することも有用である．

各種関連学会

現時点で腎臓リハビリに関連する学会とそのホームページアドレスを示す（2018年6月現在）．

- 日本腎臓リハビリテーション学会 〈http://jsrr.jimdo.com/〉
- 日本腎臓学会 〈http://www.jsn.or.jp/〉
- 日本透析医学会 〈http://www.jsdt.or.jp/〉
- 日本心臓リハビリテーション学会 〈http://www/jacr.jp/web/〉
- 日本フットケア学会〈http://www.jsfootcare.org/ja/index.html〉
- 日本腎不全看護学会 〈http://ja-nn.jp/〉
- 日本リハビリテーション医学会 〈http://www.jarm.or.jp/〉
- 日本呼吸ケア・リハビリテーション学会 〈http://www.jscr.jp/〉
- 日本内科学会 〈http://www.naika.or.jp/〉
- 日本循環器学会 〈http://www.j-circ.or.jp/〉
- 日本高血圧学会 〈http://www.jpnsh.org/〉
- 日本理学療法士協会 〈http://www.japanpt.or.jp/〉
- 日本作業療法士協会 〈http://www.jaot.or.jp/〉
- 日本健康運動指導士会 〈http://www.jafias.net/〉

（上月正博）

文献

1）厚生労働省：平成30年度診療報酬改定について：http://www.mhlw.go.jp/stf/seisakunitsuite/bunya/0000188411.html
2）水間正澄，他：平成22年度リハビリテーション医学に関連する社会保険診療報酬改定について．リハ医学 **47**：262-268，2010
3）NKF-K/DOQI：K/DOQI clinical practice guidelines for cardiovascular disease in dialysis patient. *Am J kidney Dis* **45**(Suppl 3)：S1-S153, 2005（塚本雄介訳：K/DOQI 透析患者における心血管病 CVD ガイドライン：http://www.jinzou.net/01/pro/sentan/vol_9/page_4.html）
4）日本腎臓リハビリテーション学会編：腎臓リハビリテーションガイドライン，南江堂，2018
5）日本循環器学会，他：心血管疾患におけるリハビリテーションに関するガイドライン（2012年改訂版）：http://www.j-circ.or.jp/guideline/pdf/JCS2012_nohara_h.pdf

ふろく

1　eGFR 男女・年齢別早見表

（日本腎臓学会編：CKD 診療ガイド 2009，東京医学社，2009 より）

■ 推算 GFR 値早見表【男性用】（ml/min/1.73 m^2）　$eGFR = 194 \times Cr^{-1.094} \times Age^{-0.287}$

血清 Cr (mg/dl)	年齢													
	20	25	30	35	40	45	50	55	60	65	70	75	80	85
0.60	143.6	134.7	127.8	122.3	117.7	113.8	110.4	107.4	104.8	102.4	100.2	98.3	96.5	94.8
0.70	121.3	113.8	108.0	103.3	99.4	96.1	93.3	90.7	88.5	86.5	84.7	83.0	81.5	80.1
0.80	104.8	98.3	93.3	89.3	85.9	83.1	80.6	78.4	76.5	74.7	73.2	71.7	70.4	69.2
0.90	92.1	86.4	82.0	78.5	75.5	73.0	70.8	68.9	67.2	65.7	64.3	63.1	61.9	60.8
1.00	82.1	77.0	73.1	69.9	67.3	65.1	63.1	61.4	59.9	58.5	57.3	56.2	55.2	54.2
1.10	74.0	69.4	65.9	63.0	60.6	58.6	56.9	55.3	54.0	52.7	51.6	50.6	49.7	48.8
1.20	67.3	63.1	59.9	57.3	55.1	53.3	51.7	50.3	49.1	48.0	46.9	46.0	45.2	44.4
1.30	61.6	57.8	54.9	52.5	50.5	48.8	47.4	46.1	45.0	43.9	43.0	42.2	41.4	40.7
1.40	56.8	53.3	50.6	48.4	46.6	45.0	43.7	42.5	41.5	40.5	39.7	38.9	38.2	37.5
1.50	52.7	49.4	46.9	44.9	43.2	41.8	40.5	39.4	38.4	37.6	36.8	36.1	35.4	34.8
1.60	49.1	46.1	43.7	41.8	40.2	38.9	37.7	36.7	35.8	35.0	34.3	33.6	33.0	32.4
1.70	46.0	43.1	40.9	39.1	37.7	36.4	35.3	34.4	33.5	32.8	32.1	31.4	30.9	30.3
1.80	43.2	40.5	38.4	36.8	35.4	34.2	33.2	32.3	31.5	30.8	30.1	29.5	29.0	28.5
1.90	40.7	38.2	36.2	34.6	33.3	32.2	31.3	30.4	29.7	29.0	28.4	27.8	27.3	26.9
2.00	38.5	36.1	34.2	32.8	31.5	30.5	29.6	28.8	28.1	27.4	26.8	26.3	25.8	25.4
2.10	36.5	34.2	32.5	31.1	29.9	28.9	28.0	27.3	26.6	26.0	25.5	25.0	24.5	24.1
2.20	34.7	32.5	30.9	29.5	28.4	27.5	26.6	25.9	25.3	24.7	24.2	23.7	23.3	22.9
2.30	33.0	31.0	29.4	28.1	27.1	26.2	25.4	24.7	24.1	23.5	23.0	22.6	22.2	21.8
2.40	31.5	29.6	28.0	26.8	25.8	25.0	24.2	23.6	23.0	22.5	22.0	21.6	21.2	20.8
2.50	30.1	28.3	26.8	25.7	24.7	23.9	23.2	22.5	22.0	21.5	21.0	20.6	20.2	19.9
2.60	28.9	27.1	25.7	24.6	23.7	22.9	22.2	21.6	21.1	20.6	20.2	19.8	19.4	19.1
2.70	27.7	26.0	24.7	23.6	22.7	21.9	21.3	20.7	20.2	19.8	19.3	19.0	18.6	18.3
2.80	26.6	25.0	23.7	22.7	21.8	21.1	20.5	19.9	19.4	19.0	18.6	18.2	17.9	17.6
2.90	25.6	24.0	22.8	21.8	21.0	20.3	19.7	19.2	18.7	18.3	17.9	17.5	17.2	16.9
3.00	24.7	23.2	22.0	21.0	20.2	19.6	19.0	18.5	18.0	17.6	17.2	16.9	16.6	16.3
3.10	23.8	22.3	21.2	20.3	19.5	18.9	18.3	17.8	17.4	17.0	16.6	16.3	16.0	15.7
3.20	23.0	21.6	20.5	19.6	18.9	18.2	17.7	17.2	16.8	16.4	16.1	15.7	15.5	15.2
3.30	22.2	20.9	19.8	18.9	18.2	17.6	17.1	16.6	16.2	15.9	15.5	15.2	14.9	14.7
3.40	21.5	20.2	19.2	18.3	17.6	17.1	16.5	16.1	15.7	15.3	15.0	14.7	14.5	14.2
3.50	20.9	19.6	18.6	17.8	17.1	16.5	16.0	15.6	15.2	14.9	14.6	14.3	14.0	13.8
3.60	20.2	19.0	18.0	17.2	16.6	16.0	15.5	15.1	14.8	14.4	14.1	13.8	13.6	13.3
3.70	19.6	18.4	17.5	16.7	16.1	15.5	15.1	14.7	14.3	14.0	13.7	13.4	13.2	13.0
3.80	19.1	17.9	17.0	16.2	15.6	15.1	14.7	14.3	13.9	13.6	13.3	13.0	12.8	12.6
3.90	18.5	17.4	16.5	15.8	15.2	14.7	14.2	13.9	13.5	13.2	12.9	12.7	12.4	12.2
4.00	18.0	16.9	16.0	15.3	14.8	14.3	13.9	13.5	13.1	12.8	12.6	12.3	12.1	11.9

- 推算 GFR ≧ 60
- ステージ 3：腎機能低下に対する病態評価と経過観察を要する
- ステージ 3：腎臓専門医への紹介が望ましい
- ステージ 4：腎臓専門医での治療が必要となる場合が多い
- ステージ 5：腎臓専門医での治療が必要

■推算 GFR 値早見表【女性用】（ml/min/1.73 m^2）　$eGFR = 194 \times Cr^{-1.094} \times Age^{-0.287} \times 0.739$

血清 Cr (mg/dl)	年齢													
	20	25	30	35	40	45	50	55	60	65	70	75	80	85
0.60	106.1	99.5	94.5	90.4	87.0	84.1	81.6	79.4	77.4	75.7	74.1	72.6	71.3	70.0
0.70	89.6	84.1	79.8	76.3	73.5	71.0	68.9	67.1	65.4	63.9	62.6	61.3	60.2	59.2
0.80	77.5	72.7	68.9	66.0	63.5	61.4	59.5	57.9	56.5	55.2	54.1	53.0	52.0	51.1
0.90	68.1	63.9	60.6	58.0	55.8	54.0	52.3	50.9	49.7	48.6	47.5	46.6	45.7	45.0
1.00	60.7	56.9	54.0	51.7	49.7	48.1	46.6	45.4	44.3	43.3	42.4	41.5	40.8	40.1
1.10	54.7	51.3	48.7	46.6	44.8	43.3	42.0	40.9	39.9	39.0	38.2	37.4	36.7	36.1
1.20	49.7	46.6	44.2	42.3	40.7	39.4	38.2	37.2	36.3	35.4	34.7	34.0	33.4	32.8
1.30	45.5	42.7	40.5	38.8	37.3	36.1	35.0	34.1	33.2	32.5	31.8	31.2	30.6	30.1
1.40	42.0	39.4	37.4	35.8	34.4	33.3	32.3	31.4	30.6	29.9	29.3	28.7	28.2	27.7
1.50	38.9	36.5	34.7	33.2	31.9	30.9	29.9	29.1	28.4	27.8	27.2	26.6	26.2	25.7
1.60	36.3	34.0	32.3	30.9	29.7	28.8	27.9	27.1	26.5	25.9	25.3	24.8	24.4	24.0
1.70	34.0	31.9	30.2	28.9	27.8	26.9	26.1	25.4	24.8	24.2	23.7	23.2	22.8	22.4
1.80	31.9	29.9	28.4	27.2	26.1	25.3	24.5	23.9	23.3	22.7	22.3	21.8	21.4	21.1
1.90	30.1	28.2	26.8	25.6	24.6	23.8	23.1	22.5	21.9	21.4	21.0	20.6	20.2	19.8
2.00	28.4	26.7	25.3	24.2	23.3	22.5	21.9	21.3	20.7	20.3	19.8	19.5	19.1	18.8
2.10	26.9	25.3	24.0	23.0	22.1	21.4	20.7	20.2	19.7	19.2	18.8	18.4	18.1	17.8
2.20	25.6	24.0	22.8	21.8	21.0	20.3	19.7	19.2	18.7	18.3	17.9	17.5	17.2	16.9
2.30	24.4	22.9	21.7	20.8	20.0	19.3	18.8	18.2	17.8	17.4	17.0	16.7	16.4	16.1
2.40	23.3	21.8	20.7	19.8	19.1	18.5	17.9	17.4	17.0	16.6	16.3	15.9	15.6	15.4
2.50	22.3	20.9	19.8	19.0	18.3	17.6	17.1	16.7	16.2	15.9	15.5	15.2	15.0	14.7
2.60	21.3	20.0	19.0	18.2	17.5	16.9	16.4	16.0	15.6	15.2	14.9	14.6	14.3	14.1
2.70	20.5	19.2	18.2	17.4	16.8	16.2	15.7	15.3	14.9	14.6	14.3	14.0	13.8	13.5
2.80	19.7	18.5	17.5	16.8	16.1	15.6	15.1	14.7	14.4	14.0	13.7	13.5	13.2	13.0
2.90	18.9	17.8	16.9	16.1	15.5	15.0	14.6	14.2	13.8	13.5	13.2	13.0	12.7	12.5
3.00	18.2	17.1	16.2	15.5	15.0	14.5	14.0	13.6	13.3	13.0	12.7	12.5	12.3	12.0
3.10	17.6	16.5	15.7	15.0	14.4	13.9	13.5	13.2	12.8	12.5	12.3	12.0	11.8	11.6
3.20	17.0	15.9	15.1	14.5	13.9	13.5	13.1	12.7	12.4	12.1	11.9	11.6	11.4	11.2
3.30	16.4	15.4	14.6	14.0	13.5	13.0	12.6	12.3	12.0	11.7	11.5	11.2	11.0	10.9
3.40	15.9	14.9	14.2	13.5	13.0	12.6	12.2	11.9	11.6	11.3	11.1	10.9	10.7	10.5
3.50	15.4	14.5	13.7	13.1	12.6	12.2	11.8	11.5	11.2	11.0	10.8	10.5	10.4	10.2
3.60	14.9	14.0	13.3	12.7	12.2	11.8	11.5	11.2	10.9	10.7	10.4	10.2	10.0	9.9
3.70	14.5	13.6	12.9	12.4	11.9	11.5	11.1	10.8	10.6	10.3	10.1	9.9	9.7	9.6
3.80	14.1	13.2	12.5	12.0	11.5	11.2	10.8	10.5	10.3	10.0	9.8	9.6	9.5	9.3
3.90	13.7	12.8	12.2	11.7	11.2	10.8	10.5	10.2	10.0	9.8	9.6	9.4	9.2	9.0
4.00	13.3	12.5	11.9	11.3	10.9	10.6	10.2	10.0	9.7	9.5	9.3	9.1	8.9	8.8

- 推算 GFR ≧ 60
- ステージ 3：腎機能低下に対する病態評価と経過観察を要する
- ステージ 3：腎臓専門医への紹介が望ましい
- ステージ 4：腎臓専門医での治療が必要となる場合が多い
- ステージ 5：腎臓専門医での治療が必要

2　関節可動域表示ならびに測定法（日本整形外科学会，日本リハビリテーション医学会，1995）

（リハ医学 32：207-217，1995，一部改変）

I．関節可動域表示ならびに測定法の原則

1．関節可動域表示ならびに測定法の目的

日本整形外科学会と日本リハビリテーション医学会が制定する関節可動域表示ならびに測定法は整形外科医，リハビリテーション医ばかりでなく，医療，福祉，行政その他の関連職種の人々をも含めて，関節可動域を共通の基盤で理解するためのものである．従って，実用的で分かりやすいことが重要であり，高い精度が要求される計測，特殊な臨床評価，詳細な研究のためにはそれぞれの目的に応じた測定方法を検討する必要がある．

2．基本肢位

Neutral Zero Method を採用しているので，Neutral Zero Starting Position が基本肢位であり，概ね解剖学的肢位と一致する．ただし，肩関節水平屈曲・伸展については肩関節外転 90° の肢位，肩関節外旋・内旋については肩関節外転 0° で肘関節 90° 屈曲位，前腕の回外・回内については手掌面が矢状面にある肢位，股関節外旋・内旋については股関節屈曲 90° で膝関節屈曲 90° の肢位をそれぞれ基本肢位とする．

3．関節の運動

1）関節の運動は直交する 3 平面，すなわち前額面，矢状面，水平面を基本面とする運動である．ただし，肩関節の外旋・内旋，前腕の回外・回内，股関節の外旋・内旋，頸部と胸腰部の回旋は，基本肢位の軸を中心とした回旋運動である．また，足部の内がえし・外がえし，母指の対立は複合した運動である．

2）関節可動域測定とその表示で使用する関節運動とその名称を以下に示す．なお，下記の基本的名称以外によく用いられている用語があれば（　）内に併記する．

(1)屈曲と伸展

多くは矢状面の運動で，基本肢位にある隣接する 2 つの部位が近づく動きが屈曲，遠ざかる動きが伸展である．ただし，肩関節，頸部・体幹に関しては，前方への動きが屈曲，後方への動きが伸展である．また，手関節，手指，足関節，足指に関しては，手掌または足底への動きが屈曲，手背または足背への動きが伸展である．

(2)外転と内転

多くは前額面の運動で，体幹や手指の軸から遠ざかる動きが外転，近づく動きが内転である．

(3)外旋と内旋

肩関節および股関節に関しては，上腕軸または大腿軸を中心として外方へ回旋する動きが外旋，内方へ回旋する動きが内旋である．

(4)回外と回内

前腕に関しては，前腕軸を中心にして外方に回旋する動き（手掌が上を向く動き）が回外，内方に回旋する動き（手掌が下を向く動き）が回内である．

(5)水平屈曲と水平伸展

水平面の運動で，肩関節を 90° 外転して前方への動きが水平屈曲，後方への動きが水平伸展である．

(6)挙上と引き下げ（下制）

肩甲帯の前額面の運動で，上方への動きが挙上，下方への動きが引き下げ（下制）である．

(7)右側屈・左側屈

頸部，体幹の前額面の運動で，右方向への動きが右側屈，左方向への動きが左側屈である．

(8)右回旋と左回旋

頸部と胸腰部に関しては右方に回旋する動きが右回旋，左方に回旋する動きが左回旋である．

(9)橈屈と尺屈

手関節の手掌面の運動で，橈側への動きが橈屈，尺側への動きが尺屈である．

(10)母指の橈側外転と尺側内転

母指の手掌面の運動で，母指の基本軸から遠ざかる動き（橈側への動き）が橈側外転，母指の基本軸に近づく動き（尺側への動き）が尺側内転である．

(11)掌側外転と掌側内転

母指の手掌面に垂直な平面の運動で，母指の基本軸から遠ざかる動き（手掌方向への動き）が掌側外転，基本軸に近づく動き（背側方向への動き）が掌側内転である．

(12)対立

母指の対立は，外転，屈曲，回旋の 3 要素が複合した運動であり，母指で小指の先端または基部を触れる動きである．

(13)中指の橈側外転と尺側外転

中指の手掌面の運動で，中指の基本軸から橈側へ遠ざかる動きが橈側外転，尺側へ遠ざかる動きが尺側外転である．

(14)外がえしと内がえし

足部の運動で，足底が外方を向く動き（足部の回内，外転，背屈の複合した運動）が外がえし，足底が内方を向く動き（足部の回外，内転，底屈の複合した運動）が内がえしである．

足部長軸を中心とする回旋運動は回外，回内と呼ぶべきであるが，実際は，単独の回旋運動は生じ得ないので複合した運動として外がえし，内がえしとした．また，外反，内反という用語も用いるが，これらは足部の変形を意味しており，関節可動域測定時に関節運動の名称としては使用しない．

4．関節可動域の測定方法

1）関節可動域は，他動運動でも自動運動でも測定できるが，原則として他動運動による測定値を表記する．自動運動による測定値を用いる場合は，その旨明記する〔5の2）の（1）参照〕．

2）角度計は十分な長さの柄がついているものを使用し，通常は5°刻みで測定する．

3）基本軸，移動軸は，四肢や体幹において外見上分かりやすい部位を選んで設定されており，運動学上のものとは必ずしも一致しない．また，手指および足指では角度計のあてやすさを考慮して，原則として背側に角度計をあてる．

4）基本軸と移動軸の交点を角度計の中心に合わせる．また，関節の運動に応じて，角度計の中心を移動させてもよい．必要に応じて移動軸を平行移動させてもよい．

5）多関節筋が関与する場合，原則としてその影響を除いた肢位で測定する．例えば，股関節屈曲の測定では，膝関節を屈曲しハムストリングをゆるめた肢位で行う．

6）肢位は「測定肢位および注意点」の記載に従うが，記載のないものは肢位を限定しない．変形，拘縮などで所定の肢位がとれない場合は，測定肢位が分かるように明記すれば異なる肢位を用いてもよい〔5の2）の（2）参照〕．

7）筋や腱の短縮を評価する目的で多関節筋を緊張させた肢位で関節可動域を測定する場合は，測定方法が分かるように明記すれば多関節筋を緊張させた肢位を用いてもよい〔5の2）の（3）参照〕．

5．測定値の表示

1）関節可動域の測定値は，基本肢位を0°として表示する．例えば，股関節の可動域が屈曲位20°から70°であるならば，この表現は以下の2通りとなる．

(1)股関節の関節可動域は屈曲20°から70°（または屈曲20°～70°）

(2)股関節の関節可動域は屈曲は70°，伸展は－20°

2）関節可動域の測定に際し，症例によって異なる測定法を用いる場合や，その他関節可動域に影響を与える特記すべき事項がある場合は，測定値とともにその旨併記する．

(1)自動運動を用いて測定する場合は，その測定値を（　）で囲んで表示するか，「自動」または「active」などと明記する．

(2)異なる肢位を用いて測定する場合は，「背臥位」「座位」などと具体的に肢位を明記する．

(3)多関節筋を緊張させた肢位を用いて測定する場合は，その測定値を〈　〉で囲んで表示するが，「膝伸展位」などと具体的に明記する．

(4)疼痛などが測定値に影響を与える場合は，「痛み」「pain」などと明記する．

6．参考可動域

関節可動域は年齢，性，肢位，個体による変動が大きいので，正常値は定めず参考可動域として記載した．関節可動域の異常を判定する場合は，健側上下肢の関節可動域，参考可動域，（附）関節可動域の参考値一覧表，年齢，性，測定肢位，測定方法などを十分考慮して判定する必要がある．

Ⅱ．上肢測定

部位名	運動方向	参考可動域角度	基本軸	移動軸	測定肢位および注意点	参考図
肩甲帯 shoulder girdle	屈曲 flexion	20	両側の肩峰を結ぶ線	頭頂と肩峰を結ぶ線		屈曲 0° 伸展
	伸展 extension	20				
	挙上 elevation	20	両側の肩峰を結ぶ線	肩峰と胸骨上縁を結ぶ線	背面から測定する	挙上 0° 引き下げ
	引き下げ (下制) depression	10				
肩 shoulder (肩甲帯の動きを含む)	屈曲(前方挙上) flexion (forward elevation)	180	肩峰を通る床への垂直線(立位または座位)	上腕骨	前腕は中間位とする． 体幹が動かないように固定する． 脊柱が前後屈しないように注意する．	屈曲 伸展 0°
	伸展(後方挙上) extension (backward elevation)	50				
	外転(側方挙上) abduction (lateral elevation)	180	肩峰を通る床への垂直線(立位または座位)	上腕骨	体幹の側屈が起こらないように 90° 以上になったら前腕を回外することを原則とする． ⇨［Ⅵ．その他の検査法］参照	外転 内転 0°
	内転 adduction	0				
	外旋 external rotation	60	肘を通る前額面への垂直線	尺骨	上腕を体幹に接して，肘関節を前方 90° に屈曲した肢位で行う． 前腕は中間位とする． ⇨［Ⅵ．その他の検査法］参照	外旋 内旋 0°
	内旋 internal rotation	80				
	水平屈曲 (水平内転) horizontal flexion (horizontal adduction)	135	肩峰を通る矢状面への垂直線	上腕骨	肩関節を 90° 外転位とする．	水平伸展 0° 水平屈曲
	水平伸展 (水平外転) horizontal extension (horizontal abduction)	30				
肘 elbow	屈曲 flexion	145	上腕骨	橈骨	前腕は回外位とする．	屈曲 伸展 0°
	伸展 extension	5				

部位名	運動方向	参考可動域角度	基本軸	移動軸	測定肢位および注意点	参考図
前腕 forearm	回内 pronation	90	上腕骨	手指を伸展した手掌面	肩の回旋が入らないように肘を 90° に屈曲する．	
	回外 supination	90				
手 wrist	屈曲（掌屈） flexion (palmarflexion)	90	橈骨	第 2 中手骨	前腕は中間位とする．	
	伸展（背屈） extension (dorsiflexion)	70				
	橈屈 radial deviation	25	前腕の中央線	第 3 中手骨	前腕を回内位で行う．	
	尺屈 ulnar deviation	55				

Ⅲ．手指測定

部位名	運動方向	参考可動域角度	基本軸	移動軸	測定肢位および注意点	参考図
母指 thumb	橈側外転 radial abduction	60	示指 （橈骨の延長上）	母指	運動は手掌面とする． 以下の手指の運動は，原則として手指の背側に角度計をあてる．	
	尺側内転 ulnar adduction	0				
	掌側外転 palmar abduction	90			運動は手掌面に直角な面とする．	
	掌側内転 palmar adduction	0				
	屈曲（MCP） flexion	60	第 1 中手骨	第 1 基節骨		
	伸展（MCP） extension	10				
	屈曲（IP） flexion	80	第 1 基節骨	第 1 末節骨		
	伸展（IP） extension	10				

部位名	運動方向	参考可動域角度	基本軸	移動軸	測定肢位および注意点	参考図
指 fingers	屈曲（MCP） flexion	90	第 2〜5 中手骨	第 2〜5 基節骨	⇨［Ⅵ．その他の検査法］参照	
	伸展（MCP） extension	45				
	屈曲（PIP） flexion	100	第 2〜5 基節骨	第 2〜5 中節骨		
	伸展（PIP） extension	0				
	屈曲（DIP） flexion	80	第 2〜5 中節骨	第 2〜5 末節骨		
	伸展（DIP） extension	0			DIP は 10° の過伸展をとりうる．	
	外転 abduction		第 3 中手骨延長線	第 2，4，5 指軸	中指の運動は橈側外転，尺側外転とする． ⇨［Ⅵ．その他の検査法］参照	
	内転 adduction					

Ⅳ．下肢測定

部位名	運動方向	参考可動域角度	基本軸	移動軸	測定肢位および注意点	参考図
股 hip	屈曲 flexion	125	体幹と平行な線	大腿骨（大転子と大腿骨外顆の中心を結ぶ線）	骨盤と脊柱を十分に固定する． 屈曲は背臥位，膝屈曲位で行う． 伸展は腹臥位，膝伸展位で行う．	
	伸展 extension	15				
	外転 abduction	45	両側の上前腸骨棘を結ぶ線への垂直線	大腿中央線（上前腸骨棘より膝蓋骨中心を結ぶ線）	背臥位で骨盤を固定する． 下肢は外旋しないようにする． 内転の場合は，反対側の下肢を屈曲挙上してその下を通して内転させる．	
	内転 adduction	20				
	外旋 external rotation	45	膝蓋骨より下ろした垂直線	下腿中央線（膝蓋骨中心より足関節内外果中央を結ぶ線）	背臥位で，股関節と膝関節を 90° 屈曲位にして行う． 骨盤の代償を少なくする．	
	内旋 internal rotation	45				

部位名	運動方向	参考可動域角度	基本軸	移動軸	測定肢位および注意点	参考図
膝 knee	屈曲 flexion	130	大腿骨	腓骨（腓骨頭と外果を結ぶ線）	屈曲は股関節を屈曲位で行う.	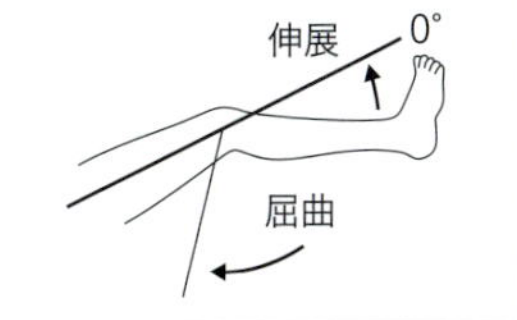
	伸展 extension	0				
足 ankle	屈曲（底屈） flexion (plantar flexion)	45	腓骨への垂直線	第 5 中足骨	膝関節を屈曲位で行う.	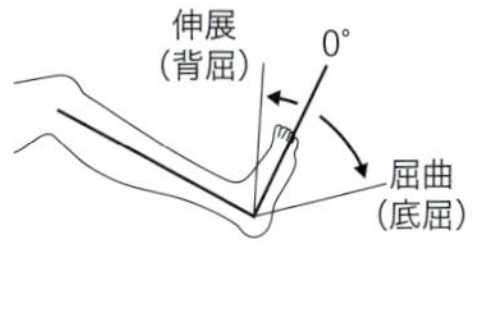
	伸展（背屈） extension (dorsiflexion)	20				
足部 foot	外がえし eversion	20	下腿軸への垂直線	足底面	膝関節を屈曲位で行う.	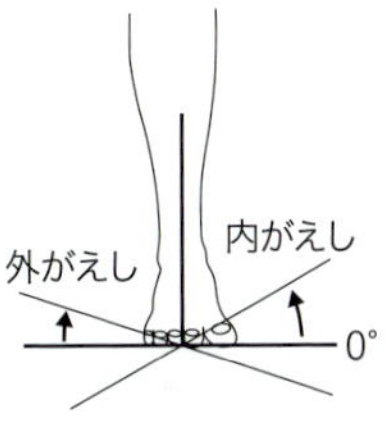
	内がえし inversion	30				
	外転 abduction	10	第 1，第 2 中足骨の間の中央線	同左	足底で足の外縁または内縁で行うこともある.	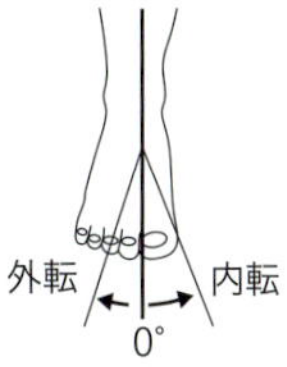
	内転 adduction	20				
母指(趾) great toe	屈曲（MTP） flexion	35	第 1 中足骨	第 1 基節骨		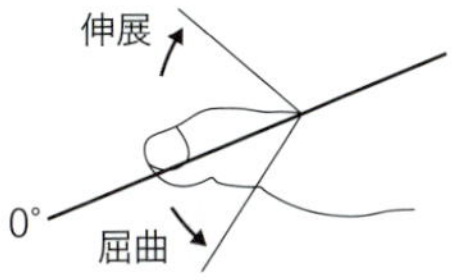
	伸展（MTP） extension	60				
	屈曲（IP） flexion	60	第 1 基節骨	第 1 末節骨		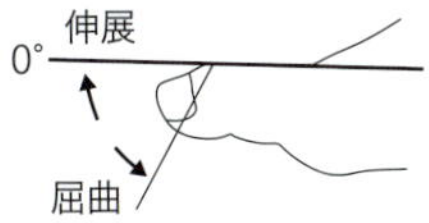
	伸展（IP） extension	0				
足指 toes	屈曲（MTP） flexion	35	第 2～5 中足骨	第 2～5 基節骨		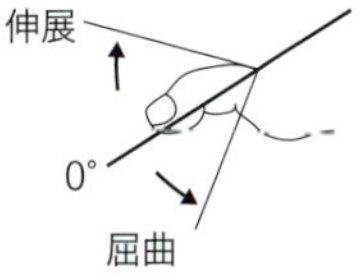
	伸展（MTP） extension	40				
	屈曲（PIP） flexion	35	第 2～5 基節骨	第 2～5 中節骨		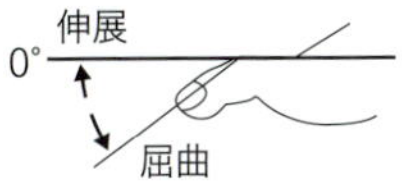
	伸展（PIP） extension	0				
	屈曲（DIP） flexion	50	第 2～5 中節骨	第 2～5 末節骨		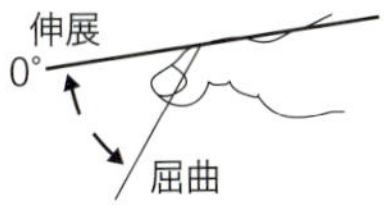
	伸展（DIP） extension	0				

V．体幹測定

部位名	運動方向		参考可動域角度	基本軸	移動軸	測定肢位および注意点	参考図
頸部 cervical spines	屈曲（前屈） flexion		60	肩峰を通る床への垂直線	外耳孔と頭頂を結ぶ線	頭部体幹の側面で行う．原則として腰かけ座位とする．	0° 屈曲 伸展
	伸展（後屈） extension		50				
	回旋 rotation	左回旋	60	両側の肩峰を結ぶ線への垂直線	鼻梁と後頭結節を結ぶ線	腰かけ座位で行う．	0° 左回旋 右回旋
		右回旋	60				
	側屈 lateral bending	左側屈	50	第7頸椎棘突起と第1仙椎の棘突起を結ぶ線	頭頂と第7頸椎棘突起を結ぶ線	体幹の背面で行う．腰かけ座位とする．	0° 左側屈 右側屈
		右側屈	50				
胸腰部 thoracic and lumbar spines	屈曲（前屈） flexion		45	仙骨後面	第1胸椎棘突起と第5腰椎棘突起を結ぶ線	体幹側面より行う．立位，腰かけ座位または側臥位で行う．股関節の運動が入らないように行う．⇨［Ⅵ．その他の検査法］参照	伸展 0° 屈曲
	伸展（後屈） extension		30				
	回旋 rotation	左回旋	40	両側の後上腸骨棘を結ぶ線	両側の肩峰を結ぶ線	座位で骨盤を固定して行う．	右回旋 左回旋 0°
		右回旋	40				
	側屈 lateral bending	左側屈	50	ヤコビー（Jacoby）線の中点にたてた垂直線	第1胸椎棘突起と第5腰椎棘突起を結ぶ線	体幹の背面で行う．腰かけ座位または立位で行う．	0° 左側屈 右側屈
		右側屈	50				

Ⅵ. その他の検査法

部位名	運動方向	参考可動域角度	基本軸	移動軸	測定肢位および注意点	参考図
肩 shoulder（肩甲骨の動きを含む）	外旋 external rotation	90	肘を通る前額面への垂直線	尺骨	前腕は中間位とする．肩関節は 90° 外転し，かつ肘関節は 90° 屈曲した肢位で行う．	
	内旋 internal rotation	70				
	内転 adduction	75	肩峰を通る床への垂直線	上腕骨	20° または 45° 肩関節屈曲位で行う．立位で行う．	
母指 thumb	対立 opposition				母指先端と小指基部（または先端）との距離（cm）で表示する．	
指 fingers	外転 abduction		第 3 中手骨延長線	2，4，5 指軸	中指先端と 2，4，5 指先端との距離（cm）で表示する．	
	内転 adduction					
	屈曲 flexion				指尖と近位手掌皮線(proximal palmar crease）または遠位手掌皮線（distal palmar crease）との距離（cm）で表示する．	
胸腰部 thoracic and lumbar spines	屈曲 flexion				最大屈曲は，指先と床との間の距離（cm）で表示する．	

Ⅶ. 顎関節計測

顎関節 temporo mandibular joint	開口位で上顎の正中線で上歯と下歯の先端との間の距離（cm）で表示する． 左右偏位（lateral deviation）は上顎の正中線を軸として下歯列の動きの距離を左右とも cm で表示する． 参考値は上下第 1 切歯列対向縁線間の距離 5.0 cm，左右偏位は 1.0 cm である．

（附）関節可動域の参考値一覧表

関節可動域は，人種，性別，年齢等による個人差も大きい．また，検査肢位等により変化があるので，ここに参考値の一覧表を付した．

部位名および運動方向	注1	注2	注3	注4	注5
肩					
屈曲	130	150	170	180	173
伸展	80	40	30	60	72
外転	180	150	170	180	184
内転	45	30		75	0
内旋	90	40	60	80	
肩外転 90°				70	81
外旋	40	90	80	60	
肩外転 90°				90	103
肘					
屈曲	150	150	135	150	146
伸展	0	0	0	0	4
前腕					
回内	50	80	75	80	87
回外	90	80	85	80	93
手					
伸展	90	60	65	70	80
屈曲		70	70	80	86
尺屈	30	30	40	30	
橈屈	15	20	20	20	
母指					
外転（橈側）	50		55	70	
屈曲					
CM				15	
MCP	50	60	50	50	
IP	90	80	75	80	
伸展					
CM				20	
MCP	10		5	0	
IP	10		20	20	
指					
屈曲					
MCP		90	90	90	
PIP		100	100	100	
DIP	90	70	70	90	
伸展					
MCP	45			45	
PIP				0	
DIP				0	

部位名および運動方向	注1	注2	注3	注4	注5
股					
屈曲	120	100	110	120	132
伸展	20	30	30	30	15
外転	55	40	50	45	46
内転	45	20	30	30	23
内旋				45	38
外旋				45	46
膝					
屈曲	145	120	135	135	154
伸展	10			10	0
足					
伸展（背屈）	15	20	15	20	26
屈曲（底屈）	50	40	50	50	57
母指（趾）					
屈曲					
MTP		30	35	45	
IP		30		90	
伸展					
MTP		50	70	70	
IP		0		0	
足指					
屈曲					
MTP		30		40	
PIP		40		35	
DIP		50		60	
伸展					
MTP					
PIP					
DIP					
頸部					
屈曲		30		45	
伸展		30		45	
側屈		40		45	
回旋		30		60	
胸腰部					
屈曲		90		80	
伸展		30		20-30	
側屈		20		35	
回旋		30		45	

注：1. A System of Joint Measurements, William A. Clake, Mayo Clinic, 1920.
2. The Committee on Medical Rating of Physical Impairment, Journal of American Medical Association, 1958.
3. The Committee of the California Medical Association and Industrial Accident Commission of the State of California, 1960.
4. The Committee on Joint Motion, American Academy of Orthopaedic Surgeons, 1965.
5. 渡辺英夫，他：健康日本人における四肢関節可動域について．年齢による変化．日整会誌 **53**: 275-291, 1979.
なお，5 の渡辺らによる日本人の可動域は，10 歳以上 80 歳未満の平均値をとったものである．

3 国際生活機能分類（ICF）

定 義

健康との関連において

心身機能（body function）とは，身体系の生理的機能（心理的機能を含む）である．

身体構造（body structure）とは，器官・肢体とその構成部分などの，身体の解剖学的部分である．

機能障害（構造障害を含む）（impairment）とは，著しい変異や喪失などといった，心身機能または身体構造上の問題である．

活動（activity）とは，個人が行う課題または行為の遂行のことである．

参加（participation）とは，生活場面（life situation）への関わりのことである．

活動制限（activity limitation）とは，個人が活動を行うときに生じる難しさのことである．

参加制約（participation restriction）とは，個人が何らかの生活場面に関わるときに経験する難しさのことである．

環境因子（environmental factors）とは，人々が生活し，人生を送っている物的な環境や社会的環境，人々の社会的な態度による環境を構成する因子のことである．

［表］ ICF の概観

	第 1 部：生活機能と障害		第 2 部：背景因子	
構成要素	心身機能・身体構造	活動・参加	環境因子	個人因子
領域	1　心身機能 2　身体構造	生活領域 （課題，行為）	生活機能と障害への外的影響	生活機能と障害への内的影響
構成概念	心身機能の変化 （生理的） 身体構造の変化 （解剖学的）	能　力 標準的環境における課題の実行 実行状況 現在の環境における課題の遂行	物的環境や社会的環境，人々の社会的な態度による環境の特徴がもつ促進的あるいは阻害的な影響力	個人的な特徴の影響力
肯定的側面	機能的・構造的統合性	活動 参加	促進因子	非該当
	生活機能			
否定的側面	機能障害 （構造障害を含む）	活動制限 参加制約	阻害因子	非該当
	障害			

文献
1）WHO：International Classification of Functioning, Disability and Health：ICF. World Health Organization, Geneva, 2001
2）国際障害分類の仮訳作成のための検討会：仮訳（案）国際障害分類改訂版（ICF）―生活機能・障害・健康の国際分類―厚生労働省 2001
（中村隆一監修：入門リハビリテーション医学，第 2 版，医歯薬出版より）

4　身体障害者障害程度等級表（身体障害者福祉法施行規則別表）

級別	視覚障害	聴覚または平衡機能の障害		音声機能言語機能またはそしゃく機能の障害	肢体不自由	
		聴覚障害	平衡機能障害		上肢	下肢
1級	両眼の視力（万国式試視力表によって測ったものをいい，屈折異常のあるものについては，矯正視力について測ったものをいう．以下同じ）の和が0.01以下のもの				1．両上肢の機能を全廃したもの 2．両上肢を手関節以上で欠くもの	1．両下肢の機能を全廃したもの 2．両下肢を大腿の2分の1以上で欠くもの
2級	1．両眼の視力の和が0.02以上0.04以下のもの 2．両眼の視野がそれぞれ10度以内でかつ両眼による視野について視能率による損失率が95%以上のもの	両耳の聴力レベルがそれぞれ100デシベル以上のもの（両耳全ろう）			1．両上肢の機能の著しい障害 2．両上肢のすべての指を欠くもの 3．1上肢を上腕の2分の1以上で欠くもの 4．1上肢の機能を全廃したもの	1．両下肢の機能の著しい障害 2．両下肢を下腿の2分の1以上で欠くもの
3級	1．両眼の視力の和が0.05以上0.08以下のもの 2．両眼の視野がそれぞれ10度以内でかつ両眼による視野について視能率による損失率が90%以上のもの	両耳の聴力レベルが90デシベル以上のもの（耳介に接しなければ大声語を理解し得ないもの）	平衡機能のきわめて著しい障害	音声機能言語機能またはそしゃく機能の喪失	1．両上肢のおや指およびひとさし指を欠くもの 2．両上肢のおや指およびひとさし指の機能を全廃したもの 3．1上肢の機能の著しい障害 4．1上肢のすべての指を欠くもの 5．1上肢のすべての指の機能を全廃したもの	1．両下肢をショパー関節以上で欠くもの 2．1下肢を大腿の2分の1以上で欠くもの 3．1下肢の機能を全廃したもの
4級	1．両眼の視力の和が0.09以上0.12以下のもの 2．両眼の視野がそれぞれ10度以内のもの	1．両耳の聴力レベルがそれぞれ80デシベル以上のもの（耳介に接しなければ話声語を理解し得ないもの） 2．両耳による普通話声の最良の語音明瞭度が50%以下のもの		音声機能言語機能またはそしゃく機能の著しい障害	1．両上肢のおや指を欠くもの 2．両上肢のおや指の機能を全廃したもの 3．1上肢の肩関節，肘関節または手関節のうち，いずれか1関節の機能を全廃したもの 4．1上肢のおや指およびひとさし指を欠くもの 5．1上肢のおや指およびひとさし指の機能を全廃したもの 6．おや指またはひとさし指を含めて1上肢の3指を欠くもの 7．おや指またはひとさし指を含めて1上肢の3指の機能を全廃したもの 8．おや指またはひとさし指を含めて1上肢の4指の機能の著しい障害	1．両下肢のすべての指を欠くもの 2．両下肢のすべての指の機能を全廃したもの 3．1下肢を下腿の2分の1以上で欠くもの 4．1下肢の機能の著しい障害 5．1下肢の股関節または膝関節の機能を全廃したもの 6．1下肢が健側に比して10センチメートル以上または健側の長さの10分の1以上短いもの
5級	1．両眼の視力の和が0.13以上0.2以下のもの 2．両眼による視野の2分の1以上が欠けているもの		平衡機能の著しい障害		1．両上肢のおや指の機能の著しい障害 2．1上肢の肩関節，肘関節または手関節のうち，いずれか1関節の機能の著しい障害 3．1上肢のおや指を欠くもの 4．1上肢のおや指の機能を全廃したもの 5．1上肢のおや指およびひとさし指の機能の著しい障害 6．おや指またはひとさし指を含めて1上肢の3指の機能の著しい障害	1．1下肢の股関節または膝関節の機能の著しい障害 2．1下肢の足関節の機能を全廃したもの 3．1下肢が健側に比して5センチメートル以上または健側の長さの15分の1以上短いもの
6級	1眼の視力が0.02以下，他眼の視力が0.6以下のもので，両眼の視力の和が0.2を超えるもの	1．両耳の聴力レベルが70デシベル以上のもの（40センチメートル以上の距離で発声された会話語を理解し得ないもの） 2．1側耳の聴力レベルが90デシベル以上，他側耳の聴力レベルが50デシベル以上のもの			1．1上肢のおや指の機能の著しい障害 2．ひとさし指を含めて1上肢の2指を欠くもの 3．ひとさし指を含めて1上肢の2指の機能を全廃したもの	1．1下肢をリスフラン関節以上で欠くもの 2．1下肢の足関節の機能の著しい障害
7級					1．1上肢の機能の軽度の障害 2．1上肢の肩関節，肘関節または手関節のうち，いずれか一関節の機能の軽度の障害 3．1上肢の手指の機能の軽度の障害 4．ひとさし指を含めて1上肢の2指の機能の著しい障害 5．1上肢のなか指，くすり指および小指を欠くもの 6．1上肢のなか指，くすり指および小指の機能を全廃したもの	1．両下肢のすべての指の機能の著しい障害 2．1下肢の機能の軽度の障害 3．1下肢の股関節，膝関節または足関節のうち，いずれか1関節の機能の軽度の障害 4．1下肢のすべての指を欠くもの 5．1下肢のすべての指の機能を全廃したもの 6．1下肢が健側に比して3センチメートル以上または健側の長さの20分の1以上短いもの
備考	①同一の等級について2つの重複する障害がある場合は，1級うえの級とする．ただし，2つの重複する障害が特に本表中に指定せられているものは，該当等級とする． ②肢体不自由においては，7級に該当する障害が2以上重複する場合は，6級とする． ③異なる等級について2つ以上の重複する障害がある場合については，障害の程度を勘案して当該等級より上の等級とすることができる． ④「指を欠くもの」とは，おや指については指骨間関節，その他の指については第1指骨間関節以上を欠くものをいう． ⑤「指の機能障害」とは，中手指節関節以下の障害をいい，おや指については，対抗運動障害をも含むものとする． ⑥上肢または下肢欠損の断端の長さは，実用長（上腕においては腋窩より，大腿においては坐骨結節の高さより計測したもの）をもって計測したものをいう． ⑦下肢の長さは，前腸骨棘より内くるぶし下端までを計測したものをいう．					

（日本ワークソーシャル研究会：医療福祉総合ガイドブック 2015 年版，医学書院，2015，pp 286-287 より）

肢体不自由			心臓，腎臓，呼吸器，膀胱もしくは直腸または小腸，ヒト免疫不全ウイルスによる免疫もしくは肝臓の機能の障害						
体幹	乳幼児期以前の非進行性の脳病変による運動機能障害		心臓機能障害	腎臓機能障害	呼吸器機能障害	膀胱または直腸機能障害	小腸機能障害	ヒト免疫不全ウイルスによる免疫機能障害	肝臓機能障害
	上肢機能	移動機能							
体幹の機能障害により座っていることができないもの	不随意運動・失調等により上肢を使用する日常生活動作がほとんど不可能なもの	不随意運動・失調等により歩行が不可能なもの	心臓の機能の障害により自己の身辺の日常生活活動が極度に制限されるもの	腎臓の機能の障害により自己の身辺の日常生活活動が極度に制限されるもの	呼吸器の機能の障害により自己の身辺の日常生活活動が極度に制限されるもの	膀胱または直腸の機能の障害により自己の身辺の日常生活活動が極度に制限されるもの	小腸の機能の障害により自己の身辺の日常生活活動が極度に制限されるもの	ヒト免疫不全ウイルスによる免疫の機能の障害により日常生活がほとんど不可能なもの	肝臓の機能の障害により日常生活活動がほとんど不可能なもの
1．体幹の機能障害により坐位または起立位を保つことが困難なもの 2．体幹の機能障害により立ち上がることが困難なもの	不随意運動・失調等により上肢を使用する日常生活動作が極度に制限されるもの	不随意運動・失調等により歩行が極度に制限されるもの						ヒト免疫不全ウイルスによる免疫の機能の障害により日常生活が極度に制限されるもの	肝臓の機能の障害により日常生活活動が極度に制限されるもの
体幹の機能障害により歩行が困難なもの	不随意運動・失調等により上肢を使用する日常生活動作が著しく制限されるもの	不随意運動・失調等により歩行が家庭内での日常生活活動に制限されるもの	心臓の機能の障害により家庭内での日常生活活動が著しく制限されるもの	腎臓の機能の障害により家庭内での日常生活活動が著しく制限されるもの	呼吸器の機能の障害により家庭内での日常生活活動が著しく制限されるもの	膀胱または直腸の機能の障害により家庭内での日常生活活動が著しく制限されるもの	小腸の機能の障害により家庭内での日常生活活動が著しく制限されるもの	ヒト免疫不全ウイルスによる免疫の機能の障害により日常生活が著しく制限されるもの（社会での日常生活活動が著しく制限されるものを除く．）	肝臓の機能の障害により日常生活活動が著しく制限されるもの（社会での日常生活活動が著しく制限されるものを除く．）
	不随意運動・失調等による上肢の機能障害により社会での日常生活活動が著しく制限されるもの	不随意運動・失調等により社会での日常生活活動が著しく制限されるもの	心臓の機能の障害により社会での日常生活活動が著しく制限されるもの	腎臓の機能の障害により社会での日常生活活動が著しく制限されるもの	呼吸器の機能の障害により社会での日常生活活動が著しく制限されるもの	膀胱または直腸の機能の障害により社会での日常生活活動が著しく制限されるもの	小腸の機能の障害により社会での日常生活活動が著しく制限されるもの	ヒト免疫不全ウイルスによる免疫の機能の障害により社会での日常生活活動が著しく制限されるもの	肝臓の機能の障害により社会での日常生活活動が著しく制限されるもの
体幹の機能の著しい障害	不随意運動・失調等による上肢の機能障害により社会での日常生活活動に支障のあるもの	不随意運動・失調等により社会における日常生活活動に支障のあるもの							
	不随意運動・失調等により上肢の機能の劣るもの	不随意運動・失調等により移動機能の劣るもの							
	上肢に不随意運動・失調等を有するもの	下肢に不随意運動・失調等を有するもの							

1．障害等級の認定方法

2 以上の障害が重複する場合の取扱い

合計指数	認定等級
18 以上	1 級
11 ～ 17	2 級
7 ～ 10	3 級
4 ～ 6	4 級
2 ～ 3	5 級
1	6 級

2．合計指数算定方法

2 以上の障害が重複する場合の取扱い

合計指数	認定等級
1 級	18
2 級	11
3 級	7
4 級	4
5 級	2
6 級	1
7 級	0.5

〔備考〕①色の実線は，JR 運賃割引者および航空旅客運賃割引者のうち，第 1 種身体障害者（本人および介護者 1 名が割引対象）の範囲を示す．第 2 種身体障害者（原則，本人のみ割引対象）は，それ以外の部分である（ただし，手帳の交付されない 7 級を除く．また，航空旅客運賃割引者の適用は，満 12 歳以上の場合に限られる）．

筆者注）内部障害の認定基準の詳細は，厚生労働省の「身体障害者手帳」（http://www.mhlw.go.jp/stf/seisakunitsuite/bunya/hukushi_kaigo/shougaishahukushi/shougaishatechou/）を参照されたい．

5　障害者の権利に関する宣言（1975 年，国際連合）

本決議は「障害者の権利宣言」として，1975 年 12 月 9 日，国際連合総会で総会決議 3447（XXX）をもって採択された．

総会では国際連合憲章のもとに，国連加盟諸国が国連と協力しつつ，生活水準の向上，完全雇用，経済・社会の進歩，発展の条件を促進することを目ざして，共同でまたは独自の行動を起こすという誓約に留意し，国際連合憲章に宣言してある人権，基本的自由および平和，さらに人間の尊厳と価値および社会正義の諸原則を誓約することを“再確認”し，

世界人権宣言の諸原則，世界人権規約，児童憲章，および精神薄弱者の権利宣言，国際労働機関，国連教育科学文化機関，国連児童基金および他の関係諸機関の規約，条約，勧告及び決議において，すでに社会発展を目的として定められた基準を“想起し”，

「障害予防」および「障害者のリハビリテーション」に関する 1975 年 5 月 6 日の経済社会理事会決議第 1921（LVIII）をまた“想起し”，

社会の進歩，発展に関する宣言が心身障害者の権利を保護し，また福祉およびリハビリテーションを確保する必要性を宣言したことを“強調し”，

身体および精神障害を予防し，障害者ができる限り普通の生活に統合するよう促進する必要性を“認知し”，

数か国においては，現在の発展段階では，この目的のために限られた努力しか払えないことを“認識し”，

この「障害者の権利に関する宣言」を“宣言し”，かつ，これらの諸権利の保護のために共通な基礎，および指針として使用されることを明確にするために，国内および国家間の行動を要求する．

1．「障害者」という言葉は先天的か否かにかかわらず，身体的または精神的能力の欠如のために，普通の個人または社会生活に必要なことを，自分自身で完全または部分的に行うことができない人のことを意味する．

2．障害者は，この宣言で言及されたすべての権利を享受する．これらの権利はいかなる例外もなく，人種，皮膚の色，性別，言語，宗教，政治的，またはその他の意見，国または社会的身分，貧富，出生および障害者自身，またはその家族がおかれているいかなる状況下でも区別，または差別なく享受される．

3．障害者は，人間としての尊厳が尊重される生まれながらの権利を有している．障害者は障害の原因，特質および程度にかかわらず，同年齢の市民と同様な基本的権利を持ち，このことはまず第一に，できる限り普通の，また十分に満たされた，相応の生活を送ることができる権利を有することである．

4．障害者は，他の人々と同様に市民権および政治的権利を持つ：「精神薄弱者の権利宣言」の第 7 条は，精神障害者のこういった諸権利のいかなる制限または抑制にも適用される．

5．障害者は，できる限り，自立を目的とした施策を受ける資格がある．

6．障害者は，補装具を含む医学的，心理学的および機能的治療を受け，医学的・社会的リハビリテーション，教育，職業教育，訓練リハビリテーション，介助，カウンセリング，職業斡旋およびその他，障害者の能力と技能を最大限に開発でき，社会統合または再統合する過程を促進させるようなサービスを受ける権利を有する．

7．障害者は，経済的・社会的保障を受け，生活水準の向上を保つ権利を有する．障害者は，その能力に従い保障を受け，雇用され，または有益で生産的かつ十分な報酬を受ける職業に従事し，労働組合に参加する権利を有する．

8．障害者は，経済・社会計画のすべての段階で固有のニーズが考慮される権利を有する．

9．障害者は，その家族または里親とともに生活し，すべての社会的・創造的活動，またはレクリエーション活動に参加する権利を有する．障害者の住宅に関しては，障害者の状態によって必要とされ，あるいは彼らがその状態から行う改善によって必要とされる場合以外，差別的な扱いをまぬがれる．もし障害者が施設に入所する場合でも，そこでの環境や生活状態は同年齢の人の普通の生活にできるだけ似通ったものであるべきである．

10．障害者は，あらゆる規則，あらゆる搾取および差別的，侮辱的または卑しい扱いから保護されるものである．

11．障害者は，その人格および財産の保護のために法的援助が必要な場合は，それらを受けることができるようにされなければならない．もし障害者に対して訴訟が起こされた場合には，その手続きの過程では身体的，精神的状態が十分に考慮されるべきものである．

12．障害者の諸権利に関するすべての問題は，障害者の福祉を図る団体に有益な意見を求めるものとする．

13．この宣言で言及されている諸権利は，すべての適切な手段で，障害者，その家族およびコミュニティに，十分に知らしめるべきである．

6 介護保険制度における施設サービス

（国民衛生の動向．厚生の指標 51(9)：224, 2004 より）

	介護老人福祉施設		介護老人保健施設	介護療養型医療施設（療養病床を有する病院の場合）	医療保険適用の療養型病床群
	介護保険				医療保険
対象者	身体上または精神上著しい障害があるために常時の介護を必要とし，かつ，居宅においてこれを受けることが困難な要介護者		病状安定期にあり，入院治療をする必要はないが，リハビリテーションや看護・介護を必要とする要介護者	病状が安定している長期療養患者であって，カテーテルを装着している等の常時医学的管理が必要な要介護者（右に該当する者を除く）	病状が安定している長期療養患者のうち，密度の高い医学的管理や積極的なリハビリテーションを必要とする者・40 歳未満の者および 40～65 歳未満の特定疾病以外の者
指定基準	〈小規模生活単位型〉 ユニット 居室：個室 （1 人当たり 13.2 m^2 以上） 共同生活室　等 医務室 浴室　等 廊下幅 片廊下 1.8 m 以上 中廊下 2.7 m 以上 （アルコーブを設ける場合） 片廊下 1.5 m 以上 中廊下 1.8 m 以上	〈従来型〉 居室：4 人以下 （1 人当たり 10.65 m^2 以上） 医務室 機能訓練室 食堂 浴室　等 廊下幅 片廊下 1.8 m 以上 中廊下 2.7 m 以上	療養室：4 人以下 （1 人当たり 8 m^2 以上） 診察室 機能訓練室 談話室 食堂 浴室　等 廊下幅 片廊下 1.8 m 以上 中廊下 2.7 m 以上	病室：4 床以下 （1 人当たり 6.4 m^2 以上） 機能訓練室 談話室 食堂 浴室　等 廊下幅 片廊下 1.8 m 以上 中廊下 2.7 m 以上	病室 （1 人当たり 6.4 m^2 以上） 機能訓練室 談話室 食堂 浴室　等 廊下幅 片廊下 1.8 m 以上 中廊下 2.7 m 以上
	医師（非常勤可）　1 人 看護職員　3 人 介護職員　31 人 介護支援専門員　1 人 その他 生活相談員　等		医師（常勤）　1 人 看護職員　9 人 介護職員　25 人 理学療法士または作業療法士　1 人 介護支援専門員　1 人 その他 生活相談員　等	医師　3 人 看護職員　17 人 介護職員　17 人 理学療法士または作業療法士　適当数 介護支援専門員　1 人 その他 薬剤師，栄養士　等	医師　3 人 看護師　17 人 介護職員　17 人 その他 薬剤師，栄養士　等

注：人員基準については 100 人当たり

7　介護保険制度における在宅の要介護者等へのサービス

（国民衛生の動向．厚生の指標 **51**(9)：223, 2004 より）

サービスの種類	サービスの内容
訪問介護 （ホームヘルプサービス）	ホームヘルパーが要介護者等の居宅を訪問して，入浴，排泄，食事等の介護，調理・洗濯・掃除等の家事，生活等に関する相談，助言その他の必要な日常生活上の世話を行う
訪問入浴介護	入浴車等により居宅を訪問して浴槽を提供して入浴の介護を行う
訪問看護	病状が安定期にあり，訪問看護を要すると主治医等が認めた要介護者等について，病院，診療所または訪問看護ステーションの看護師等が居宅を訪問して療養上の世話または必要な診療の補助を行う
訪問リハビリテーション	病状が安定期にあり，計画的な医学的管理の下におけるリハビリテーションを要すると主治医等が認めた要介護者等について，病院，診療所または介護老人保健施設の理学療法士または作業療法士が居宅を訪問して，心身の機能の維持回復を図り，日常生活の自立を助けるために必要なリハビリテーションを行う
居宅療養管理指導	病院，診療所または薬局の医師，歯科医師，薬剤師等が，通院が困難な要介護者等について，居宅を訪問して，心身の状況や環境等を把握し，それらを踏まえて療養上の管理および指導を行う
通所介護 （デイサービス）	老人デイサービスセンター等において，入浴，食事の提供とそれに伴う介護，生活等に関する相談，助言，健康状態の確認その他の必要な日常生活の世話および機能訓練を行う
通所リハビリテーション （デイ・ケア）	病状が安定期にあり，計画的な医学的管理の下におけるリハビリテーションを要すると主治医等が認めた要介護者等について，介護老人保健施設，病院または診療所において，心身の機能の維持回復を図り，日常生活の自立を助けるために必要なリハビリテーションを行う
短期入所生活介護 （ショートステイ）	老人短期入所施設，特別養護老人ホーム等に短期間入所し，その施設で，入浴，排泄，食事等の介護その他の日常生活上の世話および機能訓練を行う
短期入所療養介護 （ショートステイ）	病状が安定期にあり，ショートステイを必要としている要介護者等について，介護老人保健施設，介護療養型医療施設等に短期間入所し，その施設で，看護，医学的管理下における介護，機能訓練その他必要な医療や日常生活上の世話を行う
認知症対応型共同生活介護（認知症高齢者グループホーム）	認知症の要介護者について，その共同生活を営むべき住宅（グループホーム）において，入浴，排泄，食事等の介護その他の日常生活上の世話および機能訓練を行う
特定施設入所者生活介護 （有料老人ホーム）	有料老人ホーム，軽費老人ホーム等に入所している要介護者等について，その施設で，特定施設サービス計画に基づき，入浴，排泄，食事等の介護，生活等に関する相談，助言等の日常生活上の世話，機能訓練および療養上の世話を行う
福祉用具貸与	在宅の要介護者等について福祉用具の貸与を行う
居宅介護福祉用具購入費等（特定福祉用具の購入）	福祉用具のうち，貸与になじまない入浴や排泄のための福祉用具その他の厚生労働大臣が定める福祉用具の購入費の支給
居宅介護住宅改修費 （住宅改修）	手すりの取り付けその他の厚生労働大臣が定める種類の住宅改修費の支給
居宅介護支援	在宅の要介護者等が在宅介護サービスを適切に利用できるよう，その者の依頼を受けて，その心身の状況，環境，本人および家族の希望等を勘案し，利用するサービス等の種類，内容，担当者，本人の健康上・生活上の問題点，解決すべき課題，在宅サービスの目標およびその達成時期等を定めた計画（居宅サービス計画）を作成し，その計画に基づくサービス提供が確保されるよう，事業者等との連絡調整等の便宜の提供を行う，介護保険施設に入所が必要な場合は，施設への紹介等を行う

8　要介護認定の認定調査票（基本調査）（厚生省告示　2000，改変）

第１群　身体機能・起居動作

①麻痺等の有無（左上肢，右上肢，左下肢，右下肢，その他（四肢の欠損）），②拘縮の有無（肩関節，股関節，膝関節，その他（四肢の欠損）），③寝返り，④起き上がり，⑤座位保持，⑥両足での立位保持，⑦歩行，⑧立ち上がり，⑨片足での立位，⑩洗身，⑪つめ切り，⑫視力，⑬聴力

第２群　生活機能

①移乗，②移動，③嚥下，④食事摂取，⑤排尿，⑥排便，⑦口腔清潔，⑧洗顔，⑨整髪，⑩上衣の着脱，⑪ズボン等の着脱，⑫外出頻度

第３群　認知機能

①意思の伝達，②毎日の日課を理解，③生年月日や年齢を言う，④短期記憶，⑤自分の名前を言う，⑥今の季節を理解する，⑦場所の理解，⑧徘徊，⑨外出すると戻れない

第４群　精神・行動障害

①物を盗られたなどと被害的になる，②作話，③泣いたり，笑ったりして感情が不安定になる，④昼夜の逆転がある，⑤しつこく同じ話をする，⑥大声をだす，⑦介護に抵抗する，⑧「家に帰る」等と言い落ち着きがない，⑨一人で外に出たがり目が離せない，⑩いろいろなものを集めたり，無断でもってくる，⑪物を壊したり，衣類を破いたりする，⑫ひどい物忘れ，⑬意味もなく独り言や独り笑いをする，⑭自分勝手に行動する，⑮話がまとまらず，会話にならない

第５群　社会生活への適応

①薬の内服，②金銭の管理，③日常の意思決定，④集団への不適応，⑤買い物，⑥簡単な調理

その他　過去 14 日間にうけた特別な医療について

【処置内容】①点滴の管理，②中心静脈栄養，③透析，④ストーマ（人工肛門）の処置，⑤酸素療法，⑥レスピレーター（人工呼吸器），⑦気管切開の処置，⑧疼痛の看護，⑨経管栄養

【特別な対応】⑩モニター測定（血圧，心拍，酸素飽和度等），⑪褥瘡の処置，⑫カテーテル（コンドームカテーテル，留置カテーテル，ウロストーマ等）

索引

し

た

な

に

ね

の

は

ひ

ま

や

ら

わ

欧文索引

D

E

F

G

H

I

J

K

その他

【編者略歴】

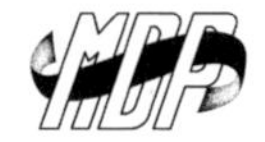

上月正博（こうづき まさひろ）

1981年　東北大学医学部卒業
1987～1989年　メルボルン大学招聘研究員
1991年　東北大学医学部附属病院助手（第二内科，後に理学診療科）
1997年　東北大学医学部附属病院講師（理学診療科）
2000年～　東北大学大学院医学系研究科障害科学専攻内部障害学分野教授
　東北大学病院内部障害リハビリテーション科長（兼務）
2002年～　東北大学病院リハビリテーション部長（兼務）
2004～2008年　東北大学大学院医学系研究科機能医科学講座主任教授（兼務）
2008～2015年　東北大学大学院医学系研究科障害科学専攻長（兼務）
2010年～　東北大学大学院医学系研究科先進総合腎臓科学教授（兼務）
　現在に至る

現在まで，Asian Society of Human Services 理事長，日本腎臓リハビリテーション学会理事長，日本リハビリテーション医学会副理事長，日本心臓リハビリテーション学会理事，日本運動療法学会理事，国立大学病院リハビリテーション部門代表者会議会長，東北大学医師会副会長，等を歴任

腎臓リハビリテーション　第２版　ISBN978-4-263-26575-8

2012年 6月10日　第1版第1刷発行
2017年 7月10日　第1版第4刷発行
2018年10月 5日　第2版第1刷発行

編　者　上　月　正　博
発行者　白　石　泰　夫
発行所　医歯薬出版株式会社
〒113-8612　東京都文京区本駒込1-7-10
TEL.(03)5395-7628(編集)・7616(販売)
FAX.(03)5395-7609(編集)・8563(販売)
https://www.ishiyaku.co.jp/
郵便振替番号 00190-5-13816

乱丁，落丁の際はお取り替えいたします　印刷・壮光舎印刷／製本・皆川製本所